高等院校医学实验教学系列教材

人体解剖学实验

第 3 版

主　编　高　音　姚立杰

副主编　金海峰　李永涛　王　岩　李霄凌

编　委（按姓氏笔画排序）

马　勇（齐齐哈尔医学院）　　　王　岩（齐齐哈尔医学院）

王璐璐（齐齐哈尔医学院）　　　邓凤春（齐齐哈尔医学院）

边文山（齐齐哈尔医学院）　　　任晓旭（齐齐哈尔医学院）

刘文庆（绍兴文理学院）　　　　孙石柱（齐齐哈尔医学院）

孙石磊（齐齐哈尔医学院）　　　李　莉（齐齐哈尔医学院）

李永涛（齐齐哈尔医学院）　　　李国锋（齐齐哈尔医学院）

李霄凌（齐齐哈尔医学院）　　　何　军（齐齐哈尔医学院）

沈　雷（齐齐哈尔医学院）　　　张晓东（齐齐哈尔医学院）

张唯琨（齐齐哈尔医学院）　　　金海峰（齐齐哈尔医学院）

修　淼（齐齐哈尔医学院）　　　姜　杨（齐齐哈尔医学院）

姚立杰（齐齐哈尔医学院）　　　高　音（齐齐哈尔医学院）

郭林娜（齐齐哈尔医学院）　　　谢立平（厦门医学院）

薛茂强（厦门大学）

科 学 出 版 社

北　京

内 容 简 介

人体解剖学是基础医学与临床医学的桥梁课程，系统解剖学和局部解剖学是人体解剖学重要组成部分，是学习断层解剖学与影像解剖学的基础。《人体解剖学实验》涵盖系统解剖学、局部解剖学、断层解剖学与影像解剖学的实验教学内容，以培养学生动手能力、观察能力和书写能力为切入点，强调知识的综合运用和临床思维，培养学生思辨创新、追求卓越的专业素质，至善精诚、无私奉献的职业精神，以及相互协作、综合研判的团队意识。

本教材可满足医学院校不同专业医学生按照各自专业特点和培养要求进行必修或选修学习的需求，同时增加与国家执业医师资格考试和硕士研究生入学考试等密切相关的习题，以适应不同层次医学生的学习需求。

图书在版编目（CIP）数据

人体解剖学实验/高音，姚立杰主编．—3 版．—北京：科学出版社，
2023.6

高等院校医学实验教学系列教材

ISBN 978-7-03-074578-1

Ⅰ.①人… Ⅱ.①高… ②姚… Ⅲ.①人体解剖学–实验–医学院校–教材 Ⅳ.① R322-33

中国国家版本馆 CIP 数据核字（2023）第 000261 号

责任编辑：朱 华 钟 慧/责任校对：宁辉彩
责任印制：赵 博/封面设计：陈 敬

科学出版社 出版
北京东黄城根北街 16 号
邮政编码：100717
http://www.sciencep.com

三河市骏杰印刷有限公司印刷
科学出版社发行 各地新华书店经销
*

2010 年 12 月第　一　版　开本：787×1092　1/16
2023 年 6 月第　三　版　印张：30
2025 年 7 月第二十二次印刷　字数：787 000

定价：118.00 元
（如有印装质量问题，我社负责调换）

高等院校医学实验教学系列教材
编 委 会

丛 书 序

　　齐齐哈尔医学院组织编写的"高等院校医学实验教学系列教材"丛书第 2 版于 2015 年在科学出版社出版，获得了参编院校和广大读者的热烈欢迎和一致好评。现依照《中共中央关于制定国民经济和社会发展第十四个五年规划和二〇三五年远景目标的建议》《"健康中国 2030"规划纲要》中对高等医学教育改革的重点要求，组织修订、编写高等院校医学实验教学系列教材第 3 版。其编写指导思想为"符合人才培养需求，体现教育改革成果，确保教材质量，形式新颖创新"。配合教育部、国家卫生健康委员会提出的要逐步建立"5+3"（五年医学院校本科教育加三年住院医师规划化培训）为主体的临床医学人才培养体系。依照"三基、五性、三特定"原则，我们广泛听取读者和同仁对丛书第 2 版教材的反馈意见，在继承和发扬原教材优点的基础上进行完善。

　　本次修订，我们与多所医学院校合作，由长期工作在教学和科研一线的教师共同编写而成，他们分别来自哈尔滨医科大学、内蒙古医科大学、天津医科大学、大连医科大学、黑龙江中医药大学、厦门大学、厦门医学院、陕西中医药大学、中国中医科学院、中央民族大学、牡丹江医学院、佳木斯大学、北华大学、绍兴文理学院、大庆师范学院、哈尔滨工程大学、华侨大学等院校，编委会力求做到守正创新、编写精美。

　　本系列教材的实验内容在原有的基本实验操作及常用仪器使用、经典验证性实验、综合性实验、设计性实验、创新性实验和虚拟仿真实验、实验报告等基础上，增加了各门课程配套习题，题型以医师资格考试和硕士研究生入学考试题型为主。系列教材全套 8 本，包括《人体解剖学实验》《医学机能学实验》《生物化学与分子生物学实验》《医学化学实验》《医学免疫学与病原生物学实验》《医学细胞生物学与遗传学实验》《医学微形态学实验》《医学物理学实验》。

　　本系列教材注重基础，强化综合，兼顾创新，读者以本科临床医学专业为主，兼顾预防、口腔、影像、检验、护理、药学、精神医学等专业需求，涵盖了医学生基础医学全部的实验教学内容。疏漏之处，敬请同仁和广大读者批评、指正。

李　涛　张淑丽　高　音

2023 年 5 月

前　　言

人体解剖学实验教学是医学生验证基本理论、牢固基本知识、培养基本技能的主要途径和手段，为实现德、智、体、美、劳全面发展，基础扎实、知识面宽、能力强、素质高、富有创新精神和实践能力的医学人才培养目标，我们组织编写了《人体解剖学实验》。本教材编写突出了"思想性、科学性、先进性、启发性、适用性"原则，努力践行二十大报告精神，将学科创新成果融入教材，以培养学生动手能力和创新思维为切入点，在反映系统解剖学、局部解剖学、断层解剖学与影像解剖学学科发展动态的基础上，强调知识交叉与创新，注重临床实践能力培养，具有很好的实验教学应用价值。

教材是落实立德树人根本任务的重要载体。为推进习近平新时代中国特色社会主义思想铸魂育人，适应医学教育改革和解剖学科发展的需要，本次改版修改了部分实验教学内容，并将文中有关"尸体"词语替换为"标本"，以表达对遗体捐献者的尊重和感恩。实验教材内容分为五个部分：①基本实验操作及常用解剖器械使用；②基本实验；③综合设计性实验；④研究创新性实验；⑤虚拟仿真实验。涵盖系统解剖学、局部解剖学、断层解剖学与影像解剖学实验教学内容，可满足不同专业医学生按照各自专业特点和培养要求进行必修或选修学习的需求。在基本实验内容后增加与国家执业医师资格考试和硕士研究生入学考试等密切相关的习题，文后附有学生实验守则、实验室安全管理制度和实验报告等，为本教材的特色之处。

1. 基本实验操作及常用解剖器械使用　简要介绍常用的解剖技术、解剖器械和使用，以及解剖操作过程中的注意事项。

2. 基本实验　教师示教和学生操作相结合，重点介绍标本的观察要点、方位及观察方法，加强学生对基本理论知识的理解。

3. 综合设计性实验　由教师引导学生运用系统解剖学、局部解剖学、断层解剖学与影像解剖学的基础知识，提高综合分析和解决问题的能力。

4. 研究创新性实验　以学生研究创新为主，由教师对学生提出的设计方案进行点评和总结。指导学生应用解剖学知识设计标本观察和操作，为解决临床实际问题提供思路，在启发学生创新意识的基础上注重严谨治学态度的培养。

5. 虚拟仿真实验　利用数字化图像或软件，生动形象地展示人体内部结构特征，有助于提高学生全方位、立体化、多角度、透视性辨识人体器官形态、结构及毗邻关系的能力。

由于编者水平有限，疏漏之处在所难免，敬请使用本教材的同行、师生不吝赐教，多提宝贵意见，以便印刷或再版时完善；本教材的编写得到了厦门大学薛茂强教授和绍兴文理学院刘文庆教授的支持与协助，在此一并致谢。

高　音　姚立杰

2023 年 6 月

目　　录

第一篇 基本实验操作及常用解剖器械使用

第一部分 基本实验操作

一、常用解剖操作技术

解剖操作首先要熟悉解剖目的，掌握解剖步骤，熟知观察结构的位置、毗邻及走行。解剖人员之间要密切配合，分工明确，不可暴力操作。常用的解剖操作技术主要有：切开、剥离和显露。

（一）切开

组织切开是解剖操作的第一步，是保证解剖能否顺利进行的先决条件。实验前首先要设计好解剖切口，充分显露解剖视野，切开组织应尽量在直视下进行，做到由浅入深、逐层切开、层次分明。切开方向尽量保持与血管、神经走行方向一致，避免损伤重要的血管和神经。

（二）剥离

剥离亦称分离，是将器官、神经、血管等与其周围组织结构分开的操作方法，是显露深面组织器官的重要手段，按照正常组织层次，多在疏松组织间隙中进行，不仅操作容易，而且对所观察的结构损伤亦少。在解剖过程中按需要进行剥离，避免过多和不必要的剥离。剥离是解剖过程中一项重要技术，与解剖结果及观察效果的好坏有着密切的联系。常用剥离方法有锐性剥离和钝性剥离两种，在解剖操作过程中依据局部解剖结构适当选用，在解剖实验中，往往是两种方法结合使用。

1. 锐性剥离 是用解剖刀或解剖剪在直视下作细致的切割或剪开的一种剥离方法，切缘比较整齐，对组织损伤较小，但危险性较大，操作时需准确、精细，熟知局部解剖结构，不伤及邻近器官或组织，适用于精细的解剖和剥离致密组织。用解剖刀剥离时先将组织向两侧拉开使之紧张，再用解剖刀沿组织间隙作垂直、短距离的切割。用解剖剪剥离时先将剪尖伸入组织间隙内，不宜过深，然后张开剪柄剥离组织，看清楚后再予以剪开。

2. 钝性剥离 是用血管钳、解剖刀柄、解剖剪背、剥离子或手指等，以撑开、推擦或牵拉等方式进行的一种剥离方法，可在盲视下进行，剥离边缘往往残留组织较多，对组织损伤较大，易造成血管、神经的损伤，但较为安全。适用于无重要血管、神经、疏松结缔组织、器官间隙、骨骼肌等部位的剥离。将钝性器械或手指伸入组织间隙，用适当力量轻轻地逐步撑开或推开周围组织，切忌粗暴用力，以免损伤邻近重要组织。

（三）显露

解剖视野的充分显露是解剖顺利进行的保障，在良好的显露情况下，可使解剖视野内解剖关系清楚，操作容易、方便，也更安全。主要与下列因素有关。

1. 体位 采取适当的体位，使解剖部位突出。

2. 切开 在解剖前选择适当皮肤切口，使解剖视野充分显露。

3. 照明 良好的照明可增加解剖视野的清晰度，利于准确操作和避免意外损伤，这在有重要组织结构、血管、神经解剖时尤为必要。

4. 器械 合理使用解剖器械进行锐性剥离和钝性剥离，在解剖过程中使用牵开器、纱布垫等充分显露解剖视野。

二、常用解剖操作方法

（一）皮肤解剖法

皮肤解剖法也称皮肤剥离法，剥离皮肤是解剖操作的第一步。首先按切口线切开皮肤，解剖标本时因观察、显露要求不同，皮肤切口的要求也不尽相同，切口深度以切透皮肤，但不伤及筋膜为宜，切开力求一次完成。然后进行皮肤剥离，常采用以下两种方法：

1. 翻皮法 在标本的皮肤上，首先在拟做切口的部位用刀背画一线痕，再沿此线痕起点将解剖刀的刀尖垂直刺入皮肤，当感到抵抗力突然减小时，提示刀尖已抵达浅筋膜，此时立即将刀腹向皮面倾斜45°，持稳解剖刀，利用刀腹切开皮肤，近线痕终点，刀尖逐渐再次与皮面垂直。注意切皮要浅，尽量不损伤皮下结构，要注意体会人体不同部位皮肤的厚度和强度之间的差异。用有齿镊牵起皮肤的一角，用解剖刀刀腹将皮肤与皮下组织切开，将皮肤剥离、翻起，勿使过多的皮下组织附于皮片。此种方法为局部解剖学实验教学中经常使用的方法。

2. 撕皮法 沿切口线全长切透皮肤至浅筋膜层，然后在需要剥离的区域以3~5cm的间隔宽度做一系列平行的纵切口。翻起近端一部分皮片后，用血管钳夹紧皮片，用力向远端逐条撕去。这种方法适用于皮下组织比较丰满的标本，适于教学实习标本的解剖及显露局部结构标本的制作，因此法在皮肤上会带一部分浅筋膜，故精细的浅层陈列标本及旨在观察皮下组织的解剖操作中不宜采用。

（二）浅筋膜解剖法

浅筋膜的解剖主要是寻找观察浅静脉、浅动脉和皮神经。在面颈部还要寻找观察表情肌，在女性标本胸部解剖观察乳腺。

1. 皮下血管、神经、淋巴解剖法 浅筋膜主要包括脂肪组织和结缔组织，其内有浅静脉、浅动脉、皮神经和浅淋巴结。浅静脉和浅动脉位于浅筋膜中，可沿其走行方向切开浅筋膜，将其显露并剥离。皮神经先在浅筋膜的深处潜行，逐渐分支，变细潜出。可从皮神经穿出深筋膜处开始，沿其走向剖查，直至神经末梢。某些部位的浅筋膜内有浅淋巴结分布，可用刀尖分开脂肪结缔组织，找到淋巴结后将其挑起，推开淋巴结周围的组织，即可见到与淋巴结相连的输入淋巴管和输出淋巴管，不要轻易去除淋巴结。

2. 皮下脂肪剥除法 待皮下血管、神经及淋巴解剖、观察结束之后，按照皮肤切口切开皮下组织达深筋膜，注意边切边用解剖镊分开脂肪层，观察是否已达较致密的深筋膜，然后将脂肪层由深筋膜浅方整层地翻起并剔除，注意保留浅血管、皮神经及浅淋巴结。

（三）深筋膜解剖法

深筋膜覆盖在骨骼肌表面，解剖时宜用有齿镊提起筋膜，解剖刀采用反挑式沿肌纤维方向，刀背平贴肌表面，刀腹朝向深筋膜切开，并将筋膜从肌表面剥离切除。注意人体各部位深筋膜差异很大，四肢与背部的深筋膜厚而致密，可成片切除；躯干的大部分深筋膜与深面的骨骼肌结合牢固，只能小片切除；某些部位的深筋膜作为骨骼肌的起点或形成腱鞘则无需切除。

（四）骨骼肌解剖法

骨骼肌解剖法可将骨骼肌显露清楚，以利于观察。首先修出肌的境界，再去除肌表面的结缔组织，观察肌的位置、形态、起止、肌纤维的方向、肌质和腱质的配布以及血管、神经的分布，并注意理解该肌的作用。有时为了观察深层结构需要将肌切断，切断前先将肌的境界完全显露，并用刀柄或手指伸入肌的深面，将其与深面的结构分离，然后用解剖剪将肌剪断，或在肌下垫一刀柄，用刀将肌切断，以免伤及深层结构，此时应注意断端尽量保持齐整，营养和支配肌的血管、神经尽量保留完整。

（五）深部血管、神经解剖法

解剖深部血管、神经时，首先显露血管、神经的主干，由主干到分支或属支仔细剖查，直到进入器官为止。操作时应以钝性剥离为主，先用刀尖沿血管和神经的走向划开包绕它们的血管神经鞘，然后用无齿镊提起血管或神经，沿其两侧用刀背、无齿镊、解剖剪仔细作钝性剥离，并剔除血管或神经周围的无用结构。在去除较粗大的静脉时，应事先做结扎，在结扎线之间剪断。

（六）浆膜腔探查法

在人体内，有胸膜腔和腹膜腔等形态各异、大小不同，易发生感染、积液或癌症转移扩散的浆膜腔，探查浆膜腔的目的是体会和了解其位置、形态、境界、毗邻和大小等。探查浆膜腔的主要方法是切开浆膜的壁层后，用手伸入浆膜腔，按各部位相应的解剖程序，仔细探查浆膜腔的各个部分，特别是壁层和脏层的各个部分及其相互移行和返折处。如果遇到标本的浆膜腔内有明显粘连，可用手指小心进行钝性剥离后再探查；如果遇到有的浆膜腔内液体较多，影响探查时，应以电吸引器吸除后再进行探查。

（七）脏器解剖法

脏器分布于头、颈、胸、腹、盆各部，按结构可分为中空型（腔型）脏器和实质型脏器两类。实质型脏器多为分叶性结构，如肝、胰、脾、睾丸和肾等；也有卵巢等不是分叶性结构的脏器。实质型脏器的血管、神经和功能性管道一般集中进出脏器，进出处称为"门"，解剖脏器的目的是显露和观察脏器的形态、位置、毗邻和内部结构，探查其血管和神经的分布等。所以，首先要原位显露脏器，观察其位置、表面形态、浆膜配布、毗邻关系和体表投影，然后解剖显露血管和神经，必要时可切断血管、神经和功能性管道等固定装置，整体取下脏器进行解剖观察。

（八）骨性结构解剖法

骨组织比较坚硬，需要用肋骨剪剪断肋骨，用椎管锯打开椎管，用钢丝锯或弓形锯锯开颅骨，用咬骨钳咬断骨和修整骨的断端。

第二部分 常用解剖器械使用

一、常用解剖器械

解剖器械是解剖操作的必备物品，正确掌握各种解剖器械的结构特点和基本性能，并能熟练运用是施行解剖操作的基本要求和保证。根据杠杆作用原理，一般解剖器械可分为两类：一类是带轴节的器械，在尾部用力，轴节作支点，尖端至轴节形成重臂，柄环至轴节形成力臂，活动时形成夹力，如血管钳、持针钳和解剖剪等；另一类是用力点在器械中间，工作点在前端的器械，如解剖刀、解剖镊等。

常用的解剖器械主要包括解剖刀、解剖剪、解剖镊、血管钳、持针钳、咬骨钳（剪）及拉钩等，偶用的有弓锯、板锯、凿子、探针、开颅器、注射器等。实验时一般将 3~4 名学生分成一个解剖小组，设定术者、助手及器械护士，并配备 1 套常用解剖器械，主要包括：刀柄 1 把，刀片 1 包，尖头解剖剪直、弯各 1 把，无齿镊 2 把，有齿镊 2 把，血管钳直、弯各 5 把，持针钳 1 把，咬骨钳 1 把和拉钩 2 把。

二、常用解剖器械使用方法

（一）解剖刀

常用的解剖刀是一种可以装拆刀片的手术刀，是解剖操作时使用频率最多的器械，由刀片和刀柄组装而成。刀片有圆、尖、弯及大小之分，刀柄有相应的大小和长短型号，可以根据实际需要选择合适的刀柄和刀片。刀腹常用于切开皮肤、切断骨骼肌及锐性剥离；刀尖常用于修洁骨骼肌、血管和神经；刀柄常用于进行钝性剥离。

1. 解剖刀的安装和拆卸 刀片应用持针钳夹持安装，且不可徒手操作，以防割伤手指。安装刀片时，左手掌握刀柄，安装槽面向自己，右手持持针钳垂直夹持刀背前端，使刀片的安装孔对准刀柄前部的安装槽，左手拇指轻压刀片尾端，右手稍用力向下即可安装上。拆卸刀片时，左手掌握刀柄，安装槽面向自己，右手持持针钳垂直夹持刀背尾端，顺时针轻轻拧动持针钳，使刀片尾端离开安装槽，同时左手拇指向前推动持针钳即可卸下刀片。

2. 执刀方法 使用刀腹或刀尖解剖时一般右手持刀，其方式应视解剖需要而定，常用有以下 4 种方式：

（1）执弓式（指压式）：右手拇指伸直，中、环、小指弯曲，持刀于拇指指腹与中、环、小指之间，示指平伸压在刀柄上。这种持刀法操作灵活，主要利用肩、肘关节的运动延长切口，靠示指的压力调节刀口的深浅。该方法用力均匀，适用于做皮肤切口及切开坚韧的组织。

（2）抓持式：与执弓式方法基本相似，不过示指不是按压在刀柄上，而是置于拇指的对侧夹持刀柄。这种方法的运刀力量主要在腕部，较执弓式方法力量小，但灵活性较大，一般用于切开较长的组织。

（3）执笔式：用拇、示两指尖与中指末节的桡侧缘夹持刀柄，与执笔写字姿势相似，操作动作主要利用指间、掌指和腕关节轻巧灵活地运动，用力准确精细，是解剖标本中用得最多的一种持刀方法。

（4）反挑式：持刀方法与执笔式相同，其不同之处在于前者刀腹向下，后者刀腹向上。此种方法主要用于小范围的皮肤、血管和神经等反方向的剥离和挑开，可避免损伤深部重要组织。

无论哪一种持刀方法，都应使刀腹突出面与组织呈垂直方向，逐层切开组织，不要仅以刀尖部用力操作。执刀高度要适中，过高控制不稳，过低妨碍视线。

3. 解剖刀的传递　传递解剖刀时，传递者（器械护士）应握住刀柄与刀片衔接处的背部，将刀柄尾端送至术者的手里，不可将刀腹指向术者传递，以免造成损伤。

（二）解剖剪

解剖剪的长、短、弯、直有所不同。剪尖有尖头和圆头之分。圆头解剖剪一般用于剪开组织或剪断神经、血管等，有时也可用于撑开或钝性剥离组织。一尖一圆或尖头的直剪常用于剪线或拆线等。正确持解剖剪的方法是：将右手的拇指和环指远指指节伸入解剖剪的两个柄环内，中指远指指节放在环指环柄的上方，示指顶压在解剖剪的运动轴处以起到稳定和定向作用。

（三）解剖镊

解剖镊分无齿和有齿两种。无齿镊用于夹持和分离血管、神经和骨骼肌等；有齿镊仅用于夹持皮肤或非常坚韧的结构，且不可用于夹持血管、神经和骨骼肌等容易损坏的组织结构。解剖操作时，一般右手持解剖刀或解剖剪，左手持解剖镊，也可以两手同时持解剖镊，分离血管和神经。持解剖镊一般采用拇指在一侧，示、中、环指在另外一侧，手掌向上，以防影响解剖视野，动作要简练明快，不可用力旋扭，以免镊齿对合不良。

（四）血管钳

血管钳（亦称止血钳）主要用于夹持组织或出血点，以达到暂时止血的目的。各种血管钳在结构上的区别主要在于齿槽床的不同，齿槽床有直、弯、直角等几种形式。用于止血时，血管钳尖端应与组织垂直，夹住出血血管断端，尽量少夹附近组织。血管钳有各种不同的外形和长度，以适合不同性质的手术和部位的需要。

血管钳的持法基本与解剖剪一致。夹持时，将拇指和环指的远指指节轻轻用力对顶即可；放开时右手用拇指向前推动环柄即可，或用右手拇指、中指和环指持住左侧环柄，示指向上抬右侧环柄，或用左手拇指、示指持住左侧环柄，中指和环指上抬右侧环柄。注意：使用前要检查扣锁是否失灵，防止钳柄自动松开；前端横形齿槽两侧是否吻合，不吻合者不能使用，以免造成血管钳夹持组织时滑脱。夹持时只扣上一二齿即可。

（五）持针钳

持针钳主要用于夹持缝合针，缝合组织以及安装和拆卸夹持刀片用。持法同血管钳。

（六）牵开器

牵开器也称拉钩，因宽窄、深浅和弯曲角度不同而有多种类型，一般用于牵拉、显露和固定组织。使用拉钩时，应以纱布垫将拉钩与组织隔开，拉力应均匀，不应突然用力或用力过大，以免损伤组织，操作时采用掌心向上的方法。

（七）其他解剖器械

其他常用的解剖器械还有用于剪断肋骨的肋骨剪，用于打开椎管的椎管锯，锯开颅骨的弓形锯，咬断骨并修整骨断端的咬骨钳等。

（王　岩）

第二篇 基本实验

第一部分 系统解剖学

第一章 绪 论

一、实验内容与意义

系统解剖学实验教学是在学生理解人体解剖学基本理论知识的基础上，注重培养学生观察能力和动手能力。为了能正确地描述人体各系统、器官的形态结构和位置关系，需要规定统一的人体标准解剖学姿势以及轴、面和方位术语，这些人为规定且被国际公认的概念和术语是学习解剖学必须遵循的原则。

二、人体标准解剖学姿势和人体分部

学生之间可以互相示范人体标准解剖学姿势：身体直立，两眼向正前方平视，双上肢下垂于躯干两侧，掌心向前，两足尖向前并拢。

人体可分为头部、颈部、上肢、下肢、胸部、腹部、盆部、会阴和脊柱区等部分，每一部分又被分为若干区域。

三、人体的轴和面

描述人体器官的形态时，可设计出人体互相垂直的 3 条轴和 3 个面。轴和面可以通过墙角、书角、桌角或纸箱角等观察学习。

（一）轴

1. 垂直轴 与身体长轴平行，垂直于地平面。

2. 矢状轴 呈前后方向，并与地平面平行。

3. 冠状轴 又称额状轴，左右方向贯穿身体，并与地平面平行。

（二）面

1. 矢状面 是通过身体或器官的矢状轴所作的剖面，且与地平面相垂直，将人体或器官分为左右两半。通过正中线所作的矢状面，称正中矢状面。

2. 冠状面 又称额状面，是通过身体或器官的冠/额状轴所作的切面，并与地平面相垂直，将人体或器官分为前后两半。该切面与矢状面、水平面相互垂直。

3. 水平面 是将人体分为上下两部分的切面，垂直于矢状面和冠/额状面。通过器官横径所作的与纵切面（与器官长轴平行的切面）垂直的切面，也称横切面。

四、方 位 术 语

按照人体标准解剖学姿势，规定了一些相对的方位术语，依此可正确地描述各器官结构的相互位置关系。这些名词都是相应成对的，学生可以相互比较并结合模型和大体标本加强认识。

1. 上和下　描述器官或结构的高低关系，近颅侧者为上，近足侧者为下。

2. 前和后　近身体腹面者为前，也称为腹侧；近背面者为后，也称为背侧。

3. 内和外　适用于空腔器官，近内腔者为内，远离内腔者为外。

4. 内侧和外侧　描述器官或结构与正中线（面）相对距离的位置关系。近正中线者为内侧，远离正中线者为外侧；前臂的内侧和外侧又称为尺侧和桡侧，小腿的内侧和外侧又称为胫侧和腓侧。

5. 浅和深　是指与皮肤表面的相对距离，近皮肤者为浅，远者为深。

6. 近侧和远侧　表示四肢的空间关系，连接躯干或距离近的一端为近侧，远离者为远侧。此外，手的掌面称掌侧，足的底面称跖侧等。

五、人体系统概观

1. 运动系统　包括骨、骨连结和骨骼肌，具有支持体重、保护脏器和执行运动等功能。

2. 消化系统　包括消化道（管）和消化腺，完成消化食物、吸收营养和排出废物的功能。

3. 呼吸系统　包括呼吸道和肺，主要进行气体交换，并具有内分泌功能。

4. 泌尿系统　包括泌尿管道和肾，主要排出体内溶于水的代谢产物。

5. 生殖系统　分为男性和女性生殖系统，均包括内生殖器和外生殖器两部分，完成产生生殖细胞、繁殖后代、生成性激素、维持第二性征的功能。

6. 脉管系统　包括心血管系统和淋巴系统，主要功能是物质运输，兼有内分泌功能。

7. 感觉器　包括体内和体外等感受器，是感受机体对体内、体外环境变化刺激的装置。

8. 神经系统　包括中枢神经系统和周围神经系统，是人体的高级中枢，保持人体各系统协调配合完成各项功能。

9. 内分泌系统　包括内分泌腺和内分泌组织，主要有垂体、甲状腺、甲状旁腺、性腺、胰岛等，与神经系统共同完成对机体的调节。

六、实 验 方 法

以分小组轮流讨论的形式，结合模型和数字人解剖系统等相关教学软件，观察触摸经福尔马林固定的手摸教学标本以及大体标本，从标本的形态、结构、位置、毗邻、血管及神经等方面观察学习。

七、注 意 事 项

1. 形态与功能相联系　一定的形态是为功能服务的，而功能的变化又能影响该器官形态结构的发展。

2. 局部与整体相统一　注意各系统在整体中的地位，与其他部位的联系和相互影响，即从整体的角度来理解局部，借以更好地认识局部。

3. 进化发展的观点　人类是由动物长期进化发展而来的，从古猿到人的长期进化过程中，前后肢功能逐渐分化，现代人类仍在不断发展变化中，在人体形态上有时会出现一些变异或畸形。

4. 理论联系实际　将书本知识与标本、活体观察以及相关的临床问题联系起来，以帮助理解和加深立体印象。

5. 实验准备充分　实验前认真复习相关的基本理论知识，熟悉实验内容的重点和难点，提高实验效果。

6. 重视解剖操作观察　珍惜和爱护标本，怀有感恩敬畏之心；不怕脏、不怕累、不怕异味刺激；勤动手、善观察、多动脑；注意团结协作，加强讨论总结。

7. 养成良好实验习惯　实验结束后，请将实验材料整理干净；妥善保存标本，避免其干燥而影响观察实验；清洁实验台面；打扫实验室卫生。

（姚立杰）

第二章 骨 学

实验一 中 轴 骨

【实验目的】

记忆：椎骨的名称、位置、排列及各部椎骨的主要结构；脑颅和面颅的组成；颅底内面观三个颅窝的境界和重要结构；翼点的位置及临床意义。

理解：骶骨和胸骨的主要结构，中轴骨的重要体表标志；下颌骨的形态结构；颅顶面观、颅后面观、颅盖内面观、颅底外面观的重要结构；颞窝、颞下窝、翼腭窝的位置；眶的构成、形态及孔裂；骨性鼻腔的构成、鼻旁窦的位置和开口部位。

领会：肋骨的形态、结构。新生儿颅的特征及生后变化，颅的重要体表标志。

【实验材料】

1. 标本 新鲜股骨标本、煅烧骨、脱钙骨；躯干骨：分离的椎骨标本、完整的脊柱标本、第1、2、7、11、12对肋骨、胸廓标本；完整的颅骨标本，新生儿颅标本；分离的脑颅骨8块，面颅骨15块；经颅腔的水平面标本，经颅正中矢状面标本。

2. 模型 完整的脊柱模型一套；颅的放大模型。

3. 图像 全身骨骼前面观，脊柱全貌，各部椎骨的形态，骶骨和尾骨。颅前面观，新生儿颅上面观，新生儿颅侧面观。

【实验内容】
中轴骨包括椎骨、胸骨、肋和颅骨。24块椎骨、1块骶骨和1块尾骨借骨连结构成脊柱。胸椎与12对肋相连接，肋前端连胸骨，形成骨性胸廓。骶骨、尾骨和两侧髋骨及其连结构成骨盆。颅骨有8块脑颅骨及15块面颅骨。

1. 椎骨

（1）椎骨的一般形态（图2-1、图2-2）

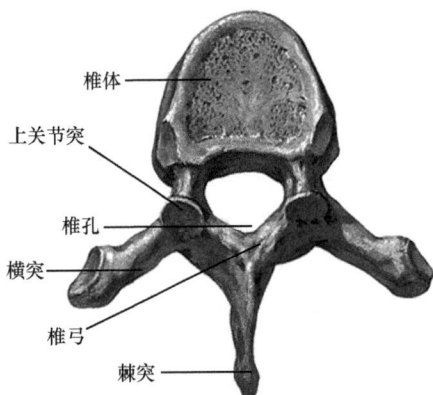

图2-1 胸椎上面观　　　　　图2-2 胸椎侧面观

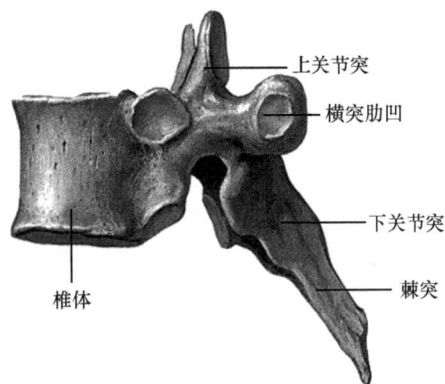

1）椎体：表面的骨密质较薄，内部充满骨松质。后面微凹陷，与椎弓共同围成椎孔。

2）椎弓：呈弓形，紧连椎体的缩窄部分是椎弓根。椎弓根上、下缘有椎上切迹和椎下切迹。椎弓板上有7个突起：棘突1个，横突2个，上关节突2个，下关节突2个。

（2）颈椎

1）颈椎一般特征：椎体小，椎孔大。横突根部有横突孔，棘突短且末端分叉，关节突关节面近水平位，横突末端有前、后结节。

2）寰椎：无椎体，无棘突，无关节突，由前弓、后弓和两个侧块构成。前弓后面正中有齿突凹，侧块有上、下关节面及横突孔，位于前弓中央内侧的凹陷为齿突凹，位于前弓中央外侧的为前结节，位于后弓中部后突的为后结节，后弓上面有横行的椎动脉沟，侧块上的上、下分别为上关节凹和下关节面，侧块上有横突孔。

3）枢椎：由椎体向上伸出一齿突，与寰椎的齿突凹相关节。

4）隆椎：棘突长，末端不分叉，活体易触及，常作为椎体计数的标志。

（3）胸椎：一般特征为椎体呈心形，在椎体的后外侧上、下缘各有一半圆形肋凹，横突末端前面有横突肋凹，棘突细长向后下方倾斜，彼此遮盖成叠瓦状，关节突的关节面呈冠状位。

（4）腰椎：一般特征为椎体大，椎弓发达，棘突宽短呈板状，水平伸向后，关节突关节面呈矢状位。

（5）骶骨：由5个骶椎融合而成，近似倒置的三角形。底向上，尖向前下，底的前缘中份向前突，称为岬。骶骨前面光滑微凹，有4对骶前孔。背面隆凸粗糙，有4对骶后孔，骶椎椎孔连接成骶管，骶管向下开口于骶骨背面下部的骶管裂孔，裂孔两侧向下的突起称骶角。

（6）尾骨：由3～4块退化的尾椎融合而成。

2. 胸骨　由胸骨柄、胸骨体和剑突构成，胸骨柄上缘中部浅而宽的切迹称颈静脉切迹（胸骨上切迹），上缘两侧有锁切迹。柄和体连结处形成微向前凸的角，称胸骨角，两侧连接第2肋软骨，是计数肋的重要标志。

3. 肋　由肋骨和肋软骨构成，共12对。上7对肋骨的前端借助软骨连于胸骨，称真肋；第8～10对肋骨的前端借助软骨连于上位软骨，称假肋；第11、12对肋前端游离，称浮肋。

（1）肋骨：可分为体和前、后两端。后端膨大称肋头，与胸椎体上的肋凹相关节。肋头后外方有肋结节，其上有关节面，与横突肋凹相关节。肋体分上、下缘和内、外面。内面下缘处一浅沟称肋沟，体的后份急转处称肋角，肋骨前端接肋软骨。

（2）肋软骨：连于肋骨前端。第1～7对肋软骨连于胸骨，第8～10对肋软骨形成肋弓，第11、12对肋软骨前端游离于腹壁肌层间。

4. 颅骨

（1）分离颅骨标本

1）额骨：辨认出组成额骨的三部分，额鳞、眶部和鼻部。

2）枕骨：辨认出组成枕骨的三部分，基底部、枕鳞部和侧部。

3）筛骨：辨认出筛骨水平板、鸡冠、筛骨垂直板、筛骨迷路、筛窦、上鼻甲和中鼻甲。

4）蝶骨：辨认出组成蝶骨的四部分，蝶骨体、蝶骨大翼、蝶骨小翼、蝶骨翼突。蝶骨体为中间部的立方形骨块，其内部含有蝶窦。

5）颞骨：辨认出组成颞骨的三部分，鳞部、岩部和鼓部。

6）下颌骨：分为下颌体和下颌支。在下颌体上观察其上缘的牙槽弓和牙槽、外面正中凸向前的颏隆凸、前外侧面的颏孔、里面正中的2个颏棘、颏棘下外方椭圆形的二腹肌窝构成下颌骨体下缘的下颌底。在下颌支上观察前方的冠突、后方的髁突及两突之间的下颌切迹。辨认髁突上端的下颌头、下颌颈，下颌支后缘与下颌底相交处为下颌角，下颌支内面中央有下颌孔，孔的前缘有伸向后上的下颌小舌。

7）舌骨：观察舌骨中间部的舌骨体、体向后外延伸的长突舌骨大角及向上的短突舌骨小角。

8）腭骨：辨认出腭骨水平板和腭骨垂直板。

9）上颌骨：辨认出额突、颧突、牙槽突、腭突及其内部的上颌窦。

（2）颅的整体观

1）在整体颅上辨认出23块脑颅骨各自所在的位置。

2）颅的顶面观

A.颅盖外面观：呈穹窿形，前窄后宽，由额鳞大部分、顶骨及枕鳞小部分借缝连接组成。观察两侧顶骨前缘与额骨之间的冠状缝、两侧顶骨之间的矢状缝、两侧顶骨后缘与枕骨结合处的人字缝。在额鳞前外侧有平缓突出的额结节，颞线的一部分，矢状缝后段两侧有顶孔。

B.颅盖内面观：冠状缝、矢状缝和人字缝清晰可见。观察沿矢状缝走行的上矢状窦沟，前端起于额嵴，沟两侧有许多颗粒小凹。此外，还可见到浅的凹陷和枝杈状的沟，分别是脑回和脑膜动脉的压迹。

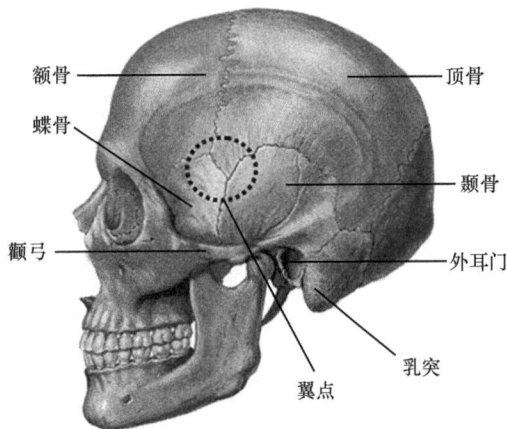

图 2-3　颅的侧面观

3）颅的侧面观（图 2-3）：颧弓为突出于颅侧面由颧骨的颞突和颞骨的颧突构成的骨弓。颅的侧面分为颧弓平面以上的颞窝和以下的颞下窝。观察颧弓根部内下方的颞下窝和关节结节，颧弓根部后方为外耳门，外耳门后下方的骨性突起为乳突。

颞窝：首先观察颞线，其前端起自额骨的颧突，弯行经过冠状缝达顶骨侧面后份，继而转向前下，止于乳突前方，颞线即颞窝的前、上、后界。观察额、顶、颞、蝶四骨交汇处呈"H"形，距颧弓中点上方约两横指的翼点。

颞下窝：前界为上颌骨体，外侧界为下颌支，内侧界为翼突外侧板，下界与后界空缺。颞下窝内侧壁在上颌骨体与蝶骨翼突外侧板间的裂隙称为翼上颌裂。

翼腭窝：将颧弓和下颌骨去掉后观察翼腭窝。首先辨认构成此窝的骨，前方为上颌骨体，后方为蝶骨翼突，内侧为腭骨垂直板。在颅的正中矢状面，去掉鼻腔外侧壁的标本上可见到在三骨之间的不规则的狭窄间隙即翼腭窝，此窝的外侧壁即翼上颌裂。用探针观察翼腭窝的交通：向前经眶下裂通眶腔，向后上借圆孔通颅中窝，在内侧借蝶腭孔通鼻腔，借翼突根部的翼管向后通颅底外面，向外经翼上颌裂通颞下窝，向下移行为翼腭管，经翼腭管下端位于骨腭后外侧的腭大孔通口腔。

4）颅的前面观：此面主要由额骨和面颅骨组成。面部中央有骨性鼻腔的口，称为梨状孔。其外上方为眶，下方是上、下颌骨构成的骨性口腔支架。眶上缘的隆起为眉弓，其内侧上方深面有额窦。眉弓上外侧的隆起是额结节，两眉弓之间的平坦区域是眉间。前面观的重要结构是眶、骨性鼻腔和骨性口腔。

A.眶：是底朝前下外方、尖向后内上方的四面锥体形腔，上邻颅前窝，内侧为鼻腔，下为上颌窦，外侧为颞窝。眶内容纳眼球及眼副器等结构。先辨认出眶尖、眶底和眶的四个壁。

眶尖位于眶向后内上方处，视神经管位于眶尖处。眶底呈钝角的四边形，有上、下、内、外四个缘。眶上缘由额骨构成，其内、中 1/3 交界处有眶上孔，或称眶上切迹。

眶上壁：是分隔颅前窝与眶的薄层骨板，自前向后为额骨眶部和蝶骨小翼。壁的前外侧部近眶底外上角有泪腺窝，容纳泪腺；上壁的前内侧部近眶底内上角有滑车凸，有上斜肌腱从此处绕过。

眶下壁：主要由上颌骨体的上面构成。下壁和外侧壁交界处有一由内上斜行走向外下的裂隙称为眶下裂。眶下裂前方中部有一呈矢状位走行的浅沟为眶下沟，沟的前端通入上颌骨内的管道为眶下管，管的前端在眶下缘中点下方约 1cm 处开口即眶下孔。

眶内侧壁：近于矢状位，左右眶内侧壁相互平行，其前下方有一椭圆形窝为泪囊窝，向下延续为鼻泪管，通至下鼻道。内侧壁后部为筛骨眶板，骨质菲薄，分隔眶与筛窦。

眶外侧壁：斜向后内，根据骨缝可见到前方为颧骨，后方为蝶骨大翼。其后部与上壁交界处有一由外上斜向内下的裂隙为眶上裂，向后通颅中窝。

B.骨性鼻腔：在正面观首先见到由上颌骨和鼻骨围成的梨状孔。在梨状孔的内部两侧能见到部分露出的中鼻甲和下鼻甲，在梨状孔的中部能见到犁骨和部分露出的筛骨垂直板。

保留鼻中隔的矢状面标本：观察骨性鼻中隔的构成。位于前上方的为筛骨垂直板，位于后下方的为犁骨。鼻中隔也是两侧鼻腔的内侧壁。

去掉鼻中隔的矢状面标本（图 2-4）：观察鼻腔外侧壁、上壁和底壁。外侧壁自上到下有三个扁薄的骨片即上、中、下鼻甲，均向下弯曲，垂入鼻腔。各鼻甲下方的空间称为上、中、下鼻道。上鼻甲后端与蝶骨体之间的狭小空间为蝶筛隐窝。中鼻甲后方有蝶腭孔，中鼻道后方有上颌窦口，前方有半月裂孔，两口之间为筛骨钩突。上壁主要由筛骨筛板构成；下壁是骨腭的上面，前端有由后上通向前下的管道为切牙管。最后观察上壁前上方额骨内的空腔即额窦，上鼻甲后方蝶骨体内的空腔即蝶窦。

去掉鼻中隔及部分鼻甲的矢状面标本：在上鼻道能见到后筛窦的开口；在中鼻道辨认前、中筛窦的开口；在下鼻道观察前端的鼻泪管开口。

在颅的前面去掉泪骨可见到部分位于泪骨后面的筛窦，在颅的冠状面即与眶前部垂直平面上观察位于颅前窝中下

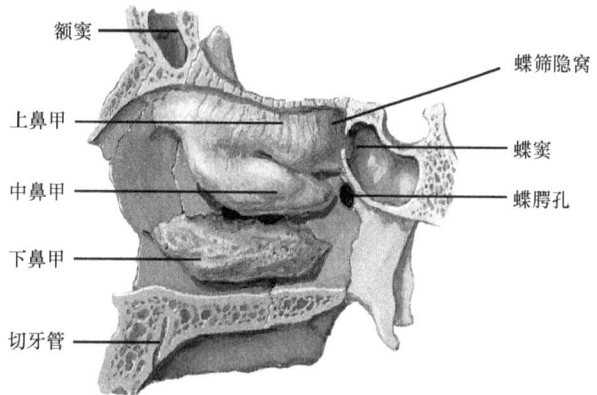

图 2-4　骨性鼻腔外侧壁

部、两眶之间、鼻腔外上方的筛窦及眶下方、鼻腔外下方的上颌窦。

骨性鼻腔后面观：中部为犁骨分隔的一对鼻后孔。

C.骨性口腔：观察由上、下颌骨的牙槽弓构成的前壁和侧壁。

5）颅底外面观（图 2-5）：前界为上颌骨的牙槽弓，两侧界为颧弓和乳突，后界为枕骨和上项线，上项线是从枕外隆凸至颞骨乳突的骨性隆起。

首先观察颅底外面前部由上颌骨腭突和腭骨水平板构成的骨腭，两骨以中偏后、横行的骨缝为界，前方为上颌骨的腭突，后方为腭骨水平板。骨腭正中有腭中缝前端，为切牙孔，通入切牙管。骨腭后外侧方有一对腭大孔。骨腭的后缘构成鼻后孔的下界，两侧鼻后孔中部是犁骨，在鼻后孔的外侧可见到翼突内、外侧板。鼻后孔后方中央可见枕骨大孔，孔的前外侧左、右各

有一卵圆形的光滑突起，即枕髁。枕髁前外侧偏上有一孔为舌下神经管外口。枕髁前、中 1/3 交界处外侧有一窝为颈静脉窝，窝底有一不规则的孔为颈静脉孔，孔的外侧有一细长的骨性突出为茎突，茎突的后外方即乳突，两突间可见茎乳孔。在颈静脉孔前方有一圆形孔是颈动脉管外口，拿探针由此口可通向由后外向前内斜行的骨性管道，此管道位于颞骨岩部前半部分，即颈动脉管，管的前端开口为颈动脉管内口，紧邻颈动脉管内口的前内侧有一孔，由颞骨岩部尖端、蝶骨大翼和枕骨基底部共同围成，此孔即破裂孔。在破裂孔处，翼突内侧板根部有翼管的开口，用探针经此孔进入翼管，向前通翼腭窝。在破裂孔的外侧，可见到前、后两个孔，居于前内侧的是卵圆孔，位于后外侧的是棘孔。棘孔的外侧有一大而浅的窝为下颌窝，是颞下颌关节的关节窝，窝的前缘隆起为关节结节，窝的后界为颞骨鼓部。另外，在颞骨与枕骨相接处常可见一孔，为乳突孔，向颅内通乙状窦沟，有乳突导静脉通过。

6）颅底内面观（图 2-6）：自前向后依次降低的三个窝，颅前窝、颅中窝和颅后窝。

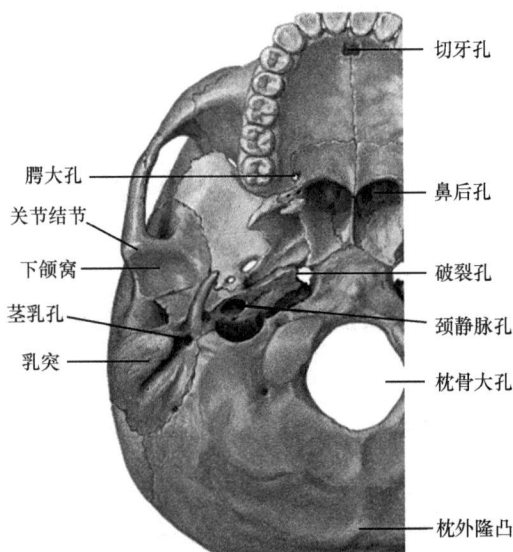

图 2-5 颅底外面观

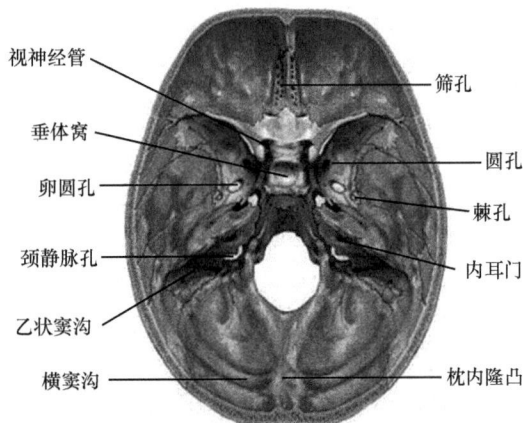

图 2-6 颅底内面观

颅前窝：位置最高，窝正中有一向上突起的骨性隆起为鸡冠。鸡冠两侧有 15～20 个小孔称筛孔，孔外侧即眶上壁，由额骨眶部构成。筛孔所在的位置即构成鼻腔顶的筛骨水平板。在颅前窝两侧可见到明显的脑回压迹。

颅中窝：较颅前窝低。首先观察它与颅前窝及颅后窝的界线。颅前、中窝分界线：蝶骨小翼后缘和交叉前沟前缘。颅中、后窝分界线：颞骨岩部上缘和蝶骨鞍背。

观察颅中窝内部结构，窝中部一接近方形的骨性隆起称蝶鞍。蝶鞍上面中部的凹陷即垂体窝，在垂体窝的前方有一横行的骨性突起为鞍结节。鞍结节前方有一横位的浅沟，即交叉前沟，沟的两侧通向位于眶尖部的视神经管。在视神经管的外侧有左、右各一的薄锐的骨性突出，即蝶骨小翼，在蝶骨小翼的下方可见到眶上裂。蝶骨小翼后缘的内侧向后膨大突出，称前床突。垂体窝后方高耸的四方形骨板为鞍背，其两端略向上突出，即后床突。再观察垂体窝两侧，各有一紧靠垂体窝呈矢状位的浅沟，为颈动脉沟，沿沟向后可见到颞骨岩部尖端的颈动脉管内口，颈动脉管内口的前下方紧邻破裂孔。在眶上裂内侧端，蝶骨大翼根部起始处，位于蝶鞍两侧，可见到由前内向后外排列的三个孔，分别是圆孔、卵圆孔和棘孔。从棘孔向颅侧壁有树枝状的沟延伸，其中有一位于前部的浅沟一直延伸到翼点的内面，此处可为压迹，也可是骨管。再向后观察颞骨岩部，前面中份有一隆起为弓状隆起，此隆起与颞骨鳞部之间的骨板即鼓室盖，颞骨岩部近尖端处有一微凹的浅沟为三叉神经压迹。

颅后窝：首先可见其位置最低，在窝中央的大孔即枕骨大孔。在枕骨大孔前方有一斜行的骨面为斜坡，在枕骨大孔后方正中有一呈矢状位的骨嵴为枕内嵴，向后上延续为一骨性突出即枕内隆凸，隆凸两侧近似冠状位的浅沟为横窦沟，延续到颞骨乳突内面，最终通向枕骨大孔两侧的两个较大裂孔的沟为乙状窦沟，乙状窦沟末端的孔为颈静脉孔。在枕骨大孔前外侧部可看到一对小孔为舌下神经管内口。再观察颞骨岩部，后面近中部有一小孔为内耳门。在内耳门的后下方可见到一裂隙为前庭水管外口。沿枕骨基底部侧缘与岩部前端后缘处有一浅沟，为岩下沟，岩部上缘有一浅沟，从前内走向后外，为岩上沟。

7）颅后面观：可见到一非常明显的骨性突起，居于后面中部为枕外隆凸。枕外隆凸向两侧延续到乳突有一弧形隆起为上项线。观察枕外隆凸上方的骨缝，位于顶骨与枕骨之间为人字缝。在人字缝上方可见到部分矢状位走行，位于两顶骨之间的矢状缝。

（3）新生儿颅的整体观：首先观察前下部的面颅与后上部的脑颅，两者相比较可见面颅所占比例较小，眶间距较宽。眉弓上方的额结节和顶骨中部的顶结节很突出，使颅顶近似"五角形"。在颅盖各骨之间为结缔组织，可见矢状缝前端呈菱形的前囟及矢状缝后端呈三角形的后囟。

【注意事项】

1. 煅烧骨为经过燃烧的骨，质地十分松脆，不能用力捏拿，避免其损坏。

2. 人体全身骨架为穿制而成的骨骼标本，注意不要在骨与骨的连接处暴力扭转造成断裂。

3. 观察全颅时，应用手掌托住观察，整颅标本的眶内侧壁非常薄脆，严禁用手指伸入眶内捏拿此处。

4. 泪骨、鼻骨、犁骨和舌骨非常小且薄弱，注意勿损坏或丢失。

【思考题】

1. 为什么老年人易发生骨折，而小儿不易发生骨折？

2. 骶前孔和骶后孔通入什么部位？内有什么结构通过？骶管裂孔是怎样形成的？有何临床意义？

3. 解释小儿颅内高压易误诊的原因。

4. 翼腭窝内部有炎症感染时，病变可向哪些部位扩散？

实验二 附 肢 骨

【实验目的】

记忆：四肢骨的名称、位置、排列及主要结构。肩胛骨、肱骨、尺骨、桡骨、髋骨、股骨、胫骨和腓骨的主要结构。

理解：上、下肢骨的重要体表标志，肩胛冈、肩胛下角、肩峰、肱骨大结节、肱骨小结节、肱骨内上髁、肱骨外上髁、桡骨头、尺骨鹰嘴、桡骨茎突、尺骨茎突、豌豆骨、髂前上棘、髂前下棘、内踝、外踝等。

领会：手骨和足骨的组成、形态、构造。

【实验材料】

1. 标本 新鲜股骨标本：煅烧骨，脱钙骨；锁骨、肩胛骨、肱骨、桡骨、尺骨、髋骨、股骨、胫骨、腓骨；完整骨盆标本；完整手骨标本；完整足骨标本。

2.图像 锁骨和肩胛骨、桡骨和尺骨、髋骨，足骨。

【实验内容】

1. 上肢骨

（1）锁骨：首先在全身骨骼标本上辨认出锁骨所在位置：横架于胸廓前上方，左、右各一。其上面光滑，下面粗糙；两端之中有一端圆钝，另一端扁平，其中圆钝端是它的内侧端即胸骨端，而扁平端则是它的外侧端即肩峰端。观察锁骨的全长，呈倒"S"形，它的内侧 2/3 凸向前，外侧 1/3 凸向后，可据此辨认出手中所持锁骨位于身体哪一侧。

（2）肩胛骨：观察肩胛骨在全身骨骼标本上所居位置：位于胸廓的后外侧，左、右各一。观察其形态为一近似三角形扁骨，可分为二面、三缘和三个角。先来观察它的两个面，前面有一个大的浅窝，即肩胛下窝；另一个面为后面，被一横位的骨嵴肩胛冈分成上、下两个窝，上方为冈上窝，下方为冈下窝。肩胛冈的外端游离，形成一个上下略扁的突起结构为肩峰，肩峰居于肩胛骨的外上方。再观察肩胛骨的三个角，有一个角较肥厚、末端为较浅的梨形光滑面，这个角为外侧角，也称关节盂，在关节盂的上、下方各有一粗糙突起的结节，即盂上结节和盂下结节。观察其另外两角，即上角和下角。在全身骨骼标本上，上角约平第 2 肋，下角约平第 7 肋。最后观察肩胛骨的三个边，即肩胛骨的三个缘。上缘薄而短，其近外侧角处有一向前弯曲的指状突起，为喙突，在喙突根部的内侧有一凹陷，为肩胛切迹；外侧缘厚，因朝向腋窝，也称腋缘；内侧缘薄锐，因邻近脊柱，也称脊柱缘。

（3）肱骨：首先辨认肱骨在全身骨骼标本上所在位置：位于臂部，左、右各一。然后，观察其形态为典型的长骨（图 2-7、图 2-8），分为一体两端。先观察两端，一端有半球形的光滑面，为上端；另一端为下端。上端的半球形光滑面为肱骨头，朝向内侧并稍向后方。这样，就能区分肱骨居于身体的哪一侧。在肱骨头的周围有环形缩窄部，称为解剖颈。肱骨头的外侧和前方各有一粗糙隆起，外侧的是大结节，前方的是小结节。两结节之间的凹陷为结节间沟。大、小结节向下延伸出的骨嵴为大结节嵴和小结节嵴。肱骨上端与体交界处稍细，为外科颈。再观察下端，前面有两个光滑面，内侧的呈滑车状，为肱骨滑车；外侧的是半球形，为肱骨小头。在滑车的上方有一凹窝，为冠突窝；在肱骨小头上方也有一凹窝，为桡窝。观察下端的后面，会

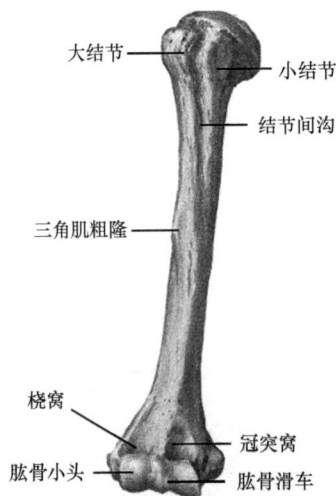

图 2-7 肱骨前面观　　　　图 2-8 肱骨后面观

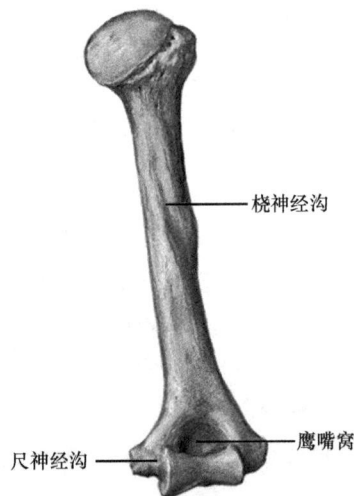

看到在肱骨滑车的上方有一稍大的凹窝,为鹰嘴窝。在下端的两侧各有一个突起,内侧的是内上髁,外侧的是外上髁。在内上髁的后下方有一浅沟,为尺神经沟。最后观察肱骨体,体上部呈圆柱形,下部呈三棱柱形。体中部的外侧有粗糙的隆起,为三角肌粗隆,粗隆后方有由内上斜向外下的浅沟,为桡神经沟。体中部的内侧面有向上开口的滋养孔。

(4)桡骨:首先在全身骨骼标本上辨认桡骨所在位置:前臂二骨中位于外侧者,左、右各一。观察桡骨形态,为长骨,分一体两端。先观察两端,一端稍膨大,呈扁圆柱形,为上端;另一端为下端。上端的膨大为桡骨头,头上面的凹陷为关节凹。头周围环状光滑面称环状关节面。下端也膨大,但较扁,且前凹后凸,有一凹陷的光滑面为尺切迹,居于内侧。另外,下端有一显著的突出,为桡骨茎突,居外侧。下端的下面有一光滑的面,为腕关节面。最后观察体,体的上端与桡骨头相接处缩细,为桡骨颈。颈的下方内侧有朝向前内侧的突起,为桡骨粗隆。整个桡骨体呈三棱柱形,内侧缘锐薄,为骨间缘。体前面中部稍上方有向下开口的滋养孔。

(5)尺骨:首先辨认在全身骨骼标本上尺骨所在位置:前臂二骨中位于内侧者,左、右各一。观察尺骨形态,为长骨,分一体两端。先观察两端,一端较粗大,上有深的凹陷,为上端;另一端为下端。上端的深陷为滑车切迹,位居上端前面。切迹的前下和后上各有一突起,前方较小的是冠突,后方较大的是鹰嘴。冠突外侧面有一小光滑面,为桡切迹。冠突前下方的粗糙隆起为尺骨粗隆。再观察下端,下端较小,为尺骨头,其前、外、后有光滑的环状关节面。下端还有一小的突出,为尺骨茎突,位于下端后内侧,呈锥状。最后观察体,尺骨体上段较粗、下段较细,外侧缘锐利为骨间缘。体中部稍上的前面有向下开口的滋养孔。

(6)腕骨:首先在全身骨骼标本上观察8块腕骨所在位置:手部近侧。8块腕骨排成近侧、远侧2列,每列4块。

1)手舟骨:位于近侧列桡侧数第1块。手舟骨细长,两个光滑的关节面为其上、下两面,上面凸,下面凹,掌侧略粗糙,背侧较光滑。

2)月骨:位于近侧列桡侧数第2块。月骨侧面观呈半月形,掌侧呈较宽的四方形,背侧尖窄,上面凸隆,下面凹陷。

3)三角骨:位于近侧列桡侧数第3块。三角骨呈锥形,内侧粗糙,下面凹凸不平,掌侧有卵圆形关节面。

4)豌豆骨:位于近侧列桡侧数第4块。豌豆骨是腕骨中最小的,掌面粗糙而凸隆,背面光滑。

5)大多角骨:位于远侧列桡侧数第1块。大多角骨上面凹陷,下面呈鞍状,前面有嵴状隆起。

6)小多角骨:位于远侧列桡侧数第2块。小多角骨近似楔形,从侧方看略似"靴子"形,"靴子"底朝向背面,"靴子"尖朝向前。

7)头状骨:位于远侧列桡侧数第3块。头状骨的头部呈球形膨大,居上方,下面被2条微嵴分成3个关节面。3个关节面呈矢状位,呈内、中、外排列。

8)钩骨:位于远侧列桡侧数第4块。钩骨呈楔形,下面被一道微嵴分为两部,内、外2个呈矢状位的关节面。掌面上部有一明显的突出即"钩"。

(7)掌骨:首先在全身骨骼标本上辨认掌骨所在位置:手中部(共5块)。观察掌骨形态为长骨,分一体两端。先观察两端,一端膨隆,呈圆形光滑的关节面,此端为远侧端,亦称掌骨头。另一端上有凹陷的光滑关节面,为近侧端,亦称掌骨底。其中,呈鞍状掌骨底的为第1掌骨。其余4块中以第3掌骨为最长,第2掌骨次之,第4掌骨比第2掌骨略短,第5掌骨最短。最后观察体,掌面略凹,背面平,横断面呈三角形,前缘将掌面分为前内侧面和前外侧面。

每个掌骨体内侧面或外侧面的中 1/3 处可见一个明显的滋养孔。

（8）指骨：首先在全身骨骼标本上辨认指骨所在位置：手部远侧（共 14 块）。观察指骨形态为长骨，分一体两端。先看两端，一端呈滑车状光滑关节面为近侧端，即指骨滑车，末节指骨近侧端掌面粗糙，形成远节指骨粗隆。另一端则为远侧端，呈微凹的光滑关节面，即指骨底。而远节指骨底加宽，有 2 个侧结节，其间有一倒置的"V"形嵴。最后观察指骨体，掌面微凹，背面平。

2. 下肢骨

（1）髋骨：首先在全身骨骼标本上观察髋骨所在位置：身体中部，构成骨盆的前、外侧壁。观察髋骨形态特点：为一不规则骨，上部扁阔，中部窄厚，有一深窝，下部有一较大的孔。髋骨中部的深窝为髋臼，居外侧，扁阔上部内面有一外形近似耳状的粗糙面，居后方。髋骨是由髂骨、坐骨和耻骨三块独立的骨长合而成。16 岁以前，三骨仅借软骨彼此结合，三骨融合于髋臼。16 岁左右，软骨结合处开始骨化，使三骨逐渐融合为一体。分别来观察这三个组成部分。

1）髂骨：可分为髂骨体和髂骨翼两部分。体构成髋臼后上方的近 2/5，髂骨翼是从体向后外扩展的扇形骨板。髂骨翼的上缘厚，称髂嵴。髂嵴的前端突出为髂前上棘，其下方的另一突起为髂前下棘，两棘之间为一凹陷。在髂前上棘的上后方 5～7cm 处，髂嵴的外唇有向外的突起，为髂结节。髂嵴的后端亦有两个突起。上方的为髂后上棘，下方的为髂后下棘。两棘之间有一较小的凹陷。髂骨翼内面一大而浅的凹陷为髂窝。髂窝的下界为一由后上走向前下的圆钝骨嵴，为弓状线。翼后下方粗糙的、外形似耳状的粗糙面为耳状面。耳状面后上方凹凸不平的结构为髂粗隆。髂骨翼外面亦即臀面。

2）坐骨：是髋骨的后下部，分为坐骨体和坐骨支两部分。坐骨体上份较肥厚，构成髋臼的后下 2/5 稍多，体下份呈三棱柱形，后缘有一个三角形的突起，为坐骨棘。坐骨棘与其上方的髂骨翼之间有一大的凹陷，为坐骨大切迹；坐骨棘下方有一小的凹陷，为坐骨小切迹。坐骨体下端向前、上、内延伸为较细的结构即坐骨支。坐骨体、坐骨支移行处的后部是一肥厚而粗糙的隆起，为坐骨结节。

3）耻骨：是髋骨的前下部分，亦分为耻骨体和耻骨支。耻骨体构成髋臼前下 1/5，与髂骨结合，在弓状线的前、下、外方有一隆起，为髂耻隆起。体从髂耻隆起处向前内伸出的结构即耻骨上支，其末端急转向下，为耻骨下支。耻骨上、下支移行处内侧的椭圆形粗糙面即耻骨联合面。耻骨上支上面有一锐利的骨嵴为耻骨梳，向后上与弓状线相移行，向前下末端形成一突出，为耻骨结节。耻骨结节到中线处的粗糙隆起为耻骨嵴。最后观察：髋骨下份的大孔为闭孔，由耻骨与坐骨围成。髋臼内有一近于半环形的光滑面，为月状面，粗糙的中部为髋臼窝，髋臼缘下份缺如，即髋臼切迹。

（2）股骨：首先在全身骨骼标本上观察股骨的位置：位于大腿部，长度约为身高的 1/4，属于长骨，分一体两端（图 2-9、图 2-10）。手拿一根股骨，会发现其一端有明显突起的球形结构，下方缩细，这一端为上端，球形的结构为股骨头，朝向内上方。再看骨的中部，股骨体并不直，呈略弓状，弓形突出向前。股骨上端的股骨头较光滑，头中央有一小窝，为股骨头凹。头下方缩细的结构为股骨颈，长约 5cm，颈上有多个供血管通过的孔。颈与体呈 120°～130°的夹角，颈与体交界处有两个隆起，一个位于外上方，为大转子；另一个位于后内侧，为小转子。在两个转子之间，在股骨前面、后面均有斜行走向的突出结构相连，前方较低矮的为转子间线，后方高耸的为转子间嵴。下端膨大形成两个隆起，分别居内、外侧，称为内侧髁和外侧髁。两髁在前、下、后均连成光滑面，其中前面为髌面。在内侧髁的内侧面和外侧髁的外侧面均有一小的突出，分别为内上髁和外上髁。在内上髁的上方又有一小突起，为收肌结节。最后观察股骨体，略弓向前，上段呈圆柱形，中段呈三棱柱形，下段前后略扁。骨表面光滑，体的后面有一条纵行的骨嵴，为粗线。粗线向上展开，形成内、外两个粗糙线，分别为耻骨肌线和臀肌粗隆。粗线中点两侧有向下开口的滋养孔。粗线下部向两侧有延续的骨性突出，分居内、外侧，为内侧唇和外侧唇。

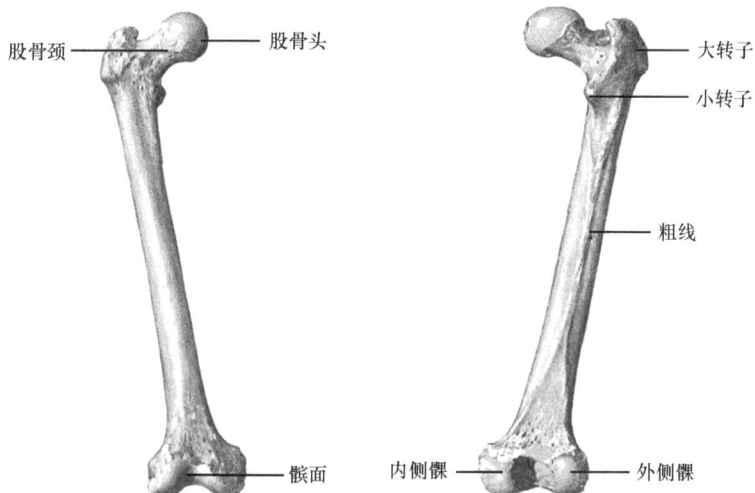

图 2-9 股骨前面观　　　　　图 2-10 股骨后面观

（3）髌骨：首先在全身骨骼标本上辨认髌骨的位置：位于股骨下端前面。观察髌骨，一面粗糙，另一面光滑。粗糙面为前面，光滑面为后面。后面被一纵嵴分为两部分。髌骨周缘有一侧较尖，为其下缘，下缘也称髌尖，对应的上缘较宽。

（4）胫骨：首先在全身骨骼标本上观察胫骨的位置：位于小腿两骨中内侧。观察其形态为长骨，分一体两端。先看其两端：一端明显膨大，为其上端，另一端为下端。上端与体交界处有一矢状位的明显隆起，为胫骨粗隆，居前部。胫骨上端的上面有两个微凹的关节面，分居内、外侧，分别为内侧髁和外侧髁。两髁之间有一矢状位走行的隆起，为髁间隆起。在外侧髁的后下方有一小而平坦的光滑面，为腓关节面。两髁的前下方为胫骨粗隆。再观察下端，稍膨大，内侧有一向下的突出，为内踝。下端的外侧面有一沟形凹陷，为腓切迹。下端的下面和内踝的外面均为光滑的关节面。最后观察体，体呈三棱柱状，三个棱即三个缘，分居前面、内侧和外侧，外侧缘也称骨间缘。由三缘之间形成了内、外、后三个面。体后面上部有一由外上斜向内下的粗糙线，为比目鱼肌线，此线下方有向上开口的滋养孔（图 2-11、图 2-12）。

（5）腓骨：首先辨认腓骨在全身骨骼标本上的位置：小腿两骨中外侧。观察其形态为长骨，分一体两端。观察其膨大的两端，其中一端有一凹窝，此窝为外踝窝，这一端为下端，外踝窝的位置在下端的内后方。上端稍膨大，为腓骨头。头的内上方有光滑的关节面。头的下方缩细为腓骨颈。下端亦膨大，外侧明显突出为外踝。外踝的内侧面较光滑。最后观察体，细长，内侧缘明显突出，称骨间缘。体内侧近中点处有向上开口的滋养孔（图 2-11、图 2-12）。

（6）跗骨：首先观察跗骨在全身骨骼标本上的位置：足部近侧（共七块）。观察其形态为短骨，排成前、中、后三列。

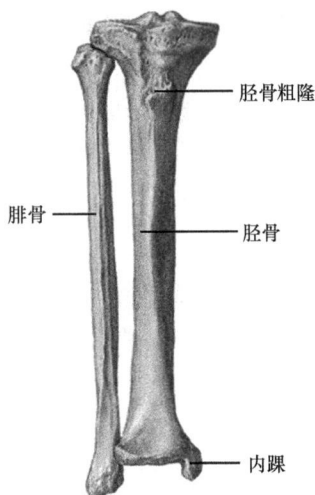

图 2-11　小腿骨前面观　　　　　图 2-12　小腿骨后面观

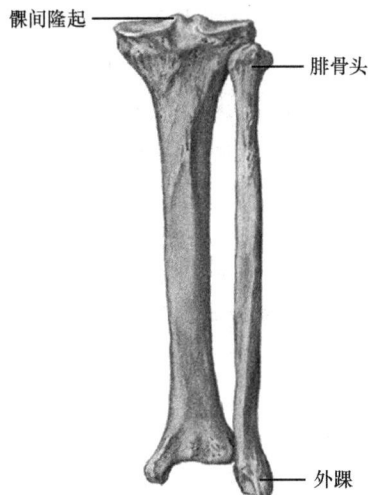

1）距骨：位于后列上方，可分头、颈、体三部分。头为向前下方的突出，前端圆隆，头后方为稍细的颈，颈后部大部分是距骨体。体的上部为滑车，滑车内侧面为一个半月形关节面，外侧面为一个三角形关节面。体的中间凹陷，两边突出，形成鞍形，前宽后窄。体的下部有与跟骨相关节的前、中跟关节面及由后内斜向前外的距骨沟。

2）跟骨：位于后列下方，跟骨为最大的跗骨，呈不规则的长方形，前部窄小，后部宽大，向下移行于跟骨结节。在跟骨的内侧有一隆起，为载距突，跟骨的上面有三个关节面，后关节面最大，中关节面位于载距突上，有时与前关节面相连。

3）足舟骨：位于足中部内侧份，足舟骨的后面凹陷，前面有左、中、右三个大小不同的关节面，内侧缘有一向下垂的突起，为舟骨粗隆。

4）楔骨：共三块，位于前列内侧，由内向外分别为内侧、中间、外侧楔骨。内侧楔骨最大，外侧楔骨次之，中间楔骨最小。内、外侧楔骨的宽面朝上，窄面朝下；中间楔骨的宽面朝下，窄面朝上。

5）骰骨：位于前列外侧。骰骨下面有一沟，后面的突起为骰骨粗隆，位于跟骨平面以下。

（7）跖骨：首先辨认跖骨在全身骨骼标本上的位置：足中部（共 5 块，由内向外依次为第 1 到第 5 跖骨）。观察其形态为长骨，有一体两端。第 1 跖骨最短，第 5 跖骨最长，第 2、3 跖骨长度近似。第 1、5 跖骨有一端膨大非常明显为近侧端，即底，第 5 跖骨底形成的向外后方的突出，为第 5 跖骨粗隆。第 2～4 跖骨的近侧端有一居外侧斜行的沟，此端为底，跖骨的另一端为头，略膨大，第 1 跖骨头特别向前突出。

（8）趾骨：首先辨认趾骨在全身骨骼标本上的位置：足远侧部（共 14 块）。观察趾骨形态为长骨，分一体两端，近端膨大略大于远端膨大，近端即底。近、中节趾骨远端为滑车，远节趾骨远端膨大为粗隆。第 5 趾的中、远节趾骨常融合在一起。

【注意事项】　腕骨、跗骨短小，容易丢失或损坏，应注意爱护、保管。

【思考题】　试述肱骨的形态特点及易发生骨折的部位。这些部位骨折可能损伤哪些血管和神经？

（张晓东）

第三章 骨 连 结

实验一 中轴骨连结

【实验目的】

记忆：椎间盘的形态结构，前纵韧带、后纵韧带、黄韧带的位置和功能；椎弓间的连结概况；肋与胸骨和胸椎的连结；胸廓的构成、胸廓上口和胸廓下口的形态及围成；颞下颌关节的组成、结构特点及运动。

理解：脊柱的整体观，脊柱的生理性弯曲及运动；骨性胸廓的整体观和运动及其年龄变化和性别差异。

领会：颅骨直接连结的名称、形态和结构。

【实验材料】

1. 标本 整体骨架；矢状面的部分椎骨间连结标本；寰枢关节标本；幼儿及成年完整颅骨；颞下颌关节标本；肋椎连结标本；胸锁关节和胸肋关节标本。

2. 模型 头部直接连接及颞下颌关节模型。

3. 图像 寰枕及寰枢关节后面观，胸廓前面观。

【实验内容】

1. 躯干骨连结

（1）脊柱：在全身骨骼标本上辨认组成脊柱的 7 块颈椎、12 块胸椎、5 块腰椎、1 块骶骨及 1 块尾骨。首先从一段脊柱标本的矢状面（图 3-1）及经椎间盘的水平面（图 3-2）上观察：

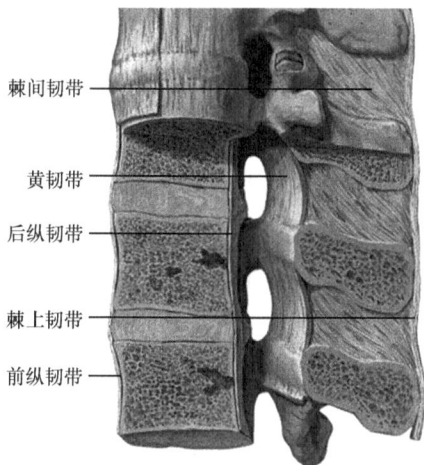

图 3-1 脊柱矢状面观

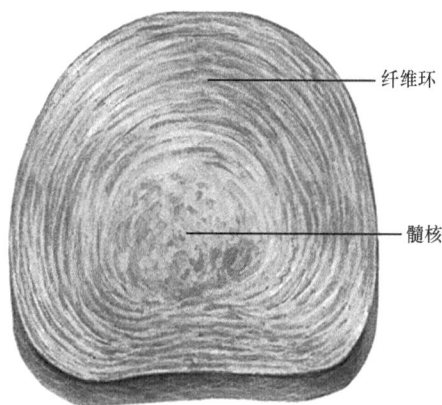

图 3-2 椎间盘上面观

1）椎骨间的连结：首先观察位于椎体之间的椎间盘，椎体前方的前纵韧带，椎体后方的后纵韧带。①椎间盘：连结相邻两个椎体的纤维软骨盘，由中心部分胶冻状富有弹性的髓核和周边部分多层按同心圆排列的纤维软骨环两部分构成。②前纵韧带：位于椎体前面，宽而坚韧，与椎体和椎间盘牢固连结，是人体最长的韧带。③后纵韧带：位于椎体后面，窄而坚韧，与椎间盘纤维环及椎体上、下缘紧密连结，而与椎体结合较为疏松，略短于前纵韧带。

2）椎弓间的连结：包括黄韧带、棘间韧带、棘上韧带、横突间韧带、关节突关节。①黄韧带：位于椎管后外侧，呈黄色，在相邻两椎弓板之间协助围成椎管，在后正中线处留有小裂隙。②棘间韧带：是连结相邻两棘突之间的短韧带，向前与黄韧带，向后与棘上韧带相移行。③棘上韧带：是连结胸、腰、骶椎各棘突尖的纵行长韧带，其前方与棘间韧带融合。在颈部，从第 2 颈椎至第 7 颈椎棘突尖向后扩展成三角形板状的弹性膜，为项韧带。项韧带向上附于枕外隆凸和枕外嵴，向下在第 7 颈椎棘突外续于棘上韧带。④横突间韧带：连结于相邻椎骨横突之间，常呈圆索状。⑤关节突关节：由邻位椎骨的上、下关节突构成，关节面有透明软骨覆盖，关节囊附于关节面周缘，多属平面关节。每个椎骨的左、右关节突关节属于联合关节。

3）脊柱的整体观：在完整的脊柱标本上观察。

前面观：椎体由上向下依次加大，自骶骨耳状面以下突然变小。椎间盘在中胸部最薄，颈部较厚，腰部最厚。侧面观：有四个生理弯曲。颈段和腰段呈凸向前的颈曲和腰曲，胸段和骶段呈凸向后的胸曲和骶曲。

后面观：各椎骨棘突并不是都在后正中线上，因为各椎骨棘突都可能稍有偏斜。同时，正常的脊柱轻度侧弯也是存在的。在一纵列棘突的两侧是两条纵沟，为脊椎沟。此沟在颈部最浅，在胸部最深，在腰部介于两者之间。惯用右手的人，脊柱胸段上部略向右侧凸曲，下部则代偿性地凸向左，反之亦然。

观察椎管和椎间孔：椎管几乎贯穿脊柱全长，由全部椎骨的椎孔串连而成，在颈部和腰部较为宽大。椎管上方经枕骨大孔通颅腔，下端终于骶管裂孔，两侧通向 24 对椎间孔和各 4 对骶前、后孔；后方两侧黄韧带之间有小裂隙。椎间孔是椎管与外界相通的孔道，实际上是管。孔的前界是邻位椎体之间的椎间盘和紧邻椎间盘的部分椎体；上界和下界是上位椎骨的椎下切迹和下位椎骨的椎上切迹；后界是相邻两椎骨关节突关节。

（2）胸廓：在全身骨骼标本上辨认组成胸廓的 12 块胸椎、12 对肋骨和 1 块胸骨。

1）首先在一段胸椎与肋骨相连结的标本及打开肋头关节、肋横突关节的关节腔标本上观察（图 3-3）。

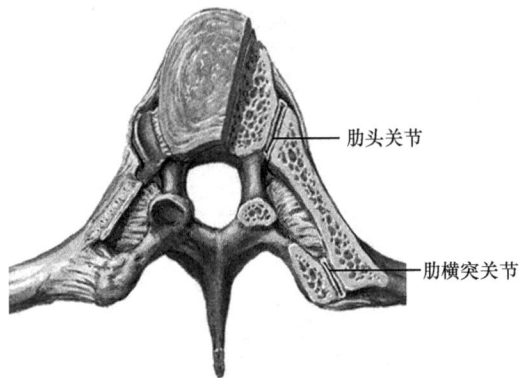

肋头关节：由肋头的上、下关节面与相应的上位胸椎体的下肋凹、下位胸椎体的上肋凹及其间的椎间盘构成。第 1 及第 10～12 肋头仅有 1 个关节面，故仅与相应的胸椎相关节。肋头的关节囊附于关节面周围，并由囊前方的韧带加强。

肋横突关节：由肋结节关节面与胸椎横突肋凹连结构成，关节囊附于关节面周围，关节周围有韧带加强。

图 3-3　肋椎关节水平面上面观

2）在胸骨与两侧肋软骨相连结及其一侧为冠状面标本上观察。

胸肋关节：为肋软骨与胸骨间的连结。第 1 肋软骨与胸骨间为软骨结合，第 2～7 肋软骨与胸骨的肋切迹构成滑膜关节，关节囊附着于关节面周缘，囊的前、后面有韧带加强。

3）胸廓整体观：在完整的骨性胸廓标本上观察：胸廓有上、下两口及相互延续的前、后和两侧壁。上口较小，肾形，由第 1 胸椎、第 1 对肋及胸骨柄上缘围成。下口宽阔，由第 12 胸椎、第 12 对肋、第 11 对肋、两侧肋弓和剑突围成。两侧肋弓在前正中线相接，形成向下开放的胸骨下角，角内夹有剑突。胸廓前壁最短，由胸骨、上 10 对肋软骨及肋骨前端构成；后壁较长，由脊柱胸段及肋角内侧的肋骨部分构成；外侧壁最长，由肋骨构成，突向两侧。相邻两肋之间的空隙为肋间隙。

2. 颅骨的连结

（1）缝：在完整的颅骨上观察缝（冠状缝、矢状缝、人字缝和蝶顶缝等）。

（2）骨性结合：在颅底内面观察由软骨骨化形成的骨性结合（蝶枕软骨结合、蝶岩结合、岩枕结合）。

（3）颞下颌关节：在头部侧面暴露颞下颌关节标本上观察（图3-4）。颞下颌关节由下颌骨的下颌头与颞骨的下颌窝和关节结节构成，其关节面表面覆盖有纤维软骨。关节囊上方附于下颌窝及关节结节周缘，关节结节完全在关节囊内，下方附于下颌颈。囊外有外侧韧带加强，此韧带由颧弓到下颌头和下颌颈。关节囊内有纤维软骨构成的关节盘。关节盘前部凹向上，后部凹向下，其周缘融合于关节囊，将关节腔分成上、下两部分。

【注意事项】 应爱护教具标本，结合本课的教具标本，具体介绍其使用、保管方法。

【思考题】 根据连结椎骨各结构的特点，分析为什么髓核易突出？易向哪个方向突出？突出后患者产生临床症状的解剖学基础是什么？

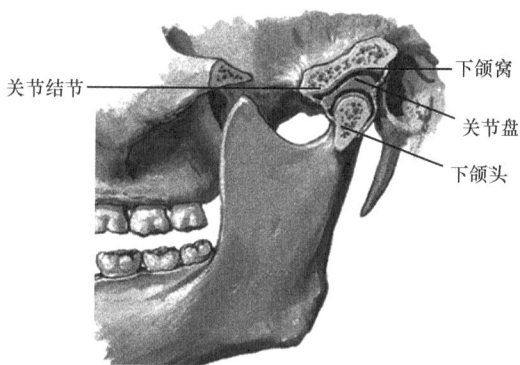

图 3-4　颞下颌关节

实验二　附肢骨连结

【实验目的】

记忆：肩关节、肘关节、桡腕关节、髋关节、膝关节、踝关节的组成、结构、特点及运动。

理解：腕掌关节、掌指关节和指间关节的组成、结构、特点及运动。

领会：胸锁关节、肩锁关节的组成、结构、特点。

【实验材料】

1. 标本 整体骨架；肩关节整体标本，肩关节矢状面标本；肘关节整体标本；手关节冠状标本；上肢骨连结完整标本；骨盆标本；髋关节整体标本；膝关节整体标本，膝关节矢状面标本；足关节整体标本，足关节水平面标本；下肢骨连结完整标本。

2. 图像 肩关节前面观，手关节掌面观；骨盆。

【实验内容】

1. 上肢骨连结

（1）胸锁关节：在锁骨与胸骨相连结及其冠状面的标本上观察（图3-5）。胸锁关节由锁骨的胸骨端和胸骨柄的锁切迹及第1肋软骨构成。关节囊强韧，其前、后及上方均有韧带加强，第1肋和锁骨之间也有韧带相连。关节内有纤维软骨构成的关节盘。关节盘的下份与第1肋软骨、关节盘的上份与锁骨关节面的上缘结合特别紧密。关节盘将关节腔分为上外和内下两部分。

胸锁关节绕矢状轴使锁骨外侧端升降；绕垂直轴使锁骨外侧端向前、后移动；经冠状轴能做轻微的旋转运动。

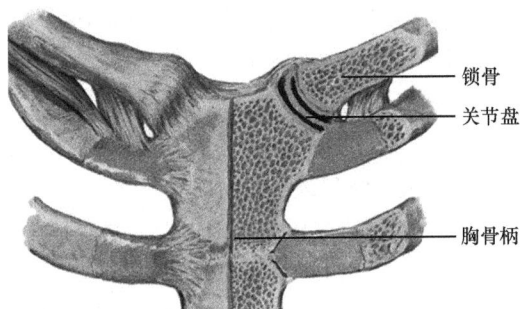

图 3-5 胸肋关节和胸锁关节

（2）肩锁关节：在锁骨与肩胛骨连结标本上观察。肩锁关节由肩峰和锁骨肩峰端的关节面构成，关节囊的上、下都有韧带加强。

（3）喙肩韧带：在肩胛骨本身连结的标本上观察。喙肩韧带为连于喙突与肩峰之间的韧带。

（4）肩关节：在肩部与臂部相连结、暴露肩关节腔的标本上观察。肩关节由肱骨头和肩胛骨的关节盂构成。关节囊薄而松弛，上方在盂的周缘附着，向下附于肱骨解剖颈，其内侧份的附着处低达外科颈。关节囊的上壁有喙肱韧带加强，上壁、前壁、后壁还有腱纤维编入以加强囊壁，下壁无类似的韧带和腱纤维加强，最薄弱。关节腔内可见到关节盂的周缘附有纤维软骨构成的盂唇，肱二头肌长头腱起自盂上结节，向外经结节间沟突出关节囊外，肌腱表面有滑膜包裹。

（5）肘关节：在臂部与前臂部相连结，暴露肘关节的标本上观察（图 3-6）。肘关节是由肱骨下端和桡、尺骨上端构成的复关节。肘关节有三个组成部分：由肱骨小头与桡骨关节凹构成的肱桡关节；由肱骨滑车与尺骨滑车切迹构成的肱尺关节；由桡骨头环状关节面与尺骨桡切迹构成的桡尺近侧关节。

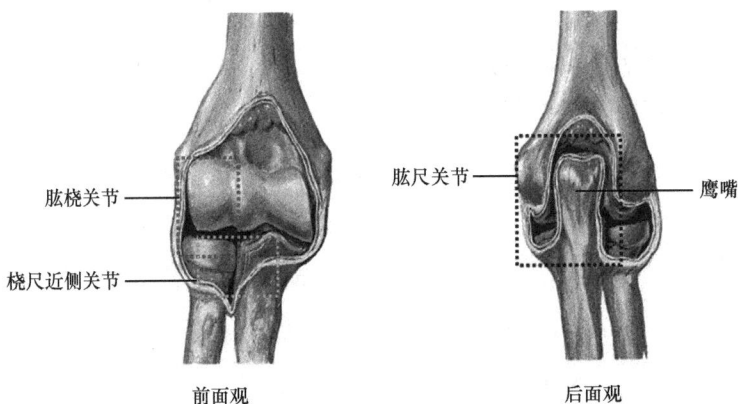

前面观　　　　　　　　后面观

图 3-6 肘关节的构成

关节囊的上端分别附着于冠突窝、桡窝和鹰嘴窝的上缘，下端附于尺骨滑车切迹关节面的边缘和桡骨环状韧带，囊的前、后壁薄而松弛，后壁最为薄弱。两侧有韧带加强：内侧为尺侧副韧带，呈扇形，自肱骨内上髁止于尺骨滑车切迹内侧缘；外侧为桡侧副韧带，自肱骨外上髁止于桡骨环状韧带。桡骨环状韧带附于尺骨桡切迹的前、后缘，与切迹共同围成上口大、下口小的骨纤维环，容纳桡骨头。当前臂处于伸位时，臂和前臂并不在同一矢状面内，而是前臂下端偏向外侧，与臂形成约 163° 向外开放的角度，为提携角。

（6）前臂骨间膜：在尺、桡骨相连结的标本上观察。前臂骨间膜位于尺、桡骨相对骨间缘的坚韧的纤维膜，纤维的方向从桡骨斜向下内达尺骨。当前臂处于旋前或旋后位时，骨间膜松弛；前臂处于半旋前时，骨间膜最紧张。

（7）桡尺远侧关节：在尺、桡骨相连结的标本上观察。在下端由尺骨头的环状关节面与桡骨的尺切迹构成的桡尺远侧关节。自桡骨尺切迹下缘至尺骨茎突根的外侧有个三角形关节盘相连。关节盘与尺切迹共同形成关节窝，容纳尺骨头。

桡尺远侧关节与桡尺近侧关节为联合关节，使桡骨围绕自桡骨头中心至附于尺骨茎突根部的三角形关节盘尖的纵轴做旋转运动。运动时，桡骨头在原位旋转，桡骨下端则连同手围绕尺骨头旋转。

（8）桡腕关节（腕关节）：在前臂与手相连结、暴露腕关节的标本上观察。由桡骨下端的关节面和尺骨头下方的三角形关节盘下面作为关节窝，以手舟骨、月骨和三角骨的上面作为关节头形成的腕关节。关节囊松弛，囊外各面都有韧带加强。

（9）腕骨间关节：在手的冠状切、暴露腕骨间关节的标本上观察。关节位于各腕骨毗邻面之间。同列腕骨间关节内有腕骨间韧带，动度甚微；近侧列腕骨与远侧列腕骨之间关节为腕中关节，动度稍大。豌豆骨位于三角骨掌面，形成一个单独的关节。各腕骨间关节腔多彼此相连，但不与腕关节的关节腔相通。腕骨间关节常伴随桡腕关节一起运动。

（10）腕掌关节：在手冠状切、暴露腕掌关节的标本上观察。腕掌关节由远侧列腕骨与5个掌骨底构成。主要观察拇指腕掌关节，拇指腕掌关节由大多角骨和第1掌骨底构成，是典型的鞍状关节。关节囊松弛，可做屈、伸、展、收、环转及对掌运动。第1掌骨与其余掌骨并未处于同一平面，而是位于它们的前方，并且向掌侧旋转近90°，致使拇指的指甲朝向外侧，外侧缘朝向前方。在此基础上，第1掌骨向内侧的运动为屈，向外侧为伸，向后为收，向前为展。当第1掌骨的屈伴有外展并稍旋内时，可使拇指远节的掌面与其余四指远节的掌面接触，即为对掌运动。内侧4个腕掌关节运动范围都小，其中小指的腕掌关节具有稍大范围的活动，示指的腕掌关节几乎不动。

（11）掌骨间关节：在手的冠状面标本上观察。第2～5掌骨底之间的平面关节、关节腔与腕掌关节腔相通。

（12）掌指关节：在暴露掌指关节的手的冠状面标本上观察。5个近节指骨底与掌骨头构成掌指关节。掌骨头远侧面呈球形，其形态近似球窝关节，掌骨间掌侧面较平。关节囊薄而松弛，其前、后均有韧带加强。前面为掌侧韧带，较坚韧，含有纤维软骨板，囊两侧有侧副韧带，从掌骨头两侧延向下附于指骨底两侧，此韧带在屈指时紧张，伸指时松弛。当指处于伸位时，掌指关节可做屈、伸、收、展及环转运动，旋转运动因受韧带限制，幅度甚微。

（13）指骨间关节：在手的冠状面、暴露指骨间关节的标本上观察。指骨间关节由相邻两节指骨的底与滑车构成，除拇指外，各指均有近侧和远侧两个手指间关节，关节囊松弛，两侧有韧带加强。

2. 下肢骨连结

（1）骶髂关节：在完整的骨盆及其连结标本上观察。骶髂关节位于骨盆后壁两侧，由骶骨耳状面和髂骨耳状面构成。关节面凹凸不平，彼此结合很紧密。关节囊紧张，附于关节面周缘。囊前、后均有韧带加强，分别为骶髂前韧带、骶髂后韧带。在后方，还有连于相对的骶骨粗隆、髂骨粗隆之间的骶髂骨间韧带。骶髂关节结构牢固，活动性极小。

（2）韧带：在完整的骨盆及其连结标本上观察。

1）髂腰韧带：由第5腰椎横突横行放散至髂嵴后上部，强韧肥厚，可防止腰椎向下脱位。

2）骶结节韧带：起自骶、尾骨侧缘，呈扇形，集中附于坐骨结节内侧缘。此韧带位于骨盆后方。

3）骶棘韧带：位于骶结节韧带的前方，起自骶、尾骨侧缘，呈三角形，止于坐骨棘。

4）闭孔膜：位于骨盆前方两侧，是封闭闭孔的膜性结构。膜上部有一管道，由膜与闭孔沟围成，为闭膜管。

（3）耻骨联合：在一完整的骨盆及其连结标本的前部观察。两侧耻骨联合面借纤维软骨构成耻骨联合。纤维软骨中间有一矢状位的裂隙，耻骨联合的上方有连结两耻骨的耻骨上韧带，下方有耻骨弓韧带。耻骨联合活动甚微。

（4）骨盆：在完整的骨盆及其连结标本上观察。骨盆由左、右髋骨和骶骨、尾骨及其间的连结构成。借助从后到前由骶岬、弓状线、耻骨梳、耻骨结节和耻骨联合上缘构成的环形线为界的界线，将骨盆分为界线上方的大骨盆和界线下方的小骨盆，小骨盆又分为骨盆上口、骨盆下口和骨盆腔。小骨盆上口即界线；下口由后向前依次为尾骨尖、骶结节韧带、坐骨结节、坐骨支、耻骨下支和耻骨联合下缘；上、下口之间即小骨盆腔，为一前壁短、侧壁及后壁长的弯曲的管道。两侧坐骨支与耻骨下支连成耻骨弓，它们之间的夹角为耻骨下角。

在全身骨骼标本上观察骨盆：人体直立时，骨盆向前倾斜，骨盆上口平面与水平面构成约60°，此角为骨盆倾斜度。因有此倾斜角度存在，两髂前上棘与两耻骨结节在同一冠状面内；尾骨尖与耻骨联合上缘居同一水平面上。由骨盆上口中心点开始，向后下引一条与骶骨弯曲度略为一致的假设线到骨盆下口中心点，此线为骨盆轴。

（5）髋关节：在一骨盆与股骨相连结、暴露髋关节的标本上观察（图3-7）。髋关节由髋臼与股骨头构成。关节囊紧张而坚韧，向上附着于髋臼周缘及横韧带，向下附于股骨颈，前面达转子间线，后面仅包罩股骨颈内侧2/3。

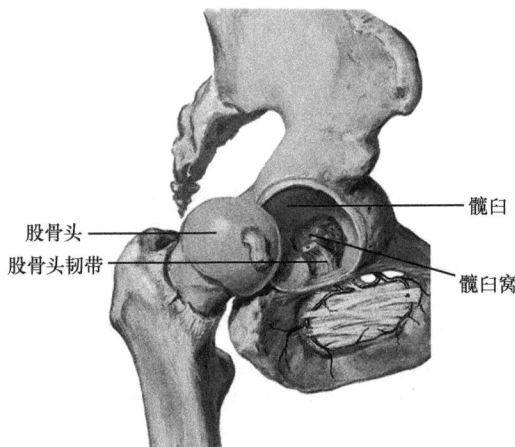

图 3-7 髋关节构成

髋臼的周缘附有纤维软骨构成的髋臼唇，髋臼切迹被髋臼横韧带封闭。髋臼横韧带与月状面组成环形关节窝的关节面，髋臼窝内充填有脂肪组织，在股骨头凹和髋臼横韧带之间，连有被滑膜包被，内含血管的股骨头韧带。关节囊周围有韧带加强，起自髂前下棘，向下呈"人"字形，经关节囊前方止于转子间线的髂股韧带，最为强韧；由耻骨上支向外下融合于关节囊前下壁的耻股韧带；起自坐骨体，斜向上外与关节囊融合，止于大转子根部的坐股韧带。

（6）膝关节：在股骨与胫腓骨相连结、暴露膝关节的标本上观察（图3-8、图3-9）。膝关节由股骨下端、胫骨上端和髌骨构成。髌骨与股骨的髌面相接，股骨的内、外侧髁分别与胫骨的内、外侧髁相对。关节囊薄而松弛，附于各关节面的周缘。

1）韧带：在囊外，髌韧带位于前壁，起于髌骨下缘，止于胫骨粗隆；腓侧副韧带位于外侧，呈索状，起于股骨外上髁，止于腓骨头，与关节囊之间留有间隙；胫侧副韧带位于内侧壁，起自股骨内上髁，止于胫骨内侧髁的内侧面，与关节囊和内侧半月板紧密结合；腘斜韧带位于囊的后壁，起自胫骨内侧髁，斜向外上，与关节囊融合，止于股骨外上髁。在关节囊内，有前交叉韧带起自胫骨髁间隆起的前方，斜向后上外方，附于股骨外侧髁的内侧面；后交叉韧带起自胫骨髁间隆起的后方，斜向前上内方，附于股骨内侧髁的外侧面。前、后交叉韧带均被滑膜包被。作用：胫侧副韧带、腓侧副韧带在伸膝时紧张，屈膝时最松弛，因此，半屈膝时允许膝关

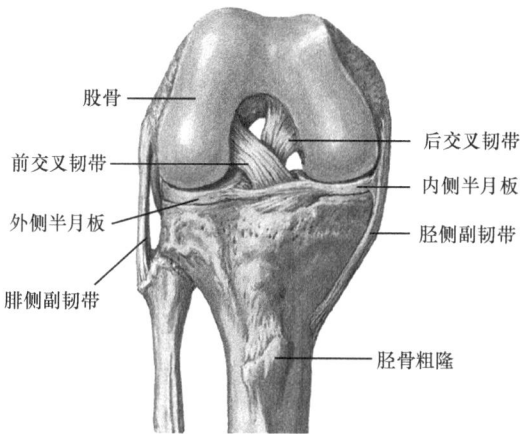

图 3-8 膝关节前面观

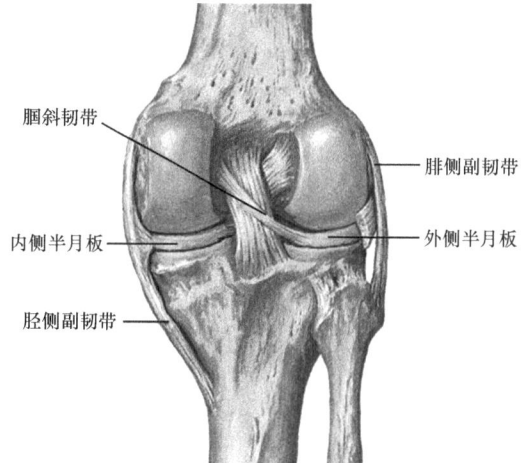

图 3-9 膝关节后面观

节做少许旋内和旋外运动。腘斜韧带可防止膝关节过度前伸。前交叉韧带在伸膝时最紧张，防止胫骨前移；后交叉韧带在屈膝时最紧张，防止胫骨后移。

2）半月板：在股骨内、外侧髁与胫骨内、外侧髁的关节面之间，垫有两块由纤维软骨构成的半月板。内侧半月板较大，呈"C"形，前端窄后端宽，边缘与关节囊及胫侧副韧带紧密相连；外侧半月板较小，呈"O"形，外缘与关节囊相连。半月板下面平坦，上面凹陷，边缘厚，中间薄，两端借韧带附着于胫骨髁间隆起。运动方式：屈膝时，半月板滑向后方；伸膝时，半月板滑向前方。

3）滑膜：在髌骨上缘以上，沿股骨下端的前面，向上突出于股四头肌肌腱深面，达5cm左右，形成与关节腔相通的髌上囊；不与关节腔相通，位于髌韧带与胫骨上端之间有髌下深囊；在髌骨下方中线的两侧，滑膜层部分突向关节腔内，形成一对翼状襞，内含脂肪组织。

（7）胫腓连结：在胫骨、腓骨相连结标本上观察。上端由胫骨外侧髁的腓关节面与腓骨头构成的胫腓关节，微动。两骨相对缘附有坚韧的小腿骨间膜。下端借胫腓前、后韧带相连。

（8）距小腿关节（踝关节）：在胫、腓骨与足相连接且暴露距小腿关节的标本上观察。距小腿关节由胫、腓骨的下端与距骨滑车构成。关节囊附着于各关节面的周围，前、后壁薄而松弛，两侧有韧带加强。内侧韧带起自内踝尖，向下呈扇形展开，止于足舟骨、距骨和跟骨；外侧韧带为三条独立的韧带，前为距腓前韧带，中为跟腓韧带，后为距腓后韧带。三条韧带均起自外踝，分别向前、向下、向后内，止于距骨和跟骨。

（9）跗骨间关节：跗骨之间形成跗骨间关节，在足的水平面标本上观察。

1）距跟关节：由距骨体全部、距骨颈一部分及跟骨前2/3构成。

2）距跟舟关节：由舟骨后面、跟骨前面、跟骨中距关节面及横过它们之间的跟舟跖侧韧带构成。跟骨中距关节面即载距突与前1/3部间较大的关节面。

3）跟骰关节：由跟骨前部的凸形关节面与骰骨后部的凹形关节面相连构成。距跟关节和距跟舟关节为联合关节，做足的内翻、外翻运动。跟骰关节和距跟舟关节合称跗横关节。最后，观察跗骨间主要的韧带：跟骨与足舟骨之间，位于足底的跟舟足底韧带；起自跟骨背面，向前分为两股，分别止于足舟骨和骰骨，呈"V"形的分歧韧带。

（10）跗跖关节：包括骰跖关节和楔跖关节，在足的水平面上观察。

1）骰跖关节：由骰骨前面的关节面及第 4、第 5 跖骨底构成。

2）楔跖关节：由第 1 楔骨与第 1 跖骨底构成鞍状关节及第 2、第 3 楔骨与第 2、第 3 跖骨底构成的平面关节两部分组成。

（11）跖骨间关节：在足的水平面标本上观察。为由各跖骨底毗邻面构成的跖骨间关节，属平面关节，活动甚微。

（12）跖趾关节：在足的水平面标本上观察。此关节由跖骨头与近节趾骨底构成，可做轻微的屈、伸和收展运动。

（13）趾骨间关节：在足的水平面标本上观察。此关节由各趾相邻的两节趾骨的底与滑车构成。关节囊的两侧有副韧带，仅能做屈、伸运动。

（14）足弓：在足骨完整连结的标本上观察。跗骨和跖骨借其连结形成凸向上的足弓，包括内侧纵弓、外侧纵弓和横弓。

1）内侧纵弓：由跟骨、距骨、舟骨、3 块楔骨及内侧 3 块跖骨构成。内侧纵弓的最高点为距骨头。此弓前端的承重点在第 1 跖骨头，后端承重点在跟骨结节。

2）外侧纵弓：由跟骨、骰骨和外侧两块跖骨构成。外侧纵弓的最高点在骰骨，其前端的承重点在第 5 跖骨头。

3）横弓：由骰骨、3 块楔骨和跖骨构成。横弓的最高点在中间楔骨。

【注意事项】 关节标本质地较硬，不要用力撕扯，防止关节损坏。

【思考题】

1. 前臂骨骨折的患者经石膏外固定后前臂处于什么位置？为什么？

2. 为什么扁平足的人不能长时间步行？

（孙石磊）

第四章 肌 学

实验一 头颈肌和躯干肌

【实验目的】

记忆：咀嚼肌的组成，咬肌、颞肌的位置和作用；胸锁乳突肌的起止、作用；斜角肌间隙的围成及通过结构；膈的位置、形态、作用、三个裂孔的位置及通过的主要结构。腹肌的组成；腹肌前外侧群的位置、层次、肌纤维方向、形成结构及主要作用；腹直肌鞘的构成和特点；腹股沟管的构成和通过结构；背肌的分群及各肌群的组成、作用。

理解：颈肌的分群及各群的组成和作用；胸肌的组成；胸大肌、胸小肌的起止、作用；肋间肌的名称、位置和作用；斜方肌、背阔肌的起止和作用；竖脊肌的位置和作用。

领会：面肌的组成、分布特点；膈薄弱区的位置及临床意义；胸腰筋膜的位置及层次。

【实验材料】

1. 标本 面肌（枕额肌、颊肌、眼口轮匝肌等）；咀嚼肌（示翼内肌、翼外肌、颞肌、咬肌）；颈肌（示舌骨上下肌群、颈阔肌等）；颈深肌（示前斜角肌、中斜角肌、斜角肌间隙、头长肌、颈长肌等）。大体标本显示一侧浅层躯干肌（主要显示胸锁乳突肌、胸大肌、前锯肌、腹外斜肌、斜方肌、背阔肌、腹直肌鞘和腹股沟管等）；一侧深层躯干肌（主要显示膈肌的三个起点、三个裂孔和中心腱、腰方肌、腰大肌和髂肌及腹股沟韧带；胸小肌、肋间外肌和肋间内肌、菱形肌、肩胛提肌、竖脊肌、胸腰筋膜等）。

2. 模型 面肌、颈肌、咀嚼肌模型。

3. 图像 胸腹壁的肌、血管和神经。

【实验内容】

1. 头肌

（1）面肌：在头、面部去掉皮肤及浅筋膜，暴露面肌的标本上观察。

1）颅顶肌：阔而薄，左、右各有一块枕额肌，两端为肌腹，前端位于额部皮下，为额腹，后端位于枕部皮下，为枕腹，中间为白色的帽状腱膜。

2）眼轮匝肌：位于眼裂周围，呈扁椭圆形。

3）口周围肌：位于口裂周围，呈环形的为口轮匝肌；呈辐射状的为提上唇肌、颧肌、笑肌、提口角肌、降口角肌和降下唇肌等。其中，在颊部，位置较深，紧贴于颊部黏膜外，横位于上、下颌骨之间的肌为颊肌。

（2）咀嚼肌：在头侧部颞窝、颞下窝部位去掉皮肤、浅筋膜，于暴露咀嚼肌标本上观察。

1）颞肌：起自颞窝，肌束如扇形向下汇聚，通过颧弓止于下颌骨的冠突。

2）咬肌：位于下颌骨两侧，起自颧弓的下缘和内面，向后下，止于下颌支和下颌角的外面。

3）翼内肌：位于颞下窝，起自翼窝，向下外方，止于下颌角的内面。

4）翼外肌：位于颞下窝，起自蝶骨大翼的下面和翼突的外侧，向外方，止于下颌颈。

2. 颈肌 在颈部去掉皮肤及浅筋膜，暴露颈肌的标本上观察（图 4-1、图 4-2）。

（1）颈阔肌与胸锁乳突肌

1）颈阔肌：属于皮肌，位于下颌骨下缘与锁骨上缘之间。

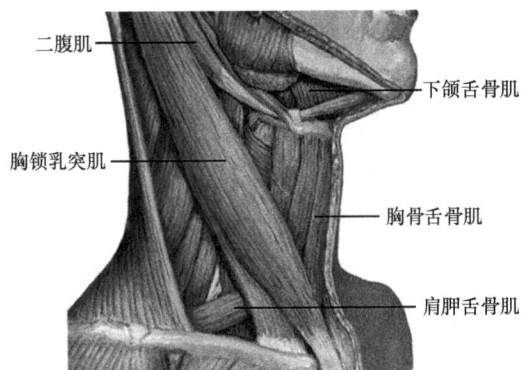

图 4-1 颈肌（侧面）

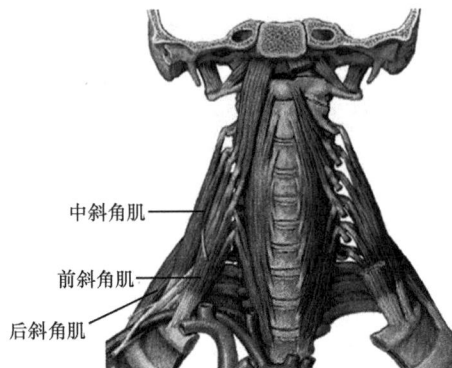

图 4-2 颈深肌群（前面）

2）胸锁乳突肌：斜位于颈部两侧，起自胸骨柄前面和锁骨的胸骨端，止于颞骨的乳突。

（2）舌骨上肌群

1）二腹肌：位于下颌骨和舌骨之间，有前、后两腹。前腹起自下颌骨二腹肌窝，斜向后下方；后腹起自乳突内侧，斜向前下。两个肌腹以中间腱相连，中间腱借筋膜形成滑车系于舌骨。

2）下颌舌骨肌：在二腹肌前腹的深部，起自下颌骨，止于舌骨。

3）茎突舌骨肌：位于二腹肌后腹之上，起自茎突，止于舌骨。

4）颏舌骨肌：在下颌舌骨肌深面，起自颏棘，止于舌骨。

（3）舌骨下肌群

1）胸骨舌骨肌：位于胸骨和舌骨之间，颈部正中线两侧，浅层，呈薄片带状。

2）肩胛舌骨肌：位于胸骨舌骨肌的外侧，为细长带状肌，有上、下腹和中间腱。

3）胸骨甲状肌：在胸骨舌骨肌深方。

4）甲状舌骨肌：被胸骨舌骨肌遮盖，在胸骨甲状肌的上方。

（4）颈深肌：颈深肌可分为外侧群和内侧群（略）两群。

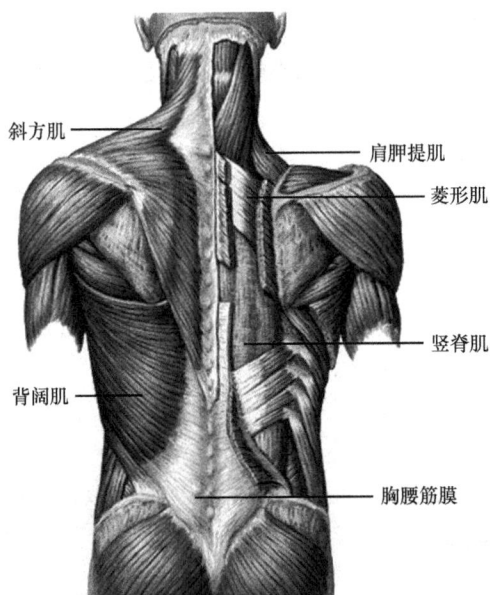

图 4-3 背肌

1）前斜角肌：位于颈外侧，起自颈椎横突，止于第 1 肋。

2）中斜角肌：位于颈外侧，起自颈椎横突，止于第 1 肋，前斜角肌止点后方。

3）后斜角肌：位于颈外侧，中斜角肌后外侧，起自颈椎横突，止于第 2 肋。

3. 背肌 在大体标本上将背部的皮肤、浅筋膜去掉后，观察背部肌肉及筋膜（图 4-3）。

（1）浅层肌

1）斜方肌：在项部和背上部的浅层，每侧有一三角形的扁肌，左、右两侧合在一起呈斜方形，称为斜方肌。该肌起自上项线、枕外隆凸、项韧带、第 7 颈椎棘突和全部胸椎的棘突，上部的肌束斜向外下方，中部的平行向外，下部的斜向外上方，止于锁骨的外侧 1/3 部分、肩峰和肩胛冈。

2）背阔肌：在背的下半部及胸的后外侧最大的扁肌，位于浅层。以腱膜起自下 6 个胸椎的棘突、全部腰椎的棘突、骶正中嵴及髂嵴后部处，肌束向外上方集中，以扁腱止于肱骨小结节嵴。

3）肩胛提肌：在斜方肌的深面，项部两侧，起自上 4 个颈椎的横突，止于肩胛骨的上角。

4）菱形肌：在斜方肌的深面，背上部两侧，呈菱形。起自第 6、7 颈椎和第 1～4 胸椎的棘突，止于肩胛骨的内侧缘。

（2）深层肌和腰部筋膜

1）竖脊肌：纵列于躯干的背面，脊柱两侧的沟内，背部肌群的深层。起自骶骨背面和髂嵴的后部，向上分出 3 群肌束，沿途止于椎骨和肋骨，并到达颞骨乳突。

2）胸腰筋膜（图 4-4）：在竖脊肌周围的筋膜特别发达。在腰部，筋膜明显增厚。胸腰筋膜可分为三层：浅层在竖脊肌的表面，向内附于棘突的棘上韧带，外侧附于肋角，与背阔肌的腱膜紧密愈合，向下附于髂嵴；中层位于竖脊肌深方，其前方为腰方肌，中层和浅层在外侧汇合，包裹竖脊肌，成为竖脊肌鞘；深层覆盖在腰方肌的前面。三层筋膜在腰方肌外侧缘汇合，作为腹内斜肌和腹横肌的起始部。

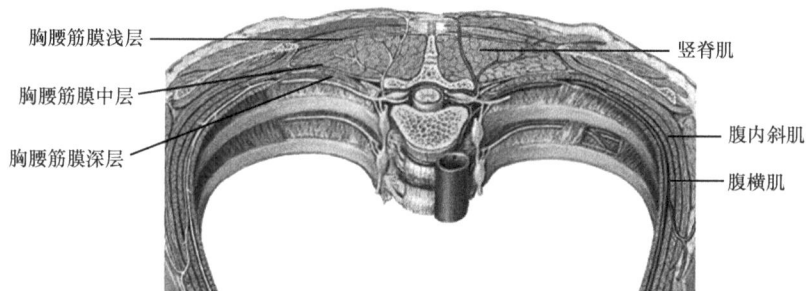

图 4-4 胸腰筋膜层次

4. 胸肌 在大体标本的胸部，去掉皮肤及浅筋膜，观察胸肌。

（1）胸上肢肌

1）胸大肌：在胸廓前壁，浅层，呈扇形，宽而厚。起自锁骨的内侧半、胸骨和第 1～6 肋软骨等处。各部肌束聚合向外，以扁腱止于肱骨大结节嵴。

2）胸小肌：位于胸大肌深面，呈三角形，起自第 3～5 肋骨，向外上止于肩胛骨的喙突。

3）前锯肌：位于胸廓侧壁，以数个肌齿起自上 8 个或 9 个肋骨，肌束斜向后上内方，经肩胛骨的前方，止于肩胛骨内侧缘和下角。

（2）胸固有肌

1）肋间外肌：位于肋间隙的浅层，起自肋骨下缘，肌束斜向前下，止于下位肋骨的上缘，其前部肌束仅达肋骨与肋软骨结合处，在肋软骨间隙处，移行为肋间外膜。

2）肋间内肌：位于肋间外肌的深面，肌束方向与肋间外肌相交叉，前部肌束达胸骨外侧缘，后部肌束止到肋角，此后为肋间内膜。

3）肋间最内肌：位于肋间内肌的深层，肌束方向与肋间内肌相同。

5. 膈 在大体标本上，打开胸壁、腹壁，暴露膈观察（图 4-5）。

膈为向上膨隆，呈穹窿形的扁薄阔肌，位于胸腔、腹腔之间，成为胸腔的底和腹腔的顶。

膈的肌束起自胸廓下口的周缘和腰椎前面，可分为三部：胸骨部起自剑突后面，肋部起自下 6 对肋骨和肋软骨，腰部以左、右两个膈脚起自上 2～3 个腰椎。各部肌束均止于中央的中心腱。

膈上有三个裂孔：在第 12 胸椎前方，左右两个膈脚与脊柱之间有主动脉裂孔，有主动脉和胸导管通过；主动脉裂孔的左前方，约在第 10 胸椎水平，有食管裂孔，有食管和迷走神经通过；在食管裂孔的右前上方的中心腱内有腔静脉孔，约在第 8 胸椎水平，有下腔静脉通过。

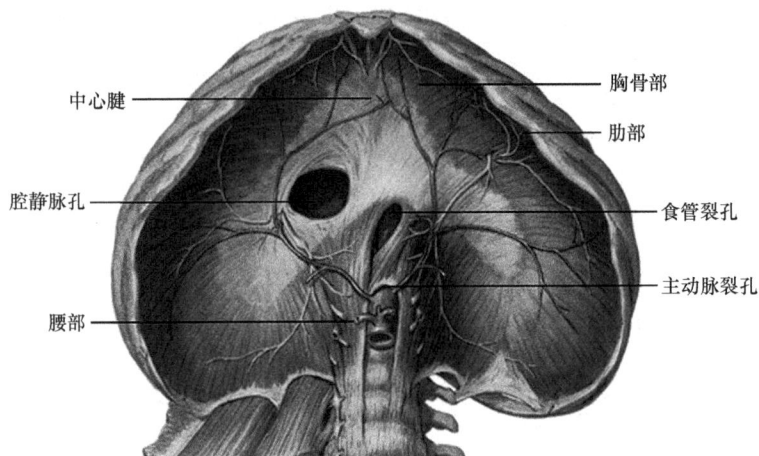

图 4-5　膈肌下面观

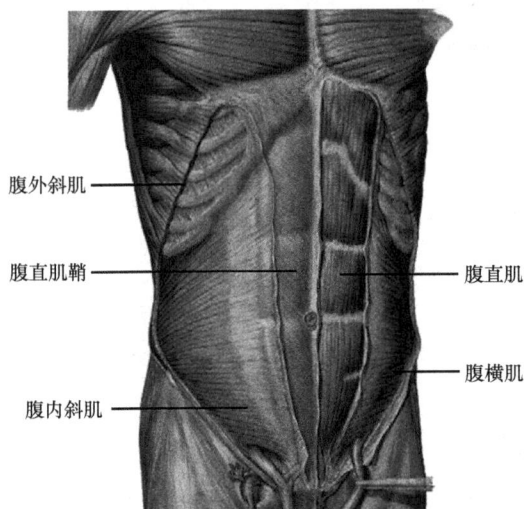

图 4-6　腹前、外侧肌群

6. 腹肌　在大体标本上去掉腹前外侧壁的皮肤、浅筋膜，暴露腹前侧肌群、腹外侧肌群观察（图 4-6）。

（1）腹前、外侧壁肌

1）腹外斜肌：位于腹前外侧部的浅层，为宽阔扁肌，起自下位 8 个肋骨的外面，起始部呈锯齿状，肌束由外上斜向前下方，后部肌束向下止于髂嵴前部，上中部肌束向内移行于腱膜，经腹直肌的前面，并参与构成腹直肌鞘的前层，至腹正中线终于白线。观察腹外斜肌腱膜形成的特殊结构：在髂前上棘与耻骨结节之间，腹外斜肌腱膜卷曲增厚，形成腹股沟韧带；在耻骨结节外上方，腱膜形成近乎三角形的裂孔，为腹股沟管浅环，又称皮下环。

2）腹内斜肌：把腹外斜肌掀开，在其深方的扁肌为腹内斜肌。腹内斜肌起始于胸腰筋膜、髂嵴和腹股沟韧带的外侧 1/2 或 1/3，肌束呈扇形，后部肌束几乎垂直上升止于下位 3 个肋骨，大部分肌束向前上方以不同斜度放散而变成腱膜，在腹直肌外侧缘分为前后两层包裹腹直肌，参与构成腹直肌鞘的前、后两层，在腹正中线终于白线。观察腹内斜肌形成的特殊结构：腹内斜肌的下部肌束行向前下方，呈凸向上的弓形，跨过精索后，延续为腱膜，再向内侧与腹横肌腱膜汇合，形成联合腱（腹股沟镰），止于耻骨梳的内侧端；打开精索外筋膜，见到一些细散的肌束，这些肌束是由腹内斜肌的最下部发出的，为提睾肌。

3）腹横肌：将腹内斜肌掀开，在其深方一较薄的扁肌为腹横肌。腹横肌起自下位 6 个肋软骨的内面、胸腰筋膜和腹股沟韧带的外侧 1/3，肌束横行向前，延续为腱膜，腱膜的上部与腹内斜肌腱膜后层愈合经腹直肌后方至腹白线，下部则和腹内斜肌腱膜后层一起经腹直肌的前方至腹白线，分别构成腹直肌鞘的后层和前层。腹横肌最下部肌束亦参与构成提睾肌。

4）腹直肌：在腹前壁正中线的两旁，为一对上宽下窄的带形多腹肌。腹直肌在腹直肌鞘内，起自耻骨联合和耻骨嵴，肌束向上止于胸骨剑突和第 5～7 肋软骨的前面。肌的全长被 3～4 条横行的腱划分成多个肌腹，腱划与腹直肌鞘的前层紧密结合，在腹直肌的后面，腱划不明显，未与腹直肌鞘的后层愈合，腹直肌后面游离。

（2）腹前、外侧肌群形成的特殊结构

1）腹直肌鞘：在腹前壁中部包裹腹直肌，分前、后两层。前层由腹外斜肌腱膜与腹内斜肌腱膜的前层愈合而成；后层由腹内斜肌腱膜后层与腹横肌腱膜愈合而成。把腹直肌鞘前层打开，掀开腹直肌，可见在脐下 4～5cm 腹直肌鞘的后层缺如，游离的下缘呈凸向上的弧形线，为弓状线。在弓状线下的膜性结构为腹横筋膜。

2）白线：位于腹前壁正中线上，介于左右腹直肌鞘之间，有一细长的腱性结构，上方起自剑突，下方止于耻骨联合，由两侧的腹直肌鞘纤维彼此交织而成，即白线。

3）腹股沟管：位于腹前外侧壁的下部（图 4-7），由外上斜向内下，在腹股沟韧带内侧半的上方，有一长 4～5cm 的肌与腱之间的裂隙，即腹股沟管。在腹股沟韧带中点上方约 1.5cm 处，有一腹横筋膜向外的突口，是腹股沟管的内口，为腹环，也称腹股沟管深环。腹股沟管的外口即腹股沟管浅环。腹股沟管有四个壁：由腹外斜肌腱膜和少许腹内斜肌覆盖在前方，构成前壁；腹内斜肌和腹横肌的下缘呈弓状从上方跨过，构成上壁；腹股沟韧带在下方，形成下壁；在后方，外侧为腹横筋膜，内侧为联合腱，一起构成后壁。

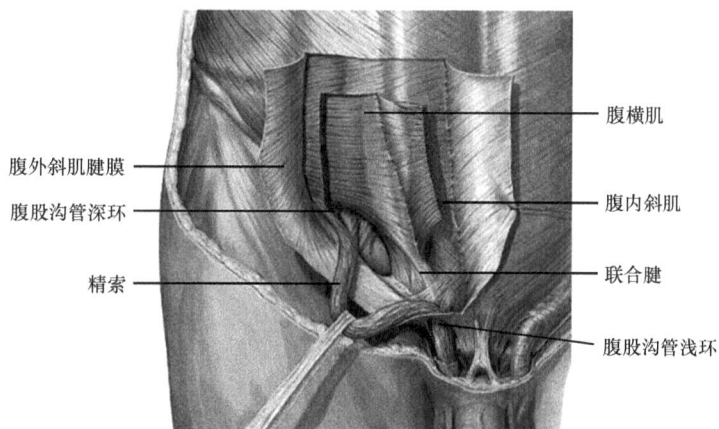

图 4-7 腹前壁下部肌（示腹股沟管）

4）海氏三角：又称腹股沟三角，为位于腹前壁下部，在腹直肌外侧缘、腹股沟韧带上缘和腹壁下动脉内缘构成的三角形区域。腹壁下动脉由髂外动脉发出，由腹股沟韧带稍上方经腹股沟管深环内侧上行，进入腹直肌鞘。

（3）腹肌后群

1）腰大肌：详见下肢肌。

2）腰方肌：在腹后壁，脊柱两侧，后方为竖脊肌。腰方肌起自髂嵴的后部，向上止于第

12 肋和第 1～4 腰椎横突。

【注意事项】

1. 爱护标本模型,不要过分用力牵拉肌。

2. 注意肌与关节的关系,学会分析重要肌的作用。同时,学习骨骼肌时要和关节运动结合起来,识别重要的肌性标志。

3. 关于肌起止点的具体要求:首先要明确肌起止点的概念,将相对静止的点定义为起点(即定点),而将相对运动的点定义为止点(即动点)。这是一对对立统一的概念,所以在一定条件下(即不同的运动状态),同一块肌的两个附着点性质可以发生相互转换,即定点变为动点或起点变为止点。其次,对于一些重要肌的起止点应准确掌握,这样对搞清肌与关节的位置关系,进而分析肌对关节的作用十分重要。

【思考题】

1. 患有腹股沟斜疝和直疝时,腹腔内容物分别经哪些结构向腹腔外突出?

2. 在脐上 2cm 和脐下 8cm 处分别经腹直肌打开腹前壁,各经过腹前壁的哪些结构?

实验二 四 肢 肌

【实验目的】

记忆:上肢带肌的组成;三角肌和大圆肌的起止、作用;臂肌的分群、各肌群的组成、作用;肱二头肌、肱三头肌的起止、作用;大腿肌的分群、各肌群的组成、作用;股四头肌、缝匠肌的起止、作用;股二头肌、半腱肌、半膜肌的起止、作用;大腿内侧群肌的名称、作用;胫骨前肌、胫骨后肌、小腿三头肌的起止、作用。

理解:前臂前、后肌的分群,各肌群的组成、作用;旋前圆肌、旋后肌的位置、作用;髋肌的分群,各肌群的组成、作用;臀大肌、髂腰肌、梨状肌的起止、作用。

领会:手肌的分群、中间群各肌的名称及作用。足肌的分群、作用。

【实验材料】

1. 标本 大体标本的上肢带肌;臂部、前臂和手部的前、后群浅、深层肌标本;上肢臂部中部、前臂中部和手部中部横断面标本;大体标本的上肢带肌、臂肌连前臂肌、前臂的深层肌标本;腕管标本;足底肌标本;下肢大腿和小腿横断面标本;大体标本的下肢大腿、小腿和足部的各群浅层肌结构;大体标本的下肢带肌、下肢大腿、小腿和足部的各群深层肌结构;足肌模型。

2. 模型 上肢各部浅层肌及手肌模型。足肌模型。

3. 图像 肩及上臂前面的肌、血管和神经,肩及上臂后面的肌、血管和神经,小腿前外侧面及足背的肌、血管和神经,小腿后面的肌、血管和神经。

【实验内容】

1. 上肢肌 在大体标本上,去掉肩、胸、背上部及上肢的皮肤和浅筋膜观察所暴露的上肢肌。

(1)上肢带肌:在肩部背面观察(图 4-8)。

1)三角肌:位于肩部,呈三角形。起自锁骨的外侧段、肩峰和肩胛冈,肌束从前、外、后包裹肩关节,逐渐向外下方集中,止于肱骨体外侧的三角肌粗隆。

2）冈上肌：在背上部观察，其位于斜方肌深方，冈上窝内，起自肩胛骨的冈上窝，肌束向外经肩峰和喙肩韧带的下方，跨肩关节，止于肱骨大结节的上部。

3）冈下肌：在背上部观察，其位于冈下窝内，把三角肌和斜方肌掀开，则见到冈下肌，起自冈下窝，肌束向外经肩关节后面，止于肱骨大结节的中部。

4）小圆肌：位于冈下肌的下方，起自肩胛骨外侧缘的背侧面，止于肱骨大结节的下部。

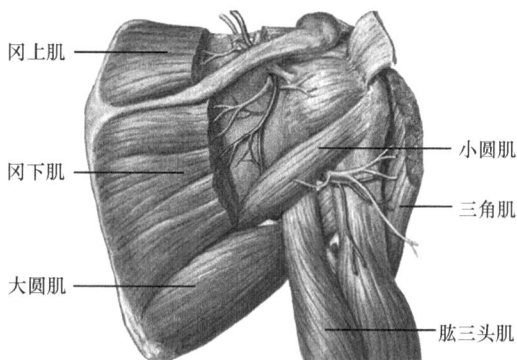

图 4-8　上肢带肌

5）大圆肌：位于小圆肌的下方，其下缘被背阔肌包绕，起自肩胛骨下角的背侧面，肌束向外上方，止于肱骨小结节嵴。

6）肩胛下肌：在肩胛骨的上、外、下方，剪断与其相连的结构，从背部将肩胛骨掀起，暴露其前面、肩胛下窝内的肩胛下肌。该肌起自肩胛下窝，肌束向上外经肩关节的前方，止于肱骨小结节。

（2）臂肌

1）肱二头肌：在上肢前面观察，位于臂部，呈梭形，有两个头。长头以长腱起自肩胛骨盂上结节，通过肩关节囊，经结节间沟下降，居外侧；短头居内侧，起自肩胛骨喙突。两个头在臂的下部合并成一个肌腹，并以一个腱止于桡骨粗隆。在肘窝前方，肱二头肌腱在止于桡骨粗隆前分出一扁薄的肱二头肌腱膜行向内下，与前臂深筋膜结合。

2）喙肱肌：在肱二头肌短头的后内方，起自肩胛喙突，止于肱骨中部的内侧。

3）肱肌：位于肱二头肌下半部的深面，起自肱骨下半的前面，止于尺骨粗隆。

4）肱三头肌：在上肢后面观察，位于臂后部，起端有三个头，长头居中，起自肩胛骨盂下结节，向下经大、小圆肌之间；内侧头在长头的内下方，起自桡神经沟以下的骨面；外侧头在长头的外上方，起自肱骨后面桡神经沟外上方的骨面。三个头向下汇合成一个坚韧的腱，止于尺骨鹰嘴。

（3）前臂肌

1）前臂肌前群：在前臂前面观察（图 4-9、图 4-10），可见到四层肌。

第一层肌：有 5 块，自桡侧向尺侧依次为肱桡肌、旋前圆肌、桡侧腕屈肌、掌长肌、尺侧腕屈肌。肱桡肌起自肱骨外上髁的上方，向下止于桡骨茎突，其余四肌共同起自内上髁和前臂深筋膜，而止点不同。旋前圆肌斜向外下止于桡骨外侧面的中部；桡侧腕屈肌以长腱止于第 2 掌骨底；掌长肌的肌腹很小而腱细长，越过腕关节连于掌腱膜；尺侧腕屈肌止于豌豆骨。

第二层肌：把第一层 5 块肌的肌腱剪断，掀开，暴露第二层肌，只有 1 块即指浅屈肌，起自肱骨内上髁、尺骨和桡骨前面，肌束向下移行为 4 条肌腱，通过腕管和手掌，分别进入第 2～5 指的屈肌腱鞘。每一个腱在近节指骨中部分为两脚，止于中节指骨体的两侧。

第三层肌：把指浅屈肌腱剪断，并掀开该肌，暴露第三层。有两块肌，位于桡侧的拇长屈肌和位于尺侧的指深屈肌。两肌起自桡、尺骨上端的前面和骨间膜。拇长屈肌止于拇指远节指骨底；指深屈肌向下分成 4 个腱，经腕管入手掌，在指浅屈肌腱的深面分别进入第 2～5 指的屈肌腱鞘，在鞘内穿经指浅屈肌两脚之间，止于远节指骨底。

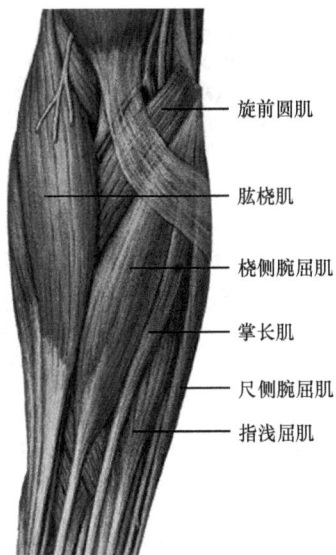

图 4-9　前臂肌前群浅层

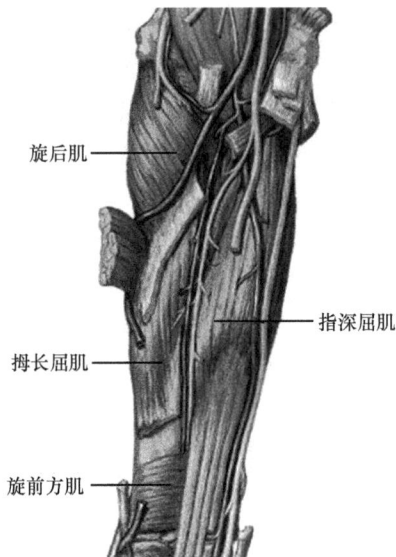

图 4-10　前臂肌前群深层

第四层肌：把第三层肌的肌腱剪断，把肌掀开，观察第四层肌。仅有 1 块旋前方肌，位于尺、桡骨下部前方，扁平四方形，起自尺骨，止于桡骨。

2）前臂肌后群：在前臂后面观察（图 4-11、图 4-12）可见到浅、深两层肌。

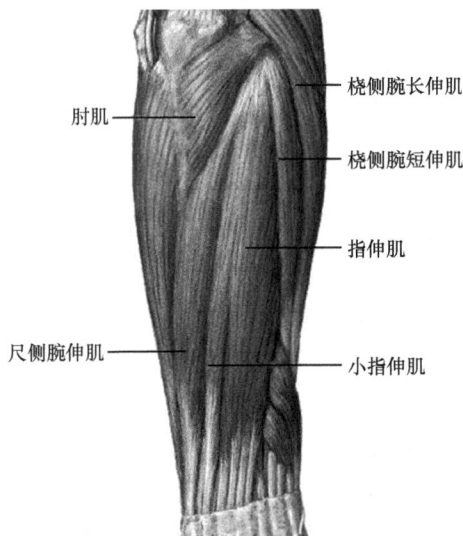

图 4-11　前臂肌后群浅层

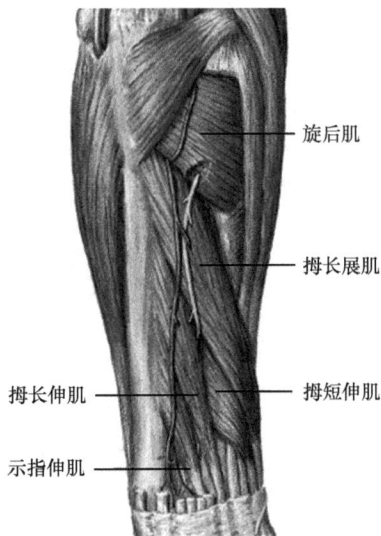

图 4-12　前臂肌后群深层

浅层肌：有 5 块，自桡侧向尺侧依次为桡侧腕长伸肌、桡侧腕短伸肌、指伸肌、小指伸肌和尺侧腕伸肌。这 5 块肌以一个共同的腱起自肱骨外上髁，止点不同。桡侧腕长、短伸肌向下移行于长腱，分别止于第 2、3 掌骨底。指伸肌向下分为四条肌腱，经手背，分别到第 2～5 指，这四条肌腱在手背远侧部、掌骨头附近形成腱间结合，越过掌骨头，向两侧扩展，包绕掌骨头和近节指骨的背面，形成指背腱膜。指背腱膜亦连于中节、远节指骨底。小指伸肌是一条细长的腱，长腱经手背到小指，止于指背腱膜。尺侧腕伸肌腱止于第 5 掌骨底。

深层肌：5块肌。由外上向内下依次为旋后肌、拇长展肌、拇短伸肌、拇长伸肌和示指伸肌。旋后肌位于外上方，位置较深，起自肱骨外上髁和尺骨外侧缘的上部，肌束斜向外下，止于桡骨前面的上部。另外4块肌，位于旋后肌的下方，均起自桡骨和尺骨的后面及骨间膜。拇长展肌止于第1掌骨底，拇短伸肌止于拇指近节指骨底，拇长伸肌止于拇指远节指骨底，示指伸肌止于示指的指背腱膜。

（4）手肌（在手的掌面观察）

1）外侧群：形成鱼际的4块肌，包括位于浅层外侧的拇短展肌、位于浅层内侧的拇短屈肌、位于拇短展肌深方的拇对掌肌、位于拇对掌肌内侧的拇收肌。

2）内侧群：形成小鱼际的肌，包括位于浅层内侧的小指展肌、位于浅层外侧的小指短屈肌、位于小指展肌和小指短屈肌深方的小指对掌肌。

3）中间群：包括蚓状肌和骨间肌。

蚓状肌：为4条细束状小肌，起自指深屈肌腱桡侧，经掌指关节的桡侧至第2～5指的背面，止于指背腱膜。

骨间肌：骨间掌侧肌起自第2掌骨的内侧和第4、5掌骨的外侧面，共3块，分别止于第2、4、5指的近节指骨底和指背腱膜。骨间背侧肌起自各掌骨间隙，以2头起自掌骨的相对侧，分别止于第2～4指的近节指骨和指背腱膜。

2. 下肢肌　在大体标本上，去掉下肢的皮肤、浅筋膜，观察所暴露的肌（图4-13～图4-15）。

（1）髋肌

1）前群

髂腰肌：由腰大肌和髂肌组成。在腹后壁脊柱两侧观察腰大肌，起自腰椎体侧面和横突，肌束向外下方走行；髂肌起自髂窝，呈扇形，两肌向下相互结合，经腹股沟韧带深面和髋关节前内侧，止于股骨小转子。

阔筋膜张肌：位于大腿上部前外侧，起自髂前上棘，肌腹在阔筋膜两层之间，向下移行于髂胫束，止于胫骨外侧髁。阔筋膜为位于大腿部的深筋膜。

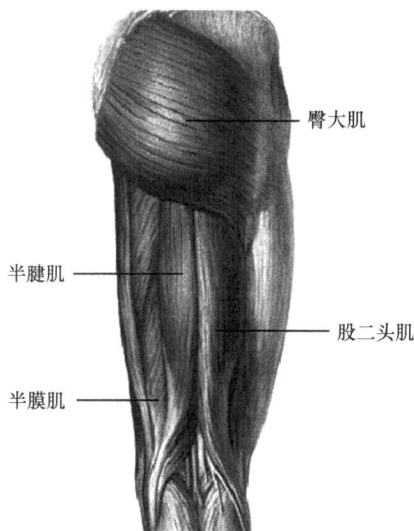

图 4-13　臀大肌和大腿肌后群　　　　图 4-14　臀肌深层和大腿肌后群

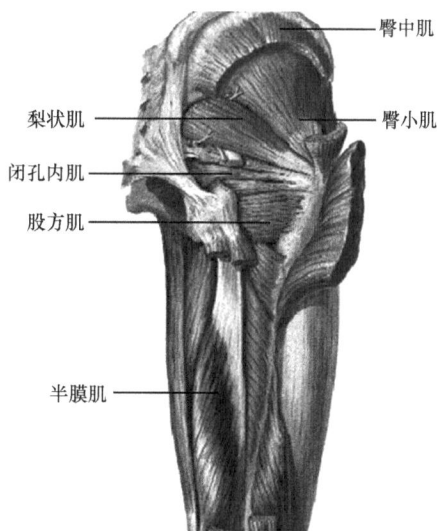

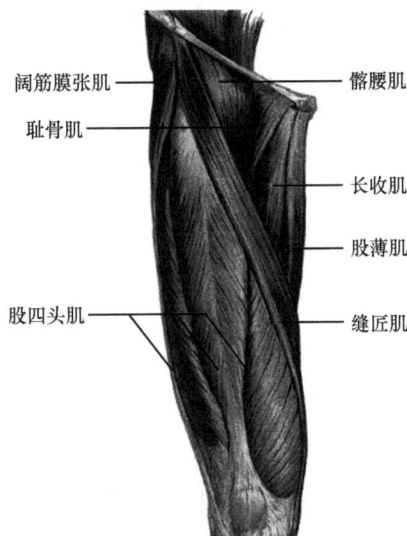

图 4-15　大腿肌前、内侧群

（图左侧标注，从上到下）阔筋膜张肌、耻骨肌、股四头肌

（图右侧标注，从上到下）髂腰肌、长收肌、股薄肌、缝匠肌

2）后群

臀大肌：位于臀部浅层，大而肥厚。起自髂骨翼外面和骶骨背面，肌束斜向下，止于髂胫束和股骨的臀肌粗隆。

臀中肌：位于臀大肌的深方，为一块扇形肌。起自髂骨翼外面，止于股骨大转子。

臀小肌：掀开臀中肌，见到其深方的臀小肌，呈扇形，与臀中肌皆起自髂骨翼外面，肌束向下集中形成短腱，止于股骨大转子。

梨状肌：掀开臀大肌可见到臀中肌，在臀中肌的下方即为梨状肌。该肌起自盆内骶骨前面骶前孔的外侧，外出坐骨大孔到臀部，止于股骨大转子。

闭孔内肌：在骨盆正中矢状面，去掉盆内脏器及腹膜壁层，在闭孔膜内侧的肌为闭孔内肌。在骨盆连有股骨的标本上，可观察到闭孔内肌起自闭孔膜内面及其周围骨面，肌束向后集中成为肌腱，由坐骨小孔出骨盆转折向外，止于转子窝。

闭孔外肌：在骨盆与股骨相连结标本上可观察到该肌起自闭孔膜外面，经股骨颈的后方，止于转子窝。

股方肌：掀开臀大肌，观察起自坐骨结节、止于转子间嵴的股方肌。

（2）大腿肌

1）前群

缝匠肌：为在大腿前面一条斜行的扁带状肌，起自髂前上棘，经大腿的前面，转向内侧，止于胫骨上端的内侧面。

股四头肌：为位于大腿前方的股直肌、股内侧肌、股外侧肌、股中间肌。这4块肌中，位于中部浅层的为股直肌，起自髂前下棘；股内侧肌、股外侧肌分居股直肌两侧，分别起自股骨粗线的内、外侧唇；股中间肌位于股直肌的深面，起自股骨体的前面。四个头向下形成一个腱，包绕髌骨的前面和两侧，继而下延为髌韧带，止于胫骨粗隆。

2）内侧群：在大腿的内侧，共5块，分三层排列。浅层3块，自外侧向内侧分别为耻骨肌、长收肌和股薄肌；中层1块，在耻骨肌和长收肌的深面，为短收肌；深层1块，在短收肌的深方，为一宽而厚的三角形肌，为大收肌。内侧肌群均起自闭孔周围的耻骨支、坐骨支和坐骨结节等骨面，除股薄肌止于胫骨上端的内侧以外，其他各肌都止于股骨粗线。

3）后群：位于大腿后面，共有3块肌，分居内、外两侧。外侧为股二头肌，有长、短两个头。长头起自坐骨结节，短头起自股骨粗线，两头合并后以长腱止于腓骨头；内侧有浅、深两块：浅部的为半腱肌，肌腱细长，几乎占肌的一半，与股二头肌长头一同起自坐骨结节，止于胫骨上端的内侧；深部的为半膜肌，以扁薄的腱膜起自坐骨结节，薄腱膜几乎占肌的一半，肌的下端以腱止于胫骨内侧髁的后面。

（3）小腿肌

1）前群：位于小腿前外侧，分浅、深两层。浅层2块，位于内侧的为胫骨前肌，外侧的为趾长伸肌。胫骨前肌起自胫骨外侧面，肌腱向下经距小腿关节前方至足的内侧缘，止于内侧楔骨和第 1 跖骨底的足底面。趾长伸肌起自腓骨内侧面的上 2/3 和小腿骨间膜，向下至足骨，分为 4 条腱，分别止于第 2～5 趾背，移行于趾背腱膜，止于中节和远节趾骨底。深层 1 块，位于胫骨前肌和趾长伸肌的深方，为拇长伸肌，起自腓骨内侧面的中份和骨间膜，肌腱经足背，止于拇趾远节趾骨底。

2）外侧群：在小腿外侧，分浅、深两部分。浅部肌为腓骨长肌，深部肌为腓骨短肌。两肌均起自腓骨的外侧面，腓骨长肌起点较高，覆盖腓骨短肌。两肌的腱经外踝的后面转向前，在跟骨外侧面分开，短肌腱向前止于第 5 跖骨粗隆，长肌腱绕至足底，斜行至足的内侧缘，止于内侧楔骨和第 2 跖骨底。

3）后群：在小腿的后面观察小腿肌后群，分浅、深两层。

浅层：为小腿三头肌。其中，两个头位置浅表，又称腓肠肌，另一个头位置较深，为比目鱼肌。腓肠肌的内、外侧两头起自股骨内、外侧髁的骨面，两头相合，约在小腿中点移行为腱。比目鱼肌起自腓骨后面的上部和胫骨的比目鱼肌线。3 个头汇合，向下续为跟腱，止于跟骨。

深层：有 4 块肌。上方为腘肌，斜位于腘窝底，起自股骨外侧髁的外侧部分，止于胫骨的比目鱼肌线以上的骨面。其余 3 块在下方，居中的为胫骨后肌，内侧的为趾长屈肌，外侧的为拇长屈肌。胫骨后肌起自胫骨、腓骨和小腿骨间膜的后面，长腱经内踝之后，到足底内侧，止于舟骨粗隆和内侧、中间及外侧楔骨。趾长屈肌起自胫骨后面，该肌长腱经内踝后方至足底，在足底分为 4 条腱，止于第 2～5 趾的远节趾骨底，长屈肌起自腓骨后面，长腱经内踝之后至足底，止于拇趾远节趾骨底。

（4）足肌

1）足背肌：较弱小，有拇短伸肌和趾短伸肌两种。两肌均起自跟骨前端的上面和外侧面，短伸肌止于拇趾近节趾骨底，趾短伸肌止于第 2～4 趾近节趾骨底。

2）足底肌：有 3 群。

内侧群：在拇趾一侧，有拇收肌、拇短屈肌和拇展肌。

中间群：位于足底中部，主要有足底方肌、趾短屈肌、蚓状肌、骨间足底肌、骨间背侧肌。

外侧群：在小趾一侧，有小趾展肌和小趾短屈肌。

【注意事项】

1. 上、下肢肌的肌腱较细小，注意保护。

2. 须防止大体标本干燥影响观察。

【思考题】

1. 胸锁乳突肌的起止点是什么？一侧胸锁乳突肌麻痹时的临床表现如何？

2. 肩关节的运动形式有哪些？每一种运动形式都是由哪些肌运动产生的？

3. 运动膝关节的肌有哪些？各自的作用如何？

4. 何谓足内翻和足外翻？使足内翻、外翻的肌有哪些？

（李永涛）

第五章　内脏学总论

一、内脏一般结构

1. 中空性器官　呈管状或囊状，内部均有空腔。管壁一般由 3 或 4 层组织构成。

2. 实质性器官　内部无空腔，多为腺组织。表面包有被膜或浆膜。分布于实质性器官的血管、淋巴管和神经及该器官的导管等出入器官之处，称为该器官的门。

二、胸部的标志线

（一）胸部前面

1. 前正中线　沿身体前面正中所做的垂线。

2. 胸骨线　沿着胸骨最宽处外侧缘所做的垂线。

3. 锁骨中线　通过锁骨中点所做的垂线。

4. 胸骨旁线　沿锁骨中线和胸骨线之间连线的中点所做的垂线。

（二）胸部外侧面

1. 腋前线　沿腋前襞向下所做的垂线。

2. 腋后线　沿腋后襞向下所做的垂线。

3. 腋中线　沿腋前、后线之间的中点向下所做的垂线。

（三）胸部后面

1. 肩胛线　通过肩胛骨下角向下所做的垂线。

2. 后正中线　沿身体后面正中所做的垂线。

三、腹部的分区

1. 四分法　在临床上，通过脐做横线与垂直线，将腹部分为左、右上腹和左、右下腹 4 个区。

2. 九分法　为了能把腹腔脏器的位置更准确地定位，在腹部前面，用 2 条横线和 2 条垂线将腹部分为 9 个区。上横线是左、右侧第 10 肋最低点的连线。下横线是左、右侧髂结节的连线。2 条垂线是指通过两侧腹股沟韧带中点向下所做的垂线并与 2 条横线相交。通过以上 4 线将腹部分为 9 个区：左、右两侧自上而下为左季肋区、右季肋区，左腹外侧区、右腹外侧区，左腹股沟区、右腹股沟区；中间自上而下为腹上区、脐区、腹下区。

（修　森）

第六章 消化系统

【实验目的】

记忆：咽峡的构成；牙的形态及构成；舌的形态和舌黏膜特征；口腔腺的位置、形态及各腺管的开口部位；咽的形态、位置、分部、交通；食管的位置、形态及狭窄部位；胃的形态、位置；十二指肠的形态、位置及黏膜特征；大肠的分部和结肠的形态、特点；盲肠及阑尾的形态、特点及阑尾根部的体表投影；结肠的分部及各部的位置；直肠的形态、位置和构造；肛管的形态结构。肝的形态和位置；胆囊的形态、位置，输胆管道的组成；胆总管及胰管的汇合、开口部位及胆汁的排出途径。

理解：唇、颊、腭的形态；腭扁桃体的位置、形态；口腔的分部及界限；空、回肠的位置和形态特征。胆囊底的体表投影。

领会：颏舌肌的起止、位置。胰的形态、位置。

【实验材料】

1. 标本 大体标本的全套消化系统；头颈正中矢状面标本（示鼻、咽、喉）；离体胃、肠标本；三大唾液腺及导管标本；切开的十二指肠、直肠及肛管标本；消化系统整体标本；离体肝、胰腺、肝外胆道标本。

2. 模型 胃、十二指肠、结肠、直肠和肛管模型；盆腔正中矢状面模型；离体肝和胰模型；肝外胆道模型。

3. 图像 口腔大唾液腺，咽腔后面观，直肠内面观。肝叶、肝段和血管、胆管的肝内分布。

【实验内容】

1. 消化管 打开胸、腹部的大体标本，观察消化系统的总体构成情况（消化管和消化腺）。消化管包括口、咽、食管、胃、小肠、大肠，其中小肠又分为十二指肠、空肠、回肠；大肠又分为盲肠、阑尾、结肠、直肠、肛管。消化腺包括肝、胰。

（1）口腔：在口腔及咽峡标本上观察。口腔的前部为上、下唇，它的外面是皮肤，中间是口轮匝肌，内面为黏膜。在上唇外面中线上有一纵行浅沟，为人中。上唇两侧与颊部的分界是弧形的鼻唇沟。上、下唇围成的裂隙为口裂，在它的两侧，上、下唇结合处为口角。在上、下唇内面正中线处，与牙龈基部之间各有一黏膜皱襞相连，分别称为上唇系带、下唇系带。牙龈是附着于牙颈处的黏膜。口腔的两侧是颊，它由外部的皮肤、中间的颊肌和内部的黏膜构成。

1）腭：口腔的顶是腭（图6-1），它的前2/3为硬腭，硬腭的基础是上颌骨的腭突及腭骨的水平板，表面覆盖黏膜。腭的后1/3为软腭，它的后部向后下方下垂的部分为腭帆，其后缘游离，后缘的正中部垂向下方的突起，为腭垂。软腭的两侧各向下方分出两个黏膜

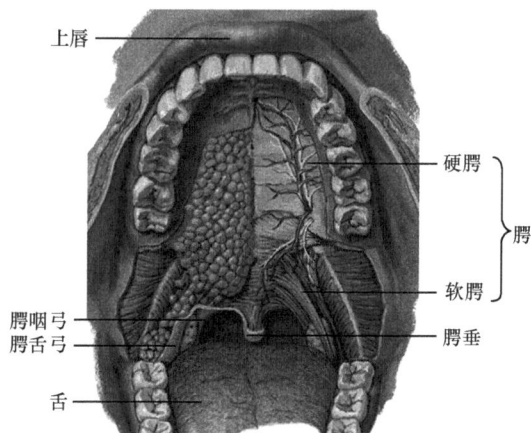

图 6-1　口腔顶的下面观

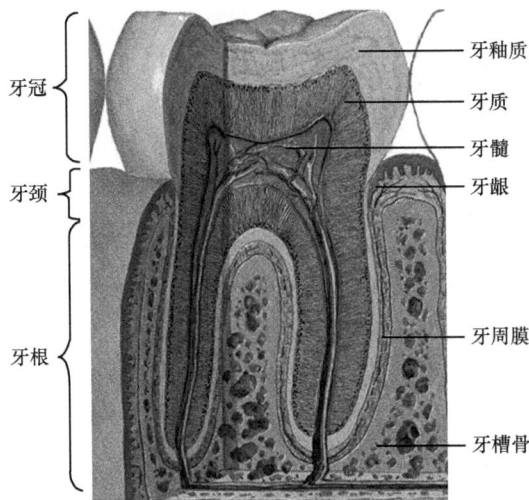

图 6-2　牙切面观

皱襞：前方的一对为腭舌弓，连于舌根的外侧；后方的一对为腭咽弓，向下连于咽侧壁。腭舌弓与腭咽弓之间的三角形凹陷区称为扁桃体窝。咽峡是由腭垂、腭帆游离缘、两侧的腭舌弓及舌根围成，作为口腔和咽的分界，同时也是两者之间的狭窄部。

2）牙（图 6-2）：牙嵌于上、下颌骨牙槽突的牙槽内，分为上牙弓和下牙弓。每个牙按形态都可分为牙冠、牙根和牙颈三部分，露在口腔内的部分为牙冠，嵌于牙槽内的部分为牙根，介于牙冠和牙根之间的部分为牙颈。根据牙的功能把牙分为切牙、尖牙和磨牙三种，切牙的牙冠扁平，尖牙的牙冠呈锥形，磨牙的牙冠呈方形，切牙和尖牙只有一个牙根，上颌的磨牙有三个牙根，下颌的磨牙有两个牙根。用模型观察牙腔，在牙冠内有牙冠腔，在牙根内有牙根管，牙根尖端有牙根尖孔。牙冠腔和牙根管内容纳牙髓。

3）舌（图 6-3）：舌的前 2/3 为舌体，后 1/3 为舌根，舌体和舌根在舌背上的分界是向前开放的"V"形的界沟，界沟的尖端有一个小凹为舌盲孔。在舌根背部有许多小突起，呈结节状，称舌扁桃体。舌系带是舌的腹侧面正中线上的黏膜皱襞，连于口腔底的前部，它的根部两侧有一对小圆形隆起，为舌下阜，其向口底后外侧延续的黏膜皱襞为舌下襞。舌外肌中的颏舌肌起自下颌体后面的颏棘，止于舌中线两侧。舌体背面呈淡红色，有许多小突起，称为舌乳头，包括丝状乳头、叶状乳头、菌状乳头和轮廓乳头四种。丝状乳头数目多、体积小，呈白色；叶状乳头位于舌侧缘的后部，为并列排布的叶片形黏膜皱襞；菌状乳头数目少、呈红色，散在分布于丝状乳头之间；轮廓乳头体积大，分布于界沟前方。

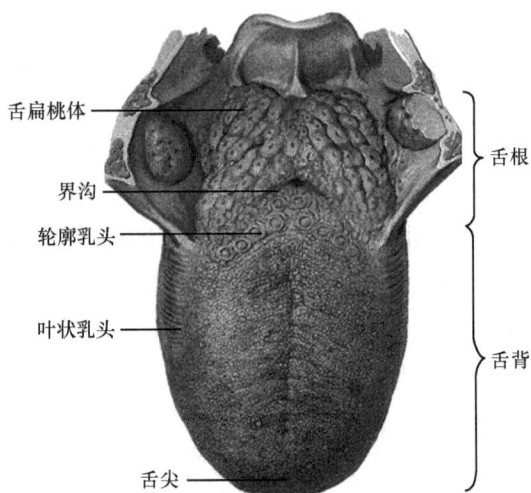

图 6-3　舌背面观

4）唾液腺：位于口腔周围，可向口腔内分泌唾液。

腮腺：腮腺的形状不规则，浅部位于耳郭的前下方，深部位于下颌支与胸锁乳突肌之间。腮腺管从腮腺的前缘发出，在颧弓下一横指处，横越咬肌表面，穿过颊肌开口于与上颌第二磨牙牙冠相对的颊黏膜处。

下颌下腺：在下颌骨下缘及二腹肌的前、后腹所围成的下颌下腺窝内，可见到下颌下腺，呈扁椭圆形，其导管从腺的内侧面发出，沿口底黏膜深面前行，开口于舌下阜。

舌下腺：在口腔底舌下襞的深面能见到舌下腺，较小，舌下腺小管直接开口于舌下襞，舌下腺大管直接开口于舌下阜。

（2）咽：在头颈部正中矢状面的标本上观察（图6-4）。咽是呈漏斗形的肌性管道，位于第1～6颈椎前方，上方连于颅底，向下于第6颈椎体下缘续于食管。它的后壁及侧壁完整，前壁不完整。咽腔分别以软腭及会厌上缘为界，分为鼻咽、口咽、喉咽三部。

1）鼻咽：介于颅底和软腭平面之间，向前经鼻后孔与鼻腔相通。鼻咽的两侧壁距下鼻甲后端之后约1cm处，各有一咽鼓管咽口，此口呈镰状或三角形，鼻咽腔经此口通向中耳鼓室。在咽鼓管咽口的前、上、后方形成明显的隆起，称为咽鼓管圆枕，它是寻找咽鼓管咽口的标志。在咽鼓管圆枕的后方与咽后壁之间有一凹陷，称咽隐窝，是鼻咽癌的好发部位。在

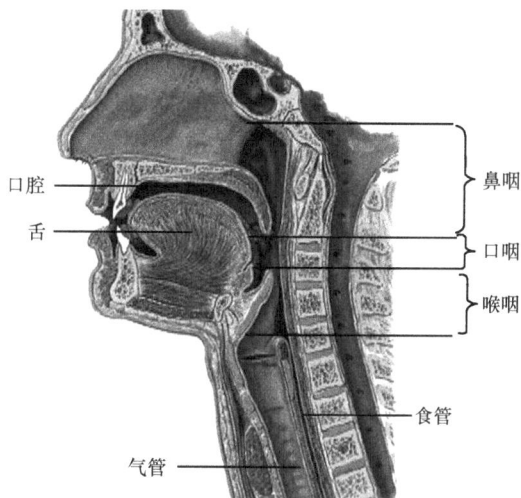

图6-4　咽的分部

咽鼓管咽口附近及鼻咽部上壁后部的黏膜内有咽鼓管扁桃体和咽扁桃体。

2）口咽：介于软腭及会厌上缘平面之间，向上通鼻咽，向下通喉咽，向前经咽峡与口腔相通。口咽的前壁主要为舌根后部，此处有一黏膜皱襞与会厌相连，称舌会厌正中襞，襞两侧的凹陷称会厌谷。在口咽的侧壁上，于腭舌弓与腭咽弓之间的扁桃体窝内，可见到腭扁桃体，它是由淋巴组织与上皮紧密连结构成。扁桃体窝上方未被腭扁桃体充填的部分称扁桃体上窝，异物易停留此处。

3）喉咽：介于会厌上缘与环状软骨下缘平面之间，向下与食管相续，向前经喉口与喉腔相通。在喉的两侧与甲状软骨内面之间，黏膜下陷形成梨状隐窝，异物易停留此处。

（3）食管：在大体标本上观察。食管是一个扁平的肌性管道，为消化管中最狭窄的部分，上端起自咽下缘，相当于环状软骨或第6颈椎下缘，下端终于胃的贲门，相当于第11胸椎左侧，

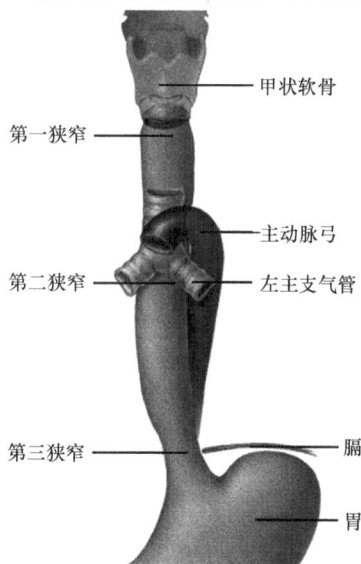

图6-5　食管及其生理性狭窄

前方平对第7肋软骨。在大体标本上，且只保留气管、主支气管和主动脉的标本上观察（图6-5）。食管根据行程分颈部、胸部和腹部三部分，颈部是从环状软骨下缘至胸骨颈静脉切迹处的一段，长约5cm；胸部是从颈静脉切迹水平至膈的食管裂孔处的一段，长约18cm；腹部是从膈的食管裂孔至胃的贲门之间的一段，最短，长1～2cm。从食管管径的粗细上区分，食管的管径有三处生理性狭窄：第一狭窄在起始处，距上颌中切牙15cm；第二狭窄在左主支气管跨越食管的左前方处，距上颌中切牙约25cm；第三狭窄在穿膈的食管裂孔处，距上颌中切牙约40cm。

（4）胃：在大体标本上观察。胃是呈囊袋状的中空性器官，大部分位于左季肋区，少部分位于腹上区。胃的前壁在右侧与肝左叶贴近，在左侧与膈相邻，为左肋弓所掩盖。介于肝左叶与左肋弓之间的胃前壁，直接与腹前壁相

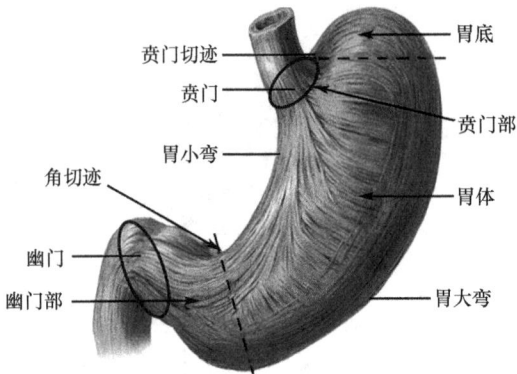

图 6-6　胃的形态

贴。胃后壁与胰、横结肠、左肾和左肾上腺相邻，胃底与膈和脾相邻。在游离的胃的标本和模型上观察胃的外形（图 6-6）。胃的上口称贲门，上连食管。下口称幽门，接续十二指肠。胃的右上缘，从贲门延伸至幽门称胃小弯，在胃小弯的最低处，可见到一明显的转折处，称为角切迹，它是胃体与幽门部在胃小弯的分界。在食管末端的左缘与胃大弯起始处的锐角呈切迹状，称贲门切迹。从贲门切迹处起始呈弧形凸向左上方，继而凸向左，之后凸向前下方的为胃大弯。胃的分部情况：贲门部指的是贲门周围的部分，与胃的其他部分没有肉眼可见的界限；胃底指的是贲门切迹平面以上的部分；胃体指的是上续胃底，下至胃小弯侧的角切迹的部分，在胃大弯侧界限不明显，一般以胃大弯开始转为近于横向行走处为界；幽门部指的是胃体下界与幽门之间的部分。幽门部的左侧份较扩大，称幽门窦；右侧份呈长管状，称幽门管。胃壁的肌层分为三层：外层是纵行肌、中层是环形肌、内层是斜行肌。

（5）小肠：包括十二指肠、空肠、回肠三部分，是消化管中最长的一段，上连幽门，下续盲肠。

1）十二指肠：紧贴腹后壁，呈"C"形包绕胰头，成人长约 25cm，是小肠中最短、管径最大、位置最深且最为固定的小肠段。十二指肠可分为上部、降部、水平部和升部四部分（图 6-7）。

上部：长约 5cm，起自胃的幽门，走向右后方，至胆囊颈的后下方，急转向下成为降部，转折处的弯曲，称十二指肠上曲。十二指肠上部近幽门约 2.5cm 的一段肠管，壁较薄。在肠

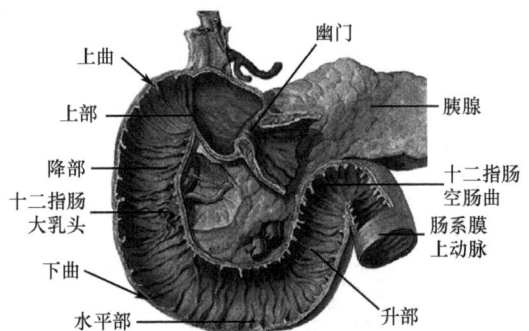

图 6-7　十二指肠前面观

管打开的标本上观察：内面的黏膜较光滑，几乎没有环状皱襞，此段称十二指肠球，是十二指肠溃疡及穿孔好发部位。

降部：长 7～8cm，从十二指肠上曲沿右肾内侧缘下降至第 3 腰椎体水平，弯向左侧，水平向左行，转折处的弯曲，称十二指肠下曲。在降部肠管纵切的标本上观察：黏膜有许多环状襞，于后内侧壁的黏膜上有一自上而下的黏膜皱襞隆起，称十二指肠纵襞。此襞下端有圆形隆起，称十二指肠大乳头，是胆总管和胰管的共同开口处。在十二指肠大乳头上方 1cm 处，有时可见较小突起为十二指肠小乳头，是副胰管开口部位。

水平部：长约 10cm，自十二指肠下曲开始，向左横行至第 3 腰椎左侧续于升部。

升部：长 2～3cm，自第 3 腰椎左侧向上，到达第 2 腰椎左侧急转向前下方，急转处的弯曲，称十二指肠空肠曲。此曲由十二指肠悬肌连于膈右脚。十二指肠悬肌和下段表面的腹膜皱襞共同形成十二指肠悬韧带，此韧带在腹部外科手术中有重要的定位作用。

2）空肠、回肠：空肠始于十二指肠空肠曲，占空、回肠全长的近侧 2/5，位于腹腔的左上

部；回肠占空、回肠远侧近 3/5，位于腹腔的右下部，部分位于盆腔内，在右髂窝与盲肠相延续（表 6-1）。空肠和回肠均由腹膜形成的小肠系膜连于腹后壁，其活动性比十二指肠大得多。在空、回肠的管腔切开的标本上（图 6-8、图 6-9），能见到由黏膜形成的环状襞。环状襞在空肠的上 1/3 段，最密最高，向下逐渐变少变小，回肠下部几乎消失。

表 6-1 空、回肠的外观比较

外观	空肠	回肠
管径	大	小
管壁	厚	薄
血管	多	少
动脉弓级数	少	多
直血管	长	短
脂肪含量	少	多

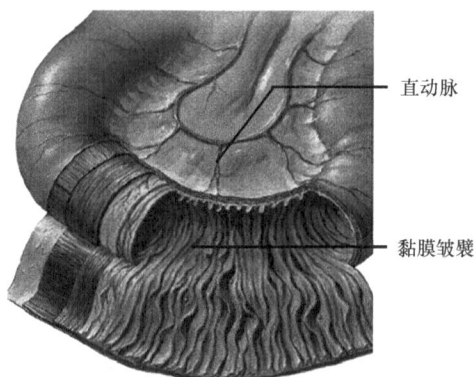

图 6-8 空肠

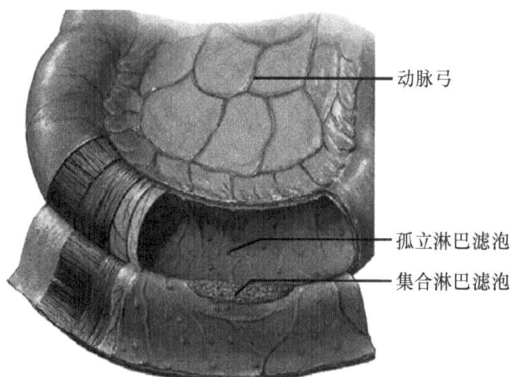

图 6-9 回肠

（6）大肠：又分为盲肠、阑尾、结肠、直肠、肛管五部分。除直肠、肛管以及阑尾外，结肠和盲肠共有的三种特征结构，即结肠带、结肠袋和肠脂垂。用肉眼观察或手触摸能发现在肠壁的表面，有三条由纵行肌增厚形成的纵行的结肠带，沿大肠的纵轴排列，三条结肠带均汇集于阑尾根部。另外，在肠管表面能见到肠管由于结肠带较肠管短，而使肠管皱缩成结肠袋，呈由肠管向外膨出的囊状突起。在结肠带两侧能见到许多小突起，由浆膜及其包含的脂肪组织形成。如果将肠管切开，在结肠的内面，相当于结肠袋间的横沟处，能见到由环形肌增厚形成的结肠半月襞。

1）盲肠：是大肠的起始部，位于右髂窝内，长 6～8cm，下端是膨大的盲端，左侧与回肠末端相连，上续升结肠。自回肠与盲肠交接处将肠管切开的标本观察（图 6-10），可见到在回肠开口于盲肠的开口处由回肠突入盲肠形成的上、下两个半月形的皱襞，称为回盲瓣。

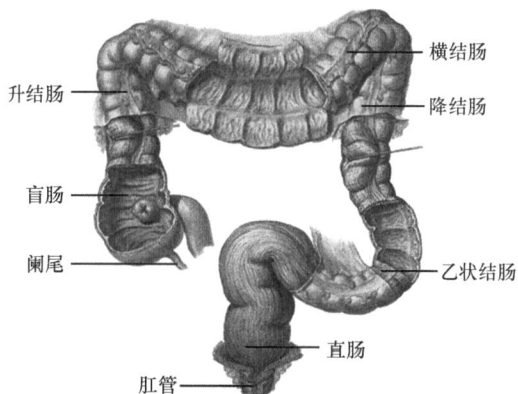

图 6-10 大肠前面观

此瓣是盲肠与回肠的分界，能起到防止回肠内容物快速进入盲肠的作用，同时亦可防止盲肠内容物反流入回肠。

2）阑尾：阑尾根部连于盲肠的后内侧壁，远端游离，平均长 6～8cm，管径为 0.5～1.0cm，管腔狭小，经阑尾口开口于盲肠的后内侧壁。打开腹腔，可以沿着三条结肠带在盲肠上的汇集点找到阑尾的根部。在体表，我们可以用两个点找到阑尾根部的体表投影。即麦克伯尼（McBurney）点和兰茨（Lanz）点。McBurney 点位于脐与右髂前上棘连线的中、外 1/3 交界处。Lanz 点是左、右髂前上棘连线的右、中 1/3 交点处。此两点即是阑尾根部的体表投影点。

3）结肠：在右髂窝内续于盲肠，在第 3 骶椎平面续于直肠，整体呈 "M" 形，包绕在空、回肠的周围。结肠分升结肠、横结肠、降结肠和乙状结肠四部，大部分固定于腹后壁。

升结肠：长约 15cm，起于盲肠，上行至肝右叶下方，转折向左形成结肠右曲，之后延续为横结肠。升结肠的后壁借结缔组织贴附于右肾和腰大肌前面，活动度甚小。

横结肠：长约 50cm，起自结肠右曲，向左横行，在脾脏下面，转折向下形成结肠左曲，之后续为降结肠。横结肠由横结肠系膜连于腹后壁，活动度较大，其中部下垂至脐或低于脐平面。

降结肠：长约 25cm，起自结肠左曲，沿左肾与腰大肌前面下行，至左髂嵴处续于乙状结肠，降结肠活动度很小。

乙状结肠：长约 40cm，上接降结肠，下至第 3 骶椎平面接续直肠。乙状结肠全长呈 "乙"字形弯曲。由于有由腹膜形成的乙状结肠系膜连于骨盆侧壁，其活动性较大。

4）直肠：位于小骨盆腔的后部，长 10～14cm，上端在第 3 骶椎平面与乙状结肠相接，向下沿第 4、5 骶椎和尾骨前面下行，穿过盆膈移行为肛管。直肠并非笔直，在矢状面上有两个弯曲，即骶曲和会阴曲。前者由于直肠在骶、尾骨前面下降，形成凸向后方的弯曲；后者是直肠绕过尾骨尖转向后下方之后形成凸向前方的弯曲。直肠的管腔至直肠下部膨大成为直肠壶腹。纵切的直肠内面有三个直肠横襞，由黏膜及环形肌构成。最上方的直肠横襞接近直肠、乙状结肠交接处，位于直肠左壁，距肛门约 11cm；中间的直肠横襞大而明显，位置最恒定，位于直肠右壁，距肛门约 7cm；最下方的一条直肠横襞多位于直肠左壁，距肛门约 5cm。

5）肛管：主要在模型上观察，肛管上接直肠，下续肛门。肛管内面有 6～10 条纵行的黏膜皱襞，称为肛柱。两相邻肛柱下端之间，彼此借半月形的黏膜皱襞相连，称为肛瓣。肛瓣与肛柱下端共同围成的小隐窝称肛窦。各肛柱上端之间的连线称为肛直肠线，即直肠与肛管的分界线。肛柱下端与肛瓣边缘连成锯齿状环形线，称为齿状线。在齿状线的下方，肛管内面由于肛门内括约肌紧缩，而形成略微凸起的环形带，称肛梳。在肛门上方 1～1.5cm 处，在活体上可见皮肤上有浅蓝色的环形线，称白线，活体触摸为一环形浅沟。白线距齿状线的距离约 1cm。在齿状线上方肛管内表面为黏膜，在齿状线下方肛管内表面为皮肤。肛门是肛管的下口，为一前后纵行的裂孔。

2. 消化腺

（1）肝

1）肝的位置：肝大部分位于右季肋区和腹上区，少部分位于左季肋区，被胸廓所掩盖，仅在腹上区左、右肋弓间露出，直接接触腹前壁。

2）肝的毗邻：肝上方为膈，膈上有右侧胸膜腔、右肺及心等。肝的脏面在左叶与胃前壁相邻，后上部邻接食管腹部；在右叶，前部与结肠右曲相接，中部近肝门处邻接十二指肠上曲，后部邻接右肾和右肾上腺。

3）肝的体表投影：肝上界与膈穹窿一致，可在大体标本上用下述三点的连线来表示：第一点即右锁骨中线与第5肋的交点，第二点即前正中线与剑胸结合线的交点，第三点即左锁骨中线与第5肋间隙的交点。肝下界与肝前缘一致，右侧与右肋弓一致；中部超出剑突下约3cm；左侧被肋弓掩盖，故在正常成人右肋弓下不能触到肝。

4）肝的形态：在肝脏离体标本和模型上观察（图6-11、图6-12）。肝呈不规则的楔形，可分为上、下两面，肝上面膨隆，与膈相接触，称膈面。膈面上有矢状位的镰状韧带附着，将肝分为左、右两叶。肝左叶小而薄，肝右叶大而厚。膈面后部没有腹膜被覆的部分称肝裸区，肝裸区的左侧部分有一较宽的沟，称为腔静脉沟，内有下腔静脉通过。肝下面凹凸不平，邻接一些腹腔器官，又称脏面。脏面中部有略呈"H"形的三条沟，其中横行的沟位于脏面正中，肝左、右管，肝固有动脉左、右支，肝门静脉左、右支和肝的神经、淋巴管等由此出入，称为肝门。肝左、右管，肝固有动脉左、右支，肝门静脉左、右支的位置关系是：肝左、右管在前，肝固有动脉的左、右支居中，肝门静脉左、右支居后。出入肝门的所有结构被结缔组织包绕，形成肝蒂。左侧的纵沟窄而深，沟的前部内有肝圆韧带通过，称肝圆韧带裂。后部容纳静脉韧带称静脉韧带裂。右侧的纵沟比左侧的宽而浅，沟的前部为一浅窝，内部容纳胆囊，故称胆囊窝。后部容纳下腔静脉，故称腔静脉沟。腔静脉沟向后上伸到膈面，此沟与胆囊窝虽不相连，但可视为肝门右侧的纵沟。在腔静脉沟的上端处，有肝左、中、右静脉出肝，之后立即汇入下腔静脉，临床上常称此处为第二肝门。

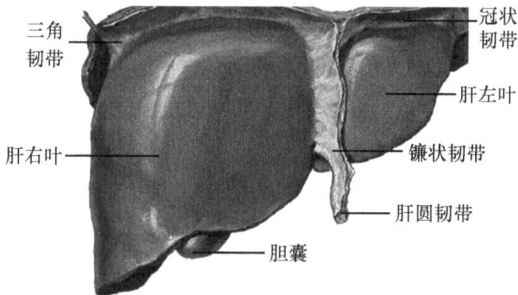

图6-11　肝的前面观

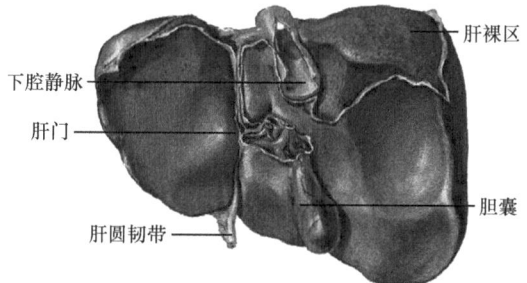

图6-12　肝的下面观

5）肝的分叶：肝按外形可分为肝左叶、肝右叶、方叶和尾状叶。左叶位于左纵沟的左侧；方叶位于肝门之前，左、右纵沟之间；尾状叶位于肝门之后，左、右纵沟之间；右叶位于右纵沟的右侧。在肝下缘与胆囊底及肝圆韧带接触处有胆囊切迹与肝圆韧带切迹。这种分叶方法不完全符合肝内管道的配布情况，因而不能满足肝内病变定位诊断和外科手术治疗的要求。研究证明，肝内有四套管道，形成两个系统，即格利森（Glisson）系统和肝静脉系统。肝门静脉、肝固有动脉和肝管的各级分支在肝内的走行、分支和配布基本一致，并有Glisson囊包绕，共同组成Glisson系统。肝静脉系统的各级属支行于肝段之间，而其主干即肝左、中、右静脉，相应地行于各肝裂中，最后在腔静脉沟上端即第二肝门处出肝，注入下腔静脉。来自右半肝脏面的副肝右静脉和尾状叶的一些小静脉，在腔静脉沟的下段内汇入下腔静脉，该处称第三肝门。

（2）肝外胆道：在大体标本和模型上观察（图6-13）：肝总管由肝左管和肝右管汇合而成，位于肝十二指肠韧带内，其下端与胆囊管汇合成胆总管，胆总管向下与胰管汇合，形成略膨大的肝胰壶腹，开口于十二指肠大乳头。

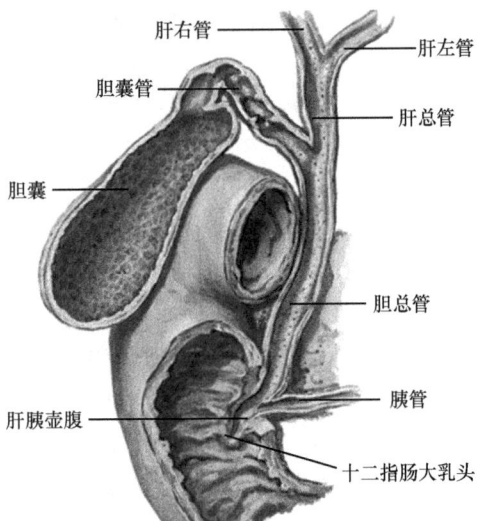

图 6-13 肝外胆道系统

1）胆囊：呈长梨形，长 8～12cm，宽 3～5cm，容量 40～60ml，位于胆囊窝内，借结缔组织与肝相连。胆囊分底、体、颈、管四部，胆囊底是胆囊突向前下方的盲端，圆钝而略膨大，胆囊底指向下方，多露出于肝下缘，胆囊底的体表投影位置在右腹直肌外侧缘与右肋弓相交处。胆囊体是胆囊的主体部分，与底之间无明显界限。胆囊体向后逐渐变细，约在肝门右端附近移行为胆囊颈。胆囊颈细而弯曲，常以直角起于胆囊体，然后急转向后下方与胆囊管相续。胆囊管长 3～4cm，直径约 0.3cm，打开胆囊管，其黏膜形成螺旋状的皱襞，称螺旋襞。胆囊三角指的是由胆囊管、肝总管和肝的脏面围成的三角形区域，一般在胆囊颈的左缘，至胆囊的胆囊动脉经过此三角。

2）肝管与肝总管：肝管包括肝左管和右管，肝左、右管分别是左、右半肝内的毛细胆管逐渐汇合而成，走出肝门之后即合成肝总管。肝总管下行于肝十二指肠韧带内，并在韧带内与胆囊管以锐角结合成胆总管。

3）胆总管：起自肝总管与胆囊管的汇合点，向下与胰管相汇合，长 4～8cm，直径 6～8mm。起始段位于十二指肠上部上方，在肝十二指肠韧带内，胆总管在肝十二指肠韧带内下行于肝固有动脉的右侧、肝门静脉的前方，然后居十二指肠上部后方，再向下降至胰头的后方，在胰头与十二指肠降部之间或胰头之后，最后斜穿十二指肠降部的后内侧壁中份，在此与胰管汇合，形成一略膨大的管道称肝胰壶腹，开口于十二指肠大乳头。在肝胰壶腹周围有肝胰壶腹括约肌，在胆总管末段及胰管末段也有少量平滑肌包绕，以上三部分括约肌合称为奥迪（Oddi）括约肌。

（3）胰：在大体标本和模型上观察（图 6-14）：在腹腔打开的标本上能见到胰是一狭长形的腺体，全长 17～20cm，胰体略呈三棱形，横卧于腹后壁，平第 1～2 腰椎，分头、颈、体、尾四部分。

胰头为右端膨大部分，位于第 2 腰椎体的右前方，其上、下方和右侧被十二指肠包绕。在胰头的下部有一向左后上方的钩突，将肠系膜上动、静脉夹在胰头和钩突之间。在胰头右后方与

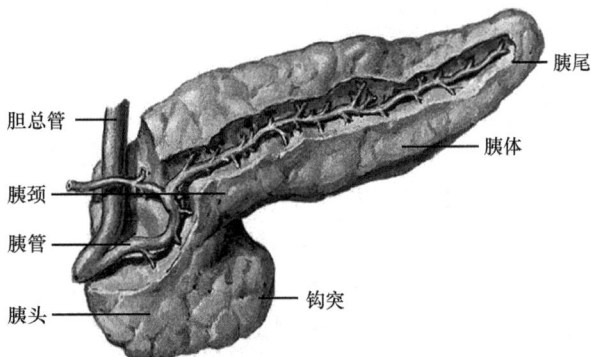

图 6-14 胰前面观

十二指肠降部之间有胆总管通过，胰颈是胰头和胰体之间狭窄扁薄的部分，长约 2.5cm，胰颈的前上方与胃的幽门相邻，其后面有肠系膜上静脉和肝门静脉起始部通过。胰体位于胰颈和胰尾之间，较长，占胰的大部分。胰体的前面隔网膜囊与胃相邻。胰尾较细，向左上方抵达脾门。

在剥开的胰实质标本上，接近胰的后面，与胰的长轴一致，有一从胰尾经胰体走向胰头的

胰管，沿途接受许多小叶间导管，最后于十二指肠降部的后内侧壁内与胆总管汇合成肝胰壶腹，开口于十二指肠大乳头。

【注意事项】

1. 除观察固定标本外，对于口腔、牙、舌、口咽等重要结构，要重视活体观察。

2. 观察时动作要轻，以免损坏标本。

3. 辨认各器官的形态结构时要注意理解它们的功能。

4. 观察时应将各器官放置在人体解剖学姿势下进行观察。

5. 结合不同的标本及模型观察相应的结构，未经许可不能随意切开标本显露深部结构。

【思考题】

1. 试述咽的分部。各部有哪些主要结构？异物易存留于哪些部位？咽的交通途径有哪些？

2. 试述食管的三个狭窄的位置和各狭窄的临床意义。

3. 某人经查有肝内结石，经过碎石治疗后，结石由肝内排出，试述结石较易嵌顿在哪一侧的肝管。为什么？

4. 非进食和进食的时候，胆汁是如何排出到十二指肠腔的？

（马　勇）

第七章　呼吸系统

【实验目的】

记忆：鼻腔的分部及各部的形态结构；鼻旁窦的位置和开口部位；喉的位置、喉的软骨及连结，喉腔的分部；左、右主支气管的形态差别，肺的形态、位置和分叶；肺段的构成；胸膜的分部和胸膜隐窝的位置；胸膜前界和下界的体表投影。

理解：外鼻的形态、位置；肺内支气管树的构成；胎儿肺及成人肺的特点；纵隔的分区方法及各区内的主要组成结构。

领会：喉的肌的位置及形态；支气管及肺段的血液供应；肺的体表投影。

【实验材料】

1. 标本　头颈正中矢状面标本（示鼻、咽、喉）；离体喉、气管、喉支架；喉切开标本及喉肌标本；肺离体标本；肺段铸型标本；打开胸腔的大体标本；胸部水平面标本；胸部冠状面标本；胸部矢状面标本。

2. 模型　头部正中矢状面模型；肺段模型；肺的透明模型；纵隔模型。

3. 图像　喉冠状面；气管、支气管和肺前面观；胸膜及肺的体表投影。

【实验内容】

1. 呼吸道

（1）鼻

1）外鼻：观察完整的头面部标本，可见外鼻位于颜面中央，分为骨部和软骨部。软骨部的皮肤富含皮脂腺和汗腺，外鼻上端狭窄，与额部相连的部分为鼻根，鼻根向下延伸为鼻背，其末端隆起成为鼻尖，鼻尖的两侧呈膨隆状称鼻翼。外鼻下方的开口称为鼻孔，是气体出入的门户，鼻孔主要由鼻翼和鼻柱围成，鼻柱为鼻中隔前下部的游离缘。

2）鼻腔：观察头面部正中矢状面的标本及模型（图7-1、图7-2），可见鼻腔是由骨和软骨构成的空腔，表面衬以黏膜和皮肤，并被鼻中隔分为左、右两个鼻腔。每侧鼻腔向前经鼻孔和外界相通，向后经鼻后孔通咽，并可分为前下部的鼻前庭和后部的固有鼻腔，两者以鼻阈为界。

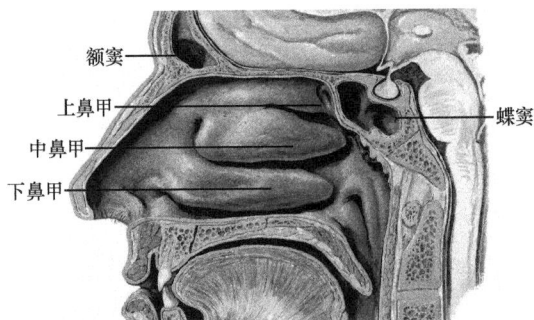

图 7-1　鼻腔外侧壁

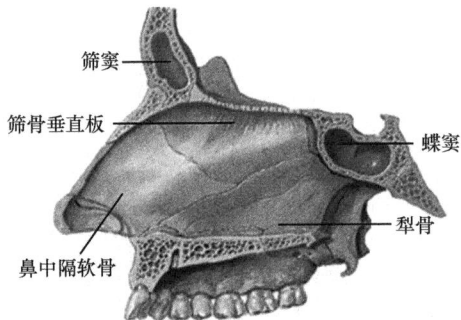

图 7-2　骨性鼻中隔

鼻前庭：由鼻翼围成，上方弧形隆起的鼻阈与固有鼻腔分界。鼻前庭内面衬以皮肤，长有粗硬的鼻毛，有滤过和净化空气的作用。

固有鼻腔：前至鼻阈，后借鼻后孔通咽，由骨性和软骨性鼻腔衬以黏膜构成，其形态与骨性鼻腔大致相同，可分为底、顶、内侧壁和外侧壁。底即口腔顶，由硬腭和软腭构成。鼻腔顶狭窄，由鼻骨、额骨、筛骨筛板和蝶骨体等覆以黏膜构成。左、右两鼻腔的共同内侧壁是鼻中隔，鼻中隔由筛骨的垂直板、犁骨和鼻中隔软骨构成支架，表面覆以黏膜形成，往往偏向一侧或呈"S"状弯曲。鼻腔的外侧壁由上而下可见三个向内下方突出的上、中、下鼻甲，位于各鼻甲下方并被鼻甲所遮蔽的空隙，为上、中、下鼻道。位于上鼻甲后上方的凹陷，称蝶筛隐窝。位于诸鼻甲与鼻中隔之间的间隙，称为总鼻道。将中鼻甲切除，在中鼻道中部可见一凹向上的弧形裂隙，称为半月裂孔，其前端有通向前上方的漏斗形管道，名为筛漏斗。半月裂孔前上方的圆形隆起为筛泡。鼻黏膜分两部分，位于上鼻甲及与其相对的鼻中隔及两者上方鼻腔顶部的鼻黏膜区域称为嗅区，富含接受嗅觉刺激的嗅细胞，其余部分鼻腔黏膜区域含有丰富的鼻腺，称为呼吸区。

3）鼻旁窦：在鼻腔的正中矢状面的标本上观察。

上颌窦：在上颌骨体内，呈三角锥体形，将上颌骨的骨体凿开即能见到一骨性腔隙，容积为13～15ml。分五个壁，其上壁即眶下壁，较薄；下壁为上颌骨的牙槽突；前壁即上颌骨体前面的尖牙窝，骨质薄；后壁与翼腭窝毗邻；内侧壁即鼻腔的外侧壁，邻接中、下鼻道。上颌窦开口于中鼻道的半月裂孔，上颌窦因其开口位置高，分泌物不易排出，当窦腔有积液时，应采用体位引流。

额窦：位于额骨眉弓深面两层骨板之间，左右各一，呈三棱锥体形，尖向上，底向下，中隔常偏向一侧，大小不一。把额骨在眉弓处打开即可见到骨性的空腔，此腔呈三角形，窦口多开口于中鼻道前部的筛漏斗。

蝶窦：位于蝶骨体内，把蝶骨体从垂体窝处打开，即可见到骨性中隔两侧各有一蝶窦，其上壁与视交叉和垂体相邻，向前借蝶窦口开口于蝶筛隐窝。

筛窦：位于鼻腔外侧壁上份与眶内侧壁上份之间，从鼻腔外侧壁上份打开，可见到位于筛骨迷路内的含气骨性小腔为筛小房，每侧筛小房均可分前、中、后筛窦，前、中筛窦开口于中鼻道的筛漏斗和筛泡，后筛窦开口于上鼻道。

（2）喉：观察头颈部矢状面标本，可见喉位于颈前部中份，平对第3～6颈椎前方。喉向上借喉口通咽，向下续气管。前方被皮肤、浅筋膜、深筋膜和舌骨下肌群覆盖，后方是喉咽部，喉两侧邻颈部大血管、神经和甲状腺侧叶等。

1）喉软骨：观察喉软骨的标本和模型（图7-3、图7-4），可见喉软骨由不成对的甲状软骨、环状软骨、会厌软骨及成对的杓状软骨构成。

甲状软骨：是喉软骨中最大的一块，组成喉的前外侧壁，由左、右两个方形软骨板构成。两板前缘以直角相连形成前角，前角上端向前突出，称为喉结。前角上缘两板之间的凹陷，为甲状软骨上切迹。两板后缘游离，向上、下方各伸出一个突出，称为上角和下角。上角较长，借韧带与舌骨大角相连；下角较短，下端内侧有一小关节面，与环状软骨构成关节。

环状软骨：是喉软骨中唯一一块完整的软骨环，位于甲状软骨下方，形似指环，前部窄而低，称环状软骨弓；后部宽而高，称为环状软骨板。环状软骨弓高度约平第6颈椎。环状软骨板的上缘与杓状软骨底相关节处有一对小关节面；弓板交界处外侧面上有与甲状软骨下角相关节的关节面；环状软骨下缘借韧带与气管相连。

杓状软骨：坐落于环状软骨板上缘两侧，是一对略呈三棱锥体形的软骨，尖向上，底朝下

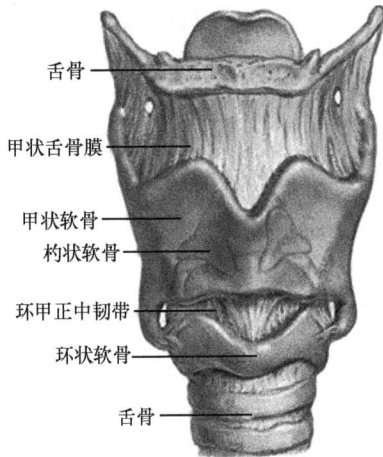

图 7-3　喉软骨前面观　　　　　图 7-4　喉软骨后面观

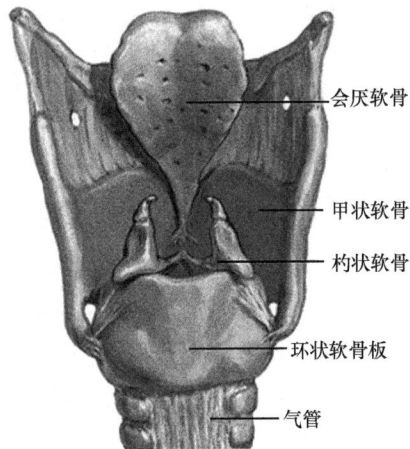

与环状软骨板相关节。底向前方的突起称为声带突，有声韧带附着；向外侧较钝的突起称为肌突，大部分喉肌附着在上面。

会厌软骨：位于舌骨体后方，形似树叶，上宽下窄。其下端狭窄成茎，附于甲状软骨前角内面上部；上端宽阔，前部稍突，对向舌根，后面略凹，朝向喉前庭。会厌软骨被覆黏膜构成会厌，是喉口的活瓣，在吞咽运动时，喉随着咽上提并向前移动，会厌封闭喉口，阻止食团入喉。

2）喉的连结：观察喉的模型。

环杓关节：由杓状软骨底的关节面与环状软骨板上缘的杓关节面连结构成。杓状软骨通过此关节可沿垂直轴做旋转运动，亦可向前、后、内侧、外侧滑动，使声门裂开大或缩小。

环甲关节：由甲状软骨下角的关节面与环状软骨弓和板交界处外侧面上的甲关节面连结构成。甲状软骨通过此关节可在冠状轴上做前倾和复位运动，使甲状软骨前角与杓状软骨声带突之间的距离增大或缩小，从而使声带紧张或松弛。

弹性圆锥：又称环声膜或环甲膜，是张于环状软骨上缘、杓状软骨声带突和甲状软骨前角后面之间的弹性纤维膜。整体呈上窄下宽的圆锥状，位于两侧声带突和甲状软骨前角后面之间的游离上缘，称为声韧带，声韧带连同声带肌和覆盖其表面的喉黏膜一起合称为声带。弹性圆锥中部的纤维增厚称环甲正中韧带。

方形膜：位于会厌软骨侧缘、甲状软骨前角后面和杓状软骨前内侧缘之间，呈斜方形。此膜上缘位于杓状会厌襞内，下缘游离形成大致与声韧带平行的前庭韧带，是构成前庭襞的基础。

甲状舌骨膜：是连于甲状软骨上缘与舌骨之间的结缔组织薄膜。其中部增厚称甲状舌骨正中韧带，其外侧部连接甲状软骨上角和舌骨大角称甲状舌骨外侧韧带。

环状软骨气管韧带：是连于环状软骨与第 1 气管软骨之间的结缔组织膜。

3）喉肌：观察喉肌的模型和标本，可见环甲肌在喉的前面，起自环状软骨弓的前外侧面，止于甲状软骨的下缘和下角。环杓后肌成对，位于环状软骨板后面，起于环状软骨板后面，止于杓状软骨肌突。环杓侧肌位于喉的侧部，起自环状软骨弓的上缘和弹性圆锥外面，向后上止于杓状软骨肌突。甲杓肌在声襞内，起于甲状软骨前角内面，止于杓状软骨外面和声带突。

4）喉腔：是由喉软骨、韧带、纤维膜、喉肌和喉黏膜等共同围成的管腔。上起自喉口，与咽相通；下通气管，与肺相连。喉腔侧壁有上、下两对黏膜皱襞，上方为前庭襞，下方为声襞，借助上述两对皱襞将喉腔分为喉前庭、喉中间腔、声门下腔。

前庭襞是连接甲状软骨前角后面与杓状软骨声带突上方的前内侧缘，呈矢状位的黏膜皱襞。两侧前庭襞之间的裂隙称前庭裂，较声门裂宽。声襞张于甲状软骨前角后面与杓状软骨声带突之间，它较前庭襞更突向喉腔。两侧声襞之间的裂隙称声门裂，是喉腔最狭窄处，声门裂前3/5位于两侧声襞之间的为膜间部，位于杓状软骨底部之间的为软骨间部。

喉口：为喉腔的上口，朝向后上方，由会厌上缘、杓状会厌襞和杓间切迹共同围成。杓状会厌襞是连接杓状软骨尖与会厌软骨侧缘的黏膜皱襞。

喉前庭：为喉口与前庭襞之间，近似上宽下窄的漏斗形，前壁中下份附着于会厌软骨，其上方的突起为会厌结节。

喉中间腔：前庭裂平面至声门裂平面间的部分是喉腔中部，称为喉中间腔。其两侧向侧方突出至前庭襞与声襞之间的梭形隐窝，为喉室。

声门下腔：声门裂平面至环状软骨下缘平面之间的部分为声门下腔，其黏膜下组织疏松，易发生喉水肿。

（3）气管、主支气管

1）气管：上端平第6颈椎体下缘，起自环状软骨下缘，并与喉相续，向下至胸骨角平面，分为左、右两主支气管。分杈处为气管杈，内面形成上凸的纵嵴，略偏向左侧，呈半月形，为气管隆嵴。气管通常有14～17个气管软骨。在大体标本上观察：根据气管的行程和位置，把气管分为颈、胸两部。颈部沿前正中线下行，在颈静脉切迹上方可摸到，前面除舌骨下肌外，在第2～4气管软骨的前方有甲状腺峡，两侧邻近颈部的大血管和甲状腺侧叶，后方贴近食管；胸部较长，位于上纵隔内及两侧胸膜囊之间，前有胸腺、左头臂静脉和主动脉弓，后方仍紧贴食管。

2）主支气管：是气管的一级分支，右主支气管短粗，男性平均长度为2.1cm，女性平均长度为1.9cm，右主支气管的走向较为陡直，与气管中线延长线形成的夹角为22°～25°，约在平第5胸椎体高度处经肺门入右肺。左主支气管细长，从食管的左前方跨过，男性平均长度为4.8cm，女性平均长度为4.5cm，走向倾斜，与气管中线延长线间的夹角为35°～40°，约在平第6胸椎高度处经肺门入左肺。

2. 肺

（1）肺的位置和形态：肺位于胸腔内，纵隔两侧，膈的上方，左、右各一（图7-5～图7-7）。左肺窄扁而略长，右肺宽短。肺表面有脏胸膜被覆，透过脏胸膜可见呈多边形的肺小叶轮廓。正常肺呈浅红色，质柔软呈海绵状，富有弹性。成人的肺重量约等于其体重的1/50，健康成年男性两肺的空气容量为5000～6500ml，女性小于男性。

肺呈圆锥形，两肺外形不同，右肺宽而短，左肺狭而长，具有尖、底、肋面、内侧面、下面和前缘、后缘、下缘。肺尖呈钝圆形，与胸膜顶紧贴，向上经胸廓上口突至颈根部，超出锁骨内侧1/3上方2～3cm。肺底与膈相接，故又称膈面，略向上方凹入，右肺底更明显。肋面圆凸而广阔，与肋和肋间隙贴近。内侧面朝向纵隔，故又称纵隔面，前方大部分与纵隔相接触，后方小部分与脊柱相接触，中间的椭圆形的凹陷为肺门。肺门为支气管、血管、神经、淋巴管等出入的门户，出入肺门的结构主要有支气管动脉、支气管静脉、主支气管、肺动脉、肺静脉、淋巴管和神经等，这些结构被结缔组织包绕在一起，称为肺根。肺根内诸结构的排列自前向

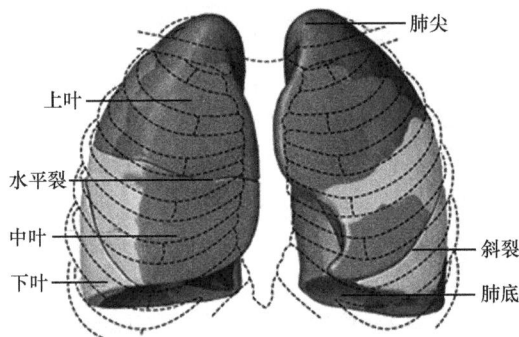

图 7-5 肺的形态

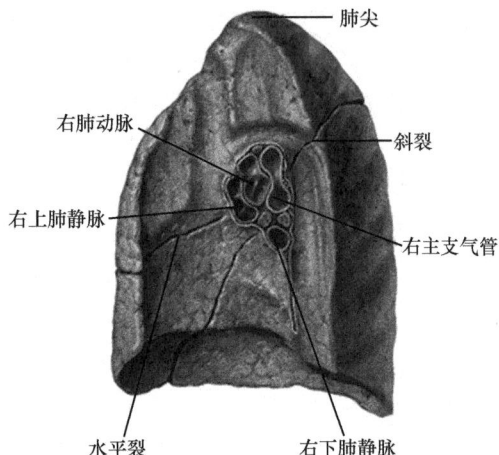

图 7-6 右肺内侧面观

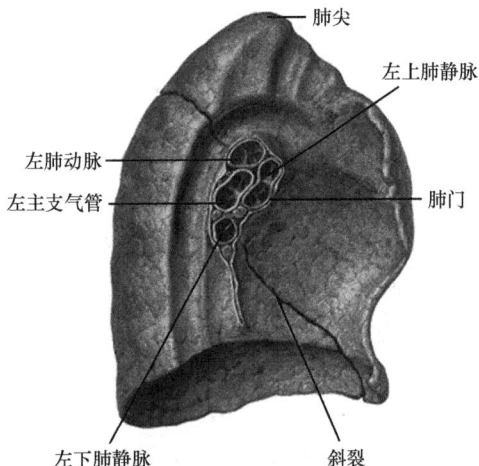

图 7-7 左肺内侧面观

后依次为上肺静脉、肺动脉和主支气管；自上而下左肺根内依次为肺动脉、主支气管和下肺静脉；右肺根内为主支气管、肺动脉与下肺静脉。

在肺门附近有几个支气管肺门淋巴结。右肺门后方有食管压迹，上方有奇静脉沟。左肺门上方和后方有主动脉弓和胸主动脉的压迹。肺门前下方有心压迹，左侧明显。肺的前缘锐薄，右肺前缘接近垂直；左肺前缘下份有凹入的心压迹，在心压迹的下方有一向前下方呈舌状突出的部分，称为左肺小舌。肺的后缘圆钝，为肋面与纵隔面在后方的移行处，位于脊柱两侧的肺沟内。下缘为膈面、肋面与纵隔面的移行处，其位置随呼吸运动变化有显著变化。左肺由后上方斜向前下方的叶间裂即斜裂，将左肺分为上叶和下叶。右肺除斜裂外，还有右肺水平裂，又称右肺副裂，约在相当于腋中线处起自斜裂，水平延伸至右肺前缘，并向后至肺门前方，将右肺分为上叶、中叶和下叶。肺的表面有因毗邻器官压迫形成的压迹或沟。

（2）肺内支气管和支气管肺段：观察肺的铸形标本和模型（图 7-8、图 7-9）：可见左、右主支气管在肺门处按肺叶分出二级支气管，进入肺叶，即肺叶支气管。左肺有上叶和下叶支气

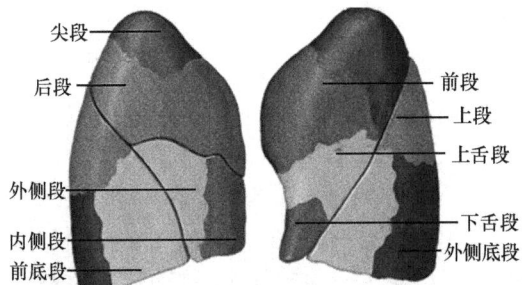

图 7-8 肺段前面观

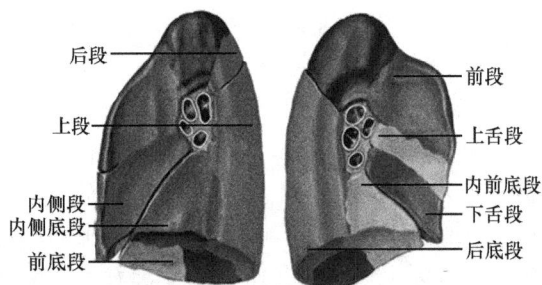

图 7-9 肺段内侧面观

管；右肺有上叶、中叶和下叶支气管。肺叶支气管入肺叶后再分为肺段支气管树。全部各级支气管在肺叶内反复分支，形成树状的结构，称为支气管树。

肺段支气管是肺叶支气管的分支，每一肺段支气管及其分支和它所属的肺组织共同构成一个支气管肺段。支气管肺段，简称肺段，是每一肺段支气管及其分支分布区的全部肺组织的总称。支气管肺段呈圆锥形，尖端朝向肺门，底朝向肺的表面，构成肺的形态学和功能学的独立单位。通常左、右肺各有 10 个肺段。有时因左肺出现共干肺段支气管，此时左肺只有 8 个支气管肺段。右肺的 10 个肺段分别为尖段、后段、前段、外侧段、内侧段、上段、内侧底段、前底段、外侧底段、后底段。左肺的 8 个肺段分别为尖后段、前段、上舌段、下舌段、上段、内前底段、外侧底段、后底段。每个支气管肺段有一个肺段支气管分布，相邻支气管肺段间隔以肺静脉属支及疏松结缔组织。由于支气管肺段结构和功能的相对独立性，临床常以支气管肺段为单位进行手术切除。

3. 胸膜和纵隔　在大体标本上观察。胸腔是由胸廓和膈围成的腔。上界为胸廓上口，下界为膈。胸腔中部为纵隔，两侧容纳左、右肺。

（1）胸膜：是衬覆于胸壁内面、膈上面、纵隔两侧面和肺表面等部位的一层浆膜。

1）脏胸膜：被覆于肺表面的胸膜是脏胸膜，与肺实质紧密结合，并折入斜裂及右肺水平裂内。

2）壁胸膜：被覆于胸壁内面、膈上面和纵隔两侧面的胸膜部分为壁胸膜。按其衬覆部位不同可分为四部分，即肋胸膜、膈胸膜、纵隔胸膜和胸膜顶。

肋胸膜：是壁胸膜借结缔组织衬覆于肋骨、胸骨、肋间肌、胸横肌和胸内筋膜等结构内面，与胸壁之间易剥离。前缘于胸骨后面，急转向后移行于纵隔胸膜。后缘于脊柱两侧向前返折，也连于纵隔胸膜。下缘以锐角返折移行于膈胸膜。上缘移行于胸膜顶。

膈胸膜：是被覆于膈上面的胸膜，与膈紧密相贴，其周缘的内侧部向上返折移行于纵隔胸膜，其余部分则向上返折移行于肋胸膜。

纵隔胸膜：是被覆于纵隔两侧面的壁胸膜，呈矢状位。纵隔胸膜中部向外侧延伸作袖管状包裹肺根后移行于脏胸膜。肺根前下方的纵隔胸膜与心包愈着，称为心包胸膜。在肺根下方，纵隔胸膜移行至肺，形成一呈冠状位的双层胸膜皱襞，称为肺韧带。

胸膜顶：是肋胸膜和纵隔胸膜向上延伸包盖在肺尖上方所形成的圆穹部分，一般位于胸廓上口平面以上，突入颈根部。胸膜顶的最高点可达锁骨内侧 1/3 上方 2～3cm。

3）胸膜腔：脏胸膜、壁胸膜在肺根处相互延续，在左、右两肺周围分别形成一个完全封闭的胸膜间隙。由于胸膜腔的负压及液体的吸附作用，使脏胸膜、壁胸膜紧密地贴附在一起，所以胸膜腔实际上是两个潜在的腔隙，间隙内有少量浆液，可减少摩擦。壁、脏两层胸膜在肺根表面及其下方互相移行，相互移行的两层胸膜在肺根下方重叠形成三角形的皱襞称肺韧带。

4）胸膜隐窝：胸膜腔在壁胸膜某些部分返折处，相互移行的胸膜腔，称为胸膜隐窝。最重要的胸膜隐窝位于肋胸膜和膈胸膜的返折处，称为肋膈隐窝，左右各一，整体呈半环状位置最低，容量最大，胸膜腔积液可先积存于此。此外，胸膜腔在肋胸膜与纵隔胸膜返折处，有较明显的肋纵隔隐窝，左侧肋纵隔隐窝较大。膈纵隔隐窝位于膈胸膜与纵隔胸膜返折处，由于心尖向左侧突出而成。

（2）胸膜的体表投影：在骨架标本和大体标本及模型上观察（图7-10、图7-11）：肺和胸膜的体表投影，主要显示壁胸膜各部之间的返折线在体表的位置。

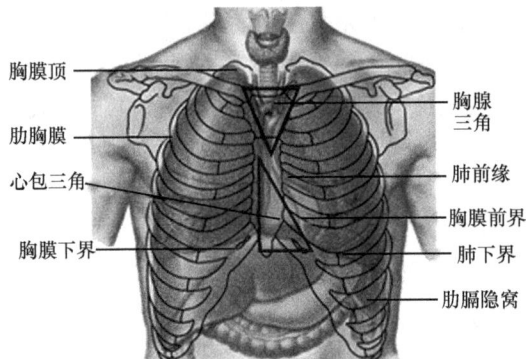

图 7-10　胸膜和肺体表投影前面观

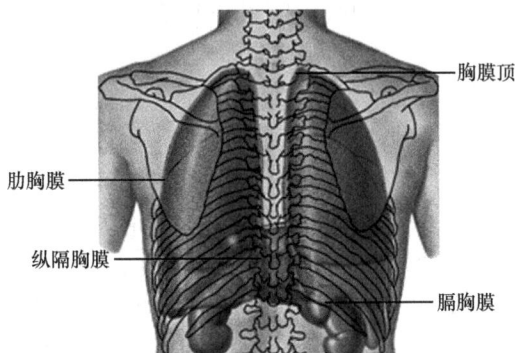

图 7-11　胸膜和肺体表投影后面观

1）胸膜的前界：是肋胸膜和纵隔胸膜在前内侧的返折线，两侧均起自锁骨内侧 1/3 上方 2～3cm 处的胸膜顶，斜向内下方，经胸锁关节后方至胸骨柄后面，约在第 2 胸肋关节平面，左、右侧靠拢并沿中线稍偏左侧垂直下行。右侧者在第 6 胸肋关节处向右下折转移行于下界；左侧者在第 4 胸肋关节处，弯转行向外下，呈弧形，经过第 4、5 肋间隙，最远可距胸骨侧缘 2～2.5cm，至第 6 肋软骨后方，向左下折转移行于下界。两侧胸膜前界在第 2 至第 4 肋软骨平面之间相互靠拢，但在该平面的上、下方则相互分开，从而分别形成了两个三角形的区域，上方称胸腺区，下方称心包区。心包裸区指的是在心包区内心包的前面未被胸膜遮盖，此区在胸骨体左下半和左侧第 4～6 肋软骨后方。

2）胸膜的下界：是肋胸膜和膈胸膜的返折线，右侧起自第 6 胸肋关节后方，左侧起自第 6 肋软骨后方，两侧均行向外下方，在锁骨中线处与第 8 肋相交，在腋中线处与第 10 肋相交后折转向后内侧，在肩胛线处与第 11 肋相交，最后在脊柱外侧处终止于第 12 胸椎棘突高度。

（3）肺的体表投影：在大体标本上观察（图 7-10、图 7-11）：肺尖的体表投影与胸膜顶大致相同。肺前界的投影与胸膜前界亦略为一致。肺下界体表投影左、右略同。在平静呼吸时，在各标志线处其投影位置均较胸膜下界高约 2 个肋骨，即在锁骨中线处与第 6 肋相交，在腋中线处与第 8 肋相交，在肩胛线处与第 10 肋相交，最后在脊柱侧缘处终止于第 10 胸椎棘突高度。

（4）纵隔：指的是左、右纵隔胸膜之间的全部器官、结构与结缔组织的总称（图 7-12、图 7-13）。纵隔稍偏向左侧，上窄下宽，前短后长。前界为胸骨，后界为脊柱胸段，两侧界为纵隔胸膜，上达胸廓上口，下至膈。

纵隔通常以胸骨角至第 4 胸椎体下缘的平面为界，分为上纵隔和下纵隔。下纵隔再以心包为界分为前、中、后三部分，即胸骨与心包前面之间的前纵隔，心包、心及与其相连的大血管根部所占据的中纵隔，心包后面与脊柱胸段之间的后纵隔。

1）上纵隔：上界达胸廓上口，下界为胸骨角至第 4 胸椎体下缘的平面，前方为胸骨柄，后方为第 1～4 胸椎体。上纵隔内主要含有胸腺、头臂静脉、上腔静脉、主动脉弓及 3 大分支、迷走神经、膈神经、喉返神经、食管胸段、气管胸段和胸导管等。

2）下纵隔：上界是上纵隔的下界，下界为膈，两侧为纵隔胸膜。

前纵隔：在胸骨体与心包之间，非常狭窄，前纵隔内含有胸腺或胸腺遗迹、纵隔前淋巴结、胸廓内动脉纵隔支、胸骨心包韧带和疏松结缔组织等结构。

中纵隔：为纵隔下部最宽阔的部分，位于前、后纵隔之间。其内有心包和心、升主动脉、

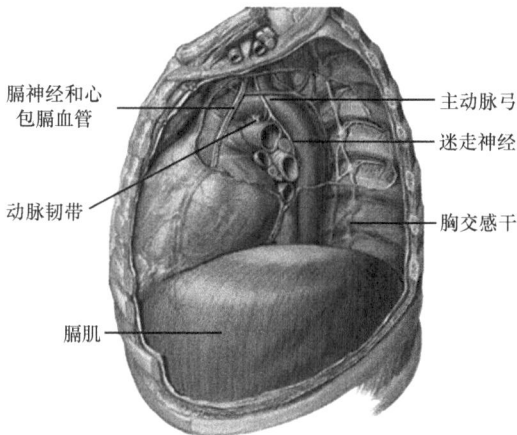

图 7-12 纵隔左侧面观

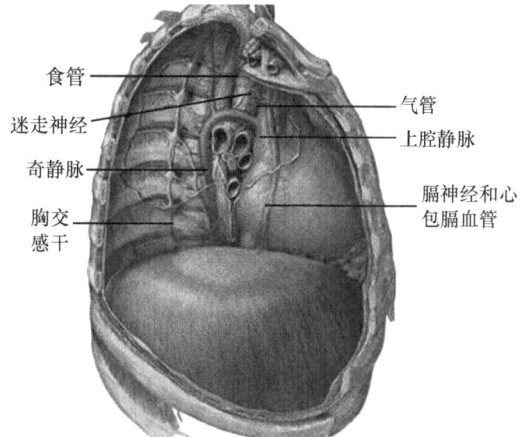

图 7-13 纵隔右侧面观

上腔静脉、肺动脉干及其分支、左肺静脉、右肺静脉、膈神经、心包膈血管和淋巴结等。

后纵隔：在心包和脊柱胸段之间，后纵隔内有胸主动脉、奇静脉和半奇静脉、迷走神经、食管胸段、左主支气管、右主支气管、气管杈、交感干胸段、淋巴结和胸导管等。这些结构可向上经胸廓上口，向下经主动脉裂孔、食管裂孔分别与颈部和腹腔相延续。

【注意事项】

1. 呼吸道的结构比较细小，实习时须仔细辨认。

2. 观察时动作要轻，以免损坏标本。

3. 胸腔的神经走行较长，观察时要轻拿、轻放，不能撕断。

4. 由于肋骨断面比较尖锐，观察胸腔内结构时，要注意安全。

【思考题】

1. 经气管进入的异物多进入哪侧主支气管？为什么？

2. 试述上颌窦的位置，开口部位和功能。上颌窦有炎症时，为什么不易引流？临床上一般在何处进行上颌窦穿刺？

3. 某人右胸前壁内下部由于外伤造成气胸，由外向内可伤及哪些结构？可产生何种症状？

4. 试述胸膜和肺的体表投影及其临床意义。

（马　勇）

第八章 泌尿系统

【实验目的】

记忆：泌尿系统的组成；肾的形态、位置、毗邻、被膜；肾冠状面上的主要结构；输尿管的形态、分部及各部的位置，输尿管的生理性狭窄；膀胱的形态、分部；膀胱三角的位置和黏膜特点。

理解：肾的血管与肾段。膀胱的内部结构。

领会：肾的体表投影。男性尿道和女性尿道的形态特点。

【实验材料】

1.标本 泌尿、生殖系统的标本；肾冠状面标本；暴露腹膜后隙的大体标本。泌尿系统、生殖系统原位器官的标本；肾冠状面；男性泌尿生殖串联标本，显示膀胱三角的标本；女性完整骨盆；男、女性盆腔矢状面标本。

2.模型 肾冠状面模型；两肾带腹部大血管模型。男、女泌尿系统离体模型；男、女性盆腔矢状面模型。

3.图像 肾的位置和毗邻。膀胱、前列腺及精囊腺后面观。

【实验内容】

1.肾

（1）肾的位置：在大体标本上观察（图 8-1）：肾紧贴于腹后壁，在腹后壁的腹膜后，属腹膜外位器官，位于腹腔的后上部，脊柱两侧。正常肾的位置可随呼吸运动和体位改变而向上、下移动。左肾一般位于第 11 胸椎体下缘至第 2~3 腰椎间盘之间，右肾一般位于第 12 胸椎体上缘至第 3 腰椎体上缘之间。左肾上端平均高出右肾上端 1~2cm。两肾的长轴均向外下方倾斜。左侧第 12 肋斜过左肾后面的中部，右侧第 12 肋斜过右肾后面的上部。肾门约平第 1 腰椎体，距正中线约 5cm。竖脊肌外侧缘与第 12 肋之间的夹角部位，称为肾区（图 8-2）。

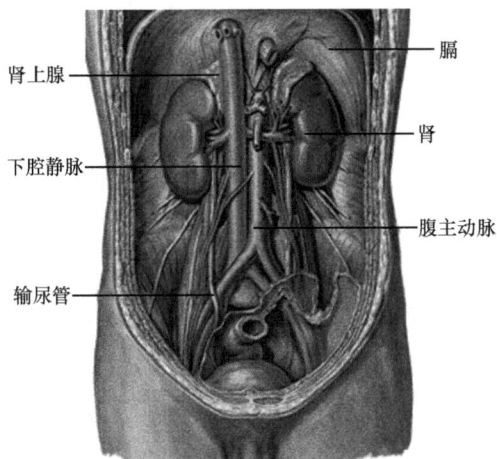

图 8-1 肾的位置

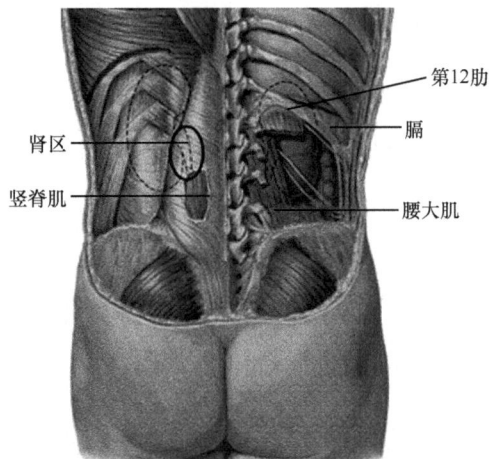

图 8-2 肾区及肾后面的毗邻

（2）肾的形态：肾是实质性器官，形似蚕豆，左右各一，表面光滑，新鲜时呈红褐色。一般男性肾大于女性肾，左肾重于右肾。肾分为上、下两端，内、外侧缘和前、后两面。上端宽而薄，下端窄而厚。肾的前面较凸，朝向前外侧；后面较平坦，紧贴腹后壁。外侧缘隆凸；内侧缘中部凹陷，是肾的血管、淋巴管、神经和肾盂的出入处，称为肾门，这些结构由结缔组织包在一起，合称肾蒂。

肾蒂内主要结构的排列关系，由前向后依次为肾静脉、肾动脉和肾盂，从上而下依次为肾动脉、肾静脉和肾盂。肾门向肾实质内续于一个较大的腔隙，称为肾窦，其内含有肾动脉的主要分支、肾静脉的属支、肾小盏、肾大盏、肾盂、神经、淋巴管和脂肪组织等。

（3）肾的结构：观察肾的冠状面标本（图8-3），可见肾实质包括皮质和髓质两部分。肾皮质位于肾的表面，厚1～1.5cm，富有血管，新鲜标本呈红褐色，其内可见有细小的红色点状颗粒，主要由肾小体和肾小管构成。肾皮质深入肾髓质之间的部分呈圆柱状，称为肾柱。肾髓质位于肾皮质的深层，约占肾实质的2/3，血管较少，呈淡红色，由15～20个肾锥体构成。肾锥体呈圆锥形，结构致密而有光泽，有许多条纹。肾锥体近皮质的部分宽大，称为锥体底，其尖端侧钝圆，伸向肾窦，并突入肾小盏，称为肾乳头，有时2～3个肾锥体的尖端合成1个肾乳头，每肾有7～12个肾乳头，肾乳头上

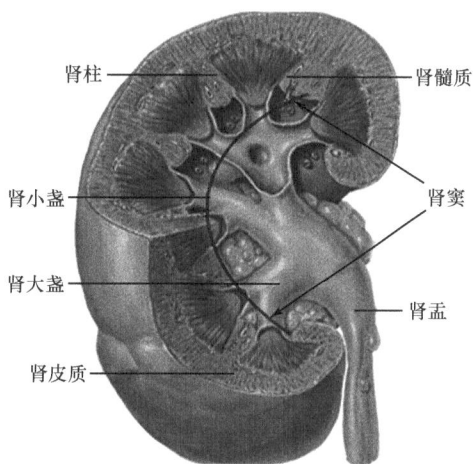

图8-3 肾的结构

有10～30个小孔，称为乳头孔，为乳头管的开口。肾小盏为呈漏斗状的膜管，包绕着肾乳头，位于肾窦内，每侧有7～8个，1个肾小盏可包绕2～3个肾乳头，故肾小盏的数目较肾乳头少。相邻的肾小盏合并成2～3个较大的膜管，称为肾大盏。肾大盏在肾窦内合并成一个呈漏斗状的扁囊，称为肾盂。肾盂出肾门后，向下弯行，逐渐变细，约于平肾下端处移行为输尿管。

（4）肾的被膜：在平第1腰椎的横切面标本的上面和经右肾的矢状面标本的右面观察（图8-4、图8-5）：肾的表面自内向外有三层被膜，分别为纤维囊、脂肪囊和肾筋膜。

1）纤维囊：贴在肾实质的表面，薄而坚韧，由致密结缔组织构成，另由小量弹性纤维构成。在正常状态下，它容易从肾实质剥离。

2）脂肪囊：位于纤维囊的外面，也称肾床。此囊在肾的边缘部分发育良好，肾后面的比肾前面的稍厚。脂肪囊的脂肪经肾门进入肾窦，充填于肾窦内容物的间隙内。

3）肾筋膜：包在脂肪囊外面，由腹膜外筋膜发育而来。自筋膜深面发出许多结缔组织小梁穿过脂肪囊与纤维囊相连，起固定肾的作用。

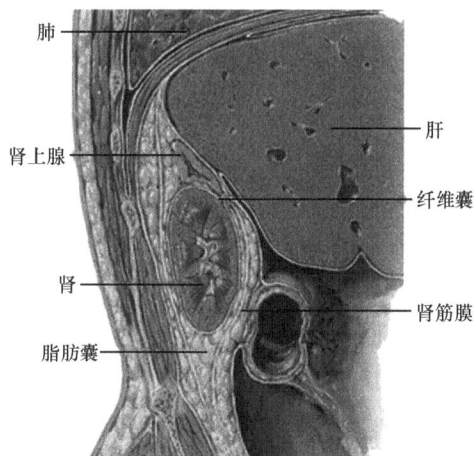

图8-4 经右肾中部矢状面

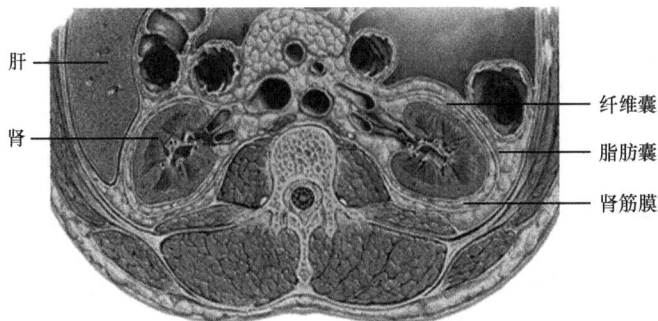

图 8-5 经肾门的水平面

肾筋膜分为前、后两层，分别称为肾前筋膜和肾后筋膜，包绕肾和肾上腺。在肾的外侧缘和肾的上方，两层相互融合。向内侧，前层逐渐变薄，覆盖于肾血管、腹主动脉和下腔静脉的前面，并与对侧的相连续；后层与腰大肌和腰方肌的筋膜相融合，并经肾血管和输尿管等结构的后方，附着于腰椎体和椎间盘。在肾的下方，两层相互分离，中间有输尿管通过。

肾正常位置的维持，主要依赖于肾筋膜、脂肪囊及其邻近器官。当肾的固定装置不健全时，肾可向下移位，造成肾下垂或游走肾。

（5）肾的毗邻：左肾前上部与胃底后面毗邻，中部与胰尾和脾血管接触，下部邻接空肠和结肠左曲。右肾前上部与肝毗邻，下部与结肠右曲相接触，内侧缘与十二指肠降部相邻。两肾的上方有肾上腺，两者虽共为肾筋膜包绕，但其间被疏松的结缔组织分隔。故肾上腺位于肾纤维膜之外，肾下垂时，肾上腺可不随肾下降。两肾后面的上 1/3 与膈相邻，下部自内侧向外侧分别与腰大肌、腰方肌及腹横肌相毗邻（图 8-2、图 8-6）。

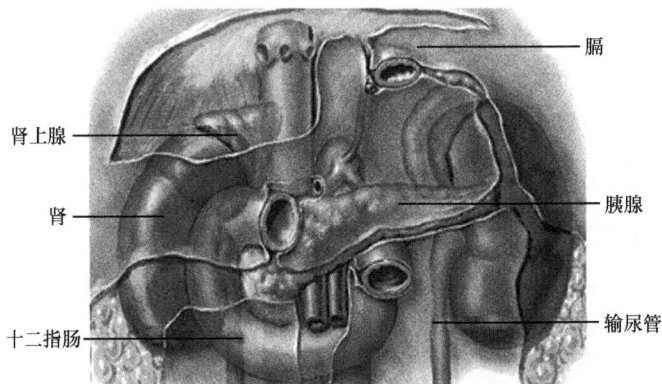

图 8-6 肾前面的毗邻

（6）肾的血管及肾段：肾的动脉一般左、右各 1 条，直接起于腹主动脉。肾动脉一般在肾门处分前、后两支，前支较粗，又分出 4 个 2 级分支，与后支一起进入肾实质内。肾动脉的 5 个 2 级分支在肾内呈节段性分布，称肾段动脉。每支肾段动脉分布到一定区域的肾实质，称为肾段。每个肾有 5 个肾段，即上段、上前段、下前段、下段和后段，各肾段由同名动脉供应（图 8-7）。肾内静脉无一定节段性，互相间有丰富的吻合支。肾静脉左、右各 1 条，直接注入下腔静脉。

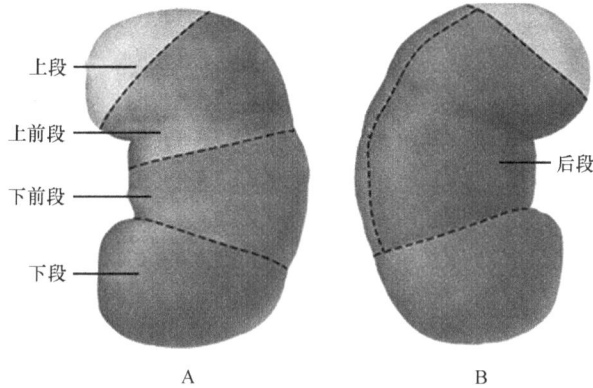

图 8-7 肾段的分布

A. 肾前面观；B. 肾后面观

2. 输尿管、膀胱和尿道

（1）输尿管：在大体标本及模型上观察（图 8-1），输尿管为细长的肌性管道，左、右各 1 条，约平肾下端高度续于肾盂。长度平均为男性 26.5cm，女性 25.9cm，管径为 0.5～0.7cm，终止于膀胱。输尿管有较厚的平滑肌层，可做节律性的蠕动，使尿液不断流入膀胱。

输尿管的行程与分段：输尿管按行径可分为腹段、盆段和壁内段。输尿管自肾盂起始后，在腹后壁腹膜的深面，沿腰大肌前面下降。达小骨盆入口处，左、右输尿管分别越过左髂总动脉的末端和右髂外动脉起始部的前面，此段称为腹段。从髂血管入盆腔，先沿盆侧壁向下向后，越过盆壁血管、神经的表面，约在坐骨棘水平转向前内侧穿入膀胱底的外上角，这一段为盆段。在女性，输尿管经过子宫颈的外侧，阴道穹侧部的上方，距子宫颈 1.5～2.0cm 处，有子宫动脉横过其前上方；在男性有输尿管越过输精管下端的前方。输尿管自膀胱底的外上角，向内下斜穿膀胱壁，以输尿管口开口于膀胱，此段称为壁内段，长 1.5～2.0cm。当膀胱充盈时，膀胱内压增高，将壁内段管腔闭合，可防止膀胱中的尿液反流入输尿管。

输尿管从管径的粗细来说，有 3 个生理性狭窄部：第 1 个狭窄为肾盂和输尿管的移行处；第 2 个狭窄为输尿管与髂血管交叉处；第 3 个狭窄为输尿管壁内部。

（2）膀胱：是储存尿液的囊状肌性器官，其形态、大小和位置均随尿液充盈程度而变化。

1）膀胱的形态：膀胱空虚时呈三棱锥体形。顶端朝向前上，称膀胱尖。底部呈三角形，朝向后下，称膀胱底。尖与底之间的大部分称膀胱体。膀胱的下部有尿道内口，与前列腺相接触，这一变细的部分称为膀胱颈。膀胱各部之间没有明显界线。膀胱充盈时呈卵圆形。

冠状切开膀胱观察（图 8-8）：可见黏膜由于膀胱肌层的收缩而形成许多皱襞，当膀胱膨胀时，皱襞可完全消失；但在膀胱底的内面有一三角形区域，由于缺少黏膜下层，黏膜与肌层紧密相连，无论是在膀胱膨胀或收缩时，都保持平滑状态，不

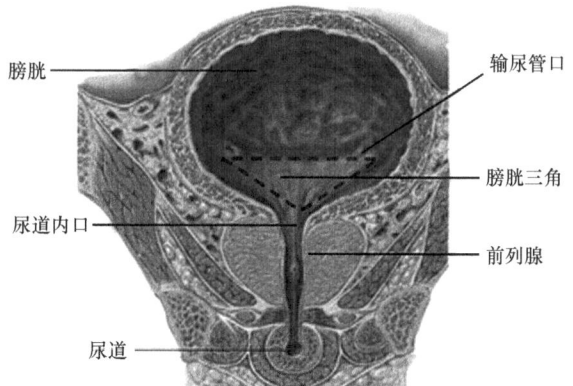

图 8-8 男性盆腔冠状面（示膀胱后壁）

形成皱襞，此区称为膀胱三角。膀胱三角位于两输尿管口与尿道内口之间。两输尿管口位于膀胱三角的后上两侧角处，尿道内口居前下的膀胱颈处。两输尿管口之间的横行皱襞为输尿管间襞，黏膜的深面有横行的平滑肌束。它是寻找输尿管口的标志。膀胱三角的前下部，尿道内口的后方，于成年男性有因前列腺中叶而微凸的隆起，称为膀胱垂。

2）膀胱的位置：在大体标本上观察（男性、女性盆腔矢状面），成人的膀胱位于小骨盆的前部，前方为耻骨联合，后方在男性为精囊腺、输精管壶腹和直肠；女性的后方为子宫和阴道。

膀胱颈在男性下邻前列腺，在女性下方直接邻接尿生殖膈。膀胱的上面有腹膜覆盖，此腹膜是由腹前壁的壁腹膜折转到膀胱上面来的。男性的膀胱上面邻小肠，女性则有子宫伏于其上。通过膀胱位置及毗邻的观察，膀胱充盈时，膀胱尖即上升至耻骨联合以上。膀胱空虚时，膀胱尖不超出耻骨联合上缘。依据充盈时的情况腹前壁折向膀胱上面的腹膜也随之上移，使膀胱的前下壁直接与腹前壁相贴。

3）膀胱壁的构造：在切开膀胱壁的标本上观察，膀胱壁由肌层、黏膜下组织和黏膜构成。外面覆以薄层疏松结缔组织。肌层由平滑肌纤维构成，外层和内层多为纵形，中层主要为环形。

（3）尿道：女性尿道较男性尿道短、宽，且较直（图8-9），长约5cm，仅有排尿功能。起于膀胱的尿道内口，经阴道前方下行，与阴道前壁紧密相邻，穿过尿生殖膈时有横纹肌形成的尿道阴道括约肌环绕，可起随意括约作用。末端开口于阴道前庭，它开口的后方是较大的阴道口。尿道下端周围有尿道旁腺，导管开口于尿道外口附近。

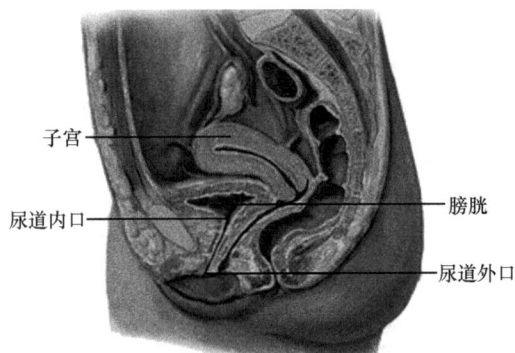

图8-9 女性尿道

【注意事项】

1. 辨认各器官的形态结构时，要注意理解它们的功能。肾产生尿液，经输尿管流至膀胱储存，再经尿道排出体外。

2. 观察时应将各器官放置原位。

3. 结合不同的标本观察相应的结构，未经许可不能随意切开标本显露深面结构。

4. 注意比较男、女性尿道结构功能的不同。

5. 实习时同学们应保持严肃、认真的学习态度，在老师的指导下，充分发挥自己的主动性和创造性，要理论联系实际地进行学习。

【思考题】

1. 一患者经检查有肾内结石，经超声碎石治疗后，试述结石自肾内排出到输尿管需经过哪些部位。

2. 根据所学知识解释在急性尿潴留时，为什么在紧邻耻骨联合上方做膀胱穿刺？

3. 男性的终尿经肾产生后，经过哪些部位最终排出体外？

（马　勇）

第九章　男性生殖系统

【实验目的】

记忆：男性生殖器的分部，各部所包括的器官；睾丸及附睾的位置、形态、结构；输精管的形态、分部及行程；前列腺的形态、位置和毗邻；精索的内容、位置及被膜；男性尿道的分部、各部形态结构特点；男性尿道的三个狭窄、三个膨大和两个弯曲。

理解：射精管形态及开口部位；阴茎的分部及构成；精囊腺的形态、位置；尿道球腺的位置及腺管开口；阴囊的形态结构。

领会：阴茎的皮肤特点。

【实验材料】

1.标本 男性生殖系统原位器官的标本；男性泌尿、生殖串联标本；男性盆腔矢状面标本；离体睾丸标本。

2.模型 阴茎模型；腹股沟管模型。

3.图像 睾丸和精索被膜的模式图。

【实验内容】

1.睾丸 位于阴囊内，左、右各一。

（1）睾丸的整体观：在男性盆腔、会阴标本前面找到呈柱状下垂的阴茎，把其推向上方，翻开阴茎下方阴囊的壁层可见在阴囊内，有一对浅白色、表面光滑、内外微扁、上下略长的椭圆形结构，即为睾丸。其长约4cm，前后径约为3cm，横径约为2cm，前缘游离而凸，后缘平直，与附睾和精索下部相接触，血管和淋巴管由此出入。睾丸上端还可见一个小突起，为睾丸附件（图9-1）。

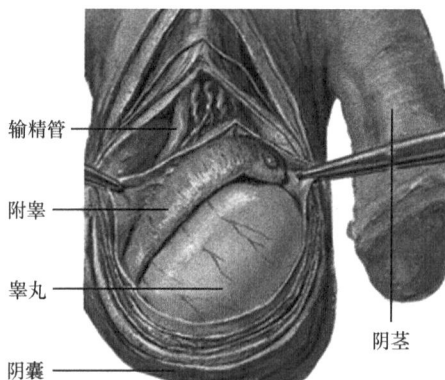

图 9-1　睾丸及附睾

（2）睾丸矢状面观：沿睾丸前缘剖开睾丸，做一矢状面。可见睾丸表面包有一层厚而致密的结缔组织膜，为白膜。仔细观察白膜，会发现白膜在睾丸后缘增厚并突入睾丸内，形成睾丸纵隔。纵隔再向睾丸内呈放射状发出若干个睾丸小隔，因此，睾丸被分成许多小叶。用尖嘴镊尖轻轻地在睾丸小叶内挑拨，会发现一些管径很细、弯弯曲曲的小管，这便是生精小管，每个小叶内有2～4条，长70～80cm。生精小管向后伸入睾丸纵隔内，管会变直为精直小管，精直小管相互吻合，呈网格状，为睾丸网。睾丸网向后上方发出12～15条睾丸输出小管，进入附睾头（图9-2）。

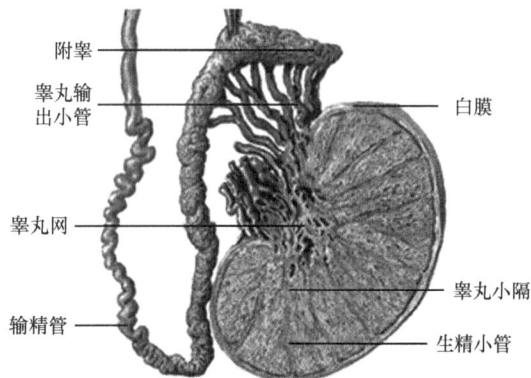

图 9-2　睾丸及附睾的结构

2. 附睾 在睾丸的后上方，偏外侧，可见一呈蝌蚪状或新月形的结构，即为附睾。上端膨大为附睾头，中间为附睾体，下部为附睾尾。剖开附睾表面的鞘膜，发现附睾其实是由睾丸输出小管出睾丸后，扩大并极度纡曲成堆而形成。这些睾丸输出小管在上端堆积成为附睾头，进而相互汇合成一条盘曲的附睾管，长 4~6cm。附睾管上端大部分为附睾体，下端近睾丸下缘为附睾尾。附睾尾连接细而壁厚的输精管。

3. 输精管 是起自附睾尾端，长度约为 50cm，管壁较厚，肌层比较发达而管腔细小，止于前列腺底的管道。输精管依行程分为四部：睾丸部起自附睾尾，短而迂曲，沿睾丸后缘、附睾内侧上行至睾丸上端。精索部介于睾丸上端与腹股沟管皮下环之间，在精索内位于其他结构的后内侧。此段位置表浅，易触及，为输精管结扎的理想部位。腹股沟管部全程位于腹股沟管的精索内。盆部为输精管最长的一段，经腹股沟管腹环出腹股沟管，弯向内下，由盆腔外进入盆腔内，越过髂外动、静脉，沿盆侧壁行向后下，跨过输尿管末端前内方至膀胱底的后面，两侧输精管在此逐渐接近，并膨大成输精管壶腹，壶腹下端变细，两侧并列穿过前列腺，与精囊的排泄管汇合成射精管。在输精管皮下精索部和腹股沟管部，有一条柔软的圆索状结构，称为精索。

精索是圆索状结构，由腹股沟管腹环延伸到睾丸上端，由输精管、睾丸动脉、提睾肌、蔓状静脉丛、淋巴管、神经和鞘突上段闭锁后的残余组织构成。男性输精管结扎手术的部位一般都在皮下精索部。精索表面有被膜，仔细观察发现其被膜共有三层：最外面的一层颜色浅白，质韧，为精索外筋膜，是腹外斜肌腱膜的延续；中间一层为提睾肌，色深，是腹内斜肌和腹横肌一部分肌束及其筋膜的延续；最内层为精索内筋膜，色白，质韧而光滑，是腹横筋膜的延续。有时，由于此部结构较多，而不能确定是哪一层被膜时，可以采用追踪法观察，即提起这一层被膜向上寻找，看它来自腹前壁的哪一层结构，这样就可以确定为哪一层。精索的三层被膜向下包绕着睾丸的表面。睾丸除了上述的被膜外，最里面还有两层由腹膜延续而来的鞘膜包裹，这两层膜光滑而呈半透明状。

观察男性生殖系统游离标本时，首先要确定其正确的解剖学位置及方法，然后才能观察其结构。如果这种标本是成对存在的，一定要区分其位于左侧还是右侧，这样会有利于对这一标本的理解。把标本的解剖学方位确定后，应观察输精管末端与输尿管、精囊、前列腺及膀胱的位置关系。在膀胱底的外面观，可清楚地看到输精管末端膨大为壶腹，输精管跨过输尿管末端的前方，终止于前列腺底。

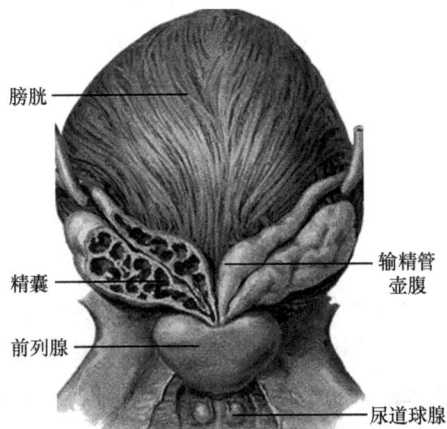

图 9-3 男性膀胱底后面观

4. 精囊 在膀胱底标本外面观（图 9-3）可见精囊位于输精管壶腹外侧，呈长椭圆形的囊状器官，表面凹凸不平，左右各一，排泄管与输精管一起进入前列腺底汇合成射精管。

5. 前列腺与射精管

（1）整体观：在前列腺的游离标本上，可见其是一个上宽下尖，前后略扁的栗子形实质器官，表面包有筋膜鞘，为前列腺囊，上端横径约4cm，垂直径3cm，前后径约2cm。前面微向前凸，后面正中有一纵行浅沟；上面为前列腺底，与膀胱颈相邻，可见前列腺底有3个开口：前面的开口较粗，为尿道进入前列腺处，后方的开口较细，左右各一，是射精管的起始部。前列腺的下端尖细，为前列腺尖，有一个开口，为尿道穿出部（图9-3）。

（2）横断面观：将前列腺水平横断，可见其外面包有一层筋膜，为前列腺囊。这层筋膜伸入前列腺内，将前列腺分成了5个叶。位于两侧较大的为左、右叶，后方狭长的是后叶；左、右叶与后叶之间，前方的为前叶，后方呈楔形的为中叶。在左叶、右叶、前叶与中叶之间的管道，是男性尿道。如果切面位于前列腺底，在左叶、右叶、中叶与后叶间，可以看到2个射精管。随着切面下移，射精管逐渐穿入前列腺中叶，最后开口于尿道前列腺部的后壁上。

（3）男性盆腔正中矢状面：在膀胱的下方，可见一实质性腺体，为前列腺。其前方为耻骨联合，后方为直肠壶腹，上方为膀胱颈、精囊和输精管壶腹，下方为尿生殖膈。上可见一条由后上斜向前下的射精管穿过前列腺。

6. 尿道球腺 在标本上很难见到这对腺体，在男性生殖系统的模型上，可见一对豌豆大的球形器官，以细长的小管连于尿道球部的后外侧。

7. 阴囊 在男性大体标本的前方，于耻骨区找到阴茎并将其推向上方。可见阴茎的后下方有一皮肤囊袋，呈暗褐色，多褶皱并生有少量的阴毛；沿其正中线有一条狭长隆起，向前可达阴茎根，向后连于会阴缝直至肛门前缘，这就是阴囊裂。用手抓捏阴囊，会感觉到阴囊有2个卵圆形睾丸存在。剖开阴囊壁，可见其皮肤薄而柔软。皮肤下面为阴囊肉膜，色较深，主要是浅筋膜中含有平滑肌纤维，其收缩和舒张调节阴囊内的温度。阴囊肉膜包裹睾丸，并在正中线向深部发出阴囊中隔，将阴囊分为左、右2个腔。腔内分别容纳两侧的睾丸和附睾。

阴囊深面包被睾丸和精索的被膜，自外向内为：精索外筋膜为腹外斜肌腱膜的延续；提睾肌来自腹内斜肌和腹横肌的肌纤维束；精索内筋膜为腹横筋膜的延续。睾丸鞘膜来自腹膜，分为壁层和脏层，壁层紧贴精索内筋膜内面，脏层包绕睾丸和附睾等表面，两层在睾丸后缘处返折移行，两者间的腔隙即为鞘膜腔，内有少量浆液。

8. 阴茎

（1）在大体标本上观察男性阴茎标本：可以在耻骨联合前方看到呈菱形生长的阴毛，其向上的尖端伸向脐，向下延至阴茎的背面，左右延至腹股沟表面的皮肤。在耻骨联合的下方，可见一呈圆柱状的结构，垂于耻骨联合前下，为阴茎，长6～8cm，表面皮肤为褐色，包裹整个阴茎全长。用手的拇指及示指夹住阴茎，沿阴茎长轴来回拉动，可以感知阴茎的皮肤活动性较大。阴茎的皮肤呈袖管状包裹阴茎，在前面形成一个圆形的开口，为包皮口。用小指尖或镊子的柄伸入包皮口内，可感知其深处为一环状的腔。这个腔在下方被包皮系带中断。在阴茎游离标本，剖去皮肤、浅筋膜及深筋膜，剥离出阴茎海绵体和尿道海绵体，可见阴茎海绵体前端尖细，后端分开形成两角，两个海绵体在阴茎背侧相连，在腹侧形成一凹槽；尿道海绵体前端膨大形成阴茎头，在头的前方，有一呈矢状位的裂隙为尿道外口，后端亦形成膨大的尿道球，位于阴茎两角之间，借尿道膜部固定于尿生殖膈的下面；中间为尿道海绵体的体部，呈圆柱形，嵌于阴茎海绵体形成的凹槽内（图9-4）。

（2）男性盆腔正中矢状面：在标本上观察阴茎的全

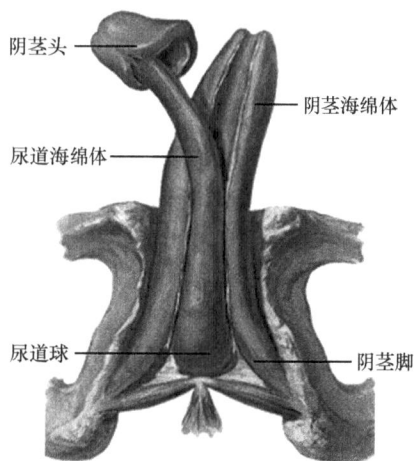

图9-4 阴茎海绵体和尿道海绵体

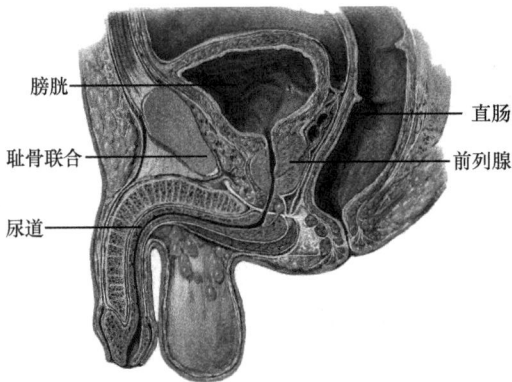

图 9-5　男性盆腔正中矢状面

长，可见阴茎后端膨大，起于尿生殖膈，称阴茎根。并向前形成一凸向上、凹向下的弯曲，仔细观察此部会发现阴茎体为上、下两种结构构成，即上方的阴茎海绵体和下方的尿道海绵体。其中尿道海绵体端形成一膨大，为阴茎头，阴茎海绵体前端变细，嵌入阴茎头后面的隐凹内。阴茎外面的皮肤包裹阴茎海绵体，观察中可见阴茎头表面的皮肤薄而光滑，与阴茎头结合紧密，继而延至阴茎头后端的阴茎颈，再向前返折，形成双层皮肤覆盖阴茎头，即为阴茎包皮。在阴茎头的下面正中有一皮肤皱襞连于阴茎与阴茎包皮间，为包皮系带（图 9-5）。

（3）阴茎横断面：将阴茎横断，由外向内仔细观察，可见其最外层为皮肤，皮肤下面为浅筋膜，其内在阴茎的背侧主要含有阴茎的背浅静脉、背深静脉和背神经；再向内，有 3 个完整包膜的海绵状结构，上方 2 个，紧密相连，较粗大，下方 1 个，较细，这就是 2 个阴茎海绵体和 1 个尿道海绵体。阴茎海绵体和尿道海绵体都有 1 层各自独立的致密的纤维膜包绕，即为阴茎海绵体白膜和尿道海绵体白膜。阴茎海绵体中部有 1 根动脉，沿其长轴进入其内，为阴茎深动脉（图 9-6）。

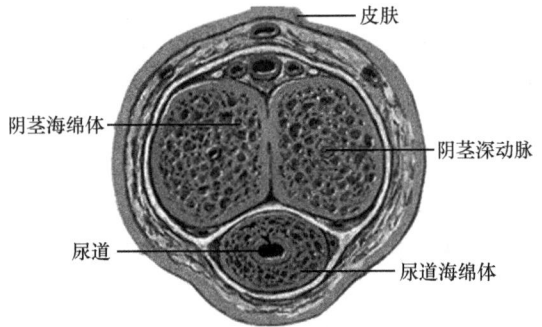

图 9-6　阴茎中部横断面

9. 男性尿道　在男性盆腔正中矢状面（图 9-5）可见起于膀胱尿道内口、止于尿道外口的男性尿道的全程，其长 16～22cm，管径为 0.5～0.7cm。全部尿道由内向外分别穿过前列腺、尿生殖膈和尿道海绵体。

在此标本的前方见到一软骨性椭圆形结构，为耻骨联合，其后方便是一囊状的膀胱。膀胱下部变细的部分为膀胱颈，颈部下方为细小的开口，即为尿道内口。再向下尿道穿过一上宽下窄的实质性腺体，这一部分为尿道的前列腺部，此部尿道较宽大。现将前列腺沿尿道做一冠状切面，可见尿道前列腺的后壁上有一纵行的隆起为尿道嵴。在尿道嵴的中部有一圆形隆起，为精阜，精阜中央有一小凹陷，称为前列腺小囊。在此囊的两侧偏下方，有细小的射精管开口。在精阜两侧的尿道黏膜上还有许多前列腺的排泄管开口。

尿道穿过前列腺后，再穿过一肌性的膈，此膈称尿生殖膈。这一部尿道称为膜部，腔狭窄，为尿道 3 部中最短的一段，长度平均为 1.2cm，且位置固定。在此部尿道周围可见肌环绕。

尿道再向下呈弯曲状，进入尿道海绵体。此部较长，约 16cm，此部后方为尿道球部，管腔较宽广，后方偏外侧有尿道球腺的开口。尿道先向前上，在耻骨联合前方弯曲向下，并于阴茎头部扩大，形成舟状窝，最后开口于尿道外口。在尿道海绵体部的黏膜下层有许多尿道腺，开口于尿道黏膜。

尿道全程观察中可以看到 3 个狭窄，3 个膨大，两个弯曲。第 1 个狭窄在尿道与膀胱移行处的尿道内口；第 2 个狭窄为尿道穿尿生殖膈的膜部；第 3 个狭窄为尿道外口。3 个扩大的位置是：第 1 个膨大在尿道的前列腺部；第 2 个膨大为尿道球部；第 3 个膨大为阴茎头的舟状窝。
两个弯曲：一个是耻骨下弯，在耻骨联合的下方，凹向上，由尿道前列腺部、膜部和球部构成；
另一个为耻骨前弯，由阴茎体下垂形成，为凹向下的弯曲，向上提起，此弯曲可消失。

【注意事项】

1. 观察时应将各器官放置原位。

2. 结合不同的标本观察相应的结构，未经许可不能随意切开标本显露深面结构。

3. 要多观察、多接触实物标本，将标本、模型、图谱三者相结合。对分离的标本器官，先
要摆好位置，再进一步进行观察学习。

【思考题】

1. 男性尿道与女性尿道比较有哪些特点？简要说明这些特点的主要情况及临床意义。

2. 对男性患者插导尿管时，依次经过哪些狭窄及弯曲？

（马　勇）

第十章 女性生殖系统

【实验目的】

记忆：女性生殖器的分部及组成；卵巢的形态、位置和固定装置；输卵管的分部及各部形态位置；子宫的形态、分部、位置及固定装置；乳房的位置、形态、构造；会阴的构成、界线及分区；肛直肠环的组成和坐骨直肠窝的位置；大网膜的位置；小网膜的位置及分部；网膜囊及网膜孔的位置；直肠膀胱陷窝和直肠子宫陷窝的位置。

理解：阴道的形态和位置及阴道穹的组成和毗邻；阴道前庭内阴道口和尿道外口的位置关系；肛提肌及尾骨肌的形态、位置；系膜的组成、位置及作用。

领会：女性外生殖器的形态结构；尿生殖三角区肌和筋膜的分层；十二指肠悬韧带及肝、胃韧带的位置和名称。

【实验材料】

1.标本 大体标本上的泌尿、生殖系统；女性完整骨盆；女性盆腔矢状切标本；离体女性生殖系统标本；女性乳房标本；女性完整骨盆标本；会阴浅隙标本；会阴深隙标本；躯干正中矢状切面标本；打开胸腹腔的大体标本。

2.模型 骨盆模型；女性内生殖器模型；女性盆腔正中矢状面模型；乳房模型；躯干正中矢状面腹膜配布关系模型；经网膜孔水平面模型。

3.图像 女性内生殖器；男、女性骨盆冠状面；腹后壁腹膜的配布。

【实验内容】

1.女性生殖系统

（1）卵巢

1）女性盆腔上面观标本（图10-1）：在膀胱与直肠之间，可见一肌性、较坚硬的器官，为子宫。其向两侧延伸，粗细不等的索状结构为输卵管。此管的末端达盆侧壁，在其下方偏前，可见一微扁呈椭圆形的结构为卵巢。成年女性的卵巢大小约为4cm×3cm×1cm，表面凹凸不平，有瘢痕形成。幼女由于卵巢尚未排卵，表面光滑，绝经期后的女性，卵巢萎缩变小。

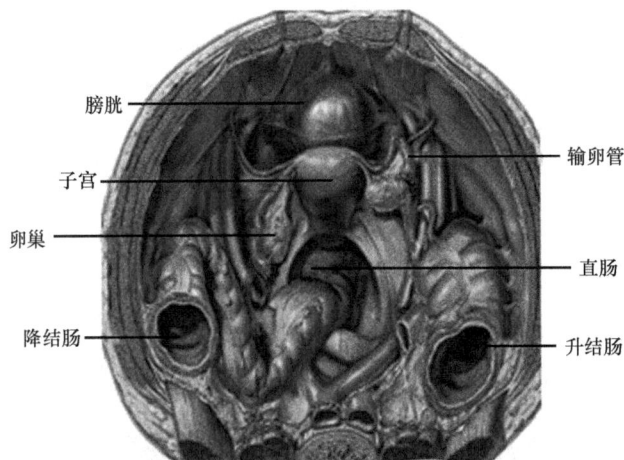

图10-1 女性盆腔上面观

在此标本可见卵巢的前上端被输卵管包绕，在卵巢上端有一索状韧带，将卵巢连于子宫体与输卵管相交处的后下方，为卵巢固有韧带（卵巢子宫索）。卵巢上端与输卵管壶腹部相连，再向上连于小骨盆侧壁上缘处，为卵巢悬韧带，又称骨盆漏斗韧带。沿长轴将其剖开，可见其内有动脉、静脉走行，为卵巢动脉、静脉，在卵巢的前缘中部进入卵巢实质内。

2）卵巢游离标本（图 10-2）：卵巢为一内外略扁，上下微长的椭圆形结构，分为上、下两端，内、外两面和前、后两缘。卵巢上端被输卵管伞覆盖，借卵巢悬韧带连于盆腔侧壁；下端微向内侧倾斜，借卵巢固有韧带连于子宫；内面光滑，朝向腹盆腔；外面邻接髂内、外动脉形成的卵巢窝；前缘平直，近中部有血管、神经出入，为卵巢门；后缘隆凸，游离，为独立缘。在卵巢上端，近输卵管伞附近，仔细观察，可见一囊状小突起，为囊状附件。

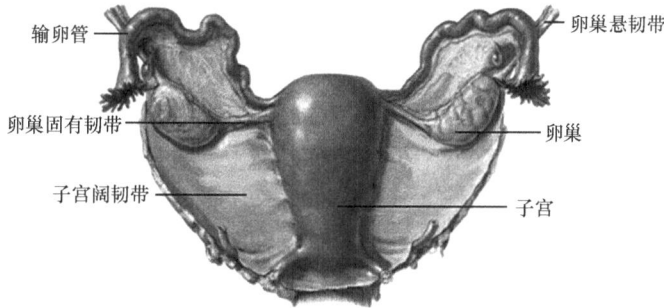

图 10-2　女性内生殖器前面观

3）卵巢冠状面标本（图 10-3）：包绕卵巢表面的一层结缔组织构成的膜，即为白膜。白膜下方可见一些大小不等的卵泡及黄体，较厚的一层为卵巢皮质；中间为结缔组织，内含一些血管和神经。

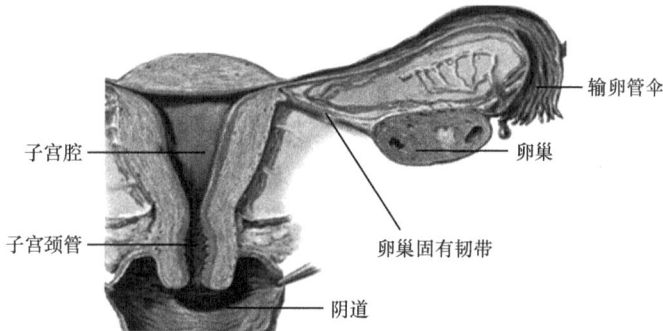

图 10-3　女性内生殖器冠状面

（2）输卵管：观察女性内生殖器标本（图 10-1、图 10-2）：在子宫底两侧，向外侧各伸出一条长而弯曲的管道，长为 10～14cm，两侧达小骨盆侧壁卵巢的上端，全长均包裹在子宫阔韧带上缘内。分为输卵管子宫部、输卵管峡部、输卵管壶腹部及输卵管漏斗部四部分。输卵管在输卵管子宫口穿过子宫壁的一段，直径最细，约为 0.1cm，为输卵管子宫部；子宫体向两侧一段长 3～4cm，管径较细、较直的部分为输卵管峡部，输卵管结扎术多在此进行；峡部向外侧，长为 6～8cm，较膨大而弯曲，自卵巢下端高度沿卵巢前缘上行，再弯曲向后包绕卵巢上端，移行为壶腹部，约占输卵管全长的 2/3，壶腹部管腔较大，为卵子受精的部位；输卵管末端膨大，向后下弯曲覆盖在卵巢后缘和内侧面，呈漏斗状，即为输卵管漏斗部。在漏斗的中央，用镊尖试探拨动，可见一个小的开口，为输卵管腹腔口，开口于腹膜腔。在腹腔口的周围，输卵管末端的边缘呈许多细长的突起，为输卵管伞，盖在卵巢表面，有一个较大的突起与卵巢相连，为卵巢伞。

（3）子宫

1）观察女性盆腔上面观标本（图10-1）：在盆腔内可见在膀胱后、直肠前的一个呈倒置梨形的子宫，向两侧与输卵管相连。在子宫与输卵管相连处的前下方，有一圆索状结构为子宫圆韧带。子宫整体向前倾斜伏于膀胱上面，但有些标本子宫较直，呈直位位于膀胱与直肠之间。子宫表面光滑，为腹膜覆盖子宫的前后面形成的浆膜，并且向两侧延伸，形成双层的腹膜皱襞，伸至盆腔侧壁及盆底，移行为盆腔腹膜的壁层，这一结构为子宫阔韧带。

子宫阔韧带上缘游离，包裹输卵管，输卵管的外侧端游离，形成输卵管腹腔口，开口于腹膜腔。阔韧带上缘外侧1/3形成一包裹卵巢动、静脉的皱襞，即为卵巢悬韧带。阔韧带的前叶覆盖子宫圆韧带，后叶覆盖卵巢及卵巢固有韧带。其作用是限制子宫向左、右移动。阔韧带覆盖子宫、卵巢和输卵管，可分成三部分：输卵管下方与卵巢之间的部分为输卵管系膜；阔韧带后层包裹卵巢形成的卵巢前缘至阔韧带其他部分间的双层膜为卵巢系膜；阔韧带其他的大部分为子宫系膜。仔细打开阔韧带的前、后两层，可见子宫动脉于子宫颈外侧至子宫侧面，继而沿子宫侧面上行，并有输尿管在其下方通过。子宫静脉与子宫动脉伴行，在标本上颜色较深。上缘可见输卵管行向外侧，同时还有一些神经、淋巴组织进出。

在子宫阔韧带的前叶下面覆盖着一对扁索状的结构，由纤维结缔组织和平滑肌构成，起于输卵管与子宫连接处的前下方子宫侧缘，为子宫圆韧带。水平向前，绕经腹壁下动脉后方，由腹股沟管腹环入腹股沟管，出皮下环，分散为一些纤维束，终于大阴唇前上部皮下。此韧带使子宫保持前倾位，为一牵拉子宫体向前下方的韧带。

2）子宫游离标本整体观（图10-2）：取一子宫游离标本，可见其是一前后稍扁，上宽下窄形似倒置的梨形，由平滑肌组成的器官，长7～9cm，宽4～5cm，厚2～3cm，整体见其为前后两面，左右两缘。在外形上分为三部分：上端宽大而圆凸向上的是子宫底，在输卵管子宫口水平面以上；下端狭细而较长，并伸到阴道内，为子宫颈，成人长为2.5～3cm，其伸入阴道的一段，即为子宫颈阴道部，在阴道以上的一段为子宫颈阴道上部；子宫底与子宫颈之间的部分，为子宫体。在子宫体与子宫颈阴道上部之间，较为狭细，长约1cm的部分为子宫峡。此部在非妊娠子宫的外形上看并不十分明显，在剖开子宫腔后，较易找到。

子宫颈下端的子宫口通阴道。未分娩子宫口为圆形，边缘光滑整齐；已分娩过的子宫口为横的"一"字形，且有许多裂痕存在。子宫口的前缘和后缘向下突出明显，称为前唇和后唇。其中前唇较短，后唇较长，但由于后唇位置较高，所以前唇、后唇大致在同一水平面内。

子宫从侧面看呈前倾前屈位。子宫体与阴道形成一个稍大于90°的钝角，为前倾角。这种子宫与阴道的位置关系，即为前倾位。子宫体和子宫颈的长轴间也形成一个约170°向前开放的钝角，为前屈角。这种子宫由于子宫圆韧带和骶子宫韧带牵拉形成的位置为子宫的前屈位。

3）观察子宫冠状面（图10-3）：可见子宫为一肌性中空性的器官。子宫壁较厚，分3层：内层为黏膜；中间是较厚的平滑肌层；外层是脏腹膜覆盖子宫形成的浆膜。子宫壁围成的内腔较小，子宫内腔上方呈一前后微扁，倒立的三角形，即为子宫腔。下部的腔细长，在子宫颈内，为子宫颈管，呈梭形。在子宫腔和子宫颈管相连接处比较狭细，其壁相对应的部分是子宫峡。

4）观察女性盆腔正中矢状面（图10-4）：可见子宫位于盆腔正中，其前方为膀胱，后方是直肠，下方为阴道，两侧与输卵管及卵巢相邻。由于腹膜覆盖，在子宫前后形成两个陷凹，在膀胱与子宫之间的陷凹平子宫峡处，较浅，为膀胱子宫陷凹；在子宫与直肠之间的陷凹较深，大约可达子宫口的后唇，为直肠子宫陷凹，是女性盆腔的最低点。在此标本上看到的子宫内腔，呈现为一个凹向前下方的弧形窄隙，用手指伸入隙内，可感知子宫腔前后较窄，左右稍宽，子宫颈管此时为一沟状。

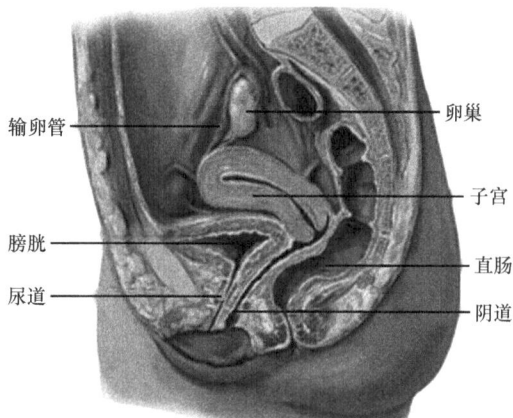

图 10-4 女性盆腔正中矢状面

　　子宫骶韧带：将子宫向前推动，同时将直肠向切面侧推动，可见皱襞从子宫颈阴道上部，呈弧形绕过直肠，止于骶骨的前方，这一结构为子宫直肠襞。在子宫直肠襞的游离缘内，为子宫骶韧带，能够维持子宫前倾前屈位。

　　子宫主韧带：将子宫向切面侧推动，扩大子宫侧缘与盆侧壁的间隙，可见一些平滑肌和结缔组织构成的结构连于子宫颈，并向骨盆侧壁呈放射性分布，为子宫主韧带。其主要功能是防止子宫向下脱垂。

　　（4）阴道：女性盆腔正中矢状面：在此标本上可见阴道呈前后塌陷状态，由黏膜、平滑肌和外膜构成。上方紧邻子宫颈，下方接女性外生殖器；前方上部邻近膀胱底，下部为女性尿道，后方为直肠。用手指伸入阴道前后壁间隙，可以感觉到阴道上部较为宽阔，并包裹子宫颈阴道部，在此部形成一环形的结构，为阴道穹，后部较深，并与直肠子宫陷凹仅邻一层阴道壁及腹膜，这一结构较薄。阴道下部较狭窄，向下经阴道外口通向阴道前庭。成人阴道外口至阴道穹后部长 8～9cm。阴道下部穿过尿生殖膈，在其前后可见一些少量的肌束，为尿道阴道括约肌。

　　（5）女性外阴标本：女性外阴在耻骨联合、肛门前方、两侧腿根部内侧之间（图 10-5）。

　　1）阴阜：在耻骨联合前面，为一皮肤隆起，上面生有呈尖向上、底向下的三角形阴毛。用手按压有一定的弹性，其深部有较多的脂肪组织存在。

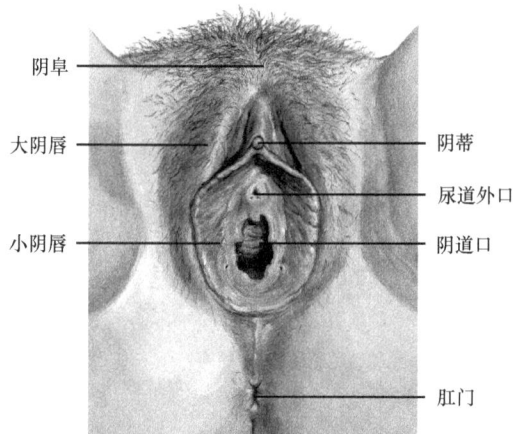

图 10-5 女性外生殖器

　　2）大阴唇：是一对纵长并隆起的皮肤皱襞，两皱襞在前端形成唇前联合，在后方形成唇后联合。

　　3）小阴唇：在大阴唇的内侧，有一对较薄的皮肤皱襞，表面光滑没有阴毛，两侧小阴唇在后方相互汇合连于大阴唇，形成阴唇系带。小阴唇的前端形成 2 对小皱襞，内侧的在阴蒂下方与对侧结合，形成阴蒂系带，向上连于阴蒂。外侧一对在阴蒂背面相互连接，形成阴蒂包皮。

　　4）阴道前庭：是两侧小阴唇之间的菱形裂隙。前方有尿道外口，后部是阴道口。阴道口周缘有一处女膜痕。如果是未婚女性，则可见到处女膜呈环形、半月形、伞状或筛状。在小阴唇与处女膜之间的沟内，相当于小阴唇中 1/3 与后 1/3 交界处，左、右各有一前庭大腺管的开口。

　　5）阴蒂：表面有包皮包裹，有的阴蒂头露出表面，向深方剖开浅部结构，可见阴蒂以左、右两脚附着于耻骨下支和坐骨支，两支向前相互结合成阴蒂体。阴蒂的体相当于男性的阴茎海绵体。

6）前庭球：剖去表面大阴唇的皮肤，在阴道前庭两侧各有一个膨大的结构，为前庭球。其前端相互连接，较细小，两侧部膨大成球形。

7）前庭大腺：在阴道口的两侧，前庭球后端的深面，大小如豌豆，黄色，以导管向内开口于阴道前庭。

2. 乳房和会阴

（1）乳房：观察乳房模型和标本（图10-6）：可见乳房位于胸前部，上起自第2～3肋，下至第6～7肋，内侧至胸骨旁线，外侧可达腋中线。成年女性的乳房呈半球形，紧张并且具有弹性。乳房中央有突起，为乳头，色素沉着明显，顶端有输乳管的开口。乳头周围有一环形色素沉着的皮肤区，是乳晕。在乳晕表面的皮肤上有许多小的隆起，其深面是乳晕腺。整个乳房可以乳头为中心作一条垂线和一条水平线，将乳房分成4个象限，即近腋窝的为外上象限；内上方的为内上象限；外下方的为外下象限，内下方的为内下象限。用手按压乳房，可感觉深方有条索状的乳腺小叶存在。

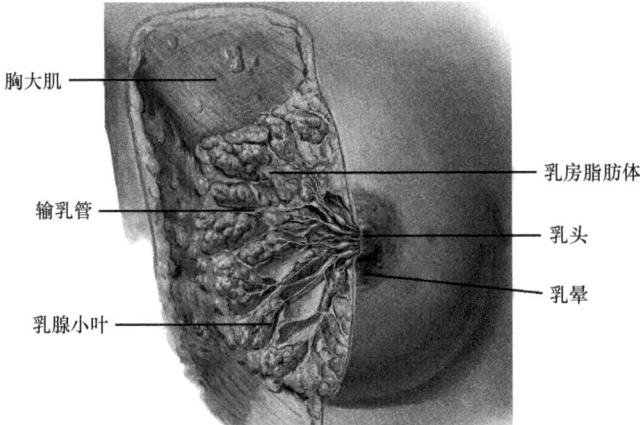

图10-6 成年女性乳房

女性乳房矢状面（图10-7），可见乳房由皮肤、脂肪组织、纤维组织、乳腺组织构成。整个乳房位于胸大肌和胸筋膜的表面，由皮肤包裹而成。脂肪组织位于皮下，填充于纤维组织及乳腺小叶之间。

乳腺小叶为有分支腺样组织，每一腺叶有一输乳管向乳头部走行。由于乳头位于乳房前面中央，输乳管向乳头集中，故呈放射状排列。输乳管在近乳头处膨大形成输乳管窦，其末端变细，开口于乳头。乳腺叶和输乳管以乳头为中心呈放射状排列，故乳房手术时宜做放射状切口以减少损伤。

乳房悬韧带的观察，在乳房内，主要位于乳房上部，有一些结缔组织形成索状，将乳腺小叶悬吊在胸筋膜上或乳头及皮肤上，这些结缔组织束为乳房悬韧带，亦称库珀（Cooper）韧带。

（2）会阴：有狭义会阴和广义会阴两种。

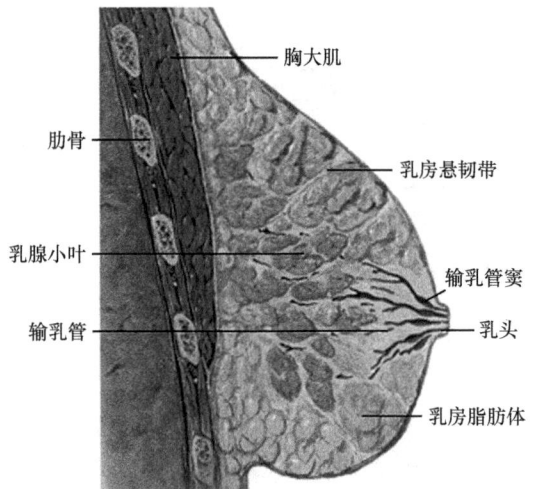

图10-7 女性乳房矢状面

狭义会阴是指肛门和外生殖器之间区域的软组织，妇女分娩时要保护此区，避免造成撕裂。广义的会阴是指封闭小骨盆下口的所有软组织的统称，呈菱形，其前方为耻骨联合下缘，两侧界为耻骨下支、坐骨支、坐骨结节和骶结节韧带，后方为尾骨尖。以两侧坐骨结节连线为界，将会阴分为前、后两部，前部为尿生殖区，也可称作尿生殖三角，男性有尿道穿过，女性有尿道和阴道穿过。后部为肛门区，也可称作肛门三角，有肛管通过。

男性会阴浅隙外面观：可见前部有一圆柱状的阴茎，后部为一呈矢状位的小裂隙，为肛门。整个盆底由封闭小骨盆下口的软组织构成。在肛门与阴茎之间，为一腱性结构，有许多肌附着，此为会阴中心腱。在标本的最后方，有2块宽大的肌，自臀后部向下外方至大腿后部，是臀大肌。在臀大肌前方，肛门周围呈放射状的肌为肛提肌。在肛提肌内侧，肛门周围有一束环形肌，为肛门外括约肌。前方有一对索状的肌束，起自两侧的坐骨结节，向内侧止于会阴中心腱，即为会阴浅横肌。在会阴浅横肌的起点，沿坐骨支和耻骨下支向前内走行的一对索状肌，为坐骨海绵体肌。绕过阴茎背侧左、右两块相互汇合，覆盖在阴茎脚的表面。在尿道的后部，包绕尿道球和其前下方的尿道海绵体的环形肌束，为球海绵体肌。此肌起自会阴中心腱和尿道球下面的中缝，从侧方包绕阴茎，止于阴茎背面的筋膜。

女性会阴浅隙外面观：在女性标本上，后方为肛门，前方为阴道前庭，可见尿道外口和阴道口。

1）肛门三角的肌：自上而下观察肛门三角的肛提肌和尾骨肌（图10-8）。

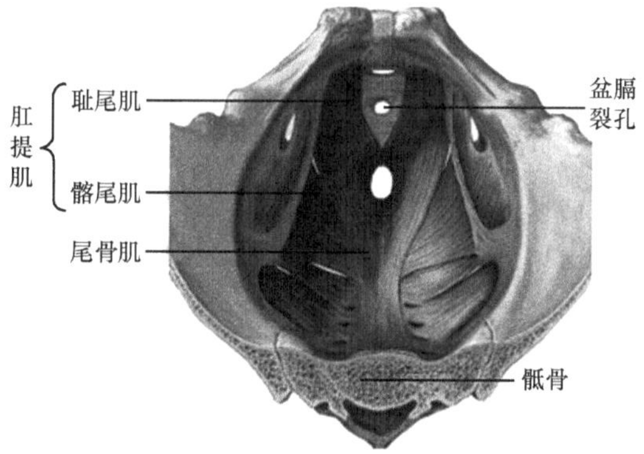

肛提肌：是构成盆底的一对四边形薄片状肌，两侧共同联合成尖向下的漏斗状，封闭骨盆下口大部分。两侧肛提肌在前内侧缘之间留有一个三角形的裂隙，为盆膈裂孔，男性有尿道通过，女性有尿道和阴道通过。此裂口的下方被尿生殖膈封闭。肛提肌主要起自耻骨后面、坐骨棘和肛提肌腱弓（由闭孔筋膜增厚形成；连于耻骨后面和坐骨棘）。肌纤维呈漏斗状向下、向内、向后，分别止于会阴中心腱、直肠壁、阴道壁、尾骨和肛尾韧带（肛门和尾骨之

图10-8　肛提肌和尾骨肌上面观

间的结缔组织束）。肛提肌靠内侧的肌束左、右结合成"U"形袢，从后方套绕直肠和阴道，收缩时对直肠和阴道有括约作用，并可提起盆底，承托盆腔脏器。前部肌束夹持在阴道两侧，为耻骨阴道肌，若为男性则为前列腺提肌。

尾骨肌：位于肛提肌后外侧，覆盖着骶棘韧带，起自坐骨棘，止于骶骨下端和尾骨的外侧缘。由前外向后内呈扇形分开，参与构成盆底，并对骶骨和尾骨有固定作用。

肛门外括约肌：是环绕肛门的骨骼肌，分为皮下部、浅部和深部三部分，是肛门的随意括约肌，受意识支配。

自下而上观察会阴的结构（图10-9），可见耻骨下支、坐骨支、坐骨结节、骶结节韧带及尾骨围成的一个不规则的菱形的口。此口被两个膈封闭：位于上方的为盆膈，封闭整个骨盆下口；位于前下方的只封闭尿生殖三角的结构为尿生殖膈。由后向前在盆底可见肛门、会阴中心腱、阴道前庭。会阴浅横肌起于坐骨结节，止于会阴中心腱，呈一圆索状肌，把盆底分成前、后两部分。在耻骨下支和坐骨支内侧，有一条呈圆索状肌，起于坐骨结节，止于阴茎脚的背面。在阴道前庭周围有两条肌环绕，覆盖在前庭球的表面，为阴道尿道括约肌。

2）尿生殖三角的肌：分浅、深两层。

浅层肌包括会阴浅横肌、球海绵体肌和坐骨海绵体肌。会阴浅横肌左、右各一，起自坐骨结节，止于会阴中心腱，有固定会阴中心腱的作用；球海绵体肌左、右各一，在男性包绕尿道

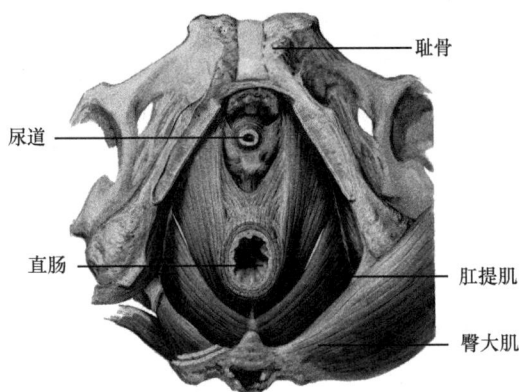

图 10-9 肛提肌和尾骨肌下面观

球及其前方的尿道海绵体，起自会阴中心腱和尿道球下面的中缝，止于阴茎背面的筋膜。收缩时可使尿道缩短变细，协助排尿和射精，并参与阴茎勃起。在女性，此肌分为左、右两部，覆盖在前庭球的表面，称为阴道括约肌，可缩小阴道口。坐骨海绵体肌起自坐骨结节，止于阴茎脚的表面，男性者覆盖在阴茎脚的表面。收缩时压迫阴茎海绵体根部，阻止静脉血液回流，参与阴茎勃起，又名阴茎勃起肌。此肌在女性较薄弱，称为阴蒂勃起肌。会阴中心腱又称会阴体，是狭义会阴深面的一个腱性结构，多条会阴肌附着于此，有加固盆底的作用。在女性，此腱较大且有韧性，在分娩时有重要作用。

深层肌包括会阴深横肌和尿道括约肌。会阴深横肌位于尿生殖膈两层筋膜之间，肌束横行张于两侧坐骨支之间，肌纤维在中线上互相交织在一起，部分纤维止于会阴中心腱，收缩时可加强会阴中心腱的稳固性。尿道括约肌也在尿生殖膈两层筋膜之间，位于会阴深横肌前方，在男性围绕尿道膜部周围，是尿道的随意括约肌。在女性围绕尿道和阴道，可紧缩尿道和阴道，因此也称为尿道阴道括约肌。尿道括约肌和会阴深横肌不能截然分开，两者也合称尿生殖三角肌。

3）会阴的筋膜：分为浅筋膜和深筋膜。

浅筋膜：在肛门三角，浅筋膜为富有脂肪的大量疏松结缔组织，充填在坐骨肛门窝，是位于坐骨结节与肛门之间的间隙，呈倒锥形。前界为尿生殖膈后缘，后界为臀大肌下缘，外侧壁为闭孔内肌及闭孔筋膜，内侧壁为肛提肌和盆膈下筋膜。坐骨肛门窝是肛周脓肿和肛瘘的好发部位。在尿生殖三角，浅筋膜分为两层，浅层富有脂肪，与腹下部和股部的浅筋膜延续。深层呈膜状，称会阴浅筋膜，又称科利斯（Colles）筋膜，向后附于尿生殖膈后缘，向两侧附着于耻骨下支和坐骨支，前上方与腹壁浅筋膜深层相续，下方与阴囊肉膜和阴茎浅筋膜相续连。

深筋膜：覆盖于坐骨肛门窝的各壁，其中，衬于肛提肌和尾骨肌下面者称作盆膈下筋膜，衬于肛提肌和尾骨肌上面的筋膜称作盆膈上筋膜，为盆筋膜的壁层。盆膈上筋膜、盆膈下筋膜及其间的肛提肌和尾骨肌共同组成盆膈，对托持盆腔脏器有重要作用。在尿生殖三角，深筋膜亦分为两层，包在会阴深横肌和尿道括约肌的下面和上面，这些结构一起组成尿生殖膈，呈水平方向的结构，封闭尿生殖三角，加强盆底，协助承托盆腔脏器。两层筋膜分别称为尿生殖膈下筋膜和尿生殖膈上筋膜。

观察坐骨肛门窝的标本，可见在盆膈的外下方，尿生殖膈的上方，闭孔内肌及其筋膜内侧有一个尖向上的三角形结构，即为坐骨直肠窝或称坐骨肛门窝。用手伸入此窝内探查，发现此窝的下壁后部有脂肪填充。会阴浅筋膜与尿生殖膈下筋膜之间围成会阴浅隙，内有尿生殖三角浅层肌，男性有阴茎根、女性有阴蒂脚、前庭球和前庭大腺等。尿生殖膈上、下筋膜之间的间隙称作会阴深隙，有会阴深横肌、尿道括约肌、尿道膜部和尿道球腺等结构。

3. 腹膜 为覆盖于腹、盆腔内侧壁和腹、盆腔脏器表面的一层浆膜，薄而光滑，近似半透明，由内皮和少量结缔组织构成。覆盖于腹、盆腔脏器表面的腹膜较薄，称为脏腹膜；衬于腹、盆腔壁内的腹膜较厚，称为壁腹膜。壁腹膜和脏腹膜互相延续、移行，围成不规则的潜在性腔隙，称为腹膜腔，男性腹膜腔是一个封闭的腔隙，女性腹膜腔则借输卵管腹腔口，经输卵管、子宫、阴道与外界相通。脏腹膜紧贴于脏器表面,从组织结构和功能方面都可视为脏器的一部分。腹膜覆盖腹、盆腔脏器的范围各不相同,据此可将腹、盆腔脏器分为三类:腹膜内位器官、腹膜间位器官和腹膜外位器官。腹膜内位器官的表面几乎完全被腹膜所覆盖,腹膜间位器官的表面大部分被腹膜覆盖,腹膜外位器官仅一面被腹膜覆盖。

(1)小网膜:在肝门、胃小弯及十二指肠上部之间,可见一双层腹膜结构,为小网膜,其内有血管、神经、淋巴管和结缔组织等。用手将肝向右上方翻起使小网膜充分显露。其中左侧部分从肝门至胃小弯,为肝胃韧带。如打开此韧带会见其内含有胃左动脉,先向左至贲门,再向右沿胃小弯走行;肝总动脉向右走行至小网膜右侧;胃左、右淋巴结及神经等结构。小网膜的右侧部分自肝门连至十二指肠上部,为肝十二指肠韧带。剖开此韧带,可见其内含有三种结构:肝固有动脉、胆总管及肝门静脉。三种结构相互的位置关系为:肝固有动脉在左前上方,胆总管在右前上方,肝门静脉在前两者的后下方。

(2)大网膜:在十二指肠上部下缘和胃大弯下缘处向下垂有一呈黄白色(某些部位呈半透明状)、有条索状的脂肪组织结构,为大网膜,由四层腹膜组成。大网膜呈围裙状,覆盖在空肠、回肠和横结肠的前方,向左侧与胃脾韧带相连续,向下自然下垂并形成游离下缘。在大网膜上距胃大弯下方一横指处及大网膜前两层之间,有自左向右的胃网膜左动脉和自右向左的胃网膜右动脉,两动脉互相吻合成动脉弓,打开大网膜的前层,可见到被大网膜前层覆盖着的大网膜后层。后层起自横结肠下缘,位置低于大网膜前层,所以大网膜后层较前层短。在成人,大网膜前、后层粘连结合,在胃与横结肠之间的部分大网膜前层称为胃结肠韧带。

(3)网膜囊和网膜孔:用手在肝十二指肠韧带右侧后方向左探查可知有一较大的空腔,即为网膜囊,也称小腹膜腔。沿胃大弯下缘切断大网膜前层,将胃向上翻起,然后把大网膜前层向下翻开,可见一个前后扁窄而左右宽阔的潜在腔隙。用手向上寻找,可触知上方的肝尾叶及其后方的膈肌;后方可见覆在胰腺前面、左肾、左肾上腺前方的壁腹膜,下为横结肠前壁,再向下为大网膜后层形成的网膜囊后壁;向左侧可看到网膜囊左侧壁为脾、胃脾韧带和脾肾韧带。网膜囊下壁为大网膜前、后两层汇合处;在成人,此壁在横结肠下缘粘连,此时的网膜囊变小;前壁自上而下依次是小网膜、胃后壁及腹膜、大网膜的前层。网膜囊向右侧借一孔即网膜孔通向大腹膜腔。

网膜孔在肝十二指肠韧带游离缘后方,其高度在第10胸椎至第2腰椎体前方的范围内。网膜孔由四个结构围成,其上界为肝尾叶,下界为十二指肠上部,前界为肝十二指肠韧带,后界为腹膜覆盖的下腔静脉。成人网膜孔可容1~2指。

(4)肠系膜:也称作小肠系膜,在去掉腹前壁的标本上把大网膜向上翻开,将位于左上腹的空肠向右侧翻转露出肠系膜。肠系膜附于腹后壁的一段小肠系膜根,长约15cm,自第2腰椎左侧起,斜向右下跨过脊柱及其前方的腹主动脉、下腔静脉、输尿管等结构,止于右骶髂关节前方。系膜向远侧呈放射状延伸,包裹肠管处,为肠缘。小肠长度较长,为5~7m,小肠系膜根与空肠、回肠的长度相差悬殊,其整体呈扇形,使肠系膜形成了许多皱褶。肠管盘曲在腹腔内,形成许多弯曲,在肠管转折处则形成一些窝。剖开肠系膜,在两层腹膜间有肠系膜上动、静脉及其分支和属支及淋巴管、淋巴结、神经丛和脂肪,肠系膜上动脉在肠系膜根内偏左,肠系膜上静脉偏右。

(5)阑尾系膜:在右髂窝近于盲肠的后内侧找到阑尾。在阑尾的左上方有一呈三角形的系膜,自肠系膜延续而来。打开此系膜,可见一条阑尾动脉及一条阑尾静脉经此系膜的游离缘下降，沿途发出分支至阑尾。行阑尾切除时，需从系膜游离缘进行血管结扎。

（6）横结肠系膜：沿胃大弯下缘切断大网膜，将胃及十二指肠上部剖去，可显露出横结肠系膜。横结肠系膜是将横结肠连于腹后壁的双层腹膜结构，其右侧起于结肠右曲，向左跨右肾中部、十二指肠降部、胰头等器官前方，沿胰前缘达左肾前方直至结肠左曲终止。剖开横结肠系膜，可见其内含有中结肠血管、淋巴管、淋巴结和神经丛等。

（7）乙状结肠系膜：在左髂窝附近可见有一双层腹膜结构将乙状结肠固定于左下腹，其根部附着于左髂窝和骨盆左后壁。此系膜较长，且较弯曲，用手拉起乙状结肠，可见其有较大的活动度。剖开乙状结肠系膜，可见内含有乙状结肠和直肠上血管、淋巴结和神经丛等。

（8）肝的韧带

1）镰状韧带：位于膈穹窿下方与肝膈面之间，是微偏左侧的呈矢状位的双层腹膜结构。其向前下部沿腹前壁上份略偏右侧向脐部走行，最后连于脐。侧面观呈镰刀形，其游离下缘肥厚，包裹由脐静脉闭锁形成的肝圆韧带。

2）肝圆韧带：在镰状韧带的游离下缘，可摸到一坚韧圆索状结构，即为肝圆韧带。向前下方与镰状韧带止于脐，向后上方走向肝门，在肝门左前方的肝圆韧带裂内至肝门左侧，并连于门静脉。

3）冠状韧带：在游离肝脏的膈面上，可见由两层腹膜形成，与镰状韧带相延续呈冠状位的结构，为冠状韧带。以镰状韧带为界分为左侧的左冠状韧带和右侧的右冠状韧带。两侧的冠状韧带在终端处，各自的前后两层彼此黏合增厚形成了左、右三角韧带，在左三角韧带内仔细观察，有时可见肝纤维附件。

（9）脾的韧带

1）胃脾韧带：为胃底和脾门之间的双层腹膜结构，向下与大网膜左侧部相连续，构成网膜囊左侧壁的一部分。剖开此韧带，可见内含胃短血管和胃网膜左血管起始段及脾和胰的淋巴管、淋巴结等。

2）脾肾韧带：为脾门下方至左肾前面的双层腹膜结构。剖开此韧带，可见内含胰尾及脾血管、淋巴管、神经丛等。

3）脾膈韧带：为脾肾韧带的上部，从脾的上极连至膈下。

（10）胃的韧带

1）胃膈韧带：用手伸入胃底后方，将其向前下方翻动，可见在胃贲门左侧、食管腹段向后下方连于膈的腹膜结构，为胃膈韧带。

2）肝胃韧带：为自胃小弯左侧至肝门的双层腹膜结构，较宽广，构成小网膜左侧大部分。

（11）腹膜腔及陷凹：在腹腔矢状面标本上观察腹膜及腹膜腔：贴于腹前壁、后壁、膈的下面和盆底的为壁腹膜，包裹肝、胃、横结肠、空肠、回肠及胰、子宫、膀胱等腹、盆脏器的为脏腹膜。脏腹膜与壁腹膜之间的腔隙为腹膜腔。在肝的后下方，小网膜、胃后壁、大网膜前后层、横结肠前面和其系膜前方之间，有一个狭窄的间隙，为网膜囊，即小腹膜腔。用手伸入其中探查，可知其为左右纵深、前后较窄的扁隙，右侧在肝十二指肠韧带后方有一孔（网膜孔）通过大腹膜腔。

在腹膜腔的下部，男性是由膀胱、直肠间的腹膜相互移行、转折形成了一个陷凹，为直肠膀胱陷凹。而在女性的腹膜腔下部，是由膀胱、子宫、直肠间的腹膜相互移行、转折，从而形成了两个陷凹：在膀胱和子宫间的陷凹较浅，为膀胱子宫陷凹，凹底约在子宫峡水平；在直肠和子宫间的陷凹较深，为直肠子宫陷凹，其与阴道穹后部之间仅隔以阴道后壁和腹膜。立位或坐位时，直肠子宫陷凹是女性的腹膜腔最低部位，腹膜腔内的积液易聚积于此，临床上可于直肠前壁或阴道穹后部进行穿刺。

（12）腹后壁的皱襞和隐窝

1）十二指肠的皱襞和隐窝：将腹腔内的大网膜和横结肠向上翻转，并将空肠起始部推向右侧，暴露出十二指肠升部左侧相当于第2腰椎平面处，可见在肠管偏上方有一半月形的皱襞，其下缘游离。此襞与十二指肠壁形成一个口向下方的窝，为十二指肠上隐窝。与此隐窝相对下方有一个三角形的皱襞，其上缘游离，与十二指肠壁之间形成一个口向上的窝，称十二指肠下隐窝，此皱襞为十二指肠下襞。

2）盲肠后窝：将盲肠向左上方拉起，在盲肠的后下方可见一腹膜形成的窝，为盲肠后窝。阑尾常在此窝内。

3）乙状结肠间隐窝：在乙状结肠左后方近乙状结肠入小骨盆处有乙状结肠与腹后壁形成的窝，为乙状结肠间隐窝。用手触摸可感知在其底部有一圆索状结构，为输尿管。

4）肝肾隐窝：在肝右叶下方与右肾之间有一较深的陷凹，用手伸入此窝，可探知其深度大约与肾的厚度相当，约4cm。向上探查，此陷凹经肝后缘通肝后面与膈之间的间隙。

（13）腹前壁的皱襞和隐窝：腹前壁内面的五条腹膜襞均位于脐以下，包括一条脐正中襞、一对脐内侧襞、一对脐外侧襞。脐正中襞：在连于膀胱尖与脐之间的圆索状的腹膜襞结构，被腹膜覆盖，向腹腔内隆起，内含胚胎时期的脐尿管闭锁后成的脐正中韧带。脐内侧襞：在脐正中襞的两侧，左右各一，打开此皱襞，可见脐动脉闭锁后形成的脐内侧韧带。脐外侧襞：在脐内侧襞的外侧，又有一对腹膜皱襞，向上内方，并被腹膜覆盖，内含由髂外动脉发出的腹壁下动脉和腹壁下静脉。

在腹股沟韧带上方，上述5条腹膜皱襞之间形成了对称的3对浅凹，由中线向外侧依次为膀胱上窝、腹股沟内侧窝以及腹股沟外侧窝。膀胱上窝位于膀胱尖上方；腹股沟内侧窝在脐内侧襞与脐外侧襞下部之间；腹股沟外侧窝在脐外侧襞下部外侧。腹股沟内侧窝和腹股沟外侧窝分别与腹股沟管浅环和腹股沟管深环的位置相对应。

【注意事项】

1. 应将各器官放置大体标本原位观察。

2. 腹膜形成结构较细小，观察时要轻拿轻放。

3. 认真仔细观察，注意爱护标本。

4. 结合不同的标本观察相应的结构，未经许可不能随意切开标本显露深面结构。

【思考题】

1. 试述子宫的位置和分部。子宫固定装置有哪些？各有何作用？如果损伤会出现何症状？如何治疗？

2. 乳腺癌晚期为何出现橘皮样外观？

3. 某初产妇，因产后乳腺脓肿需要进行切开排脓手术，应如何选择手术切口？为什么？

4. 当胃后壁穿孔时，胃内容物可能流到哪些部位？为什么？

5. 腹膜形成哪些陷凹？其中哪一位置是腹膜腔的最低点？男性和女性腹膜腔的区别是什么？这种区别有什么临床意义？

（马 勇）

第十一章　心血管系统

心血管系统由心、动脉、静脉和介于动、静脉之间的毛细血管组成。心由心肌构成，是心血管系统的动力器官和连接动脉、静脉的枢纽。心被心间隔分为左右两半，分别由左心房、左心室和右心房、右心室组成。左、右半心间分别由房间隔和室间隔分开，并互不相通。心房和心室间均有房室口相通，心房接受静脉，心室发出动脉。房室口和动脉口处均有瓣膜，其作用是保证血液的单向流动。动脉是心室发出的血管，其作用是运送血液离心。静脉是运送血回心房的管道。除毛发、被覆上皮、角膜、晶状体、玻璃体、牙釉质和软骨外，毛细血管几乎遍布全身各部。

血液循环是指血液从心室射出，经过各级动脉分支到达毛细血管，再经静脉回心的周而复始的过程。根据血液在体内循环的路径不同，可分为体循环和肺循环两种。

1. 体循环　左心室射出的动脉血→主动脉及各级分支→全身各部组织器官的毛细血管（血液中的液体成分通过毛细血管透入组织间隙成为组织液，并将血液中的氧和营养物质带到组织间隙供组织吸收；组织中的二氧化碳及其他代谢产物则通过组织液透入血液）→各级静脉→上、下腔静脉→右心房，这一过程称为体循环。体循环的主要特点是：路程长、流经范围广，以动脉血营养全身，而将代谢产物送回心房。

2. 肺循环　自右心室射出的静脉血→肺动脉干及其分支→肺泡壁的毛细血管网（通过毛细血管和肺泡内的空气进行气体交换，排出二氧化碳，吸入氧气，静脉血又转变成动脉血）→肺静脉→左心房，这一过程称为肺循环。其主要功能是为血液加氧，并排出二氧化碳。肺循环的主要特点是：路径短，只通过肺，主要将静脉血转变成动脉血。

实验一　心

【实验目的】

记忆：心的位置、外形及各心腔的形态结构；心传导系的组成、位置和功能；左、右冠状动脉的起止、行径，重要分支以及三大主干（前室间支、旋支和右冠状动脉）的分布区域；心大、心中、心小静脉的行径、冠状窦的位置和开口；心包的构成及其临床意义。

理解：心的纤维性支架和心壁的构造。

领会：房间隔与室间隔的形态结构；其常见缺损部位；心的体表投影。

【实验材料】

1. 标本　打开胸前壁的完整人体标本（心包打开，显示心的位置、外形、血管和心包）；离体心标本（显示心的外形、心腔结构、心包和心包窦）；心肌标本；心的纤维支架标本；心脏血管灌注标本（显示心的动脉、静脉和冠状窦）。

2. 模型　塑料或橡胶制作的心脏组合放大模型；心脏传导系统和常见心电图电动模型。

3. 图像　心的位置；心的外形和血管（前、后面观）；右心房和右心室内面观；左心房和左心室内面观；心壁结构模式图；心脏传导系统模式图；心包、心包窦及心体表投影。

【实验内容】

1. 位置和毗邻 在大体标本上观察心的位置和毗邻（图 11-1）：心脏斜位于胸腔中纵隔内，其长轴从右后上方斜向左前下方，2/3 位于正中线左侧，1/3 位于正中线右侧，心尖朝向左前下方，心底朝向右后上方。心的上方为出入心的大血管根部，下方邻膈，两侧与肺相邻，后方邻近左主支气管、食管、迷走神经和胸主动脉，平第 5～8 胸椎，前方大部分被肺和胸膜所覆盖，仅小部分与胸骨体下半和左侧第 4、5 肋软骨相邻，称心包裸区。

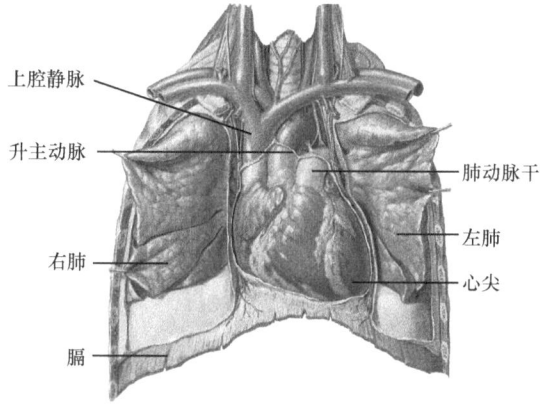

图 11-1　心脏的位置和毗邻

2. 外形 结合心游离标本和心模型观察，打开胸前壁及心包的标本：心的外形近似倒置的、前后稍扁的圆锥体，分为一尖、一底、二面、三缘和四条沟（图 11-2、图 11-3）。心尖朝向左

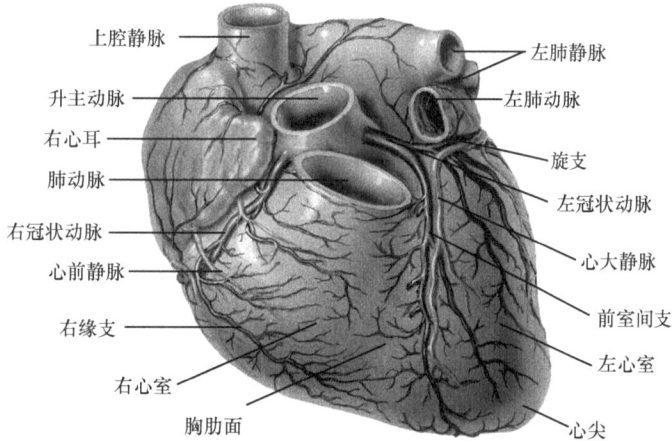

图 11-2　心脏的外形和血管（前面观）

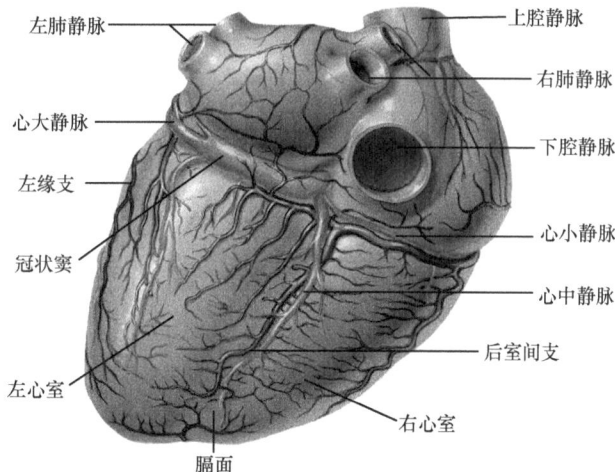

图 11-3　心脏的外形和血管（后面观）

前下方，心底朝向右后上方，故贯穿心底中央至心尖的假想线，即心纵轴呈斜行，约与身体正中面和水平面呈45°。①心尖：圆钝，游离，朝向左前下方，由左心室构成，体表投影在第5肋间隙，左侧锁骨中线内侧1～2cm。②心底：朝向右后上方，大部分由左心房组成，小部分由右心房组成，其两者之间有明显的后房间沟分隔，找出与左心房相连的左、右肺静脉及与右心房相连的上、下腔静脉。③胸肋面：朝向前上方，右侧约3/4由右心室和右心房构成，左侧约1/4由左心室构成，左、右心室间有前室间沟分隔。胸肋面上部可见起于右心室的肺动脉干行向左上方，起于左心室的主动脉在肺动脉干后方向上方走行。最右侧为连于右心房的上腔静脉。④膈面即下面：隔心包贴膈，近似水平位，向下方略倾斜，该面左侧约2/3由左心室构成，右侧约1/3由右心室构成，其间有后室间沟。⑤心的下缘：较锐利，近水平，由右侧的右心室和左侧的左心室的心尖部组成，以心尖切迹为分界点。⑥左缘：圆钝，斜向左下，绝大部分由左心室构成，仅上方一小部分有左心耳参与。⑦右缘：较垂直，由上部的上腔静脉和下部的右心房组成。⑧心表面的四条沟：冠状沟，几乎呈额状位，近似环形，前方被肺动脉干中断，该沟将右上方的心房与左下方的心室分开；在心室的前面和膈面分别有分隔左心室、右心室的前室间沟和后室间沟，它们的走向分别与室间隔的前、下缘一致。前室间沟、后室间沟在心下缘，心尖右侧的汇合处稍凹陷，称心尖切迹；在心底，右上肺静脉、下肺静脉与右心房交界处的浅沟为后房间沟，与房间隔后缘一致，为左心房、右心房在心表面的分界线。后房间沟、后室间沟和冠状沟的交叉处为房室交点，是一常用标志，各沟内有血管、神经和脂肪填充。

3. 心腔 结合心表面的4条沟明确心室间、心房间及心室与心房间在心表面的分界线，借助心的游离标本和模型观察心的4个腔，辨认各心腔的重要结构特点及连接的主要结构。

（1）右心房（图11-4）：在游离心标本上，自心右缘的界沟后方约1cm处作纵向切口，从切口上、下端向前横行切口，向前翻起观察心腔的构造。右心房可分前、后两部。前部为固有心房，由原始心房衍变而来，其前上部为锥体形的盲囊状右心耳，由原始静脉窦发育而成，又称腔静脉窦。两部之间在心表面以靠近心右缘表面的浅沟即界沟为界，在腔面以与界沟相对应的纵行肌隆起即界嵴为界。在标本及模型内表面可见：固有心房壁腔面因有许多平行的梳状肌而凹凸不平。梳状肌由界嵴发出，向前与右心耳内表面交织成网的肌小梁相延续。固有心房的左前下方有1个出口，即右房室口，通向右心室。腔静脉窦内表面光滑，有3个血管的入口，即自上向下注入的上腔静脉口、自下而上注入的下腔静脉口和自左向右注入的冠状窦口。

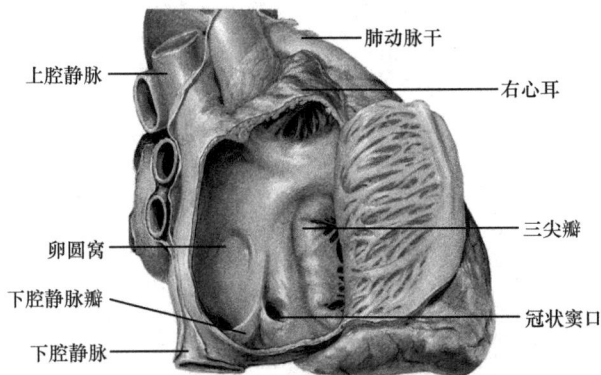

图11-4 右心房内的结构

右心房的后内侧壁主要由房间隔形成，其前上部突起的主动脉隆凸和下部明显的凹陷即卵圆窝，此处薄弱，是房间隔缺损的好发部位。在冠状窦口与右房室口交界处向上探查科赫（Koch）三角〔冠状窦口前内缘、三尖瓣隔侧尖附着缘和托达罗（Todaro）腱之间的三角区〕。

（2）右心室（图 11-5）：游离心标本上，在右心室前壁作"U"形切口，向下翻起观察心腔结构特点。从打开右心室前壁的标本和模型上观察可见室腔略呈尖端向下的锥形体，底为右房室口和肺动脉口，尖朝左前下方，壁较厚，右心室腔被一弓形的肌性隆起即室上嵴分为窦部（流入道）和漏斗部（流出道）。

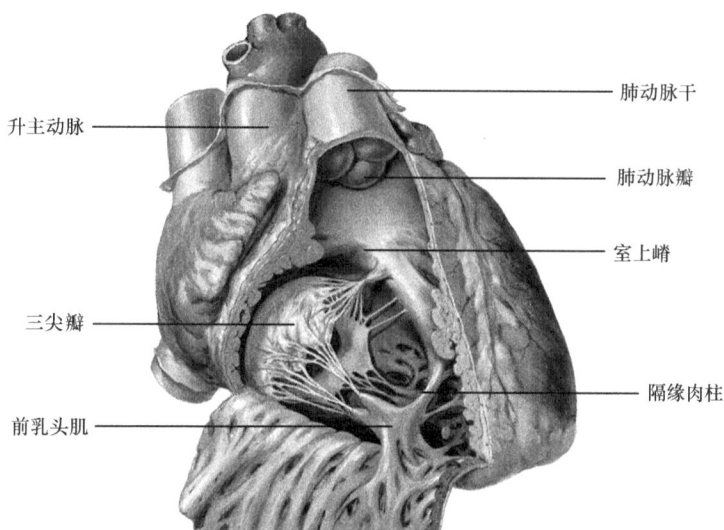

图 11-5 右心室内的结构

上部光滑区是漏斗部（流出道），位于窦部左上方，漏斗部呈圆锥形也称动脉圆锥，其腔面光滑无肉柱，漏斗部上端为肺动脉口，口周围附有肺动脉瓣。下部粗糙区是窦部（流入道），由右房室口至右心室尖，窦部内面交错排列的隆起为肉柱，由许多肌小梁交错形成，故腔面凹凸不平，乳头肌为由室壁突入室腔的锥体状肌束。前乳头肌，1～2个，较大，位于前壁下部，其根部有一条肌束横过室腔至室间隔下部的隔缘肉柱，内有心传导系纤维通过；后乳头肌，位于隔壁，多为数个小乳头肌组成；隔侧乳头肌，细小，位于室间隔，探查乳头肌的形态及数目。

右房室口呈卵圆形，其周缘有致密结缔组织构成的三尖瓣环围绕，三尖瓣基底附于该环，瓣游离缘垂入室腔（图 11-6）。瓣膜被三个深陷的切迹分为 3 个近似三角形的瓣叶，据其位置分别称前尖、后尖和隔侧尖。每个乳头肌尖端发出的腱索与 2 个尖瓣相连。当心室收缩时，由于三尖瓣环缩小以及血液推动，使三尖瓣紧闭，因乳头肌收缩和腱索牵拉，瓣膜不致翻向心房。鉴于三尖瓣环、三尖瓣、腱索和乳头肌在结构和功能上的密切关联，常将四者合称三尖瓣复合体，牵拉瓣膜，观察瓣膜附着于右房室口周围的三尖瓣环处，理解由三尖瓣环、瓣膜、腱索和乳头肌形成的三尖瓣复合体的作用。

（3）左心房：在游离心标本上，于左心房后壁、肺静脉之间作"U"形切口，向下翻起观察左心房壁的特点，或在打开左心房后壁的模型上观察：左心房可分前、后二部，其分界无明显性标志。前部为左心耳，突向左前方，左心耳覆盖于肺动脉干根部左侧及冠状沟前部。左心耳较右心耳狭长，壁厚，边缘有数个深陷切迹，其腔面也有梳状肌，但与右心房相比不发达，

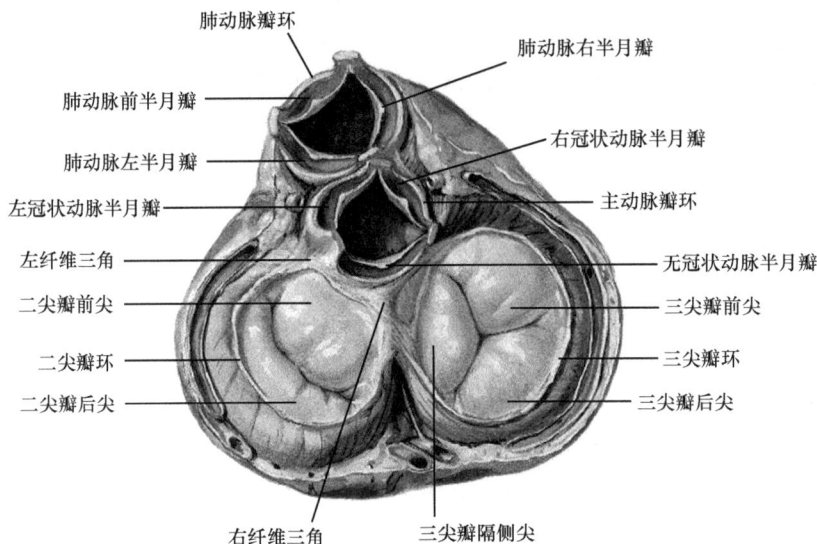

图 11-6 心瓣膜和纤维环（上面观）

梳状肌交织成网，当心功能障碍，心内血流缓慢时容易导致血栓形成。左心房后部较大，腔面光滑，有五个开口：后方两侧分别有左肺上、下静脉和右肺上、下静脉开口，开口处无瓣膜，但心房肌可围绕肺静脉延伸 1～2cm，具有括约肌样作用，可防止血液反流；前下方有左房室口通左心室。

（4）左心室：在游离心标本上，在前室间沟左侧 0.5cm 处，自心尖向主动脉根的方向切开左心室前壁直至左肺动脉下方，再自第一切口中部沿冠状沟下方 0.5cm 处环形切开左心室前壁及后壁直至距后室间沟 0.5cm，打开心室，注意左心室壁厚，不可猛力牵拉，以免扯断腱索，损伤瓣膜，或在打开左心室的模型上观察左心室特点。左心室腔较长，呈圆锥形，尖朝向心尖，底为左后方的左房室口和右前方的主动脉口，较右房室口稍高，壁厚 0.9～1.2cm，约为右心室壁厚度的 3 倍。左心室腔以二尖瓣前瓣为界分为窦部（流入道）和主动脉前庭（流出道）。

窦部（流入道）：入口为左房室口，其周缘有二尖瓣环，该环较三尖瓣环略小。二尖瓣基底附于二尖瓣环，游离缘垂入室腔（图 11-6）。瓣膜被两个深陷的切迹分为前尖和后尖。前尖呈卵圆形，位于前内侧，介于左房室口与主动脉口之间；后尖略似长条形，位于后外侧。窦部内有肉柱，向心腔内突出呈乳头状的是乳头肌，左心室前乳头肌多为一发育良好的锥体形肌，起于左心室前壁中部，指向二尖瓣前外侧连合；后乳头肌不甚规则，起自后壁近室间处，对向后内侧连合。每一乳头肌尖部通常有数个肌头，发出腱索至两个相邻瓣膜。因二尖瓣环、二尖瓣、腱索和乳头肌在功能和结构上密切关联，故合称二尖瓣复合体。窦部腔面也有肉柱，但较右心室细小。窦部探查乳头肌的数目及乳头肌与瓣膜间的腱索连接情况，观察其上连接的细长白色腱性结构（腱索）与左房室口处瓣膜的关系；牵拉瓣膜观察其附着于左房室口周围的二尖瓣环处，理解由二尖瓣环、二尖瓣、腱索和乳头肌形成的二尖瓣复合体的作用。

主动脉前庭（流出道）：是左心室前内侧部分。此部腔壁光滑无肉柱，缺乏伸展性和收缩性，经主动脉口至主动脉。主动脉口位于左房室口的前内侧，口周缘有 3 个彼此相连的、半环形纤维束构成的主动脉瓣环，瓣环附有 3 个袋口向上，呈半月形的瓣膜，称主动脉瓣。心室收缩，二尖瓣关闭，主动脉瓣开放；心室舒张，主动脉瓣关闭，二尖瓣开放。根据瓣的方位分别称主动脉左、右、后半月瓣，每瓣游离缘有一半月形小结。每瓣相对的主动脉壁向外膨出，称主动脉窦，可区分为主动脉左窦、主动脉右窦和主动脉后窦，其中主动脉左窦和主动脉右窦分别有左冠状动脉和右冠状动脉的开口。

4. 心的构造

（1）心壁：在经心长轴的冠状切标本及心构造模型上，由外向内可见心壁由心外膜、心肌和心内膜构成。心脏表面即心外膜由浆膜心包的脏层构成，心内膜位于心房与心室内面并与大血管内膜相延续，心瓣膜由心内膜褶叠参与构成，重点探查心内膜形成的瓣膜。在心肌标本上，观察心肌纤维的方向。心肌包括心房肌和心室肌两部分。通过心的纤维组织支架标本和模型，可以看到，心房肌和心室肌分别附于心的同一纤维支架，互不延续。重点观察心房肌与心室肌的关系，探查两者的附着部位（心纤维骨骼），理解心房肌与心室肌不同步收缩的形态学基础。

（2）心纤维性支架：在显示4个心瓣膜的心纤维性支架标本上观察：心的纤维性支架包括左纤维三角、右纤维三角、4个纤维环、圆锥韧带、室间隔膜部和瓣膜间隔等。右纤维三角又称中心纤维体（图11-6），位于左房室口、右房室口和主动脉口之间。房室束穿过右纤维三角并沿室间隔膜性部的后下缘走行。右纤维三角钙化，将会影响房室束的传导。左纤维三角在主动脉口和二尖瓣口之间的左侧（图11-6）。4个纤维环是肺动脉瓣环、主动脉瓣环、二尖瓣环和三尖瓣环。圆锥韧带连接肺动脉瓣环与主动脉瓣环。瓣膜间隔位于主动脉左瓣环与后瓣环相对缘之间（主动脉下隔）与二尖瓣前尖相移行。探查左房室口、右房室口与主动脉口间的右纤维三角和主动脉口与左房室口之间的左纤维三角，观察其形态。

（3）心间隔：经心长轴的冠状面标本上观察房间隔的位置及构成，房间隔位于右心房后内侧壁，由双层心内膜夹以结缔组织和少量心肌所组成，其后下部的卵圆形凹陷为卵圆窝。

室间隔位于左、右心室之间，大部分由心肌组成，其两面亦为心内膜。前、后缘相当于心表面的前、后室间沟，其上部在主动脉口下方处，有一不规则形的膜性结构，较薄，缺乏心肌，称为膜性部。其余为肌性部。在膜性部右侧，由三尖瓣的附着缘将膜性部分为两部分：前下部分隔左、右心室，室间隔缺损多发生于此处；后上部为房室隔，其左侧是左心室流入道的后部和流出道的前部，右侧是右心房。

5. 心传导系　在心标本、塑料模型和电动模型上，辨认传导系的构成及位置，理解其形成及功能。传导系的构成包括窦房结、结间束、房室结区、房室束及其分支、浦肯野（Purkinje）纤维网，其功能是发动和传导冲动，使心肌按一定顺序有节律地舒缩，以维持心的正常功能。

（1）窦房结：是心的正常起搏点，居于上腔静脉与右心房交界处的界沟上1/3心外膜深面，呈梭形。窦房结中央有窦房结动脉穿过。

（2）结间束：窦房结与房室结间有前、中、后结间束相连，具体走行不易观察：前结间束经上腔静脉的前缘和房间隔到房室结，此束最短，在正常情况下对传导起最重要的作用。后结间束自窦房结，沿界嵴下行，经下腔静脉口前缘到房间隔，终于房室结。中结间束经上腔静脉口后缘及房间隔到达房室结。

（3）房室结：是房室结区的中央部分，位于冠状窦口与右房室口交界处稍上方的心内膜深面，具有单向传导和延搁作用。

（4）房室束：由房室结的前端发出，房室束穿右纤维三角，沿室间隔膜部后下缘前行，房室束至室间隔肌部上缘分为左、右束支分别入左、右侧心内膜深面，然后分散为 Purkinje 纤维网，Purkinje 纤维网在室壁的心内膜下交织成网进入心肌。

6. 心的血管

（1）动脉：在游离心的血管铸型标本或模型上观察左、右冠状动脉的位置、行程、分支及分布范围。

1）左冠状动脉：发自左冠状动脉窦。在前室间沟内走行的是前室间支，因 50% 以上的心肌梗死系前室间支闭塞所致，故常将该支称为"猝死动脉"。当前室间支闭塞时，可发生左室前壁和室间隔前部心肌梗死，并可发生束支传导阻滞。观察其向左、右心室前壁的分支。用镊子提起前室间支，观察其向深面至室间隔的分支。在左侧冠状沟内走行的是旋支，绕过心左缘至左心室膈面，多在心左缘与后室间沟之间的中点附近分支而终。旋支分布于左心房、左心室左侧面和膈面。旋支闭塞时，常引起左室侧壁或膈壁心肌梗死。观察其行程及分布于左室侧壁的左缘支、左室后壁的左室后支和向上细小的心房支。

2）右冠状动脉：发自右冠状动脉窦。提起右心耳，可见右冠状动脉根部及其主干，观察右侧冠状沟内右冠状动脉的行程及分支：右室前壁的动脉圆锥支、心右缘的右缘支、右心房细小的心房支、右室后壁的右室后支、左室后壁的左室后支和左侧冠状沟内的右旋支。用镊子提起后室间沟内的后室间支，探查其向室间隔的分支，根据分支理解右冠状动脉的供血区域。

（2）静脉：在游离心的血管灌注标本或模型上，根据动脉的行程、分布来观察静脉及其属支，心大静脉在前室间沟内与前室间支伴行，向后上至冠状沟，再向左绕行至左室膈面注入冠状窦左端。心中静脉与后室间支伴行，注入冠状窦右端。心小静脉在冠状沟内与右冠状动脉伴行，向左注入冠状窦右端。在左心房与左心室间的冠状沟内辨认短粗壁薄的冠状窦，探查其开口于右心房的部位。在右心室前壁辨认心前静脉，心前静脉有 2～3 支，起于右心室前壁，跨右冠状沟，观察其直接开口于右心房的部位。心最小静脉是位于心壁内的小静脉，直接开口于各心腔。

7. 心包 在胸腔解剖标本上观察心包（图 11-7）的位置及形态：心包为包裹在心和出入心大血管根部的锥体形纤维浆膜囊，外层为纤维心包，内层为浆膜心包。用手触摸辨认心包的构

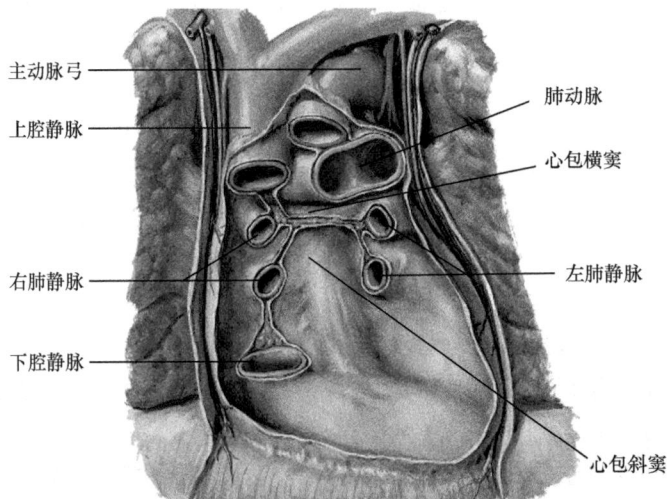

主动脉弓　　肺动脉　　上腔静脉　　心包横窦　　右肺静脉　　左肺静脉　　下腔静脉　　心包斜窦

图 11-7　心包

成，外层较粗糙为纤维心包，纤维心包上与大血管外膜相续，下与膈的中心腱愈着；内层光滑为浆膜心包的壁层，心表面光滑的心外膜为浆膜心包的脏层。脏、壁两层之间的腔隙为心包腔，内有少量滑液，起润滑作用。将手伸入到心包内，探查浆膜心包的壁、脏两层间的相互延续及其形成的心包窦。心包窦呈不规则的潜在性腔隙，将示指、中指伸入到心包横窦（主动脉、肺动脉后方与左心房、上腔静脉前方之间）、心包斜窦（将手指从心下缘经膈面伸至心底，即左心房后壁与心包后壁间）、心包前下窦（将手指伸至心尖部的心包前壁与膈移行处），寻找心包穿刺的最佳进针部位（左剑肋角）。

8. 心的体表投影 在大体标本上可用 4 点及其连线表示心的体表投影。①左上点，在左侧第 2 肋软骨下缘，距胸骨左缘约 1.2cm；②右上点，在右侧第 3 肋软骨上缘，距胸骨右缘约 1cm；③左下点，在左侧第 5 肋间，左锁骨中线内侧 1～2cm；④右下点，在右侧第 7 胸肋关节处。

【注意事项】

1. 注意观察各个心腔的不同之处。

2. 结合心的体表投影在自己身体上触摸心的位置，确定心内注射和心包穿刺的位置。

【思考题】

1. 血液经过心脏是如何流动的？为什么只沿着一个方向流动而不会反流？

2. 以二尖瓣发生狭窄或关闭不全为例，分析心内血流改变所产生的后果。

实验二 动 脉

【实验目的】

记忆：肺动脉干和左、右肺动脉的起止和行径；动脉韧带的位置。升主动脉、主动脉弓的起止、位置、分支；左、右颈总动脉的起始、位置和行径；颈外动脉的行径和分支、颈内动脉在颈部的行径；锁骨下动脉、腋动脉、肱动脉、桡动脉和尺动脉的起止、行径和分布；掌浅弓、掌深弓的组成、分支；胸主动脉的起止和行径；腹主动脉的起止、行径、分支，腹腔干、肠系膜上动脉和肠系膜下动脉的起止、行径和分布范围；肾动脉、睾丸动脉或卵巢动脉的行径和分布；髂总动脉的起止和行径、子宫动脉的行径和分布；髂内动脉的分支和分布情况；髂外动脉、股动脉、腘动脉、胫后动脉、胫前动脉、足背动脉的起止、行径和分布；掌握头、颈、四肢的动脉（颞浅动脉、面动脉、颈总动脉、锁骨下动脉、肱动脉、股动脉和足背动脉）搏动点及常用压迫止血点。

理解：肋间后动脉的行径和分布；膈下动脉、腰动脉、肾上腺动脉的分布；腹壁下动脉、腓动脉、足底内侧动脉、足底外侧动脉的行径。

领会：动脉导管未闭的临床意义。支气管动脉、食管动脉的行径；颈动脉窦和颈动脉小球的形态、位置。

【实验材料】

1. 标本 打开胸前壁的完整大体标本；完整大体标本示全身各部动脉；男、女盆腔正中矢状面显示髂内动脉分支的标本；头颈部动脉的瓶装标本；上、下肢浅深部动脉标本。

2. 模型 打开胸前壁的胸部组合标本；肺循环电动模型；头颈部浅、深层结构模型。

3. 图像 肺循环动脉挂图，全身动脉相关内容模式图。

【实验内容】

1. 肺循环动脉 肺动脉干从右心室的动脉圆锥走在与左心室相连的升主动脉前方，向左后上方走行，至主动脉弓下方分叉处的短干即肺动脉干，分出左、右肺动脉。左肺动脉较短，在左主支气管前方横行，分两支进入左肺上、下叶；右肺动脉较大而粗，经升主动脉和上腔静脉后方向右横行，至右肺门处分为3支进入右肺上、中、下叶。重点观察肺动脉干分叉处连于主动脉弓下缘间的动脉韧带。

2. 体循环动脉

（1）主动脉：在大体标本上打开后纵隔可见主动脉位于上腔静脉与肺动脉干间向右前上方斜行，然后弓形弯向左后方。观察主动脉各部的重要分支：①升主动脉发出的左、右冠状动脉。②主动脉弓凸侧自右向左分出的头臂干、左颈总动脉和左锁骨下动脉。在右胸锁关节的后方，头臂干分为右颈总动脉和右锁骨下动脉。③降主动脉以膈为界分为上段的胸主动脉和下段的腹主动脉。升主动脉与主动脉弓分界标志是胸骨角平面，主动脉弓与降主动脉分界标志是第4胸椎体下缘。

（2）头颈部动脉：在面部切开并切除部分面肌、充分暴露头面部的血管及其分支的标本上观察动脉各级分支。

1）颈总动脉：是颈部的动脉主干，右侧的发自头臂干，左侧的直接起自主动脉弓。颈总动脉居气管和喉的外侧，在甲状软骨上缘分为颈内动脉和颈外动脉，颈总动脉的外侧有颈内静脉，两者之间的后方为迷走神经，三者皆被包于颈动脉鞘内。在活体于胸锁乳突肌前缘可触摸到颈总动脉的搏动点。颈外动脉向上延续有分支，位于前内侧，向上不进入颅腔；颈内动脉向上延续无分支，位于后外侧，向上进入颅腔。颈总动脉分为颈内动脉处的稍膨大部即颈动脉窦，在活体上触摸其部位，切忌双侧同时用力按压。颈动脉窦为压力感受器，当血压增高时，窦壁扩张，刺激压力感受器，可反射性地引起心跳减慢，末梢血管扩张，血压下降。将颈总动脉分叉处翻起，寻找分叉处后方的多个扁椭圆形小体即颈动脉小球，为化学感受器，可感受血液中二氧化碳分压、氧分压和氢离子浓度变化。当血中氧分压降低或二氧化碳分压增高时，反射性地使呼吸加深加快。

从下颌角至乳突连线中点向胸锁关节画一连线。该线以甲状软骨上缘为界，上段为颈外动脉，下段为颈总动脉的体表投影。当头面部大出血时，可循颈总动脉体表投影，于胸锁乳突肌前缘，平喉的环状软骨高度，向后内将其压向第6颈椎横突的前结节，可急救止血。

2）颈外动脉（图11-8）：在头颈部血管标本上，颈外动脉先位于颈内动脉的前内侧，然后跨过其前方绕至其前外侧上行，穿腮腺于下颌颈高度分为颞浅动脉和上颌动脉两个终支，观察颈外动脉发出的如下主要分支。

甲状腺上动脉：是颈外动脉起始处从其前壁发出的第1个分支，行向前下，分布至甲状腺和喉。

舌动脉：在甲状腺上动脉稍上方平舌骨大角处起于颈外动脉，舌骨大角是寻找舌动脉起始部的标志，舌动脉经下颌下三角至口腔底部，分支营养舌、口底结构和腭扁桃体等。

面动脉：在舌动脉稍上方约平下颌角高度发出，向前经下颌下腺深面，至咬肌止点前缘越过下颌骨下缘至面部，可在咬肌前缘及口角、鼻翼外侧寻找并逆行追踪，面动脉分支分布于下颌下腺、面部和腭扁桃体等。活体于下颌骨下缘与咬肌前缘处可触摸到面动脉的搏动点，并可在此压迫止血。面动脉经口角和鼻翼外侧，向上至眼内眦，改称内眦动脉。

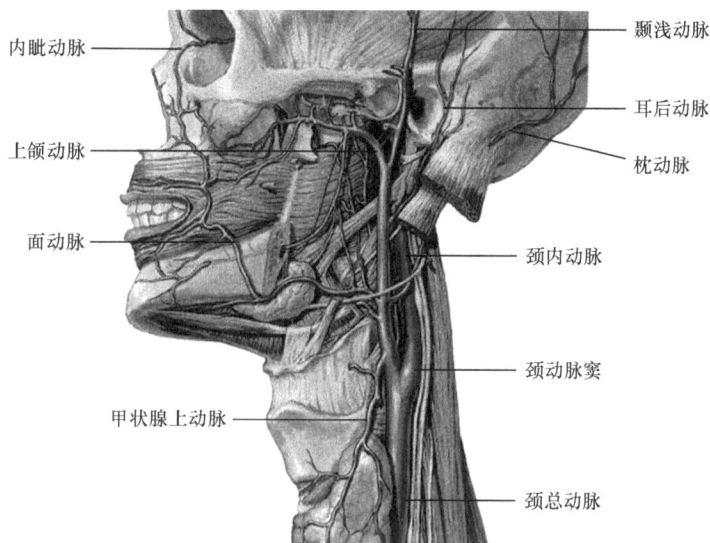

图 11-8　颈外动脉及其分支

颞浅动脉：在外耳门前方上行，越颧弓根至颞部皮下，多在眶上缘水平分为额支和顶支。颞浅动脉分支分布于腮腺和额、颞、顶部软组织，其额、顶支是临床施行带血管皮瓣移植的常用血管。在外耳门前上方颧弓根部可摸到颞浅动脉搏动，当头前外侧部出血时可在此处进行压迫止血。

上颌动脉：经下颌颈深面入颞下窝，在左翼内、外肌之间向前内走行至翼腭窝。该动脉位置较深，不易观察，可在面深部标本上辨认，其分支分布于外耳道、鼓室、牙及牙龈、鼻腔、腭、咀嚼肌、硬脑膜等处。上颌动脉重要的分支为脑膜中动脉，它向上穿棘孔入颅，紧贴颅骨内面行于硬脑膜 2 层之间，其前支经翼点内面前行。当颞部骨折时易受损伤，可引起硬膜外血肿。脑膜中动脉上行中被 2 条神经（耳颞神经）夹持，是其辨认主要依据之一。

颈外动脉尚发出枕动脉和耳后动脉，向后上走行，分布到枕顶部和耳后部；咽升动脉，沿咽侧壁上升至颅底，分布至咽、颅底等处。

3）颈内动脉：垂直上升经颈动脉管外口进入颈动脉管而入颅腔，分支分布于视器和脑。

（3）上肢动脉

1）锁骨下动脉（图 11-9）：在大体标本上可见锁骨下动脉是一对较粗大的动脉干，左侧的直接起自主动脉弓，右侧的起于头臂干，左侧略长于右侧。左、右两动脉分别沿两肺尖的内侧，斜越胸膜顶的前面，出胸廓上口至颈根部，呈弓形弯曲行向外侧，穿斜角肌间隙至第 1 肋的外侧缘延续为腋动脉。在活

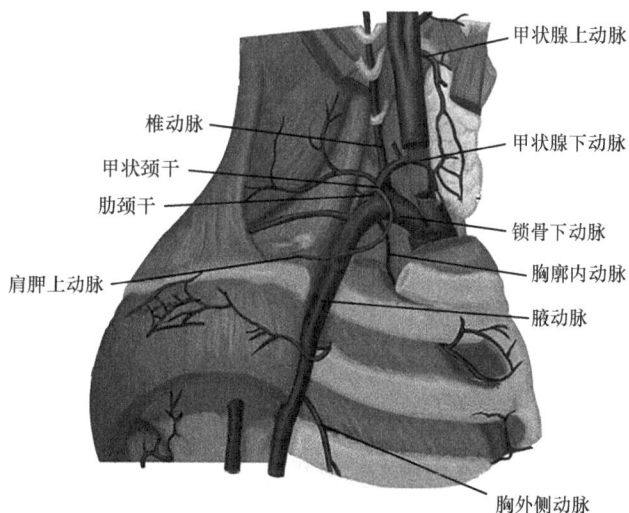

图 11-9　锁骨下动脉及其分支

体于锁骨中点上方可触摸到动脉搏动点，当上肢出血时，可在锁骨中点上方向后下第1肋方向压迫止血。锁骨下动脉的分支多、分布范围广，行程复杂，变异情况较多，且极易损坏，可利用各种标本、模型及图结合观察。

观察锁骨下动脉的主要分支。

椎动脉：从锁骨下动脉上壁发出经前斜角肌内侧向上走行。穿第6～1颈椎横突孔，经枕骨大孔入颅，左右汇合成一条基底动脉。穿经横突孔的行程需在塑料脊柱模型上观察，颅内行程及分支见神经系统的实习内容。

胸廓内动脉：与椎动脉相对发出，向下入胸腔，在打开胸腔前壁的标本上，该动脉已断。但可观察其沿第1～6肋软骨后面下降，约在第6肋软骨下缘附近分为肌膈动脉和腹壁上动脉两终支。后者穿膈肌沿腹壁后面下行，与腹壁下动脉在脐周吻合。

甲状颈干：在椎动脉起点的外侧发出，为一短干，迅速分为数支，分布于颈部的一些器官、颈和肩部肌、脊髓及其被膜等处。主要分支为：甲状腺下动脉，向内上走行，横过颈动脉鞘后方，至甲状腺侧叶下端，分支营养甲状腺、咽、食管、喉和气管；肩胛上动脉，在前斜角肌和锁骨下动脉之间向外下走行，经冈上窝至冈下窝，分支营养冈上肌、冈下肌。此外，锁骨下动脉还发出肋颈干至颈深肌和第1、2肋间隙后部，肩胛背动脉至背部。

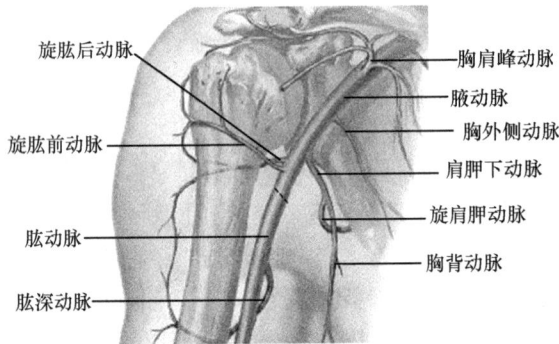

图 11-10　腋动脉及其分支

旋肱后动脉
旋肱前动脉
肱动脉
肱深动脉
胸肩峰动脉
腋动脉
胸外侧动脉
肩胛下动脉
旋肩胛动脉
胸背动脉

2）腋动脉（图11-10）：在大体标本上将上肢外展，位于腋窝内的大动脉即腋动脉，自第1肋外侧缘起自锁骨下动脉，经腋窝至大圆肌下缘移行为肱动脉。观察腋动脉各分支的走向、分布以及与腋窝各个壁之间的关系。

观察腋动脉的主要分支：

胸肩峰动脉：在胸小肌上缘处起于腋动脉，为一短干，穿出锁胸筋膜迅即分为数支至三角肌、胸大肌、胸小肌和肩关节。

胸外侧动脉：沿胸小肌下缘走行，在前锯肌表面下行，分布于前锯肌、胸大肌、胸小肌和乳房。

肩胛下动脉：为一较粗的短干，在肩胛下肌下缘附近发出，向后下行，分为胸背动脉和旋肩胛动脉。前者为肩胛下动脉的直接延续，沿肩胛骨腋缘下行，分布于背阔肌和前锯肌；后者分布于三边孔至冈下窝，营养附近肌，并与肩胛上动脉吻合。

旋肱后动脉：较粗大，与腋神经共同向后穿四边孔，绕肱骨外科颈与旋肱前动脉吻合，分布于腋腔外侧壁的肱骨和三角肌、肩关节。

在冈下窝，来源于腋动脉的旋肩胛动脉与来源于锁骨下动脉的肩胛上动脉、肩胛背动脉形成肩胛动脉网，在肩胛下动脉起点以上结扎腋动脉，通过该网可建立充分的侧支循环。

3）肱动脉：在游离上肢血管灌注标本上观察可见肱动脉是腋动脉的延续，沿肱二头肌内侧沟下降，至肘关节前方的桡骨颈高度分为桡动脉和尺动脉。肱动脉最主要的分支为肱深动脉，在三角肌下缘稍下发自肱动脉的后内壁，斜向后外方，伴桡神经绕桡神经沟下行，分支营养肱三头肌和肱骨，其终支参与肘关节网。肱动脉还发出尺侧上副动脉、尺侧下副动脉、肱骨滋养动脉和肌支，营养臂肌和肱骨。在活体手臂中部可触摸到肱动脉搏动，肘关节上内侧也可触及其搏动，常为测量血压的部位。

4）桡动脉和尺动脉：在游离上肢血管灌注标本上观察可见桡动脉于肱桡肌深面沿前臂桡侧伴桡神经浅支下行，继而在肱桡肌腱与桡侧腕屈肌腱之间下行，绕桡骨茎突至手背，穿第1骨间背侧肌达手掌深面，与尺动脉掌深支吻合成掌深弓。桡动脉的主要分支有：

拇主要动脉：由桡动脉在手掌深部发出，分为3支，分布于拇指两侧缘和示指桡侧缘。

掌浅支：在桡腕关节上方由桡动脉发出，沿鱼际肌表面或穿过其浅层下行至手掌，与尺动脉末端吻合成掌浅弓。在腕上部桡动脉位置比较表浅，可触摸到其搏动，是临床触摸脉搏的部位。

尺动脉在尺侧腕屈肌与指浅屈肌之间伴尺神经下行，经豌豆骨桡侧至手掌，与桡动脉掌浅支吻合成掌浅弓。尺动脉的主要分支有：

骨间总动脉：自尺动脉上端发出，在骨间膜上缘分为骨间前动脉和骨间后动脉，沿骨间膜前、后面下行，沿途分支至前臂肌和尺桡骨。

掌深支：在豌豆骨桡侧由尺动脉发出，穿小鱼际至掌深部，与桡动脉末端吻合成掌深弓。

5）掌浅弓和掌深弓（图11-11、图11-12）：结合模型和图谱在示教封装标本上观察：掌浅弓由尺动脉末端与桡动脉掌浅支吻合而成，位于掌腱膜与指浅屈肌腱之间。弓的凸缘约平掌骨中部。从掌浅弓发出3条指掌侧总动脉和1条小指尺掌侧动脉。3条指掌侧总动脉行至掌指关节附近，每条再分为2支指掌侧固有动脉，分别分布到第2～5指相对缘；小指尺掌侧动脉分布于小指掌面侧缘。注意在掌指关节附近用镊子提起指掌侧总动脉，观察深面是否有血管浅出。

掌深弓由桡动脉末端和尺动脉的掌深支吻合而成，位于屈指肌腱深面。弓的凸缘在掌浅弓近

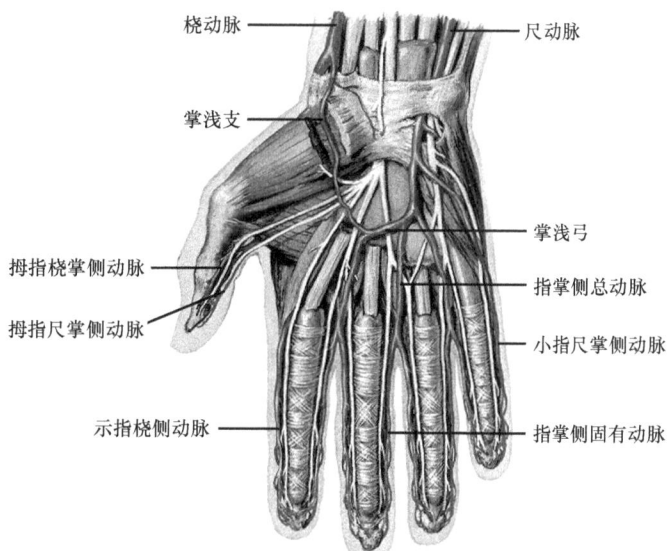

图11-11　手的动脉（浅层）

侧，约平腕掌关节高度。由弓发出3条掌心动脉，行至掌指关节附近，分别注入相应的指掌侧总动脉。

（4）胸部动脉：在大体标本上打开后纵隔，可见胸主动脉为主动脉弓的延续，上至第4胸椎下缘，下至膈的主动脉裂孔。先行于脊柱左侧，向下逐渐转至脊柱前方，胸主动脉的分支为壁支和脏支（图11-13）。

1）壁支：有肋间后动脉、肋下动脉和膈上动脉。由胸主动脉的后外侧壁发出9对肋间后动脉和1对肋下动脉，沿3～11对肋间隙和第12肋下缘走行，分布于胸壁和腹壁上部。注意观察肋间后动脉在肋间隙的走行情况，动脉常与静脉、神经伴行于肋沟内，观察三者的位置关系。膈上动脉为2～3条，分布于膈上面后部。

2）脏支：均较细小，不易寻认，可配合图观察：主要分支有支气管支、食管支和心包支，

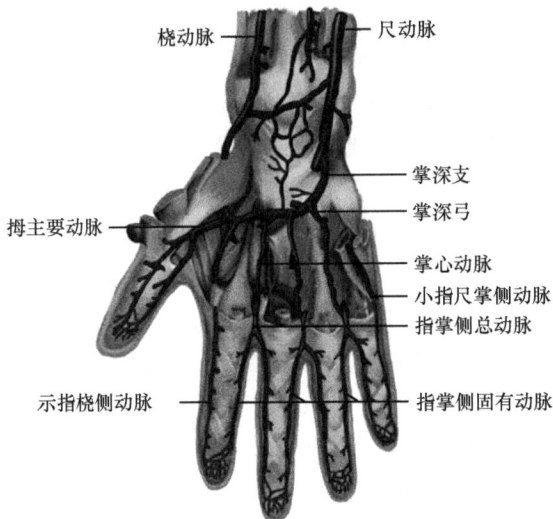

图 11-12　手的动脉（深层）

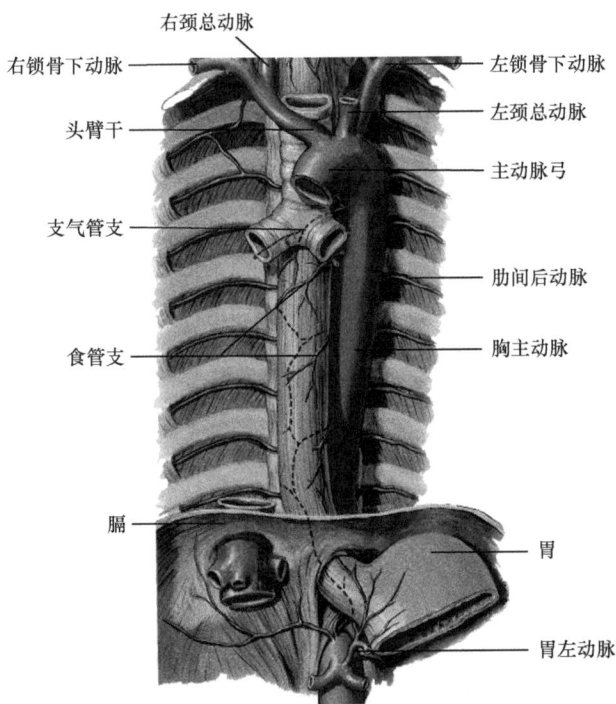

图 11-13　胸主动脉及其分支

为一些分布于气管、支气管、食管和心包的一些细小分支。

（5）腹部动脉：在大体标本上观察可见腹主动脉是腹部动脉的主干（图 11-14），在膈的主动脉裂孔处接续胸主动脉，在腹膜外面，沿脊柱前面左侧下行，至第 4 腰椎下缘分为左、右髂总动脉。腹主动脉右侧有下腔静脉伴行，前方有肝左叶、胰、十二指肠水平部和小肠系膜根横过。腹主动脉的分支，按其分布区域，亦可分为壁支和脏支，但不同于胸主动脉的分支，即脏支远较壁支粗大。

1）壁支：膈下动脉：在主动脉裂孔下方，左右各一，注意观察自膈下动脉发出至肾上腺的肾上腺上动脉。腰动脉：有 4 对，自腹主动脉的后壁发出，分布于腹后壁、背肌和脊髓。骶正中动脉：1 支，自腹主动脉分为左、右髂总动脉处的后壁发出，沿骶骨前面正中下降入盆，营养附近组织。沿骶骨正中线即可找到骶正中动脉。

2）成对脏支：①肾动脉：平对第 2 腰椎高度，起于腹主动脉，横行向外，分为 4～5 支，经肾门入肾。在到达肾门之前尚发出肾上腺下动脉至肾上腺，称为肾上腺下动脉。观察肾动脉时注意有无未从肾门入肾的副肾动脉的存在。②睾丸动脉：在肾动脉起始处稍下方，细而长，向下外行经腹股沟管参与精索的构成，分布于睾丸和附睾；故亦称为精索内动脉。女性则为卵

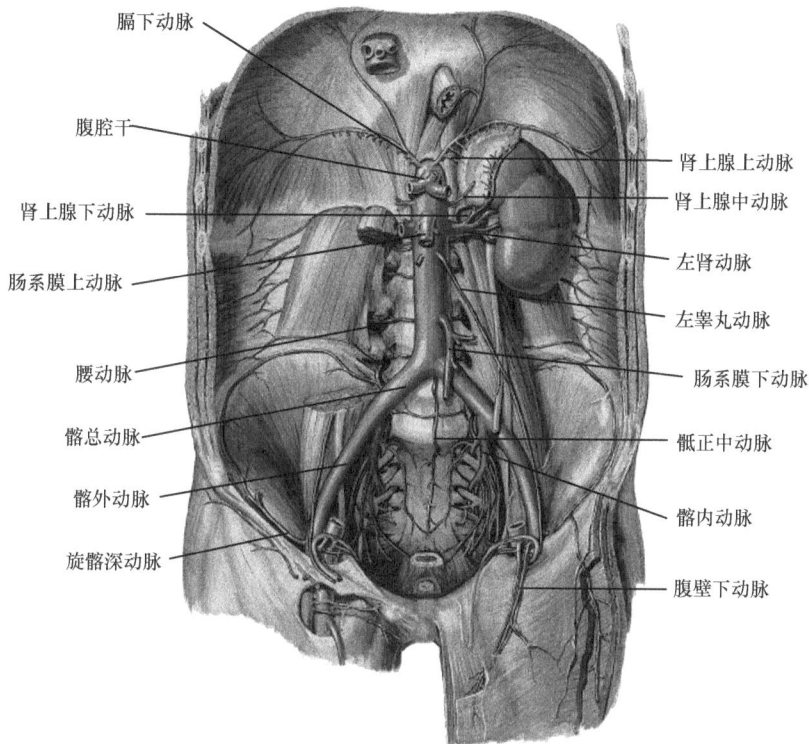

图 11-14　腹主动脉及其分支

巢动脉，在卵巢悬韧带内下降，分布到卵巢和输卵管，并和子宫动脉相吻合。③肾上腺中动脉：平第1腰椎，发自腹主动脉，分布于肾上腺，在腺内与肾上腺上动脉（来自膈下动脉）、肾上腺下动脉（始于肾动脉）吻合。

3）不成对脏支：腹腔干、肠系膜上动脉和肠系膜下动脉。

腹腔干及其三大分支（图 11-15）：胃左动脉、肝总动脉和脾动脉。在主动脉裂孔下方的短粗动脉干即腹腔干，长 1cm 左右，观察其分支：较细向左到达胃的胃左动脉、较粗向右到达肝的肝总动脉和最粗向左经胰上缘到达脾的脾动脉。肝总动脉较短，自腹腔干发出后，越过胰

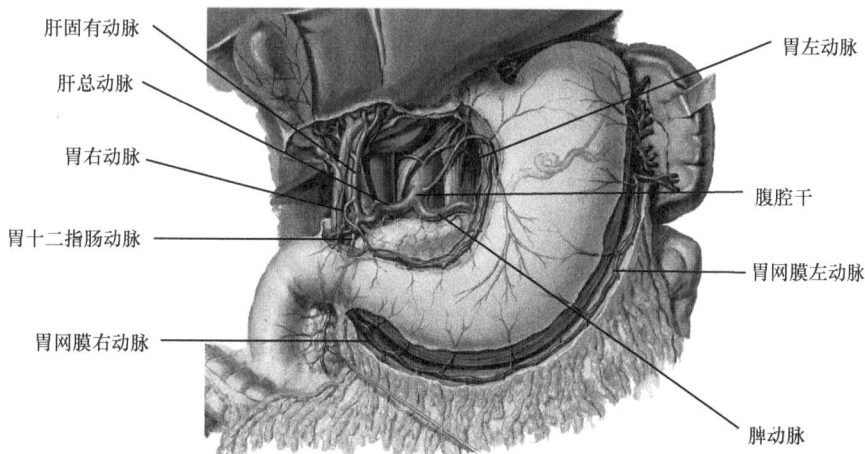

图 11-15　腹腔干及其分支

头的上缘行向右前方，至十二指肠上部上方，分为胃十二指肠动脉和肝固有动脉。肝固有动脉分左、右支经肝门入肝，另有一胃右动脉达胃小弯向左行。胃十二指肠动脉在幽门后方下行，至十二指肠上部的下缘分为胃网膜右动脉和胰十二指肠上动脉。脾动脉为3支中最粗大的一条，沿胰的上缘左行，经脾肾韧带达脾门，分数支入脾。脾动脉沿途发出胰支、胃网膜左动脉、胃短动脉、胃后动脉等。胃左动脉较细，斜向左上方至胃的贲门，发食管支到食管，然后沿胃小弯行向右下，分布于胃小弯附近的胃壁，并与胃右动脉相吻合。沿途发出分支分布于食管的腹段、贲门和胃小弯附近胃体的前后壁。

肠系膜上动脉（图11-16）：在腹腔干的稍下方（约平第1腰椎高度）。将小肠翻向左下方，可见肠系膜上动脉斜向右髂窝，其左侧壁发出13～18支空肠动脉、回肠动脉；右侧壁发出回结肠动脉、右结肠动脉、中结肠动脉及胰十二指肠下动脉。

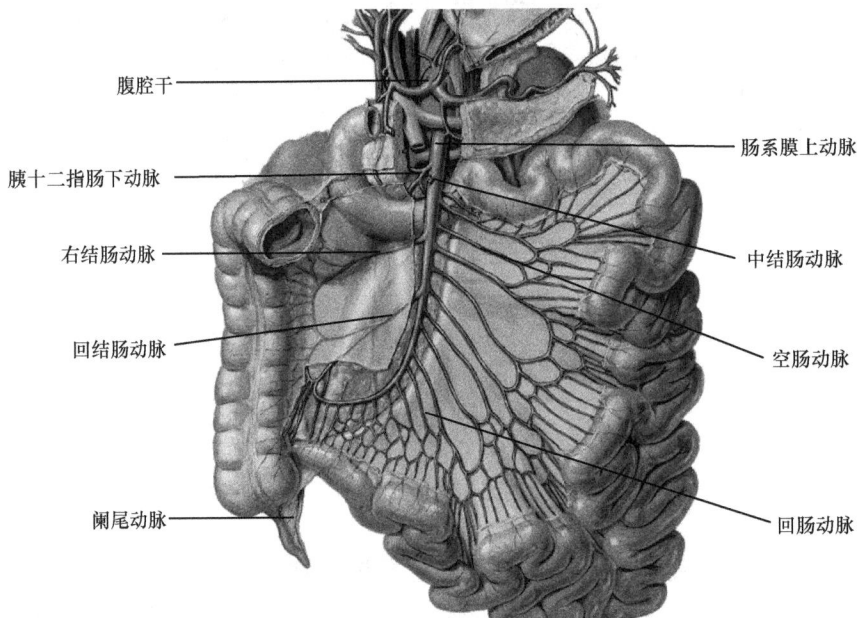

图11-16 肠系膜上动脉及其分支

肠系膜下动脉（图11-17）：约平第3腰椎高度，起于主动脉腹部前壁，行向左下方，至左髂窝进入乙状结肠系膜根内，继续下降入小骨盆，移行为直肠上动脉。将小肠翻向右上方，辨认其分支（左结肠动脉、乙状结肠动脉和直肠上动脉）。

（6）髂总动脉：观察模型及大体标本：髂总动脉，左、右各一，平第4腰椎高度自腹主动脉分出，沿腰大肌的内侧向外下方斜行，到骶髂关节的前方附近分为髂内动脉和髂外动脉。

1）髂内动脉（图11-18）：为一短干，下行入盆腔，分为壁支和脏支，分布于盆腔脏器和盆壁。

脏支：脐动脉（发出膀胱上动脉）、膀胱下动脉、直肠下动脉、子宫动脉（在子宫颈外侧1～2cm处跨过输尿管前面与之交叉）、阴部内动脉（又分支为肛动脉、会阴动脉、阴茎背动脉或阴蒂背动脉）。

壁支：主要有闭孔动脉和臀上、臀下动脉。

2）髂外动脉：沿腰大肌内侧缘下行，经腹股沟韧带的深面至股前部，移行为股动脉。髂

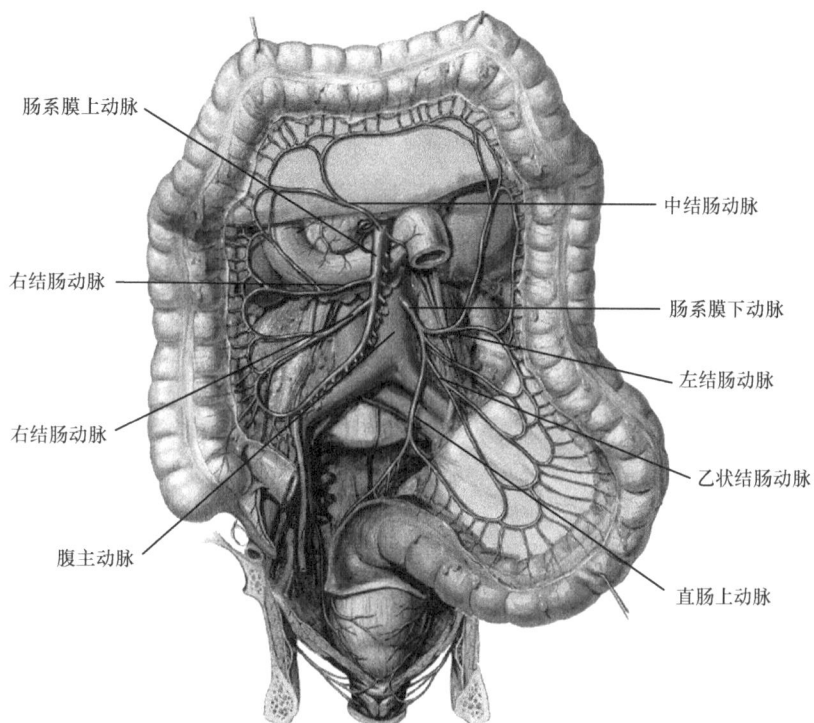

图 11-17 肠系膜下动脉及其分支

肠系膜上动脉
中结肠动脉
右结肠动脉
肠系膜下动脉
左结肠动脉
右结肠动脉
乙状结肠动脉
腹主动脉
直肠上动脉

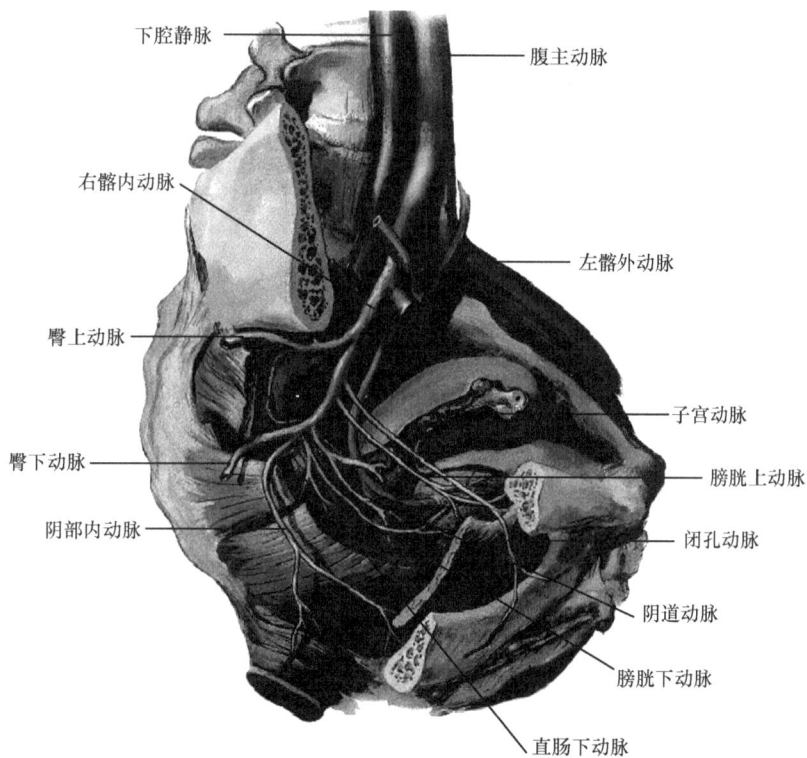

图 11-18 盆腔的动脉（女性）

下腔静脉
腹主动脉
右髂内动脉
左髂外动脉
臀上动脉
子宫动脉
臀下动脉
膀胱上动脉
阴部内动脉
闭孔动脉
阴道动脉
膀胱下动脉
直肠下动脉

外动脉在腹股沟韧带上方发出腹壁下动脉，并在脐周与腹壁上动脉吻合。

（7）下肢动脉：在大体标本上观察。

1）股动脉：在腹股沟中点、腹股沟韧带深面接续髂外动脉，通过股三角，进入收肌管，并由股前部转至股内侧，出收肌腱裂孔到腘窝，移行为腘动脉。股动脉的主要分支如下：腹壁浅动脉，旋髂浅动脉，股深动脉。

2）腘动脉：接续股动脉，在腘窝深部中线附近下降，至腘肌下缘，分为胫前、胫后动脉。

3）胫后动脉：为腘动脉的两终支之一，沿小腿后面浅、深层肌之间下降，经内踝的后方转入足底，分为足底内侧动脉和足底外侧动脉两终支。观察胫后动脉在小腿后面向外侧发出较粗的腓动脉。

4）胫前动脉：为腘动脉另一终支，穿小腿骨间膜，至小腿前群肌之间，下行到足背移行为足背动脉。

5）足背动脉：接续胫前动脉，经拇长伸肌腱和趾长伸肌腱之间前行，足背动脉末端分为第1趾背动脉和足底深动脉。足背动脉的位置表浅，于拇长伸肌腱的外侧可触知其搏动，亦可压迫止血。

【注意事项】

1.动脉分支多，分布区域广，不易辨认和记忆。掌握动脉分布的一般规律及命名原则，在标本上辨认出重要动脉。动脉常与静脉、神经伴行，应注意区别。

2.实习中应充分利用各种标本，并结合图谱、标本、模型进行观察：辨认动脉时，应先找到主干，然后再顺血流方向辨认分支。

【思考题】

1.试述肺循环的过程。

2.腹主动脉的分支有哪些？

3.十二指肠的动脉来源有哪些？各发自哪条动脉？

4.治疗右手拇指感染时，从臀部肌内注射青霉素，经何途径到达病灶处？

实验三 静 脉

【实验目的】

记忆：上腔静脉的组成、起止、行径和收纳范围；颈内静脉的起止、行径和主要属支（面静脉、下颌后静脉）；颈外静脉的位置及临床意义；面部"危险三角"，颅内外静脉的交通；锁骨下静脉和腋静脉的起止和行径及颈部浅静脉的行径；头静脉、贵要静脉、肘正中静脉的行径、注入部位及临床意义；奇静脉的起止、行径和收纳范围。下腔静脉系的组成、主要属支和收纳范围；肾静脉、睾丸静脉或卵巢静脉的行径；大隐静脉、小隐静脉的起始、行径和注入部位；大隐静脉的5条属支。门静脉的组成、行径、注入部位及属支；门静脉系的结构特点与上、下腔静脉系之间的交通部位及与上、下腔静脉间的交通途径。

理解：头臂静脉的组成、起止、行径和收纳范围。半奇静脉、副半奇静脉的起止、行径和收纳范围。髂总静脉、髂内静脉、髂外静脉、股静脉和腘静脉的起止、行径和属支。

领会：上肢的深静脉；椎静脉丛的位置、交通、结构特点。下肢的深静脉，下肢浅、深静脉的交通支；足背静脉弓。

【实验材料】

1. 标本 打开胸前壁的完整大体标本（示上腔静脉及其属支、头臂静脉、颈外静脉、颈内静脉、锁骨下静脉、静脉角、面静脉、下颌后静脉、奇静脉）；上肢浅静脉（示头静脉、贵要静脉、前臂正中静脉、肘正中静脉和手背静脉网）；游离脊柱（2～3节椎骨，示内静脉丛、椎外静脉丛）。打开腹前壁的完整大体标本（示下腔静脉、睾丸静脉、髂外静脉、髂内静脉、髂总静脉、膈下静脉、腰静脉、肾静脉、右肾上腺静脉、肝静脉）；下肢浅静脉标本（示大隐静脉、小隐静脉和足背静脉弓）；下肢深静脉标本；盆会阴正中矢状面（示盆静脉丛）；成人大体标本（示肝门静脉及其属支）；游离肝（示肝静脉即第二肝门处）。

2. 模型 头颈部浅、深层结构模型；面静脉与颅内静脉交通模型；下腔静脉及其主要属支模型；大、小隐静脉及其属支模型；盆部静脉模型；门静脉系统电动模型；门静脉系统塑料模型；塑料肝脏模型。

3. 图像 全身静脉模式图；头颈部静脉模式图；胸腹壁浅静脉模式图；奇静脉及上腔静脉模式图；上肢浅静脉模式图；下腔静脉及其主要属支模式图；下肢浅静脉模式图；门静脉系统的构成及主要属支模式图；肝门静脉与上、下腔静脉的吻合模式图。

【实验内容】

1. 上腔静脉系 由上腔静脉及其所有属支组成，收集头颈部、上肢、胸部（除心脏以外）的静脉血，其主干是上腔静脉。上腔静脉是一条粗短的静脉干，由左、右头臂静脉在右侧第1胸肋结合处的后方汇合而成，沿升主动脉的右侧垂直下降，至右侧第3胸肋关节的下缘注入右心房。在其入心前接纳奇静脉。上腔静脉的属支有左、右头臂静脉和奇静脉。头臂静脉由同侧的颈内静脉和锁骨下静脉汇合而成。汇合处的夹角称静脉角，重点探查有无淋巴导管注入。头臂静脉除收集颈内静脉和锁骨下静脉的血液外，还收集椎静脉、胸廓内静脉、甲状腺下静脉等。

（1）头颈部的静脉（图11-19）

1）颈内静脉：在颈静脉孔处续于乙状窦，走行在颈动脉鞘内，沿颈内动脉、颈总动脉外侧下行，至胸锁关节后方与锁骨下静脉汇合成头臂静脉。由于颈内静脉壁附于鞘，并通过颈动

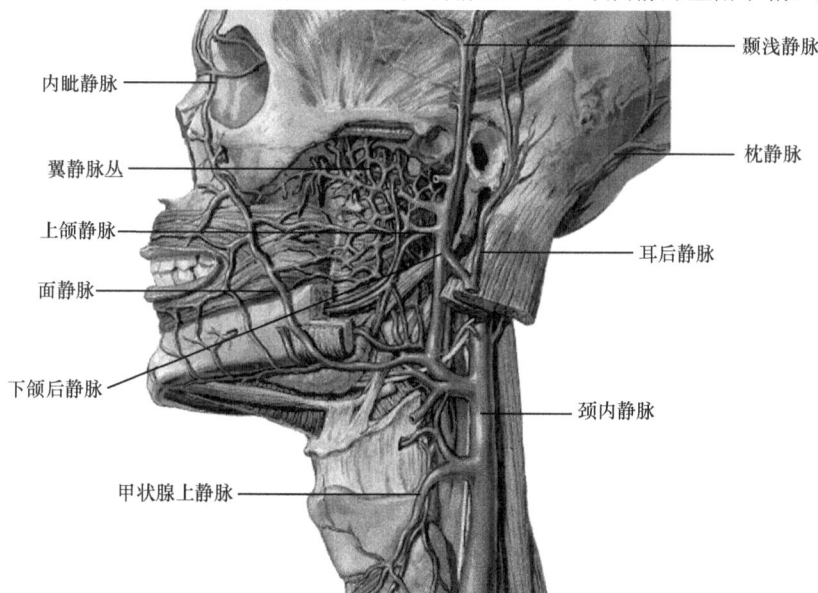

图 11-19 头颈部静脉

脉鞘与颈部深筋膜和肩胛舌骨肌中间腱相连，故其管腔经常处于开放状态，有利于头颈部静脉血的回流。颈内静脉的属支较多，按它们所在的部位可分颅内支和颅外支。

颅内属支包括来自脑膜、脑、颅骨、视器和前庭窝器等处的静脉，最终经乙状窦注入颈内静脉（见神经系统）。

颅外属支包括面静脉和下颌后静脉。此外，颈内静脉还收纳咽静脉、舌静脉和甲状腺上、中静脉的静脉血等。

面静脉：面静脉收集面前部软组织的静脉血，在眼内眦处起自内眦静脉，在面动脉后方与其伴行至下颌角下方与下颌后静脉的前支汇合形成面总静脉，下行至舌骨大角处注入颈内静脉。面静脉通过内眦静脉经眼上静脉与颅内海绵窦相交通。亦可经面深静脉、翼静脉丛、眼下静脉与海绵窦相通。面静脉在口角平面以上部分一般无静脉瓣，面部尤其是鼻根至两侧口角的三角区内，如发生化脓性感染时，若处理不当，血液可逆流入海绵窦，可引起颅内感染。

下颌后静脉：由颞浅静脉与上颌静脉在腮腺内汇合而成，下行达腮腺下端（腮腺是寻找下颌后静脉的标志性结构），分为前、后两支。前支向前下方汇入面静脉；后支与耳后静脉及枕静脉合成颈外静脉。颞浅静脉和上颌静脉均收纳同名动脉分布区的静脉血。上颌静脉起于翼丛。翼丛位于颞下窝内，居颞肌、翼内肌和翼外肌之间，其主要输出静脉为上颌静脉。

2）锁骨下静脉：与锁骨下动脉伴行，但不穿斜角肌间隙，二者间隔有前斜角肌。自第1肋外缘处续腋静脉，向内至胸锁关节后方，与颈内静脉合成头臂静脉。锁骨下静脉壁与第1肋骨膜和附近肌表面的筋膜结合紧密，位置固定，管腔较大，利于静脉穿刺，也可长期放置导管进行输液。

锁骨下静脉的属支除腋静脉外，尚有颈外静脉。颈外静脉是颈部最大的浅静脉，由下颌后静脉的后支和耳后静脉及枕静脉汇合而成，沿胸锁乳突肌表面斜行向下，至该肌后缘处穿深筋膜注入锁骨下静脉或静脉角。

（2）上肢的静脉：在游离上肢血管标本上观察：上肢的静脉分浅、深两类，最终均汇入腋静脉。

1）上肢的浅静脉（图11-20）

头静脉：起于手背静脉网的桡侧，逐渐转至前臂屈侧，初沿前臂桡侧皮下，经肘部，继沿肱二头肌外侧上行，过三角肌胸大肌间沟，穿深筋膜，注入腋静脉或锁骨下静脉。收纳手和前臂桡侧掌面及背面浅静脉的血液。

贵要静脉：起于手背静脉网的尺侧，逐渐转至前臂的屈侧，沿着前臂尺侧皮下，经肘窝继沿肱二头肌内侧上行，至臂中点稍下方，穿深筋膜汇入肱静脉，或伴随肱静脉向上注入腋静脉。收集手和前臂尺侧的浅静脉的血液。

肘正中静脉：粗而短，变异较多，斜位于肘窝皮下，常连接贵要静脉和头静脉。临床上常通过肘部浅静脉进行药物注射、输血或采血。

2）上肢的深静脉：从手掌至臂部都与同名动脉伴行，每条动脉多有2条伴行静脉。静脉之间借许多

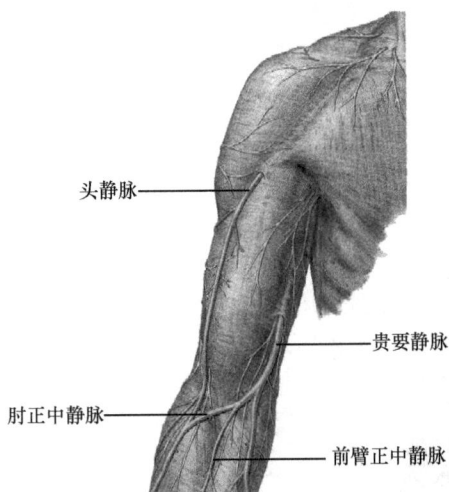

图11-20 上肢浅静脉

头静脉

贵要静脉

肘正中静脉

前臂正中静脉

交通支连接，与浅静脉亦有吻合，2 条肱静脉在大圆肌下缘处合成腋静脉。

腋静脉：位于腋动脉的前内侧，收集上肢浅、深静脉的血液。腋静脉在第 1 肋的外缘处，续于锁骨下静脉。

（3）胸部的静脉

1）头臂静脉：由颈内静脉和锁骨下静脉在胸锁关节后方汇合而成，颈内静脉和锁骨下静脉汇合处所成的夹角称为静脉角，有淋巴导管注入。右头臂静脉短而垂直，左头臂静脉长而斜向右下。

2）奇静脉：起自右腰升静脉，穿膈沿胸椎体的右侧上升至第 4 胸椎体高度，向前绕右肺根上方，注入上腔静脉。奇静脉沿途主要收集右侧肋间后静脉、食管静脉、支气管静脉及半奇静脉的血液，因此，奇静脉是沟通上、下腔静脉的重要通道之一。

半奇静脉：起自左腰升静脉，沿胸椎体左侧上升，达第 9 或第 10 胸椎高度，向右横过脊柱前面，注入奇静脉。半奇静脉收集左侧下部肋间后静脉、副半奇静脉和食管静脉的血液。

副半奇静脉：收集左侧中上部肋间后静脉的血液，沿胸椎体左侧下行注入半奇静脉，或向右横过脊柱前方直接注入奇静脉。

3）椎静脉丛：依其所在部位可分为椎内静脉丛和椎外静脉丛。椎内静脉丛位于椎管内骨膜和硬脊膜之间，收纳椎骨和脊髓的静脉血液。椎外静脉丛收集椎体及脊柱附近诸肌的静脉血，内、外二丛彼此相通。椎静脉丛除注入椎静脉、肋间后静脉和腰静脉外，其下部与盆部静脉广泛交通，上端穿硬脊膜经枕骨大孔与硬脑膜窦相沟通，因此，椎静脉丛亦是沟通上、下腔静脉和颅内、外静脉的重要途径之一，在静脉血回流中起调节作用。此外，来自盆部或腹部的感染、肿瘤或寄生虫，偶可不经肺循环而直接经椎静脉丛侵入颅内或其他远隔器官。

2. 下腔静脉系　由下腔静脉及其所有属支组成（即由收集下肢、盆部及腹部的回流血液的静脉组成）。下腔静脉是人体最粗大的静脉，由左、右髂总静脉在第 5 腰椎体的右前方汇合而成，沿主动脉腹部的右侧上行，经肝的腔静脉沟，穿膈的腔静脉孔到达胸腔，注入右心房。

（1）下肢静脉：有浅、深两种，均有丰富的静脉瓣，二者间借许多交通支相连。

1）下肢浅静脉

小隐静脉：在足的外侧缘起自足背静脉弓，经外踝后方，沿小腿后面正中上行，过腓肠肌两头之间至腘窝，穿深筋膜注入腘静脉。

大隐静脉（图 11-21）：是全身最长的浅静脉，在足的内侧缘起自足背静脉弓，经内踝前面沿小腿内侧伴随隐神经上行，过膝关节内侧，绕股骨内侧髁后方，再沿大腿内侧上行，并逐渐转至前面，于耻骨结节外下方 3～4cm 处穿隐静脉裂孔表面的筛状筋膜注入股静脉。大隐静脉除沿途收集小腿和大腿内侧浅静脉外，在穿筛状筋膜前还接纳以下 5 条浅静脉，来自内上方的是腹壁浅静脉、外上方的是旋髂浅静脉、外下方的是股外侧浅静脉、内下方的是股内侧浅静脉及内侧横行的阴部外静脉。大隐静脉在内踝前上方处，位置表浅，临床常在此

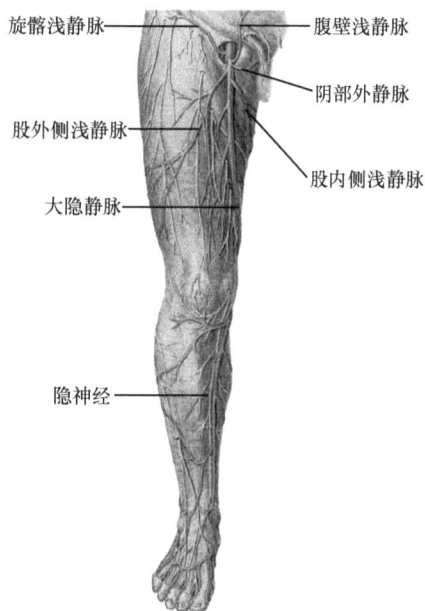

旋髂浅静脉
腹壁浅静脉
阴部外静脉
股外侧浅静脉
股内侧浅静脉
大隐静脉
隐神经

图 11-21　大隐静脉及其属支

作静脉穿刺或切开。

2）下肢深静脉：从足到小腿的深静脉都与同名动脉伴行，每条动脉有 2 条伴行静脉。胫前、后静脉在腘肌下缘合成一条腘静脉与腘动脉伴行，穿收肌腱裂孔移行为股静脉。股静脉伴随股动脉上行，达腹股沟韧带深面移行为髂外静脉。股静脉接受与股动脉分支伴行的静脉和大隐静脉，借此收集下肢所有浅、深部的静脉血。

（2）盆部的静脉：在盆腔正中矢状面标本上，根据髂内动脉的分支观察髂内静脉的属支，应注意盆部静脉于脏器周围先吻合成静脉丛，丰富的静脉丛保证脏器在扩张或受压的情况下血流的通畅，然后再汇合成相应静脉。

1）髂总静脉：在骶髂关节前方由髂内静脉和髂外静脉合成，向内上方斜行，至第 5 腰椎处与对侧髂总静脉汇合成下腔静脉。髂总静脉收纳同名动脉分布区域的血液。

2）髂内静脉：短而粗，在坐骨大孔的稍上方由盆部静脉合成，在同名动脉的后内侧上行，至骶髂关节前方与髂外静脉汇合成髂总静脉。髂内静脉的属支分为壁支和脏支，与髂内动脉的分支同名、伴行。

壁支：与髂内动脉的壁支同名、伴行，收集同名动脉分布区的静脉血。

脏支：包括直肠下静脉、阴部内静脉和子宫静脉等。它们分别起自直肠丛、阴部丛、膀胱丛和子宫阴道丛等，汇入髂内静脉。

3）髂外静脉：是股静脉的直接延续，收集下肢所有浅、深静脉的血流，其本干和属支均与同名动脉伴行。腹壁下静脉是其属支，该静脉起自脐周静脉网，并和腹壁上静脉相吻合。

（3）腹部的静脉：在大体标本上可见脊柱右侧腔大壁薄弹性小的大血管即下腔静脉，由左、右髂总静脉于第 5 腰椎前方汇合而成，向上经肝的腔静脉沟，穿膈注入右心房，收纳腹主动脉壁支和脏支的供血区域。直接汇入下腔静脉的属支分脏支和壁支。

壁支：有膈下静脉和腰静脉，皆与同名动脉伴行。腰静脉有 4 对，直接注入下腔静脉。各腰静脉之间有纵行串联的腰升静脉。左、右腰升静脉向上分别注入半奇静脉和奇静脉，向下分别注入左、右髂总静脉。

脏支：包括睾丸（卵巢）静脉、肾静脉、肾上腺静脉和肝静脉。睾丸静脉：起自睾丸和附睾，呈蔓状缠绕睾丸动脉，组成蔓状静脉丛。此丛的静脉向上逐渐合并，最后合并成一干，右侧的以锐角注入下腔静脉，左侧的以直角注入左肾静脉。在女性称卵巢静脉，起自卵巢静脉丛，经卵巢悬韧带上升，其回流同睾丸静脉。肾静脉：左、右各一，经肾动脉前方横行向内，注入下腔静脉。左肾静脉较长，越过腹主动脉前面，还接受左睾丸（卵巢）静脉和左肾上腺静脉。肾上腺静脉：左、右各一，左侧的注入左肾静脉，右侧的注入下腔静脉。肝静脉：有肝左、中、右 3 条主干，均包埋于肝实质内，在腔静脉沟后上方分别注入下腔静脉。肝静脉收集门静脉及肝固有动脉左、右支运送到肝内的血液。

3. 门静脉系 是下腔静脉系中一个特殊的部分，无论是在来源、流注，还是血液成分上均与一般静脉不同，观察时应注意。肝门静脉系由肝门静脉及其属支组成，收集腹盆腔除肝以外不成对器官的血液。肝门静脉（图 11-22）：为一粗短的静脉干，长 6～8cm，由肠系膜上静脉和脾静脉在胰头与胰体交界处的后方汇合而成，斜向右上方走行，进入肝十二指肠韧带，走在肝固有动脉和胆总管之间的后方，至肝门处，分左、右支入肝，在肝内反复分支最后汇入肝血窦（肝内毛细血管）。

肝门静脉收集食管腹段、胃、小肠、大肠（到直肠上部）、胰、胆囊和脾等处的静脉血。

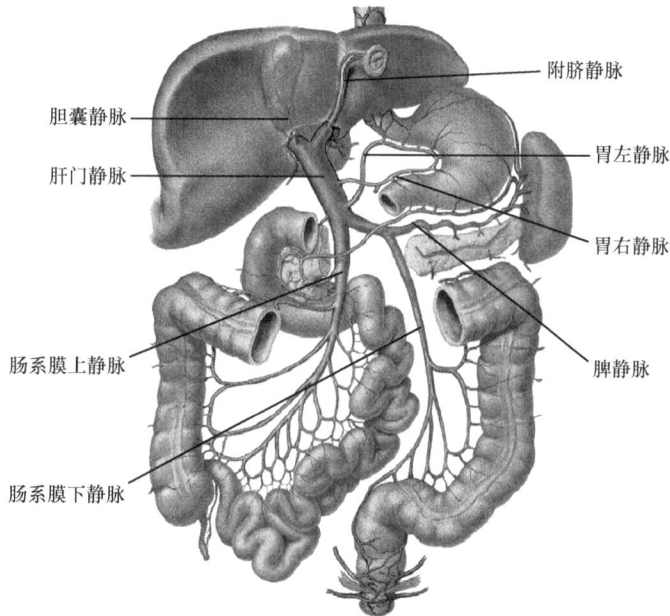

图 11-22 肝门静脉及其属支

肝门静脉为肝的功能性血管，其内流动的血液，是由消化道吸收，含有丰富营养物质的静脉血。这些血液不能直接注入下腔静脉，而必须先送到肝血窦内，由肝细胞对其进行加工、解毒和储存，然后再经肝静脉注入下腔静脉。肝血窦同时接受肝门静脉分支和肝固有动脉分支导入的血液，后又汇合成小静脉，注入肝静脉。肝门静脉系的结构特点是始端和末端均为毛细血管，而且一般无静脉瓣，故当门静脉内压力升高时血液易发生逆流。

（1）门静脉的主要属支：肠系膜上静脉，伴同名动脉的右侧上行，除收集同名动脉分支分布区域的血液外，还收纳胃十二指肠动脉供应范围的静脉血液。脾静脉：于脾门处由数支静脉集合而成，经胰的后方，脾动脉的下方横行向右，除收集同名动脉分支分布区域的静脉血外，还接受肠系膜下静脉和胃后静脉的血液。肠系膜下静脉：与同名动脉伴行，继而向上行，至胰体后方注入脾静脉或肠系膜上静脉，或注入此两静脉的汇合处。胃左静脉：与胃左动脉伴行，注入门静脉。胃左静脉在贲门处与食管静脉吻合，后者注入奇静脉和半奇静脉，借此，门静脉与上腔静脉系交通。胃右静脉：与胃右动脉伴行，注入门静脉，并与胃左静脉吻合。胃右静脉在注入门静脉前常接受幽门前静脉，后者在胃十二指肠手术中可作为区别胃与十二指肠的分界标志。胆囊静脉：收集胆囊壁的血液，注入门静脉或其右支。附脐静脉：为数条细小静脉，起于脐周静脉丛，沿肝圆韧带行走，注入门静脉。

（2）肝门静脉系与腔静脉系的吻合与侧支循环

1）通过食管静脉丛，在食管下端及胃的贲门附近形成门静脉与上腔静脉间的吻合，其具体交通途径为肝门静脉→胃左静脉→食管静脉丛→食管静脉→奇静脉→上腔静脉。

2）通过直肠静脉丛，肝门静脉系统与下腔静脉系统吻合，其途径为肝门静脉→脾静脉→肠系膜下静脉→直肠上静脉→直肠静脉丛→肛静脉→阴部内静脉→髂内静脉→髂总静脉→下腔静脉。或者通过肝门静脉→脾静脉→肠系膜下静脉→直肠上静脉→直肠静脉丛→直肠下静脉→髂内静脉→髂总静脉→下腔静脉。

3）通过脐周静脉网，形成肝门静脉系统与上、下腔静脉系统间的吻合，即由肝门静脉→附脐静脉→脐周静脉网，再由此通过下列各途径与上、下腔静脉相吻合。

腹壁浅静脉→大隐静脉→股静脉→髂外静脉→髂总静脉→下腔静脉。

胸腹壁静脉→胸外侧静脉→腋静脉→锁骨下静脉→头臂静脉→上腔静脉。

腹壁上静脉→胸廓内静脉→头臂静脉→上腔静脉。

腹壁下静脉→髂外静脉→髂总静脉→下腔静脉。

通过腹后壁属于肝门静脉系统的肠系膜上、下静脉的小属支与属于腔静脉系统的下位肋间后静脉、膈下静脉、肾静脉和精索内静脉的小属支相吻合。

4）通过脊柱静脉丛使贴近腹后壁的肠系膜上、下静脉和脾静脉的小属支与上、下腔静脉系的肋间后静脉、椎静脉、腰静脉的小属支吻合。

【注意事项】 静脉的变异较多，尤以浅静脉变异更多，观察时应注意。静脉管壁薄、管径细，容易损坏，因此，观察时轻拿轻放，避免折断。注意观察肝门静脉系统与腔静脉系统的吻合与侧支循环部位。

【思考题】

1.治疗冠心病时，从手背静脉网桡侧静脉输入的药物经何途径到达冠状动脉？

2.口服诺氟沙星治疗膀胱炎时，药物自小肠吸收，经血液循环后，最后排出体外。请依次写出药物从入口至随尿液排出体外所经过的解剖路径（可用箭头表示）。

3.某肝硬化患者，近两年来常便血，半月前突发大呕血，经体检发现有腹水，腹壁静脉曲张，肝未触及，脾大，据已学知识试分析：①为何会呕血，血从何来？②便血从何来，为什么？③腹水的解剖学原因。④腹壁静脉曲张的原因。⑤为何脾会肿大？

4.手术治疗肝硬化引起的门静脉高压时可采取哪些方法？易出现哪些并发症？

（李　莉）

第十二章 淋巴系统

淋巴系统包括淋巴管道、淋巴器官和淋巴组织。淋巴管道又包括毛细淋巴管、淋巴管、淋巴干、淋巴导管。淋巴液沿淋巴管道向心流动，经过一个或多个淋巴结，最后汇入静脉，故淋巴管道可视为静脉的辅助管道。

【实验目的】

记忆：淋巴系统的组成、功能及配布特点；胸导管的起始、行径、注入部位及其收集范围，右淋巴导管的组成、注入部位及其收集范围；脾的形态、位置和表面解剖。

理解：全身淋巴结的位置和淋巴引流范围；乳房、胃和直肠等重要器官的淋巴回流。

领会：胸腺的形态和位置。

【实验材料】

1. 标本 显示淋巴管、淋巴结及胸导管的瓶装标本；大体标本（示胸导管、右淋巴导管、腋淋巴结、腹股沟淋巴结、颈深淋巴结、下颌下淋巴结、脾和胸腺）；游离脾。

2. 模型 淋巴模拟人模型；头颈部淋巴模型；脾脏模型。

3. 图像 淋巴系统模式图；胸导管和右淋巴导管模式图；腋窝部淋巴管和淋巴结模式图，以及腹股沟部淋巴管和淋巴结模式图；气管、支气管、肺及胸前壁的淋巴管和淋巴结模式图；乳腺的淋巴结和腋淋巴结模式图；胃的淋巴管和淋巴结模式图；女性生殖器的淋巴管和淋巴结模式图；直肠的淋巴管和淋巴结模式图。

【实验内容】

1. 淋巴系统的组成 淋巴系统由淋巴管道、淋巴组织和淋巴器官 3 部分组成，淋巴系统是心血管系统的辅助系统，协助静脉引流组织液。淋巴管道是静脉的辅助管道，构造类似静脉，内有淋巴。淋巴组织和淋巴器官属免疫系统，是人体重要的防御器官。

2. 淋巴导管

（1）胸导管：长 30～40cm，起于乳糜池，该池为胸导管起始处的膨大，在第 1 腰椎体前面的由左、右腰干和肠干汇合而成。经主动脉裂孔入胸腔，走在食管后方，沿脊柱右前方上升，至第 5 胸椎附近转向左侧，出胸廓上口达颈根部，向前下弯曲注入左静脉角。在注入静脉角前还收纳左颈干、左锁骨下干和左支气管纵隔干。胸导管收集下半身和左侧上半身的淋巴，即全身 3/4 的淋巴回流。

（2）右淋巴导管：为一短干，长 1～1.5cm，由右颈干、右锁骨下干和右支气管纵隔干汇合而成，注入右静脉角。收集右侧上半身的淋巴，即全身 1/4 的淋巴回流。

3. 人体各部淋巴结的位置和淋巴引流范围

（1）头颈部的淋巴管和淋巴结

1）头部淋巴结：多位于头颈交界处，收纳头面部浅层的淋巴，直接或间接注入颈外侧深淋巴结。头部淋巴结主要有枕淋巴结、乳突淋巴结、腮腺淋巴结、下颌下淋巴结、颏下淋巴结。

2）颈部淋巴结主要有颈前淋巴结和颈外侧淋巴结。①颈前淋巴结：可有浅、深之分，位于舌骨下、喉、甲状腺和气管颈段的前方，收纳上述器官的淋巴管，其输出管注入颈外侧淋巴结。②颈外侧淋巴结：沿颈内、外静脉呈链状排列，又可分为浅、深两群。颈外侧浅淋巴结：

沿颈外静脉排列，向颈外侧深淋巴结引流。颈外侧深淋巴结：沿颈内静脉排列，其输出管汇成颈干。

（2）上肢的淋巴管和淋巴结：上肢的浅淋巴管较多，伴随浅静脉行于皮下；深淋巴管与上肢深血管伴行，两者都直接或间接地注入腋淋巴结。上肢的淋巴结有3群，即肘淋巴结、锁骨下淋巴结和腋淋巴结。腋淋巴按其排列位置可分为胸肌、外侧、肩胛下、中央和腋尖5群淋巴结。胸肌淋巴结、外侧淋巴结、肩胛下淋巴结向中央淋巴结引流，中央淋巴结向尖淋巴结引流，尖淋巴结输出管组成锁骨下干。

（3）胸部的淋巴管和淋巴结：胸部淋巴结位于胸壁内和胸腔器官周围。胸壁淋巴结包括胸骨旁淋巴结、肋间淋巴结和膈上淋巴结。胸壁浅淋巴管向腋淋巴结引流，深淋巴管向胸骨旁淋巴结、肋间淋巴结引流。胸腔器官淋巴结包括纵隔前淋巴结，纵隔后淋巴结及气管、支气管和肺的淋巴结。胸腔脏器的淋巴引流由支气管肺门淋巴结→气管支气管淋巴结→气管旁淋巴结，其输出管与纵隔前淋巴结的输出管汇合成左、右支气管纵隔干。

（4）下肢的淋巴管和淋巴结：下肢的浅淋巴管数目较多，行于皮下，而深淋巴管多与下肢深部血管伴行，最后都直接或间接注入腹股沟深淋巴结。下肢淋巴结分两群，一群位于腘窝，其输出淋巴管向腹股沟深淋巴结引流。另一群位于腹股沟区，分浅、深两组。腹股沟浅淋巴结：上组与腹股沟韧带平行排列，下组位于大隐静脉末端周围，输出淋巴管向腹股沟深淋巴结或髂外淋巴结引流。腹股沟深淋巴结：位于股静脉根部周围，输出淋巴管向髂外淋巴结引流。

（5）盆部的淋巴管和淋巴结：盆部淋巴结沿盆腔血管排列，包括骶淋巴结、髂内淋巴结、髂外淋巴结和髂总淋巴结。骶淋巴结向髂内淋巴结和髂总淋巴结引流，髂外淋巴结、髂内淋巴结向髂总淋巴结引流，髂总淋巴结输出淋巴管注入腰淋巴结。

（6）腹部的淋巴管和淋巴结：腹部淋巴结位于腹后壁和腹腔脏器周围，沿腹腔血管排列。

1）腹壁的淋巴管和淋巴结：腹前外侧壁的浅、深淋巴管在脐平面以上的分别向腋淋巴结群和胸骨旁淋巴结引流，以下的浅淋巴管向腹股沟浅淋巴结引流，深淋巴管向腹股沟深淋巴结、髂外淋巴结和腰淋巴结引流。腹后壁的深淋巴管向腰淋巴结引流。腰淋巴结除收纳腹后壁的淋巴管外，还接受腹腔成对脏器的淋巴管，以及髂总淋巴结的输出管。其输出管形成左、右腰干，注入乳糜池。

2）腹腔不成对脏器的淋巴管和淋巴结：淋巴管分别注入沿腹腔干、肠系膜上动脉、脉系膜下动脉及其分支排列的淋巴结。

沿腹腔干及其分支排列的淋巴结包括胃左、右淋巴结，胃网膜左、右淋巴结，幽门上、下淋巴结，肝淋巴结，胰淋巴结和脾淋巴结。上述淋巴结的输出管均注入腹腔淋巴结。腹腔淋巴结位于腹腔干起始部周围，其输出管参与组成肠干。

沿肠系膜上动脉及其分支排列的淋巴结包括肠系膜淋巴结、回结肠淋巴结、右结肠淋巴结和中结肠淋巴结。分别沿同名动脉排列，输出管注入肠系膜上淋巴结，其输出管参与组成肠干。

沿肠系膜下动脉及其分支排列的淋巴结包括左结肠淋巴结、乙状结肠淋巴结和直肠上淋巴结，均位于同名动脉周围。输出管注入肠系膜下淋巴结，位于同名动脉根周围，并参与组成肠干。

肠干由腹腔淋巴结输出管和肠系膜上、下淋巴结的输出管汇合而成，注入乳糜池。

4. 部分器官的淋巴引流

（1）乳房的淋巴引流：乳房外侧部和中央部的淋巴管注入腋淋巴结的胸肌淋巴结；乳房上部的淋巴管注入腋淋巴结的尖淋巴结和锁骨上淋巴结；乳房内侧部的淋巴管注入胸骨旁淋巴结，并与对侧乳房淋巴管交通；乳房内下部的淋巴管通过腹壁与膈下淋巴管与肝的淋巴管交通。

（2）胃的淋巴引流：胃底右侧部、贲门部和胃底小弯侧的淋巴注入胃上淋巴结；幽门部小弯侧的淋巴注入幽门上淋巴；胃底左侧部、胃体大弯侧左侧部的淋巴注入胃网膜左淋巴结、胰淋巴结和脾淋巴结；胃体大弯侧右侧部和幽门部大弯侧淋巴注入胃网膜右淋巴结和幽门下淋巴。

（3）直肠的淋巴引流：以齿状线为界分为上、下2组。上组淋巴引流：伴直肠上血管，向上注入直肠上淋巴结；伴直肠两侧沿直肠下血管注入髂内淋巴结；伴肛血管和阴部内血管入盆腔；伴骶外侧血管走行，注入骶淋巴结。下组淋巴注入腹股沟浅淋巴结。

5. 胸腺　分为不对称的左、右叶，呈扁条状，质柔软，借结缔组织相连，大部分在上纵隔前部，小部分在前纵隔，成年人被结缔组织所替代。

6. 脾　为人体最大的淋巴器官，位于左季肋区，与第9～11肋相对，其长轴与第10肋一致，活体为暗红色，呈椭圆形。脾可分膈、脏两面，前、后两端和上、下两缘。脾的内侧面为脏面，脏面中央有脾门。上缘较锐，前部有2～3切迹，称脾切迹，脾大时，是临床触诊脾的标志。

【**注意事项**】

1. 胸导管壁薄，牵拉观察时极易断裂。

2. 在大体标本上淋巴导管、淋巴干、淋巴结等已用彩色标记，可仔细辨认。

【**思考题**】　患胃癌时，癌细胞可以转移至左锁骨上淋巴结，简述转移途径。

（任晓旭）

第十三章 感觉器总论

感觉器即机体感受刺激的装置，是感受器及其附属结构的总称，是具有一定形态结构的感觉器官。感受器的功能是感受机体内、外环境的相应刺激并将之转换为神经冲动。该神经冲动经过感觉神经和中枢神经系统的传导通路传到大脑皮质，从而产生相应的感觉。

一种感受器正常只对某一特异的刺激敏感，根据其特化程度可分为一般感受器（分布于全身各处）和特殊感受器（位于头部）两类。还可根据其所在部位和接受刺激来源的不同分为3类，①外感受器：分布于皮肤、黏膜、视器和听器等处，感受外界环境的刺激；②内感受器：位于内脏器官和心血管等处，接受体内环境的理化刺激；③本体感受器：分布于肌、肌腱、关节、韧带和内耳位觉器等处，接受机体运动和平衡变化时的刺激。

第十四章 视 器

【实验目的】

记忆：眼球壁各部的形态结构特点；眼球折光装置的各种形态结构；房水循环途径；眼外肌的组成和功能；结膜的位置、形态结构；泪腺、泪道的形态、位置和开口；视网膜中央动脉的起始、行径及其分支和分布。

理解：眼球外形、位置和组成；眶脂体和眶筋膜；眼睑的位置、形态结构；眼动脉的起始、行径和分布。

领会：眼上静脉、眼下静脉的收受、注入及其临床意义；眼的神经支配。

【实验材料】

1. 标本 颅骨（示骨性眶腔）；眼球（牛眼或猪眼）；眼外肌；眼睑层次（示5层结构：皮肤、皮下组织、肌层、睑板和睑结膜）；眼眶（打开眶上壁和外侧壁，示泪腺、眼球、眼外肌）；眼的血管标本；眼眶（打开眶上壁和外侧壁，示眼球、视神经、眼动脉和眼静脉）。

2. 模型 眼球放大模型（示眼球壁及内容物）；眼球仪装置；眼外肌模型；眼的血管模型。

3. 图像 右侧眼球水平面模式图；虹膜模式图；睫状体、晶状体及眼底模式图；眼睑和结膜模式图；眼肌模式图；泪器模式图；眶及眶内容物模式图；眼的血管模式图；眼的神经模式图。

【实验内容】

1. 眼球 首先在标本上明确眼球的位置及构成（眼球壁和眼球内容物），然后在放大的眼球模型上，观察眼球的构成，理解各结构功能。在颅标本上观察骨性眼眶的长轴线，在眼球标本上观察眼轴和视轴。在眼球仪装置上观察睫状体和晶状体之间的关系。

（1）眼球的形态和轴线：眼球由眼球壁和眼球内容物构成（图14-1）。眼球近似球形，前后径略小于横径，其前面的正中点，称前极；后面的正中点，称后极。于前、后极间作数条连线，沿眼球表面取连线中点连一环形线即赤道（中纬线）。前、后极的连线，称眼轴。由瞳孔的中央至视网膜中央凹的连线，与视线方向一致，称视轴。

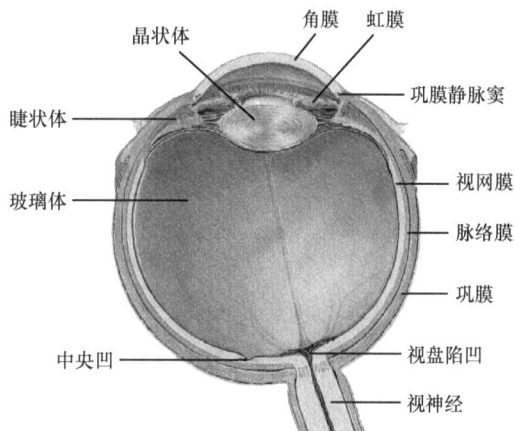

图 14-1 眼球的水平面

（2）眼球壁：分外、中、内3层。外层称外膜或纤维膜，中层称中膜或血管膜，内层称内膜或视网膜。在眼球模型水平面上，纤维膜又分角膜和巩膜两部分。角膜占前1/6，无色透明，无血管，曲度较大，有丰富的感觉神经末梢，有屈光作用。巩膜占后5/6，呈乳白色，不透明。在巩膜和角膜交界处，深部有一环形的巩膜静脉窦，在模型上用蓝点表示。

在纤维膜的内面，颜色较深的一层为血管膜。中膜可分脉络膜、睫状体、虹膜3部分。脉络膜占中膜的后2/3，含有丰富的血管和色素细胞。睫状体位于巩膜与角膜移行处的内面，在切面上呈三角形，睫状体内含有睫状肌，睫状肌收缩，睫状体向前内移位，通过睫状小带调节晶状体曲度。虹膜是中膜的最前部，是呈冠状位圆盘形的薄膜，中间有一个圆孔，为瞳孔，瞳孔周围有瞳孔括约肌和瞳孔开大肌。

视网膜自后向前可分 3 部分，即视部、睫状体部和虹膜部。虹膜部和睫状体部贴附于虹膜和睫状体内表面，无感光作用，称视网膜盲部。视部附着在脉络膜内面，有感光作用，称视网膜视部。在视部有 2 个重要的结构，即视盘和黄斑。视盘位于视神经起始部的内面，偏向鼻侧，是一白色圆形隆起，此处无感光作用。黄斑在视神经盘的颞侧稍下方（约 3.5mm），是一黄色区域，其中央有一凹陷称中央凹，是视觉最敏锐的部位。

（3）眼球的内容物：包括房水、晶状体和玻璃体，与角膜共同组成折光系统。在模型上先观察眼球房，眼球房为角膜与晶状体之间的腔隙，以虹膜为界又分成眼前房和眼后房，两者借瞳孔相通。在眼前房，虹膜和角膜交界处是虹膜角膜角。此角前外侧壁有小梁网，网间为虹膜角膜角隙。房水位于眼房内。由睫状体产生后自眼后房经瞳孔入眼前房，然后由虹膜角膜角流入巩膜静脉窦，最后流入眼静脉。晶状体呈双凸透镜状，后面较前面凸隆，无色透明，无血管和神经。冠状位切开牛眼或猪眼观察晶状体。晶状体紧靠虹膜后方，以睫状小带与睫状体相连。在其外面包着晶状体囊，在水平面上，晶状体周围为较软的晶状体皮质，中央为较硬的晶状体核。玻璃体是无色透明的胶状物质，表面覆有玻璃体囊。它充满于晶状体和视网膜之间，具有屈光和支撑视网膜的作用。

2. 眼副器 首先在标本上观察眼副器的位置及组成（眼睑、结膜、泪器、眼球外肌、眶脂体与眶筋膜），然后在放大的眼副器模型上，观察眼副器的结构，理解其功能。

眼副器包括眼睑、结膜、泪器、眼球外肌以及眶脂体和眶筋膜。

（1）眼睑：分上睑和下睑。上、下眼睑之间的裂隙称睑裂。睑裂的内、外侧端分别称内眦和外眦。在上下睑缘近内侧端处各有一个小隆起称泪乳头，其顶部有一小孔称泪点。睑的游离缘称睑缘。睑缘有 2～3 行睫毛，睫毛根部有睫毛腺。

（2）结膜：是一层薄而光滑透明、富含血管的黏膜。按所在部位分 3 部分：睑结膜、球结膜和穹窿结膜。

1）睑结膜：紧贴于上下睑内面，与睑板紧密相连，透明而光滑，其深面的血管与睑板腺清晰可见。

2）球结膜：覆盖于眼球的前面，于角膜缘处移行为角膜上皮。

3）穹窿结膜：位于睑结膜与球结膜的相互移行处，形成结膜上穹和结膜下穹。

当上、下睑闭合时，整个结膜围成囊状腔隙称结膜囊，通过睑裂与外界相通。

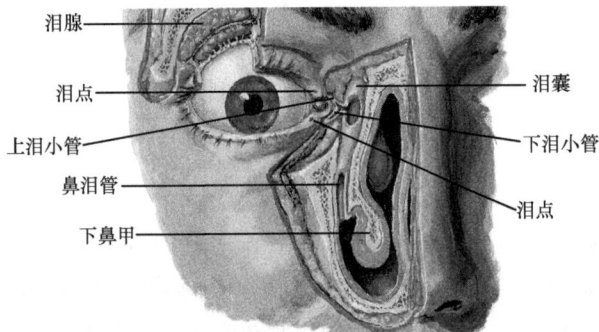

图 14-2 泪器

（3）泪器：由泪腺和泪道组成，泪道包括泪点、泪小管、泪囊和鼻泪管（图 14-2）。

1）泪腺：位于眶上壁外侧部的泪腺窝内，分泌泪液，有 10～20 条排泄管开口于结膜上穹的外侧部。

2）泪小管：起自泪点，为连接泪点与泪囊的小管，分为上、下泪小管。最初垂直向上、下走行，以后呈水平方向向内侧汇合进入泪囊。

3）泪囊：位于泪囊窝中，上端为盲端，下部移行为鼻泪管。

4）鼻泪管：为膜性管道。上部与泪囊相续，末端开口于下鼻道的外侧壁。

（4）眼球外肌：包括 1 块提上睑的肌和 6 块运动眼球的肌。即上睑提肌、内直肌、外直肌、上直肌、下直肌、上斜肌和下斜肌。四块直肌和上斜肌均起于视神经管周围的总腱环，下斜肌起自眶下壁的内侧份近前缘处，上睑提肌提上睑，开大睑裂，运动眼球的内、外、上、下直肌和上、下斜肌，收缩时使眼球前极分别转向内侧、外侧、上内、下内、下外方和上外方（图 14-3）。

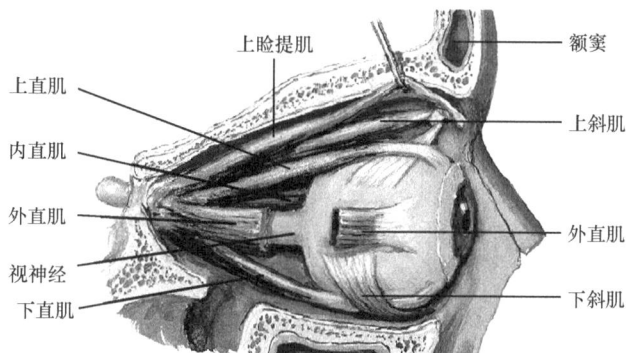

图 14-3　眼球外肌

（5）眶脂体和眶筋膜：充填于眼球、眼球外肌与眶之间的脂肪团块称眶脂体。眶筋膜包括眶骨膜、眼球筋膜鞘、眼肌筋膜鞘和眶隔。

3. 眼的血管和神经　眼球的血管和神经在标本、模型上观察，亦可结合图像进行学习和理解。

（1）眼的动脉：为颈内动脉在颅内的分支，分布于眼球和眼副器。眼动脉的主要分支有：视网膜中央动脉、睫后短动脉、睫后长动脉和睫前动脉（图 14-4）。

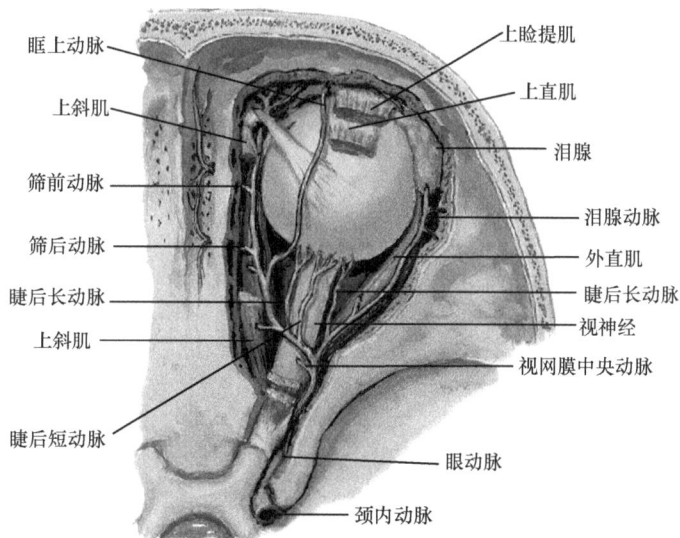

图 14-4　眼的动脉

1) 视网膜中央动脉：是眼动脉入眶后的第 1 条分支，行于视神经下方，在眼球后方 1.0～1.5cm 处从下面穿入视神经内行至视盘，分成 4 支，分别为视网膜鼻侧上小动脉、视网膜颞侧上小动脉、视网膜鼻侧下小动脉和视网膜颞侧下小动脉。

2) 睫后短动脉：也称脉络膜动脉，有很多动脉，沿视神经周围向前，穿巩膜，分布于脉络膜。

3) 睫后长动脉：也称虹膜动脉，有 2 支，分别位于眼球内外侧。由眼动脉发出后行于视神经内侧和外侧，每侧各 1 条，向前穿巩膜在巩膜和脉络膜之间前行，到虹膜和睫状体相接处，分 2 支，并沿虹膜外缘互相吻合成虹膜动脉大环。由大环发出许多细小分支至瞳孔周边处，再吻合形成虹膜动脉小环。该动脉营养虹膜和睫状体。

4) 睫前动脉：由眼动脉发出，共 7 支，在眼球前部距角膜缘 5～8mm 处穿入巩膜，在巩膜静脉窦的后部入睫状肌，分支营养巩膜的前部、虹膜和睫状体等处。

（2）眼的静脉：主要有眼上静脉和眼下静脉。眼球内的静脉有：视网膜中央静脉、涡静脉和睫前静脉。这些静脉及眶内其他静脉最后汇入眼上静脉和眼下静脉。眼静脉向后入颅汇入海绵窦。向前在内眦与面静脉的内眦静脉有吻合，因此面部感染可经眼静脉侵入海绵窦引起颅内感染。

（3）眼的神经：视器的神经支配较多，主要观察视神经。视神经起于眼后极内侧 3mm，向后内走行，穿视神经管入颅中窝。与视器有关的其他神经，详见脑神经实验部分。

【注意事项】

1. 实习时多使用标本，尽量在活体上观察。

2. 应用标本和模型相结合的方法观察，将各标本、模型与观察者的体位相比较仔细辨认。

3. 注意方位术语中"内-外"与"内侧-外侧"的区别。

4. 注意眼球外肌的起止点和作用，在活体上观察瞳孔。

5. 眼的血管较细，用力牵拉时极易断裂，应注意保护。

【思考题】

1. 试述眼球壁的结构和功能，看近物和看远物时眼球是如何调节的。

2. 试述房水的产生和循环途径，房水循环障碍产生的后果。

3. 试述"麦粒肿"和"睑板腺囊肿"的发生原因和鉴别要点。

4. 感冒时为何常有流泪现象？

5. 试述视网膜中央动脉的起始、行径、分支和分布。

（王璐璐）

第十五章 前庭蜗器

【实验目的】

记忆：外耳道形态、位置、分部及幼儿外耳道的特点；鼓膜的形态、位置和分部；中耳的组成；鼓室形态（六个壁上的主要结构）、位置和交通；听小骨的名称、位置和排列；掌握咽鼓管的位置、分部、开口以及幼儿咽鼓管的特点；内耳的位置和分部；骨迷路的分部及各部的形态结构；膜迷路的组成、分部及其与骨迷路的关系。

理解：外耳的组成；乳突小房和乳突窦的位置；椭圆囊、球囊、膜半规管和蜗管的形态。

领会：耳郭的外形；听小骨的作用；声波传导的途径；内耳道的形态。

【实验材料】

1. 标本 耳标本（示耳郭、外耳道和鼓膜）；颞骨岩部示鼓室六壁标本；耳（示鼓室内侧壁、乳突窦、乳突小房、咽鼓管和鼓膜）；听小骨（瓶装）；内耳雕刻标本（瓶装）。

2. 模型 全耳放大模型；鼓室放大模型；听小骨放大模型；颞骨放大模型。内耳放大模型；耳蜗轴切面标本；听觉传导路电动模型。

3. 图像 前庭蜗器全貌模式图；鼓膜模式图；鼓室内侧壁模式图；鼓室外侧壁模式图；听小骨模式图；骨迷路模式图；膜迷路模式图；耳蜗模式图。

【实验内容】

1. 外耳

（1）耳郭：位于头的两侧，大部分以软骨为支架，外面覆以皮肤，耳郭内含丰富的血管和神经。在外耳标本上观察耳垂、耳轮、对耳轮、对耳轮脚、三角窝、耳舟、耳甲、耳甲艇、耳甲腔、耳屏、对耳屏、耳屏间切迹。

（2）外耳道：是从外耳门至鼓膜的管道（图15-1），成人长2.0～2.5cm。外侧1/3为软骨部，内侧2/3为骨部。外耳道是一呈"S"形弯曲管道，从外向内，其方向是先向前上，然后稍向后，最后向前下。

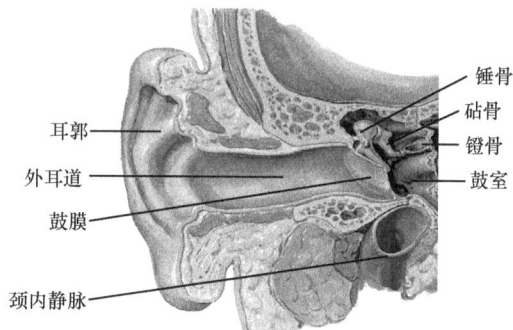

图 15-1 外耳道结构

（3）鼓膜：是一椭圆形半透明薄膜，位于鼓室与外耳道之间，与外耳道底约呈45°倾斜角。小儿鼓膜更倾斜，几乎呈水平位。鼓膜中心向内凹陷，称鼓膜脐。由鼓膜脐沿锤骨柄向上，可见由鼓膜形成向前的锤骨前襞和向后的锤骨后襞。在2个皱襞之间，鼓膜上1/4的三角形区为松弛部，在活体呈淡红色。鼓膜的下3/4为紧张部，坚实紧张，在活体呈灰白色，其前下方有

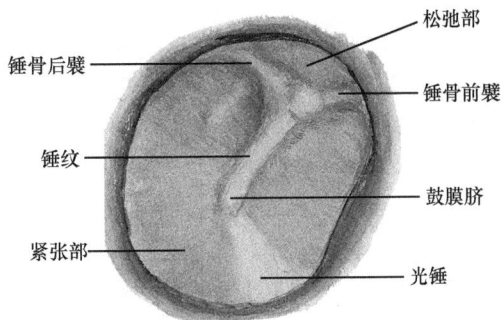

图 15-2　鼓膜

一个三角形反光区，称反射光锥（图 15-2）。

2. 中耳　在耳放大模型或锯开的颞骨标本上，观察中耳的位置及形态，理解中耳的组成。

（1）鼓室：在鼓室放大模型上观察鼓室的 6 个壁及内容物。

1）鼓室壁

上壁：又称盖壁，是分隔鼓室与颅中窝的薄骨板。

下壁：又称颈静脉壁，是分隔鼓室和颈内静脉的薄层骨板。

前壁：又称颈动脉壁，此壁下部隔骨板与颈内动脉相邻，下方有个开口是咽鼓管的鼓室口。

后壁：又称乳突壁，上部有乳突窦的入口，鼓室借乳突窦再向后通乳突小房。开口稍下方的锥形突起称锥隆起，内藏镫骨肌。

外侧壁：大部分是鼓膜壁，上方是鼓室上隐窝，由颞骨鳞部骨质围成。

内侧壁：又称迷路壁，此壁中部有一圆形隆起，称岬。岬的后上方有一卵圆形的孔，称前庭窗，为镫骨底及其周缘的韧带封闭。岬的后下方有圆形的孔，称蜗窗，在活体有第 2 鼓膜封闭。在前庭窗的后上方有一弓形隆起，称面神经管凸，内藏面神经。

2）听小骨：位于鼓室内。有 3 块，即锤骨、砧骨和镫骨。三者之间以关节相连，构成听小骨链，传递声波振动（图 15-3）。

锤骨：呈鼓槌状，有头、柄、外侧突和前突。柄细长，末端附着于鼓膜脐区，头与砧骨体形成关节，位于鼓室上隐窝，并以韧带与上壁相连。

砧骨：分体和长、短二脚。体与锤骨头形成关节。长脚与镫骨头形成关节。短脚以韧带连于鼓室后壁。

镫骨：分头、颈、两个脚和底。头与砧骨长脚形成关节，底借韧带连于前庭窗边缘，封闭前庭窗。

3）鼓室内有 2 块肌与听小骨的活动有关。

鼓膜张肌：位于咽鼓管上方的鼓膜张肌半管内，止于锤骨柄的上端，收缩时将锤骨柄向内侧牵拉，使鼓膜内陷，紧张鼓膜。

镫骨肌：位于锥隆起内，止于镫骨颈，作用是牵拉镫骨使其离开前庭窗而减低迷路压力。

（2）咽鼓管：连通鼻咽部和鼓室，长 3.5～

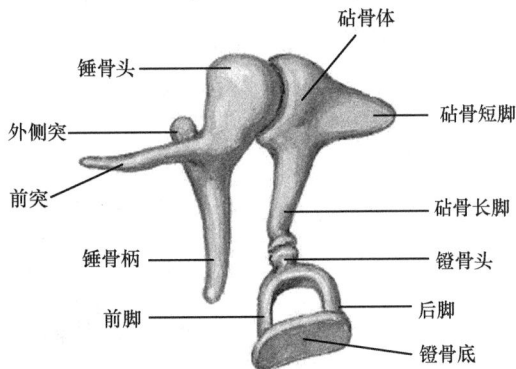

图 15-3　听小骨

4.0cm，分骨部和软骨部，近鼓室的 1/3 段为骨部，近咽的 2/3 段为软骨部。骨部即颞骨岩部的咽鼓管，其鼓室口开口于鼓室的前壁。软骨部紧连骨部，其前内侧端开口于鼻咽部侧壁的咽鼓管咽口（下鼻甲后方约 1cm 处）。咽鼓管咽口平时处于关闭状态，当吞咽或尽力张口时开放，空气便经咽鼓管进入鼓室。婴幼儿的咽鼓管短而平直，管腔较大，故咽部感染易经咽鼓管侵入鼓室。

（3）乳突窦和乳突小房

1）乳突窦：是位于鼓室与乳突小房间的小腔，向前开口于鼓室，向后与乳突小房相通连，为鼓室和乳突小房之间的交通要道。

2）乳突小房：为颞骨乳突部内的许多含气小腔，大小不一，互相连通，并向前经乳突窦与鼓室相通。

3. 内耳 是前庭蜗器中最复杂最难的部分，应充分利用模型、标本和图像配合观察：内耳由骨迷路和膜迷路组成，全部在颞骨岩部的骨质内，位于鼓室和内耳道底之间。膜迷路内的液体为内淋巴，膜迷路与骨迷路之间的液体为外淋巴，内、外淋巴互不相通。

（1）骨迷路：是由致密骨质围成的腔与管，是颞骨岩部骨质中的曲折隧道，从前内向后外沿颞骨岩部的长轴排列（图 15-4），可分 3 部分：耳蜗、前庭和骨半规管。

1）前庭：是位于骨迷路中部膨大的椭圆形腔隙，向后有 5 个小孔通 3 个半规管，向前有一大孔，通耳蜗。前庭内部有膜迷路的椭圆囊和球囊。前庭的外侧壁即鼓室的内侧壁，有前庭窗，活体上被镫骨底封闭。内侧壁即内耳道的底，有神经穿行。

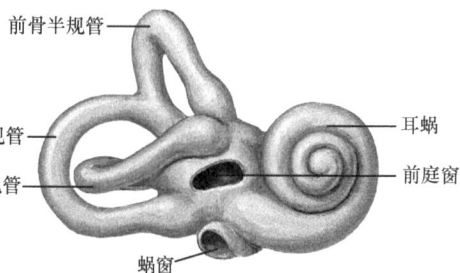
图 15-4 骨迷路构成

2）骨半规管：由 3 个"C"形的互相垂直排列的骨管组成，分别称为前骨半规管、后骨半规管和外骨半规管。在模型上，凸向外方并呈水平位的管是外骨半规管。凸向上方，与颞骨岩部的长轴垂直的是前骨半规管。凸向后外，与颞骨岩部的长轴平行的管是后骨半规管。

每个"C"形的半规管都有 2 个骨脚，一个是单骨脚，较细小；一个是壶腹骨脚，壶腹骨脚上膨大部称骨壶腹。前、后骨半规管的单骨脚合成一个总骨脚，因此，3 个骨半规管的管腔与前庭后壁共有 5 个口相通。

3）耳蜗：位于前庭的前方，形状如蜗牛壳。尖端朝向前外，称作蜗顶，蜗底朝向后内。耳蜗内由骨松质构成的中轴称蜗轴，呈水平位圆锥形。蜗轴周围是蜗螺旋管（骨蜗管），起于前庭，环绕蜗轴约两圈半，以盲端终于蜗顶。自蜗轴向蜗螺旋管内发出的板状突起为骨螺旋板，此板未达到蜗螺旋管的对侧壁，其空缺处由蜗管填补封闭。

耳蜗内共有 3 条管道，上方的是前庭阶，下方的是鼓阶，中间的是蜗管。前庭阶和鼓阶在蜗顶处相通。前庭阶起自前庭，随蜗螺旋管绕蜗轴至蜗顶，借蜗孔与鼓阶相通。鼓阶绕蜗轴至蜗底终于蜗窗上的第 2 鼓膜。

（2）膜迷路：套于骨迷路内，是一套封闭的膜性管道。膜迷路也分为 3 部分：椭圆囊和球囊、膜半规管和蜗管。在膜迷路放大模型上依次观察以下结构（图 15-5）。

1）椭圆囊和球囊：在前庭内呈椭圆形位于后部的是椭圆囊。其后壁上有 5 个开口，连接 3 个膜半规管，前壁发出椭圆球囊管与球囊相连。在椭圆囊的前下方也可看到一较小的球状囊是球囊。

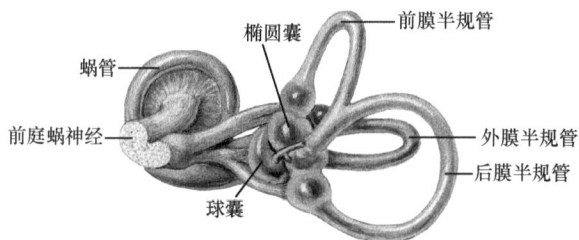
图 15-5 膜迷路构成

由球囊下端发出连合管，连于蜗管上。在椭圆囊内的底和前壁上有椭圆囊斑，在球囊内的前壁上有球囊斑，它们是位置觉感受器，能感受头部静止的位置及直线变速运动引起的刺激。

2）膜半规管：在骨半规管内，形状与骨半规管相似，较细的管为膜半规管，膜半规管也有 3 个，分别称前膜半规管、后膜半规管和外膜半规管。在骨壶腹内，膜半规管相应膨大的部分称为膜壶腹，壁上有隆起的壶腹嵴。壶腹嵴也是位置觉感受器，能感受头部变速旋转运动的刺激。

3）蜗管：位于蜗螺旋管内，随蜗螺旋管旋转 2 圈半，起端以连合管连于前庭内的球囊，尖端为盲端，终于蜗顶。在蜗管的横切面上，蜗管呈三角形，有上、外和下 3 个壁。上壁为蜗管前庭壁（前庭膜），将前庭阶和蜗管分开。外壁紧贴蜗螺旋管壁上。下壁由骨螺旋板和蜗管鼓壁（螺旋膜或基底膜）组成，与鼓阶相隔，在螺旋膜上有螺旋器［科蒂（Corti）器］，螺旋器是听觉感受器。

（3）声音的传导：在听觉传导路电动模型上观察空气传导的路径：声波→耳郭→外耳道→鼓膜→听小骨链→前庭窗→前庭阶外淋巴→蜗孔→鼓阶外淋巴→蜗窗的第 2 鼓膜→膜蜗管内淋巴→基底膜上的螺旋器→蜗神经→听觉传导通路→大脑颞叶听觉中枢（颞横回）。

（4）内耳道：是从颅后窝的内耳门开始向内长约 1cm 的管道，终于内耳道底，底上有很多小孔，前庭蜗神经、面神经和迷路血管由这些孔通过。

【注意事项】

1.实习时多使用标本，尽量在活体上观察。

2.使用标本、模型时，将各标本、模型与观察者体位相比较仔细辨认。

3.由于中耳结构细小，观察时要仔细。

4.听小骨连接松弛，容易脱落，应防止丢失。

5.应以声波在内耳中的传导为主线，结合各部的形态、功能进行观察学习。

【思考题】

1.试述外耳道、鼓膜形态、位置和分部。

2.试述中耳炎引起的面瘫和经乳突入路手术时引起面瘫的原因。

3.骨半规管内是否有液体存在，液体来源于何处？怎样循环？

4.膜迷路内液体的来源、循环途径及其与骨迷路内液体是否可以相通？

附　其他感觉器

【实验目的】　领会：嗅器的位置及构造；味器的位置及构造；皮肤的概况及功能。

【实验材料】

1.**标本**　头部正中矢状面标本；完整端脑标本；完整舌标本。

2.**模型**　头部正中矢状面模型；完整端脑模型。

3.**图像**　其他感受器相关模式图。

【实验内容】

1.**嗅器**　在头部正中矢状面标本上观察嗅器位置，在完整端脑标本上观察嗅球和嗅束。在鼻腔的上部，即上鼻甲及其相对的鼻中隔及其以上部分，此部黏膜含有嗅细胞，为双极细胞，其周围突由细胞顶部伸向黏膜表面，分成许多纤毛；中枢突伸向基底膜汇集成嗅丝，约 20 条，穿筛板入颅，终于嗅球。

2. 味器　在舌标本上观察菌状乳头、轮廓乳头和叶状乳头，味蕾嵌于以上 3 种乳头中，以舌黏膜轮廓乳头和菌状乳头上最多。除此以外，在软腭、会厌等处黏膜内也有味蕾分布。味蕾顶部有味孔通口腔，底部达基板，味觉神经由此进入味蕾。舌前 2/3 的味蕾有面神经分布；舌后 1/3 的味蕾则有舌咽神经分布。味觉刺激主要有酸、甜、苦和咸四种味觉。

3. 皮肤　在活体上肢及手部观察皮肤质地，体会各部皮肤厚薄的不同，了解皮肤功能。皮肤由表皮和真皮构成，其深面为浅筋膜。汗腺、皮脂腺、乳腺、毛发、指（趾）甲等都是皮肤的结构。表皮是复层鳞状上皮层，无血管，含色素，色素多少决定皮肤颜色。真皮位于表皮深面，由胶原纤维和弹性纤维交织构成，并含有从表皮陷入的毛、腺体以及从深层来的血管、淋巴管和神经及其末梢。

【**注意事项**】　嗅器和味器非常小，配合放大镜观察效果更好。

【**思考题**】　皮肤的功能有哪些？

（王璐璐）

第十六章　神经系统总论

神经系统是人体结构和功能最复杂的系统，其功能主要有以下几点：控制和调节其他系统的活动，使人体成为一个有机的整体；维持机体与内、外环境统一；人类大脑皮质上具有语言中枢，是构成思维、意识活动的物质基础。

一、神经系统的区分

神经系统可分为中枢神经系统和周围神经系统两部分。中枢神经系统包括脑和脊髓，周围神经系统包括脑神经、脊神经、内脏神经。

二、神经元的组成及分类

（一）神经元的组成

神经元包括胞体和突起两部分，突起又分为树突和轴突。

（二）神经元的分类

1. 按形态分类　双极神经元、假单极神经元、多极神经元。

2. 按功能分类　感觉神经元、运动神经元、联络神经元。

三、反射和反射弧

神经系统活动的基本方式是反射，完成反射的结构基础是反射弧。反射弧由感受器、传入神经元、中枢神经元、传出神经元、效应器组成。

四、神经系统常用术语

（一）中枢神经系统

1. 灰质　为神经元的胞体和树突集中的部位，在新鲜标本中色灰暗。

2. 皮质　为位于大、小脑表面的灰质。

3. 白质　为神经纤维集中的部位，色泽白亮。

4. 髓质　为位于大、小脑深部的白质。

5. 神经核　为形态和功能相似的神经元胞体集聚成的团块。

6. 纤维束　为起止、行程和功能基本相同的神经纤维集聚成束。

7. 网状结构　神经纤维交织成网，网眼内散布着大、小不等的神经核。

（二）周围神经系统

1. 神经节　神经元的胞体集聚处。

2. 神经　神经纤维集聚在一起，外包结缔组织膜。

（李国锋）

第十七章 中枢神经系统

实验一 脊 髓

【实验目的】

记忆：脊髓的外形、位置和结构；脊髓节段的概念和节段性分布的概念，脊髓节段与椎骨的对应关系；脊髓上下行纤维束（薄束、楔束、脊髓丘脑侧束及前束、皮质脊髓侧束及前束）的位置、起止和功能。

理解：脊髓横切面上灰质、白质的配布及各部的名称。

领会：脊髓灰质板层结构；脊髓灰质的主要核团（前角运动细胞、胶状质、后角固有核、中间外侧核）及其胞体特征。

【实验材料】

1. 标本 打开椎管后壁的脊髓标本；离体脊髓标本；脊髓横切面标本；带椎骨的脊髓标本。

2. 模型 脊髓全长模型；脊髓节段模型。

3. 图像 脊髓白质固有束示意图；脊髓和脊神经根示意图。

【实验内容】

1. 脊髓的外形 取离体脊髓标本及脊髓模型（图 17-1），自上而下观察颈膨大、腰骶膨大、脊髓圆锥及终丝。脊髓呈前后略扁的圆柱形，全长 45cm 左右，重约 20g。脊髓全长粗细不匀，呈现 2 个膨大，上位者为颈膨大，位于颈髓第 4 节至胸髓第 1 节；下位者为腰骶膨大，位于腰髓第 2 节至骶髓第 3 节。脊髓下端迅速变细，呈圆锥状，称为脊髓圆锥。脊髓圆锥向下续连由软脊膜构成的银灰色细丝，即终丝，终于尾骨背面。脊髓膨大的形成与四肢的发达有关，是各节内的细胞和纤维数量增多所致。辨认前正中裂。此裂较深，裂内常有血管。在认识脊髓前、后面的基础上，逐次辨认后正中沟及前、后外侧沟。前外侧沟内连有脊神经前根的根丝；后外侧沟内连有脊神经后根的根丝，且较前根的根丝粗，排列密集。

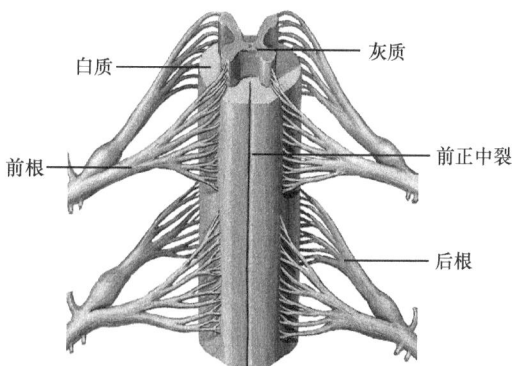

图 17-1 部分脊髓前面观

2. 脊髓的位置、节段及脊髓节段与椎骨的对应关系 取切除椎管后壁的脊髓标本，用镊子向两侧拉开脊髓表面的被膜之后观察，脊髓在枕骨大孔处与脑相连，下端终于第 1 腰椎的下缘，注意颈膨大和腰骶膨大与椎骨的对应关系及终丝附着的部位。

各对脊神经的根丝所连接的一段脊髓，称为一个脊髓节段。脊髓分为 31 个节段，即：颈髓 8 节，胸髓 12 节，腰髓 5 节，骶髓 5 节，尾髓 1 节（图 17-2）。

自上而下观察各对脊神经根的走向，上部脊神经根多呈水平位进入相应的椎间孔；中、下部的脊神经根则向下倾斜，进入相应的椎间孔，且倾斜度自上而下逐渐增大，因此，腰、骶和尾神经根在椎管内近似垂直下降，围绕终丝集聚成马尾。在胚胎早期，脊髓与椎管等长，所有

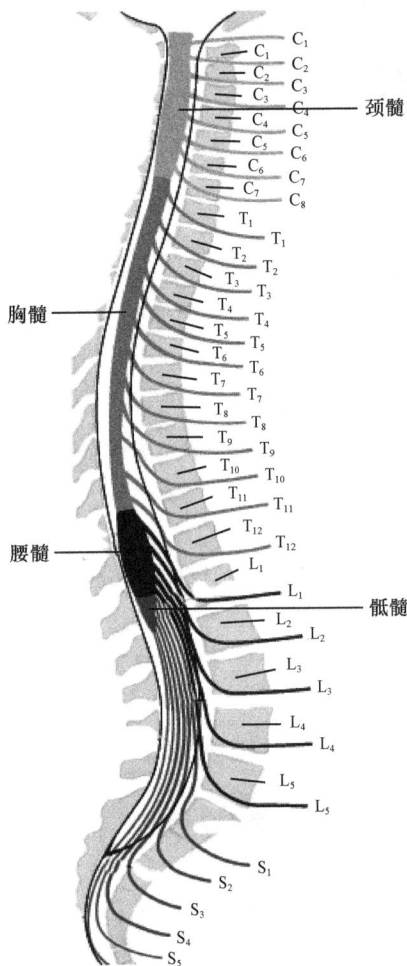

图 17-2 脊髓节段与椎骨的
对应关系示意图

的脊神经根都成直角地从脊髓发出，进入相应的椎间孔，从胚胎第 4 个月起，脊髓的生长速度缓于椎管，同时由于脊髓与脑连接处固定于枕骨大孔，因而脊髓下端逐渐相对上移，在出生时平对第 3 腰椎，至成人则达第 1 腰椎下缘，因此，脊髓节段多数并不与同序数的椎骨相对。

分别找出第 2 颈神经根、第 2 胸神经根、第 7 胸神经根和第 10 胸神经根，并找出相应的脊髓节段，观察上述各脊髓节段与椎骨的对应关系，验证下列推算方法：①上颈髓（$C_1 \sim C_4$）节段序数=椎骨序数；②下颈髓至上胸髓（$C_5 \sim T_4$）的节段序数–1=椎骨序数；③中胸髓（$T_5 \sim T_8$）的节段序数–2=椎骨序数；④下胸髓（$T_9 \sim T_{12}$）的节段序数–3=椎骨序数；⑤全部腰髓位于 $10 \sim 11$ 胸椎高度，骶、尾髓则位于第 12 胸椎和第 1 腰椎高度。

3. 脊髓的内部结构　取颈髓、胸髓、腰髓切面标本，借助放大镜观察：脊髓表面的沟裂、脊髓灰白质的分布、脊髓中央管的位置、网状结构存在的部位。

灰质位于中央，呈"H"形柱状，主要由神经元胞体集聚而成，其前方的一对突起为前角，后方的一对突起为后角。前、后角之间的灰质是中间带。胸髓及第 $1 \sim 3$ 节腰髓的中间带向外侧突出形成侧角。连接两侧中间带的横段灰质为灰质连合。其中央处有一细小的小管为中央管。中央管纵贯脊髓全长，上端与脑室相通。在成人，中央管常部分或全部闭塞。

白质位于周围，主要由纵行排列的纤维束构成。前正中裂与前外侧沟之间的白质称为前索；前、后外侧沟之间者为外侧索；后外侧沟与后正中沟之间的白质称为后索。在灰质连合前方，有连结两侧白质的横行纤维，为白质前连合。

在颈髓横切模型上，观察薄束、楔束、脊髓小脑前束、脊髓小脑后束、脊髓丘脑前束、脊髓丘脑侧束、皮质脊髓前束、皮质脊髓侧束的位置。

（1）薄束和楔束：位于后索。薄束紧挨后正中裂的两侧，楔束出现在第 4 胸髓节以上的后索内，位于薄束的外侧。薄束、楔束是脊神经节细胞中枢突进入脊髓同侧后索的直接续延，其节细胞的周围支分布于肌、腱、关节和皮肤的感受器。传导来自身体同侧的本体感觉和精细触觉。在后索内来自身体骶、腰、胸、颈各部位的本体感觉纤维有明确的定位关系，即依次由内侧向外侧排列。脊髓后索的病变，使本体感觉和识别性触觉的冲动不能向上传入大脑皮质。当患者闭眼时，不能确定自己关节的位置，因此患者在站立闭眼时，身体出现摇晃倾斜，易跌倒。

（2）脊髓小脑束：位于侧索接近表面的纤维束。前份为脊髓小脑前束，主要传导整个下肢运动和姿势的信息；后份为脊髓小脑后束，主要传导下肢及躯干单个肌牵张变化信息。

（3）脊髓丘脑束：脊髓丘脑束的背侧份位于侧索，在脊髓小脑前束的深面，其腹侧位于前索内，在前角的浅面。脊髓丘脑束传导痛觉、温度觉、粗触觉和压觉的冲动。通常认为传导痛、温觉冲动纤维位于背侧份，称为脊髓丘脑侧束；传导粗触觉、压觉冲动纤维位于腹侧份，为脊髓丘脑前束，经后根传入的痛、温、触、压冲动均上升 1～2 节段，然后形成对侧的脊髓丘脑束。脊髓丘脑束内来自骶、腰、胸、颈的纤维有明确的定位关系，即依次由外侧向内侧排列，因此，椎管内脊髓外的肿瘤压迫脊髓前外侧份时，首先出现的是骶腰神经分布区的痛、温觉障碍。在脊髓内，一侧脊髓丘脑束病变损伤时，在对侧病变平面 1～2 节段以下的身体痛、温觉减退消失，而触觉无明显影响，因为部分触觉纤维在同侧后索内上升。

（4）皮质脊髓束：是从大脑皮质至脊髓前角运动神经元的运动纤维束，它起自大脑皮质中央前回和其他一些皮质区域。此束纤维在到达延髓下份时，大部分交叉到对侧，下行于脊髓小脑后束的深面，为皮质脊髓侧束，贯穿脊髓全长，沿途发出纤维至同侧脊髓灰质。皮质脊髓束小部分未交叉的纤维称为皮质脊髓前束，在前索前正中裂两侧下降至脊髓上部，沿途发出纤维，经白质前连合至对侧灰质，但也有纤维至本侧灰质。在侧索，位于皮质脊髓侧束腹侧者为红核脊髓束，来自对侧红核。

【注意事项】 要注意爱护标本，脊髓标本非常柔嫩、脆弱，不能撕拉或用力夹持，更不要把脊髓的被膜及神经根等结构撕脱。

【思考题】

1. 当第 10 胸椎椎体粉碎性骨折时，可伤及脊髓哪些节段，该节段完全断裂时有何体征出现？

2. 脊髓颈膨大右侧半损伤，肢体运动和感觉有何障碍？

实验二 脑 干

【实验目的】

记忆：脑干的组成；脑干各部的主要结构及其与内部构造的关系；脑神经核的分类、位置、排列规律及与脑神经的联系。

理解：各主要上、下行纤维束在脑干内部结构的关系。

领会：脑干网状结构基本的核团。

【实验材料】

1. **标本** 离体脑干标本；头部正中矢状面标本；脑干横断面标本。

2. **模型** 脑干放大模型；脑干放大水平面模型；全脑各部分离模型。

3. **图像** 延髓横切面（经锥体交叉）；脑桥横切面（经面丘）；中脑横切面（经上丘）。

【实验内容】 脑干自下而上分为延髓、脑桥和中脑三部分。分别连有第Ⅸ～Ⅻ、第Ⅴ～Ⅷ和第Ⅲ～Ⅳ对脑神经。在观察中应注意各对脑神经的连脑部位。

1. **脑干腹侧面** 自下而上依次观察（图17-3）。

（1）延髓：下界平枕骨大孔高度，上方借一横沟即延髓脑桥沟与脑桥分界，外形如倒置的锥体。其位于正中线的纵行裂隙是前正中裂，与脊髓的前正中裂相续。此裂的下段，沟形不

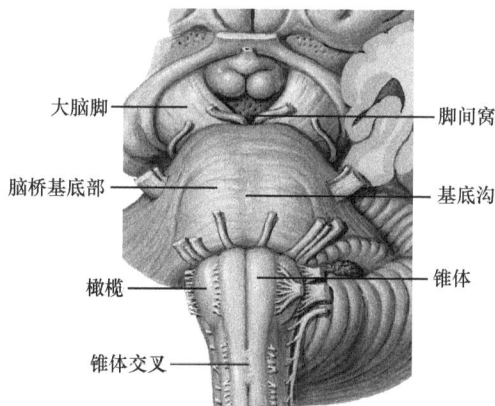

图 17-3 脑干腹侧面

（图中标注：大脑脚、脚间窝、脑桥基底部、基底沟、橄榄、锥体、锥体交叉）

清，有发瓣样的交叉，为锥体交叉。前正中裂两侧的纵行隆起是锥体，由锥体束的皮质脊髓束纤维组成。锥体外侧的卵圆形隆起为橄榄。

（2）脑桥：中间隆凸为脑桥基底部，向两侧渐缩成小脑中脚，即脑桥臂，进入小脑。基底部正中线上纵行的浅沟为基底沟，容纳基底动脉。

（3）中脑：上界为视束，属于间脑，下界为脑桥上缘；两侧粗大的纵行柱状隆起是大脑脚。两脚之间的凹陷为脚间窝，窝底被血管穿成许多小孔，为后穿质。

脑干腹侧面有9对脑神经附着。

1）位于中脑的仅1对，即动眼神经（Ⅲ），在大脑脚的内侧由脑穿出。

2）位于脑桥的共4对，即三叉神经（Ⅴ）、展神经（Ⅵ）、面神经（Ⅶ）和前庭蜗神经（Ⅷ），三叉神经在脑桥基底部与小脑中脚交界处连于脑桥，粗大的是感觉根，细小而位于内侧的为运动根，其余三对脑神经都在延髓脑桥沟出入脑，从内侧向外侧分别为展神经、面神经和前庭蜗神经。

3）位于延髓的共4对，在橄榄后方的沟内，从上向下依次排列的根丝为舌咽神经（Ⅸ）、迷走神经（Ⅹ）和副神经（Ⅺ），在锥体和橄榄之间的沟内的根丝为舌下神经根（Ⅻ）。

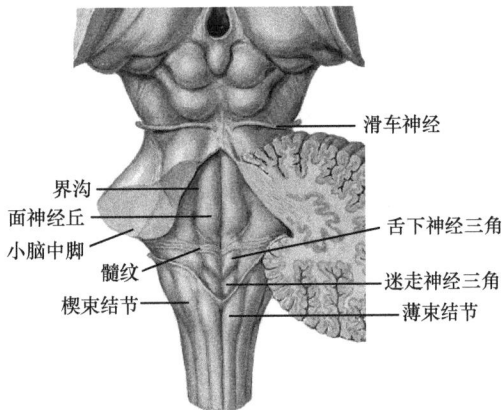

图 17-4　脑干背侧观

滑车神经
界沟
面神经丘
小脑中脚
髓纹
楔束结节
舌下神经三角
迷走神经三角
薄束结节

2.脑干的背侧面　脑干背侧连小脑，必须切除小脑才能见脑干全貌（图17-4），脑干背面中份为一敞开的浅窝，为菱形窝，即第四脑室底，窝的下半属延髓，上半属脑桥。

（1）延髓：背面可分上、下两部。下部似脊髓又称关闭部，上部又称敞开部。脊髓后索的薄束和楔束向上延至延髓下份时，分别扩展为膨大的薄束结节和楔束结节，其深面分别有薄束核和楔束核。楔束结节外上方的隆起为小脑下脚，由粗大的纤维束组成。

（2）脑桥：背面构成菱形窝的上半，其外侧界为小脑上脚。

（3）中脑：背面有4个圆形突起：上一对为上丘，是视觉反射中枢；下一对为下丘，是听觉反射中枢。上、下丘的外侧，各有向前外方伸出的一条隆起，分别为上丘臂和下丘臂，它们分别连于间脑的外侧膝状体和内侧膝状体。在左、右下丘之间有一纵行皱襞，向下连于前髓帆，为前髓帆系带。在前髓帆系带两侧出脑的脑神经是滑车神经（Ⅳ），是唯一从脑干背面发出的脑神经。

1）第四脑室：是延髓、脑桥与小脑之间的腔隙，向上与中脑水管相通连，向下续于延髓下部和脊髓的中央管。结合大脑正中矢状面与整脑标本观察，第四脑室形似帐篷，以菱形窝为底，篷顶由前髓帆和后髓帆形成，伸入小脑内。

2）菱形窝：呈菱形，下界为两侧的薄束结节、楔束结节和小脑下脚；上界为两侧的小脑上脚。窝的侧角处为第四脑室的外侧隐窝。由外侧隐窝横向中线的数条白色的神经纤维为髓纹，常作为延髓和脑桥在背面的分界线。在窝的正中有纵贯全窝的正中沟，将菱形窝分为对称的两半。在正中沟的两侧还有纵行的界沟，将每侧的半个菱形窝分为内侧区和外侧区。外侧区深方藏有感觉性的核团；内侧区称为内侧隆起，深面藏有运动性核团。在内侧隆起上份的圆形隆起为面神经丘，深面为展神经核；内侧隆起下份可再分为两个三角形区域，内上方者为舌下神经三角，内藏舌下神经核，外侧者为迷走神经三角，内藏迷走神经背核。界沟上端的外侧，在新鲜标本上可见一蓝黑色小区，为蓝斑，其深部是含有黑色素的蓝斑核。

3）后髓帆：是由室管膜上皮、软脑膜和少许白质构成的一层薄膜，向上弯入小脑内，向下变薄续于第四脑室脉络组织。脉络组织的部分血管反复分支成丛，携带软脑膜和室管膜上皮突入第四脑室，形成第四脑室脉络丛。此丛分布在正中线两侧并向外侧延续至外侧隐窝。后髓帆不完整，具有 3 个孔，位于下角上方的是正中孔，位于两外侧隐窝的 1 对孔为外侧孔，此 3 孔是第四脑室与蛛网膜下隙通连的孔道，脑室内的脑脊液借此 3 孔流入蛛网膜下隙。在正中孔下方，张于两侧薄束结节之间的薄白质片为闩。

3. 脑干的内部结构 在脑神经核模型和电动脑干模型上进行观察。

（1）脑神经核（图 17-5）：由于脑干中央管逐渐移向背侧，运动核团和感觉核团的位置即由在脊髓的腹背关系转变为在脑干的内外关系。根据功能性质可将脑神经核分为 7 种：躯体运动核、特殊内脏运动核、一般内脏运动核、一般内脏感觉核、特殊内脏感觉核、一般躯体感觉核和特殊躯体感觉核。

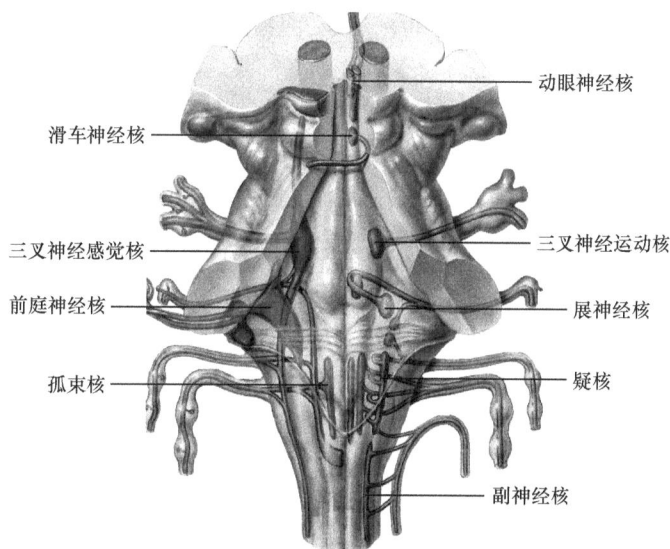

图 17-5 脑神经核位置示意图

1）躯体运动核：位于第四脑室底的最内侧，邻近正中线，由 4 对核团组成。它们由上而下是动眼神经核（Ⅲ）、滑车神经核（Ⅳ）、展神经核（Ⅵ）及舌下神经核（Ⅻ）。此群核团相当于脊髓前角运动核，支配头面部自肌节发生的骨骼肌，包括舌肌和眼球外肌。

2）特殊内脏运动核：位于躯体运动核腹外侧，由 4 对核团组成，即三叉神经运动核（Ⅴ）、面神经核（Ⅶ）、疑核（Ⅸ、Ⅹ、Ⅺ）和副神经核（Ⅺ），支配由鳃弓衍变而来的骨骼肌，如咀嚼肌、面肌和咽喉肌。

3）一般内脏运动核：位于躯体运动柱的外侧，靠近界沟，由 4 对核团组成。由上而下是动眼神经副核（Ⅲ）、上泌涎核（Ⅶ）、下泌涎核（Ⅸ）和迷走神经背核（Ⅹ），相当于脊髓骶副交感核，支配平滑肌、心肌和腺体。

4）一般内脏感觉核与特殊内脏感觉核：由单一的位于延髓上部的孤束核构成，位于界沟外侧，内邻一般内脏运动核。此核头端接受来自味蕾的初级传入纤维（特殊内脏感觉），尾部则接受来自颈动脉体、咽喉、心、肺、肠道等内脏的感觉纤维（一般内脏感觉）。

5）一般躯体感觉核：位于其他感觉核的腹外侧，由 3 对与三叉神经有关的核团组成。最头端的核团为三叉神经中脑核，主要位于中脑，与咀嚼肌的本体感觉有关，三叉神经脑桥核在脑桥中部，向下延续为三叉神经脊束核，此核再向下续为脊髓后角的 I～V 层灰质。三叉神经脑桥核和脊束核主要接受来自牙齿、面部皮肤和口、鼻腔黏膜的传入纤维。

6）特殊躯体感觉核：位于内脏感觉柱外侧，相当于延髓上部和脑桥下部水平，在菱形窝的外侧，由 2 对核团参与组成，即蜗神经核和前庭神经核。蜗神经核分为蜗腹侧核和蜗背侧核，分别位于小脑下脚的腹外侧和背外侧，接受来自前庭蜗神经（Ⅷ）的螺旋神经节（蜗神经节）传导听感觉的纤维。前庭神经核可分为内侧核、外侧核、上核、下核，接受来自前庭蜗神经中前庭神经节发来的传导平衡觉的纤维。前庭神经核发出的纤维主要组成：前庭脊髓束，与提高伸肌张力有关；内侧纵束，向上达中脑上丘平面，向下至脊髓颈段，与前庭反射的转头和转眼等运动有关；前庭小脑纤维，经小脑下脚入小脑。

从脑干神经核模型可见这些功能不同的核团在脑干内排列成 6 种纵行的功能柱。

（2）非脑神经核：在脑神经核模型和脑干横切面标本上观察。

1）薄束核与楔束核：此两核分别位于延髓中下部背侧的薄束结节和楔束结节的深方，接受来自薄束和楔束的纤维。由此两核发出的纤维呈弓形走向中央管的腹侧，在中线上左右交叉，称为内侧丘系交叉，交叉后的纤维在中线两侧折向上行，形成内侧丘系。

2）下橄榄核：位于延髓橄榄的深方，在切面上呈袋口向内的囊形灰质团块。下橄榄核接受大脑皮质、脊髓和中脑红核等处的纤维，它发出纤维越边向对侧，在延髓背外侧聚集上行，与脊髓小脑后束共同组成粗大的小脑下脚，经第四脑室外侧折向背侧入小脑。

3）脑桥核：散在地分布于双侧脑桥基底中，细胞数量很多，它们接受来自大脑皮质广泛区域的皮质脑桥纤维，发出的纤维越过中线，形成大量的横行纤维，即脑桥小脑纤维，组成粗大的小脑中脚进入小脑。

4）下丘：位于中脑顶盖下部，是听觉传导路的重要中继站。外侧丘系纤维大部分终止于下丘的下丘核。下丘核发出纤维至内侧膝状体，自此核再发纤维至大脑皮质的听区。下丘核也是听觉的反射中枢，它发出纤维至上丘深层，自上丘深层发出顶盖脊髓束，止于脑干和脊髓的运动核，完成由声音引起的反射活动。

5）上丘：位于中脑顶盖上部，在低等动物，上丘是视、听和躯体信息的整合中枢。在结构上灰、白质交替排列，上丘主要是视觉的反射中枢，但也接受下丘传来的听觉信息和脊髓传来的躯体感觉信息。上丘发出的纤维，环绕中央灰质至红核间的背侧进行交叉，交叉后的纤维下行构成顶盖脊髓束，完成光和声音引起的反射活动。

6）红核：位于中脑上丘平面被盖部，呈边界明显的圆柱状，并向上延伸至间脑尾段，是与躯体运动有关的核团，接受大脑、小脑的纤维，并发出红核脊髓束，交叉后下降到脊髓。

7）黑质：为位于整个中脑的脚底和被盖之间的板状灰质，可分为两部分，其中靠近脚底的部分为网状部，其细胞形态、纤维联系和功能与端脑的苍白球几乎相同，黑质中靠近被盖的部分为致密部，主要由多巴胺能神经元组成，胞质内含有黑色素颗粒，致密部的多巴胺能神经元主要投射到端脑的新纹状体，也可投射到颞叶的杏仁核。

（3）脑干白质

1）内侧丘系：来自脊髓的薄束和楔束终止在延髓中下部背侧的薄束核及楔束核。由此二核发出的纤维在中央管腹侧交叉后上行，即为内侧丘系。内侧丘系在延髓位于中线和下橄榄核之间，锥体的后方；到脑桥后略转向腹外侧，位于被盖腹侧，与基底部相邻；到中脑则渐移向被盖外侧；进入间脑后止于背侧丘脑的腹后核。

2）脊髓丘系：脊髓丘脑束传导对侧躯干及上、下肢的痛、温、触觉。此束进入脑干后，与一些从脊髓投向上丘的纤维合在一起，即为脊髓丘系。脊髓丘系行于延髓的外侧区，相当于下橄榄核的背外方，在脑桥和中脑部，此束位于内侧丘系的背外侧。脊髓丘系内的脊髓丘脑束纤维进入间脑后，止于背侧丘脑腹后核。

3）三叉丘系：传导头面部痛、温、触觉信息的纤维，止于三叉神经脊束核和三叉神经脑桥核，两核发出上行纤维越边至对侧，组成三叉丘系。该纤维束行于内侧丘系的外方并与之毗邻，止于背侧丘脑腹后内侧核。

4）外侧丘系：起于对侧耳蜗神经核和双侧上橄榄核的纤维上行组成外侧丘系，行于脑桥和中脑被盖的外侧边缘部分。在脑桥被盖腹侧部横行越边的纤维中有一部分穿过上行的内侧丘系，这部分纤维组成斜方体。外侧丘系在中脑下部背侧止于下丘，转而投射到间脑的内侧膝状体，传导听觉信息。

5）脊髓小脑前、后束：此二束行于延髓外侧周边部，其中脊髓小脑后束经延髓上部的小脑下脚进入小脑，而脊髓小脑前束则继续上行到脑桥经小脑上脚入小脑。

6）皮质脊髓束与皮质核束：起自大脑半球额、顶叶皮质，经端脑内囊到达脑干，先行于中脑脚底，然后穿越脑桥基底部且被横行纤维分隔成若干小束，它们在脑桥下端重新汇合，占据延髓锥体，因此，皮质脊髓束又称锥体束。每侧锥体内含有各种大小纤维约 100 万条，有 75%～90% 的纤维经锥体交叉越边到对侧下行，组成皮质脊髓侧束；其余的纤维不交叉，为皮质脊髓前束。大脑皮质还发出终止于脑干躯体运动核的皮质核束。在脑干中皮质核束与皮质脊髓束相伴行，两者合称锥体系。

（4）脑干网状结构：在脑干被盖内，各核团及纤维束之间有纵横交织的神经纤维和位于纤维网内大小不等的神经元。网状结构接受来自几乎所有感觉系统的信息，而网状结构的传出联系则直接或间接地到达中枢神经系统各个地方。

（5）脑干水平面

1）锥体交叉水平面：是通过延髓下段锥体交叉的横切面。其外形和内部灰、白质的配布都与脊髓相似，位于切面中心的中央管较大而明显，灰质仍呈 "H" 形，但不完整。后角弯向外侧，相当于胶状质部分扩大成三叉神经脊束核，其浅面的白质为三叉神经脊束。在后索，薄束和楔束的深面，均有灰质出现，分别为薄束核和楔束核。在前索，锥体束的纤维成束地行向后内，越过中线至对侧，形成锥体交叉，然后到达对侧侧索内。前索和侧索的其他纤维束，仍基本上保持在脊髓内的位置，但固有束与灰质相互混淆，形成网状结构。

2）丘系交叉水平面：此切面紧接锥体交叉上方，故其外形变化不大。中央管稍大并稍移向后，管周围的灰质即为中央灰质，位于腹侧的锥体束大而完整。三叉神经脊束核和三叉神经脊束仍位于切面的后外侧。位于后方的薄束和楔束体积均已减小，但薄束核和楔束核增大，由它们向前方发出的纤维，绕中央灰质而行，即为内弓状纤维。两侧的内弓状纤维在中央管腹侧交叉，形成丘系交叉。交叉到对侧的纤维，紧靠中线两侧组成上行纤维束，即内侧丘系。内弓状纤维外侧仍为网状结构。脊髓小脑前、后束,红核脊髓束和脊髓丘脑束等其余传导束基本仍居原位。

3)橄榄中部水平面:切面的外形呈蝴蝶形,中央管已移至背侧,并敞开扩大,成为第四脑室,致使切面背侧成一"V"形的凹陷。在腹侧前正中裂两侧的巨大纤维束为锥体束。锥体束的背外侧为一巨大的皱褶袋形灰质,为下橄榄核。在锥体束的背内侧,紧贴正中线,呈矢状位的纤维束,从腹侧到背侧分别为内侧丘系、顶盖脊髓束和内侧纵束。在第四脑室底,正中线两侧的灰质核团突向室腔形成三对突起,内侧者为舌下神经核,位于中线两侧,由此核细胞发出的轴突沿内侧丘系外侧向前行,于下橄榄核与锥体之间出脑,即为舌下神经根;中间者为迷走神经背核;外侧者为前庭神经核,此核外侧的巨大纤维束为小脑下脚。紧邻小脑下脚腹内侧的为三叉神经脊束核和三叉神经脊束。在迷走神经背核的腹外侧为孤束,围绕它周围的灰质为孤束核。疑核位于三叉神经脊束核与下橄榄之间的灰质中,室底诸核与下橄榄核之间的广大区域为网状结构。

4)橄榄上部横面:是平第四脑室外侧隐窝处的横切面,位于延髓与脑桥交界处。下橄榄核已缩小,在小脑下脚的背外侧有位于听结节深面的蜗神经后核,在下脚腹外侧为蜗神经前核,以及与它们相连的蜗神经根。

5)脑桥下部水平面:这是通过面神经丘的平面。切面可分为背、腹二部,腹侧份稍大,白质多,即为基底部;背侧份较小,灰质较多,即为被盖部。这两部以横行纤维组成的斜方体为界,被盖部的背侧是第四脑室底。在切片上每侧室底呈"V"形的凹陷处为界沟。界沟内侧的隆凸为面丘,其深部的灰质核团为展神经核。位于展神经核内侧,紧邻中线两侧的纤维束为内侧纵束。界沟外侧为前庭区,深层的灰质是前庭神经核。在腹侧份,斜方体内有纵行的内侧丘系纤维穿行,横行的斜方体纤维到达内侧丘系的外侧时即转行向上,称为外侧丘系。在外侧丘系的背内侧有一小团灰质为上橄榄核。此核的背侧较大的灰质团为面神经核,核外侧的纤维束为三叉神经脊束。在每侧被盖的中央区域,为核与束之间灰白混合结构,即网状结构。基底部由纵横两种纤维和分散在纤维之间的灰质即脑桥核所组成,横行纤维从脑桥核发出,横行到对侧,构成小脑中脚;纵行纤维为锥体纤维,形成大小不等的束。

6)脑桥中部横切面:此平面通过三叉神经入脑处。切面背侧的第四脑室变小,其外侧界是小脑上脚,顶为连于上脚之间的前髓帆。此段脑桥仍分为被盖部和基底部。在被盖部的后外侧,有内外并列的灰质团,内侧者为三叉神经运动核,两核之间隔以三叉神经纤维。三叉神经脑桥核背侧的一小束纤维为三叉神经中脑根,其余的结构与前一切面大致相同。

7)脑桥上部横切面:为脑桥上端的切面。在此切面,第四脑室变得很小,接近于管状,管背侧的顶增厚,内有滑车神经根及交叉。小脑上脚已向前移并有部分纤维在中线交叉。内侧丘系已向外侧移行,其外侧端已邻近脑的表面。外侧丘系位于小脑上脚的外侧,也已邻近脑的表面。

8)中脑下丘水平面:在此切面第四脑室已移行为中脑水管。它将切面分为不均等的背、腹两份,背份小,即为顶盖,腹侧份大,即为大脑脚。大脑脚又被位于脚间窝两侧的大块灰质,即黑质,分为位于背侧的被盖和位于腹侧的大脑脚底。顶盖向背侧膨出的一对隆起为下丘,其深面的灰质团为下丘核,此核的内外两面被外侧丘系的纤维包围。被盖内可见中脑水管被很厚的中央灰质所包绕。在中央灰质两侧边缘处仍可见三叉神经中脑根和核。中央灰质腹侧中线两旁仍可见到内侧纵束,紧挨内侧纵束背侧的灰质团是滑车神经核;内侧纵束腹侧的大块白质为小脑上脚交叉。黑质背侧的纤维束为内侧丘系，其外侧端已邻近脑表面。大脑脚底全由下行续连于脑桥基底部的纤维束构成，从内侧向外侧依次为额桥束、锥体束、皮质核束、顶枕颞桥束。网状结构位于被盖背外侧部，为一较大的灰、白质交错的区域。

9）中脑上丘水平面：其外形和分布都与下丘横切面相同，不同之处是背侧的上丘深面是白质和灰质间隔排列的上丘层。内侧纵束背侧的灰质为动眼神经核。在内侧丘系腹侧代替小脑上脚交叉的是圆形灰质，即红核。红核之间有背、腹两个纤维交叉。背侧者来自顶盖；腹侧者系红核发出的纤维交叉。在黑质和大脑脚底背外侧的灰质团，是属于间脑的内侧膝状体。

（6）脑干各组成部分对比

1）延髓和脊髓相比：有四个较大的变化：锥体束在延髓下端交叉，交叉后的纤维下行入脊髓；在脊髓后索上行的薄束和楔束至延髓终止，换元后的纤维交叉到对侧上行（内侧丘系）；出现下橄榄核，形成腹外侧膨出的橄榄，其纤维是构成对侧小脑下脚的主要成分，向上进入小脑；中央管敞开为第四脑室，原来的中央灰质，成为第四脑室底灰质，内有脑神经的起核和止核。

2）脑桥与延髓相比：其最大的结构特征是分腹、背两个部分，背侧为脑桥被盖部，是延髓的直接延续；腹侧部为脑桥基底部，是大脑皮质与小脑皮质之间联系的中继站，只见于哺乳动物，人类最为发达。被盖部与基底部以斜方体的前缘为分界线。脑桥基底部由纵横的纤维和脑桥核构成，纵行的纤维都起源于大脑皮质，经中脑的大脑脚进入脑桥基底部。其中：锥体束通过基底部时被横行纤维冲散成为若干小束，向下至延髓再聚合成为锥体；皮质脑桥束广泛地起自额叶、顶叶、枕叶和颞叶，分别为额桥束、顶桥束、枕桥束和颞桥束，它们从大脑皮质发生，止于同侧的脑桥核，从脑桥核发出横行纤维，交叉至对侧，聚成小脑中脚，进入小脑。终于小脑半球皮质。脑桥被盖部是延髓的直接延续部分，结构上是相互连贯的，其内有脑神经核和上、下行的纤维束。

3）中脑是变化较少的脑，在外形上，背侧部为顶盖，包括上丘和下丘各一对，其余部分为大脑脚。在横断面上，中脑水管背侧的部分为顶盖，其余部分为大脑脚。大脑脚又分为三部分，即被盖，是脑桥被盖的直接延续；大脑脚底，由纵行的纤维束集聚而成，包括皮质脊髓束、皮质核束和皮质至脑桥的纤维束（额桥束、顶桥束、枕桥束、颞桥束）与脑桥基底部相延续；黑质，是位于大脑脚底与被盖之间的灰质，其神经元内含有黑色素。

【注意事项】

1.脑干标本较小，神经纤维细小、脆弱，所以不能撕拉或用力夹持。

2.观察脑干神经核团时，应爱护电动模型并注意用电安全。

【思考题】　某患者发热、头痛7天后，左眼睑下垂，说话不清楚，逐渐出现吞咽困难及声音嘶哑，进而出现右上下肢无力，最后右上下肢失去活动能力。检查发现：左侧瞳孔大于右侧，左眼不能外展，伸舌时舌尖偏向左侧，右半身痛温觉消失，右半身瘫痪。根据所学知识分析病变在何处，解释出现上述现象的原因。

实验三　小脑和间脑

【实验目的】

记忆：小脑的位置及分部，小脑扁桃体的位置；小脑的分叶、机能意义；间脑的位置和分部；背侧丘脑的位置和主要核团；下丘脑的位置和主要核团；后丘脑的组成及结构。

理解：三对小脑脚、小脑中央核的一般联系情况；第三脑室的位置和连通。

领会：小脑的纤维联系与功能；背侧丘脑内的核团及分类；下丘脑的纤维联系。

【实验材料】

1. 标本　离体小脑标本；小脑矢状面标本；小脑水平面标本；全脑标本；连带脑干的间脑标本；脑的水平面和冠状面标本（示间脑的空间位置关系）；全脑标本（示下丘脑在脑表面可见的结构）。

2. 模型　放大小脑模型；全脑组合模型；连带脑干的间脑模型；间脑核团模型。

3. 图像　小脑分叶模式图；下丘脑核团模式图。

【实验内容】

1. 小脑

（1）小脑外形：在离体小脑标本上观察可见其上面的中央部稍隆起，前部更为明显，两侧大部平坦，下面的中央部分凹陷，容纳延髓，前面借纤维束与脑干相连（图17-6、图17-7）。

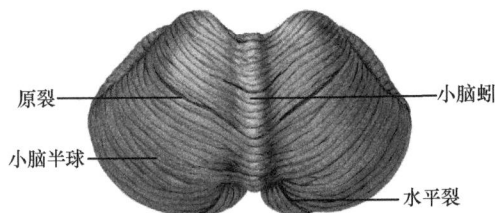

图17-6　小脑上面观

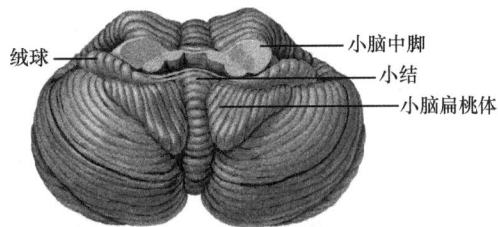

图17-7　小脑下面观

1）小脑蚓：是小脑中部缩细而卷曲的部分。

2）小脑半球：是小脑蚓外侧膨隆部分。在半球的下面，小脑蚓两侧各有一个膨大，即小脑扁桃体。

3）绒球小结叶：小脑蚓的前端为小结，小结向两侧伸出的白质带是绒球脚，其末端与绒球相连。绒球、绒球脚和小结合称为绒球小结叶。

4）旧小脑、新小脑：小脑表面有许多平行浅沟，沟间的突起为叶片，另有少数深沟裂，将小脑分成若干部分，在小脑上面前、中1/3之间的深裂为原裂，它由上蚓延向两侧的小脑半球。原裂前方的部分为小脑前叶，原裂之后的小脑部分为小脑后叶。

（2）小脑的内部结构观察（图17-8）

1）小脑皮质：在最外层，颜色灰暗，主要由神经元胞体构成，可分三层。

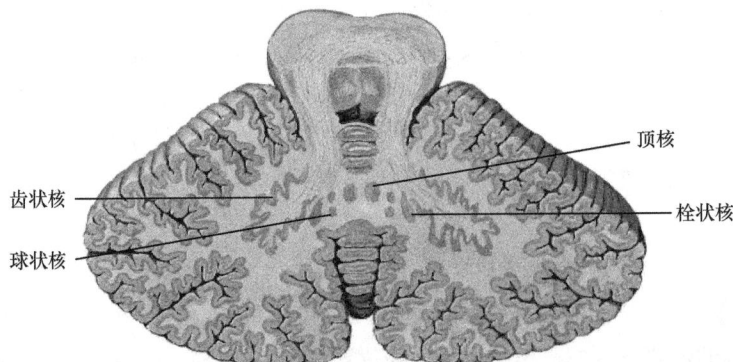

图17-8　小脑水平面

2）小脑髓质：又称小脑白质，由出入小脑的纤维构成，在正中矢状面的小脑标本上，可见白质呈树枝状伸向各叶及叶片。

3）小脑核团：深埋于白质内，有顶核，为成对的圆形小核，位于蚓部的白质内，属原小脑；齿状核，为小脑核中最大者，左右各一，位于半球白质内，形状似下橄榄核，呈皱缩的囊袋状，属新小脑；球状核和栓状核均细小，位于齿状核与顶核之间，属旧小脑。

2. 间脑 取间脑及脑干标本和模型，结合脑正中矢状面标本，观察间脑的位置、形态和分部。

间脑位于中脑和大脑半球之间，两侧的大脑半球掩盖其背面及侧面。在发生过程中，其外侧面与大脑半球长合，致使两者之间界线不明。间脑呈楔形，其前缘垂直而薄，上面和下面均呈三角形，它们在后方相遇，形成光滑圆钝的底，上面正中有一很深的切迹延伸至底，将间脑分成左、右两部分。间脑下面的中份与中脑相续连。

（1）间脑的组成（图17-9、图17-10）：间脑可区分为背侧丘脑（丘脑）、上丘脑、后丘脑、下丘脑和底丘脑。间脑内的腔为第三脑室，向下通中脑水管，向上经室间孔通连端脑内的侧脑室。下丘脑和底丘脑位于间脑的底层，底丘脑在后方直接与中脑被盖续连，上丘脑是个狭小区域，位于背侧丘脑背后正中，包括一个小实体，即松果体，及其根部的邻近区域（丘脑髓纹、缰三角、缰连合），下丘脑位于底丘脑的前方，并参与间脑前份游离下面的构成。

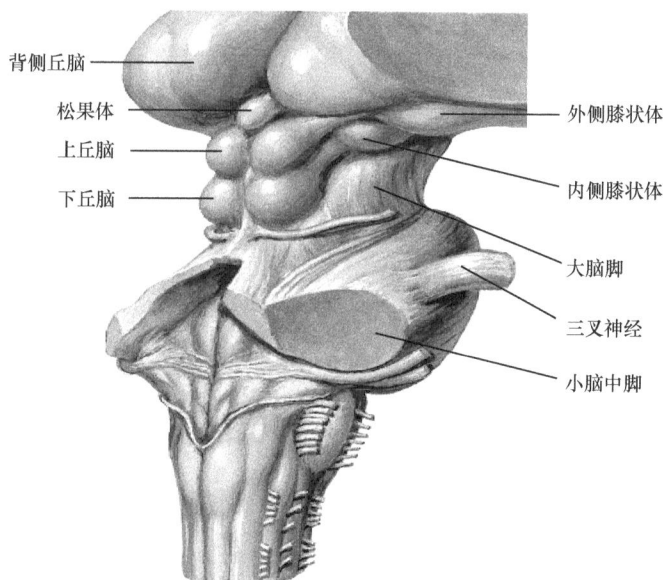

图 17-9 后丘脑后面观

从游离脑标本底面观察，从

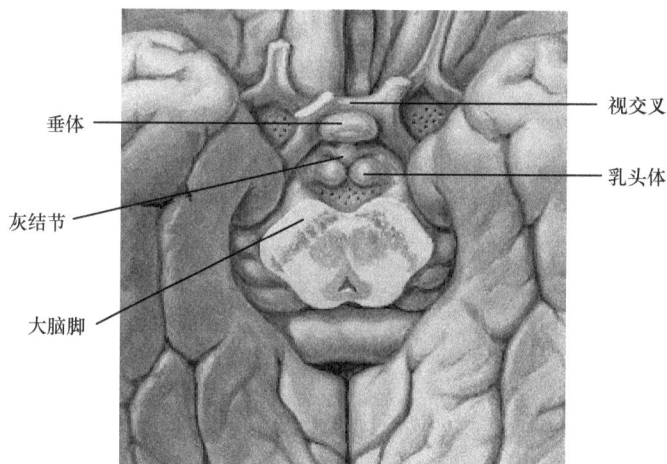

图 17-10 下丘脑底面观

前向后包括：视交叉及其向后延伸的视束、视交叉后方的灰结节和它向下前突出的漏斗以及与其下端相连的垂体，灰结节后方的一对圆形隆起为乳头体。丘脑（背侧丘脑）位于下丘脑和底丘脑的背侧，从中脑水管至室间孔的连线，可作为它们之间的分界。后丘脑是两个突起，位于两侧背侧丘脑后份的下面，正对上丘的上方，分别为内侧膝状体、外侧膝状体。

（2）间脑的内部结构

1）在丘脑核团模型上辨认：丘脑上面有呈"Y"形的白质向内部延伸，为内髓板。内髓板将丘脑分隔为三部分，位于分叉之前上方的为前核群，在内髓板下份的两边分别为内侧核群和外侧核群。外侧核群又可分为背侧部和腹侧部两层，每层再从前向后各分为三个核团，即腹侧部的腹前核、腹外侧核和腹后核；背侧部的背外侧核、后外侧核和枕。丘脑上面的薄层白质转至丘脑的外侧面即为外髓板，外髓板的外侧有一薄层灰质，即网状核。丘脑的内侧面无白质板覆盖。与第三脑室室管膜紧紧挨靠的是中央灰质，内有属于丘脑的正中核；在内髓板内散在的核团为板内核；在枕的后下方是属于后丘脑的内侧膝状体和外侧膝状体。

2）用下丘脑柱团与纤维联系模型理解：下丘脑按部位，由前向后分为：位于视交叉上前方的视前区，位于视交叉上方的视上区，位于灰结节上方的结节区，位于乳头体上方的乳头区。后三个区又被穹窿纤维分隔为内、外两份。内侧份为紧靠第三脑室周围的主要核团，是视前区内的视前核、视上区上份的室旁核和下份的视上核。从上述两核发出的纤维组成视上垂体束和室旁垂体束，终于垂体后叶。在结节区位于漏斗基底后部的为弓状核，在乳头体深面的是乳头体核。

3）用脑正中矢状面标本观察理解第三脑室：第三脑室是两侧背侧丘脑和丘脑下部之间的狭窄腔隙。在后方与中脑水管相通，在前方借位于侧壁的室间孔与侧脑室相通。后界为松果体；前界为终板，在终板的上段，有横行的纤维束即前连合穿过；底为下丘脑；顶为两侧髓纹之间的薄层脉络组织，脉络丛包括左右两排，垂入第三脑室。在室间孔处与侧脑室脉络丛相续连，两侧面为背侧丘脑和下丘脑。

【注意事项】

1. 观察小脑时要注意分清上、下、前、后方位。

2. 间脑与端脑之间及间脑各部分之间的分界和范围用肉眼不易辨清，应仔细观察。

3. 体会间脑的立体空间位置、与大脑半球的关系。

【思考题】

1. 试述原、旧、新小脑的纤维联系及其功能。原小脑综合征、新小脑综合征各出现哪些主要症状？

2. 下丘脑包括哪几部分？下丘脑是什么中枢？其主要功能有哪些？损伤会有何种症状？

实验四　端　　脑

【实验目的】

记忆：大脑半球主要沟裂、脑回等表面结构及分叶情况；基底核的位置、组成；内囊的位置、分部以及通过内囊的主要纤维束的局部位置关系；运动、感觉、视觉、听觉、语言中枢的位置。

理解：侧脑室的位置、分部；胼胝体的位置与联系概况。

领会：侧脑室脉络丛。

【实验材料】

1. 标本　端脑正中矢状面标本；端脑水平面标本；端脑冠状面标本；去掉脑被膜的完整脑标本；保留蛛网膜及软脑膜的完整脑标本。

2. 模型 端脑放大模型；显示基底核及侧脑室的模型；端脑水平面模型。

3. 图像 大脑半球内主要联络纤维；海马和穹窿；侧脑室上面观。

【实验内容】 在全脑标本上观察两大脑半球的整体形态及其间的大脑纵裂、大脑纵裂底部的胼胝体、大脑半球和小脑之间的大脑横裂。人类的大脑半球高度发达，它包罩着间脑和中脑，并向后遮盖中脑和小脑。由于大脑半球皮质的各部分发育不平衡，在半球表面出现许多隆起的脑回和深陷的脑沟，脑回和脑沟是对大脑半球分叶和定位的重要标志。两半球之间有矢状位的大脑纵裂，裂底是胼胝体，为联系两侧大脑半球的白质纤维。

1. 大脑半球的外形 取大脑半球标本，首先辨认其上外侧面、内侧面和下面。然后依次观察叶间沟和分叶、大脑半球的主要沟回、功能区等。

（1）大脑半球可分为三面、三极：即隆凸的上外侧面、平直的内侧面和凹凸不平的下面；前端突出的部分为额极，后端突出的部分为枕极，在外侧面，向前下突出的部分为颞极。三条相对恒定的沟将每侧大脑半球分为五叶。

1）外侧沟：是大脑半球上外侧面上的自前下行向后上的一条深裂，并延续至大脑半球下面。

2）中央沟：位于上外侧面，在外侧沟的上方，自半球上缘中点的稍后方，斜行前下，几乎到达外侧沟。沟的上端绕过半球上缘延至半球内侧面。此沟的特点是完整而不间断，沟旁的回相对宽些。

3）顶枕沟：位于内侧面，起自中央沟上端与枕极连线的中点，行向下前，在胼胝体后方不远处，与距状沟接连，后端略延伸至半球上外侧面。

4）分叶：额叶，中央沟以前、外侧沟以上的部分，位于颅前窝内。枕叶，顶枕沟以后的部分，位于小脑上方。顶叶，中央沟与顶枕沟之间，外侧沟以上的部分，位于顶骨下方。颞叶，外侧沟以下的部分，位于颅中窝内。岛叶隐于外侧沟的深部，略呈三角形。

（2）大脑半球各面的主要沟、回（图17-11～图17-13）：

1）上外侧面：主要观察下述沟、回：在中央沟的前方寻找与其平行走向的中央前沟以及位于两沟之间的中央前回。在中央前沟的前方寻找大致与半球上缘平行走向的额上沟和额下沟，以及由它们分界的额上回、额中回和额下回。在中央沟的后方寻找与其平行走向的中央后沟以及位于两者之间的中央后回。中央后沟中份有伸向后的顶内沟，顶内沟以上为顶上小叶，以下为顶下小叶，顶下小叶又可区分为围绕外侧沟末端的缘上回和围绕颞上沟末端的角回。在颞叶辨认与外侧沟相平行的沟，即颞上沟和颞下沟。自外侧沟至颞下沟由上而下依次辨认颞上回、颞中回、颞下回。在颞上回的上面，轻轻拨开外侧沟，辨认藏于外侧沟内、岛叶后方的两个横行的小回，即颞横回。用分板轻轻分开外侧沟可见位于外侧沟底呈锥体状的岛叶，借环状

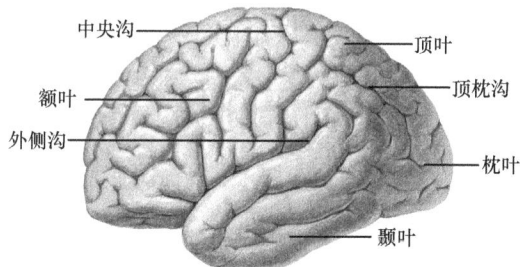

图 17-11 大脑半球上外侧面　　　图 17-12 大脑半球内侧面

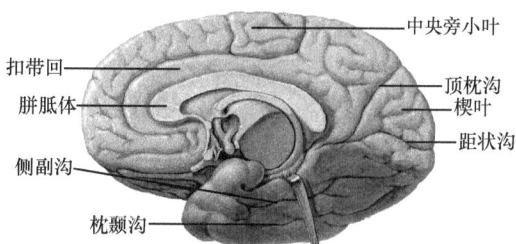

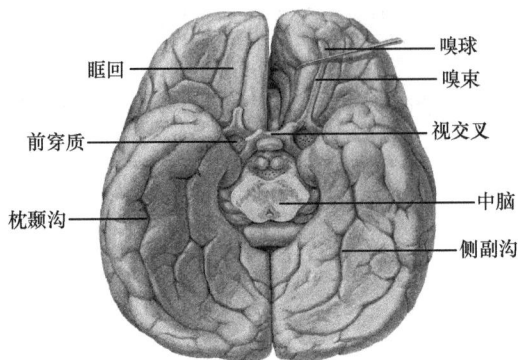

图 17-13　大脑半球下面

沟与额、顶、颞叶分隔，在岛叶上可见岛中央沟及其分隔的岛长回和岛短回。

2）内侧面：主要辨认以下结构：环绕胼胝体外周的胼胝体沟；在胼胝体沟的外周并与之平行的扣带沟；扣带沟在胼胝体中点附近，向上及向后上发出的沟，前者为中央旁沟，后者为边缘支。辨认从胼胝体后方开始，行向后上，达枕极上方的距状沟。扣带回是位于胼胝体沟与扣带沟之间环抱胼胝体的脑回。中央旁小叶是位于中央旁沟与边缘支之间，系由中央前回和中央后回向半球内侧面的延伸。边缘支与顶枕沟之间为楔前叶，顶枕沟与距状沟之间为楔叶，同属枕叶。侧副沟在距状沟的下方，呈前后方向走行，自枕叶伸向额叶。在侧副沟上面，由枕极伸向颞极的脑回，其后份为舌回，属枕叶，其前份为海马旁回，属于颞叶。海马旁回前端向内侧回绕为钩。

3）下面：主要辨认以下结构：在额叶的下面有许多短小的沟为眶沟，它分隔为若干眶回。在内侧有一条嗅束，嗅束前端的膨大为嗅球，后端扩大为嗅三角。嗅三角后方被血管穿成筛状即为前穿质，前穿质以视束为其后界。

2. 端脑的内部结构　大脑半球表面被灰质覆盖，即为大脑皮质。深面有大量白质，在端脑底部的白质中藏有基底核。端脑的内腔为侧脑室（图 17-14、图 17-15）。用正中矢状面的脑标本、冠状面系列脑标本、水平面系列脑标本、侧脑室铸型标本、脑血管铸型标本以及脑干模型等结合传导路模型辨认理解脑的内部结构及功能。

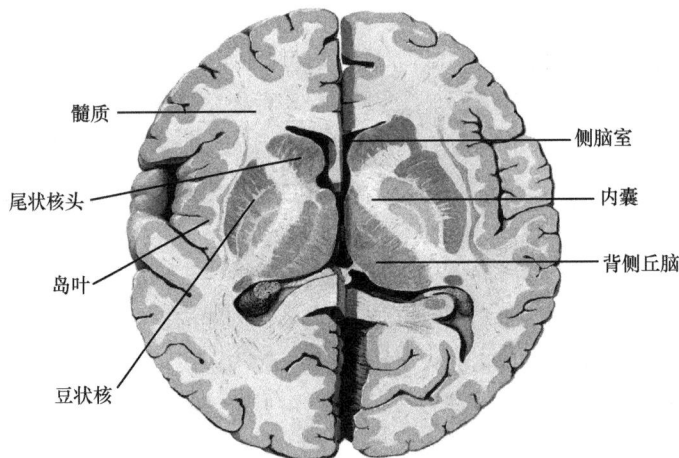

图 17-14　经内囊水平面

（1）侧脑室：位于两侧大脑半球内的腔隙，内含脑脊液。结合侧脑室铸型标本与脑水平面标本辨认侧脑室的四部：位于顶叶内的中央部、伸入额叶内的前角、伸入枕叶内的后角、伸入颞叶内的下角。下角的室底隆起为海马，前角及中央部室底隆起为尾状核头、尾状核体。辨认正中矢状面脑标本上与第三脑室相通的室间孔。观察室腔内的脉络丛。

（2）基底核：在脑干神经核模型上端可见到基底核。结合切面脑标本可见：基底核在白质内，靠近脑底。

1）纹状体：包括尾状核和豆状核。豆状核位于岛叶深部，形似锥体，底向外，尖朝内，在水平面和冠状面上均呈尖向内侧的楔形，位于背侧丘脑的外侧，有一白质块（内囊）将之隔开。豆状核被两个白质薄板分为三部：外侧部最大，为壳；内侧的二部合称为苍白球。尾状核呈"C"形弯曲的蝌蚪状，前部粗大为头，

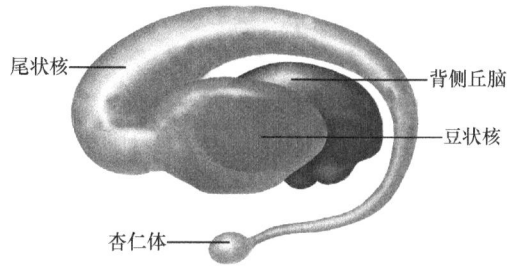

图 17-15 基底核模式图

位于豆状核前方并与它借灰质条索相连，外观呈条纹状；头向后逐渐弯细为体，位于豆状核的背内侧，沿背侧丘脑的背面行向后，呈凸向上的弯弓状；当其抵达背侧丘脑后端时已成较细的尾，由此折向腹侧并进入颞叶内，向前接杏仁体。杏仁体呈球状，位于海马旁回沟内。豆状核、尾状核合称纹状体，在种系发生上苍白球出现早，称旧纹状体，豆状核的壳与尾状核合称新纹状体。

2）屏状核：位于岛叶深面，它与豆状核之间有白质，即外囊。屏状核与岛叶皮质之间的白质为最外囊。

3）杏仁体：位于侧脑室下角前端深面，与尾状核尾相连，属边缘系统。

（3）大脑半球白质：大脑半球的白质由起联系作用的纤维束构成，按其性质和位置可分为联络纤维、连合纤维和投射纤维。在观察标本时可用放大镜区分它们，也可用钩镊或尖镊进行逐层剥脱以观察它们的走向。白质将大脑连成一个整体，将功能相关的灰质连成系统，各系统之间借白质的复杂联系形成许多环路以完成大脑的复杂高级的功能。

1）联络纤维：是在一侧半球内联系叶与叶或回与回之间的纤维，可分为长、短两种。弓状纤维：属短纤维，位置浅，联系相邻近的脑回，数量较多，呈弓形绕过沟底。钩束：属长纤维，位于外侧沟前份底部，呈弯钩形绕过外侧沟，是联系额叶与颞叶的纤维。上纵束：位于岛叶上方，是前后向联系额、顶、枕、颞叶的长纤维束。下纵束：位于半球底面，沿侧脑室下角和后角的外侧壁行走，是联系枕叶、颞叶的长纤维束。扣带：位于扣带回和海马旁回的深部，是连接边缘叶各部的长纤维。

2）连合纤维：为联系两侧大脑半球的纤维，包括胼胝体、前连合和穹窿连合。①胼胝体：位于大脑纵裂底和侧脑室顶，是由左右横行纤维构成的纤维板。在脑正中矢状面上看，胼胝体厚，呈弓状，其弯曲的前端为胼胝体膝；膝向下后迅速弯细，为胼胝体嘴，嘴在前连合处与终板相续；膝后方是胼胝体的主要部份，即为胼胝体干；胼胝体后端增厚为压部。在胼胝体的整体标本上，可见胼胝体膝的纤维弯向前内，呈钳状，为额钳，是联系两侧额叶的纤维；压部的纤维联系两侧枕叶，也呈钳状，为枕钳；胼胝体干是联系两侧顶叶的纤维。②前连合：是位于穹窿前方终板内的横行纤维，主要是联系两侧颞叶和嗅脑的纤维。③穹窿连合：穹窿是由海马至下丘脑乳头体的弓状纤维束，两侧穹窿经胼胝体的下方前行并互相靠近，其中一部分纤维越至对边，连接对侧的海马，即为穹窿连合。

3）投射纤维：是联系大脑皮质与下位中枢的纤维，包括下行的运动纤维和上行的感觉纤维，这些纤维共同组成一个尖朝下的扇形纤维束板，通过基底核与背侧丘脑之间构成内囊。

内囊为一宽厚的白质板，位于尾状核、背侧丘脑与豆状核之间。在水平面上，内囊呈向外

开放的"V"形。分三部分：内囊前肢，位于豆状核和尾状核之间；内囊后肢，较长，位于豆状核与背侧丘脑之间；内囊膝，位于前、后肢之间，即"V"形转折处。内囊后肢又可按部位分为三部：即位于豆状核与背侧丘脑之间的丘脑豆状核部；位于豆状核后方的豆状核后部和位于豆状核后份下方的豆状核下部。

通过内囊各部的主要纤维束有：通过前肢的额桥束、丘脑前辐射（由丘脑前核、背内侧核投射至额叶和扣带回的纤维）；通过膝的皮质核束；通过后肢丘脑豆状核部的皮质脊髓束和丘脑中央辐射纤维（来自丘脑腹后核的躯体感觉纤维）；通过豆状核后部的视辐射和顶枕桥束；通过豆状核下部的听辐射和颞桥束。

（4）大脑半球皮质：是覆盖在大脑半球表面的灰质，也是中枢神经系统发育最为复杂和完善的部位。利用显微镜或放大镜观察脑切片可见脑细胞按一定的规律分层排列并组成整体。原皮质和旧皮质为三层结构，新皮质基本为六层结构，由浅而深为：分子层、外颗粒层、外锥体层、内颗粒层、内锥体层和多形细胞层。大脑皮质除水平分层外，尚有垂直的贯穿皮质全层的柱状结构，即皮质柱。各柱状结构的大小不等，可占一个或几个神经元的宽度。每个皮质柱内有传入神经纤维、传出神经纤维和联络神经纤维以及各种神经元，构成垂直的柱内回路，并可通过星形细胞的轴突与邻近的细胞柱相联系。细胞柱是大脑皮质的功能单位，传入冲动进入第Ⅳ层，在柱内垂直扩布，最后由第Ⅴ、Ⅵ层细胞发出传出冲动离开大脑皮质。

皮质的功能定位（图17-16）：根据神经元的排列和类型，以及有髓纤维配布的差异、功能的不同，确定功能定位。但这些区域只是执行某种功能的核心部分，皮质的其他区域也有类似的功能，皮质功能的定位概念是相对的。利用大脑整体标本及部分切面标本，辨认理解以下皮质中枢或分区。

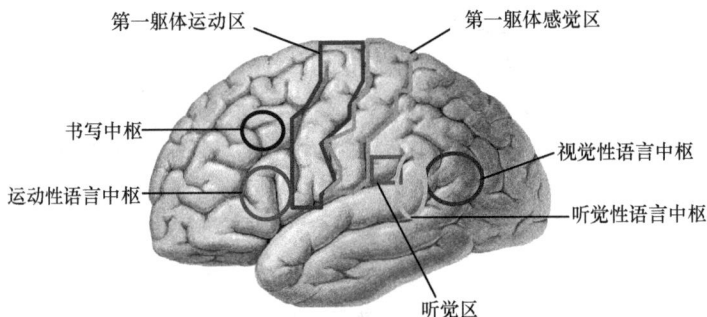

图17-16 大脑皮质功能定位

1）第一躯体运动区：位于中央前回和中央旁小叶前部。它发出纤维管理对侧半身的骨骼肌。在管理上具有一定的顺序和局部关系。特点如下：上下颠倒，但头是正的，即中央前回最上部和中央旁小叶前部与下肢运动有关；中部与躯干和上肢的运动有关；下部与面、舌、咽、喉的运动有关。左右交叉，即一侧运动区支配对侧肢体的运动，但一些与联合运动有关的肌则受双侧运动区的支配。身体各部投影区的大小与各部形体大小无关，而取决于功能的重要性和复杂程度，如口与手，尤其是拇指所占投影面积比较大。

2）第一躯体感觉区：位于中央后回和中央旁小叶后部。它管理全身痛、温、触、压以及对侧身体的本体感觉，其投影特点与第一躯体运动区相似。

3）视觉区：位于枕叶内侧面距状沟两侧的皮质。一侧视区接受同侧视网膜颞侧半和对侧视网膜鼻侧半的纤维，是经外侧膝状体中继传来的视觉信息。

4）听觉区：位于大脑外侧沟下壁的颞横回上。每侧听区接受自内侧膝状体传来的两耳听觉冲动。

5）平衡觉区：此区的位置存有争议，一般认为在颞上回前份的大脑皮质。

6）嗅觉、味觉区：分别位于海马旁回钩附近与额叶转入外侧沟内面的岛盖皮质和岛叶皮质前部。

7）语言中枢：是人类大脑皮质所特有的。①运动性语言中枢：位于额下回后部。此区受损，产生运动性失语症，即丧失了说话能力，但仍能发音。②听觉性语言中枢：位于颞上回后部。此区受损，患者虽听觉正常，但听不懂别人讲话的意思，也不能理解自己讲话的意义，即感觉性失语症。③书写中枢：位于额中回后部，靠近中央前回的上肢代表区。此区受损，虽然手的运动正常，但不能写出正确的文字，即失写症。④视觉性语言中枢：位于角回，靠近视区。此区受损时，视觉正常，但不能理解文字符号的意义，即失读症，也属感觉性失语症。

（5）嗅脑和边缘系统：嗅脑是指与嗅觉纤维直接有联系的脑，主要包括嗅球、嗅束、前嗅核、嗅结节、嗅纹、部分杏仁体及梨状区皮质（由海马旁回前份、钩及其附近皮质构成）等结构。在大脑半球内侧面、隔区、扣带回、海马和齿状回等几乎围绕胼胝体一圈，共同组成边缘叶。边缘叶加上与它联系密切的皮质和皮质下结构如杏仁体、隔核、下丘脑、上丘脑、丘脑前核和中脑被盖的一些结构等，共同组成边缘系统。由于它与内脏联系密切，故又称内脏脑。

边缘系统是脑的古老部分，管理内脏活动、情绪反应和性活动以及记忆，特别是近期记忆，利用边缘系统模型着重理解边缘系统各部之间复杂的纤维联系及构成的许多环路，其中以海马环路和杏仁体环路最为重要。

【注意事项】 观察标本时要小心爱护，切勿用镊子夹持，要轻拿轻放。

【思考题】

1. 大脑中动脉的分支豆纹动脉出血后可损伤哪些区域？并出现何种功能障碍？

2. 患者左侧上下肢痉挛性瘫，腱反射亢进，伸舌时舌尖向左侧，无萎缩，左眼裂以下面瘫，整个左半身的各种感觉缺损程度不一，但深感觉全部消失，温度觉有些消失，触压觉正常，瞳孔对光反射正常，双眼左侧半视野缺损：试分析其病变部位，解释出现上述现象的原因。

（李国锋）

第十八章　周围神经系统

实验一　脊　神　经

【实验目的】

记忆：颈丛皮支的组成、位置及分布；膈神经的组成、行程和分布；臂丛的组成和位置；正中神经、尺神经、桡神经的行程，主要分支、分布和损伤后的临床表现；腰丛、骶丛的组成和位置及分布概况。

理解：脊神经的构成、分部；胸长神经、胸背神经的位置、分布；胸神经前支在胸腹壁的节段性分布；髂腹下神经、髂腹股沟神经的分布概况。

【实验材料】

1. 标本　显露脊髓、脊神经组成标本；大体标本（示颈丛皮支、膈神经、胸长神经、胸背神经、肋间神经及前皮支、肋下神经、髂腹下神经、髂腹股沟神经、股外侧皮神经和生殖股神经、股神经、闭孔神经）；上肢肌、血管和神经标本（示肌皮神经、正中神经、腋神经、桡神经、尺神经、桡神经深支及浅支和手部皮神经）；下肢肌、血管、神经标本（示臀上神经、臀下神经、阴部神经、闭孔神经、股神经、股外侧皮神经、坐骨神经、胫神经、腓总神经、腓浅神经、腓深神经）；肋间隙标本（示肋间神经）；盆会阴下肢正中矢状面标本。

2. 模型　脊神经组成和分布模型；头颈部血管、神经模型；手血管、神经模型；椎骨带脊髓放大；肋间神经模型。

3. 图像　脊神经组成、分布模式图；颈丛分支的分布模式图；臂丛分支的分布模式图；肋间神经分布模式图；腰丛分支的分布模式图；骶丛分支的分布模式图。

【实验内容】　以各神经干为主线来观察其分支、分布情况，首先应明确脊神经的构成、性质（混合性）、数目（共31对，包括颈神经8对、胸神经12对、腰神经5对、骶神经5对、尾神经1对）、纤维成分及典型分支，然后在大体标本上观察脊神经前支形成的颈丛、臂丛、腰丛、骶丛及胸神经前支的节段性分布。观察神经丛上的重要分支、分布及胸神经前支的行程、分布特点。

在显露脊髓、脊神经组成标本上观察脊神经的分支，以脊神经前支及其各神经丛为观察重点。从椎间孔返回去的是脊膜支；与交感干相连的是交通支；向脊柱后方走行较细的是后支；向前走行较粗的是前支，大部分吻合成神经丛。

脊神经由脊神经前、后根在椎间孔处汇合而成，共31对（8对颈神经、12对胸神经、5对腰神经、5对骶神经、1对尾神经），每对脊神经均借前后根与脊髓相连，主要分布于躯干和四肢。脊神经的典型分支有脊膜支、交通支、后支和前支。前支粗大，除胸神经前支呈节段性分布外，其余前支均先交织成丛，再由丛发出细小分支分布于相应区域。

1. 颈丛　由第1~4颈神经前支交织而成，位于胸锁乳突肌上部的深面。皮支可以在大体标本或头颈部血管、神经模型上观察，皮支由胸锁乳突肌后缘中点浅出，其分支包括枕小神经、耳大神经、颈横神经和锁骨上神经（图18-1）。

（1）枕小神经：沿胸锁乳突肌后缘上升，分布于枕部及耳郭背面上部皮肤。

（2）耳大神经：沿胸锁乳突肌表面行向前上，至耳郭及其附近的皮肤。

（3）颈横神经：横过胸锁乳突肌浅面向前，分布于颈部皮肤。

（4）锁骨上神经：有2～4支行向外下方，分布于颈侧区、胸壁上部和肩部的皮肤。

以上四条神经均为皮神经，除此之外，颈丛尚发出一些肌支支配膈和颈部肌群，其中最重要的是膈神经。

（5）膈神经：先在前斜角肌上端的外侧，随后沿该肌前面下降至其内侧，在锁骨下动、静脉之间经胸廓上口进入胸腔，经过肺根前方，在纵隔胸膜与心包之间下行达膈肌。运动纤维支配膈肌，感觉纤维分布于胸膜、心包和膈下腹膜；右侧还分布于肝、胆囊和肝外胆道的浆膜。

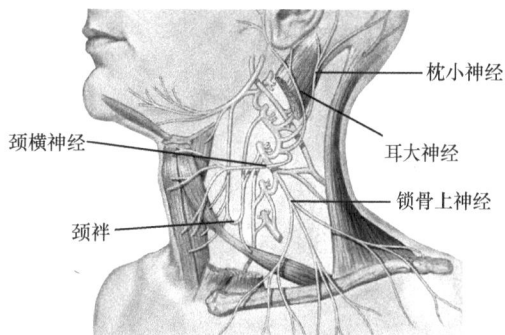

图 18-1 颈丛皮支

2. 臂丛 由第5～8颈神经前支与第1胸神经前支的大部分组成（图18-2），臂丛经斜角肌间隙穿出，行于锁骨下动脉后上方，继而经锁骨后方进入腋窝。臂丛的5个神经根的纤维经过反复交织组合，最后形成3个束（内侧束、外侧束和后束），分别位于腋动脉的内侧、外侧和后方。

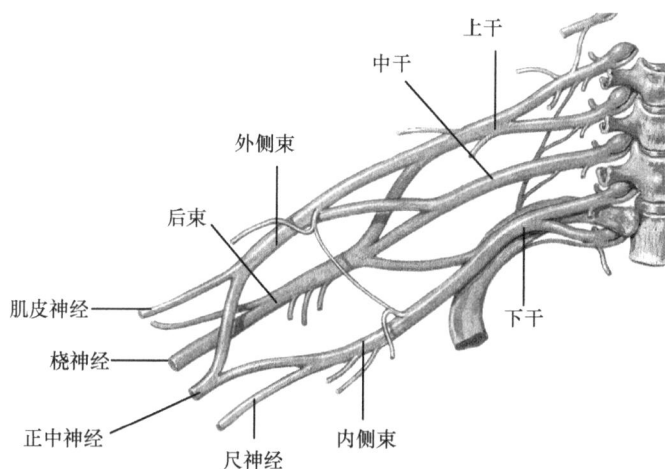

图 18-2 臂丛组成

（1）肌皮神经：起外侧束发出后，斜穿喙肱肌，在肱二头肌和肱肌间下降，支配这3块肌。其终支在肘关节稍上方穿出深筋膜延续为前臂外侧皮神经，分布于前臂外侧的皮肤。

（2）正中神经：由发自臂丛内、外侧束的内、外侧2根汇合而成，2根夹持着腋动脉，向下呈锐角汇合成正中神经干。在臂部，正中神经沿肱二头肌内侧沟下行，由外侧向内侧跨过肱动脉下降至肘窝。从肘窝向下穿旋前圆肌及指浅屈肌腱弓，继而在前臂正中下行于指浅、深屈肌之间，达腕部，然后自桡侧腕屈肌和掌长肌腱之间进入腕管，在掌腱膜深面到达手掌。支配前臂除肱桡肌、尺侧腕屈肌和指深屈肌尺侧半以外所有前臂前群肌和除拇收肌以外的鱼际肌及第1、2蚓状肌；皮支分布于手掌桡侧2/3，桡侧3个半手指掌面及其背面中、远节的皮肤。若由于腕管狭窄造成正中神经受压，表现为"猿手"，拇、示、中指掌面远节感觉障碍。

（3）尺神经：发自臂丛内侧束，在肱动脉内侧、肱二头肌内侧沟下行至臂中份，穿内侧肌间隔至臂后面，再下行至肱骨内上髁后方的尺神经沟。再向下穿过尺侧腕屈肌起端转至前臂掌面内侧，在尺侧腕屈肌和指深屈肌之间，尺动脉的内侧下降，在桡腕关节上方发出手背支，本干下行于豌豆骨的桡侧，经屈肌支持带的浅面分为浅、深两支，经掌腱膜深方腕管浅面进入手掌。支配前臂尺侧腕屈肌、指深屈肌尺侧半和小鱼际肌、拇收肌、骨间肌，以及第3、4蚓状肌；皮支分布于手掌尺侧1/3，尺侧1个半手指掌面及手背尺侧1/2和尺侧2个半手指背面的皮肤。肱骨内上髁骨折可损伤尺神经，表现为"爪形手"，手掌手背内侧缘皮肤感觉丧失。

（4）桡神经：是臂丛后束发出的最粗大的神经。在腋窝内位于腋动脉后方，并与肱深动脉一同行向外下，先经肱三头肌长头与内侧头之间，然后沿桡神经沟绕肱骨中段背侧旋向外下，在肱骨外上髁上方穿外侧肌间隔，至肱肌与肱桡肌之间，在此分为浅、深两支。浅支沿桡动脉外侧下降，在前臂中、下1/3交界处转向背面，并下行至手背。深支经桡骨颈外侧穿旋后肌至前臂背面，在前臂伸肌群的浅深层之间下行至腕部。肌支主要支配臂和前臂后群肌；皮支分布于臂、前臂背面及手背桡侧1/2和桡侧2个半手指背面皮肤。肱骨干骨折可损伤桡神经，表现为"垂腕"和第1、2掌骨间背面皮肤感觉障碍。

（5）腋神经：起自臂丛后束，穿四边孔，绕肱骨外科颈至三角肌深方。肌支支配三角肌和小圆肌；皮支分布于肩部和臂上外侧面的皮肤。肱骨外科颈骨折可损伤腋神经，引起肩关节外展困难，三角肌区皮肤感觉障碍，由于三角肌萎缩，肩部失去圆隆外形而形成"方形肩"畸形。

（6）胸长神经：起自 C_5 ～ C_7 神经根，经臂丛后方进入腋窝，沿前锯肌表面伴随胸外侧动脉下降，支配前锯肌。

（7）胸背神经：起自臂丛后束，循肩胛骨外侧缘伴肩胛下动脉下降，支配背阔肌。

3. 胸神经前支 包括11对肋间神经和1对肋下神经。观察胸神经前支在胸腹壁皮肤的节段性分布：T_2 相当于胸骨角平面；T_4 相当于乳头平面；T_6 相当于剑突平面；T_8 相当于肋弓平面；T_{10} 相当于脐平面；T_{12} 相当于脐与耻骨联合上缘连线中点平面。

4. 腰丛 由第12胸神经前支一部分、第1至第3腰神经前支及第4腰神经前支的一部分组成（图18-3），位于腰大肌深面腰椎横突前方。

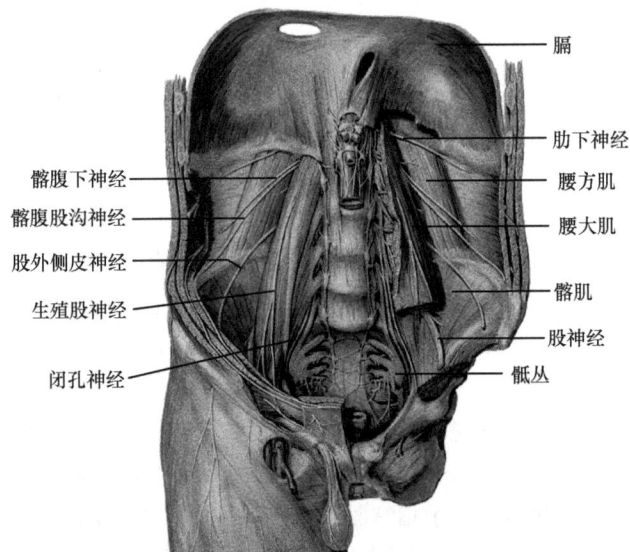

图18-3　腰丛分支

（1）髂腹下神经：自腰大肌外缘穿出，经肾后面和腰方肌前面行向外下，在髂嵴上方进入腹内斜肌和腹横肌之间，继而在腹内、外斜肌间前行，终支在腹股沟管浅环上方穿腹外斜肌腱膜至皮下；肌支支配腹壁诸肌，皮支分布于臀外侧区、腹股沟区及下腹部的皮肤。

（2）髂腹股沟神经：在髂腹下神经的下方，走行方向与髂腹下神经略同，在腹壁肌之间并沿精索浅面前行，终支自腹股沟管浅环处穿出；肌支支配腹壁诸肌，皮支分布于腹股沟区、阴囊或大阴唇皮肤。

（3）股外侧皮神经：自腰大肌外

缘穿出，斜越髂骨表面，达髂前上棘内侧，经腹股沟韧带深面至大腿外侧部的皮肤。

（4）股神经：是腰丛中最大的神经，发出后，先在腰大肌与髂肌之间下行，在腹股沟中点稍外侧，经腹股沟韧带深面、股动脉外侧到达股三角，最长的终支为隐神经，伴随股动脉入收肌管下行，至膝关节内侧浅出至皮下，伴随大隐静脉沿小腿内侧面下降达足内侧缘。肌支支配大腿前群肌；皮支分布于大腿前面、小腿内侧面及足内侧缘皮肤。股神经损伤，屈髋无力，坐位时不能伸膝，膝反射消失，股前及小腿内侧面感觉障碍。

（5）闭孔神经：自腰丛发出后，于腰大肌内侧缘穿出，循小骨盆侧壁前行，穿闭膜管出小骨盆，分前、后两支，分别经短收肌前、后面进入大腿内收肌群。肌支支配大腿内侧群肌；皮支分布于大腿内侧的皮肤。

（6）生殖股神经：自腰大肌前面穿出后，在该肌浅面下降。股支分布于股三角上部皮肤，生殖支支配提睾肌并分布于阴囊、大阴唇附近皮肤。

5. 骶丛 由第4腰神经前支余部和第5腰神经前支合成的腰骶干及全部骶神经和尾神经前支组成，是全身最大的脊神经丛。位于骶骨及梨状肌前面。

（1）臀上神经：伴臀上动、静脉经梨状肌上孔出盆腔，行于臀中、小肌间，分上、下两支，支配臀中、小肌和阔筋膜张肌。

（2）臀下神经：伴臀下动、静脉经梨状肌下孔出盆腔，行于臀大肌深面，支配臀大肌。

（3）股后皮神经：出梨状肌下孔，至臀大肌下缘浅出下行，主要分布于臀区、股后部和腘窝的皮肤。

（4）阴部神经：伴阴部内动、静脉出梨状肌下孔。绕坐骨棘经坐骨小孔入坐骨直肠窝，向前发出分支：肛神经、会阴神经、阴茎/阴蒂背神经，分布于肛门、会阴部和外生殖器的肌肉和皮肤。

（5）坐骨神经（图18-4）：经梨状肌下孔出盆腔，在臀大肌深面下行，经坐骨结节与股骨大转子之间至股后，在股二头肌深面下降。它是全身最粗大神经，一般在腘窝上方分为胫神经和腓总神经。坐骨神经发肌支支配大腿后群肌。

1）胫神经：为坐骨神经本干的直接延续。在腘窝内与腘血管伴行，在小腿经比目鱼肌深面伴胫后动脉下降，经内踝后方，在屈肌支持带深面分为足底内侧神经和足底外侧神经，两终支入足底。分布于小腿后群肌、小腿后面皮肤和足底肌、皮肤。胫神经损伤，可引起足不能跖屈，不能以足尖站立，内翻力弱，足底皮肤感觉障碍以及"钩状足"畸形。

2）腓总神经：自坐骨神经发出后沿股二头肌内侧走向外下，绕腓骨颈外侧向前，分为腓浅神经和腓深神经。腓浅神经在腓骨长、短肌与趾长伸肌之间下行。腓深神经与胫前动脉相伴而

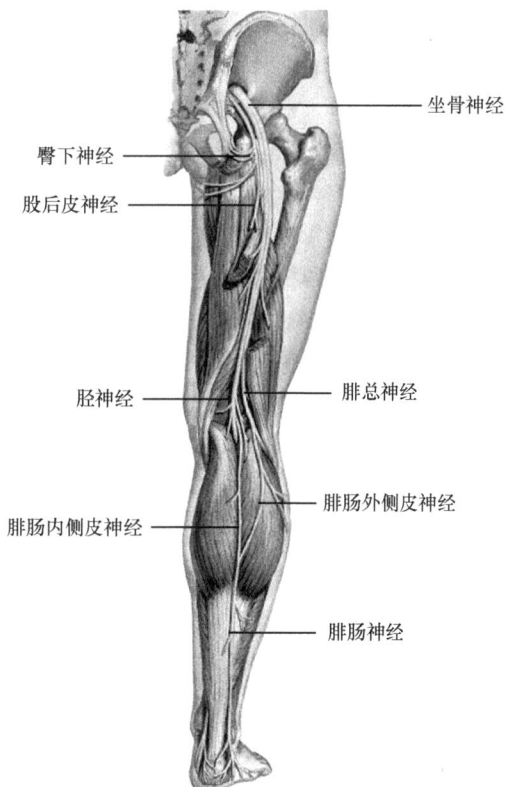

图18-4 坐骨神经

行，先在胫骨前肌和趾长伸肌间，后在胫骨前肌、拇长伸肌之间下行至足背。腓浅神经分布于小腿外侧群肌、小腿前外侧面及足背皮肤。腓深神经分布于小腿前群肌和足背肌。腓骨颈骨折易损伤腓总神经，引起足不能背屈，趾不能伸，足下垂且内翻，小腿外侧及足背感觉迟钝或消失，呈"马蹄内翻足"畸形。

【注意事项】 观察标本时注意神经与血管的区别。

【思考题】

1."垂腕""猿手""爪形手"各由哪个神经损伤引起？

2.肱骨不同节段骨折时，各容易损伤什么神经？这些神经损伤后的主要表现如何？为什么？

实验二 脑 神 经

【实验目的】

记忆：滑车神经和展神经的分布和作用；三叉神经节的位置，三大主要分支的主要分支、分布；面神经的纤维成分、起始、走行、分支分布及其损伤后的临床表现；左、右喉返神经的行程和分布。

理解：动眼神经的纤维成分、起始、走行和分布；舌咽神经的成分、主要分支和分布；迷走神经主干行程及各种纤维成分的分布概况；舌下神经的起始、走行和分布。

领会：嗅神经、视神经、前庭蜗神经、舌咽神经的性质和分布。

【实验材料】

1. 标本 颅底标本（示12对脑神经及其出入颅的部位）；颅底打开颞骨暴露鼓室的标本；眶标本（示Ⅱ、Ⅲ、Ⅳ、Ⅵ脑神经和睫状神经节）；面侧深区标本（示三叉神经及其分支分布，包括与之相连副交感神经节）；面部浅层标本（示面神经颅外段5大分支与分布）；头颈侧面深层标本（示后4对脑神经）；大体标本（示迷走神经的行程、喉上和喉返神经、食管丛、迷走前干、迷走后干、"鸦爪支"）。

2. 模型 内耳放大模型；脑干模型；面神经模型。

3. 图像 脑神经概观模式图；眶内的神经模式图；三叉神经模式图；面神经模式图；舌咽神经与舌下神经模式图；迷走神经纤维成分及其分布模式图；舌咽神经、迷走神经、副神经的行程及分布模式图。

【实验内容】 观察脑神经前，首先应复习颅底骨和下颌骨中与脑神经有关的孔、裂，明确脑神经的名称、来源、性质、连脑部位、进出颅腔部位及纤维成分。

1. 嗅神经 为特殊内脏感觉脑神经，在头颈正中矢状面标本上，经筛孔连于嗅球的20多条嗅丝即嗅神经，嗅丝自上鼻甲上部黏膜和鼻中隔上部黏膜发出，上行穿筛孔终于嗅球。

2. 视神经 为特殊躯体感觉性脑神经，在去除眼眶上壁和外侧壁的标本上，于眼球后极偏内侧有视神经出眼球，经视神经管入颅腔止于视交叉。观察视神经、视交叉、视束等结构。

3. 动眼神经 为运动性脑神经，在去除眼眶上壁和外侧壁的标本上，观察动眼神经穿经眶上裂至眼眶内。动眼神经自脚间窝出脑，紧贴小脑幕缘及后床突侧方前行，进入海绵窦侧壁上部，再经眶上裂入眶。分支到上直肌、上睑提肌、下直肌、内直肌和下斜肌。在外直肌与视神经之间可以看到睫状神经节。

4. 滑车神经 为运动性脑神经，在去除眼眶上壁和外侧壁的标本上，观察自眶上裂入眶止于上斜肌的滑车神经。滑车神经起于滑车神经核，由中脑的下丘下方出脑后，绕大脑脚外侧前行，穿入海绵窦的外侧壁，经眶上裂入眶，越过上直肌和上睑提肌向前内走行，支配上斜肌。

5.三叉神经　为最粗大的混合性脑神经，连于脑桥，为一根粗短干，向前行至颞骨岩部前面近尖端处与膨大的三叉神经节相连。三叉神经节位于三叉神经压迹处，从三叉神经节发出三个大支，为眼神经、上颌神经、下颌神经。在头部深层标本上观察三大主干及其分支。

（1）眼神经：在去除眼眶上壁和外侧壁的标本上，观察眶内结构，辨别眼神经分支。眼神经自三叉神经节发出后，穿入海绵窦外侧壁，在动眼神经及滑车神经下方经眶上裂入眶。眼神经分支如下：

1）额神经：是眼神经分支中最上面的一支，分支较粗大，在上睑提肌上方前行，分2～3支，穿眶上切迹至额部延续为眶上神经，分布于额顶、上睑部皮肤。另一只向前内经滑车上方出眶称滑车上神经，分布于鼻背及内眦附近皮肤。

2）泪腺神经：分支细小，自眼神经分出后沿眶外侧壁、外直肌上方行向前外，分布于泪腺、上睑和外眦部皮肤，接受上述区域和泪腺的感觉。

3）鼻睫神经：在上直肌和视神经之间前行达眶内侧壁，发出滑车下神经、筛前神经、筛后神经和睫状长神经，支分布于鼻背、眼睑皮肤、泪囊、筛窦、鼻腔黏膜、硬脑膜、角膜、睫状体、虹膜和睫状神经节等。

（2）上颌神经：在面侧深区血管神经标本上，尽量暴露翼腭窝，观察上颌神经分支，上颌神经自三叉神经节发出后，进入海绵窦外侧壁，经圆孔出颅进入翼腭窝，继续前行经眶下裂入眶，延续为眶下神经。上颌神经主要分支为：

1）眶下神经：为上颌神经的终末支，经眶下裂入眶，贴眶下壁向前，经眶下沟、眶下管，出眶下孔，分成数支，分布于下睑、鼻翼、上唇的皮肤和黏膜。临床上作上颌部手术常经眶下孔进行麻醉。

2）颧神经：较细小，在翼腭窝处分出，经眶下裂入眶，分2支穿眶外侧壁，分布于颧、颞部皮肤。

3）上牙槽神经：分为上牙槽后、中、前3支，其中上牙槽后支，在翼腭窝内自上颌神经本干发出，在上颌骨体后方穿入骨质；上牙槽中、前支分别在眶下沟及眶下管内发自眶下神经，3支互相吻合形成上牙槽丛，分支分布于上颌牙齿及牙龈及上颌窦黏膜。

4）翼腭神经：为2～3支细小神经，始于上颌神经行至翼腭窝内，连于翼腭神经节，分布于腭、鼻腔的黏膜及腭扁桃体，传导这些区域的感觉冲动。

（3）下颌神经：在面侧深区血管神经标本上，观察辨认下颌神经分支。下颌神经是三叉神经3大分支中最粗大的一支，由三叉神经节向前下经卵圆孔出颅后，在翼外肌深面分为前、后两干。下颌神经的主要分支如下：

1）耳颞神经：以两根起于下颌神经后干，其间夹持脑膜中动脉，向后合成一干，经下颌颈内侧转向上行，与颞浅动脉伴行，穿腮腺上行，分布于颞部皮肤，并分支至腮腺。

2）颊神经：沿颊肌外面前下行，分布于颊部皮肤和口腔侧壁黏膜。

3）舌神经：在下颌支内侧下降，沿舌骨舌肌外侧，呈弓状越过下颌下腺上方向前达口腔底黏膜深面，分布于口腔底及舌前2/3的黏膜，在舌神经下降过程中注意来面神经的鼓索的加入，来自鼓索的味觉纤维则分布于舌前2/3的味蕾传导味觉冲动。

4）下牙槽神经：为混合性神经，在舌神经后方，沿翼内肌外侧下行，经下颌孔入下颌管，在管内分支组成下牙丛，分支分布于下颌牙龈和牙。其终支自颏孔穿出下颌骨，易名为颏神经，分布于颏部及下唇的皮肤和黏膜。

5）咀嚼肌神经：分支有咬肌神经、颞深神经、翼内肌神经、翼外肌神经，分别支配同名肌。

6. 展神经　为躯体运动神经，用去除眼眶上壁和外侧壁的标本结合脑干标本及颅底观察展神经。展神经起于展神经核，从延髓脑桥沟中部出脑，前行至颞骨岩部尖端入海绵窦，经眶上裂入眶，支配外直肌。展神经损伤可产生内斜视。

7. 面神经　为混合性脑神经，用脑干标本、颅底打开颞骨暴露鼓室的标本和面部浅层结构标本相结合观察面神经的行程及颅内、外分支。面神经由 2 个根组成，较大的是运动根，较小的是混合根（中间神经），自脑桥小脑三角，延髓脑桥沟外侧出脑，进入内耳门，两根合成一干，穿过内耳道底进入面神经管，由茎乳孔出颅，向前穿过腮腺到达面部，在面神经管始部有膨大的膝神经节。

（1）面神经管内的分支

1）鼓索：在面神经出茎乳孔前约 0.6cm 处发出，行向前上，进入鼓室，然后穿岩鼓裂出鼓室，至颞下窝，行向前下并入舌神经。鼓索含两种纤维：特殊内脏感觉纤维分布于舌前 2/3 味蕾；一般内脏运动纤维经下颌下神经节换元后分布于下颌下腺及舌下腺，支配腺体分泌。

2）岩大神经：也称岩浅大神经，自膝神经节处分出，出岩大神经管裂孔前行，与来自颈内动脉交感丛的岩深神经合成翼管神经，穿翼管至翼腭窝，进入翼腭神经节，副交感纤维在翼腭神经节内换神经元后，支配泪腺、腭及鼻腔黏膜的腺体，支配其分泌。

3）镫骨肌神经：支配鼓室内的镫骨肌。

（2）面神经颅外分支（图 18-5）：出茎乳孔后，主干前行进入腮腺实质，在腺内分支组成腮腺内丛，从腮腺前缘发出呈辐射状分支。

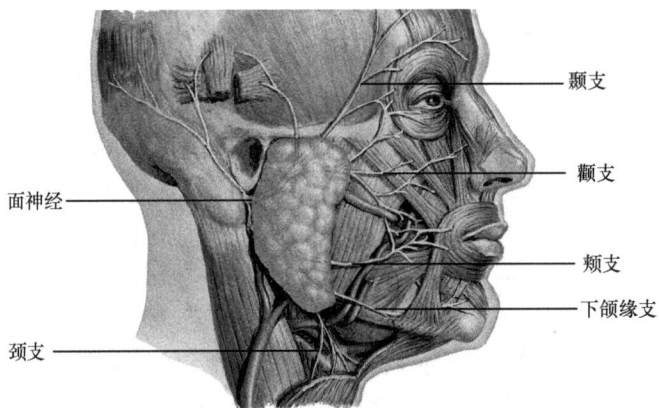

图 18-5　面神经分支

1）颞支：常为 3 支，支配额肌和眼轮匝肌等。

2）颧支：3～4 支，支配眼轮匝肌及颧肌。

3）颊支：3～4 支，支配颊肌、口轮匝肌及其他口周围肌。

4）下颌缘支：沿下颌下缘向前，支配下唇诸肌。

5）颈支：在下颌角附近下行于颈阔肌深面，支配颈阔肌。

8. 前庭蜗神经　为特殊感觉性脑神经，利用挂图、内耳放大模型和脑干模型观察和理解该神经的行程、分支和分布。前庭蜗神经包括前庭神经和蜗神经两部分组成。前庭神经经内耳门入颅，终于前庭蜗神经核和小脑，传导平衡觉。蜗神经经内耳门入颅，终于蜗腹侧、背侧核，传导听觉。

9. 舌咽神经 为混合性脑神经，利用脑干标本结合头颈侧面深层标本观察：舌咽神经在橄榄后沟上部连于延髓经颈静脉孔出颅。其主要分支如下：

（1）舌支：分布于舌后 1/3 黏膜和味蕾，传导一般内脏感觉和味觉。

（2）咽支：分布于咽肌和咽黏膜，接受咽黏膜的感觉传入，与咽反射直接有关。

（3）鼓室神经：参与构成鼓室丛，其终支为岩小神经，经耳神经节换元，分布于腮腺，支配其分泌。

（4）颈动脉窦支：分布于颈动脉窦和颈动脉小球，反射性地调节血压和呼吸。

10. 迷走神经 为混合性神经，是行程最长，分布最广的脑神经。在大体标本上观察迷走神经行程、分支和分布。迷走神经以根丝自橄榄后沟的中部出脑，经颈静脉孔出颅，在此处有膨大的上、下神经节，迷走神经干在颈部位于颈动脉鞘内，在颈内静脉与颈内动脉或颈总动脉之间的后方下行，达颈根部。向下左、右迷走神经的行程略有不同。

左迷走神经在左颈总动脉与左锁骨下动脉间下行，越过主动脉弓的前方，经左肺根的后方至食管前面分散成若干细支，构成左肺丛和食管前丛，在食管下端延续为迷走神经前干。右迷走神经过锁骨下动脉前方，沿气管右侧下行，经右肺根后方达食管后面，分支构成右肺丛和食管后丛，向下延为迷走神经后干。迷走前、后干再向下与食管一起穿膈肌的食管裂孔进入腹腔，分布于胃前、后壁，其终支为腹腔支，参加腹腔丛。迷走神经沿途发出许多分支，其中比较重要的分支如下：

（1）喉上神经：起自下神经节，在颈内动脉内侧下行，在舌骨大角处分内、外支。外支细小，伴甲状腺上动脉下行，支配环甲肌，内支与喉上动脉一同穿甲状舌骨膜入喉，分布于声门裂以上的喉黏膜、咽、会厌和舌根等。

（2）喉返神经：右喉返神经在右迷走神经经过右锁骨下动脉前方处发出，向后勾绕右锁骨下动脉，返回至颈部。左喉返神经在左迷走神经经过主动脉弓前方处发出，并绕过主动脉弓下方，返回至颈部。在颈部，两侧的喉返神经均上行于气管与食管之间的沟内，至甲状腺侧叶深面、环甲关节后方进入喉内，终支称喉下神经，分数支分布于喉。

（3）胃前支：在贲门附近发自迷走神经前干。胃前支沿胃小弯向右，沿途发出4～6个小支，分布到胃前壁，其终支以"鸦爪"形的分支分布于幽门部前壁。

（4）肝支：也由迷走神经前干在贲门附近发出，向右行于小网膜内，有1～3条，参加肝丛，随肝固有动脉分支分布于肝、肝囊等处。

（5）胃后支：在贲门附近由迷走神经后干发出，沿胃小弯深部走行，沿途发出分支走至胃后壁。终支与胃前支同样以"鸦爪"形分支，分布于幽门窦及幽门管的后壁。

（6）腹腔支：为迷走神经后干的终支，向右行，与交感神经一起构成腹腔丛，伴随腹腔干、肠系膜上动脉及肾动脉等分布于肝、胆囊、脾、胰、肾和结肠左曲以上的腹部消化管。

11. 副神经 为运动性脑神经，在脑干标本和头颈侧面深层标本上，观察副神经出脑、出颅部位。副神经在颈静脉孔出颅，绕颈内静脉行向外下，经胸锁乳突肌深面继续向外下斜行进入斜方肌深面，分支支配胸锁乳突肌和斜方肌。

12. 舌下神经 为运动性脑神经，在脑干标本和头颈侧面深层标本上，观察在舌骨上方呈弓状向前走行的该神经。舌下神经由舌下神经核发出，自延髓的前外侧沟出脑，经舌下神经管出颅，下行于颈内动、静脉之间弓形向前下走行，达舌骨舌肌的浅面，在舌神经和下颌下腺管的下方穿颏舌肌入舌，支配全部舌内肌和大部分舌外肌。

脑神经的出入颅部位、成分、起核、终核、主要分支名称、发出的部位、分布范围与损伤症状归纳见表 18-1、表 18-2。

表 18-1 脑神经出入颅部位、成分、起核与终核

部位	脑神经名称		出入颅部位	成分		起核	终核
颅前窝	Ⅰ嗅神经		筛孔	特殊内脏感觉			嗅球
	Ⅱ视神经		视神经管	特殊躯体感觉			外侧膝状体
颅中窝	Ⅲ动眼神经		眶上裂	一般躯体运动		动眼神经核	
				一般内脏运动		动眼神经副核	
	Ⅳ滑车神经			一般躯体运动		滑车神经核	
	Ⅴ三叉神经	眼神经		一般躯体感觉			三叉神经脊束核、三叉神经脑桥核、三叉神经中脑核
		上颌神经	圆孔				
		下颌神经	卵圆孔	混合性	一般躯体感觉		
					特殊内脏运动	三叉神经运动核	
	Ⅵ展神经		眶上裂	一般躯体运动		展神经核	
颅后窝	Ⅶ面神经		内耳门、面神经管、茎乳孔	混合性	一般躯体感觉		三叉神经脊束核
					特殊内脏运动	面神经核	
					一般内脏运动	上泌涎核	
					特殊内脏感觉		孤束核上部
	Ⅷ前庭蜗神经		内耳门	特殊躯体感觉			前庭神经核群、蜗神经核
	Ⅸ舌咽神经		颈静脉孔	混合性	特殊内脏运动	疑核	
					一般内脏运动	下泌涎核	
					一般内脏感觉		孤束核
					特殊内脏感觉		孤束核上部
					一般躯体感觉		三叉神经脊束核
	Ⅹ迷走神经			混合性	一般内脏运动	迷走神经背核	
					特殊内脏运动	疑核	
					一般内脏感觉		孤束核
					一般躯体感觉		三叉神经脊束核
	Ⅺ副神经			特殊内脏运动		核、副神经核	
	Ⅻ舌下神经		舌下神经管	一般躯体运动		舌下神经核	

表 18-2 脑神经的主要分支名称、发出部位、分布范围与损伤症状

脑神经名称	分支名称与发出部位	分布范围	损伤症状
Ⅰ嗅神经	筛孔嗅丝	鼻腔嗅黏膜	嗅觉障碍
Ⅱ视神经	眶内：视神经纤维聚集为视盘	眼球视网膜	视觉障碍

续表

脑神经名称		分支名称与发出部位	分布范围	损伤症状
Ⅲ动眼神经		眶内：a. 上支、下支；b. 睫状节短根→睫状神经节	a. 上直肌、上睑提肌、下直肌、下斜肌、内直肌；b. 瞳孔括约肌、睫状肌	上睑下垂眼外斜视对光及调节反射消失
Ⅳ滑车神经		眶内	上斜肌	眼不能外下斜视
Ⅴ三叉神经	眼神经	眶内：a. 额神经→眶上神经；b. 泪腺神经；c. 鼻睫神经	a. 额顶区皮肤；b. 泪腺（传导感觉冲动）；c. 鼻腔黏膜、眼球	头面部感觉障碍
	上颌神经	翼腭窝：a. 翼腭神经→腭降神经；b. 上牙槽后神经；c. 眶下沟：上牙槽中、前神经；d. 眶下孔：眶下神经各支	a. 腭黏膜、鼻黏膜；b. 上颌磨牙；c. 上颌前磨牙与前牙；d. 眶下区、鼻翼与上唇皮肤	—
	下颌神经	颞下窝：a. 颊神经；b. 舌神经；c. 下牙槽神经于颏孔处→颏神经；d. 耳颞神经；e. 咀嚼肌神经	a. 颊区皮肤与颊黏膜；b. 舌前 2/3 黏膜；c. 下颌牙齿、牙龈、颏部皮肤；d. 耳前区与颞顶区皮肤；e. 咀嚼肌	咀嚼肌瘫痪
Ⅵ展神经		眶内	外直肌	眼内斜视
Ⅶ面神经		面神经管内分支：a. 岩大神经→翼腭神经节；b. 镫骨肌神经	a. 经颧神经、交通支、泪腺神经→泪腺；经腭降神经→腭黏膜腺；b. 支配镫骨肌	—
		副交感神经纤维：a. 加入舌神经；b. 随舌神经至下颌下神经节	a. 分布于舌前 2/3 味蕾；b. 管理下颌下腺与舌下腺分泌	舌前 2/3 味觉障碍唾液腺分泌障碍
		颅外分支：a. 颞支；b. 颧支；c. 颊支；d. 下颌缘支；e. 颈支	a. 额肌等表情肌；b. 眼轮匝肌、颧肌等表情肌；c. 颊肌、口轮匝肌及口周围肌等表情肌；d. 下唇诸肌等表情肌；e. 颈阔肌	额纹消失、眼不能闭、口角歪向健侧、鼻唇沟变浅
Ⅷ前庭蜗神经		内耳道：a. 前庭神经；b. 蜗神经	a. 椭圆囊斑，球囊斑，半规管壶腹嵴；b. 分布于螺旋器	眩晕、眼球震颤听力障碍
Ⅸ舌咽神经		下颌后窝：a. 鼓室神经→鼓室或鼓室神经丛→岩小神经；b. 舌支；c. 咽支；d. 颈动脉窦支	a. 岩小神经→耳神经节→腮腺；b. 舌后 1/3 黏膜一般内脏感觉与味蕾；c. 咽壁肌与黏膜；d. 颈动脉窦与颈动脉小球	分泌障碍、咽后与舌后 1/3 感觉障碍、咽反射消失、舌后 1/3 味觉丧失
Ⅹ迷走神经		颈部：a. 喉上神经；b. 颈心支至心丛	a. 声门裂以上黏膜与环甲肌；b. 心	发声困难、声音嘶哑、呛咳、吞咽困难
		胸部：a. 喉返神经；b. 心支；c. 支气管支	a. 声门裂以下黏膜与除环甲肌以外的所有喉肌；b. 心丛→心；c. 支气管黏膜与平滑肌、腺体	心动过速、内脏活动障碍、分布区感觉障碍
		腹部迷走神经前、后干在贲门附近：前干分为胃前支与肝支；后干分为胃后支与腹腔干	肝、胆、胰、脾、肾及结肠左曲以上消化管	
Ⅺ副神经		颈部由下颌后窝→颈后三角	胸锁乳突肌、斜方肌、咽喉肌（经迷走神经）	咽喉肌功能障碍、一侧胸锁乳突肌瘫痪、斜方肌瘫痪
Ⅻ舌下神经		颈部由下颌后窝→颏下三角	舌内肌与舌外肌	舌肌瘫痪

【注意事项】

1. 做好课前预习，复习颅底结构，明确脑神经出入颅腔的部位；复习颞骨与中耳的形态结构。

2. 脑神经较细小，注意仔细观察；脑神经较脆弱，注意保护，以免损坏。

【思考题】

1. 面神经在面神经管内损伤会出现哪些功能障碍？若在茎乳孔以下损伤，其功能障碍与上述有何区别？为什么？

2. 患者经检查发现左眼上睑下垂，眼球转向外侧，瞳孔散大，对光反射消失，视近物模糊。请根据所学神经解剖学知识分析该征象是由什么神经损伤所致，为什么？

实验三　内　脏　神　经

【实验目的】

记忆：交感神经的低级中枢部位，交感神经节的分类和位置，交感神经节前纤维和后纤维的去向；副交感神经低级中枢的部位，副交感神经节的分类和位置。

理解：内脏运动神经与躯体运动神经的区别；交感神经和副交感神经的区别。

领会：内脏神经的组成，内脏神经丛的组成和分布，内脏感觉神经的分布和特点。

【实验材料】

1. **标本**　大体标本（示交感神经、迷走神经、交感干、椎前节、内脏大神经、内脏小神经、心丛、腹腔丛和盆丛）；头颈部脑神经（示副交感神经节）。

2. **模型**　交感干上段的纤维联系模型（示节前纤维和节后纤维的去向）；脑神经核模型；自主神经模型；脊髓和脑干各段横切面1套（示脊髓灰质和脑神经核）。

3. **图像**　内脏运动神经概况模式图；交感干和交感神经节模式图。

【实验内容】　内脏神经较细小，结构复杂，在一般标本上不易观察，所以要充分利用模型、挂图进行观察辨认。

1. **内脏神经的区分**　内脏神经是神经系统的一个组成部分，分布于内脏、心血管、平滑肌和腺体。内脏神经分为内脏运动神经和内脏感觉神经。内脏运动神经是调节内脏、心血管运动和腺体分泌的神经，通常不受人的意志控制，是不随意的，故又称为自主神经系。又因为它主要控制和调节动、植物共有的物质代谢活动，而并不参与控制动物所特有的骨骼肌的运动，因而也称为自主神经系统。内脏运动神经又分为交感神经和副交感神经。

2. **内脏运动神经和躯体运动神经的主要区别**　见表18-3。

表18-3　内脏运动神经和躯体运动神经的主要区别

	躯体运动神经	内脏运动神经
纤维成分	一种（躯体运动纤维）	二种（交感和副交感）
低级中枢部位	脑干躯体运动核、脊髓灰质前角细胞	脑干内脏运动神经核及脊髓 $T_1 \sim L_2$（或 L_3）灰质侧角以及 $S_2 \sim S_4$ 的骶副交感核
效应器	骨骼肌	心肌、平滑肌和腺体
是否受意志支配	是	否
纤维到达方式	直达所支配器官	需在神经节内换元后才能到达所支配器官

	躯体运动神经	内脏运动神经
纤维种类	较粗的有髓纤维	薄髓（节前纤维）和无髓（节后纤维）细纤维
分布形式	神经干	神经丛

3. 交感神经

（1）中枢部：位于脊髓的 $T_1 \sim L_3$ 节段的侧角。

（2）周围部：包括交感神经节、交感干以及由节发出的分支与神经丛。

1）交感神经节：按位置分为椎旁神经节和椎前神经节。椎旁神经节即交感干神经节，位于脊柱两侧，22～24 对。椎前神经节位于脊柱前方，主要包括腹腔神经节、肠系膜上神经节、肠系膜下神经节、主动脉肾神经节。

2）交感干：由椎旁神经节和节间支连接而成，位于脊柱两侧，呈串珠状，上自颅底，下至尾骨前方汇合于奇神经节。每条交感干有 22～24 个椎旁节借节间支连接而成。按神经节所在的部位，可分为颈部、胸部、腰部、盆部。

3）交感神经节前纤维：①来源：由脊髓 $T_1 \sim L_3$ 节段灰质侧角的节前神经元的突起组成。②走行规律：由侧角发出，交感神经节前纤维→ $T_1 \sim L_3$ 的脊神经前根→脊神经→白交通支（15对）→交感干。③节前纤维经白交通支进入交感干后有 3 个去向：终止于相应的椎旁神经节，并交换神经元；在交感干内上升或下降，在上方或下方的椎旁神经节换元；穿过椎旁神经节至椎前神经节换元。

4）交感神经换元后节后纤维的去向：①经灰交通支返回脊神经，随 31 对脊神经分布于躯干四肢的血管、汗腺和竖毛肌。②攀附于动脉血管，在动脉外膜形成神经丛，随动脉分布到所支配的器官。③由交感神经节直接发出分支到所支配的脏器。

5）交通支：①白交通支：共 15 对，由有髓鞘的节前纤维构成，呈白色，连于 $T_1 \sim L_3$ 脊神经与胸交感干之间。②灰交通支：共 31 对，色灰暗，由无髓鞘的节后纤维组成，连于交感干与 31 对脊神经之间。

（3）交感神经按其所在的部位可分为颈、胸、腰、骶和尾 5 个部分，各部神经节的数目与脊神经的关系：

1）颈部：颈交感干位于颈血管鞘后方，颈椎横突的前方。一般每侧有 3～4 个交感节，分别为颈上、中、下节。

2）胸部：胸交感干位于肋骨小头的前方，每侧有 10～12 个胸交感神经节。

3）腰部：约有 4 对腰神经节，位于腰椎体前外侧与腰大肌内侧缘之间。

4）盆部：盆交感干位于骶骨前面，骶前孔内侧，有 2～3 对骶交感干神经节和 1 个奇神经节。

4. 副交感神经

（1）中枢部：低级中枢位于脑干的 4 对副交感神经核和位于骶髓 2～4 节的骶副交感核。

（2）周围部：包括副交感神经节和进出此节的节前纤维和节后纤维。副交感神经节：有器官旁节和器官内节。肉眼可见的器官旁节有睫状神经节、下颌下神经节、翼腭神经节、耳神经节，器官内节位于所支配器官的壁内。

5. 交感神经与副交感神经的区别　见表 18-4。

表 18-4　交感神经与副交感神经的区别

	交感神经	副交感神经
低级中枢部位	脊髓 $T_1 \sim L_3$ 节段侧角中间外侧核	脑干和脊髓 $S_2 \sim S_4$ 节段副交感神经核
周围部神经节	椎旁节和椎前节	器官旁节和器官内节
节前、节后纤维	节前纤维短，节后纤维长	节前纤维长，节后纤维短
神经元的联系	一个节前神经元的轴突可与许多节后神经元形成突触	一个节前神经元的轴突与较少的节后神经元形成突触
分布范围	分布范围较广，分布于全身血管及胸、腹、盆腔脏器的平滑肌、心肌、腺体和竖毛肌和瞳孔开大肌	分布于胸、腹、盆腔脏器的平滑肌、心肌、腺体（肾上腺髓质除外）及瞳孔括约肌
对消化系统的作用	胃肠平滑肌蠕动减弱，分泌减少，括约肌收缩	胃肠平滑肌蠕动增强，分泌增加，括约肌舒张
对支气管的作用	支气管平滑肌舒张	支气管平滑肌收缩
对泌尿系统的作用	膀胱壁的平滑肌舒张、括约肌收缩	膀胱壁的平滑肌收缩、括约肌舒张
对心脏的作用	心率加快，收缩力增强，冠状动脉舒张	心律减慢，收缩力减弱，冠状动脉轻度收缩
对瞳孔的作用	瞳孔散大	瞳孔缩小

6. 内脏神经丛

（1）心丛：由交感干的颈上、中、下节和胸 1～4 或 5 节发出的心支以及迷走神经的心支共同组成。按位置心丛可分为心浅丛及心深丛。浅丛位于主动脉弓下方，深丛位于主动脉弓和气管杈之间。心丛内有心神经节，来自迷走神经的副交感节前纤维在此换神经元。心丛的分支又组成心房丛和左、右冠状动脉丛，随动脉分支分布于心肌。

（2）肺丛：位于肺根的前、后方，丛内亦有小的神经节。肺丛由迷走神经的支气管支和交感干的胸 2～5 节的分支组成，其分支随支气管和肺血管的分支入肺。

（3）腹腔丛：是最大的内脏神经丛，位于腹腔动脉和肠系膜上动脉根部周围，主要由腹腔神经节、肠系膜上神经节、主动脉肾神经节，以及来自胸交感干的内脏大、小神经和迷走神经后干的腹腔支共同构成。腹腔丛伴随动脉的分支可分为许多副丛，如肝丛、胃丛、脾丛、肾丛以及肠系膜上丛等，各副丛则分别沿同名血管分支到达各脏器。

（4）腹主动脉丛：是腹腔丛在腹主动脉表面向下延续部分，还接受第 1～2 腰交感神经节的分支。此丛分出肠系膜下丛，沿同名动脉分支分布于结肠左曲以下至直肠上段。腹主动脉丛的一部分纤维下行入盆腔，参加腹下丛的组成；另一部分纤维沿髂总动脉和髂外动脉组成与动脉同名的神经丛，随动脉分布于下肢血管、汗腺、竖毛肌。

（5）腹下丛：可分为上腹下丛和下腹下丛。上腹下丛：位于第 5 腰椎前面，两髂总动脉之间，是腹主动脉丛向下延续的部分，从两侧接受下位两腰神经节发出的腰内脏神经，在肠系膜下神经节换元。下腹下丛：即盆丛，由上腹下丛延续至直肠两侧，并接受骶交感干的节后纤维和第 2～4 骶神经的副交感节前纤维。此丛伴随髂内动脉的分支组成直肠丛、膀胱丛、前列腺丛、子宫阴道丛等，伴随动脉分支分布于盆腔各脏器。

【注意事项】　注意爱护标本，不能撕拉或用力夹持。

【思考题】

1. 试述内脏运动神经与躯体运动神经的区别。

2. 试述交感神经和副交感神经的主要区别。

（李国锋）

第十九章 神经系统的传导通路

【实验目的】

记忆：躯干、四肢本体感觉传导通路；躯干、四肢痛、温、粗略触觉、压觉传导通路；各级神经元胞体及纤维束的位置、交叉水平、皮质投射区；视觉传导通路；瞳孔对光反射通路的组成，各部损伤后的不同表现；头面部浅感觉传导通路；皮质脊髓束、皮质核束的组成及走行；核上瘫与核下瘫损伤部位的差异与表现的不同。

理解：听觉传导通路。

领会：躯干、四肢非意识性本体感觉传导通路。

【实验材料】

1. 标本 离体脊髓整体外形标本；脊髓断面切片标本；脑干断面切片；脑正中矢状面标本；端脑水平面标本。

2. 模型 各种神经传导通路电动模型；脊髓及脑干断面模型；各种神经传导通路仿真模型；传导通路录像片。

3. 图像 听觉传导通路。

【实验内容】 利用传导通路模型理解感觉器到大脑皮质以及从大脑皮质至效应器的神经元链。感觉传导通路一般由三级神经元组成，运动传导通路由上、下两级神经元组成。

1. 感觉传导通路

（1）躯干和四肢的意识性本体感觉和精细触觉传导通路：

1）第 1 级神经元：胞体是脊神经节内的大、中型假单极神经元，其纤维较粗，周围突构成脊神经的感觉纤维，分布于四肢、躯干的肌、腱、关节和骨膜等处的本体感觉感受器和皮肤的精细触觉感受器；中枢突经后根内侧部进入脊髓后索形成长的升支。其中，来自第 5 胸节以下的升支行于后索的内侧部，形成薄束；来自第 4 胸节以上的升支行于后索的外侧部，形成楔束。两束上升分别止于薄束核和楔束核。

2）第 2 级神经元：在延髓的薄束核和楔束核，由此二核发出的纤维行向腹侧，向前绕过中央灰质，构成内弓状纤维，在中央灰质腹侧中线处，与对侧者交叉，即内侧丘系交叉。交叉后的纤维转向上形成内侧丘系。内侧丘系在脑桥呈横位居被盖的前缘，在中脑被盖则居红核的外侧，最后止于背侧丘脑腹后外侧核。

3）第 3 级神经元：在背侧丘脑腹后外侧核。由此发出的纤维称丘脑中央辐射，经内囊后肢，主要投射到中央后回的中、上部和中央旁小叶后部，部分纤维投射至中央前回（图 19-1）。

（2）非意识性的本体感觉传导通路：在小脑传入纤维的传导通路模型上辨认第 2 级神经元的胞体位置，即脊神经节和胸核、腰骶膨大。观察脊神经节周围突的分布（肌、腱、关节）及中枢突进入脊髓终止于胸核及腰骶膨大处。观察由第 2 级神经元发出纤维组成的脊髓小脑后束和脊髓小脑前束，分别经小脑下脚和小脑上脚达旧小脑皮质处。

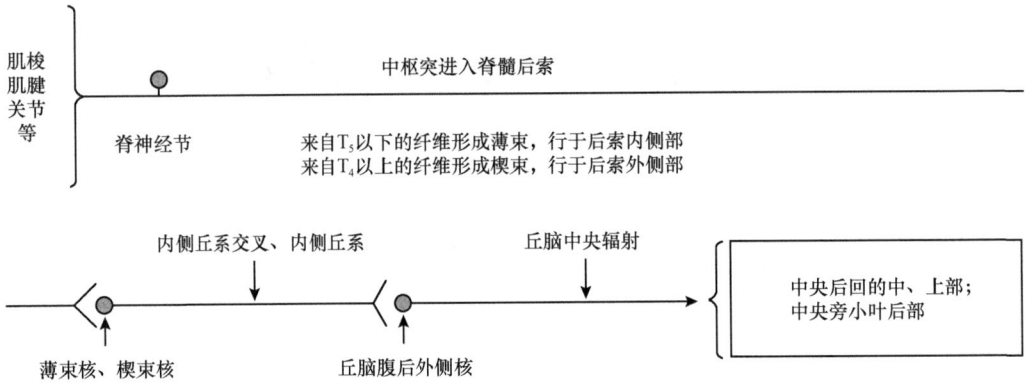

图 19-1 躯干和四肢的意识性本体感觉和精细触觉传导通路

（3）痛觉、温觉、粗略触觉和压觉传导通路

1）第 1 级神经元：是脊神经节内的小型和中型假单极神经元，其纤维较细，周围突构成脊神经内的感觉纤维，分布到躯干和四肢皮肤内的感受器。中枢突通过后根进入脊髓，其中传导痛温觉的细纤维在后根的外侧部进入脊髓，经背外侧束再终止于第 2 级神经元，传导粗略触觉和压觉的粗纤维经后根内侧部进入脊髓后索，再终止于第 2 级神经元。

2）第 2 级神经元：主要位于脊髓第 I、IV 到 VII 层，它们发出纤维上升 1～2 个节段经白质前连合交叉到对侧脊髓外侧索和前索，再转行向上，组成脊髓丘脑侧束和脊髓丘脑前束，其中脊髓丘脑侧束传导痛温觉，脊髓丘脑前束传导粗略触觉和压觉。两束形成脊髓丘脑束上行，经延髓下橄榄核的背外侧，脑桥和中脑内侧丘系的外侧，终止于背侧丘脑的腹后外侧核。

3）第 3 级神经元：在背侧丘脑腹后外侧核，该核发出的第 3 级纤维称丘脑中央辐射，经内囊后肢，投射到中央后回中、上部和中央旁小叶后部（图 19-2）。

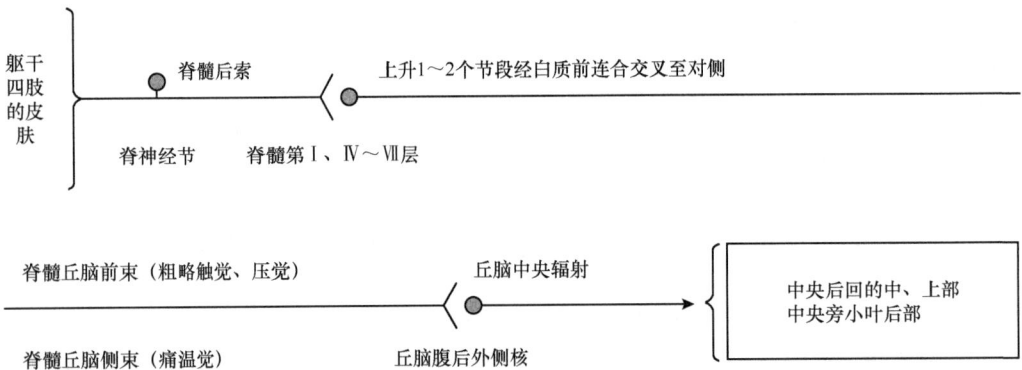

图 19-2 痛觉、温觉、粗略触觉和压觉传导通路

（4）头面部的痛、温、粗触觉和压觉传导通路

1）第 1 级神经元：为三叉神经节细胞内假单极神经元，其周围突经三叉神经分布于头面部皮肤及鼻黏膜的相关感受器；中枢突经三叉神经根入脑桥，传导痛、温觉的纤维下降为三叉神经脊束核，止于三叉神经脊束核；传导触压觉的纤维终止于三叉神经脑桥核。

2）第 2 级神经元：胞体在三叉神经脊束核和三叉神经脑桥核内，它们发出纤维交叉到对侧，组成三叉丘系，止于背侧丘脑腹后内侧核。

3）第3级神经元：胞体在背侧丘脑腹后内侧核，发出纤维经内囊后肢，投射到中央后回下部（图19-3）。

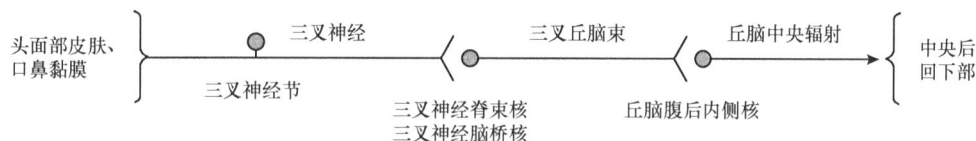

图19-3　头面部的痛、温、粗触觉和压觉传导通路

（5）视觉传导通路

1）第1级神经元：为眼球视网膜神经部中层的双极细胞，其周围支连接视网膜最外层的视杆细胞和视锥细胞（光感受器），中枢支连接视网膜最内层的节细胞。

2）第2级神经元：为视网膜最内层的节细胞，其轴突在视盘处集合成视神经。视神经经视神经管入颅腔形成视交叉后，延为视束。在视交叉中来自两眼视网膜鼻侧半的纤维交叉，加入对侧视束；来自视网膜颞侧半的纤维不交叉，进入同侧视束。左侧视束内含有来自两眼视网膜左侧半的纤维，右侧视束内含有来自两眼视网膜右侧半的纤维。

3）第3级神经元：胞体在外侧膝状体，发出纤维成视辐射，经内囊后肢的豆状核后部，投射于距状沟周围的视区皮质，产生视觉（图19-4）。

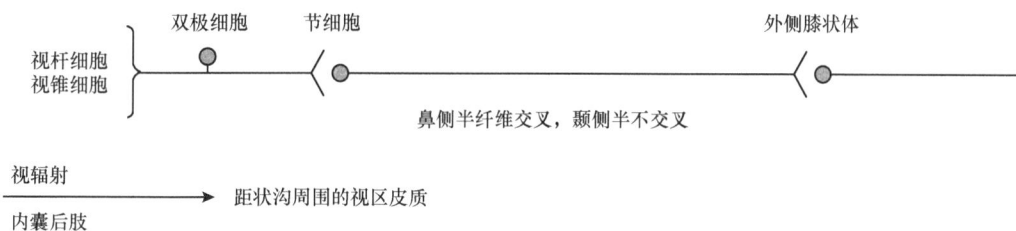

图19-4　视觉传导通路

瞳孔对光反射通路：用手电筒进行活体观察，观察光照侧瞳孔及未照侧瞳孔的变化，理解对光反射、直接对光反射和间接对光反射的概念、意义及视神经、动眼神经损伤后瞳孔对光反射的变化。

视网膜→视神经→视交叉→双侧视束→上丘臂→顶盖前区→双侧动眼神经副核→动眼神经→睫状神经节→瞳孔括约肌、睫状肌→两侧瞳孔缩小。

（6）听觉传导通路

1）第1级神经元：为蜗螺旋神经节内的双极神经元。双极细胞的树突与耳蜗中的螺旋器相连；其轴突组成蜗神经，经内耳道、内耳门，进入颅后窝，在延髓脑桥沟外侧端进入脑，终于蜗神经核。

2）第2级神经元：为蜗腹侧核和蜗背侧核的神经元，传导高音的纤维（来自螺旋器底圈）终止于蜗神经后核背侧部，传导低音的纤维（来自螺旋器顶圈）终止于蜗神经后核腹侧部和蜗神经前核。由前核发出的纤维斜向内上方，在脑桥下份的基底部与被盖部之间横穿内侧丘系，形成斜方体，越过中线到对侧内侧丘系的外侧，转行向上形成外侧丘系。从蜗神经后核发出的纤维，部分越过中线加入对侧的外侧丘系，部分加入本侧的外侧丘系。

3）第3级神经元：为中脑下丘核，在下丘核换元后的纤维经下丘臂至内侧膝状体。下丘核还发出纤维至上丘参加顶盖延髓束和顶盖脊髓束，完成听反射。

4）第4级神经元：为内侧膝状体，发出的纤维组成听辐射，经内囊后肢豆状核下部斜向外，投射到颞横回的听区（图19-5）。

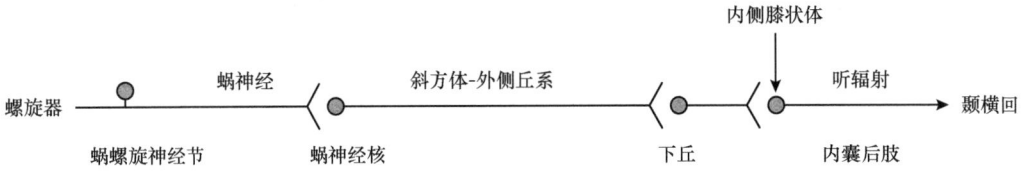

图 19-5　听觉传导通路

2. 运动传导通路

（1）锥体系：包括皮质脊髓束和皮质核束。

1）皮质脊髓束：上运动神经元是位于大脑皮质中央前回上 2/3 和旁中央小叶前半部的锥体细胞，发出纤维依次行经内囊后肢的前部、大脑脚底中 3/5 的外侧部、脑桥基底部、延髓腹侧的锥体。当其至延髓下端时，绝大部分纤维（75%～90%）交叉至对侧，形成锥体交叉，交叉后纤维组成皮质脊髓侧束，该束可达骶节，此束沿途发出侧支，逐节终止于前角细胞，主要支配四肢肌；小部分未交叉纤维形成皮质脊髓前束，在同侧脊髓前索内下行，该束仅达上胸节，经白质前连合逐节交叉至对侧，终止于前角运动神经元，支配躯干和四肢骨骼肌的运动。皮质脊髓前束中有一部分纤维始终不交叉而止于同侧脊髓前角运动神经元，主要支配躯干肌，因此，躯干肌是受两侧大脑皮质支配，而上、下肢肌只受对侧大脑皮质支配（图19-6）。

一侧皮质脊髓束在锥体交叉前受损，主要引起对侧肢体瘫痪，躯干肌运动不受明显影响；在锥体交叉后受损，主要引起同侧肢体瘫痪。

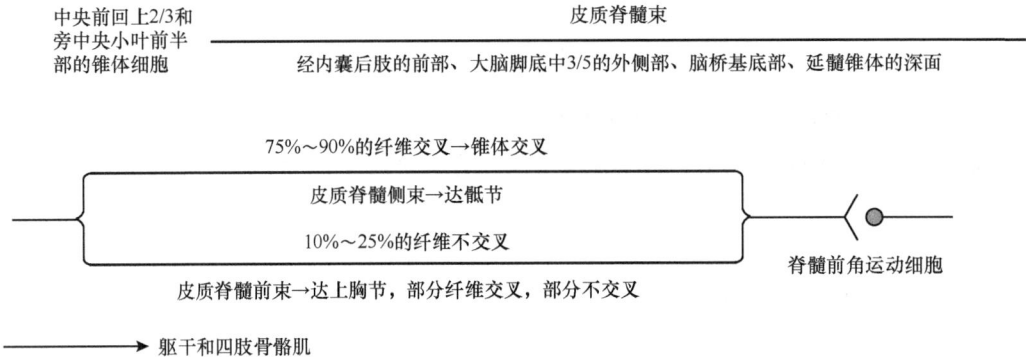

图 19-6　皮质脊髓束传导通路

2）皮质核束：上运动神经元位于中央前回下 1/3 的锥体细胞，发出纤维下行经内囊膝，下行至中脑的大脑脚底中 3/5 的内侧部。此后纤维构成小束，穿内侧丘系下行，大多数纤维终止于两侧的脑神经运动核（动眼神经核、滑车神经核、展神经核、三叉神经运动核、面神经核支配面上部肌的细胞群、疑核和副神经脊髓核），小部分纤维至对侧，止于面神经核支配面下部肌的细胞群和舌下神经核，两者发出纤维分别支配同侧面下部的面肌和舌肌，因此，除面神经核下部和舌下神经核只接受对侧皮质核束支配外，其他脑神经运动核均接受双侧皮质核束的纤维。下运动神经元为脑干 8 对脑神经运动核（图 19-7）。

一侧上运动神经元受损，可产生对侧眼裂以下的面肌和对侧舌肌瘫痪，表现为病灶对侧鼻唇沟消失，口角低垂并向病灶侧偏斜，流涎，不能作鼓腮、露齿等动作，伸舌时舌尖偏向病灶对侧，也称核上瘫。

一侧面神经核的神经元受损，可致病灶侧所有的面肌瘫痪，表现为额横纹消失，眼不能闭，口角下垂，鼻唇沟消失等；一侧舌下神经核的神经元受损，可致病灶侧全部舌肌瘫痪，表现为伸舌时舌尖偏向病灶侧，两者均为下运动神经元损伤，故称为核下瘫。

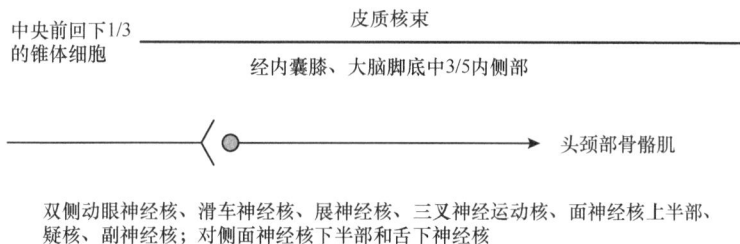

图 19-7 皮质核束传导通路

（2）锥体外系：利用锥体外系模型理解、辨认锥体外系结构。锥体外系是指锥体系以外影响和控制躯体运动的所有传导路径，包括大脑皮质、纹状体、背侧丘脑、底丘脑、中脑顶盖、红核、黑质、脑桥核、前庭核、小脑和脑干网状结构等以及它们的纤维联系。锥体外系的纤维最后经红核脊髓束、网状脊髓束等下行终止于脑神经运动核和脊髓前角细胞。由于大脑皮质和锥体系的高度发达，锥体外系主要是协调锥体系的活动，两者协同完成运动功能。人类锥体外系的主要功能是调节肌张力、协调肌活动、维持体态姿势和习惯性动作等。

锥体外系的两个重要环路

1）皮质-脑桥-小脑-皮质环路：大脑皮质→额桥束、顶桥束、枕桥束、颞桥束→脑桥核→小脑皮质→齿状核→小脑上脚→红核→背侧丘脑腹前核一大脑皮质。

2）皮质-新纹状体-背侧丘脑-皮质环路：大脑皮质→新纹状体→苍白球→丘脑腹前核、丘脑腹外侧核→大脑皮质中央前回及中央旁小叶前部。

【注意事项】 观察时应注重各种标本、模型、示意图等的有机结合。

【思考题】

1. 针刺左手小指指尖皮肤，叙述其产生的痛觉如何传到大脑皮质？

2. 某患者左侧眼裂以下的面肌和右侧舌肌瘫痪，表现为右侧鼻唇沟消失，口角低垂并向病灶侧偏斜，流涎，不能作鼓腮、露齿等动作，伸舌时舌尖偏向右侧，试述该患者损伤的部位是哪儿。正常的传导过程如何？

（谢立平）

第二十章　脑和脊髓的被膜、血管及脑脊液循环

【实验目的】

记忆：硬脊膜的附着，硬膜外隙的内容物，硬脑膜的组成特点；蛛网膜及蛛网膜下隙、主要蛛网膜下池（小脑延髓池、终池）的位置；颈内动脉、基底动脉的行程和主要分支、分布概况；大脑动脉环的组成、位置；脑脊液的循环途径。

理解：软脑膜、软脊膜的概况。

领会：颅内外静脉的连通。

【实验材料】

1. 标本　保留蛛网膜及软脑膜的完整的脑标本；除去脑组织保留硬脑膜的颅腔标本；保留被膜的离体脊髓标本和椎管内原位脊髓标本；血管完整的脑和脊髓标本；离体完整脑标本；大脑正中矢状面标本；大脑水平面标本；大脑冠状面标本。

2. 模型　脑血管模型；端脑模型；显示侧脑室的标本及模型。

3. 图像　大脑半球外侧面的静脉；大脑深静脉。

【实验内容】

1. 脊髓的被膜　脊髓由三层被膜包裹，从外向内依次为硬脊膜、脊髓蛛网膜和软脊膜。在切除椎管后壁的脊髓标本上，用镊子向两侧拉开脊髓表面的被膜进行观察，或用脊髓带被膜的游离标本观察以下结构：

（1）硬脊膜：是一层厚而坚韧的纤维膜，呈管状包裹脊髓与脊神经根，向上附着于枕骨大孔边缘，并与硬脑膜续连，下达第2骶椎，末端变细包裹终丝，附于尾骨，两侧在椎间孔处与脊神经外膜相延续。

硬膜外隙是硬脊膜与椎管骨膜之间的窄腔，内含有丰富的静脉丛、脂肪组织、淋巴管疏松结缔组织，可用镊子探入，总容积约为100ml，活体腔内呈负压。

（2）脊髓蛛网膜：薄而透明，贴于硬脊膜全长的内面，与硬脊膜间的狭窄间隙为硬膜下隙，它向上与脑蛛网膜连续，向下包被马尾，止于第2骶椎。

（3）软脊膜：薄而透明，富含血管，紧贴于脊髓表面而不易分离，并深入脊髓的沟裂中。上端与软脑膜相续，下端形成终丝，在脊髓两侧脊神经前、后根之间形成锯齿形的齿状韧带，每侧自上而下约有21个锯齿状突起，其尖端向外，附着于硬脊膜。

蛛网膜下隙软脊膜与蛛网膜之间的腔隙与脑的蛛网膜下隙相通，腔内充满脑脊液。蛛网膜下隙在第1腰椎以下扩大为终池，池之下界达第2骶椎平面。

2. 脑的被膜　脑与颅骨间有三层膜，由外向内分别为硬脑膜、蛛网膜和软脑膜。取打开颅骨顶盖的带有脑膜的脑整体标本，或取游离的硬脑膜带有颅底的标本辨认观察以下结构：

（1）硬脑膜：是一厚而坚韧的双层膜，外层实际上是颅骨内面的骨膜，仅疏松地附于颅盖，特别是在枕部与颞部附着更疏松，但在颅的缝和颅底则附着牢固，很难分离。

1）大脑镰：形似镰刀，是硬脑膜内层自颅顶正中线折叠并向下伸展于两半球之间的结构，其前端窄，附于鸡冠，后份宽，向下连于小脑幕的上面。

2）小脑幕：呈半月状，水平位于大脑半球与小脑之间。小脑幕分向两侧颞骨岩部，前缘

游离并向后凹陷，即为幕切迹，与蝶骨鞍背围成的孔有中脑穿过。小脑幕将颅腔分成幕上、下间隙。幕上间隙又借大脑镰分为左、右两部。

3）上矢状窦：循正中线位于大脑镰附着于颅骨处，其前端较细，幼儿时借盲孔导血管与鼻腔的静脉相通。上矢状窦向后渐粗，最后汇入窦汇。窦的两侧通入多个大小不同的腔隙，其内有桑葚样的蛛网膜颗粒。

4）下矢状窦：位于大脑镰的游离缘内，前小后大，向后注入直窦。

5）直窦：位于大脑镰与小脑幕融合处，由前向后，终于窦汇。直窦前端接纳下矢状窦与大脑大静脉。

6）横窦和乙状窦：上矢状窦与直窦在枕内隆凸处汇成窦汇后，即循小脑幕的附着缘，向两侧形成左、右横窦。横窦行至乳突内面时，即转向下，成为乙状窦，在颈内静脉口处续于颈内静脉。

7）海绵窦：位于蝶骨体两侧，左右各一。用尖镊轻轻剥离观察可见海绵窦向前、下、后，分别借眼静脉以及一些小静脉与面静脉、颅底静脉、横窦、乙状窦等相交通。海绵窦内不仅有一些纤维束使其成海绵状，并有颈内动脉和位于其外侧的展神经由后向前穿过海绵窦。在海绵窦的外侧壁内，由上而下排列着动眼神经、滑车神经，以及三叉神经的眼神经和上颌神经通过。

（2）蛛网膜：由很薄的结缔组织构成，是一层半透明的膜，位于硬脑膜深面，其间有潜在性硬脑膜下隙。蛛网膜跨越脑沟，与软脑膜之间有蛛网膜下隙，其在一定部位可扩大为蛛网膜下池。

（3）软脑膜：是紧贴脑表面的一层透明薄膜，并伸入脑沟、脑裂。

3. 脑和脊髓的血管 在全脑标本上主要辨认脑动脉的分支走行，取脊髓游离标本观察辨认脊髓动脉的走行。

（1）脑的动脉

1）颈内动脉：经颅底的颈内动脉管入颅，经海绵窦行向前，在前床突内侧转向上出海绵窦，在视交叉外侧沟绕前床突转向后上。①眼动脉：是在颈内动脉进入蛛网膜下隙时发出的分支，循视神经腹外侧，经视神经管入眶，分支分布到眶内结构。②大脑前动脉：自颈内动脉发出后行向前内，经视交叉背面和终板的前方进入半球纵裂，在顶枕沟附近与大脑后动脉吻合。两侧大脑前动脉在进入半球纵裂前有一短的前交通动脉。③大脑中动脉：是颈内动脉最大的分支，也可认为是颈内动脉终末支，自其发出后向外侧行于大脑外侧沟内，分布于大脑外侧面大部。此动脉近侧段途经前穿质时发出许多细小中央支，称豆纹动脉，垂直地向上穿入脑内，分布至尾状核、豆状核、内囊膝和后肢。如此动脉破裂出血，导致脑出血，将出现严重的功能障碍。④脉络丛前动脉：由颈内动脉发出后，沿视束腹侧行向后，经大脑脚与海马旁回钩之间，潜入侧脑室下角的脉络丛内。分支供应外侧膝状体、内囊后肢、大脑脚底、苍白球等结构。⑤后交通动脉：由颈内动脉发出后，经视束的腹侧行向后，与大脑后动脉吻合。

2）椎动脉：成对，经枕骨大孔入颅。两侧椎动脉至脑桥延髓沟正中处合并为基底动脉。合并前发出脊髓前、后动脉，下降出颅，供应脊髓。基底动脉沿脑桥腹侧的基底沟达脑桥上缘时，分左、右大脑后动脉。①小脑下后动脉：为椎动脉的最大分支，自椎动脉发出后，沿延髓侧面行向后，分布于小脑半球下面的后部和脊髓侧面。②小脑下前动脉：起自基底动脉起始段，行向后下，分支分布于小脑下面的前部。③脑桥动脉：为长短不等的数支动脉，由基底动脉发起，行向外侧，供应脑桥基底部。④迷路动脉：为一细小动脉，自基底动脉或小脑下前动脉发出后，随面神经、听神经入内耳门，供应内耳迷路。⑤小脑上动脉：自基底动脉末段发起，行向外侧，绕过大脑脚达小脑的上面。⑥大脑后动脉：是基底动脉的一对终末支，分出后与小脑上动脉并行地行向后外，沿海马旁回的钩转至颞叶和枕叶的内侧面，两者之间夹有动眼神经和滑车神经。皮质支分布于颞叶的内侧面、底面及枕叶；中央支由起始部发出，经后穿质入脑实质，供应背侧丘脑、内侧膝状体、下丘脑和底丘脑等。

3）大脑动脉环：由前交通动脉、两侧大脑前动脉起始段、两侧颈内动脉末段、两侧后交通动脉和两侧大脑后动脉构成。位于脑底下方，蝶鞍上部。此环位于脚间池内，环内围有视交叉、灰结节、漏斗和乳头体。此环使两侧颈内动脉系与椎基底动脉相交通。正常情况下，大脑动脉环两侧的血液不相混合，而是作为一种代偿的潜在装置，当此环的某一处发育不良或阻塞时，可在一定程度上通过此环使血液重新分配和代偿，以维持脑的血液供应。

（2）脊髓的动脉

1）脊髓前动脉：由左、右椎动脉末端各发一支，行向前下，在延髓前方经枕骨大孔降入椎管，两支脊髓前动脉并为一支，沿前正中裂下降，并沿途向左向右交替发支，分布于半侧脊髓。

2）脊髓后动脉：在颅内由椎动脉发出，经枕骨大孔出颅后，沿脊髓后外侧沟下行，沿途分支分布至脊髓。

3）节段性动脉：由椎动脉、肋间动脉、腰动脉和骶外侧动脉等发出的脊髓支，经椎间孔进入椎管；再由脊髓支发出根动脉沿脊神经前、后根进入至脊髓，并与脊髓前、后动脉分支相吻合。

4. 脑脊液循环　脑脊液是充满脑室系统、蛛网膜下隙和脊髓中央管内的无色透明液体，内含多种浓度不等的无机离子、葡萄糖、微量蛋白质和少量淋巴细胞，功能上相当于外周组织中的淋巴，对中枢神经系统起缓冲、保护、运输代谢产物和调节颅内压等作用。脑脊液总量在成人平均约 150ml，它处于不断产生、循环和回流的平衡状态中，其循环途径如下：脑脊液主要由脑室脉络丛产生，少量由室管膜上皮和毛细血管产生。侧脑室脉络丛产生的脑脊液经室间孔流至第三脑室，与第三脑室脉络丛产生的脑脊液一起，经中脑水管流入第四脑室，再汇合第四脑室脉络丛产生的脑脊液一起经第四脑室正中孔和两个外侧孔流入蛛网膜下隙，然后脑脊液再借此隙流向大脑背面的蛛网膜下隙，经蛛网膜粒渗透到硬脑膜窦，主要是上矢状窦内，回流入血液中。若脑脊液在循环途中发生阻塞，可导致脑积水和颅内压升高，使脑组织受压移位，甚至出现脑疝而危及生命。

【注意事项】　观察标本时切勿用镊子夹持，要轻拿轻放。

【思考题】　某人头部左侧颞区受伤，2 小时后突然失去知觉，检查发现：左侧瞳孔先缩小后散大，直接和间接瞳孔对光反射均消失，左眼睑下垂，右上下肢不能活动，病理反射阳性，诊断为硬膜外血肿并发小脑幕切迹疝，试分析：该患者为哪一条动脉出血，其起始和入颅部位各是什么？解释出现上述症状和体征的原因各是什么？

（边文山）

第二十一章 内分泌系统

【实验目的】

记忆：甲状腺、甲状旁腺、肾上腺、垂体的位置和形态。

理解：松果体、胸腺、生殖腺的位置和形态。

领会：各内分泌腺的功能。

【实验材料】

1. 标本 显示各内分泌腺的大体标本；甲状腺及甲状旁腺标本；肾上腺大体标本；大脑的矢状面标本。

2. 模型 男性胸部、腹部及盆部模型；女性胸部、腹部及盆部模型；大脑的矢状面模型。

3. 图像 脑的矢状面；甲状腺；肾上腺；胸腺。

【实验内容】

1. 垂体及松果体

（1）垂体：呈椭圆形，位于颅中窝中间的垂体窝内，上方通过漏斗与下丘脑相连。垂体窝主要由蝶骨骨质围成，上方有鞍膈覆盖。

（2）松果体：呈椭圆形，较小，位于上丘脑的后方偏上，中线附近。

2. 甲状腺及甲状旁腺

（1）甲状腺：大体呈"H"形，包括左右对称的两个侧叶，中间连接侧叶的峡部。峡部可出现缺如，50%的人在峡部有锥状叶伸向上方，其多数偏左。甲状腺位于喉下部和气管上部的前方及两侧，侧叶上端平对甲状软骨的中点，下端平对第6气管软骨，峡部在第2至第4气管软骨的前方。

（2）甲状旁腺：大约黄豆大小，呈扁椭圆形，通常有4个，上下各一对。上甲状旁腺位于甲状腺侧叶上、中1/3的后方，下甲状旁腺位于甲状腺侧叶下1/3的后方。

3. 肾上腺及胸腺

（1）肾上腺：左、右各一，左侧的呈半月形，右侧的呈三角形，色黄，组织疏松，分别位于左、右肾的上内方。

（2）胸腺：有大小不对称的左、右两叶，呈扁条状，位于胸骨柄后方，幼儿明显，成人退化。

4. 生殖腺 见生殖系统。

【注意事项】 观察时以标本为主，辅以模型及图像。

【思考题】

1. 一甲状腺腺瘤患者，行甲状腺大部切除术后，出现抽搐，手术时可能损伤了哪个结构，为什么？

2. 垂体出现肿瘤时，可行的手术入路有哪些？

（张唯琨）

第二篇第一部分习题

第一章 绪 论

略。

第二章 骨 学

【A1 型题】

1. 颅

A. 全部由扁骨组成

B. 上、下颌骨是颅骨中可以活动的骨

C. 各骨都由缝相连

D. 主要的囟都与顶骨有关

E. 上述都不对

2. 横突孔中有

A. 椎动脉 B. 眼动脉

C. 颈内动脉 D. 颈外动脉

E. 上颌动脉

3. 不能用于计数肋骨和椎骨的结构是

A. 胸骨角 B. 第7颈椎棘突

C. 肩胛骨下角 D. 肋弓

E. 上述结构都能

4. 翼腭窝

A. 经蝶腭孔通鼻腔 B. 经眶下裂通眶

C. 与颅中窝也相通 D. 实际上是个小间隙

E. 上述都对

5. 骶骨和髋骨都有的结构是

A. 月状面 B. 耳状面

C. 粗线 D. 髋臼

E. 弓状线

6. 关于胸椎描述正确的是

A. 第1胸椎呈环状 B. 椎体上有肋凹

C. 椎孔最大 D. 棘突呈板状

E. 横断面呈弓形

7. 属于枢椎上的结构是

A. 肋凹 B. 侧块

C. 横突孔 D. 上关节凹

E. 齿突凹

8. 在胸廓上容易摸到的体表标志是

A. 锁骨 B. 腰椎棘突

C. 颈静脉切迹 D. 第7颈椎棘突

E. 胸骨角

9. 在直立姿势时，**不能**借助重力引流的鼻旁窦是

A. 蝶窦 B. 额窦

C. 上颌窦 D. 筛窦前群

E. 筛窦后群

10. **不成对**的面颅骨有

A. 额骨 B. 泪骨

C. 舌骨 D. 腭骨

E. 鼻骨

11. 成对的脑颅骨有

A. 颞骨 B. 枕骨

C. 下颌骨 D. 顶骨

E. 犁骨

12. 颅后窝有

A. 三叉神经压迹 B. 乙状窦沟

C. 筛孔 D. 外耳门

E. 颈动脉沟

13. 关于钩椎关节的描述**不正确**的是

A. 位于第3～7颈椎

B. 又称卢施卡（Luschka）关节

C. 骨质增生可使椎间孔狭窄

D. 椎体钩是颈椎两侧缘向上的突起

E. 椎体钩与下位锥体下面的两侧唇缘相接

14. 肱骨和股骨共有的结构为

A. 耳状面 B. 内上髁

C. 内侧髁 D. 收肌结节

E. 外科颈

15. 下列各骨中，**不属于**不规则骨的是

A. 上颌骨 B. 椎骨

C. 筛骨 D. 蝶骨

E. 跟骨

16. 肩胛骨

A. 介于 1～7 肋骨间

B. 其下方有肩胛下窝

C. 上角对第 3 肋

D. 下角对第 7 肋或第 7 肋间隙

E. 侧角肥厚形成关节盂唇

17. 尺骨

A. 上端有滑车 B. 上端有尺切迹

C. 滑车切迹位于下端

D. 尺骨茎突比桡骨茎突高 1cm

E. 下端有桡切迹

18. 桡骨和尺骨

A. 尺骨头和桡骨头均位于上端

B. 都构成腕关节

C. 都有骨颈

D. 都构成肘关节

E. 尺切迹位于桡骨的上端

19. 肱骨骨折的最易发部位是

A. 解剖颈 B. 外科颈

C. 尺神经沟 D. 肱骨干

E. 肱骨下端

20. 参与组成人字缝的颅骨是

A. 额骨 B. 筛骨

C. 枕骨和顶骨 D. 额骨和顶骨

E. 枕骨、顶骨和颞骨

21. 颅中窝有

A. 枕骨大孔 B. 垂体窝

C. 颈静脉孔 D. 筛孔

E. 颈动脉管内口

22. 不是颅中窝的结构为

A. 眶上裂 B. 眶下裂

C. 卵圆窝 D. 颈动脉沟

E. 视神经管

23. 颅底内面可见而外面不见的是

A. 圆孔 B. 卵圆孔

C. 破裂孔 D. 颈静脉孔

E. 棘孔

24. 中鼻甲属于

A. 蝶骨 B. 鼻骨

C. 筛骨 D. 上鼻甲

E. 上颌骨

25. 乳突属于

A. 额骨 B. 颞骨

C. 枕骨 D. 蝶骨

E. 上颌骨

26. 犁骨

A. 左右各一 B. 位于筛板前下方

C. 构成骨性鼻中隔上部

D. 构成骨性鼻中隔下部

E. 属于脑颅骨

27. 眶上裂

A. 位于颅前窝 B. 属于额骨上的结构

C. 属于筛骨上的结构 D. 属于蝶骨上的结构

E. 是蝶骨和筛骨间的裂隙

28. 肩胛骨

A. 内侧缘称腋缘

B. 内侧缘称脊柱缘，外侧角上有关节盂

C. 前面有肩胛冈

D. 后面为肩胛下窝

E. 肩峰末端膨大形成喙突

29. 属于桡骨下端的结构是

A. 桡切迹 B. 桡骨头

C. 尺切迹 D. 桡神经沟

E. 尺神经沟

30. 桡神经沟位于

A. 桡骨体 B. 肱骨体

C. 尺骨体 D. 肱骨上端

E. 肱骨下端

31. 关于鼻旁窦正确的说法是

A. 都开口于上鼻道 B. 都开口于中鼻道

C. 上颌窦开口于下鼻道

D. 鼻腔感染易波及鼻旁窦

E. 口腔感染易波及鼻旁窦

32. 眶下孔位于

A. 鼻骨　　　　　　B. 颞骨

C. 上颌骨　　　　　D. 下颌骨

E. 颧骨

33. 骺软骨

A. 属于纤维软骨　　B. 属于透明软骨

C. 位于骺的表面　　D. 成人的骺软骨呈线状

E. 随着年龄的增长而渐长

34. 属于短骨的是

A. 上颌骨　　　　　B. 楔骨

C. 肋骨　　　　　　D. 趾骨

E. 髌骨

35. 鼻泪管开口于

A. 上鼻道　　　　　B. 中鼻道

C. 下鼻道　　　　　D. 总鼻道

E. 蝶筛隐窝

36. 第 8～10 对肋称为

A. 真肋　　　　　　B. 假肋

C. 浮肋　　　　　　D. 肋弓

E. 肋颈

37. 骺与骨干融为一体后遗留下的痕迹称为

A. 骺　　　　　　　B. 骺板

C. 板障　　　　　　D. 干骺端

E. 骺线

38. 属于胸椎的结构有

A. 横突孔　　　　　B. 椎间孔

C. 棘孔　　　　　　D. 齿突凹

E. 上关节凹

39. **不能**作为体表骨性标志的是

A. 齿突　　　　　　B. 隆椎的棘突

C. 骶角　　　　　　D. 肩胛骨下角

E. 枕外隆凸

40. 肋沟位于

A. 肋颈　　　　　　B. 肋骨体上缘

C. 肋体肋颈交界处　D. 肋体内面下缘

E. 肋弓

41. 胸骨

A. 由胸骨柄和胸骨体构成

B. 是长骨　　　　　C. 参与构成胸廓

D. 前面微凹　　　　E. 胸骨角对第一肋切迹

42. 属于颅前窝的结构有

A. 眶上裂　　　　　B. 眶下裂

C. 眶下沟　　　　　D. 眶下孔

E. 筛孔

43. 有冠突的骨是

A. 桡骨　　　　　　B. 上颌骨

C. 下颌骨　　　　　D. 肱骨

E. 股骨

44. 上肢带骨包括

A. 肩胛骨　　　　　B. 肱骨

C. 桡骨　　　　　　D. 尺骨

E. 手骨

45. 在腕骨，从桡侧至尺侧，近侧列的腕骨是

A. 三角骨、月骨、手舟骨、豌豆骨

B. 月骨、手舟骨、三角骨、豌豆骨

C. 手舟骨、月骨、大多角骨、豌豆骨

D. 豌豆骨、月骨、三角骨、手舟骨

E. 手舟骨、月骨、三角骨、豌豆骨

46. 肩胛骨的形态结构特征**不包括**

A. 三角形扁的不规则骨

B. 介于第 2～7 肋骨之间

C. 贴于胸廓的后外侧面

D. 腹侧面或肋面称为肩胛下窝

E. 可分为二面、三缘和三个角

47. 隆椎是

A. 第一颈椎　　　　B. 第二颈椎

C. 第四颈椎　　　　D. 第六颈椎

E. 第七颈椎

48. 椎体和椎弓围成

A. 椎孔　　　　　　B. 椎间孔

C. 横突孔　　　　　D. 骶前孔

E. 骶后孔

49. 尺骨的骨性标志**不包括**

A. 鹰嘴　　　　　　B. 茎突

C. 尺骨头　　　　　D. 桡切迹

E. 尺骨后缘

50. 寰椎是

A. 第一颈椎   B. 第二颈椎

C. 第七颈椎   D. 胸椎

E. 腰椎

51. 肱骨外科颈的部位是

A. 肱骨头周围的环形沟

B. 肱骨头与肱骨干的交界处

C. 肱骨大、小结节交界处

D. 肱骨上端干骺端处

E. 肱骨上端与肱骨干的交界处

52. 股骨的重要体表标志**不包括**

A. 股骨内侧髁   B. 股骨外侧髁

C. 股骨大转子   D. 股骨小转子

E. 收肌结节

53. 棘突较长，向后下方倾斜，呈叠瓦状的椎骨是

A. 寰椎   B. 第2~6颈椎

C. 隆椎   D. 胸椎

E. 腰椎

54. 穿过横突孔的结构为

A. 脊神经   B. 迷走神经

C. 颈内静脉   D. 椎动脉

E. 颈内动脉

55. 肱骨体后面中份的斜行沟是

A. 桡神经沟   B. 外科颈

C. 解剖颈   D. 尺神经沟

E. 结节间沟

56. 不属于髋骨体表标志的是

A. 髂前上棘   B. 耻骨结节

C. 髂窝   D. 髂结节

E. 坐骨结节

57. 合成髋臼的结构是

A. 髂骨翼、坐骨支和耻骨支

B. 耻骨体、耻骨支和髂骨体

C. 坐骨体、坐骨支和髂骨体

D. 坐骨体、耻骨支和髂窝

E. 髂骨、耻骨、坐骨的体

58. 闭孔叙述**错误**的是

A. 膜和肌封闭

B. 耻骨和坐骨共同围成

C. 髂骨、坐骨和耻骨共同围成

D. 髋骨的前下方

E. 有血管和神经通过

59. 关于肩胛骨，**错误**的描述是

A. 外侧缘也称腋缘

B. 肩胛上缘有肩胛上切迹

C. 肩胛冈的外侧端构成肩峰

D. 内侧缘也称脊柱缘

E. 关节盂位于肩胛骨上角

60. 关于椎骨形态的描述，正确的是

A. 成人共31块

B. 椎体与椎弓围成椎间孔

C. 从椎弓板上发出7个突起

D. 相邻椎弓之间构成椎间孔

E. 相邻椎骨的上、下切迹围成椎孔

61. 关于骶管的描述，正确的是

A. 是骶前孔连接而成

B. 是骶后孔连接而成

C. 是骶椎的椎孔连接而成

D. 是骶管裂孔连接而成

E. 以上都不是

62. 肋的分类**不正确**的是

A. 第1~7肋称真肋

B. 第8~12肋称假肋

C. 第8~10肋形成肋弓称假肋

D. 第11~12肋称浮肋

E. 由肋骨与肋软骨组成

63. 躯干骨包括

A. 椎骨、骶骨和尾骨

B. 椎骨、肋骨和肋软骨

C. 椎骨、胸骨和12对肋骨

D. 椎骨、骶骨和尾骨

E. 胸骨、肋骨和肩胛骨

64. 翼点叙述**不正确**的是

A. 位于颞窝前下部   B. 该处骨质薄弱

C. 是蝶骨、顶骨、筛骨和上颌骨四骨的汇合处

D. 内侧有脑膜中动脉通过

E. 构成"H"形的缝

65. 第 1 颈椎叙述**不正确**的是

A. 呈环形，无椎体、棘突和关节突

B. 由前弓、后弓和侧块构成

C. 前弓的上面有椎动脉沟

D. 前弓后面正中有小的关节面称齿突凹与枢椎的齿突相关节

E. 后弓的上面有椎动脉沟

66. 穿过棘孔的结构为

A. 颈内静脉　　　　B. 脑膜中动脉

C. 椎动脉　　　　　D. 肋颈干

E. 颈内动脉

67. 关于颈静脉孔叙述**错误**的是

A. 是一不规则的孔

B. 位于枕骨与颞骨岩部处

C. 位于颅中窝

D. 乙状窦在颈静脉孔处续颈内静脉

E. 舌咽神经、迷走神经、副神经经孔出颅

68. 眉弓的深方有

A. 筛窦　　　　B. 额窦　　　　C. 蝶窦

D. 上颌窦　　　E. 以上都不是

69. 哪项**不属于**颅中窝的孔裂是

A. 内耳门　　　　B. 圆孔

C. 卵圆孔　　　　D. 棘孔

E. 视神经孔

70. 外耳门位于

A. 下颌骨　　　B. 颧骨　　　C. 蝶骨

D. 颞骨　　　　E. 枕骨

【B 型题】

（71～73 题共用备选答案）

A. 椎骨　　　　B. 指骨　　　　C. 骶骨

D. 髌骨　　　　E. 髋骨

71. 属于长骨的是

72. 属于短骨的是

73. 属于籽骨的是

（74～77 题共用备选答案）

A. 颈椎　　　　B. 腰椎　　　　C. 寰椎

D. 胸椎　　　　E. 隆椎

74. 有肋凹的是

75. 横突有孔的是

76. 棘突斜向后下呈叠瓦状排列的是

77. 有枕骨相关节的是

（78～80 题共用备选答案）

A. 颈椎　　　　B. 胸椎　　　　C. 隆椎

D. 腰椎　　　　E. 寰椎

78. 无椎体的是

79. 棘突末端分叉的是

80. 椎体横断面呈心形的是

（81～84 题共用备选答案）

A. 喙突　　　　B. 乳突　　　　C. 髁突

D. 关节突　　　E. 齿突

81. 参与构成颞下颌关节的结构是

82. 属于颞骨的结构是

83. 属于肩胛骨的结构是

84. 属于枢椎的结构是

（85～88 题共用备选答案）

A. 桡切迹　　　　B. 尺切迹

C. 颈静脉切迹　　D. 桡神经沟

E. 腓切迹

85. 桡骨有

86. 胸骨有

87. 胫骨有

88. 肱骨有

（89～92 题共用备选答案）

A. 肩胛骨　　　B. 肱骨　　　C. 尺骨

D. 胫骨　　　　E. 髋骨

89. 关节盂位于

90. 三角肌粗隆位于

91. 尺神经沟位于

92. 髁间隆起位于

【参考答案】

1. D　2. A　3. D　4. E　5. B　6. B　7. C

8. C　9. C　10. C　11. D　12. B　13. E

14. B　15. E　16. D　17. D　18. D　19. B

20. C　21. B　22. B　23. A　24. C　25. B

26. D　27. D　28. B　29. C　30. B　31. D

32. C　33. B　34. B　35. C　36. B　37. E

38. B　39. A　40. D　41. C　42. E　43. C

44. A　45. E　46. A　47. E　48. A　49. E

50. A 51. E 52. D 53. D 54. D 55. A
56. C 57. E 58. C 59. E 60. C 61. C
62. B 63. C 64. C 65. C 66. B 67. C
68. B 69. A 70. D 71. B 72. C 73. D
74. D 75. A 76. D 77. C 78. E 79. A
80. B 81. D 82. B 83. A 84. E 85. B
86. C 87. E 88. D 89. A 90. B 91. B
92. D

（张晓东）

第三章 骨 连 结

【A1 型题】

1. 下列属于联动关节的是

A. 颞下颌关节　　　　　B. 肩关节

C. 肘关节　　　　　　　D. 胸锁关节

E. 骶髂关节

2. 脊柱的运动

A. 活动范围很小

B. 只有腰部能作环转运动

C. 可作屈伸、侧弯、环转和旋转运动

D. 胸腰部的运动范围较大

E. 舒展和弯曲

3. 限制脊柱过度后伸的韧带是

A. 前纵韧带　　　　　　B. 后纵韧带

C. 棘上韧带　　　　　　D. 棘间韧带

E. 黄韧带

4. 关节囊内有韧带的是

A. 肩关节　　　　　　　B. 肘关节

C. 踝关节　　　　　　　D. 髋关节

E. 胸锁关节

5. 踝关节最**不稳定**的位置是

A. 足跖屈　　　　　　　B. 足背屈

C. 足内翻　　　　　　　D. 足外翻

E. 上述都不是

6. 人体特有的关节运动是

A. 拇指的对掌运动　　　B. 踝关节背屈

C. 寰枕关节的旋转　　　D. 脊柱的侧弯

E. 肩关节的旋转运动

7. 上肢骨本身的韧带是

A. 喙肱韧带　　　　　　B. 喙肩韧带

C. 肩锁韧带　　　　　　D. 喙锁韧带

E. 盂肱韧带

8. 对肩关节的叙述，**不正确**的是

A. 是多轴关节　　　　　B. 关节上方无肌保护

C. 关节囊下壁薄弱　　　D. 关节囊下份达外科颈

E. 是全身最灵活的关节

9. 肩关节脱位易发生在下方的主要原因是

A. 关节窝浅　　　　　　B. 关节囊松弛

C. 关节囊下壁薄弱

D. 关节下方缺乏肌保护

E. 关节囊下方附着点太低

10. 关于女性骨盆叙述正确的是

A. 外形长而宽　　　　　B. 耻骨下角较大

C. 下口较小 q　　　　　D. 骨盆上口为心形

E. 以上都不对

11. 桡腕关节

A. 可作屈伸和旋转运动

B. 由三角骨、月骨、手舟骨构成关节头

C. 关节窝是桡骨的腕关节面

D. 无关节盘

E. 以上都不对

12. 构成足底外侧纵弓的是

A. 距骨　　　　　　　　B. 骰骨

C. 小趾骨　　　　　　　D. 足舟骨

E. 外侧楔骨

13. 关于成人肘关节叙述正确的是

A. 是单关节　　　　　　B. 是联合关节

C. 主要进行屈伸运动　　D. 环状韧带松弛

E. 易发生桡骨头半脱位

14. 防止胫骨后移的最主要韧带是

A. 前交叉韧带　　　　　B. 后交叉韧带

C. 髌韧带　　　　　　　D. 腓侧副韧带

E. 胫侧副韧带

15. 关于足弓的说法**错误**的是

A. 是跗骨和趾骨借韧带连接而成

B. 保护足底血管和神经

C. 分为纵弓和横弓

D. 纵弓最高点是中间楔骨

E. 是凸向上的弓

16. 骨盆

A. 女性骨盆上口为心形　　B. 女性比男性相对宽

C. 女性比男性高　　　　　D. 男性耻骨下角较大

E. 耻骨上支和坐骨支构成耻骨弓

17. 肘关节

A. 属于联合关节　　　　　B. 包括 2 个关节

C. 常见的脱位是桡、尺骨向后脱位

D. 关节囊外侧最薄弱

E. 可单独完成前臂旋前

18. 肩关节脱位多发生于

A. 关节外侧　　　　　　　B. 关节内侧

C. 关节前上方　　　　　　D. 关节前下方

E. 关节前方

19. 关于膝关节说法**错误**的是

A. 是全身关节中最复杂的关节

B. 可作屈伸运动和条件性旋转运动

C. 有由透明软骨构成的半月板,内侧"O"形,外侧"C"形

D. 有腓侧副韧带加固,伸膝时最紧张

E. 交叉韧带实质上是在关节腔之外,即滑膜之外

20. 黄韧带

A. 位于横突间　　　　　　B. 位于棘突间

C. 位于椎弓板间　　　　　D. 颈部后延形成项韧带

E. 有限制脊柱过度后伸之功能

21. 属于囊内韧带的是

A. 膝交叉韧带　　　　　　B. 桡骨环状韧带

C. 髌韧带　　　　　　　　D. 髂股韧带

E. 尺侧副韧带

22. 肘关节有

A. 关节盘　　　　　　　　B. 关节唇

C. 侧副韧带　　　　　　　D. 囊内韧带

E. 交叉韧带

23. 全身最复杂的关节是

A. 肩关节　　　　　　　　B. 肘关节

C. 颞下颌关节　　　　　　D. 髋关节

E. 膝关节

24. 幼儿开始坐立出现的脊柱弯曲是

A. 颈曲　　　　　　　　　B. 胸曲

C. 腰曲　　　　　　　　　D. 骶曲

E. 以上都不对

25. 项韧带是由

A. 后纵韧带向外延伸形成

B. 颈部的腱膜形成

C. 颈部的棘上韧带形成

D. 筋膜形成

E. 颈椎的黄韧带向后延伸形成

26. 下列女性骨盆特点**错误**的是

A. 骨盆出口较男性为大

B. 骨盆入口通常近于圆形

C. 真骨盆较男性为深

D. 耻骨下角角度大

E. 坐骨结节间距离大

27. 可防止胫骨前移的主要韧带是

A. 前交叉韧带　　　　　　B. 后交叉韧带

C. 髌韧带　　　　　　　　D. 胫侧副韧带

E. 腓侧副韧带

28. 关节内有关节盘和韧带的是

A. 踝关节　　　　　　　　B. 膝关节

C. 肩关节　　　　　　　　D. 腕关节

E. 下颌关节

29. 参与构成桡腕关节的骨有

A. 手舟骨　　　　　　　　B. 豌豆骨

C. 尺骨下端　　　　　　　D. 大多角骨

E. 小多角骨

30. 肩关节的**囊内**结构有

A. 胸大肌腱　　　　　　　B. 冈上肌腱

C. 肩胛下肌腱　　　　　　D. 肱二头肌长头腱

E. 肱二头肌短头腱

31. 有关节盘的关节是

A. 肩关节　　　　　　　　B. 胸锁关节

C. 髋关节　　　　　　　　D. 踝关节

E. 肘关节

32. 人体最长的韧带是

A. 项韧带　　　　　　　B. 黄韧带

C. 前纵韧带　　　　　　D. 后纵韧带

E. 棘间韧带

33. 构成胸廓上口的有

A. 胸骨柄上缘　　　　　B. 胸骨体

C. 胸骨角　　　　　　　D. 锁骨

E. 剑突

34. 构成坐骨大孔的骨性结构有

A. 坐骨大切迹　　　　　B. 坐骨小切迹

C. 坐骨结节　　　　　　D. 骶棘韧带

E. 骶结节韧带

35. 横弓的最高点为

A. 第 1 跖骨头　　　　　B. 第 5 跖骨头

C. 距骨头　　　　　　　D. 跟骨结节

E. 中间楔骨

36. 关于骨盆的描述**不正确**的是

A. 由两髋骨和骶、尾骨连接而成

B. 以坐骨棘为界分为大、小骨盆

C. 小骨盆上口由界线围成

D. 骨盆有性别不同

E. 两侧耻骨弓之间的夹角为耻骨下角

37. 关于内侧纵弓叙述正确的是

A. 由距骨、跟骨、足舟骨和三块楔骨构成

B. 弓的最高点是距骨头

C. 弓前端的承重点是跟骨结节

D. 前端承重点在第 5 趾骨头

E. 较外侧纵弓低

38. **不属于**手关节的是

A. 桡腕关节　　　　　　B. 腕骨间关节

C. 手指间关节　　　　　D. 桡尺远侧关节

E. 拇指腕掌关节

39. 颞下颌关节的特征**不包括**

A. 关节腔分上、下两部分

B. 关节面覆盖透明软骨　C. 有关节盘

D. 易向前脱位　　　　　E. 属于联合关节

40. 与肩胛骨的关节盂组成肩关节的结构是

A. 肱骨头　　　　　　　B. 肱骨解剖颈

C. 肱骨大结节　　　　　D. 肱骨小结节

E. 肱骨外科颈

41. 关于关节的运动叙述**不正确**的是

A. 在冠状轴上产生屈伸运动

B. 沿冠状轴上进行环旋转运动

C. 在矢状轴上产生内收、外展运动

D. 在垂直轴上产生旋转运动

E. 沿两轴以上运动的关节可作环转运动

42. 关节的辅助结构是

A. 关节囊、关节面、关节盘

B. 关节软骨、关节盘、关节唇

C. 囊内韧带、囊外韧带、关节盘、关节唇

D. 关节囊、关节软骨、关节盘

E. 关节囊、囊内韧带、囊外韧带

43. 下列哪个关节**不含**关节盘

A. 膝关节　　　　　　　B. 肩锁关节

C. 桡腕关节　　　　　　D. 胸锁关节

E. 颞下颌关节

44. 关于内收、外展运动叙述**不正确**的是

A. 是关节沿矢状轴进行的运动

B. 手指的收、展是以中指的中轴为准

C. 手掌的收、展是以腕关节运动的矢转轴为准

D. 拇指的收、展是围绕冠状轴进行

E. 足趾的收、展运动是以第 2 趾中轴为准

45. 椎间盘

A. 是关节盘的一种　　　B. 颈部最薄

C. 属于椎体间的直接连结

D. 构成椎管后壁的一部分

E. 其厚度与脊柱各部分运动幅度大小无关

46. 脊柱的正常生理弯曲是

A. 颈曲凸向后　　　　　B. 胸曲凸向前

C. 胸曲凸向后　　　　　D. 骶曲凸向前

E. 腰曲出生时就有

47. 关于颞下颌关节的说法中**不正确**的是

A. 属于联合关节　　　　B. 有关节盘

C. 分上、下两个关节腔

D. 关节囊后壁较松弛

E. 下颌骨可作前伸运动

48. 腕关节**不能**作

A. 前屈运动　　　　　B. 内收运动

C. 外展运动　　　　　D. 后伸运动

E. 旋转运动

49. 关于桡腕关节描述**不正确**的是

A. 属于椭圆关节

B. 由桡骨下面作成关节窝

C. 由近侧列腕骨组成关节头

D. 关节囊紧张，运动受限

E. 以上都对

50. 股骨颈与关节囊的关系是

A. 股骨颈完全包括在关节囊内

B. 股骨颈完全包括在关节囊外

C. 前外 1/3 在囊外

D. 后外 1/3 在囊外

E. 外侧 1/3 在囊外

51. 对膝关节的叙述**不正确**的是

A. 为人体最大、最复杂的关节

B. 关节面有股骨下端、胫骨上端、髌骨

C. 关节囊宽大松弛

D. 后交叉韧带伸膝时紧张，可防止胫骨前移

E. 前交叉韧带伸膝时紧张，可防止胫骨前移

52. 关于联动关节叙述**不正确**的是

A. 必须同时进行活动

B. 是两个或两个以上结构完全独立但功能互为一体的关节

C. 桡尺近侧和远侧关节也属于联动关节

D. 按一个或多个关节同时运动的方式

E. 如颞下颌关节

53. 关于单轴关节叙述**不正确**的是

A. 只能绕一个运动轴作一组运动

B. 桡腕关节属于单轴关节

C. 绕冠状轴作屈伸运动

D. 环枢正中关节和桡尺近侧关节属于单轴关节

E. 屈戌关节又名滑车关节

54. 关于双轴关节叙述**不正确**的是

A. 包括两种形式　　　B. 能进行环转运动

C. 能绕两个互相垂直的运动轴进行两组运动

D. 椭圆关节和鞍状关节属于双轴关节

E. 平面关节也属于双轴关节

55. 关节囊内既无韧带又无关节盘的关节是

A. 颞下颌关节　　　　B. 腕关节

C. 肩关节　　　　　　D. 髋关节

E. 膝关节

56. 除加强关节的稳固性外还可以增加关节灵活性的是

A. 韧带　　　　　　　B. 关节腔

C. 关节唇　　　　　　D. 关节盘

E. 股骨头韧带

57. 关于胸锁关节的构成描述正确的是

A. 锁骨内侧端与第 1 肋软骨

B. 锁骨内侧端与胸骨体

C. 锁骨内侧端与胸骨柄

D. 锁骨内侧端，胸骨柄的锁骨切迹及第 1 肋软骨的上面

E. 以上都不是

58. 可限制椎间盘向前脱出的韧带是

A. 黄韧带　　　　　　B. 前纵韧带

C. 后纵韧带　　　　　D. 棘间韧带

E. 棘上韧带

59. **不属于**椎弓间的连结是

A. 棘间韧带　　　　　B. 棘上韧带

C. 黄韧带　　　　　　D. 关节突关节

E. 前纵韧带

【参考答案】

1. A　2. C　3. A　4. D　5. A　6. A　7. B

8. B　9. C　10. B　11. B　12. B　13. C

14. B　15. D　16. B　17. C　18. D　19. C

20. C　21. A　22. C　23. E　24. C　25. C

26. C　27. A　28. B　29. A　30. D　31. B

32. C　33. A　34. A　35. E　36. B　37. B

38. D　39. B　40. A　41. B　42. C　43. B

44. D　45. C　46. C　47. C　48. E　49. D

50. D　51. D　52. D　53. B　54. E　55. C

56. D　57. D　58. B　59. E

（孙石磊）

第四章 肌 学

【A1 型题】

1. 关于肌的起止和作用，下列哪项是正确的

A. 四肢肌多起于肢体的远端

B. 躯干肌多起于远离正中线的部位

C. 肌运动时多以起点作为定点

D. 肌运动时多以起点作为动点

E. 肌的定点和动点是恒定

2. 关于腱鞘的叙述，下列哪项是正确的

A. 腱鞘位于滑液囊内

B. 由腱纤维鞘和腱滑液鞘组成

C. 腱系膜由腱纤维鞘组成

D. 腱纤维鞘分为脏层和壁层

E. 存在于活动性较小的部位

3. 牵拉肩胛骨向前的是

A. 胸大肌　　　　　　B. 肩胛下肌

C. 前锯肌　　　　　　D. 斜方肌

E. 菱形肌

4. 关于三角肌的描述，下列哪项是正确的

A. 位于臂部　　　　　B. 受桡神经支配

C. 使肩关节外展　　　D. 只起于肩胛骨

E. 止于肱骨桡神经沟下方

5. 外展肩关节的是

A. 小圆肌　　　　　　B. 大圆肌

C. 冈下肌　　　　　　D. 冈上肌

E. 肩胛下肌

6. 在肩关节外展中最重要的一对肌是

A. 三角肌和肩胛下肌　B. 三角肌和冈上肌

C. 冈上肌和肩胛下肌　D. 大圆肌和肩胛下肌

E. 三角肌和大圆肌

7. 如肩胛骨固定一侧，斜方肌收缩，则使

A. 颈向对侧屈，脸转向同侧

B. 颈向同侧屈，脸转向同侧

C. 颈向对侧屈，脸转向对侧

D. 颈向同侧屈，脸转向对侧

E. 头后仰

8. 一侧胸锁乳突肌收缩使

A. 颈向对侧屈，脸转向同侧

B. 颈向同侧屈，脸转向同侧

C. 颈向同侧屈，脸转向对侧

D. 头前屈

E. 颈向对侧屈，脸转向对侧

9. 使肩关节内收的是

A. 三角肌　　　　　　B. 冈上肌

C. 胸小肌　　　　　　D. 胸大肌

E. 小圆肌

10. 止于肱骨小结节的是

A. 大圆肌　　　　　　B. 冈上肌

C. 冈下肌　　　　　　D. 小圆肌

E. 肩胛下肌

11. 关于前锯肌的叙述，下列哪项是正确的

A. 是肩胛骨的内收肌

B. 由胸背神经支配

C. 协助臂上举

D. 止于肩胛骨下角和外侧缘

E. 使肩胛骨下角向内旋转

12. 关于肱二头肌长头的叙述，下列哪项是正确的

A. 起端位于肩关节囊内　B. 受腋神经支配

C. 使肩关节后伸　　　　D. 止于尺骨粗隆

E. 受尺神经支配

13. 关于肱二头肌的叙述，下列哪项是正确的

A. 使已伸的前臂旋前　　B. 使已屈的前臂旋前

C. 使已旋前的前臂旋后　D. 止于尺骨粗隆

E. 受腋神经支配

14. 关于肱三头肌的叙述，下列哪项是正确的

A. 受脊髓第 4 颈节支配

B. 作用于肘关节，不作用于肩关节

C. 是肘关节唯一的伸肌

D. 主要作用是伸肘关节

E. 部分受腋神经支配

15. 下列哪块肌与其他肌**不属于**一类

A. 胸骨舌骨肌　　　　　B. 肩胛舌骨肌

C. 胸骨甲状肌　　　　　D. 茎突舌骨肌

E. 甲状舌骨肌

16. 关于指浅屈肌的叙述，下列哪项是正确的

A. 肌腱完全包裹在滑液囊内

B. 肌腱止于中指和小指

C. 肌腱止于第 2～5 指的中节指骨

D. 受正中神经和尺神经支配

E. 只有屈掌指关节和近侧指间关节的作用

17. 关于指深屈肌的叙述，下列哪项是正确的

A. 在其尺侧有蚓状肌附着

B. 被包裹在单独的腱鞘内

C. 穿过指浅屈肌腱，止于远节指骨底

D. 分叉以适应指浅屈肌腱通过

E. 位于指浅屈肌腱的浅面

18. 关于肱桡肌的叙述，下列哪项是正确的

A. 受正中神经支配

B. 起自肱骨外上髁的下方

C. 作用为伸桡腕关节

D. 受桡神经支配

E. 作用为屈桡腕关节

19. 关于旋前圆肌的叙述，下列哪项是正确的

A. 起于肱骨外上髁，止于尺骨

B. 构成肘窝的外侧界

C. 有正中神经穿过

D. 有尺动脉经其浅面

E. 止于桡骨内侧面中部

20. 关于桡侧腕屈肌的叙述，下列哪项是正确的

A. 是主要的屈肘关节肌　　B. 受桡神经支配

C. 起于肱骨外上髁

D. 肌腹覆盖桡动脉上段

E. 止于第 2 掌骨底

21. 关于旋前方肌的叙述，下列哪项是正确的

A. 受尺神经支配

B. 深面有骨间前动脉通过

C. 起自桡骨，止于尺骨

D. 受桡神经支配

E. 属前臂浅屈肌

22. 关于拇长屈肌的叙述，下列哪项是正确的

A. 止于拇指近节指骨底

B. 受正中神经和桡神经支配

C. 起于前臂骨间膜

D. 受正中神经支配

E. 位于指深屈肌腱尺侧

23. 关于旋后肌的叙述，下列哪项是正确的

A. 使前臂旋后，伸肘

B. 使尺骨环绕桡骨旋内

C. 是旋后运动的唯一肌

D. 屈肘关节

E. 由正中神经支配

24. 关于桡侧腕长伸肌的叙述，下列哪项是正确的

A. 经拇长展肌深面　　　B. 受桡神经支配

C. 起于肱骨内上髁　　　D. 止于第 3 掌骨底

E. 有内收桡腕关节作用

25. 关于指伸肌的叙述，下列哪项是正确的

A. 分 4 个腱，止于中节指骨底

B. 起于尺、桡骨背面

C. 起于肱骨内上髁

D. 有伸腕和伸指作用

E. 在手背处各肌腱分离

26. 关于骨间肌和蚓状肌的叙述，下列哪项是正确的

A. 屈指间关节，伸掌指关节

B. 屈远侧指间关节，伸近侧指间关节

C. 屈指间关节，屈掌指关节

D. 伸指间关节，屈掌指关节

E. 伸指间关节，伸掌指关节

27. 屈远侧指间关节的是

A. 指浅屈肌　　　　　　B. 蚓状肌

C. 指深屈肌　　　　　　D. 尺侧腕屈肌

E. 桡侧腕屈肌

28. 关于手的骨间肌，下列哪项是正确的

A. 第 4 骨间背侧肌止于小指桡侧

B. 第 2 骨间掌侧肌止于中指桡侧

C. 屈掌指关节，伸指间关节

D. 受正中神经支配

E. 第 3 骨间背侧肌止于第 4 指桡侧

29. 关于中指的运动，下列哪项是正确的

A. 第 2 蚓状肌使指间关节屈曲

B. 第 2 骨间掌侧肌使其内收

C. 第 3 骨间掌侧肌使其外展

D. 第 2 骨间背侧肌使其外展

E. 第 3 骨间背侧肌使其内收

30. 既能屈髋关节又能伸膝关节的是

A. 大收肌 B. 髂腰肌

C. 股直肌 D. 股薄肌

E. 缝匠肌

31. 屈髋关节的有

A. 髂腰肌和阔筋膜张肌 B. 缝匠肌和股二头肌

C. 股薄肌和耻骨肌 D. 髂腰肌和大收肌

E. 股外侧肌和股直肌

32. 最强大的伸髋关节肌是

A. 半腱肌 B. 半膜肌

C. 股二头肌 D. 臀大肌

E. 臀中肌

33. 既能屈膝关节又能屈髋关节的是

A. 股薄肌 B. 缝匠肌

C. 股四头肌 D. 半膜肌

E. 股二头肌

34. 对髋关节有旋内作用的肌是

A. 臀大肌 B. 长收肌

C. 臀中肌 D. 梨状肌

E. 闭孔内肌

35. 关于半膜肌的叙述，下列哪项是正确的

A. 受股神经支配 B. 是髋关节的外展肌

C. 有 2 个头 D. 止于腓骨

E. 半屈膝时可以旋内膝关节

36. 关于膈的叙述，下列哪项是正确的

A. 收缩时，膈穹下降，助呼气

B. 收缩时，膈穹上升，助吸气

C. 舒张时，膈穹上升，助吸气

D. 舒张时，膈穹下降，助呼气

E. 收缩时，膈穹下降，助吸气

37. 膈的主动脉裂孔位置高度为

A. 平第 8 胸椎 B. 平第 9 胸椎

C. 平第 10 胸椎 D. 平第 11 胸椎

E. 平第 12 胸椎

38. 膈的腔静脉孔位置高度为

A. 平第 8 胸椎 B. 平第 9 胸椎

C. 平第 10 胸椎 D. 平第 11 胸椎

E. 平第 12 胸椎

39. 膈的食管裂孔位置高度为

A. 平第 8 胸椎 B. 平第 9 胸椎

C. 平第 10 胸椎 D. 平第 11 胸椎

E. 平第 12 胸椎

40. 关于腹外斜肌的叙述，下列哪项是正确的

A. 对肋骨没有作用

B. 在半月线处移行为腱膜

C. 肌纤维与对侧腹内斜肌纤维呈直角

D. 腱膜与腹内斜肌腱膜共同形成联合腱

E. 腱膜覆盖腹直肌前面

41. 关于腹内斜肌的叙述，下列哪项是正确的

A. 只起于胸腰筋膜

B. 肌纤维从后下向上内走行，与腹横肌纤维呈直角交叉

C. 腱膜在弓状线以上分两层包被腹直肌

D. 只构成腹股沟管上壁

E. 只由下 6 对胸神经支配

42. 关于腹直肌的叙述，下列哪项是正确的

A. 起自胸骨剑突和第 5～7 肋软骨前面

B. 全长有 3～4 条横行的腱划

C. 腱划与腹直肌鞘后层紧密结合

D. 为上窄下宽的带形多腹肌

E. 由腰神经支配

43. 关于腹直肌鞘的叙述，下列哪项是正确的

A. 前层与腹直肌疏松结合

B. 腹横筋膜参与构成鞘的后层

C. 鞘的前层全部由腹内、外斜肌腱膜组成

D. 平脐处鞘后层形成弓状线

E. 弓状线以下缺乏后鞘

44. 关于背阔肌的叙述，下列哪项是正确的

A. 是肩关节的旋外肌 B. 是肩胛骨的旋内肌

C. 止于肱骨大结节嵴 D. 是肩关节的内收肌

E. 是肩关节的伸肌和旋外肌

45. 关于胸锁乳突肌的叙述，下列哪项是正确的

A. 受颈丛发出的分支支配

B. 一侧收缩使头向对侧侧屈

C. 一侧收缩使面转向同侧

D. 受副神经支配

E. 起自胸骨颈静脉切迹和锁骨的胸骨端

46. 关于前斜角肌的叙述，下列哪项是正确的

A. 位于锁骨下动脉后方　B. 位于迷走神经前方

C. 位于膈神经前方　　　D. 止于第 2 肋

E. 止于第 1 肋

47. 使下颌骨上提和后退的肌是

A. 颞肌　　　　　　　　B. 二腹肌

C. 翼内肌　　　　　　　D. 咬肌

E. 翼外肌

48. 关于颞肌的叙述，下列哪项是正确的

A. 受面神经支配　　　　B. 使下颌骨上提和前进

C. 受三叉神经支配　　　D. 止于下颌角的外面

E. 止于下颌骨茎突

49. 止于下颌骨外面的肌是

A. 翼外肌　　　　　　　B. 翼内肌

C. 咬肌　　　　　　　　D. 颞肌

E. 颊肌

50. 关于表情肌（面肌）的叙述，下列哪项是正确的

A. 一般起于皮肤止于骨

B. 围绕孔裂周围，有开大、缩小孔裂的作用

C. 受三叉神经支配

D. 一侧表情肌瘫痪，口角歪向患侧

E. 受下颌神经支配

51. 对肩关节有旋外作用的肌是

A. 冈上肌　　　　　　　B. 冈下肌

C. 大圆肌　　　　　　　D. 胸大肌

E. 背阔肌

52. 关于背阔肌的叙述，下列哪项是正确的

A. 受颈丛的分支支配

B. 受臂丛的分支支配

C. 受肋间神经的分支支配

D. 受腰丛的分支支配

E. 受骶丛的分支支配

53. 关于竖脊肌的叙述，下列哪项是正确的

A. 起于骶骨

B. 止于棘突

C. 受颈、胸、腰部脊神经前支支配

D. 受颈、胸、腰部脊神经后支支配

E. 是脊柱前屈的原动肌

54. 关于胸大肌的叙述，下列哪项是正确的

A. 起于上位肋软骨

B. 止于肱骨小结节嵴

C. 主要作用是使肱骨内收、旋内和前屈

D. 受肋间神经支配

E. 肌内有乳腺小叶

55. 关于肱肌的叙述，下列哪项是正确的

A. 起于桡神经沟上、下方的骨面

B. 止于桡骨粗隆

C. 受桡神经支配

D. 是肘关节的主要屈肌

E. 以上都不是

56. 关于四边孔的叙述，下列哪项是正确的

A. 上界为大圆肌

B. 下界为小圆肌

C. 内侧界为肱骨外科颈

D. 外侧界为肱三头肌长头

E. 有腋神经和旋肱后血管穿过

57. 关于三边孔的叙述，下列哪项是正确的

A. 上界为大圆肌

B. 下界为小圆肌

C. 内侧界为肱三头肌长头

D. 有旋肩胛血管穿过

E. 有旋肱后血管穿过

58. 同时具有伸肘，伸腕和伸指作用的肌是

A. 拇长伸肌　　　　　　B. 指伸肌

C. 桡侧腕长伸肌　　　　D. 桡侧腕短伸肌

E. 尺侧腕伸肌

59. 关于髂腰肌的叙述，下列哪项是正确的

A. 起于髂窝　　　　　　B. 起于腰椎

C. 经腹股沟韧带前面　　D. 止于股骨粗线

E. 使髋关节前屈和旋外

60. 对髋关节既有伸又有旋外作用的肌是

A. 臀大肌　　　　　　　B. 臀中肌

C. 臀小肌　　　　　　　D. 梨状肌

E. 髂腰肌

61. 对髋关节既有屈又有旋外作用的肌是

A. 臀大肌　　　　　　　B. 臀中肌

C. 臀小肌　　　　　　　D. 梨状肌

E. 髂腰肌

62. 既能屈膝关节又能屈踝关节（跖屈）的肌是

A. 腓肠肌　　　　　　B. 比目鱼肌

C. 胫骨后肌　　　　　D. 腓骨长肌

E. 趾长屈肌

63. 关于肌的形态构造，下列哪项是**错误**的

A. 骨骼肌包括肌腹和肌腱两部分

B. 四肢骨骼肌多为短肌

C. 肌腹主要由骨骼肌肌纤维组成

D. 整个肌腹外面包有肌外膜

E. 每条肌纤维外面包绕着肌内膜

64. 不参与肩关节旋内的肌是

A. 胸大肌　　　　　　B. 背阔肌

C. 大圆肌　　　　　　D. 小圆肌

E. 肩胛下肌

65. 不参与肩关节内收的肌是

A. 肱三头肌长头　　　B. 喙肱肌

C. 大圆肌　　　　　　D. 斜方肌

E. 胸大肌

66. 对髋关节**无**旋外作用的肌是

A. 耻骨肌　　　　　　B. 缝匠肌

C. 短收肌　　　　　　D. 大收肌

E. 股薄肌

67. 关于斜方肌的作用，下列哪项是**错误**的

A. 使肩胛骨向脊柱靠拢

B. 上部肌束可上提肩胛骨

C. 下部肌束使肩胛骨下降

D. 两侧同时收缩可使头后仰

E. 一侧收缩使颈向同侧屈，脸转向同侧

68. 不属于舌骨下肌群的肌是

A. 胸骨舌骨肌　　　　B. 甲状舌骨肌

C. 颏舌骨肌　　　　　D. 肩胛舌骨肌

E. 胸骨甲状肌

69. 不属于手肌外侧群的肌是

A. 拇短展肌　　　　　B. 拇短屈肌

C. 拇对掌肌　　　　　D. 拇长屈肌

E. 拇收肌

70. 无腕外展作用的肌是

A. 桡侧腕屈肌　　　　B. 桡侧腕长伸肌

C. 桡侧腕短伸肌　　　D. 尺侧腕屈肌

E. 拇长伸肌

71. 不起于肱骨内上髁的前臂前群肌是

A. 肱桡肌　　　　　　B. 旋前圆肌

C. 桡侧腕屈肌　　　　D. 掌长肌

E. 尺侧腕屈肌

72. 不附于肩胛骨的肌是

A. 斜方肌　　　　　　B. 胸大肌

C. 胸小肌　　　　　　D. 前锯肌

E. 大圆肌

73. 不跨过腕关节的肌是

A. 尺侧腕屈肌　　　　B. 桡侧腕屈肌

C. 指浅屈肌　　　　　D. 拇长屈肌

E. 旋前方肌

74. 不从腕管通过的结构是

A. 指浅屈肌腱　　　　B. 指深屈肌腱

C. 拇长屈肌腱　　　　D. 掌长肌腱

E. 正中神经

75. 无伸腕作用的肌是

A. 指伸肌　　　　　　B. 旋后肌

C. 桡侧腕长伸肌　　　D. 桡侧腕短伸肌

E. 尺侧腕伸肌

76. 不附着于髂嵴的肌是

A. 腹外斜肌　　　　　B. 腹内斜肌

C. 腹横肌　　　　　　D. 腹直肌

E. 腰方肌

77. 不附着于坐骨结节的肌是

A. 半腱肌　　　　　　B. 半膜肌

C. 股方肌　　　　　　D. 梨状肌

E. 股二头肌

【A2 型题】

78. 患者，男，24 岁，是一位木工，遭受了整个小指的挤压伤，下列哪一种肌最有可能幸免

A. 指深屈肌　　　　　B. 指伸肌

C. 骨间掌侧肌　　　　D. 骨间背侧肌

E. 蚓状肌

79. 患者，男，16 岁，学生，外伤后出现"塌肩"现象，是由以下哪块肌瘫痪所致

A. 大圆肌　　　　　　B. 斜方肌

C. 背阔肌 D. 三角肌

E. 前锯肌

80. 患者，女，64 岁，因生锈铁钉穿破伤口，引起破伤风，造成牙颌（口腔）无法张开；最可能造成瘫痪的肌是

A. 颞肌 B. 咬肌 C. 颊肌

D. 翼内肌 E. 翼外肌

81. 患者，女，50 岁，伸舌时舌尖偏向右侧，为下面哪块肌瘫痪

A. 左侧颏舌肌 B. 左侧舌骨舌肌

C. 右侧颏舌肌 D. 右侧舌骨舌肌

E. 左侧茎突舌肌

82. 患者，男，30 岁，高尔夫运动员，腿部受伤，导致足不能内翻；最有可能瘫痪的肌是

A. 胫骨后肌 B. 腓骨长肌

C. 腓骨短肌 D. 第三腓骨肌

E. 趾长伸肌

83. 患者，男，16 岁，查体无名指掌指关节不能屈和内收；最有可能瘫痪的肌是

A. 指深屈肌 B. 指伸肌

C. 蚓状肌 D. 骨间背侧肌

E. 骨间掌侧肌

84. 患者，男，20 岁，攀岩时落下，肩部着地，造成肱骨小结节骨折；最有可能损伤的结构是

A. 冈上肌 B. 冈下肌

C. 肩胛下肌 D. 小圆肌

E. 喙肱韧带

85. 患者，男，40 岁，建筑工人，被一个混凝土块砸在腿上，随后不能跖屈踝关节和足内翻；最有可能受损的肌是

A. 趾长伸肌 B. 胫骨前肌

C. 胫骨后肌 D. 腓骨长肌

E. 腓骨短肌

【B 型题】

（86～89 题共用备选答案）

A. 胫骨粗隆 B. 股骨小转子

C. 尺骨粗隆 D. 桡骨粗隆

E. 第 5 跖骨粗隆

86. 髂腰肌止于

87. 肱二头肌止于

88. 肱肌止于

89. 腓骨短肌止于

（90～93 题共用备选答案）

A. 斜方肌上部纤维收缩

B. 斜方肌下部纤维收缩

C. 双侧斜方肌同时收缩

D. 当肩胛骨固定时，一侧斜方肌收缩

E. 当肩胛骨固定时，双侧斜方肌收缩

90. 肩胛骨向脊柱中线靠拢

91. 头后仰

92. 颈向同侧屈，脸转向对侧

93. 上提肩胛骨和锁骨

（94～98 题共用备选答案）

A. 胸大肌 B. 背阔肌

C. 冈上肌 D. 大圆肌

E. 冈下肌

94. 能外旋肩关节

95. 能内收、旋内和前屈肩关节

96. 只能使肩关节内收和旋内

97. 能外展肩关节

98. 能内旋和后伸肩关节

（99～103 题共用备选答案）

A. 肱二头肌 B. 肱三头肌

C. 肱桡肌 D. 旋前圆肌

E. 旋后肌

99. 伸肘关节和内收肩关节

100. 屈肘关节和前臂旋后

101. 仅使前臂旋后

102. 屈肘关节和前臂旋前

103. 屈肘关节

（104～108 题共用备选答案）

A. 指浅屈肌 B. 指伸肌

C. 尺侧腕屈肌 D. 桡侧腕长、短伸肌

E. 尺侧腕伸肌

104. 伸桡腕关节和伸 2～5 指

105. 屈桡腕关节和内收腕关节

106. 伸和外展桡腕关节

107. 屈桡腕关节和屈 2～5 指

108. 伸和内收桡腕关节

（109～112 题共用备选答案）

A. 拇收肌   B. 拇短屈肌

C. 蚓状肌   D. 拇短展肌

E. 小指伸肌

109. 屈 2～5 掌指关节和伸 2～5 指间关节

110. 屈拇指近节指骨

111. 内收拇指

112. 伸小指

（113～117 题共用备选答案）

A. 缝匠肌   B. 股四头肌

C. 大收肌   D. 阔筋膜张肌

E. 臀大肌

113. 伸和外旋髋关节

114. 屈髋关节和膝关节并使膝关节旋内

115. 屈髋关节

116. 屈髋关节，伸膝关节

117. 内收髋关节

（118～121 题共用备选答案）

A. 腓肠肌   B. 胫骨前肌

C. 胫骨后肌   D. 腓骨长肌

E. 第 3 腓骨肌

118. 屈膝、踝关节

119. 足屈和足内翻

120. 足背屈和足内翻

121. 足背屈和足外翻

（122～126 题共用备选答案）

A. 咬肌   B. 颞肌

C. 翼内肌   D. 翼外肌

E. 二腹肌

122. 使下颌向上和侧方运动

123. 上提和后退下颌骨

124. 上提下颌骨

125. 牵拉下颌骨向前下向侧方运动

126. 下降下颌骨

【参考答案】

1. C   2. B   3. C   4. C   5. D   6. B   7. D

8. C   9. D   10. E   11. C   12. A   13. C

14. D   15. D   16. C   17. C   18. D   19. C

20. E   21. B   22. D   23. A   24. B   25. D

26. D   27. C   28. C   29. D   30. C   31. A

32. D   33. B   34. C   35. E   36. E   37. E

38. A   39. C   40. E   41. C   42. B   43. E

44. D   45. D   46. E   47. A   48. C   49. C

50. B   51. C   52. B   53. D   54. C   55. D

56. D   57. D   58. B   59. E   60. A   61. E

62. A   63. B   64. D   65. D   66. B   67. E

68. C   69. D   70. D   71. A   72. B   73. E

74. D   75. B   76. D   77. B   78. D   79. B

80. E   81. C   82. A   83. E   84. C   85. C

86. B   87. D   88. C   89. B   90. C   91. B

92. D   93. A   94. E   95. A   96. D   97. C

98. B   99. B   100. A   101. E   102. D   103. C

104. B   105. C   106. D   107. A   108. E

109. C   110. B   111. A   112. B   113. E

114. A   115. D   116. B   117. C   118. A

119. C   120. B   121. C   122. C   123. B

124. A   125. D   126. E

（李永涛）

第五章 内脏学总论

【A1 型题】

1. 前正中线是指

A. 沿胸骨线与锁骨中线之间的中点所作的垂直线

B. 沿身体前面正中线所作的垂直线

C. 沿胸骨外侧缘所作的垂直线

D. 沿腹直肌外缘的垂直线

E. 通过腹股沟韧带中点向上的垂直线

2. 下列关于内脏的叙述哪项是正确的

A. 主要功能是运输物质和繁衍后代

B. 内脏各个系统均借孔道与外界相通

C. 内脏各个系统在结构和功能上没有任何共同性

D. 全部结构位于胸腔、腹腔和盆腔内

E. 包括消化、呼吸、泌尿、生殖和内分泌系统

3. 属于实质性的内脏器官是哪项

A. 子宫   B. 甲状腺

C. 脾   D. 肾上腺

E. 肝

4. 属于中空性的内脏器官是哪项

A. 输乳管　　　　　　　B. 胸导管

C. 中脑水管　　　　　　D. 输尿管

E. 肾

【参考答案】

1. B　2. B　3. E　4. D

（马　勇）

第六章　消化系统

【A1 型题】

1. 下列哪项是集合淋巴滤泡多分布的位置

A. 回肠　　　　　　　　B. 空肠

C. 直肠　　　　　　　　D. 盲肠

E. 结肠

2. 关于咽峡的叙述，下列哪项是正确的

A. 下界为舌根　　　　　B. 其上界为硬腭

C. 两侧有咽扁桃体　　　D. 是咽腔最窄处

E. 是消化道和呼吸道的交叉处

3. 肝外胆道**不包括**下列哪一项

A. 肝右管　　　　　　　B. 肝左管

C. 胆囊　　　　　　　　D. 肝总管

E. 胰管

4. 梨状隐窝位于何处

A. 咽隐窝的两侧　　　　B. 喉咽部

C. 口咽部　　　　　　　D. 固有口腔

E. 鼻咽部

5. 关于回肠的叙述哪项是正确的

A. 直血管较空肠长

B. 动脉弓级数比空肠多

C. 黏膜内不含淋巴滤泡

D. 位于腹腔左下部

E. 占空回肠全长的 2/5

6. 下列哪项是**没有**结肠带的肠管

A. 升结肠　　　　　　　B. 直肠

C. 盲肠　　　　　　　　D. 乙状结肠

E. 横结肠

7. 胆囊三角的构成包括

A. 肝总管、门静脉与方叶共同围成

B. 肝总管、胆囊管和肝的脏面围成

C. 肝右管、胆囊管与尾状叶共同围成

D. 胆总管、肝总管与肝的下面共同围成

E. 肝左管、肝右管与肝的脏面围成

8. 关于盲肠的叙述正确的是

A. 无结肠袋、结肠带和肠脂垂

B. 属于腹膜外位器官

C. 右侧与回肠末端相连　D. 前外侧有阑尾孔开口

E. 以回盲瓣与升结肠分界

9. 下列哪项结构**不含**味蕾

A. 软腭的黏膜上皮　　　B. 丝状乳头

C. 轮廓乳头　　　　　　D. 菌状乳头

E. 会厌的黏膜上皮

10. 关于肝圆韧带的叙述，下列哪项是正确的

A. 静脉导管闭锁后所形成的结构

B. 脐静脉闭锁后所形成的结构

C. 脐动脉闭锁后所形成的结构

D. 位于左纵沟后部的结构

E. 动脉导管闭锁后所形成的结构

11. 关于直肠的叙述，下列哪项是正确的

A. 有凹向前的会阴曲

B. 中间的直肠横襞最大且恒定

C. 有凸向前的骶曲

D. 在第 1 骶椎平面与乙状结肠相续

E. 分为盆部和会阴部

12. 关于阑尾的叙述正确的是

A. 通常为腹膜外位

B. 位置以回肠前位和盲肠下位为多见

C. 阑尾孔开口于盲肠的前外侧壁

D. 根部有 3 条结肠带集中

E. 根部连于盲肠的前外侧壁

13. 关于胆总管的叙述，下列哪项是正确的

A. 开口于十二指肠上部

B. 为右肝管的延续

C. 是胆囊管的延续

D. 由左、右肝管汇合而成

E. 位于肝十二指肠韧带内

14. 关于阑尾的叙述，下列哪项是正确的

A. 结肠带是找阑尾的标志

B. 没有系膜　　　　　C. 由腹腔干供血

D. 是腹膜间位器官　　E. 以回肠前位多见

15. 关于直肠的叙述正确的是

A. 最上方的直肠横襞距肛门 7cm

B. 上端平第 2 骶椎平面

C. 直肠的横襞是由黏膜及环形肌构成

D. 尾曲凸向后

E. 骶曲凸向前

16. 关于网膜孔的叙述正确是

A. 上界为肝的方叶

B. 是小网膜与腹腔相通的孔

C. 下界为十二指肠降部

D. 前界为肝圆韧带

E. 后界是下腔静脉表面的腹膜

17. 关于肛直肠环的叙述**错误**的是

A. 受躯体神经支配　　B. 依位置分浅环和深环

C. 由横纹肌构成　　　D. 有肛提肌参与组成

E. 位于肛管周围

18. 关于胆总管的描述**不正确**是

A. 斜穿十二指肠降部后内侧壁

B. 与胰管汇合，其管腔扩大称十二指肠大乳头

C. 走在肝十二指肠韧带内

D. 与胰管汇合，形成略膨大的肝胰壶腹

E. 下降于十二指肠与胰头之间

19. 关于齿状线的叙述正确的是

A. 是静脉和淋巴回流的分界线

B. 肛窦之间的连线

C. 齿状线以下的部分肠管是内脏神经分布

D. 齿状线下方的是肛门外括约肌

E. 齿状线以上的肛膜来源于外胚层

20. 一侧收缩时，使舌尖伸向对侧的肌

A. 腭舌肌　　　　B. 茎突舌肌

C. 舌骨舌肌　　　D. 颏舌肌

E. 以上都不是

21. 下列哪项导管开口于舌下阜

A. 下颌下腺管　　　B. 腮腺管

C. 舌下腺小管　　　D. 副腮腺管

E. 小唾液腺管

22. 下列哪项**不通过**肝门

A. 肝静脉　　　　B. 右肝管

C. 左肝管　　　　D. 肝固有动脉分支

E. 门静脉及其分支

23. 肛管内面纵行的黏膜皱襞是

A. 肛柱　　　　B. 肛管

C. 肛梳　　　　D. 肛窦

E. 肛瓣

24. 关于乙状结肠的叙述正确的是

A. 系膜根连于骶骨和尾骨的前面

B. 下端至第 2 骶椎水平续直肠

C. 上端自界线平面开始

D. 全长呈"乙"字形弯曲

E. 上段有系膜，下段无系膜

25. 下列哪项有结肠带

A. 盲肠　　　　　　　B. 直肠

C. 小肠　　　　　　　D. 肛管

E. 阑尾

26. 关于回盲瓣的叙述**错误**的是

A. 回肠末端突入盲肠形成

B. 是上、下两片半月形的皱襞

C. 防止盲肠内容物逆流回小肠

D. 阻止小肠内容物过快地流入大肠

E. 纵行肌增厚形成的

27. 关于胆总管描述正确的是

A. 位于门静脉后方

B. 由肝左、右管汇合而成

C. 与胰管汇合共同开口于十二指肠大乳头

D. 位于十二指肠降部的前面

E. 位于肝胃韧带内

28. 关于咽峡的叙述，下列哪项是正确的

A. 舌根参与围成

B. 是鼻腔通向咽的分界

C. 是口咽与喉咽的分界

D. 不包含腭垂

E. 不包含两侧腭舌弓

29. 下列哪项含有结肠带、结肠袋、肠脂垂

A. 大肠　　　　　　　　B. 直肠

C. 阑尾　　　　　　　　D. 结肠

E. 回肠

30. 关于大肠的叙述，下列哪项是正确的

A. 乙状结肠的结肠袋不明显

B. 回盲瓣是大肠的起始部

C. 结肠带在阑尾根部移行为阑尾的外膜

D. 包括盲肠、阑尾、结肠、直肠和肛管

E. 都有结肠带、结肠袋和肠脂垂

31. 关于十二指肠的叙述，下列哪项是正确的

A. 只接受胃液和胆汁注入

B. 呈"C"形包绕胰头

C. 为腹膜外位器官

D. 全部由腹腔动脉分支供血

E. 以上都不正确

32. 下列**不含**味蕾的结构是

A. 轮廓乳头　　　　　　B. 菌状乳头

C. 软腭、会厌的黏膜内　　D. 丝状乳头

E. 叶状乳头

33. 关于网膜囊的叙述，下列哪项是正确的

A. 后壁为覆盖在大、小肠表面的腹膜

B. 前壁是大网膜和胃的后壁

C. 不与腹膜腔相通

D. 囊内有胰、左肾和左肾上腺等

E. 前壁是小网膜、胃后壁和胃结肠韧带

34. 关于上消化道的叙述，下列哪项是正确的

A. 从口腔到食管　　　　B. 从口腔到咽

C. 从口腔到回肠　　　　D. 从口腔到胃

E. 从口腔到十二指肠

35. 关于腮腺管的叙述，下列哪项是正确的

A. 在颧弓下 2 横指处越过咬肌表面

B. 发自腺的前缘下份

C. 开口于与上颌第二前磨牙相对的颊黏膜处

D. 穿咬肌开口于腮腺管乳头

E. 开口于与上颌第二磨牙相对的颊黏膜处

36. 关于腭的叙述正确的是

A. 软腭的两侧连于腭帆

B. 硬腭是指腭骨的水平板

C. 腭咽弓位于腭舌弓前方

D. 分硬腭和软腭两部分

E. 软腭为腭的后 1/2

37. 小网膜包括下列哪些结构

A. 肝胃韧带和胃脾韧带

B. 肝胃韧带和肝十二指肠韧带

C. 肝胃韧带和胃结肠韧带

D. 肝十二指肠韧带和胃脾韧带

E. 肝胃韧带和肝圆韧带

38. 关于咽的叙述正确的是

A. 是漏斗形的平滑肌管道

B. 只是消化道的一部分

C. 位于第 1～7 颈椎前方

D. 前壁和后壁都不完整

E. 上附着颅底，下续连食管

39. 关于牙的构造正确的是

A. 牙周组织由牙周膜、牙槽骨和牙龈构成

B. 牙髓只位于牙冠腔内

C. 牙骨质的外面包有牙质

D. 牙釉质的外面有牙质

E. 牙组织由牙质、牙釉质和牙骨质组成

【B 型题】

（40～42 题共用备选答案）

A. 胃底　　　　　　　　B. 幽门部

C. 贲门　　　　　　　　D. 角切迹

E. 幽门

40. 胃小弯最低点的折转处是

41. 胃的入口是

42. 胃的出口是

（43～45 题共用备选答案）

A. 75cm　　　　　　　　B. 40cm

C. 35cm　　　　　　　　D. 25cm

E. 15cm

43. 食管第一处狭窄距中切牙的距离是

44. 食管第二处狭窄距中切牙的距离是

45. 食管第三处狭窄距中切牙的距离是

【参考答案】

1. A　2. A　3. E　4. B　5. B　6. B　7. B

8. E　9. B　10. B　11. B　12. D　13. E

14. A　15. C　16. E　17. B　18. B　19. A

20. D　21. A　22. A　23. A　24. D　25. A

26. E　27. C　28. A　29. D　30. D　31. B

32. D　33. E　34. E　35. E　36. D　37. B

38. E　39. A　40. D　41. C　42. E　43. E

44. D　45. B

（马　勇）

第七章　呼吸系统

【A1 型题】

1. 开口于上鼻道的鼻旁窦是

A. 筛窦后群　　　　　B. 筛窦前群

C. 上颌窦　　　　　　D. 筛窦中群

E. 额窦

2. 关于声韧带的叙述，正确的是

A. 由方形膜下缘形成　B. 由弹性圆锥下缘形成

C. 位于甲杓肌外侧

D. 紧张于甲状软骨前角与杓状软骨声带突之间

E. 以上都不对

3. 下列哪一器官位于中纵隔内

A. 心　　　　　　　　B. 支气管

C. 迷走神经　　　　　D. 食管

E. 气管

4. 关于肋膈隐窝的叙述，下列哪项是正确的

A. 为胸膜腔最低处　B. 吸气时可增大

C. 呼气时可缩小　　D. 位于肺根部

E. 由脏、壁两层胸膜构成

5. 下列开口于蝶筛隐窝的结构是

A. 筛窦前群　　　　　B. 额窦

C. 鼻泪管　　　　　　D. 上颌窦

E. 蝶窦

6. 连于甲状软骨上缘与舌骨之间的结构是

A. 环状软骨气管韧带　B. 前庭韧带

C. 方形膜　　　　　　D. 甲状舌骨膜

E. 环甲正中韧带

7. 属于成对的喉软骨是

A. 杓状软骨　　　　　B. 环状软骨

C. 会厌软骨　　　　　D. 甲状软骨

E. 以上均不是成对的

8. 与右主支气管相比，左主支气管的特点是

A. 细而长　　　　　　B. 粗而长

C. 粗而短　　　　　　D. 呈水平方向走行

E. 细而短

9. 蝶窦开口位置是

A. 上鼻甲下方　　　　B. 蝶筛隐窝

C. 下鼻道　　　　　　D. 中鼻道

E. 上鼻道

10. 关于胸膜腔的叙述，下列哪项是正确的

A. 与外界相通　　　　B. 腔内呈负压状态

C. 腔内有肺

D. 左、右胸膜腔经肺根相通

E. 以上均不对

11. 关于声门裂的叙述哪项是正确的

A. 声门裂又称声门

B. 杓状软骨底和肌突之间，称软骨间部

C. 声韧带游离缘之间称膜间部

D. 位于前庭裂上方

E. 是喉腔最狭窄的部位

12. 鼻腔嗅区黏膜存在于

A. 上鼻甲　　　　　　B. 鼻前庭

C. 中鼻甲　　　　　　D. 下鼻甲

E. 鼻翼

13. 鼻泪管开口位置是

A. 下鼻道前部　　　　B. 上鼻道

C. 中鼻道前部　　　　D. 中鼻道后部

E. 以上都不对

14. 下列哪项**不是**喉软骨间的连接

A. 甲状舌骨膜　　　　B. 环杓关节

C. 环甲关节　　　　　D. 弹性圆锥

E. 方形膜

15. 关于胸膜腔的叙述，下列哪项是正确的

A. 其内有左、右肺和少量液体

B. 左、右胸膜腔经气管相通

C. 可通过呼吸与外界相通

D. 由壁胸膜相互反折而成

E. 是由脏、壁胸膜共同围成的窄隙

16. 上呼吸道包括

A. 鼻、咽、喉和气管　　B. 鼻、咽和喉

C. 口、鼻和咽

D. 主支气管以上的呼吸道

E. 中鼻道以上的鼻腔

17. 上颌窦的开口位置是

A. 中鼻道　　　　　　　B. 上鼻道

C. 下鼻道　　　　　　　D. 前鼻道

E. 后鼻道

18. 关于鼻黏膜的叙述正确的是

A. 嗅区有丰富的海绵丛

B. 呼吸区鼻黏膜内有丰富的鼻腺

C. 鼻甲的黏膜称嗅区

D. 鼻甲黏膜内有丰富嗅细胞

E. 鼻中隔的黏膜称呼吸区

19. 声门裂位于何处

A. 两侧声襞之间　　　　B. 两侧喉室之间

C. 两侧声韧带之间

D. 方形膜和弹性圆锥之间

E. 两侧前庭襞之间

20. 关于鼻中隔的叙述正确的是

A. 前下份有易出血区　　B. 以骨为基础

C. 一般是正中矢状位

D. 上后部有最上鼻甲附着

E. 以软骨作基础

21. 对纵隔的描述正确的是

A. 两侧界是肺门　　　　B. 两侧界是纵隔胸膜

C. 容纳心、肺　　　　　D. 上界是肺尖

E. 位于胸膜腔内

22. 气管镜检查的定位标志是

A. 气管隆嵴　　　　　　B. 气管分杈

C. 左主支气管　　　　　D. 声门裂

E. 右主支气管

23. 关于喉前庭的叙述，下列哪项是正确的

A. 位于喉口与前庭襞之间

B. 又称为喉腔

C. 呈上窄下宽状

D. 与声门下腔相连接

E. 位于弹性圆锥下方

24. 下列哪项是喉腔最狭窄的部位

A. 喉室　　　　　　　　B. 喉前庭

C. 声门下腔　　　　　　D. 前庭裂

E. 声门裂

25. 关于肺的叙述，下列哪项是正确的

A. 前缘有心压迹　　　　B. 肺底也称膈面

C. 后缘锐利　　　　　　D. 右肺狭长

E. 肺底平坦

26. 后纵隔和上纵隔内都有的结构是

A. 胸腺　　　　　　　　B. 胸导管

C. 膈神经　　　　　　　D. 心包

E. 出入心的大血管

27. 关于纵隔区分法的四分法，中纵隔位于

A. 上、下纵隔之间　　　B. 上纵隔内

C. 前纵隔内　　　　　　D. 后纵隔内

E. 前、后纵隔之间

28. 关于喉室的叙述，下列哪项是正确的

A. 声襞的下方　　　　　B. 喉口外侧

C. 前庭襞的上方　　　　D. 喉前庭内

E. 前庭襞与声襞之间向外下的隐窝

29. 上、下纵隔的分界标志是

A. 胸骨柄　　　　　　　B. 胸骨体

C. 第 4 胸椎体下缘　　　D. 肺门

E. 心包

30. 关于胸膜的叙述**错误**的是

A. 脏胸膜被覆于肺的表面

B. 分为脏胸膜和壁胸膜

C. 左、右胸膜腔相连通

D. 胸膜腔内是负压

E. 脏胸膜与肺表面不易分离

31. 关于两侧胸膜腔的叙述，下列哪项是正确的

A. 向下和腹膜腔相通　　B. 各自形成密闭间隙

C. 借呼吸道相通　　　　D. 开口于肺门

E. 向内侧与心包横窦相通

32. 关于喉腔的叙述**错误**的是

A. 经咽口与鼻咽相通　　B. 经喉口与喉咽相通

C. 分为喉前庭、喉中间腔和声门下腔

D. 声门裂平面以下称声门下腔

E. 喉前庭指喉口至前庭裂平面的部分

33. 下列哪项是食物容易滞留的部位

A. 软腭黏膜的深部　　B. 咽后壁

C. 腭扁桃体窝内　　D. 咽隐窝

E. 梨状隐窝

34. 关于鼻旁窦开口位置的叙述正确的是

A. 蝶窦开口于蝶筛隐窝

B. 前、中鼻道开口于筛漏斗

C. 后筛窦开口于中鼻道

D. 额颌开口于上鼻道的半月裂孔

E. 上颌窦开口于上鼻道

35. 下列哪个鼻旁窦的积液是最**不易**引流的

A. 上颌窦　　B. 额窦

C. 筛窦后群　　D. 筛窦前中群

E. 蝶窦

36. 下列哪项**不是**鼻旁窦

A. 额窦　　B. 上颌窦

C. 蝶窦　　D. 筛窦

E. 乳突窦

37. 下列哪项开口于蝶筛窝

A. 蝶窦　　B. 后筛窦

C. 额窦　　D. 前筛窦

E. 上颌窦

38. 关于鼻中隔的构成正确的是

A. 由犁骨及其表面的黏膜构成

B. 由筛骨垂直板、犁骨、鼻中隔软骨及其表面的黏膜构成

C. 只有犁骨和鼻中隔软骨

D. 全部由软骨组成

E. 全是筛骨垂直板

【B 型题】

（39～42 题共用备选答案）

A. 中鼻道　　B. 上鼻道

C. 半月裂孔　　D. 下鼻道

E. 蝶筛隐窝

39. 额窦开口位置是

40. 蝶窦开口位置是

41. 鼻泪管开口位置是

42. 上颌窦开口位置是

（43、44 题共用备选答案）

A. 肺叶支气管　　B. 主支气管

C. 气管　　D. 肺段支气管

E. 支气管

43. 从气管杈到肺泡管之间的通气管道是

44. 从喉到气管杈之间的通气管道是

【参考答案】

1. A　2. D　3. A　4. A　5. E　6. D　7. A

8. A　9. B　10. B　11. E　12. A　13. A

14. A　15. E　16. B　17. A　18. B　19. A

20. A　21. B　22. A　23. A　24. E　25. B

26. B　27. E　28. C　29. E　30. C　31. B

32. A　33. E　34. A　35. A　36. E　37. A

38. B　39. A　40. E　41. D　42. A　43. E

44. C

（马　勇）

第八章　泌尿系统

【A1 型题】

1. 关于肾蒂的叙述，下列哪项是正确的

A. 右侧比左侧短　　B. 左侧比右侧短

C. 左侧和右侧主要结构不同

D. 左侧和右侧长度相同

E. 以上都不对

2. 关于膀胱三角的描述**错误**的是

A. 黏膜与肌层紧密相连

B. 位于两输尿管口与尿道内口三者连线之间

C. 输尿管间襞位于左、右输尿管口之间

D. 在膀胱底的内面

E. 膀胱充盈时呈平滑状，收缩时则皱缩

3. 无明显狭窄的管道是

A. 输尿管　　B. 男性尿道

C. 食管　　D. 输卵管

E. 输精管

4. 关于肾的叙述，下列哪项是正确的

A. 为腹膜外位器官

B. 为中空性器官

C. 是唯一能够排出代谢产物的器官

D. 左右两侧位置对称

E. 以上都不对

5. 关于输尿管的叙述，下列哪项是正确的

A. 分为腹盆两部分

B. 起于肾大盏，终于膀胱

C. 女性在距子宫颈外侧缘 2cm 处交叉于子宫动脉的后方

D. 管壁有较厚的横纹肌

E. 有两个狭窄

6. 肾乳头突入何处

A. 肾小盏　　　　　　B. 肾皮质

C. 肾柱　　　　　　　D. 肾窦

E. 肾锥体

7. 关于肾的说法**错误**的是

A. 有三层被膜　　　　B. 右侧肾蒂较左侧短

C. 两肾都是腹膜外位器官

D. 肾门约平第一腰椎体

E. 左肾略低于右肾

8. 关于肾的叙述，下列哪项是正确的

A. 尿液通过肾乳头孔流入肾窦

B. 右肾上端平第 12 胸椎上缘

C. 肾的表面有两层被膜包绕

D. 第十二肋斜过左肾后面中部

E. 右肾比左肾略高

9. 肾窦内**不包括**下列哪一结构

A. 肾血管　　　　　　B. 肾盂

C. 肾大盏　　　　　　D. 肾小盏

E. 肾柱

10. 膀胱结核与肿瘤好发于何处

A. 膀胱三角　　　　　B. 膀胱尖

C. 膀胱体　　　　　　D. 膀胱颈

E. 膀胱前壁

11. 关于肾的位置的叙述，下列哪项是正确的

A. 男性低于女性

B. 随呼吸和体位上下移动

C. 成人低于儿童

D. 左肾低于右肾

E. 位于腹腔内

12. 输尿管的第三个狭窄位于何处

A. 与腹主动脉交叉处

B. 与髂血管交叉处

C. 斜穿膀胱壁处

D. 与输精管相交处（男性）

E. 与子宫动脉交叉处（女性）

13. 肾蒂内的主要结构从前向后的排列关系是

A. 肾静脉、肾动脉、肾盂

B. 肾动脉、肾静脉、肾盂

C. 肾动脉、肾盂、肾静脉

D. 肾盂、肾动脉、肾静脉

E. 肾静脉、肾盂、肾动脉

14. 输尿管的分部是

A. 腹段、盆段、膀胱段

B. 上段、中段、下段

C. 腹段、壁内段、膀胱段

D. 近段、中段、远段

E. 腹段、盆段、壁内段

15. 关于膀胱的叙述，下列哪项是正确的

A. 空虚时全部位于盆腔内

B. 属于腹膜内位器官

C. 底朝向后上方

D. 在女性，后方与直肠相邻

E. 在男性，底与前列腺相邻

16. 关于肾段的定义叙述，下列哪项是正确的

A. 2～3 个肾小盏所收集的这部分肾组织

B. 一个肾段静脉所收集的这部分肾组织

C. 一个肾大盏所收集的这部分肾组织

D. 肾筋膜在肾内所分隔的部分肾组织

E. 一个肾段动脉所收集的这部分肾组织

17. 在女性输尿管进入膀胱前，下列哪项从其前上方跨过

A. 子宫动脉　　　　　B. 髂内血管

C. 闭孔血管　　　　　D. 卵巢血管

E. 闭孔神经

18. 当肾的固定装置不健全时，肾可向哪个方向游走

A. 向下方　　　　　　B. 向外侧

C. 向前方　　　　　　D. 向内侧

E. 向上方

19. 下列哪项**不是**维持肾位置的结构

A. 支配肾脏的神经　　B. 肾血管

C. 腹膜　　　　　　　D. 肾被膜

E. 肾的毗邻器官

20. 关于膀胱的叙述，下列哪项是正确的

A. 女性膀胱后方与直肠相邻

B. 男性膀胱底与前列腺相邻

C. 空虚时黏膜均呈不规则的皱襞

D. 为腹膜内位器官

E. 空虚时膀胱尖不超过耻骨联合上缘

21. 关于肾的叙述，哪项**错误**

A. 左肾略低于右肾　　B. 是腹膜外位器官

C. 有三层被膜

D. 淋巴引流直接注入腰淋巴结

E. 左肾静脉经过主动脉前面

22. 肾门约平对的位置是

A. 第 1 腰椎　　　　　B. 第 12 胸椎

C. 第 11 胸椎　　　　 D. 第 3 腰椎

E. 第 2 腰椎

23. 运送尿液离开肾锥体的结构是

A. 肾大盏　　　　　　B. 肾盂

C. 乳头孔　　　　　　D. 肾髓质

E. 输尿管

24. 下列哪项是左肾前面的器官

A. 胰　　　　　　　　B. 肝

C. 十二指肠　　　　　D. 输尿管

E. 胆囊

25. 下列哪项**不是**男性膀胱后面毗邻的结构

A. 输精管壶腹　　　　B. 精囊

C. 输尿管盆部　　　　D. 直肠前壁

E. 前列腺

26. 下列哪项是输尿管三处狭窄中最狭窄的部位

A. 穿膀胱壁处　　　　B. 跨过骨盆入口处

C. 越髂血管处　　　　D. 输尿管起始部

E. 肾盂的起始部

27. 下列哪项是右肾门前面毗邻的器官

A. 十二指肠降部　　　B. 肝方叶

C. 结肠右曲　　　　　D. 肠系膜血管

E. 胆囊

28. 关于输尿管的叙述，下列哪项是正确的

A. 开口于膀胱体　　　B. 开口于膀胱尖

C. 开口于膀胱颈　　　D. 起于肾门

E. 开口于膀胱底

29. 肾蒂内各结构的排列关系自上而下依次是

A. 肾动脉、肾静脉、肾盂

B. 肾盂、肾动脉、肾静脉

C. 肾盂、肾静脉、肾动脉

D. 肾静脉、肾盂、肾动脉

E. 肾静脉、肾动脉、肾盂

30. 膀胱分部正确的是

A. 膀胱底、膀胱颈、膀胱体、膀胱尖

B. 膀胱底、膀胱颈、膀胱体、膀胱峡

C. 膀胱底、膀胱颈、膀胱体、膀胱顶

D. 膀胱底、膀胱颈、膀胱体

E. 膀胱底、膀胱峡、膀胱体、膀胱尖

31. 关于肾门位置正确的是

A. 肾的内侧缘　　　　B. 肾的前面

C. 肾的上端　　　　　D. 肾的下端

E. 肾的外侧缘

32. 关于子宫动脉与输尿管的位置关系正确的是

A. 子宫动脉越过其前下方

B. 子宫动脉越过其前上方

C. 子宫动脉越过其后上方

D. 子宫动脉由其内侧绕向外侧

E. 子宫动脉越过其后下方

33. 哪项是构成肾髓质的结构

A. 肾锥体　　　　　　B. 肾柱

C. 肾皮质　　　　　　D. 肾窦

E. 肾乳头

34. 肾的分段正确的是

A. 上段、上前段、上后段、下段

B. 上段、前段、后段、下段

C. 上段、上前段、下前段、下段、后段

D. 上段、下前段、下后段、下段

E. 上段、上后段、下后段、前段、下段

35. 关于膀胱分部的叙述哪项**错误**

A. 前列腺部　　　　　B. 膀胱底

C. 膀胱体　　　　　　　D. 膀胱尖

E. 膀胱颈

36. 肾的被膜由外向内的顺序正确的是

A. 肾筋膜、肾脂肪囊、肾纤维囊

B. 肾纤维囊、肾脂肪囊、肾筋膜

C. 肾筋膜、肾纤维囊、肾脂肪囊

D. 肾纤维囊、肾筋膜、肾脂肪囊

E. 肾脂肪囊、肾纤维囊、肾筋膜

37. 尿液离开肾经过的结构是

A. 肾小盏　　　　　　　B. 乳头孔

C. 肾大盏　　　　　　　D. 输尿管

E. 肾盂

【B 型题】

（38～40 题共用备选答案）

A. 肾盂　　　　　　　　B. 乳头孔

C. 尿道外口　　　　　　D. 尿道内口

E. 输尿管口

38. 运送尿液出肾的结构是

39. 尿液进入膀胱经过的结构是

40. 尿液离开膀胱经过的结构是

（41～43 题共用备选答案）

A. 膀胱襞　　　　　　　B. 输尿管间襞

C. 输尿管口　　　　　　D. 膀胱三角

E. 尿道内口

41. 无论膀胱充盈与否黏膜均不形成皱襞的部位是

42. 膀胱镜检时寻找输尿管口的定位标志是

43. 膀胱肿瘤和结核好发部位是

【参考答案】

1. A　2. E　3. E　4. A　5. C　6. A　7. E

8. D　9. E　10. A　11. B　12. C　13. A

14. E　15. A　16. E　17. A　18. A　19. A

20. E　21. A　22. A　23. C　24. A　25. E

26. A　27. A　28. E　29. A　30. A　31. A

32. B　33. A　34. C　35. A　36. A　37. E

38. A　39. E　40. D　41. D　42. B　43. D

（马　勇）

第九章　男性生殖系统

【A1 型题】

1. 射精管的开口部位是

A. 尿道膜部　　　　　　B. 前列腺部

C. 尿道舟状窝　　　　　D. 海绵体部

E. 尿道球部

2. 位于前列腺后方的器官是

A. 直肠　　　　　　　　B. 膀胱

C. 精囊　　　　　　　　D. 尿道球腺

E. 输精管壶腹

3. 关于附睾的叙述，下列哪项是正确的

A. 是实质性器官　　　B. 是男性生殖腺

C. 参与精索的组成

D. 平睾丸上端延续的输精管

E. 表面覆有睾丸鞘膜的脏层

4. 前尿道是指下列哪项

A. 膜部、海绵体部　　B. 尿道海绵体部

C. 尿道膜部　　　　　D. 前列腺部、膜部

E. 前列腺部

5. 输精管结扎术的结扎部位是

A. 精索部　　　　B. 睾丸部　　　　C. 盆部

D. 腹股沟部　　　E. 以上都不正确

6. 前列腺的 5 叶中**不包括**

A. 前叶　　　　　　B. 中叶　　　　　C. 后叶

D. 两侧叶　　　　　E. 周边叶

7. 关于睾丸白膜的叙述，下列哪项是正确的

A. 白膜形成睾丸纵隔　B. 薄而松弛，呈苍白色

C. 睾丸小叶由白膜形成

D. 白膜易与睾丸实质剥离

E. 白膜与睾丸小隔不相连

8. 下列哪项是男性的生殖腺

A. 前列腺　　　　　　　B. 精囊

C. 尿道球腺　　　　　　D. 附睾　　　　E. 睾丸

9. 后尿道是指下列哪项

A. 尿道海绵体部、尿道膜部

B. 尿道前列腺部

C. 膜部

D. 海绵体部

E. 尿道前列腺部、尿道膜部

10. 男性尿道最狭窄处位于

A. 尿道膜部　　　　　B. 尿道球部

C. 尿道内口　　　　　D. 尿道前列腺部

E. 尿道外口

11. 下列哪个结构**不是**男性输精管道

A. 射精管　　　　B. 男性尿道　　　C. 睾丸

D. 附睾　　　　　E. 输精管

12. 前列腺排泄管开口位置是

A. 射精管　　　　　B. 尿道膜部

C. 尿道海绵体部　　　D. 尿道球部

E. 尿道前列腺部

13. 与精子的排出**无关**的结构是

A. 射精管　　　　　B. 输精管

C. 附睾　　　　　D. 尿道　　　E. 膀胱

14. 男性生殖系统中分泌雄性激素的结构是

A. 精曲小管　　　　B. 睾丸间质细胞

C. 前列腺　　　　D. 白膜　　　E. 精囊

15. 下列关于前列腺的描述哪项是正确的

A. 体后面有纵行的前列腺沟

B. 活体直肠指诊，触摸不到前列腺

C. 呈尖朝上、底朝下

D. 由平滑肌构成

E. 是成对的中空性器官

16. 尿道球腺开口位置是

A. 尿道球部　　　　B. 尿道前列腺部

C. 膀胱　　　　　D. 舟状窝

E. 尿道膜部

【B 型题】

（17、18 题共用备选答案）

A. 提睾肌　　　　　B. 肉膜

C. 精索内筋膜　　　D. 精索外筋膜

E. 睾丸鞘膜

17. 由腹横筋膜形成的结构是

18. 由腹内斜肌和腹横肌共同构成的结构是

（19～21 题共用备选答案）

A. 膜部　　　　　B. 前列腺部

C. 海绵体部　　　D. 尿道球部

E. 精索部

19. 男性尿道各部中最短的是

20. 男性尿道各部中最长的是

21. 男性尿道各部位置最为固定的是

【参考答案】

1. B　2. A　3. E　4. B　5. A　6. E　7. A　8. E　9. E　10. E　11. C　12. E　13. E　14. B　15. A　16. A　17. C　18. A　19. A　20. C　21. A

（马　勇）

第十章　女性生殖系统

【A1 型题】

1. 能够防止子宫脱垂的结构是

A. 子宫骶韧带　　　B. 子宫阔韧带

C. 子宫圆韧带　　　D. 子宫主韧带

E. 以上都不是

2. 下列哪个韧带能够限制子宫向两侧移动

A. 子宫主韧带　　　B. 子宫圆韧带

C. 子宫骶韧带　　　D. 骨盆漏斗韧带

E. 子宫阔韧带

3. 子宫下段剖宫产术经过的部位是

A. 子宫颈阴道上部　　B. 子宫体

C. 子宫底　　　　　D. 子宫峡

E. 以上都不对

4. 下列哪个器官具有产生卵子和分泌女性激素的作用

A. 卵巢　　　　　B. 输卵管

C. 子宫　　　　D. 前庭大腺　　　E. 阴道

5. 输卵管结扎术在何处进行

A. 输卵管子宫部　　B. 输卵管漏斗

C. 输卵管峡　　　D. 输卵管壶腹

E. 以上都不是

6. 下列哪个结构属于内生殖器

A. 前庭大腺　　　　B. 前庭球

C. 阴阜　　　　　D. 阴蒂

E. 小阴唇

7. 关于子宫的描述，正确的是

A. 子宫颈位于阴道上方

B. 分为子宫底、体、颈、峡 4 部

C. 子宫颈分为阴道上部和阴道下部

D. 子宫内腔分为子宫腔和子宫颈管

E. 子宫颈管上通子宫称子宫口

8. 关于输卵管的描述，正确的是

A. 末端开口于腹膜腔

B. 与卵巢门相通连

C. 为一对长而直的肌性管道

D. 输卵管峡部，长而狭窄

E. 内侧端膨大弯曲，连于子宫底两侧

9. 下列哪项是维持子宫正常位置的主要因素

A. 腹腔内压的影响

B. 输卵管和卵巢的牵引

C. 韧带的牵拉和盆底肌的承托

D. 邻近器官的相互影响

E. 子宫的血管和神经等的牵拉

10. 关于卵巢的正确描述是

A. 卵巢悬韧带又称为卵巢子宫索

B. 卵巢位置固定主要靠卵巢窝

C. 上端有卵巢固有韧带连于子宫

D. 下端又称为输卵管端

E. 前缘借卵巢系膜连于子宫阔韧带

11. 关于输卵管的正确描述是

A. 借卵巢悬韧带与子宫相连

B. 是产生卵子的器官

C. 后缘有系膜附着

D. 为腹膜内位器官

E. 借卵巢固有韧带附于盆腔侧壁

12. 下列哪项是子宫骶韧带的作用

A. 牵引子宫颈向后上

B. 防止子宫脱垂

C. 固定子宫于骶骨前方

D. 防止子宫倾向一侧

E. 牵引子宫底向前下

13. 关于卵巢的描述，**错误**的是

A. 卵巢固有韧带含有卵巢血管

B. 是女性生殖腺

C. 包裹在子宫阔韧带后层内

D. 后缘游离称独立缘

E. 呈卵扁圆形

14. 成人子宫的正常姿势为

A. 前倾后屈　　　　　　B. 前倾前屈

C. 后倾前屈　　　　　　D. 前倾侧屈

E. 后倾后屈

15. 盆膈和尿生殖膈**不包含**的结构是

A. 会阴浅横肌　　　　　B. 肛提肌

C. 尿道膜部括约肌　　　D. 会阴深横肌

E. 以上都不对

16. 下列关于子宫峡位置的描述正确的是

A. 子宫体与子宫颈阴道部之间

B. 子宫与输卵管之间

C. 子宫体与子宫颈之间

D. 子宫颈与阴道之间

E. 子宫颈阴道上部与子宫颈阴道部之间

17. 下列关于卵巢的位置正确的描述是

A. 髂内、外动脉起始处所形成的夹角内

B. 髂内、外动脉起始段的外侧

C. 髂总动脉末端的前方

D. 髂外动脉与输尿管之间

E. 以上都不是

18. 关于子宫的形态正确的描述是

A. 子宫分为头、体、颈三部分

B. 子宫与阴道相通，不与输卵管相通

C. 子宫颈全部被阴道包绕

D. 子宫口是子宫颈管的下口

E. 子宫峡正常约 5cm 长

19. 关于盆膈的叙述，正确的是

A. 封闭整个骨盆下口

B. 由肛提肌、尾骨肌及盆膈上、下筋膜构成

C. 其后部有一盆膈裂孔

D. 由肛提肌、梨状肌及盆膈上、下筋膜构成

E. 尿生殖膈位于其上方

20. 子宫圆韧带的作用是

A. 维持子宫前倾　　　　B. 牵引子宫颈向后

C. 防止子宫向两侧移位　D. 防止子宫向下脱垂

E. 上提子宫底

21. 关于输卵管的叙述正确的是

A. 峡部位于壶腹部的外侧

B. 其内侧端为子宫口、外侧端为卵巢口

C. 位于子宫系膜内

D. 输卵管腹腔口开口于腹膜腔

E. 壶腹部边缘有输卵管伞

22. 关于卵巢的描述中，**错误**的是

A. 后缘中部血管神经出入处称卵巢门

B. 属于腹膜内位器官

C. 位于卵巢窝内

D. 下端连卵巢固有韧带

E. 上端连卵巢悬韧带

23. 关于胃后壁穿孔的描述，正确的是

A. 常局限于左肝下前间隙

B. 常局限于右肝下间隙

C. 常弥散至整个腹膜腔

D. 常局限于肝肾隐窝

E. 常局限于左肝下后间隙

24. 关于子宫的正确描述是

A. 子宫颈管下通阴道

B. 颈部全部位于阴道内

C. 子宫内腔即子宫腔

D. 峡部在非妊娠期明显

E. 分为体、颈、峡三部分

25. 下列哪个结构是女性腹膜腔最低点

A. 直肠膀胱陷凹　　　　B. 膀胱上窝

C. 膀胱子宫陷凹　　　　D. 股凹

E. 直肠子宫陷凹

26. 关于子宫的描述，正确是

A. 上端宽而圆凸的部分为子宫体

B. 位于小骨盆腔内，属腹膜内位器官

C. 颈下端在坐骨棘平面稍下方

D. 正常位置为前倾前屈位

E. 子宫颈与阴道上部相接处狭窄称子宫峡

27. 哪一器官必须经腹膜腔才能手术

A. 肾　　　　　　　　B. 脾

C. 子宫　　　　　　　D. 膀胱　　　E. 直肠

28. 属于腹膜内位器官的是

A. 卵巢　　　　　　　B. 肝

C. 子宫　　　　　　　D. 十二指肠降部

E. 胆囊

29. 关于阑尾系膜的叙述，正确的是

A. 阑尾的血管走行于系膜的游离缘内

B. 阑尾的淋巴管走行于系膜的肠缘内

C. 阑尾的神经走行于系膜的肠缘内

D. 呈菱形

E. 将阑尾系连于盲肠下方

30. 腹膜形成的结构是

A. 子宫圆韧带　　　　B. 子宫阔韧带

C. 子宫主韧带　　　　D. 卵巢固有韧带

E. 子宫骶韧带

31. 结肠上区的间隙**不包括**

A. 右肝上前间隙　　　B. 肝肾隐窝

C. 左肝下前间隙　　　D. 右结肠旁沟

E. 网膜囊

32. 仰卧位时腹膜腔最低点是

A. 肝肾隐窝　　　　　B. 盲肠后隐窝

C. 十二指肠上隐窝　　D. 腹股沟内侧窝

E. 膀胱上窝

33. 关于腹膜的作用，下列哪项是正确的

A. 形成脏器的外膜　　B. 形成腹膜腔

C. 具有分泌、吸收、保护、支持、修复等功能

D. 形成不规则的潜在间隙

E. 形成腹腔

34. 下列哪项属于结肠下区的间隙

A. 肝肾隐窝　　　　　B. 右肝下间隙

C. 左肝下后间隙　　　D. 左肝下前间隙

E. 左结肠旁沟

【B 型题】

（35～37 题共用备选答案）

A. 输卵管漏斗　　　　B. 输卵管伞

C. 输卵管壶腹　　　　D. 输卵管子宫部

E. 输卵管峡

35. 结扎输卵管的部位是

36. 开口于腹膜腔的结构是

37. 在手术时辨认输卵管的标志是

（38～40 题共用备选答案）

A. 骨盆漏斗韧带　　　B. 子宫骶韧带

C. 子宫圆韧带　　　　D. 子宫阔韧带

E. 子宫主韧带

38. 限制子宫向两侧移位的韧带是

39. 防止子宫脱垂的韧带是

40. 维持子宫前倾的韧带是

（41、42题共用备选答案）

A. 肝肾隐窝　　　　　B. 腹股沟外侧窝

C. 腹股沟内侧窝　　　D. 直肠子宫陷凹

E. 盲肠后隐窝

41. 仰卧时腹膜腔的最低点是

42. 女性坐位或站立时腹膜腔的最低点是

【参考答案】

1. D　2. E　3. D　4. A　5. C　6. A　7. D

8. A　9. C　10. E　11. D　12. A　13. A

14. B　15. A　16. C　17. A　18. D　19. B

20. A　21. D　22. A　23. E　24. A　25. E

26. D　27. B　28. A　29. A　30. B　31. D

32. A　33. C　34. E　35. E　36. A　37. B

38. D　39. E　40. C　41. A　42. D

（马　勇）

第十一章　心血管系统

【A1型题】

1. 下列选项中，关于心尖的描述，正确的是

A. 朝向左后上方　　　B. 朝向左后下方

C. 朝向右前下方

D. 位于左侧第5肋间隙，左锁骨中线内侧1～2cm

E. 位于右侧第5肋间隙，右锁骨中线内侧1～2cm

2. 肺循环的起止

A. 起于左心房，止于左心室

B. 起于右心房，止于右心室

C. 起于右心室，止于左心房

D. 起于左心室，止于右心房

E. 起于主动脉，止于肺动脉

3. 关于界嵴的描述，正确的是

A. 腔静脉窦和固有心房的分界

B. 心房和心室的分界

C. 卵圆窝前上方的嵴

D. 右心室流入道和流出道的分界

E. 左心室流入道和流出道的分界

4. 冠状窦注入到

A. 左心房　　　　　　B. 右心房

C. 右心室　　　　　　D. 上腔静脉

E. 下腔静脉

5. 三尖瓣位于

A. 主动脉口　　　　　B. 左房室口

C. 右房室口　　　　　D. 肺动脉口

E. 以上均不是

6. 关于左冠状动脉的叙述，哪项是正确的

A. 发出主动脉弓　　　B. 营养右心房

C. 发出前室间支和旋支

D. 与右冠状动脉没有吻合

E. 发出后室间支和右缘支

7. 关于右冠状动脉的叙述，哪项是正确的

A. 营养左心房　　　　B. 进入前室间沟

C. 进入冠状窦

D. 发出后室间支、窦房结支和房室结

E. 分为旋支和前室间支

8. 关于心的叙述，下列哪项是正确的

A. 心约2/3在中线左侧

B. 长轴与身体中线一致

C. 位于胸腔内，胸膜腔之外

D. 左右心房位于相应心室的前上方

E. 以上都不对

9. 关于心尖的叙述，下列哪项是正确的

A. 朝向前下方　　　　B. 平对第5肋间

C. 由左心室构成

D. 稍左侧的凹陷为心尖切迹

E. 以上都不对

10. 关于心包横窦位置的叙述，正确的是

A. 升主动脉和肺动脉干的后方

B. 下腔静脉和心包后壁之间

C. 上腔静脉和右肺血管之间

D. 心包腔的前下方

E. 以上都不是

11. 关于心的静脉，叙述正确的是

A. 全部注入右心房 　　　B. 全部注入冠状窦

C. 注入冠状窦和直接注入右心房

D. 注入冠状窦和注入各心腔

E. 以上都不是

12. 卵圆窝位于

A. 右心房前壁 　　　　B. 左心房房间隔下部

C. 左心室室间隔上部 　　D. 右心房房间隔下部

E. 右心室室间隔上部

13. 关于右心房的内腔，叙述正确的是

A. 上腔静脉口有瓣膜

B. 前壁光滑，后壁呈网状

C. 心耳壁较光滑

D. 腔静脉窦和右心耳之间有界沟

E. 有心壁小静脉的直接开口

14. 左心室流入道和流出道的分界为

A. 二尖瓣前瓣 　　　　B. 二尖瓣后瓣

C. 二尖瓣后瓣、腱索、乳头肌

D. 前乳头肌 　　　　E. 后乳头肌

15. 关于室上嵴，叙述正确的是

A. 是右心室流入道和流出道的分界

B. 有三尖瓣前瓣附着

C. 位于右房室口与下腔静脉口之间

D. 是右心室间隔至前乳头肌根部的肌束隆起

E. 是三尖瓣隔侧瓣附着缘上方的隆起

16. 窦房结动脉发自

A. 左冠状动脉 　　　　B. 左冠状动脉旋支

C. 右冠状动脉 　　　　D. 右冠状动脉右缘支

E. 右冠状动脉动脉圆锥支

17. 窦房结位于

A. 右肺上腔静脉入口处

B. 上腔静脉前方心内膜深面

C. 房间隔下部的心内膜深面

D. 上腔静脉与右心房交界处的心外膜深面

E. 以上都不是

18. 关于房室结，叙述正确的是

A. 由左冠状动脉旋支供血

B. 位于房间隔下部、冠状窦口后方心内膜深面

C. 是右心室收缩的起搏点

D. 位于上腔静脉与右心房交界处的心内膜深面

E. 位于房间隔下部、冠状窦口前上方心内膜深面

19. 心肌正常收缩的起搏点为

A. 心房结 　　　　　　B. 房室束

C. 房室结 　　　　　　D. 窦房结

E. 以上都不是

20. 关于心静脉血回流，下列叙述正确的是

A. 经心最小静脉回流到冠状窦

B. 主要经心前静脉回流

C. 全部经冠状窦回流

D. 大部分静脉血经冠状窦回流

E. 直接回流到各个房室

21. 关于心的胸肋面叙述中，下列哪项是正确的

A. 朝向左下方 　　　B. 由左心房和左心室构成

C. 由右心房和右心室构成

D. 大部分由左心房、左心室，小部分由右心房和右心室构成

E. 大部分由右心房、右心室，小部分由左心耳和左心室构成

22. 脉管系统包括

A. 心血管系统和淋巴系统

B. 静脉系统和淋巴系统

C. 心、动脉、静脉和毛细血管

D. 心血管系统和淋巴器官

E. 淋巴系统、毛细血管和心血管系统

23. 左心室侧壁梗塞的常见原因是

A. 前室间支闭塞 　　　B. 旋支闭塞

C. 后室间支闭塞 　　　D. 左室后支闭塞

E. 动脉圆锥支闭塞

24. 动脉摸脉点的位置，下列叙述中正确的是

A. 颞浅动脉可在下颌骨咬肌前缘处摸到

B. 桡动脉可在前臂前面上部摸到

C. 面动脉可在外耳门前方摸到

D. 足背动脉可在内、外踝中点处摸到

E. 掌深弓可在肱二头肌外侧沟摸到

25. 关于肱动脉的叙述中，正确的是

A. 在臂部与腋神经伴行

B. 在大圆肌下缘处起始

C. 在肘关节上方分为桡、尺动脉

D. 在肱二头肌外侧沟下行

E. 以上都不是

26. 桡动脉搏动在哪里比较容易摸认

A. 腕部桡侧腕屈肌腱和掌长肌腱之间

B. 拇长伸肌腱外侧

C. 腕上方桡侧腕屈肌腱外侧

D. 肱桡肌腱外侧

E. 掌长肌腱内侧

27. 营养肝的动脉是

A. 肝门静脉   B. 胆囊动脉

C. 胃网膜右动脉   D. 肝固有动脉

E. 胰十二指肠动脉

28. 主动脉弓由右向左发出的第一个分支是

A. 左锁骨下动脉   B. 右锁骨下动脉

C. 左颈总动脉   D. 右颈总动脉

E. 头臂干

29. 阑尾动脉直接发自于

A. 空回肠动脉   B. 回结肠动脉

C. 肠系膜上动脉   D. 肠系膜下动脉

E. 右结肠动脉

30. 颈外动脉的直接分支是

A. 甲状腺上动脉   B. 甲状腺下动脉

C. 椎动脉   D. 脑膜中动脉

E. 胸廓内动脉

31. 关于掌浅弓的构成，叙述正确的是

A. 由尺动脉末端和桡动脉末端吻合而成

B. 由尺动脉末端和桡动脉掌浅支吻合而成

C. 由尺动脉掌深支和桡动脉末端吻合而成

D. 由尺动脉掌深支和桡动脉掌浅支吻合而成

E. 以上都不是

32. 关于子宫动脉的叙述，下列选项中正确的是

A. 不在子宫阔韧带内走行

B. 是髂外动脉较大的分支

C. 沿子宫体侧面直线上升至子宫底

D. 在子宫颈外侧约 2cm 处从输尿管前方跨过

E. 仅分布于子宫

33. 主要分布于胃底的动脉为

A. 胃短动脉   B. 胃左动脉

C. 胃右动脉   D. 胃网膜左动脉

E. 胃网膜右动脉

34. 供应腹腔内成对脏器的动脉为

A. 肠系膜上动脉   B. 肠系膜下动脉

C. 腹腔干   D. 膈下动脉

E. 肾动脉

35. 有关股动脉的描述，正确的是

A. 髂内动脉的直接延续

B. 在股静脉的内侧

C. 位于腹股沟韧带的浅面

D. 于腘窝处移行为胫后动脉

E. 以上都不是

36. 颈外动脉在舌骨大角稍上方发出的分支为

A. 面动脉、枕动脉   B. 舌动脉、耳后动脉

C. 咽升动脉   D. 甲状腺上动脉

E. 舌动脉

37. 关于胸廓内动脉的叙述，下列选项中正确的是

A. 起于腋动脉   B. 靠胸骨外侧缘下行

C. 终支肌膈动脉穿膈到腹直肌

D. 发分支至心包、膈、胸前壁等处

E. 向每一肋间隙发出 1 条肋间前动脉

38. 关于肱动脉的叙述，正确的是

A. 与正中神经伴行   B. 与肌皮神经伴行

C. 与尺神经伴行   D. 行于经桡神经沟内

E. 沿肱二头肌外侧沟下行

39. 肠系膜上动脉起始部闭塞时，可能出现肠管血运障碍的范围为

A. Treitz 韧带以下的小肠、盲肠、升结肠和乙状结肠

B. Treitz 韧带以下的小肠、盲肠、横结肠和乙状结肠

C. Treitz 韧带以下的小肠、盲肠、升结肠和横结肠

D. Treitz 韧带以下的小肠、盲肠、升结肠和降结肠

E. 全部小肠

40. 关于肠系膜上动脉的叙述，正确的是

A. 沿胰体左后方下行

B. 营养空肠、回肠和结肠

C. 营养直肠、胆囊

D. 越过十二指肠上部前行

E. 经十二指肠水平部前方进入小肠系膜根

41. 脾动脉的分布范围

A. 回肠和脾　　　　　B. 胃、肝和脾

C. 胃和十二指肠　　　D. 胆囊和脾

E. 胃、脾和胰

42. 上腔静脉的属支是

A. 椎静脉　　　　　　B. 奇静脉

C. 胸廓内静脉　　　　D. 甲状腺下静脉

E. 锁骨下静脉

43. 关于直肠静脉丛的叙述，下列哪项是正确的

A. 经直肠下静脉入肠系膜下静脉

B. 经直肠上静脉入肠系膜下静脉

C. 经直肠上静脉入髂内静脉

D. 经肠系膜上静脉回流入门静脉

E. 经直肠上部更为发达

44. 关于头静脉的描述，正确的是

A. 行于臂部背侧

B. 沿肱二头肌深面上行

C. 经肱二头肌内侧上行

D. 起于手背静脉网的尺侧

E. 以上都不是

45. 关于大隐静脉的叙述，正确的是

A. 起自足底静脉　　B. 经内踝前方至小腿内侧

C. 经外踝后方至小腿　D. 注入腘静脉

E. 以上都不是

46. 下列关于面静脉的叙述中，正确的是

A. 直接构成"危险三角"

B. 与上颌静脉、舌静脉汇合成下颌后静脉

C. 起自内眦静脉，伴行于面动脉前方

D. 注入颈外静脉

E. 口角平面以上通常无静脉瓣

47. 关于翼丛的叙述，正确的是

A. 位于翼腭窝内

B. 经腭大孔可到达口腔

C. 为三叉神经形成的神经丛

D. 是沟通颅内、外静脉的静脉丛

E. 是交感、副交感神经丛

48. 关于颈内静脉，叙述正确的是

A. 主要属支为甲状腺下静脉和面静脉

B. 与头臂静脉汇合处的夹角称静脉角

C. 无静脉瓣，故损伤时易致气栓

D. 由乙状窦延续而成

E. 在颈动脉鞘内位于颈内动脉内侧

49. 关于肝门静脉的叙述，正确的是

A. 收纳腹腔全部脏器的静脉血

B. 可防止血液逆流

C. 多由肠系膜上静脉和脾静脉合成

D. 直接注入下腔静脉

E. 是肝血液供应的唯一来源

50. 盆腔内感染，肿瘤侵入颅内的途径可能为

A. 奇静脉　　　　　　B. 上腔静脉

C. 下腔静脉　　　　　D. 门静脉系

E. 椎静脉丛

51. 下列哪项**未参与**心传导系的组成

A. 房室结　　　　　　B. 窦房结

C. 房室束　　　　　　D. 左、右束支

E. 心房肌

52. 关于心壁结构的叙述，哪项是**错误**的

A. 二尖瓣是心内膜的皱襞

B. 房肌与心室肌是相互连续的

C. 心内膜与大血管的内膜相延续

D. 胎儿时期左右心房是相通的

E. 心外膜是浆膜性心包的脏层

53. 下列关于心包的叙述中，**错误**的是

A. 浆膜心包薄而光滑

B. 浆膜心包脏层又称作心外膜

C. 纤维心包是坚韧的结缔组织

D. 左冠状动脉主干行于心包腔内

E. 心包斜窦和心包横窦是心包腔的组成部分

54. 关于卵圆窝的叙述，**错误**的是

A. 位于右心房的后内侧壁

B. 此处房壁最薄

C. 房间隔缺损多发生于此

D. 靠近上腔静脉口

E. 前下方有冠状窦口

55. 关于心的位置，叙述**错误**的是

A. 两侧与胸膜腔相邻

B. 后方平对 5～8 胸椎

C. 后方有左支气管斜过

D. 上方与大血管相连

E. 1/3 位于身体正中线的左侧

56. 关于左心室的叙述，正确的是

A. 左心室前内侧壁称主动脉前庭

B. 房室口有三尖瓣

C. 前尖瓣位于主动脉口前外侧

D. 有三组乳头肌

E. 室壁较右心室薄

57. 属于下肢浅静脉的为

A. 胫后静脉   B. 胫前静脉

C. 大隐静脉   D. 股静脉

E. 腘静脉

58. 下列静脉中，哪一条注入下腔静脉

A. 右腰升静脉   B. 左腰升静脉

C. 肠系膜下静脉   D. 右睾丸静脉

E. 左睾丸静脉

59. 触摸足背动脉搏动的位置是

A. 拇长伸肌腱内侧   B. 趾长伸肌腱外侧

C. 拇长伸肌腱外侧   D. 胫骨前肌腱外侧

E. 胫骨前肌腱内侧

60. 胫后静脉经过

A. 外踝前方   B. 外踝后方

C. 内踝前方   D. 内踝后方

E. 与腓深神经伴行

61. 关于海绵窦的叙述，正确的是

A. 经岩上、下窦分别注入横面窦和颈内静脉

B. 眼静脉是沟通海绵窦与颅外静脉的唯一通路

C. 动眼、三叉、滑车神经通过窦外侧壁

D. 颈内动脉、展神经通过窦外侧壁

E. 位于蝶鞍两侧，左、右互不通连

62. 锁骨下静脉在何处跨过第 1 肋

A. 前斜角肌前方   B. 前斜角肌后方

C. 中、后斜角肌之间   D. 锁骨和中斜角肌之间

E. 以上都不是

63. 静脉角的位置在

A. 奇静脉注入上腔静脉处

B. 左、右头臂静脉汇合处

C. 颈外静脉注入锁骨下静脉处

D. 颈内、外静脉汇合处

E. 锁骨下静脉与颈内静脉汇合处

64. 关于颈外静脉的叙述，下列哪项是正确的

A. 与颈外动脉伴行

B. 由颞浅静脉与上颌静脉合成

C. 注入头臂静脉

D. 是锁骨下静脉的属支

E. 收纳颈外动脉供血区的静脉血

65. 关于头静脉，下列叙述正确的是

A. 起自手背静脉网尺侧

B. 沿肱二头肌内侧沟上行

C. 在肘窝处通过肘正中静脉与贵要静脉相交通

D. 在肘窝处位于深筋膜深面

E. 延续为肱静脉

66. 关于贵要静脉的叙述，正确的是

A. 行于三角胸大肌沟内

B. 起自手背静脉网桡侧

C. 汇入头静脉并延续为腋静脉

D. 注入肱静脉或腋静脉

E. 以上都不是

67. 行经三角胸大肌沟的静脉是

A. 肱静脉   B. 贵要静脉

C. 锁骨下静脉   D. 头静脉

E. 腋静脉

68. 椎内静脉丛位于

A. 椎体内   B. 横突孔处

C. 硬膜下隙   D. 硬膜外隙

E. 蛛网膜下隙

69. 关于奇静脉，叙述正确的是

A. 穿心包注入上腔静脉

B. 起自右腰升静脉，注入上腔静脉

C. 收集心脏的静脉血

D. 收集胸壁的静脉血

E. 收集胸腔脏器的静脉血

70. 下述哪一结构将肘正中静脉与其深面的神经血管分开

A. 肘肌   B. 肱肌筋膜

C. 肘部浅筋膜   D. 肱二头肌腱

E. 肱二头肌腱膜

71. 下列哪条是肝门静脉的属支

A. 肾静脉　　　　　B. 直肠下静脉

C. 腹壁浅静脉　　　D. 食管静脉

E. 胃右静脉

72. 下列哪条是腋动脉的分支

A. 肱动脉　　　　　B. 尺动脉

C. 肩胛上动脉　　　D. 胸外侧动脉

E. 胸廓内动脉

73. 关于心脏的乳头肌，描述正确的是

A. 与血液定向流动无关

B. 借着腱索与一个尖瓣相连接

C. 借着腱索与相邻两个尖瓣相连接

D. 借着腱索与相邻三个尖瓣相连接

E. 右心室的乳头肌强大

74. 房室交点是

A. 前、后室间沟与冠状沟的交点

B. 心大静脉与冠状沟的交点

C. 后房间沟、前室间沟与冠状沟的交点

D. 后房间沟、后室间沟与冠状沟的交点

E. 右冠状动脉与冠状沟的交点

75. 关于左心室的描述，正确的是

A. 房室口有三尖瓣

B. 左心室前内侧壁称主动脉前庭

C. 有三组乳头肌

D. 室壁较右心室薄

E. 前尖瓣位于主动脉口前外侧

76. 关于颈动脉小球，叙述正确的是

A. 在颈总动脉壁内　　B. 属于压力感受器

C. 在颈内动脉起始处壁内

D. 在颈总动脉分叉处后方

E. 以上都不是

77. 颞区硬脑膜外血肿的出血多来自于下列哪条血管

A. 大脑前动脉　　　B. 大脑中动脉

C. 脑膜中动脉　　　D. 颞深动脉

E. 下矢状窦

78. 位于颈动脉鞘外的结构是

A. 颈总动脉　　　　B. 颈内动脉

C. 颈内静脉　　　　D. 迷走神经

E. 交感干神经

79. 关于桡动脉的叙述，正确的是

A. 行于肱桡肌外侧　　B. 发出骨间前动脉

C. 与桡神经伴行

D. 是掌浅弓的主要组成动脉

E. 位于肱桡肌腱与桡侧腕屈肌腱之间

80. 关于掌深弓的叙述，正确的是

A. 由桡、尺动脉末端组成

B. 位于指浅屈肌腱深面

C. 由桡动脉掌深支和尺动脉末端组成

D. 由尺动脉掌深支和桡动脉末端组成

E. 由桡动脉掌深支和尺动脉掌深支组成

81. 关于胸主动脉的叙述，正确的是

A. 在第4胸椎下缘左侧续接主动脉弓

B. 约至第9胸椎平面斜跨食管前方

C. 在脊柱左侧下行

D. 分支营养整个胸壁和胸腔内脏器官

E. 行于食管左侧

82. 左侧精索静脉曲张的原因之一

A. 左侧睾丸静脉以直角注入左髂总静脉

B. 左侧睾丸静脉以直角注入左髂内静脉

C. 左侧睾丸静脉以直角注入下腔静脉

D. 左侧睾丸静脉以直角注入左髂外静脉

E. 左侧睾丸静脉以直角注入左肾静脉

83. 心脏房室束及其分支位于哪里

A. 心内膜浅层　　　B. 心内膜下层

C. 心内膜深层　　　D. 心外膜

E. 心内下层

84. 关于室间隔膜部正确的说法是

A. 室间隔缺损多发生于此处

B. 后上部分隔右心室与左心房

C. 分隔右心室流出道与左心室流入道

D. 借二尖瓣前瓣分为两部

E. 占室间隔的1/2

85. 脑膜中动脉直接起自

A. 颈外动脉　　　　B. 颈内动脉

C. 大脑中东面　　　D. 上颌动脉

E. 颞浅动脉

86. 腹腔干的三大分支之一是

A. 肠系膜上动脉　　　　B. 肠系膜下动脉

C. 肝固有动脉　　　　　D. 胃左动脉

E. 胃右动脉

87. 锁骨下动脉的直接分支是

A. 胸廓内动脉、甲状颈干、上颌动脉、椎动脉

B. 椎动脉、甲状颈干、肋颈干、胸廓内动脉

C. 甲状颈干、胸廓内动脉、甲状腺下动脉

D. 椎动脉、胸外侧动脉、胸廓内动脉、甲状颈干

E. 甲状颈干、肋颈干、椎动脉、肩胛下动脉

88. 浦肯野纤维位于

A. 心房的心肌层浅部　　B. 心室的心内膜下层

C. 心房的心内膜下层　　D. 心肌层深部

E. 心室的内皮下层

89. 肝脏来自门静脉的血液供应占

A. 70%～75%　　　　　B. 60%～65%

C. 50%～55%　　　　　D. 40%～45%

E. 30%～35%

90. 胆囊动脉最多来源是

A. 胃十二指肠动脉　　　B. 腹腔干

C. 肝右动脉　　　　　　D. 肝固有动脉

E. 肝总动脉

【A2 型题】

91. 患者，男，42 岁，近期常出现呼吸困难，心悸气短，入院检查心脏彩超发现室间隔缺损，拟进行手术治疗，手术时通常的心脏切口部位是

A. 右心室下壁　　　　　B. 右心室前壁

C. 左心室侧壁　　　　　D. 左心室前壁

E. 左心室下壁

92. 患者，女，59 岁，患有风湿病，入院检查发现三尖瓣狭窄比较严重，拟决定进行更换三尖瓣治疗，在手术治疗过程中，为了防止误伤右束支，应注意保护的解剖结构是

A. Todaro 腱　　　　　B. Koch 三角

C. 卵圆窝　　　　　　　D. 隔缘肉柱

E. 室间隔膜部

93. 患者，男，29 岁，面部口唇上方长有青春痘，挤压 3 天后出现头痛、发热症状，入院经血常规检查见白细胞计数增高，怀疑发生了颅内

感染，那么细菌进入颅内最可能经过的静脉是

A. 上颌静脉　　　　　　B. 面深静脉

C. 颞浅静脉　　　　　　D. 面静脉

E. 颈内静脉

94. 患者，男，26 岁，因打架误伤翼点处导致其骨折，经诊断为"硬膜下血肿"，损伤的血管是

A. 大脑中动脉　　　　　B. 脑膜中动脉后支

C. 脑膜中动脉前支　　　D. 颞板障静脉

E. 颞深动脉

95. 患者，男，59 岁，2 周前无明显诱因出现间歇无痛性肉眼血尿。入院查体 B 超显示：膀胱内有实质性占位病变。初步诊断为膀胱癌。在手术切除膀胱时需结扎的膀胱上动脉起自

A. 髂内动脉　　　　　　B. 髂外动脉

C. 闭孔动脉　　　　　　D. 阴部内动脉

E. 脐动脉

96. 患者，女，29 岁，近期出现胸闷气短，下肢水肿现象，入院进行胸部 X 线检查，发现心右缘弧度明显增大，心右缘由哪部分心腔构成

A. 左心室　　　　　　　B. 左心房

C. 右心室　　　　　　　D. 右心房

E. 右心房和右心室

97. 患者，男，33 岁，因心律失常入院，经 24 小时动态心电图检查后，诊断为室上性心动过速，该疾病最有可能是哪个解剖结构异常所造成的

A. 房室束　　　　　　　B. 窦房结

C. 房室结　　　　　　　D. 左束支

E. 右束支

98. 患者，男，65 岁。主诉：腹痛腹胀且呕吐 11 小时。现病史：11 小时前无明显诱因出现腹部疼痛，且呈阵发性胀痛，无放射性及刀割样疼痛，恶心、呕吐 3 次，为非喷射性呕吐，呕吐物为胃内容物及胃液，每次量约 50ml，无咖啡样物，无畏寒、发热、腹泻、尿痛、肉眼血尿等描述；发病之后在家口服不明草药治疗，但症状无缓解，遂来我院就诊，门诊医师行腹部正位片检查后，拟"肠梗阻"收入我科。自发病以来，患者精神一般，食欲差，睡眠欠佳，小便正常，

解 1 次黄色成形便，无黏液脓血便，行腹腔探查术。术中发现部分小肠坏死，需切除。请问手术过程中需结扎的空、回肠动脉来源于

A. 肠系膜下动脉　　　B. 肠系膜上动脉

C. 脾动脉　　　　　　D. 腹腔干

E. 胃网膜左动脉

99. 患者，男，因车祸导致右前臂桡骨粉碎性骨折，需手术治疗。在前臂桡侧施行手术时容易损伤到的浅静脉是

A. 头静脉　　　　　　B. 贵要静脉

C. 前臂正中静脉　　　D. 肱静脉

E. 肘正中静脉

100. 患者，女，59 岁，因事心情烦躁，经常发脾气，此次和家人吵架后突发胸痛、气短而来我院检查，经心脏彩超检查发现存在心包积液，关于心包描述**错误**的是

A. 纤维心包伸缩性很小

B. 分为纤维心包和浆膜心包

C. 心包腔内有少量浆液

D. 纤维心包与浆膜心包间为心包腔

E. 浆膜心包又分为脏、壁两层

【B 型题】

（101～105 题共用备选答案）

A. 左、右心室分界的外部标志

B. 心与大血管分界的外部标志

C. 心房和心室分界的外部标志

D. 右心房的两部之间分界的外部标志

E. 左、右心房的外部标志

101. 前室间沟是

102. 后室间沟是

103. 界沟是

104. 冠状沟是

105. 房间沟是

（106～110 题共用备选答案）

A. 右室流出道口周围　　B. 左室流出道口周围

C. 左房室口周围　　　　D. 右房室口周围

E. 右心房的最下部，卵圆窝的右下方

106. 二尖瓣位于

107. 三尖瓣位于

108. 主动脉瓣位于

109. 肺动脉瓣位于

110. 下腔静脉瓣位于

（111～115 题共用备选答案）

A. 下腔静脉　　　　　B. 头臂静脉

C. 上腔静脉　　　　　D. 锁骨下静脉

E. 颈内静脉

111. 奇静脉注入

112. 收集上肢静脉血的静脉是

113. 收集头颈部及上肢静脉血的静脉是

114. 从右侧第 3 胸肋关节下缘高度注入右心房的静脉是

115. 由颈内静脉和锁骨下静脉在胸锁关节后方汇合而成的静脉是

（116～119 题共用备选答案）

A. 平第 12 胸椎水平　　B. 平第 1 腰椎水平

C. 平第 2 腰椎水平　　　D. 平第 3 腰椎水平

E. 平第 4 腰椎水平

116. 腹腔干

117. 左髂总动脉

118. 肠系膜上动脉

119. 肠系膜下动脉

（120～123 题共用备选答案）

A. 腋神经　　　　　　B. 桡神经

C. 尺神经　　　　　　D. 肌皮神经

E. 胸背神经

120. 尺侧上副动脉伴行

121. 肩胛下动脉伴行

122. 旋肱后动脉伴行

123. 肱深动脉伴行

（124～127 题共用备选答案）

A. 小腿前部　　　　　B. 小腿后部

C. 小腿外侧部　　　　D. 足背部

E. 足底部

124. 足底内、外侧动脉供应

125. 足背动脉供应

126. 胫后动脉供应

127. 胫前动脉供应

（128～132 题共用备选答案）

A. 压迫颈总动脉进行止血

B. 压迫面动脉进行止血

C. 压迫锁骨下动脉进行止血

D. 压迫颞浅动脉进行止血

E. 压迫股动脉进行止血

128. 上肢出血

129. 下肢出血

130. 面颊部出血

131. 一侧头面部出血

132. 头皮前部及外侧部出血

【X 型题】

133. 关于心包的叙述正确的是

A. 具有膜功能和机械功能

B. 纤维心包舒缩性很小，当心包积液时可限制心脏舒缩

C. 纤维心包上方与大血管外膜相移行，底与膈肌中心腱愈着

D. 心包横窦与心包斜窦均为心包腔的一部分

E. 浆膜心包分为脏层和壁层，两层之间的窄隙为心包腔

134. 关于房室结的叙述，正确的是

A. 是正常收缩的起搏点

B. 位于室间隔心内膜深面

C. 主要功能是将窦房结传来的兴奋发生短暂延搁再传向心室

D. 位于房间隔下部、冠状窦口前上方的心内膜深面

E. 发出房室束分布至左、右心室和室间隔的心肌

135. 三尖瓣复合体包括

A. 三尖瓣环　　B. 三尖瓣　　C. 腱索

D. 梳状肌　　E. 乳头肌

136. 关于冠状动脉的叙述，下列哪项是正确的

A. 左右冠状动脉分别起于主动脉左右窦

B. 左冠状动脉营养室间隔前 2/3 部，右冠状动脉营养室间隔后 1/3 部

C. 前室间支有心大静脉伴行

D. 是心脏营养性血液

E. 左冠状动脉分为前室间支和旋支

137. 心的传导系包括哪几部分

A. 窦房结　　B. 房室结

C. 房室束　　D. 左右束支

E. 浦肯野纤维网

138. 关于心壁的叙述，哪些是正确的

A. 心房肌与心室肌的纵行肌相互延续

B. 心内膜与血管的内皮相续

C. 心房肌和心室肌均起于纤维环

D. 由心内膜、心肌层和心外膜组成

E. 心外膜由纤维心包构成

139. 关于胸主动脉，叙述正确的是

A. 发出食管支，布于食管

B. 平第 4 胸椎体下缘，续于主动脉弓

C. 发出支气管支，分布于支气管和肺

D. 只分布于胸壁

E. 发出 9 对肋间动脉和 1 对肋下动脉

140. 腹腔干直接发出的动脉是

A. 脾动脉　　B. 胃网膜左动脉

C. 肝总动脉　　D. 胃右动脉

E. 胃左动脉

141. 肠系膜上动脉分支是

A. 左结肠动脉　　B. 直肠上动脉

C. 乙状结肠动脉　　D. 右结肠动脉

E. 中结肠动脉

142. 关于掌浅弓的叙述，下列选项中正确的是

A. 发出 3 条掌心侧总动脉

B. 由桡动脉末支与尺动脉掌浅支吻合而成

C. 由尺动脉掌浅支与桡动脉掌浅支吻合而成

D. 位于掌腱膜深面

E. 发出 1 条小指尺掌侧动脉

143. 关于颈动脉小球，下列叙述中正确的是

A. 是化学感受器　　B. 是压力感受器

C. 是颈内动脉起始部的膨大部分

D. 位于颈动脉杈的后方

E. 可感受血液中氧分压、二氧化碳分压和氢离子浓度变化

144. 营养甲状腺的动脉来源为

A. 颈内动脉　　B. 颈外动脉

C. 椎动脉　　　　　　　D. 甲状颈干

E. 肋颈干

145. 关于静脉角的叙述，正确的是

A. 位于颈内、外静脉汇合处

B. 右侧有胸导管注入

C. 左侧有右淋巴导管注入

D. 位于颈内静脉与锁骨下静脉汇合处

E. 胸导管注入左静脉角

146. 关于面静脉的叙述，下列选项中正确的是

A. 无静脉瓣　　　　　B. 与面动脉伴行

C. 位于面动脉后方　　　D. 与颅内海绵窦相交通

E. 汇合成颈内静脉

【参考答案】

1. D　2. C　3. A　4. B　5. C　6. C　7. D

8. A　9. C　10. A　11. D　12. D　13. E

14. A　15. A　16. C　17. D　18. E　19. D

20. D　21. E　22. A　23. B　24. D　25. B

26. C　27. D　28. E　29. B　30. A　31. B

32. D　33. A　34. E　35. E　36. A　37. D

38. A　39. C　40. E　41. E　42. B　43. B

44. E　45. B　46. E　47. D　48. D　49. C

50. E　51. C　52. B　53. D　54. D　55. E

56. A　57. C　58. D　59. C　60. D　61. A

62. E　63. E　64. D　65. C　66. D　67. E

68. D　69. B　70. E　71. E　72. D　73. C

74. E　75. D　76. D　77. D　78. E　79. E

80. D　81. A　82. E　83. C　84. A　85. D

86. A　87. B　88. B　89. A　90. C　91. B

92. D　93. D　94. C　95. E　96. D　97. C

98. B　99. A　100. D　101. A　102. A　103. D

104. C　105. E　106. C　107. D　108. B

109. A　110. E　111. C　112. D　113. C

114. C　115. B　116. A　117. E　118. B

119. D　120. C　121. E　122. A　123. B

124. E　125. D　126. B　127. A　128. C

129. E　130. B　131. A　132. D　133. ABCDE

134. CDE　135. ABCE　136. ABCDE

137. ABCDE　138. BCD　139. ABC　140. ACE

141. DE　142. ADE　143. ADE　144. BD

145. DE　146. ABCDE

（李　莉）

第十二章　淋巴系统

【A1 型题】

1. 关于淋巴管的叙述，哪项是正确的

A. 遍布全身各处　　　B. 有大量瓣膜

C. 均与血管伴行　　　D. 结构与小动脉相似

E. 通透性大

2. 胸导管**不**收集

A. 左上半身的淋巴　　B. 左下半身的淋巴

C. 左下肢的淋巴　　　D. 右下半身的淋巴

E. 右上半身的淋巴

3. 毛细淋巴管的叙述，哪项最准确

A. 遍布全身各处

B. 与毛细血管通透性一致

C. 管壁由内皮细胞、基膜和周细胞组成

D. 角膜及晶状体内缺如

E. 以上都不是

4. 关于乳糜池的叙述，下列哪项最适合

A. 通常位于第 2～3 腰椎前方

B. 多为胸导管起始部的膨大

C. 由左、右肠干和 1 条腰干合成

D. 由左、右肠干和左、右腰干合成

E. 由肠干合成

5. 人体的淋巴干

A. 有八条　　　　　　B. 有九条

C. 注入静脉角　　　　D. 都注入胸导管

E. 不成对的有两条

6. 有关胸导管的叙述中**错误**的是

A. 穿膈的食管裂孔入胸腔

B. 收集腰干的淋巴

C. 起于乳糜池

D. 收集左支气管纵隔干

E. 是淋巴的主要收集管

7. 右淋巴导管

A. 收集全身二分之一的淋巴

B. 收集右上半身的淋巴

C. 收集右下半身的淋巴

D. 收集右下肢的淋巴

E. 是最长的淋巴导管

8. 关于肠干与腰干的叙述，下列哪项描述最准确

A. 左、右腰干由腰淋巴结输出管形成

B. 肠干由腹腔淋巴结的输出管形成

C. 腰干输出下肢、盆腔和腹后壁的淋巴

D. 肠干收集肝、胆、脾、胰及消化管的淋巴

E. 乳糜池通常由左、右腰干和肠干在第 3 腰椎前面合成

【B 型题】

（9～12 题共用备选答案）

A. 咽鼓管扁桃体　　　B. 腭扁桃体

C. 咽扁桃体　　　　　D. 孤立淋巴滤泡

E. 集合淋巴滤泡

9. 回肠壁对系膜缘有淋巴组织，称为

10. 鼻咽顶壁有淋巴组织，称为

11. 鼻咽侧壁附近有淋巴组织，称为

12. 口咽侧壁的扁桃体窝内有淋巴组织，称为

（13、14 题共用备选答案）

A. 下颌下淋巴结　　　B. 咽后淋巴结

C. 肠系膜上淋巴结　　D. 腹腔淋巴结

E. 肠系膜下淋巴结

13. 鼻咽癌可转移至

14. 胃癌可转移至

【参考答案】

1. B　2. E　3. D　4. C　5. B　6. A　7. B　8. A

9. E　10. C　11. A　12. B　13. B　14. D

（任晓旭）

第十三章　感觉器总论

略。

第十四章　视　　器

【A1 型题】

1. 关于感受器的叙述，**错误**的是

A. 感受器及其附属结构的总称为感觉器

B. 正常状况下，感受器只对某一种刺激特别敏感

C. 内耳的位置觉感受器属本体感受器

D. 内感受器分布在内脏器官和心血管等处

E. 本体感受器分布在皮肤、肌、肌腱和关节

2. 关于角膜的描述，**错误**的是

A. 无色透明　　　　B. 有感觉神经末梢

C. 有血管　　　　　D. 有屈光作用

E. 占纤维膜的前 1/6

3. 房水

A. 由睫状体产生　　B. 充满于眼前房

C. 经巩膜筛板入静脉窦

D. 由眼前房经瞳孔入眼后房

E. 眼球内房水过多不会影响视力

4. 下列**不属于**眼球屈光装置的是

A. 角膜　　　　　　B. 巩膜

C. 晶状体　　　　　D. 玻璃体　　　E. 房水

5. 视盘

A. 有感光细胞　　　B. 为最敏锐部位

C. 无视神经出入　　D. 位于黄斑的外侧

E. 中央凹陷，有视网膜中央动、静脉穿过

6. 视网膜感光最敏锐处在

A. 视盘　　　　　　B. 黄斑

C. 视神经乳头　　　D. 视盘陷凹

E. 中央凹

7. 关于眼球血管膜的描述，**错误**的是

A. 呈棕黑色　　　　B. 富含血管和色素细胞

C. 由前至后分为虹膜、睫状体和脉络膜

D. 位于眼球最外层　E. 具有遮光作用

8. 黄斑

A. 为生理盲点

B. 在视神经盘的颞侧稍下方约 3.5mm 处

C. 由双极细胞汇集而成

D. 有视网膜中央动脉通过

E. 由密集的视杆细胞构成

9. 当上直肌收缩时，瞳孔转向

A. 上内　　　　B. 上外　　　　C. 下内

D. 下外　　　　E. 内侧

10. 玻璃体

A. 为无色透明液体　B. 充满于眼球内

C. 有折光作用　　　D. 有营养视网膜功能

E. 与维持眼压有关

11. 下列关于泪器的描述，正确的是

A. 泪囊的下端为盲端　　B. 泪腺位于泪囊窝

C. 泪小管由泪腺发出　　D. 鼻泪管开口于下鼻道

E. 泪点向内通往鼻泪管

12. 当看近物时，使晶状体变厚的主要原因是

A. 睫状小带紧张　　　　B. 睫状小带松弛

C. 睫状肌收缩　　　　　D. 瞳孔括约肌收缩

E. 晶状体具有弹性

13. 关于晶状体的描述，下列**错误**的是

A. 呈双凸透镜状，无色透明

B. 富有弹性、不含血管和神经

C. 睫状体收缩时，晶状体变凸

D. 晶状体增大并变硬，引起老视

E. 视近物时，睫状小带拉紧，晶状体曲度变小

14. 关于眼球内容物的描述，**错误**的是

A. 房水、晶状体和玻璃体都具有屈光作用

B. 房水充填于眼房内

C. 睫状肌舒张，晶状体变厚，曲度变大

D. 玻璃体为无色透明的胶状物

E. 房水维持正常眼内压作用

15. 关于眼动脉的描述，正确的是

A. 起自颈总动脉　　　　B. 眶下动脉是它的分支

C. 最重要的分支为视网膜中央动脉

D. 与眼神经伴行进入眶内

E. 以上都不是

【A2型题】

16. 患者，男，12岁。自幼夜间视力差，行动困难，诊断为夜盲症。该病由于下列哪种细胞功能不良引起

A. 节细胞　　　　　　　B. 视杆细胞

C. 视锥细胞　　　　　　D. 双极细胞

E. 色素上皮细胞

17. 患者，男，16岁。双眼视远物不清，诊断为近视。其功能异常、调节能力减弱的结构是

A. 虹膜　　　　　　　　B. 巩膜

C. 玻璃体　　　　　　　D. 睫状肌

E. 视网膜

18. 患者，男，9岁。左上眼睑红肿入院就诊，诊断为左眼上睑睑板腺囊肿，病变的部位在

A. 睑结膜　　　　　　　B. 睑板腺

C. 睑部皮肤　　　　　　D. 皮下组织

E. 睫毛毛囊

【B型题】

（19～22题共用备选答案）

A. 视网膜　　　　　　　B. 虹膜

C. 巩膜　　　　　　　　D. 脉络膜

E. 睫状体

19. 占眼球壁后2/3的血管膜是

20. 眼球壁纤维膜包括

21. 与晶状体凸度变化有关的是

22. 可随光线强弱发生变化的是

（23～26题共用备选答案）

A. 巩膜　　　　　　　　B. 虹膜

C. 角膜　　　　　　　　D. 脉络膜

E. 视网膜

23. 属于屈光装置的是

24. 具有调节进入眼内光线作用的是

25. 具有吸收眼球内分散光线作用的是

26. 具有感光作用的是

（27～29题共用备选答案）

A. 泪囊　　　　　　　　B. 泪腺

C. 泪点　　　　　　　　D. 鼻泪管

E. 泪小管

27. 分泌泪液的是

28. 一侧有盲端的是

29. 开口于下鼻道前部的是

（30～33题共用备选答案）

A. 上直肌　　　　　　　B. 下斜肌

C. 上斜肌　　　　　　　D. 内直肌

E. 外直肌

30. 使瞳孔转向下外方的是

31. 使瞳孔转向内上方的为

32. 受展神经支配的是

33. 起自眶下壁的为

（34～36题共用备选答案）

A. 青光眼　　　　　　　B. 白内障

C. 近视　　　　　　　　D. 远视

E. 散光

34. 房水代谢紊乱或循环不畅，造成眼内压增高，称

35. 晶状体因疾病或创伤而变混浊，称

36. 角膜表面各径线曲率不同，造成视物不清，称

【参考答案】

1. E　2. C　3. A　4. B　5. E　6. E　7. D

8. B　9. A　10. C　11. D　12. C　13. E

14. C　15. C　16. B　17. D　18. B　19. D

20. C　21. E　22. B　23. C　24. B　25. D

26. E　27. B　28. A　29. D　30. C　31. A

32. E　33. B　34. A　35. B　36. E

（王璐璐）

第十五章　前庭蜗器

【A1 型题】

1. 关于前庭蜗器的描述，**错误**的是

A. 包括前庭器和听器

B. 外耳、中耳和内耳是声波的传导装置

C. 听器是感受声波刺激的感受器

D. 位觉器可感受头部位置变动的刺激

E. 听觉感受器和位置觉感受器位于内耳

2. 外耳道

A. 外侧 2/3 为软骨部，内侧 1/3 为骨部

B. 外侧 1/2 为软骨部，内侧 1/2 为骨部

C. 外侧 1/3 为软骨部，内侧 2/3 为骨部

D. 是外耳道至鼓膜之间的通道

E. 与内耳道相通

3. 下列关于鼓室的描述，**错误**的是

A. 内侧壁为迷路壁　　B. 外侧壁为鼓膜壁

C. 前壁为颈静脉壁　　D. 后壁为乳突壁

E. 上壁为盖壁

4. 鼓膜

A. 为圆形透明膜

B. 中心向内凹陷称鼓膜脐

C. 大部分为松弛部

D. 后下方有一三角形的反光区，称光锥

E. 位于内耳和鼓室之间

5. 下列**不属于**中耳的结构是

A. 乳突窦　　　B. 茎突窦　　　C. 听小骨

D. 乳突小房　　E. 咽鼓管

6. 螺旋器位于

A. 球囊斑　　　B. 椭圆囊斑　　C. 蜗管鼓壁

D. 鼓室　　　　E. 颈静脉壁

7. 咽鼓管

A. 是连通喉咽部与鼓室的通道

B. 外侧份为软骨部，内侧份为骨部

C. 小儿管道长而平

D. 呈负压状态

E. 维持鼓室内外气压平衡

8. 下列属于膜迷路的结构是

A. 蜗顶　　　　B. 蜗底　　　　C. 蜗轴

D. 蜗管　　　　E. 蜗窗

9. 蜗管位于

A. 蜗轴内　　　B. 耳蜗内　　　C. 前庭阶内

D. 鼓阶内　　　E. 椭圆囊内

10. 下列关于听小骨的描述，**错误**的是

A. 是空气传导的途径

B. 镫骨底封闭前庭窗

C. 锤骨附着于鼓膜内面

D. 砧骨连于锤、镫两骨之间

E. 听小骨链首先震动鼓阶的外淋巴

11. 骨迷路包括

A. 蜗管　　　　B. 前庭　　　　C. 壶腹嵴

D. 球囊　　　　E. 椭圆囊

12. 听觉器官是

A. 球囊斑　　　B. 球囊　　　　C. 椭圆囊斑

D. 螺旋器　　　E. 壶腹嵴

13. 前庭阶与鼓阶

A. 不相通　　　　B. 经蜗孔相通

C. 经前庭窗相通　D. 经蜗窗相通

E. 内有内淋巴液

14. 能感受头部旋转变速运动刺激的结构是

A. 壶腹嵴　　　B. 蜗管　　　　C. 螺旋器

D. 球囊斑　　　E. 椭圆囊斑

15. 膜迷路由

A. 椭圆囊、球囊、壶腹嵴和蜗管组成

B. 椭圆囊、球囊、膜半规管和蜗管组成

C. 球囊、膜半规管和螺旋器组成

D. 球囊、螺旋器、膜半规管和蜗管组成

E. 椭圆囊、球囊、壶腹嵴和螺旋器组成

16. 下列关于声波传导途径描述，正确的是

A. 鼓膜、锤骨、镫骨、砧骨、蜗窗

B. 鼓膜、砧骨、锤骨、镫骨、前庭窗

C. 鼓膜、外耳道、中耳、耳蜗、半规管

D. 鼓膜、锤骨、砧骨、镫骨、前庭窗

E. 鼓膜、锤骨、砧骨、镫骨、蜗窗

17. 下列**不属于**基本味觉的是

A. 酸　　　　　B. 甜　　　　　C. 苦

D. 辣　　　　　E. 咸

【A2 型题】

18. 患者，女，52 岁，2 小时前蚊虫飞入外耳道，引起不适。医生进行外耳道检查，正确的是

A. 将耳郭拉向下方进行观察

B. 将耳郭拉向后方进行观察

C. 将耳郭拉向后上方进行观察

D. 将耳郭拉向后下方进行观察

E. 以上都不对

19. 患者，男，28 岁，1 小时前因打架，造成脑外伤，并听力下降到医院就诊，检查时发现感受声波刺激消失，可能损伤的结构是

A. 球囊斑　　　　　B. 椭圆囊斑

C. 螺旋器　　　　　D. 壶腹嵴

E. 咽鼓管

20. 患儿，女，5 岁，近 3 日发烧，不肯进食食物，哭闹不止。检查发现：体温 39.5℃，咽红、中度肿大，外耳道有脓性分泌物，乳突部按压疼痛加剧，诊断为中耳炎。出现上述症状，是由于损害了

A. 鼓室壁　　　　　B. 内耳　　　　　C. 外耳道

D. 硬脑膜　　　　　E. 咽鼓管

【B 型题】

（21～23 题共用备选答案）

A. 鼓膜壁　　　　　B. 盖壁

C. 颈静脉壁　　　　D. 乳突壁

E. 迷路壁

21. 分隔鼓室与颅中窝的是

22. 前庭窗位于

23. 鼓膜参与构成的是

（24～26 题共用备选答案）

A. 椭圆囊　　　　　B. 球囊

C. 鼓室　　　　　　D. 前庭阶

E. 蜗管迷路壁

24. 与膜半规管相通的是

25. 与鼓阶相通的是

26. 与蜗管相通的是

【参考答案】

1. B　2. C　3. C　4. B　5. B　6. C　7. E　8. D

9. B　10. E　11. B　12. D　13. B　14. A　15. B

16. D　17. D　18. C　19. C　20. E　21. B

22. E　23. A　24. A　25. D　26. B

（王璐璐）

第十六章　神经系统总论

【A1 型题】

1. 有关神经元的**错误**记载是

A. 又称神经细胞

B. 由胞体和树突两部分构成

C. 是神经系统结构和功能的基本单位

D. 胞体由细胞核、细胞质和细胞膜组成

E. 突起按形状可分为树突和轴突

2. 包绕在神经纤维外面的膜是

A. 神经膜　　　　　B. 神经束膜

C. 神经内膜　　　　D. 髓鞘

E. 神经外膜

3. 下列参与构成神经纤维的结构是

A. 神经元胞体　　　B. 神经内膜

C. 髓鞘　　　　　　D. 神经束膜

E. 纤维束

4. 神经胶质细胞

A. 只存在于周围神经系统中

B. 只存在于中枢神经系统中

C. 包括施万细胞

D. 具有很强的传导神经冲动的能力

E. 不形成郎飞节

5. 下列**不存在**于中枢神经系统中的结构是

A. 灰质   B. 皮质

C. 白质   D. 神经核

E. 神经节

【参考答案】

1. B   2. C   3. C   4. C   5. E

(李国锋)

第十七章　中枢神经系统

【A1 型题】

1. 关于脊髓的叙述，下列哪项是正确的

A. 全长粗细均匀   B. 无明显的节段性

C. 与椎管等长   D. 直接被脑脊液包围

E. 以上都不是

2. 关于脊髓的叙述，下列哪项是正确的

A. 与混合性脊神经直接相连

B. 在第 1～2 腰椎间作腰椎穿刺时可能被损伤

C. 前正中沟有脊神经前根附着

D. 脊髓圆锥平第 3 腰椎体

E. 发出全部 7 对颈神经根

3. 下列关于楔束的叙述，正确的是

A. 脊髓全长的后索均含有楔束

B. 一侧脊髓损伤将出现对侧肢体深部感觉障碍

C. 其功能是传导下肢的深部感觉和精细辨别性触觉

D. 楔束纤维上行至同侧楔束核内交换神经元

E. 其功能是传导对侧肢体痛、温觉

4. 脊髓丘脑侧束传导来自

A. 身体对侧的触觉冲动　B. 身体对侧的痛、温觉冲动

C. 身体同侧的痛、温觉冲动

D. 身体同侧的触觉冲动

E. 身体同侧的本体感觉

5. 视觉性语言中枢位于优势半球的

A. 角回   B. 缘上回

C. 距状沟附近皮质   D. 颞上回后部

E. 顶下小叶

6. 丘系交叉位于

A. 中脑   B. 脑桥

C. 延髓   D. 背侧丘脑

E. 下丘脑

7. 内囊前肢主要含有

A. 额桥束   B. 顶枕颞桥束

C. 皮质脊髓束   D. 皮质核束

E. 听辐射

8. 脊髓

A. 在成人，下端平齐第 2 腰椎下缘

B. 在新生儿，下端约平齐第 1 腰椎下缘

C. 颈膨大相当于颈丛发出的节段

D. 依脊神经根的出入范围可分为 31 个节段

E. 以上都不是

9. 躯干、四肢浅感觉传导路中的第二级纤维

A. 经脊髓白质后连合   B. 经脊髓白质前连合

C. 经脑桥的腹侧   D. 经延髓的腹侧

E. 以上都不是

10. 在脑的离体标本上，哪个部位能观察到间脑

A. 脑的腹侧面   B. 脑的背侧面

C. 脑的前面   D. 脑的后面

E. 脑的外侧面

11. 脊髓侧角

A. 存在于脊髓全长   B. 只存在于胸髓

C. 只存在于腰髓   D. 第 2 腰至第 3 骶节

E. 存在于全部胸髓和上 3 节腰髓

12. 下列纤维束中，在脊髓断面内经白质前连合交叉到对侧的有

A. 脊髓丘脑束   B. 皮质脊髓束

C. 红核脊髓束   D. 薄束

E. 楔束

13. 关于脊髓后索受损的患者，下列叙述哪项正确

A. 患者闭眼时不能确定各关节位置

B. 患者闭眼时仍能确定各关节位置

C. 受损对侧肢体有痛觉障碍

D. 受损对侧肢体的运动功能丧失

E. 患者无明显感觉及运动障碍

14. 切断脊髓侧索，可导致切断部位以下

A. 同侧随意运动丧失及对侧痛温觉障碍

B. 仅仅会发生同侧随意运动丧失

C. 同侧粗触觉及本体感觉丧失

D. 同侧痛、温觉丧失

E. 无明显运动和感觉障碍

15. 脊髓半横断后，在其断面以下出现

A. 同侧本体感觉丧失

B. 同侧粗触觉、痛温觉障碍

C. 同侧肢体运动、感觉功能均正常

D. 对侧肢体随意运动丧失

E. 以上叙述均错误

16. 关于脊髓颈膨大的叙述，下列哪项是正确的

A. 由于此处脊髓节段含神经纤维较多所致

B. 位于第5颈节与第1胸节之间

C. 主要与颈部的肌活动有关

D. 发出的脊神经组成颈丛

E. 以上都不是

17. 划分脊髓节段的主要依据是

A. 脊髓胚胎发生中与椎骨的关系

B. 脊髓内部结构的节段性改变

C. 脊髓核团的范围

D. 脊髓表面横行的沟

E. 脊髓发出脊神经根丝的范围

18. 脊髓第10胸节约平对

A. 第4胸椎水平　　B. 第5胸椎水平

C. 第6胸椎水平　　D. 第7胸椎水平

E. 第9胸椎水平

19. 关于中间带外侧核的叙述，下列哪项是正确的

A. 仅见于胸髓侧角

B. 位于胸1～腰3、4脊髓侧角

C. 是交感神经节前神经元胞体所在的部位

D. 与内脏感觉传入有关

E. 是副交感神经节后神经元胞体所在的部位

20. 关于胸核的叙述，下列哪项是正确的

A. 边界不清

B. 仅见于颈8～腰3节段

C. 仅见于脊髓胸段

D. 发出纤维在同侧外侧索上行止于间脑

E. 与胸部内脏感觉传入有关

21. 关于前角运动细胞外侧群的叙述，下列哪项是正确的

A. 纵贯脊髓全长　　B. 与肌张力的调节无关

C. 支配梭内肌纤维　　D. 支配四肢肌

E. 只有γ运动神经元

22. 关于脊髓α运动神经元的叙述，下列哪项是正确的

A. 是前角中的小型神经元

B. 发出纤维支配梭外肌

C. 参加脊髓节段内和节段间反射

D. 与肌张力的调节有关

E. 以上都不是

23. 关于脊髓γ运动神经元的叙述，下列哪项是正确的

A. 是脊髓内的大型细胞

B. 兴奋时直接引起关节运动

C. 轴突支配梭内、外肌

D. 与肌张力调节有关

E. 轴突支配梭外肌

24. 脊髓第2～4胸节白质前连合损伤将导致

A. 第5肋平面附近对称性带状区痛、温觉丧失

B. 将导致锁骨水平以下躯干和下肢痛、温觉全部丧失

C. 将导致锁骨水平以下躯干和下肢浅感觉全部丧失

D. 将导致乳头至剑突平面对称性带状区痛、温觉丧失

E. 将导致乳头水平以下躯干和下肢痛、温觉全部丧失

25. 关于白质前连合的叙述，下列哪项是正确的

A. 位于灰质前连合背侧

B. 参与脊髓节段间的反射

C. 与灰质前连合间界限不清

D. 由传导躯干和四肢痛、温觉的纤维组成

E. 只含感觉传导通路的二级纤维

26. 下列纤维中，大部分起于同侧又止于同侧的是

A. 脊髓小脑前束   B. 脊髓小脑后束

C. 脊髓丘脑   D. 皮质脊髓束

E. 红核脊髓束

27. 关于薄束和楔束的叙述，下列哪项是正确的

A. 薄束起自胸 4 节段以下的后角

B. 薄束位于后索的外侧部，楔束位于后索的内侧部

C. 楔束起自胸 4 以上脊神经节细胞的中枢突

D. 两束损伤后，对侧肢体本体感觉消失

E. 以上都不是

28. 关于脊髓的叙述，下列哪项是正确的

A. 自枕骨大孔至第 3 腰椎体下缘

B. 下颈段脊髓灰质可见侧柱

C. 中骶段脊髓灰质有副交感神经低级中枢

D. 前面有深的后正中沟

E. 中央管与第三脑室相通

29. 关于脊髓灰质的叙述，下列哪项是正确的

A. 前角只存在于胸髓

B. 后角只存在于颈、胸髓

C. 副交感神经节前神经元的细胞体位于骶尾髓

D. 胸髓和上 3 节腰髓内的侧角含交感神经节前神经元的胞体

E. 以上都不是

30. 关于皮质脊髓侧束的叙述，下列哪项是正确的

A. 起自延髓下端脑神经核

B. 由对侧端脑皮质运动神经元轴突组成

C. 由不交叉的纤维组成 D. 位于外侧索前部

E. 主要止于前角内侧群运动神经元

31. 关于脊髓丘脑束的叙述，下列哪项是正确的

A. 由胸核内神经元轴突组成

B. 由脊神经节神经元中枢突组成

C. 终止于端脑皮质第一躯体感觉区

D. 纤维在延髓下部交叉

E. 与对侧躯干和四肢痛、温、轻触觉传导有关

32. 右侧薄束、楔束受损可导致

A. 右侧受损平面下 1～2 阶段皮肤的痛、温觉障碍

B. 右侧受损平面以下意识性本体感觉障碍

C. 左侧受损平面以下皮肤的痛、温觉障碍

D. 左侧受损平面以下意识性本体觉障碍

E. 左侧受损平面以下骨骼肌的随意运动障碍

33. 损伤下列哪一结构，症状发生于病灶的同侧

A. 内侧丘系   B. 三叉丘系

C. 薄束、楔束   D. 内囊后肢

E. 脊髓丘脑束

34. 下列**不属于**特殊内脏运动柱的核团是

A. 三叉神经运动核   B. 面神经核

C. 展神经核   D. 疑核

E. 副神经核

35. 脊髓的副交感神经低级中枢位于

A. 全部骶节中   B. 骶 1～3 节中

C. 腰 2～4 节中   D. 胸部和腰部脊髓侧角

E. 骶 2～4 节中

36. 脊髓的交感神经低级中枢位于

A. 胸核   B. 中间外侧核

C. 中间内侧核   D. 骶中间外侧柱

E. 网状结构

37. 切断脊髓侧索，可导致切断部位以下

A. 同侧随意运动丧失

B. 同侧腱反射丧失，触觉和压觉丧失

C. 同侧随意运动及深浅感觉丧失

D. 同侧随意运动丧失及对侧痛温觉障碍

E. 同侧痛温觉全部丧失

38. 脊髓后索损伤时

A. 闭眼能确定关节的位置

B. 闭眼能维持身体直立不摇晃

C. 闭眼不能确定各关节的位置

D. 受损伤的对侧有痛觉障碍

E. 闭眼能指鼻准确

39. 从延髓脑桥沟出入脑的神经，自内向外分别为

A. 展神经、面神经

B. 展神经、面神经、前庭蜗神经

C. 面神经、前庭蜗神经

D. 展神经、面神经、前庭神经

E. 前庭蜗神经、面神经、展神经

40. 从脑干背面出脑的神经是

A. 展神经   B. 视神经

C. 动眼神经　　　　　D. 三叉神经

E. 滑车神经

41. 三叉神经根位于

A. 脑桥小脑三角处　　B. 脚间窝处

C. 延髓脑桥沟处

D. 脑桥基底部与小脑中脚交界处

E. 以上都不是

42. 从锥体与橄榄之间的沟出脑的神经是

A. 迷走神经　　　　　B. 舌咽神经

C. 副神经　　　　　　D. 舌下神经

E. 展神经

43. 动眼神经副核发纤维支配

A. 舌下腺，颌下腺　　B. 泪腺

C. 腮腺　　　　　　　D. 胸腹腔脏器

E. 睫状肌、瞳孔括约肌

44. 关于基底核的正确描述是

A. 包括纹状体、屏状核

B. 包括尾状核、豆状核和杏仁体

C. 是大脑髓质中的灰质块

D. 又称新纹状体

E. 参与组成边缘系统

45. 第Ⅰ躯体运动区位于

A. 中央前回和中央旁小叶前部

B. 额中回后部

C. 额下回后部

D. 中央前回和中央后回

E. 中央后回和中央旁小叶后部

46. 视觉区位于

A. 额下回后部　　　　B. 额中回后部

C. 扣带回后部　　　　D. 海马回后部

E. 距状沟上、下的枕叶皮质

47. 视觉性语言中枢位于

A. 优势半球的中央前回

B. 优势半球的额中回后部

C. 优势半球的顶叶角回

D. 优势半球的 Broca 回

E. 优势半球的顶叶缘上回

48. 关于大脑皮质机能定位区的描述哪项**不正确**

A. 视区在枕叶（Brodmann）的 41、42 区

B. 听区在颞横回（Brodmann）17 区

C. 手的躯体运动区在中央前回下部

D. 脚的躯体运动区在中央旁小叶前部

E. 运动性语言中枢在额下回后部

49. 内囊位于

A. 豆状核与尾状核之间

B. 豆状核与丘脑之间

C. 豆状核与尾状核，背侧丘脑之间

D. 豆状核与屏状核之间

E. 豆状核，尾状核与屏状核之间

50. **不通过**内囊后肢的纤维束是

A. 额桥束　　　　　　B. 听辐射

C. 皮质脊髓束　　　　D. 丘脑皮质束

E. 视辐射

51. 左侧内囊膝部损伤可出现

A. 左侧肢体瘫痪　　　B. 右侧肢体瘫痪

C. 伸舌偏向右侧　　　D. 口角偏向右侧

E. 右侧额纹消失

【参考答案】

1. B　2. B　3. D　4. B　5. A　6. C　7. A

8. D　9. B　10. A　11. E　12. A　13. A

14. A　15. A　16. E　17. E　18. D　19. C

20. B　21. D　22. B　23. D　24. D　25. B

26. B　27. C　28. C　29. D　30. B　31. E

32. B　33. C　34. C　35. E　36. B　37. C

38. C　39. B　40. E　41. E　42. D　43. E

44. C　45. A　46. E　47. C　48. C　49. C

50. A　51. C

（李国锋）

第十八章　周围神经系统

【A1 型题】

1. 通过三边孔的结构是

A. 肩胛上神经　　　　B. 桡神经

C. 胸背神经　　　　　D. 腋神经

E. 旋肩胛动脉

2. 关于三叉神经的叙述，下列哪项是**不正确**的

A. 含有内脏运动纤维

B. 含有特殊内脏传出纤维和一般躯体传入纤维

C. 不传导舌后 1/3 的黏膜感觉和味觉

D. 在脑桥下小脑中脚臂下缘出脑

E. 管理咀嚼肌运动

3. 关于视神经的叙述，下列哪项是正确的

A. 外包 3 层膜，为相应脑膜的延续

B. 经眶上裂入颅中窝

C. 两视网膜颞侧的纤维交叉

D. 两视网膜鼻侧的纤维不交叉

E. 完全受损，伤侧全盲并瞳孔对光反射消失

4. 关于舌神经的叙述，下列哪项是正确的

A. 经卵圆孔出颅   B. 为下颌神经分支

C. 根丝由延髓脑桥沟出脑

D. 在颏舌肌外侧分支

E. 一侧损伤伸舌偏向患侧

5. 闭孔神经支配

A. 股前群肌   B. 股后群肌

C. 臀大肌   D. 臀中、小肌

E. 股内侧群肌

6. 面神经管理

A. 舌后 1/3 味觉   B. 舌前 2/3 味觉

C. 舌后 1/3 黏膜一般感觉

D. 舌前 2/3 黏膜一般感觉

E. 面部皮肤

7. 下颌神经的颊神经管理

A. 颊肌   B. 牙龈的外侧面

C. 颊黏膜   D. 颞部皮肤

E. 咀嚼肌

8. 患者右侧瞳孔转向下外可能为何种神经损伤所致

A. 右动眼神经   B. 右滑车神经

C. 左滑车神经   D. 左动眼神经

E. 右展神经

9. 通过海绵窦内与颈动脉伴行的神经是

A. 眼神经   B. 滑车神经

C. 上颌神经   D. 展神经

E. 动眼神经

10. 关于右侧视束的叙述，下列哪项是正确的

A. 损伤后引起双眼右侧半视野偏盲

B. 损伤后引起右眼全盲

C. 由左鼻侧半视网膜纤维和右颞侧半视网膜纤维形成

D. 由同侧视网膜纤维形成

E. 由外侧膝状体核发出突起形成

11. 眼睑下垂可能是损伤了

A. 滑车神经   B. 展神经

C. 动眼神经   D. 面神经

E. 三叉神经

12. 管理头、面部皮肤感觉的神经是

A. 嗅神经   B. 颈丛分支

C. 三叉神经   D. 动眼神经

E. 面神经

13. 关于耳颞神经的叙述，下列哪项是正确的

A. 先以两根围绕端脑中动脉，然后合成一干

B. 与脑膜中动脉伴行

C. 内含来自面神经的副交感纤维

D. 支配咀嚼肌运动

E. 司唾液腺分泌

14. 关于舌下神经的叙述，下列哪项是正确的

A. 支配全部舌内、外肌

B. 管理舌前 1/3 的一般内脏感觉

C. 管理舌前 1/3 的味觉

D. 管理舌的感觉

E. 为混合神经

15. 支配下颌下腺的交感神经节前纤维的换元部位是

A. 睫状神经节   B. 耳神经节

C. 下颌下神经节   D. 翼腭神经节

E. 颈上神经节

16. 副交感神经的低级中枢位于

A. 间脑和骶 2～4 脊髓节

B. 脑干和骶 2～4 脊髓节

C. 脑干和胸 1～腰 2 脊髓节

D. 间脑和胸 1～腰 2 脊髓节

E. 以上都不是

17. 睫状肌的神经支配来自

A. 展神经   B. 眼神经

C. 滑车神经   D. 动眼神经

E. 三叉神经

18. 关于交感神经椎旁神经节的叙述，下列哪项是**错误**的

A. 节内为多极神经元

B. 神经节数目除颈、尾部外，均与胸腰椎骨数相同或近似

C. 位于脊柱旁交感神经干上

D. 交感神经节后纤维都起自节内的神经元

E. 尾部有 1 个奇节

19. 脊神经后支含有

A. 副交感神经纤维

B. 特殊内脏感觉神经纤维

C. 躯体运动神经纤维

D. 交感神经节前纤维

E. 副交感神经节前纤维

20. 关于膈神经的叙述，下列哪项是正确的

A. 为运动性神经

B. 起自颈 4～6 神经前支

C. 行走于椎前筋膜前方

D. 在前斜角肌前方下行

E. 只支配膈肌

21. 上颌神经从下列何结构出颅腔

A. 茎乳孔　　　　　B. 圆孔

C. 卵圆孔　　　　　D. 破裂孔

E. 眶上裂

22. 臂丛在颈部与何肌相邻

A. 肩胛舌骨肌上腹　　B. 前斜角肌

C. 茎突舌骨肌　　　　D. 胸骨舌骨肌

E. 后斜角肌

23. 关于桡神经的叙述，下列哪项是正确的

A. 为臂丛外侧束的分支

B. 经桡神经沟行向肘的前外侧

C. 支配骨间肌

D. 为支配上肢展肌的主要神经

E. 支配旋前圆肌

24. 正中神经支配的肌有

A. 拇短伸肌　　　　B. 拇短屈肌

C. 骨间肌　　　　　D. 拇长伸肌

E. 拇收肌

25. 损伤副神经干结果为

A. 伤侧肩下垂，面转向伤侧

B. 伤侧肩下垂，面转向健侧

C. 健侧肩下垂，面转向健侧

D. 健侧肩下垂，面转向伤侧

E. 胸锁乳突肌瘫痪，斜方肌正常

26. 臂丛由哪些脊神经前支组成

A. 颈 1～3、胸 1　　B. 颈 3～5、胸 1

C. 颈 5～8、胸 1　　D. 颈 3～5、胸 2

E. 颈 5～7、胸 2

27. 经四边孔的神经是

A. 旋肩神经　　　　B. 桡神经

C. 腋神经　　　　　D. 胸背神经

E. 肌皮神经

28. 手掌拇指不能内收，可能损伤的神经是

A. 正中神经返支　　B. 尺神经浅支

C. 尺神经深支　　　D. 桡神经深支

E. 桡神经浅支

29. 手掌内侧 1/3 皮肤感觉障碍，但拇指能对掌和内收，受损伤的神经是

A. 桡神经　　　　　B. 尺神经深支

C. 尺神经浅支　　　D. 正中神经

E. 尺神经手背支

30. 不能用伸位的示指和中指夹住一张卡片，受损伤的神经是

A. 桡神经深支　　　B. 正中神经返支

C. 尺神经浅支　　　D. 尺神经深支

E. 桡神经浅支

31. 关于副神经的叙述，下列哪项是**错误**的

A. 由颅根和脊髓根合并形成

B. 由枕骨大孔出颅

C. 为运动性神经

D. 其外支支配胸锁乳突肌、斜方肌

E. 其内支加入迷走神经

32. 关于脊神经的叙述，下列哪项是正确的

A. 大部分为混合性神经

B. 含有躯体感觉和躯体运动 2 种纤维组成

C. 含有 4 种纤维成分

D. 共有 30 对脊神经

E. 由前、后支汇合组成

33. 关于坐骨神经的叙述，下列哪项是**错误**的

A. 在腘窝分为胫神经和腓总神经

B. 在股二头肌长头深面下降

C. 支配股后三肌

D. 支配臀大肌

E. 受损伤后伸髋力、屈膝力弱

34. 桡神经损伤可导致

A. 猿手　　　　　B. 爪形手

C. 垂腕　　　　　D. 翼形肩

E. 方状肩

35. 参与颈丛组成的是

A. 颈 1～4 脊神经　　B. 颈 1～4 后根

C. 颈 1～4 前根

D. 颈 1～4 脊神经前支及部分颈 5

E. 颈 1～4 脊神经后支

36. 支配肱二头肌的神经是

A. 尺神经　　　　　B. 桡神经

C. 肌皮神经　　　　D. 腋神经

E. 正中神经

37. 脊神经的性质是

A. 运动性　　　　　B. 感觉性

C. 内脏运动性　　　D. 躯体感觉性

E. 混合性

38. 关于舌神经，下列叙述**错误**的是

A. 含下颌下神经节副交感节前纤维

B. 传导舌前 2/3 黏膜一般感觉

C. 有舌前 2/3 的味觉纤维

D. 属舌下神经分支

E. 鼓索神经加入舌神经

39. 关于岩大神经，下列叙述**错误**的是

A. 含一般内脏传出纤维 B. 起自膝神经节处

C. 与岩深神经内的交感纤维合成翼管神经

D. 穿经岩大神经管裂孔

E. 止于翼腭神经节

40. 关于翼腭（蝶腭）神经节，下列叙述**错误**的是

A. 属于面神经联系的副交感神经节

B. 位于翼腭窝内，上颌神经下方

C. 接受上泌涎核发来的节前纤维

D. 有交感神经节前纤维通过

E. 有交感神经节后纤维通过

41. 关于脊神经交通支，下列叙述**错误**的是

A. 分为白交通支和灰交通支

B. 灰交通支含节后纤维

C. 白交通支含节前纤维

D. 白交通支仅出现在胸 1～腰 3 脊神经节前支与相应交感干节之间

E. 白交通支内含节后纤维

42. 在行程中贴近肱骨的神经是

A. 正中神经、尺神经和皮神经

B. 腋神经、桡神经和尺神经

C. 腋神经、桡神经和正中神经

D. 桡神经、桡神经和皮神经

E. 正中神经、尺神经和桡神经

43. 肱骨外科颈骨折，最易损伤的神经是

A. 正中神经　　　　B. 桡神经

C. 尺神经　　　　　D. 腋神经

E. 肌皮神经

44. 胸长神经支配

A. 前锯肌　　　　　B. 背阔肌

C. 小圆肌　　　　　D. 大圆肌

E. 冈上肌

45. 支配喙肱肌的神经是

A. 正中神经　　　　B. 腋神经

C. 桡神经　　　　　D. 尺神经

E. 肌皮神经

46. 桡神经

A. 以内、外侧头发自臂丛内、外侧束

B. 与旋肱后动脉伴行穿四边孔

C. 与肱深动脉伴行

D. 支配臂伸肌和旋前圆肌

E. 在肱骨肌管内由外上斜向内下

47. 支配拇收肌的神经是

A. 正中神经返支　　B. 尺神经浅支

C. 肌皮神经　　　　D. 尺神经深支

E. 桡神经浅支

48. 关于指背皮肤的神经支配，叙述正确的是

A. 桡侧一个半指受桡神经支配

B. 桡侧二个半指受桡神经支配

C. 尺侧三个半手指尺神经支配

D. 尺侧二个半指受尺神经支配

E. 示指、中指中远节和环指桡侧半中、远节受正中神经支配

49. 支配手肌外侧群的神经是

A. 桡神经　　　　　　B. 尺神经

C. 正中神经　　　　　D. 骨间后神经

E. 正中神经和尺神经

50. 通过腕管的神经是

A. 尺神经深支　　　　B. 尺神经

C. 指掌侧总神经　　　D. 正中神经

E. 以上都不对

51. 手掌刀伤后拇指不能内收，可能损伤的神经是

A. 正中神经返支　　　B. 尺神经浅支

C. 尺神经深支　　　　D. 桡神经浅支

E. 桡神经深支

52. 患者手掌内侧1/3皮肤感觉障碍，但拇指能对掌和内收，受损伤的神经是

A. 桡神经　　　　　　B. 尺神经深支

C. 尺神经浅支　　　　D. 正中神经

E. 尺神经手背支

53. 支配骨间掌侧、背侧肌的神经是

A. 正中神经　　　　　B. 腋神经

C. 肌皮神经　　　　　D. 桡神经

E. 尺神经

54. 患者足下垂和足背皮肤感觉缺失，损伤可能涉及

A. 胫神经和腓浅神经　B. 腓总神经

C. 腓深神经　　　　　D. 骶1~2的前支

E. 腰骶干

55. 眼外斜视是因为损伤下述哪条神经

A. 眼神经　　　　　　B. 动眼神经

C. 展神经　　　　　　D. 面神经

F. 滑车神经

56. 通过海绵窦外壁的脑神经是

A. Ⅲ、Ⅳ、Ⅴ、Ⅵ对脑神经

B. Ⅲ、Ⅳ、Ⅵ对脑神经

C. Ⅲ、Ⅳ、Ⅴ对脑神经

D. Ⅲ、Ⅳ对脑神经及眼神经，上颌神经

E. Ⅲ、Ⅳ、Ⅵ对脑神经及眼神经

57. 左展神经损伤出现

A. 左瞳孔偏向内侧　　B. 左瞳孔偏向外侧

C. 右瞳孔偏向外侧　　D. 右瞳孔偏向内侧

E. 右瞳孔移向上方

58. 传导头面部痛、温觉冲动的神经是

A. 第Ⅲ对脑神经　　　B. 第Ⅳ对脑神经

C. 第Ⅴ对脑神经　　　D. 第Ⅵ对脑神经

E. 第Ⅷ对脑神经

59. 支配上提下颌骨诸肌的神经是

A. 上颌神经　　　　　B. 面神经和三叉神经

C. 下颌神经　　　　　D. 面神经

E. 上颌神经和下颌神经

60. 穿过卵圆孔的结构是

A. 面神经的鼓索　　　B. 滑车神经

C. 上颌神经　　　　　D. 岩大神经

E. 下颌神经

61. 上颌神经通过的孔是

A. 破裂孔　　　　　　B. 卵圆孔

C. 棘孔　　　　　　　D. 圆孔

E. 茎乳孔

【参考答案】

1. E　2. D　3. A　4. B　5. E　6. B　7. C

8. A　9. D　10. C　11. C　12. C　13. A　14. A

15. E　16. E　17. D　18. D　19. C　20. D

21. B　22. B　23. B　24. B　25. A　26. C

27. C　28. C　29. C　30. D　31. B　32. C

33. D　34. C　35. D　36. C　37. E　38. D

39. E　40. D　41. E　42. B　43. D　44. A

45. E　46. C　47. D　48. E　49. E　50. D

51. C　52. C　53. E　54. B　55. B　56. D

57. A　58. C　59. C　60. E　61. D

（李国锋）

第十九章　神经系统的传导通路

【A1 型题】

1. 关于躯干和四肢意识性本体感觉传导通路描述正确的是

A. 第 1 级神经元是肌、腱和关节的本体感受器

B. 第 2 级神经元胞体在脊髓后角

C. 第 2 级神经元发出的纤维在延髓交叉

D. 第 2 级纤维走行在脊髓后索内

E. 第 3 级神经元胞体在后丘脑

2. 关于楔束下列描述正确的是

A. 脊髓后索的全长均有

B. 传导下肢的深感觉和精细触觉

C. 上行至同侧楔束核内交换神经元

D. 上行至对侧楔束核内交换神经元

E. 一侧楔束损伤将出现对侧深感觉障碍

3. 关于薄束下列描述正确的是

A. 传导上肢的深感觉和精细触觉

B. 上行至同侧薄束核内交换神经元

C. 上行至对侧薄束核内交换神经元

D. 一侧薄束损伤将出现对侧深感觉障碍

E. 一侧薄束损伤将出现对侧浅感觉障碍

4. 关于内侧丘系下列描述正确的是

A. 纤维束起自同侧薄束核和楔束核

B. 在延髓行经顶盖脊髓束腹侧

C. 在脑桥行经斜方体内

D. 终于丘脑腹后内侧核

E. 传导本体感觉和粗触觉

5. 脊髓丘脑束的损伤，可导致

A. 伤面以下同侧深感觉丧失

B. 伤面以下同侧浅感觉丧失

C. 伤面以下对侧深感觉丧失

D. 伤面以下对侧浅感觉丧失

E. 伤面以下对侧骨骼肌瘫痪

6. 关于头面部痛、温觉传导通路下列叙述正确的是

A. 由面神经向中枢传导

B. 第 1 级神经元胞体在三叉神经节内

C. 第 2 级纤维在延髓交叉

D. 第 2 级纤维投射到中央后回和中央旁小叶后部

E. 第 3 级纤维经过内囊膝部

7. 三叉丘系损伤将导致

A. 对侧面肌瘫痪

B. 对侧眼裂以下面肌瘫痪

C. 同侧头面部痛、温觉和粗略触觉丧失

D. 对侧头面部痛、温觉和粗略触觉丧失

E. 同侧咀嚼肌硬瘫

8. 关于三叉丘系下列描述正确的是

A. 纤维起自三叉神经中脑核

B. 在中脑越边交叉到对侧

C. 止于上丘

D. 与痛、温和触觉有关

E. 以上都不对

9. 位于脊髓的交叉是

A. 锥体交叉　　　　　B. 内侧丘系纤维交叉

C. 三叉丘系纤维交叉　D. 斜方体纤维交叉

E. 脊髓丘脑束纤维交叉

10. 听觉传导通路的第 3 级神经元胞体位于

A. 蜗神经前、后核　　B. 内侧膝状体

C. 下丘　　　　　　　D. 上丘

E. 颞横回

11. 听觉传导通路的神经中枢位于

A. 中央前回　　　　　B. 中央后回

C. 枕叶皮质　　　　　D. 角回

E. 颞横回

12. 视觉传导通路的第 3 级神经元胞体位于

A. 上丘　　　　　　　B. 下丘

C. 双极细胞　　　　　D. 节细胞

E. 外侧膝状体

13. 关于视交叉下列叙述正确的是

A. 来自鼻侧视网膜的纤维交叉

B. 来自颞侧视网膜的纤维交叉

C. 视神经的纤维在此完全交叉

D. 损伤中间部引起双眼鼻侧视野偏盲

E. 损伤外侧部引起双眼颞侧视野偏盲

14. 视交叉外侧部损伤将导致

A. 损伤侧眼睛视野鼻侧半偏盲

B. 损伤侧眼睛瞳孔对光反射消失

C. 损伤侧眼睛视野颞侧半偏盲

D. 双眼全盲　　　　　E. 以上都不是

15. 一侧视束损伤可导致

A. 双颞侧视野偏盲　　B. 双鼻侧视野偏盲

C. 双眼对侧半视野同向性偏盲

D. 双眼同侧半视野同向性偏盲

E. 患侧眼全盲

16. 关于皮质脊髓束的叙述，下列哪项是正确的

A. 由中央前回锥体细胞轴突构成

B. 经内囊后肢

C. 大部分纤维在延髓锥体上端交叉组成皮质脊髓侧束

D. 经前根直接支配骨骼肌

E. 一侧损伤，不会出现明显运动障碍

17. 关于锥体交叉下列描述正确的是

A. 位于延髓　　　　　B. 位于脑桥

C. 位于延髓和脊髓交界处　D. 位于中脑

E. 无上述情况

18. 关于锥体系下列叙述正确的是

A. 包括皮质脊髓束和皮质核（脑干）束

B. 主要发自中央后回和中央旁小叶后部

C. 下行经过内囊前肢

D. 皮质核束的纤维形成锥体交叉

E. 只管理对侧骨骼肌的随意运动

【**A2 型题**】

19. 切断脊髓外侧索，可导致切断平面以下

A. 同侧腱反射丧失

B. 同侧随意运动及深、浅感觉丧失

C. 同侧腱反射消失，触觉和压觉丧失

D. 同侧随意运动丧失及对侧痛、温觉障碍

E. 同侧痛、温觉全部丧失

20. 若脊髓颈膨大节段的白质前连合损伤，患者会出现

A. 右侧躯干、下肢痛、温觉丧失

B. 左侧躯干、下肢痛、温觉丧失

C. 两侧躯干和上肢痛、温觉丧失

D. 主要是两侧上肢痛、温觉丧失

E. 以上都不对

21. 关于中枢性瘫痪下列叙述正确的是

A. 肌张力减弱　　　　B. 肌明显萎缩

C. 腱反射消失

D. 病变在脑神经运动核或脊髓前角

E. 出现病理反射

22. 一侧皮质脊髓侧束损伤，可导致

A. 伤面以下同侧硬瘫　B. 伤面以下同侧软瘫

C. 伤面以下对侧硬瘫

D. 伤面以下对侧感觉障碍

E. 伤面以下同侧感觉障碍

23. 一侧皮质脊髓前束损伤，可导致

A. 伤面以下同侧硬瘫　B. 伤面以下同侧软瘫

C. 伤面以下对侧硬瘫　D. 伤面以下对侧软瘫

E. 伤面以下无明显运动障碍

24. 患者右侧舌肌萎缩，伸舌时舌尖偏向右侧，其病变累及

A. 左侧皮质核束　　　B. 右侧皮质核束

C. 左侧舌下神经　　　D. 右侧舌下神经核

E. 右侧舌神经

25. 令患者闭眼，发现患者左眼裂大于右侧，应考虑

A. 右侧皮质核束受损　B. 左侧面神经受损

C. 左侧动眼神经受损　D. 左侧皮质核束受损

E. 右侧面神经受损

26. 关于左侧面神经核上瘫的叙述，下列哪项是正确的

A. 指面神经核上半部损伤

B. 右侧面肌瘫痪

C. 左侧面肌瘫痪

D. 额纹对称

E. 右侧额纹消失

27. 临床脑出血患者，左侧内囊损伤表现为

A. 左侧上下肢瘫痪

B. 右侧半身瘫痪和偏盲

C. 左侧半身感觉障碍和偏盲

D. 右侧半身感觉和运动障碍，双眼偏盲

E. 右侧半身感觉和运动障碍，双眼偏盲，右侧听力完全丧失

28. 临床垂体瘤患者，压迫视交叉中间部其视野缺损表现为

A. 双眼颞侧视野偏盲

B. 双眼鼻侧视野偏盲

C. 双眼全盲

D. 双眼左侧视野同向性偏盲

E. 双眼右侧视野同向性偏盲

【B 型题】

（29～33 题共用备选答案）

A. 三叉神经感觉核　　　B. 节细胞

C. 蜗神经核　　　D. 后角固有核

E. 薄束核、楔束核

29. 躯干、四肢意识性本体感觉和精细触觉传导通路第 2 级神经元胞体在

30. 躯干、四肢皮肤痛、温觉传导通路的第 2 级神经元胞体在

31. 头面部痛、温觉传导通路的第 2 级神经元胞体在

32. 视觉传导通路的第 2 级神经元胞体在

33. 听觉传导通路的第 2 级神经元胞体在

（34～36 题共用备选答案）

A. 脊髓前角　　　B. 左侧面神经核下部

C. 右侧面神经核下部　　　D. 左侧舌下神经核

E. 右侧舌下神经核

34. 临床某患者，左侧鼻唇沟消失，额纹存在，损伤的部位可能在

35. 临床某患者，伸舌时舌尖偏向左侧，损伤的部位可能在

36. 临床某患者，肌张力减弱，腱反射消失，损伤的部位可能在

【参考答案】

1. C　2. C　3. B　4. C　5. D　6. B　7. D

8. D　9. E　10. C　11. E　12. E　13. A

14. A　15. C　16. B　17. C　18. A　19. D

20. D　21. E　22. A　23. E　24. D　25. B

26. D　27. D　28. A　29. E　30. D　31. A

32. B　33. C　34. B　35. D　36. A

（谢立平）

第二十章　脑和脊髓的被膜、血管及脑脊液循环

【A1 型题】

1. 颈内动脉的行程中，虹吸部是指哪一部

A. 颈部　　　B. 岩部

C. 海绵窦部和前床突上部

D. 颈部和海绵窦部　　　E. 岩部和海绵窦部

2. 关于椎动脉的叙述，正确的是

A. 起自腋动脉

B. 向下穿第 1～2 颈椎横突孔

C. 主要营养脊髓、小脑、间脑、脑干和端脑的后 1/3

D. 左、右椎动脉不汇合

E. 经椎间孔进入颅腔

3. 关于脉络丛前动脉的叙述，正确的是

A. 由颈内动脉发出　　　B. 由基底动脉发出

C. 由大脑前动脉发出　　　D. 由大脑中动脉发出

E. 以上都不是

4. 进行椎管内穿刺时，穿刺针到达哪一间隙，会有脑脊液流出

A. 硬膜下隙　　　B. 硬膜外隙

C. 软脊膜下面　　　D. 蛛网膜下隙

E. 以上都不是

5. 当中脑水管阻塞时，可导致

A. 第三脑室和侧脑室积水

B. 第三脑室和第四脑室积水

C. 侧脑室和第四脑室积水

D. 不可能形成脑疝

E. 颅内压不降低

6. 以下血管在走行时，通过海绵窦的是

A. 颈内静脉　　　B. 颈内动脉

C. 眼静脉　　　D. 眼动脉

E. 以上都不是

7. 供应顶枕沟以前的端脑半球内侧面的，是哪一动脉

A. 大脑前动脉　　　B. 大脑中动脉

C. 大脑后动脉　　　D. 脉络膜前动脉

E. 小脑上动脉

8. 临床上，经常选取的穿刺部位是

A. 交叉池 B. 脚间池

C. 桥池 D. 终池

E. 环池

9. 脑脊液主要由哪一结构产生

A. 脉络丛 B. 脉络膜

C. 软脑膜 D. 蛛网膜

E. 蛛网膜粒

10. 脑脊液内，**不含有**下列哪一种成分

A. 微量蛋白 B. 少量淋巴细胞

C. 无机离子 D. 葡萄糖

E. 红细胞

11. 基底动脉的主要分支，**不包括**下列哪一动脉

A. 脉络丛前动脉 B. 迷路动脉

C. 大脑后动脉 D. 小脑上动脉

E. 小脑下前动脉

12. 参与构成大脑动脉环的血管，**不包括**下列哪一动脉

A. 颈内动脉 B. 前交通动脉

C. 后交通动脉 D. 大脑中动脉

E. 大脑后动脉

【参考答案】

1. C 2. C 3. A 4. D 5. A 6. B 7. A

8. D 9. A 10. E 11. A 12. D

（边文山）

第二十一章 内分泌系统

【A1型题】

1. 内分泌腺**不包括**

A. 垂体 B. 甲状腺

C. 胰腺 D. 胸腺

E. 肾上腺

2. 关于肾上腺的描述，下列哪项是**错误**的

A. 左侧呈半月形 B. 右侧呈三角形

C. 位于肾的上端 D. 可随下垂的肾下降

E. 包裹于肾筋膜内

3. 关于垂体的描述，下列哪项是**错误**的

A. 位于颅底蝶鞍的垂体窝内

B. 分为腺垂体和生长垂体两部分

C. 女性略大于男性

D. 灰红色椭圆形小体

E. 包裹结缔组织被膜

4. 关于甲状腺的描述，下列哪项是**错误**的

A. 人体最大的内分泌腺

B. 由左、右侧叶组成

C. 被气管前筋膜包裹 D. 可分泌甲状腺素

E. 甲状腺峡位于第2～4气管软骨环前方

【B型题】

（5～9题共用备选答案）

A. 生长激素 B. 胸腺素

C. 甲状旁腺素 D. 褪黑素

E. 肾上腺素

5. 胸腺产生

6. 垂体产生

7. 松果体产生

8. 肾上腺产生

9. 甲状旁腺产生

【参考答案】

1. C 2. D 3. B 4. B 5. B 6. A 7. D

8. E 9. C

（张唯琨）

第二部分 局部解剖学

局部解剖学是一门重要的医学专业基础课，是一门按照局部分区着重研究人体正常结构的位置、形态、表面解剖、层次及毗邻关系等的学科，是人体解剖学的重要组成部分，是一门联系基础医学与临床医学的"桥梁"课，特别是外科学、妇产科学等手术学科的重要基础学科，具有很强的实际应用意义。局部解剖学实验要理论联系实践，正确使用解剖器械，熟悉解剖操作步骤和技能，这样才能更好地进行标本的解剖和观察，更好地理解和掌握理论知识，为后续临床课的学习打下坚实的解剖学基础。

在局部解剖学实验课过程中应注意以下事项：

1. 重视标本解剖操作，珍惜、爱护标本；不怕脏，不怕累，不怕异味刺激；勤动手，善观察，多动脑。

2. 每次解剖之前，要认真阅读教材，复习解剖学相关知识，准备好解剖器械。对将要解剖内容的重点、难点和步骤做好课前预习。

3. 正确使用解剖器械，避免损坏器械，造成浪费。

4. 操作时按教学要求逐步进行，不应超出每次要求的解剖范围，避免其他部位的结构受损。对于每个操作部位既要解剖清楚，显露充分，又不可盲目切割，任意行事。

5. 因每个小组成员不可能同时操作，组长应统筹安排，团结协作，相互配合。操作完成后应让组内所有成员将该部各结构作全面观察。对于某些具有十分重要临床意义的变异（如血管的起点、行径和分支类型）和畸形（如先天性心血管畸形），一旦发现，要及时报告，同时积极展开讨论和总结。

6. 对于标本没有解剖过的部分要用湿布包盖好，以免其干燥而不易操作。已解剖暴露的结构，要将皮肤覆盖好，并用绳、线绑好或缝好，最后用湿布包裹好。

7. 操作结束后，必须把解剖器械、测量工具等清洗干净，妥善保管。清洁实验台面，将解剖下来的组织碎片收拾干净，放入污物桶，统一进行处理。

（王 岩）

第二十二章 头 部

头部可分为颅与面两部分。

一、境界与分区

头部以下颌骨下缘、下颌角、乳突尖端、上项线和枕外隆凸的连线为界与颈部区分。头部又以眶上缘、颧弓上缘、外耳门上缘至乳突的连线为界，分为后上方的颅部和前下方的面部。

二、表面解剖

眉弓：为位于眶上缘上方，额结节下方的弓状隆起，男性隆起较明显。眉弓对应于大脑额叶的下缘，其内侧份的深面有额窦。

眶上切迹或眶上孔：位于眶上缘的中、内 1/3 交界处，距正中线约 2.5cm，眶上血管和神经由此通过。用力按压时，可引起明显压痛。

眶下孔：位于眶下缘中点的下方约 0.8cm 处，眶下血管及神经由此穿过。此处为眶下神经阻滞麻醉的部位。

颏孔：位于下颌第 2 前磨牙根下方，下颌体上、下缘连线的中点，距正中线约 2.5cm 处。此孔呈卵圆形，实际上是一个短管，开口多向后、外、上方，有颏血管和神经通过，为颏神经阻滞麻醉的部位。眶上切迹、眶下孔和颏孔三者之间的连线，一般为一条直线。

翼点：为额、顶、颞、蝶四骨汇合之处，位于颧弓中点上方约二横指（约 3.8cm）处，多呈"H"形的缝。翼点是颅骨的薄弱部分，而且内面有脑膜中动脉前支通过，此处受暴力打击时，易发生骨折，并常伴有该动脉的撕裂出血，形成硬膜外血肿。

颧弓：由颞骨的颧突和颧骨的颞突共同组成，全长均可触及。颧弓上缘，相当于大脑半球颞叶前端的下缘。颧弓下缘与下颌切迹间的半月形中点，为咬肌神经封闭及上、下颌神经阻滞麻醉的进针点。

耳屏：为位于耳甲腔前方的扁平突起。在耳屏前上方约 1cm 处可触及颞浅动脉的搏动。在它的前方可以检查颞下颌关节的活动情况。

下颌角：位于下颌体下缘与下颌支后缘相交处。下颌角位置突出，骨质较为薄弱，为下颌骨骨折的好发部位。

乳突：位于耳垂后方，其基底部前内方有茎乳孔，面神经由此孔出颅。在乳突后部的颅骨内面有乙状窦沟，容纳乙状窦。乳突根治术时，应注意勿伤及面神经和乙状窦。

前囟点：为冠状缝与矢状缝的相交点，故又名冠矢点。在新生儿，此处的颅骨因骨化尚未完成，仍为结缔组织膜性连接，呈菱形，称为前囟，在 1～2 岁时闭合。前囟膨出是颅内压增高的体征。

人字点：为矢状缝的后端与人字缝的相交点。有的人此处呈一线性凹陷，可以触知。新生儿的后囟即位于此处。后囟较前囟为小，呈三角形，生后 3～6 个月即闭合。患佝偻病或脑积水时，前、后囟均闭合较晚。

枕外隆凸：是位于枕骨外面正中最突出的隆起，与枕骨内面的窦汇相对应。枕外隆凸的下方有枕骨导血管。颅内压增高时此导血管常扩张，施行颅后窝开颅术若沿枕外隆凸做正中切口时，注意勿伤及窦汇和导血管，以免导致大出血。

上项线：为自枕外隆凸向两侧延伸至乳突的骨嵴，内面与横窦平齐。

实验一　面　　部

面部可分为眶区、鼻区、口区和面侧区。面侧区为介于颧弓、鼻唇沟、下颌骨下缘与胸锁乳突肌上部前缘之间的区域，又可分为颊区、腮腺咬肌区和面侧深区。

【实验目的】

记忆：面部浅层的层次及结构特点；面部浅层血管的行程和分布；面神经分支和分布；三叉神经的终末支的分布；腮腺的位置、形态分部及穿过腮腺的神经、血管。

理解：皮肤、浅筋膜和表情肌的特点；上颌动脉、下颌神经的走行及发出的分支；面部间隙的名称和位置。

领会：内肌、翼外肌的起止，走行；面部间隙的内容。

【实验材料】

1. 标本　成人防腐标本。

2. 模型　腮腺毗邻模型。

3. 图像　①面部浅层结构；②腮腺及穿经腮腺的血管、神经；③面侧深区的血管和神经；④面部的间隙（冠状面）。

【实验内容】

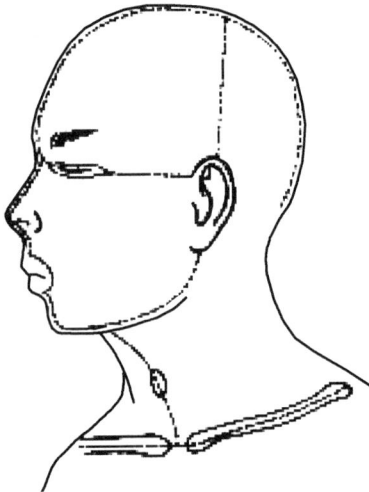

图 22-1　头部皮肤切口

1. 体位和皮肤切口　标本仰卧，将头部垫高。由于面部皮肤很薄，切口要浅。皮肤切口如下（图 22-1）：

（1）自颅顶中央开始，做一正中矢状切口，向后达枕外隆凸，向前下延伸经眉间、鼻背、人中至上唇上缘，再由下唇下缘至下颌骨下缘正中处。

（2）自颅顶正中向两侧做冠状切口至耳郭根部上端。

（3）自下颌骨下缘正中处，沿下颌体下缘、下颌角至乳突做一横切口。

（4）沿上下睑缘、唇红缘、鼻孔周缘，各做一环形切口。将面部皮肤翻向两侧，翻皮时皮片要薄，避免损坏深面的面肌、血管和神经。

2. 解剖面浅部

（1）解剖面肌：依次解剖出眼轮匝肌、枕额肌的额腹和口轮匝肌等口周围肌以及覆盖面部下缘的颈阔肌。解剖时，尽可能保留穿过面肌达浅层的血管和神经分支。

（2）追踪面动、静脉：在咬肌前缘与下颌骨下缘交点处，寻认面动脉及位于其后外方的面静脉，并向内上方追踪，可见其经口角和鼻翼外侧延续为内眦血管为止。追踪面动脉，依次解剖其分支：下唇动脉、上唇动脉和鼻外侧动脉。在颊肌表面寻找面深静脉，该静脉向后与颞下窝内的翼静脉丛相连。

（3）解剖三叉神经的面部分支及与其伴行的血管

1）在眶上缘中、内 1/3 交界处的上方，纵行剥离的枕额肌额腹，找出眶上神经和血管。向下追踪该神经至眶上孔，向上尽可能地追踪其至颅顶皮肤。

2）翻起眼轮匝肌的下内侧部分及提上唇肌，找出穿眶下孔而出的眶下神经及其伴行血管。眶下神经分布于下睑、鼻翼及上唇皮肤。

3）在口角处向下翻开降口角肌，在其深面寻认穿颏孔而出的颏神经及其伴行血管。颏神经分布于下唇和颏部皮肤。

4）在咬肌前缘偏上份寻找出经该肌深面穿出的颊神经和颊动脉。细心摘除位于咬肌前缘及其深面的颊脂体。

3. 解剖腮腺区

（1）解剖腮腺咬肌筋膜：紧靠耳郭前面，自颧弓到下颌角切开腮腺表面的腮腺咬肌筋膜，向前、上、下三个方向逐渐翻起并切除，剥掉所遇到的腮腺浅淋巴结。在腮腺前缘，平颧弓下约一指宽处找到腮腺管，追踪到咬肌前缘，见其呈直角折转穿颊肌处为止。

（2）以腮腺管为起点解剖穿出腮腺周缘的神经和血管（图22-2）

1）在腮腺上缘近耳根处找出颞浅血管，在血管的后方寻找到耳颞神经，在血管的前方找到面神经颞支。

2）在腮腺管上方与颧弓之间，找出面横动脉、面神经的上颊支和面神经的颧支（有上、下两支）；在腮腺管下方寻找面神经的颊支以及沿下颌骨下缘前行的下颌缘支（图22-2）。

3）在腮腺下端，找出穿行于颈阔肌深面的面神经颈支。

（3）解剖腮腺及穿经的结构：沿面神经一分支切开其浅面的腮腺组织，向后追踪到面神经干，然后逐一剖出其他分支。循面神经分支平面分离腮腺实质，从后方将腮腺浅部成片翻起，连同腮腺导管一起翻向前方，摘除腮腺余部。

1）游离面神经主干：沿腮腺丛向后追踪面神经主干至其穿出茎乳孔处。

2）复查下颌后静脉：该静脉位于腮腺丛深侧，向下分为前后两支，前支汇入面静脉，后支注入颈外静脉。

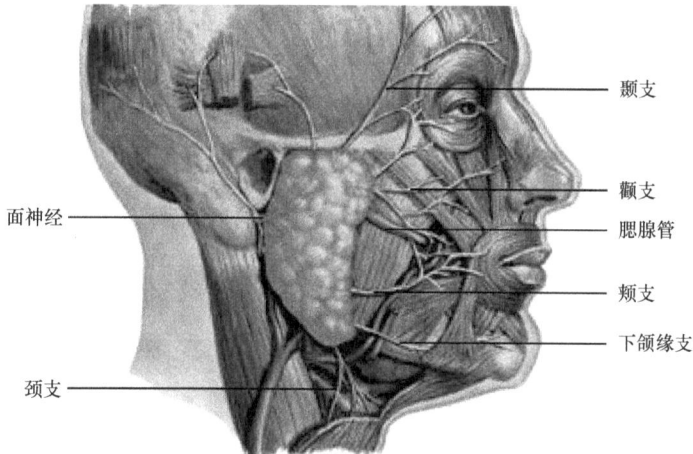

图22-2 腮腺周缘的神经和腮腺管

3）清理颈外动脉及其分支：颈外动脉由颈部入下颌后窝，从深面穿入腮腺，行于下颌后静脉的内侧。剖出由其发出的枕动脉、耳后动脉、颞浅动脉和上颌动脉。

4）剖查耳颞神经：该神经根部在翼外肌深面，暂不深究。

5）解剖"腮腺床"诸结构：辨认颈内动、静脉，茎突诸肌及后4对脑神经，它们组成"腮腺床"。

4.解剖暴露面侧深区

（1）面侧浅区已经解剖完成，继续修洁咬肌，去除咬肌筋膜，从颧骨上分离咬肌的后1/3，将此部翻向下，显露穿下颌切迹的咬肌神经和血管。将一探针伸入颧弓深面，以保护颧弓深面的软组织，在颧弓最前端和紧靠关节结节之前将颧弓锯断，然后将咬肌带颧弓边剥离边掀起翻向下，至咬肌的神经和血管可被切断。

（2）用刀柄在下颌支上部冠突外侧面分离咬肌深部的纤维，在下颌支上分离咬肌的浅部纤维，在下颌骨下缘将该肌的附着部分离，这样可充分暴露颞筋膜。检查颞筋膜在颞线的附着处，做一深的纵切口，翻开颞筋膜，可见颞肌部分起自该筋膜，向下止于下颌骨冠突。颞肌的前部较厚，肌纤维几乎是垂直下行，后部纤维斜向前下方。颞筋膜在前部分为两层包绕位于颞肌和眶外侧壁之间的小脂肪垫，此脂肪垫与颊部的脂肪垫是连续的，面部消瘦的人是此脂肪垫消失的结果。

（3）在颞肌止点下方咬断冠突，并将其与颞肌一起边剥离边翻向上方。在颞肌前下部的深面，找出由下颌神经发出走向前下方的颊神经。在下颌支的稍下方，下牙槽神经和血管在下颌支内面进入下颌骨。为保护这些神经和血管，在标志的上方锯断下颌支。在颞下颌关节稍下方，锯断下颌颈。这时颞下窝的结构已显露，辨认下牙槽神经和血管，向下追踪至其穿下颌孔处，向上追踪至翼外肌下缘。

（4）追踪下牙槽神经，找出紧贴下颌支内面的舌神经，该神经在下牙槽神经的前方呈弓状向前入口腔底。向上追踪到翼外肌下缘（经翼外肌、翼内肌之间穿出）。在下牙槽神经后方，辨认下颌舌骨肌神经。

（5）修洁上颌动脉。该动脉第 1 段行经下颌颈内侧，第 2 段在颞下窝通常行经翼外肌浅面，向前进入翼腭窝为第 3 段，辨认其分支，此时可先辨认下牙槽动脉，颞深动脉和颊动脉，三者都有神经伴行。

5. 解剖面侧深区浅部

（1）翼外肌有两个头，上头起自颞下窝的顶，下头起自翼突外侧板，向后外止于下颌颈和颞下颌关节盘。翼内肌起自翼突窝，止于下颌角内面，在翼内、外肌之间的间隙内，辨认经此间隙穿出的舌神经和下牙槽神经。细心清除翼内、外肌表面的结缔组织，查看翼静脉丛及其属支。该丛向后形成一短干为上颌静脉，与颞浅静脉汇合成下颌后静脉。

（2）上颌动脉在下颌颈处自颈外动脉发出后，经下颌颈深面前行。经颞下窝至翼腭窝，全长共分 3 段。自下颌颈至翼外肌下缘之间的部分为第 1 段，其主要分支为脑膜中动脉和下牙槽动脉。追踪脑膜中动脉上行至翼外肌深面。下牙槽动脉则与同名神经伴行，向前下经翼内肌表面进入下颌管。位于翼外肌浅面或其深面的部分为第 2 段，其分支均为营养咀嚼肌的肌支。位于翼腭窝内的部分为第 3 段，其分支在窝内发出。

（3）寻找颊神经，见其于翼外肌两头间穿出行向前下，切断翼外肌的止点，寻找耳颞神经。在下颌孔处，向上追踪下牙槽神经至翼外肌下缘处。在下牙槽神经的前方，翼内肌表面的脂肪组织中寻找舌神经。

6. 解剖面侧深区深部

（1）用刀柄将翼外肌上头的起点自骨面分离，再取刀柄伸入翼内、外肌之间，分离二肌，继续向前分离下头在翼突外侧板的起点，然后在紧靠下颌颈的止点处切断该肌，小心地将翼外肌清除，不要损伤血管和神经。

（2）上颌动脉第 1 段的分支：脑膜中动脉，向上穿棘孔入颅，追踪到穿棘孔处。

（3）寻认纤细的鼓索，它为面神经在面神经管内的分支，由后上向前下加入舌神经。在舌神经后方可找到该神经，并追踪下牙槽神经和舌神经至颞下窝顶部的卵圆孔处。

（4）颊神经和耳颞神经，颊神经为下颌神经的分支，穿颊肌分布于颊部黏膜，管理感觉。耳颞神经常以两个根夹持着脑膜中动脉，继而合成一干，向后经颞下颌关节内侧到下颌后窝，穿腮腺至颞部。

（5）在近翼腭窝处，于上颌骨后面寻认穿入上颌骨的上牙槽后动脉和神经，动脉来自上颌动脉，神经来自上颌神经。

7. 咬肌间隙 除去咬肌表面的腮腺咬肌筋膜以及残余的腮腺组织，观察咬肌的起止和纤维走行方向并进行修洁。在颧弓最前端和紧靠关节结节之前将颧弓锯断，然后将咬肌带颧弓边剥离边掀起翻向下。掀起咬肌的同时应注意寻认经下颌切迹进入咬肌深面的咬肌神经和血管。将此神经血管连同小部分咬肌组织切断，然后将咬肌连同下颌支骨膜一并掀起，翻至下颌角处，咬肌和下颌支骨膜之间的间隙，即咬肌间隙。

8. 翼下颌间隙 用刀柄在下颌颈及下颌支后缘的深面插入，使下颌颈及下颌支与深面的软组织分离，将刀柄轻轻向下移动至有阻力处，此即下牙槽神经、血管进入下颌孔处。在管的后方与管平行凿开下颌支外板，在骨松质中辨认下颌管，该管是由骨密质形成的菲薄骨壁。然后，用咬骨钳在翼外肌止点的下方咬断下颌颈，并逐步去掉下颌支内、外板的骨片。在颞肌止点下方咬断冠突，并将其与颞肌一起边剥离边翻向上方。在颞肌前下部的深面，找出由下颌神经发出走向前下方的颊神经，最后在下颌支和体交界处，修整骨的断端，至此，即可显露位于翼下颌间隙内的下牙槽血管、下牙槽神经以及由后者发出的下颌舌骨肌神经。

9. 舌下间隙 找出位于舌神经下方与下颌下腺之间的下颌下神经节。剖出下颌下腺、舌下腺和下颌下腺管，该管行于舌骨舌肌的浅面，与舌神经交叉，经舌下腺内侧与舌下腺大管合并，开口于舌下阜。修洁深方的舌骨舌肌和茎突舌肌。沿舌骨大角上方找到舌动脉，沿舌动脉主干追踪至舌下间隙，可见舌动脉进入舌骨舌肌的深面。舌下间隙向后与下颌下间隙相交通，向后上通翼下颌间隙，向前与对侧舌下间隙相交通。

【注意事项】

1. 面部的皮肤很薄，做切口的时候要谨慎小心，不要损伤到下方的肌、血管和神经。

2. 由于面部脂肪组织较多，且血管和神经的细小分支也比较多，因此，在游离的时候要仔细认真。

3. 浅层的血管和神经的分支比较细小，解剖出的结构用湿纱布包盖好，以免干燥后不利于解剖和辨认。

4. 锯断下颌颈的时候要保护好深面的软组织，切勿损伤需要保留的结构。

5. 解剖翼静脉丛时，要注意观察其与面静脉和颅内的交通情况。

6. 在下颌孔、下颌管进行解剖时，要注意保护附近的血管、神经和肌组织，以免误伤这些结构。

7. 面部间隙之间位置非常接近，并且互相交通，解剖时要注意观察其位置关系及交通情况。

【思考题】

1. 患者，1个月前上唇出现疖肿，将脓挤出并消炎后症状消失。1周前出现发烧，吃消炎药后症状减轻，又出现头痛、呕吐，吃药后症状未缓解。该患者最应做什么检查？可能患何种疾病？应如何治疗？

2. 患者，男，45岁，两年来张大口时骨头可闻及摩擦声。近1月来右面耳根处张嘴时感觉疼痛，早上刷牙时尤甚，吃东西时不能张大口，张口则疼痛剧烈，闭口时疼痛可缓解。该患者可能患何疾病？应如何治疗？

3. 患者，男，25岁，初次就诊时，右颊面部有一个3～4cm大小的肿块，明显的发红、发热伴疼痛。检查时，可感觉肿块有明显的波动感。该患者可能患何种疾病？应如何进行治疗？

实验二 颅 部

颅部由颅顶、颅底和颅腔及其内容物三部分组成。颅顶又分为额顶枕区和颞区，由颅顶软组织及其深面的颅盖骨等构成；颅底有内、外面之分，有许多重要的孔道，是神经和血管出入颅的部位。

【实验目的】

记忆：颅顶部软组织的层次及各层结构特点；颅顶的血管和神经分布及其来源；颅底颅中窝、蝶鞍区的主要结构、毗邻；颅底各孔、裂出入的血管和神经；海绵窦的位置、毗邻、交通、穿过的结构及其在窦内的位置。

理解：皮下、腱膜下与骨膜下血肿的鉴别。

领会：颅底内面各窝的境界；颅底结构的特点。

【实验材料】

1. 标本 成人防腐标本。

2. 模型 颅底内面观（颅骨）。

3. 图像 ①颅顶层次（冠状面）；②枕额肌和颅顶部的血管、神经；③颅底内面观。

【实验内容】

1. 体位和皮肤切口 见本章实验一皮肤切口。

2. 解剖额顶枕区 额顶枕区前界为眶上缘，后界为枕外隆凸及上项线，两侧借上颞线与颞区分界。沿上述颅部切口，自颅顶中央将颅顶四片皮肤尽量向四周翻下，可观察到颅顶部皮肤借浅筋膜内结缔组织与帽状腱膜紧密连接，不易剥离。注意保护颞浅血管和耳颞神经，并在枕外隆凸外侧2～2.5cm处找出枕动脉和枕大神经。清除浅筋膜，观察帽状腱膜，该腱膜中央部较厚，向前连枕额肌的额腹，向后连其枕腹。清理追踪已经解剖出的滑车上血管及神经和眶上血管及神经。沿原皮肤切口方向再切开帽状腱膜，将刀柄伸入腱膜与颅骨外膜之间，探查并验证其深面与颅骨外膜之间的潜在性间隙，将腱膜与颅骨外膜分开，之后用同样方法切开颅骨外膜，再用刀柄插入颅骨外膜深方探查，可见颅骨外膜与颅缝连结紧密，而与颅骨骨面则连结疏松，易分离。自浅至深依次认清颅顶软组织的5层，依次为：皮肤、浅筋膜、帽状腱膜与枕额肌、腱膜下疏松结缔组织（腱膜下间隙）和颅骨外膜，其中，浅部3层紧密相连不易分离形成"头皮"。

3. 解剖颞区 颞区位于颅顶的两侧，上界为上颞线，下界为颧弓上缘，前界为颧骨额突和额骨颧突，后界为乳突基部和外耳门。

（1）沿上述切口将面部皮肤剥离并翻向后，显露浅筋膜。在耳郭前方腮腺上缘处，找出颞浅血管及其后方的耳颞神经，向上追踪颞浅动脉，可见其在颧弓上方2～3cm处分为额、顶2支，额支至额结节附近弯向上达颅顶，顶支向后上方至顶结节处。在颞区后部，可见枕小神经及起自颈外动脉的耳后动脉，而伴行的耳后静脉汇入颈外静脉。

（2）观察并解剖颞筋膜（即覆盖颞肌的颞深筋膜）：在保留颞浅血管的前提下，沿上颞线做弧形切口，先向下除去浅筋膜，然后将切开的颞筋膜向下剥离。此膜厚而致密，下份近颧弓处分为浅、深两层，分别附着于颧弓上缘的外、内面。沿颧弓上缘切断浅层，可见两层之间有脂肪组织和颞中血管，此处即颞筋膜间隙。在颞筋膜下份深面与颞肌之间，亦有脂肪组织，此处即颞浅间隙。

（3）解剖颞肌：翻开颞筋膜之后，先查看颞肌前、后部肌纤维的走行方向。然后沿颞肌起始缘下 0.5cm 处切断颞肌，用刀柄将其从骨面钝性分离，并向下翻直至颧弓处，即可显露颞窝底的骨板。在翻转颞肌时，可见其深方有进入颞肌的颞深血管和神经。并有大量脂肪组织，此处即谓颞深间隙。除去脂肪组织，仔细观察翼点的位置和形状。剥离颞窝底处的颅骨外膜，可见其紧贴颞鳞表面，不易剥离，而且十分菲薄。

4. 锯除颅盖骨　通过眶上缘上方与枕外隆凸上方各 1cm 处的平面，用刀做环形线。沿此线将颅骨锯开，深浅以勿伤及脑为度，使颅盖与颅底完全离断。颅骨锯开后，先用骨凿沿锯断缝撬开颅盖，并使硬脑膜与颅盖内面分离。掀去颅盖即可见硬脑膜。

5. 解剖硬脑膜　沿正中矢状线切开硬脑膜外层，找出上矢状窦，可见窦壁为坚厚致密的结缔组织。在上矢状窦两侧约 0.5cm 处，自前向后纵行剪开硬脑膜，再沿双侧耳郭上端经颅顶的连线向左、右剪开硬脑膜。将硬脑膜分作四片翻向外下方，在两侧切断注入上矢状窦的大脑上静脉，沿上矢状窦，将手伸入大脑纵裂，向两侧分开大脑半球。在颅前窝处，将两半球额叶轻轻用手撬起，切断大脑镰在鸡冠处的附着部，然后拉大脑镰向后至其与小脑幕上面的连接处。

6. 取脑

（1）处理第 1 对脑神经：将标本头部移出解剖台边缘，使头自然向后下悬垂。术者一手托住大脑，一手将手指插入额叶与颅前窝之间，微撬额叶，以刀伸入，轻轻将嗅球从筛板上剥下，由鼻腔穿过筛板筛孔的嗅神经也随之离断。

（2）处理第 2、3、4 对脑神经：将额叶推离颅前窝。首先在颅中窝中间部前方的视神经管处，切断色白粗大的视神经。继而贴近颅底内面切断视神经后外方的颈内动脉，再于视交叉的后下方，紧贴鞍膈切断漏斗。在漏斗后方，可见鞍背及向两侧突起的后床突，在后床突外侧切断动眼神经和滑车神经。

（3）处理小脑幕：将头部转向左侧，切断注入右侧横窦和海绵窦的大脑下静脉，将右侧颞叶前端自颅中窝轻轻推出，使之离开颅中窝。自颞叶与颅中窝之缝隙中，辨认小脑幕在颞骨岩部的附着缘及其游离缘附着于前、后床突的部分。自小脑幕附着缘的前端和游离缘附着处，向后外沿颞骨岩部上缘，朝乳突方向切开小脑幕。然后，沿小脑幕后缘切断小脑幕，注意勿损坏小脑。将右半球仍纳入颅窝内，将头转向右侧，用相同方法处理左侧小脑幕。

（4）处理后 8 对脑神经：将头部放在解剖台一端的台边，使之自然后仰下垂，术者用左手托扶脑，防止因重力下垂而扯断其他结构。将额叶及颞叶由颅前、中窝轻轻掀起，使脑桥和延髓腹侧面离开颅底斜坡。在颞骨岩部尖附近，切断三叉神经根。在三叉神经根的下方内侧，鞍背后面的下部，切断较细的展神经根。在展神经根的后外方，有出入内耳门的面神经根和前庭蜗神经根，将它们切断。在此二神经根的后下方，枕骨大孔外侧，切断出入颈静脉孔的舌咽神经、迷走神经和副神经根。在这些神经根的下方，切断穿舌下神经管的舌下神经根。在舌下神经根的内侧，切断椎动脉，然后把刀伸向枕骨大孔前缘，在延髓下端前后切断脊髓后取出脑。

7. 观察硬脑膜　观察大脑镰、小脑幕和小脑镰，并显露上矢状窦、下矢状窦、直窦、横窦、乙状窦和海绵窦等静脉窦。

8. 解剖观察颅底内面　先观察鞍膈，将其前后缘切开，可见围绕于垂休前、后的海绵间窦，辨认海绵窦。切除鞍膈，由前向后将垂体由垂体窝中用刀挑出，分清其前后叶。紧贴垂体窝两侧，纵行切开硬脑膜，寻认位于窦内的颈内动脉和展神经，仔细剖开窦的外侧壁，自上而下观察位于外侧壁内的动眼神经、滑车神经、眼神经、上颌神经等，追踪前3条神经至眶上裂，追踪上颌神经至圆孔。沿三叉神经根方向切开硬脑膜，暴露三叉神经根与三叉神经节，此节向前下方发出3条神经。眼神经、上颌神经已追踪寻认至出颅处，于此只追踪下颌神经到卵圆孔。

【注意事项】

1. 要掌握器械的正确使用方法及标本制作的细节。

2. 做皮肤切口时务必要注意不要切过深，以免损伤浅筋膜内的血管和神经。

3. 开颅后颅骨断面易残留断端，要注意安全，以免误伤。

4. 颅底骨与脑膜紧密愈着，分离时要谨慎，不要损伤到脑膜。

5. 当切断游离小脑幕时，注意勿伤及小脑幕下的小脑。

【思考题】

1. 试述颅顶软组织的层次及血管、神经的来源。皮下血肿、腱膜下血肿和骨膜下血肿的扩展范围有何不同？为什么？为何头皮患疖肿时疼痛特别显著？

2. 患者，男，26岁，因头顶部疼痛、渗血来医院就医。自述3日前因头顶部外伤于门诊行外科处理，缝合六针，该患者可能是什么原因来医院就诊？

3. 患者，女，37岁，因剧烈头痛及频繁呕吐来院就诊。患者双侧瞳孔不等大，一侧瞳孔缩小，光反射迟钝，右侧肢体反应迟钝，感觉不灵敏，并有烦躁不安。该患者患病部位在哪里？可能为何种疾病？

（李霄凌）

第二十三章 颈 部

颈部位于头、胸和上肢之间，前方正中有呼吸道和消化管的颈段；两侧有纵向走行的大血管和神经等；后部正中是脊柱的颈段；颈根部有胸膜顶、肺尖及连接上肢的血管和神经束。

一、境界与分区

（一）境界

上界以下颌骨下缘、下颌角、乳突尖、上项线和枕外隆凸的连线与头部分界；下界以胸骨颈静脉切迹、胸锁关节、锁骨上缘和肩峰至第 7 颈椎棘突的连线与胸部和上肢分界。

（二）分区

颈部分为固有颈部和项部。

1. 固有颈部 两侧斜方肌前缘之前和脊柱颈部前方的部分称为固有颈部，即通常所指的颈部。以胸锁乳突肌前、后缘为界，分为颈前区、胸锁乳突肌区和颈外侧区。

2. 项部 两侧斜方肌前缘之后与脊柱后方的区域。

二、表面解剖

舌骨：位于颏隆凸的下后方，适对第 3、4 颈椎之间的椎间盘平面；循舌骨体两侧可扪到舌骨大角，是寻找舌动脉的标志。

甲状软骨：位于舌骨下方，上缘约平对第 4 颈椎高度，即颈总动脉分权处，颈总动脉在此处分为颈内、外动脉。成年男子甲状软骨左、右板融合处的上端向前突出，形成喉结。

环状软骨：位于甲状软骨下方。环状软骨弓两侧平对第 6 颈椎横突，是喉与气管及咽与食管的分界标志，又可作为计数气管环和甲状腺触诊的标志。

颈动脉结节：即第 6 颈椎横突前结节，平对环状软骨弓。颈总动脉行经其前方，故平环状软骨弓向后压迫，可阻断颈总动脉血流。

胸锁乳突肌：是颈部分区的重要标志。后缘中点有颈丛皮支穿出，为颈部皮肤浸润麻醉的阻滞点。其起端两头（胸骨头和锁骨头）之间称为锁骨上小窝，位于胸锁关节上方。

锁骨上大窝：位于锁骨中 1/3 上方的凹陷，窝底可扪到锁骨下动脉的搏动、臂丛和第 1 肋。

胸骨上窝：位于颈静脉切迹上方的凹陷处，是触诊气管颈段的部位。

实验一 颈前区和胸锁乳突肌区

一、颈 前 区

颈前区是位于两侧胸锁乳突肌前缘之前的区域，上界为下颌骨下缘。颈前区又以舌骨为界分成舌骨上区和舌骨下区。

（一）舌骨上区

舌骨上区包括中央的颏下三角和两侧的下颌下三角。颏下三角是由左、右二腹肌前腹与舌骨体围成的三角区。下颌下三角是由二腹肌前、后腹和下颌骨体下缘围成，又称二腹肌三角。

（二）舌骨下区

舌骨下区是指两侧胸锁乳突肌前缘之间，舌骨以下的区域，包括左、右颈动脉三角和肌三角。

二、胸锁乳突肌区

胸锁乳突肌区是指该肌在颈部所占据和覆盖的区域。

【实验目的】

记忆：颈部浅静脉及皮神经的位置、分布；颈动脉三角的境界；甲状腺前面的层次、结构；甲状腺的位置、被膜、固定装置和毗邻；甲状腺的血管和伴行神经；颈动脉鞘的构成及内容。

理解：面动脉的起始及在颈部的走行；颈动脉三角的内容；颈袢的构成。

领会：颏下三角、下颌下三角和肌三角的境界；胸锁乳突肌的境界及内容。

【实验材料】

1. 标本 成人防腐标本。

2. 模型 甲状腺模型。

3. 图像 ①下颌下三角内容；②颈动脉三角内容；③甲状腺的血管、神经；④颈袢及支配肌。

【实验内容】

1. 体位和皮肤切口 标本取仰卧位，肩部垫高，使头部尽量后仰。切口方法如下：

（1）自颈正中线，沿颏部中央向胸骨颈静脉切迹中点处做正中切口。

（2）自正中切口上端，沿下颌骨下缘向两侧切至下颌角、乳突。

（3）自正中切口下端，沿锁骨向外侧切至肩峰。

2. 解剖浅层结构

（1）解剖颈阔肌：自中线将皮肤剥离翻向两侧，直至斜方肌前缘处，显露颈阔肌。颈阔肌位于浅筋膜内，是皮肌，其表面无重要的血管和神经，因此剥离皮肤时，可直接显露该肌。观察颈阔肌的起止点和肌纤维走向后，从该肌中部横断，并将其断端分别向上、下翻起。

（2）解剖颈前静脉：在颈部正中线两侧浅筋膜内自上向下寻找颈前静脉，向下追踪至胸锁乳突肌下份前缘处。需注意，有些标本颈前静脉仅有一条，位于颈前正中线上，称颈前正中静脉。在该静脉周围寻找颈外侧浅淋巴结，观察后摘除。

（3）解剖颈外静脉及颈丛皮支：颈外静脉由下颌后静脉后支和耳后静脉及枕静脉在下颌角附近汇合而成。确定下颌角后，于其后下方沿胸锁乳突肌表面剖出颈外静脉，在锁骨上缘中点上方2～5cm处穿深筋膜，在胸锁乳突肌后缘中点处进入颈后三角。沿该静脉向下剖查可发现颈外侧浅淋巴结，观察后进行清除。在胸锁乳突肌后缘中点附近的浅筋膜内，寻找由此浅出的颈丛皮支：①枕小神经：穿出点稍高，从该肌后缘深面向后上方，追踪至枕区，注意勿伤及在该肌后缘处的副神经；②耳大神经：沿该肌表面伴颈外静脉上行，追踪至耳郭及腮腺区；

③颈横神经：沿该肌表面前行，追踪至颈前区；④锁骨上神经：从该肌后缘中点稍下方浅出，因其起始段位置较深，故可先在锁骨外侧 2/3 段上方的浅筋膜内寻找其分布至胸前部和肩部的分支，再向上追踪其主干（图 23-1）。

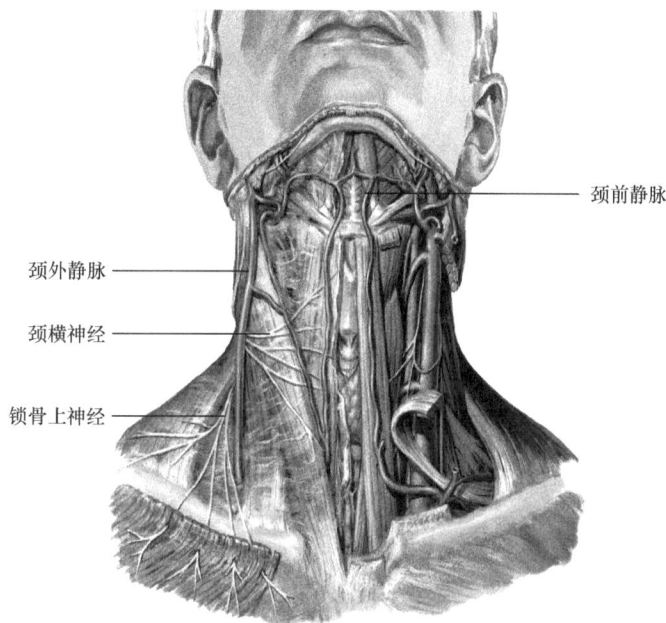

颈前静脉

颈外静脉

颈横神经

锁骨上神经

图 23-1　颈前区浅层结构

（4）解剖封套筋膜及颈静脉弓：清除浅筋膜，观察封套筋膜（颈深筋膜浅层），该筋膜环绕颈部，向两侧包绕斜方肌和胸锁乳突肌并形成两肌的鞘，向上包绕下颌下腺形成下颌下腺鞘。在胸骨柄上方的胸骨上间隙内寻找连接左、右颈前静脉的颈静脉弓。

（5）解剖舌骨下肌群：将颈前静脉于上端处横断并翻向下，修洁舌骨下肌群。清除该肌的表面筋膜后，在胸骨柄上缘处切断胸骨舌骨肌，在肩胛舌骨肌上腹的下端处切断该肌，向上翻至舌骨，再修洁其深面的胸骨甲状肌、甲状舌骨肌。在胸骨甲状肌的下端切断该肌，向上翻转至甲状软骨。

（6）剖查肌三角、颈动脉三角及胸锁乳突肌区的范围：剥开舌骨下肌群、胸锁乳突肌表面的颈（深）筋膜浅层至其后缘为止。可见肌三角由颈前正中线、胸锁乳突肌下份的前缘和肩胛舌骨肌上腹围成。颈动脉三角由胸锁乳突肌上份前缘、肩胛舌骨肌上腹和二腹肌后腹围成。

3. 解剖颏下三角　清除此三角区的深筋膜并在其深面寻找小的颏下淋巴结（观察后将之除去），可见该三角由舌骨和两侧的二腹肌前腹构成，三角的底由位于二腹肌前腹深面的下颌舌骨肌所构成。

4. 解剖下颌下三角

（1）解剖下颌下三角及下颌下腺：打开颈筋膜浅层，显露下颌下腺，观察下颌下腺由较大的浅叶和较小的深叶构成，浅叶位于三角内，深叶借下颌舌骨肌后缘与浅叶分界而位于该肌的深面，其前端与下颌下腺管相连，下颌下腺管向前内侧走行进入口底，查寻腺体表面或附近的数个下颌下淋巴结（原位保留），修洁二腹肌，可见三角由二腹肌前、后腹和下颌骨下缘围成。

（2）解剖面动、静脉：在二腹肌后腹的深面（或在咬肌附着点的前缘，下颌下腺与下颌体下缘之间）寻找面动脉，其与面静脉伴行，面静脉越过下颌下腺浅面与下颌后静脉前支汇合后，汇入颈内静脉。注意观察面动脉勾绕下颌下腺及下颌体下缘的情况。

（3）解剖下颌下腺深面结构：将下颌下腺翻向上，观察二腹肌中间腱，注意该中间腱的纤维组织附着于舌骨上。切断二腹肌前腹的起始端，将该肌腹翻向外下，然后修洁下颌舌骨肌，并沿正中线及舌骨体切断该肌的附着点，将下颌舌骨肌翻向上，显露舌骨舌肌，并在该肌表面寻认舌下神经。沿舌下神经向后上方追踪，试寻找颈袢上根。在舌骨大角上方与舌下神经之间，寻找舌动脉及其伴行静脉，该动脉由舌骨舌肌后缘潜入其深面。在下颌下腺深部的前缘、舌骨舌肌表面寻找下颌下腺管，并寻认舌神经及其下方的下颌下神经节。舌神经先位于该管的后上方，而后向前经该管的外侧，勾绕该管至其内侧，分布于舌。

5. 解剖颈动脉三角

（1）观察颈总动脉的分支：颈总动脉分为颈内动脉和颈外动脉，观察两者之间的位置关系。用手指触摸辨认颈总动脉末端和颈内动脉起始处的颈动脉窦。在颈内、外动脉分杈处的后方，寻找颈动脉小球，并向上修洁颈内动脉和颈外动脉。

（2）解剖颈外动脉的分支：在颈外动脉起始部或颈总动脉末端的前壁，向上依次修洁出甲状腺上动脉、舌动脉和面动脉。修洁出甲状腺上动脉，并向前下方追踪至甲状腺侧叶上极；沿颈外动脉前壁，在甲状腺上动脉起点的上方，舌骨大角及其稍上方水平，依次剥寻出舌动脉和面动脉，并追踪至二腹肌后腹的深面。

（3）解剖颈内静脉和舌下神经：在颈动脉三角的上部，寻找汇入颈内静脉的面静脉，并在二腹肌后腹的下缘附近，于颈内动、静脉之间寻认舌下神经，可见其从颈内、外动脉的浅面越过，弓形向前上后经二腹肌后腹前部的深面进入下颌下三角，并沿颈袢上根向上追寻至舌下神经，观察颈袢上根与舌下神经的关系。

6. 解剖肌三角

（1）解剖甲状腺及其被膜：清理甲状腺表面、周缘，查看甲状腺的侧叶、峡部的形态，观察有无锥状叶及其形态，观察甲状腺的位置。观察甲状腺及气管表面的颈深筋膜中层，此层紧贴舌骨下肌群后面，覆于气管前面（又称气管前筋膜），并包裹甲状腺形成腺鞘，即甲状腺假被膜。切开假被膜进入囊鞘间隙，再切开紧贴在甲状腺表面的被膜（又称纤维囊），即甲状腺真被膜。

（2）解剖甲状腺周围的血管和神经

1）在甲状腺侧叶的上极附近，剥寻甲状腺上动、静脉，并在其内后方，找出与其伴行的喉上神经外支，注意观察外支离开该动脉处距甲状腺上极的距离。进一步沿甲状腺上动脉向上寻找喉上动脉及与其伴行的喉上神经内支，并追踪至穿入甲状舌骨膜处（图23-2）。

2）在甲状腺中部的两侧剖出甲状腺中静脉，在甲状腺上极附近剖出甲状腺上静脉。

3）用拉钩将甲状腺侧叶从后向前翻起，显露甲状腺侧叶后面，在甲状腺的下极附近寻找甲状腺下动脉，该动脉从甲状腺侧叶后面进入腺体，并追踪至甲状颈干。在环甲关节后方或在食管与气管颈部之间侧方的气管食管间沟内，找出喉返神经。注意观察左、右侧喉返神经在行程上的区别及其与甲状腺下动脉的交叉关系（图23-3）。

4）在甲状腺峡部下方的气管前间隙内，寻找甲状腺最下动脉（可能缺如）以及由甲状腺下静脉互相吻合形成的奇静脉丛。

（3）解剖甲状旁腺：在甲状腺前面切开甲状腺假被膜，探查其深面的囊鞘间隙，在甲状腺

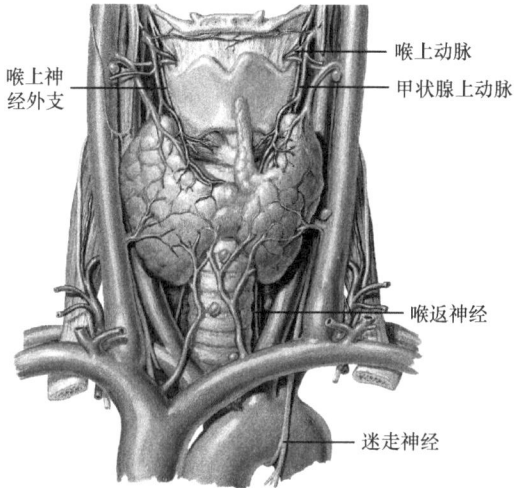

图 23-2 甲状腺前面观

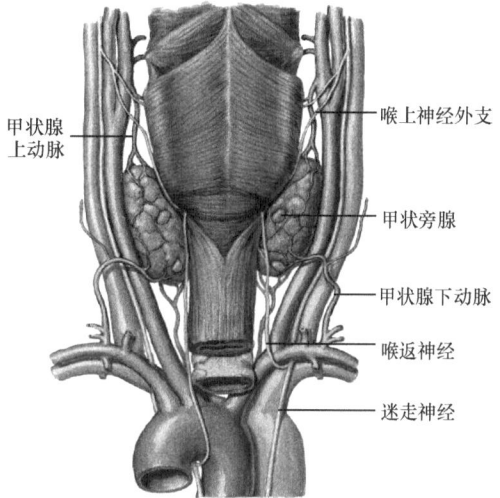

图 23-3 甲状腺后面观

侧叶后面中、上 1/3 和中、下 1/3 部的结缔组织中，寻找甲状旁腺，若找不到，可能该腺被包裹在甲状腺实质中，注意剖查。

7. 解剖胸锁乳突肌区

（1）解剖胸锁乳突肌：修洁胸锁乳突肌表面及前、后缘，观察胸锁乳突肌起自胸骨和锁骨内侧端、止于乳突；切断胸锁乳突肌的起端，向上边分离边翻起此肌，翻至其上 1/3 的深面时，应找出进入该肌的副神经外支和支配胸锁乳突肌的动脉；同时注意勿损伤其深部的肩胛舌骨肌中间腱，将该肌翻至止点处。

（2）解剖颈袢：沿着在肌三角内已经找到的颈袢分支，向上追寻颈袢至颈动脉鞘，注意观察颈袢的高度，一般位于肩胛舌骨中间腱的上缘附近，在颈内静脉的后内侧或前外侧，在颈动脉鞘的前方追寻来自舌下神经的颈袢上根（舌下神经降支）及来自颈丛第 2、3 颈神经的颈袢下根。

（3）解剖颈动脉鞘：纵向切开颈动脉鞘，显露颈内静脉、颈内动脉、颈总动脉和迷走神经。注意在颈动脉鞘内，颈内静脉位于颈总动脉和颈内动脉的外侧。向上修洁颈总动脉，约平甲状软骨上缘处，可见颈总动脉分为颈内动脉和颈外动脉。颈外动脉初居颈内动脉的前内侧，后转至其外侧。在颈总动脉分权处，注意观察颈总动脉末端和颈内动脉起始部，管壁向外膨大形成的颈动脉窦；在颈内、外动脉近侧部之间，寻找由舌咽神经发出下行的颈动脉窦支，沿该支向下追踪达颈总动脉分权处，分支到颈动脉窦壁和连于位于分权处后上方血管外膜下的颈动脉小球。在颈总、颈内动脉和颈内静脉的后面寻找迷走神经。在喉的两侧找到喉上神经，追踪至迷走神经。沿颈动脉鞘寻找颈深淋巴结群。该淋巴结群以肩胛舌骨肌中间腱为界分为上、下两组。

（4）解剖颈丛：在胸锁乳突肌上段与中斜角肌和肩胛提肌之间寻找由第 1～4 颈神经的前支组成的颈丛，并游离保留其发出的皮支、肌支和膈神经。

（5）解剖颈交感干：向外侧牵拉颈部大血管及迷走神经，在颈椎体的两侧，椎前筋膜的深面，修洁颈交感干。在平对 2～3 颈椎横突的前方，寻找较大呈梭形的颈上神经节，沿交感干寻找颈中神经节（一般不明显），沿颈交感干向下追踪至胸膜顶后方，寻找颈下神经节。

【注意事项】

1. 切断颈阔肌，不可切深，在翻起颈阔肌时，尽可能将该肌深面的浅筋膜留在深层，以免损伤颈阔肌深面的结构，如颈丛皮支、面神经的颈支和下颌缘支、颈前静脉等。

2. 颈丛皮支较多，解剖时应注意从其相对集中处即胸锁乳突肌后缘中点处寻找，再按其走行逐一进行游离。

3. 在剥除胸锁乳突肌表面的颈（深）筋膜浅层时，注意保留颈丛诸皮支及颈外静脉。

4. 在修洁舌骨下肌群表面的筋膜时，注意在各肌下份外侧缘的筋膜中，寻找并保留由颈袢发出至各肌的神经，并向上追寻至颈袢。

5. 甲状腺下动脉和喉返神经在甲状腺侧叶后方关系比较复杂，在游离的时候注意保留好血管和神经。

6. 清理胸锁乳突肌时，注意保留颈外静脉和从该肌后缘穿出的副神经和其他神经。

7. 颈袢的构成较复杂，而且比较细小，游离时要格外注意观察及保留。

【思考题】

1. 患者，男，39 岁，因发烧，颌下区疼痛，局部有肿块，进食时有肿胀感而入院。检查发现患者口底肿胀，下颌下腺管口红肿，压迫下颌下腺有脓液或炎性液体流出。全身症状为呼吸及脉搏加快，白细胞总数及中性粒细胞增多。该患者可能是什么原因导致该症状？应做何检查？确诊后需如何进行治疗？

2. 患者，女，43 岁，两年前因家庭压力出现性情急躁、易激动，被误为精神病。最近出现心慌，失眠多梦，精神紧张，怕热多汗，多食易饥，腹泻，疲乏，消瘦，四肢无力，经期紊乱，白带多，来医院就诊。检查发现Ⅱ度突眼，畏光，下视露白，甲状腺Ⅲ度弥漫性肿大，心前区无隆起，心率 135 次/分，心律不齐，早搏（即期前收缩），各瓣膜听诊区未闻及病理性杂音。该患者可能患何种疾病？需做哪些检查？如何进行治疗？

3. 患者，女，64 岁，因结节性甲状腺肿继发甲亢行甲状腺大部切除术，术后第 2 天出现手足抽搐。该患者为什么会出现该症状？需做何检查确诊？如何处理？

4. 患者，女，39 岁，因失眠、心悸、食欲亢进、消瘦而入院。检查发现：患者颈部左侧有一肿块，质地中等硬度，与周围不粘连，可随吞咽上下移动，局部有压痛，并向耳后、头顶部放射，瞳孔缩小，眼球向内凹陷。该患者可能患何种疾病？如何诊断及治疗？

实验二　颈外侧区

颈外侧区位于胸锁乳突肌后缘、斜方肌前缘和锁骨中 1/3 上缘之间，又称颈后三角。肩胛舌骨肌将其分为后上部较大的枕三角和前下部较小的锁骨上三角（亦称肩胛舌骨肌锁骨三角）。

一、枕　三　角

枕三角位于胸锁乳突肌后缘、斜方肌前缘与肩胛舌骨肌下腹上缘之间。三角的浅面由浅入深依次为皮肤、浅筋膜和封套筋膜；深面为椎前筋膜及其覆盖的前斜角肌、中斜角肌、后斜角肌、头夹肌和肩胛提肌（图 23-4）。

二、锁骨上三角

由于此三角位于锁骨上方，在体表呈明显凹陷，故又名锁骨上大窝，由胸锁乳突肌后缘、肩胛舌骨肌下腹和锁骨上缘中 1/3 围成。其浅面由浅入深依次为皮肤、浅筋膜及封套筋膜；深面为斜角肌下份及椎前筋膜。

【实验目的】

记忆：颈丛皮支的走行及分布范围；锁骨下动、静脉的走行。

理解：副神经和臂丛分支的走行；臂丛的构成。

领会：枕三角的境界；锁骨上三角的境界。

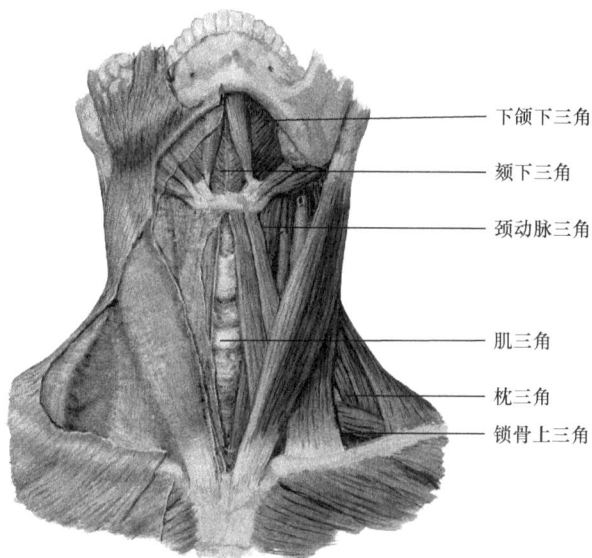

图 23-4　颈部分区

【实验材料】

1. 标本　成人防腐标本。

2. 图像　①枕三角的内容；②锁骨上三角血管、神经。

【实验内容】

1. 体位和皮肤切口　见本章实验一皮肤切口。

2. 解剖枕三角　从正中切口的下端提起皮片，逐渐向外侧翻起，清除颈外侧区浅筋膜，在枕三角内清除封套筋膜。

（1）解剖副神经：在胸锁乳突肌后缘上、中 1/3 交界处，向外下方斜行至斜方肌前缘中、下 1/3 交界处的范围内，注意有枕小神经勾绕，是确定副神经的标志。在颈（深）筋膜浅层的深面寻找副神经外支和第 3、4 颈神经至斜方肌的分支，并注意观察沿副神经外支排列的周围淋巴结。副神经在斜方肌前缘中、下 1/3 交界处进入其深面。

（2）解剖颈丛：将颈内静脉和颈总动脉拉向内侧，清理出颈丛各神经根，再依次游离出各分支，即枕小神经、耳大神经、颈横神经和锁骨上神经。颈丛深面为肩胛提肌和中斜角肌，颈丛下方为前斜角肌。追踪颈丛发出的膈神经，该神经从前斜角肌上份的外侧缘，向内下沿前斜角肌表面下降进入胸腔。

（3）解剖臂丛的分支：切开椎前筋膜，寻找与副神经略平行的肩胛背神经。此外还有支配冈上、下肌的肩胛上神经以及由第 1 肋外侧跨越前锯肌上缘进入腋窝的胸长神经，分离的时候注意这些神经的来源，切勿损伤。

3. 解剖锁骨上三角　首先离断胸锁关节，再于锁骨的中、外 1/3 交界处用锯横断锁骨，取下其内 2/3 段。

（1）解剖锁骨下静脉：锁骨下静脉在第 1 肋外缘处由腋静脉延续而成。在该三角内位于锁骨下动脉第 3 段的前下方，清理锁骨下静脉。该静脉沿前斜角肌前方向内侧与颈内静脉汇合成头臂静脉，注意分离注入末端的颈外静脉，二者之间向上外开放的角，称为静脉角。在左侧注意游离注入左静脉角的胸导管；在右侧注意游离注入右静脉角的右淋巴导管。

（2）解剖锁骨下动脉：位于锁骨上三角内的是该动脉第3段，经斜角肌间隙进入三角并走向腋窝；观察其下方的第1肋、后上方的臂丛诸干、前下方的锁骨下静脉。锁骨下动脉在三角内直接或间接发出的分支有：肩胛背动脉、肩胛上动脉和颈横动脉，分别至斜方肌深面和肩胛区，注意游离这些动脉分支。

（3）解剖臂丛及其分支：在前斜角肌外侧解剖臂丛的上干、中干、下干（第5、6颈神经前支合成上干，第7颈神经前支延续为中干，第8颈神经前支和第1胸神经前支的部分纤维合成下干），各干均分为前、后两股，经锁骨中份的后下方进入腋窝。沿3干向内侧，追踪臂丛的5个根（由第5~8颈神经前支和第1胸神经前支的大部分纤维组成）。臂丛向外下，斜经肩胛舌骨肌锁骨三角深部和锁骨后方进入腋窝。进一步由臂丛的上干或上干的后股追寻肩胛上神经；由第5颈神经根追寻肩胛背神经，该神经穿中斜角肌到颈外侧区。以上二神经因向后分布至肩胛部，故在肩背部解剖时再继续追寻。此外，沿臂丛和中斜角肌之间寻找来自第5、6、7颈神经根的胸长神经，该神经由第1肋外侧跨越前锯肌上缘进入腋腔。

【注意事项】

1. 颈部的皮肤较薄，因此切口要浅，下刀要轻柔，以免损伤深层结构。

2. 清除封套筋膜的时候注意不要伤及其深面的副神经。

3. 颈丛的皮支多且细小，分布在浅筋膜内，因此在游离的时候需注意保护。

4. 臂丛的结构比较复杂，进行分离的时候务必要仔细认真，由较粗的主干向来源及其分支方向逐步解剖。

5. 臂丛和锁骨下动脉均由椎前筋膜形成的筋膜鞘包绕，续于腋鞘，继而进入腋窝。在分离筋膜鞘时动作要轻柔。解剖在腋窝边缘处保留好臂丛和锁骨下动脉及其分支。

【思考题】

1. 患者，男，59岁，因肩部活动障碍入院。检查发现，患者右转后仰时右颈背发紧，左颈向右肩峰斜形如小指粗肌肉紧张，耳郭周围有灼烧样疼痛，左侧上肢，双下肢腱反射差，曾因 C_5、C_6、C_7 椎间盘突出症、颈椎增生入院，行推拿按摩、针灸等治疗，症状得到缓解。该患者可能什么原因导致出现以上症状？需如何治疗？

2. 女婴因阴道分娩时左肩难产，出生后，左上肢不能上举，检查发现肩关节不能外展与上举，肘关节不能屈曲，腕关节虽然能正常屈伸但肌张力减弱，前臂旋转亦有障碍，手指活动尚属正常。该患儿的症状可能是什么原因导致的？需如何治疗？

实验三 颈 根 部

颈根部是指颈部与胸部之间的接壤区域，由进出胸廓上口的诸结构占据。其前界为胸骨柄，后界为第1胸椎体，两侧为第1肋。其中心标志是前斜角肌，其前内侧有胸膜顶和颈根部的纵行结构，前、后方及外侧有胸、颈与上肢间横行的血管和神经等。

【实验目的】

理解：颈根部的内容及其毗邻。

领会：颈根部的境界。

【实验材料】

1. 标本 成人防腐标本。

2. 图像　①颈根部；②椎动脉三角及其内容。

【实验内容】

1. 观察椎动脉三角及其内容　先离断胸锁关节，然后在锁骨的中、外 1/3 交界处用锯横断锁骨，取下其内 2/3 段。观察三角的范围；内侧界为颈长肌外侧缘，外侧界为前斜角肌内侧缘，下界为锁骨下动脉第 1 段，后壁为第 7 颈椎横突、第 1 肋骨颈和第 8 颈神经前支。再查认三角内的结构，如椎动脉、椎静脉和胸膜顶，并在椎动脉的后方，第 1 肋颈附近找到颈交感干的颈下神经节或颈胸（星状）神经节。

2. 解剖胸导管和右淋巴导管　在左颈根部，于颈内静脉末端后方或在静脉角处，仔细寻找胸导管颈部，该段胸导管经颈动脉鞘后方，再折向前下，跨越左锁骨下动脉前方注入静脉角，其管壁呈串珠状，直径为 0.1～0.5cm，很像小静脉。在右颈根部的静脉角附近，仔细辨认右淋巴导管，其管长约 1cm，但有时可缺如。在寻找胸导管末段和右淋巴导管的同时，注意辨认左颈干、右颈干、锁骨下干和支气管纵隔干。

3. 解剖颈动脉鞘　在颈根部切开颈动脉鞘，修洁颈内静脉和颈总动脉，将颈内静脉和颈总动脉分别向内、外两侧拉开，在两者之间的后方找出迷走神经。在舌骨大角平面，将颈外动脉拉向外侧，寻找位于动脉深面行向前下方的喉上神经，沿颈内、外动脉内侧向后上追踪至其发出处。注意右迷走神经经颈内静脉之后和锁骨下动脉第 1 段之前进入胸腔，并寻认由其发出勾绕锁骨下动脉走向后上的右喉返神经；左迷走神经经左颈总动脉和左锁骨下动脉之间进入胸腔。此外，在左颈根部，注意保护横过颈内静脉和颈总动脉后方的胸导管颈部，并向内下追踪其至椎动脉、椎静脉之前方，出胸廓上口处为止。

4. 修洁锁骨下静脉，观察其毗邻关系　静脉的前方为锁骨，注意两者之间有锁骨下肌相隔；下方紧贴第 1 肋；后方与前斜角肌下端、膈神经和胸膜顶相邻；后上方为锁骨下动脉及臂丛。然后沿锁骨下静脉向内追踪其至胸膜顶的前方，观察其与颈内静脉合成头臂静脉及形成静脉角的情况。将已取下的锁骨放回原位，观察锁骨下静脉的体表投影关系。

5. 解剖膈神经及甲状颈干的分支　追踪膈神经，可见其位于前斜角肌前面，椎前筋膜深面，向内下方斜降下行，经胸膜顶的前内侧，迷走神经外侧，穿锁骨下动、静脉之间进入胸腔。并寻找和修洁起自甲状颈干的甲状腺下动脉、颈横动脉及肩胛上动脉以及其伴行静脉。在颈横动脉周围寻认锁骨上淋巴结。

6. 解剖锁骨下动脉的分支　在头臂静脉起始处将其结扎并切断，然后将锁骨下静脉及颈内静脉翻向上（注意保护胸导管和右淋巴导管），显露经过斜角肌间隙的锁骨下动脉。在锁骨下动脉后方探查胸膜顶。

（1）在前斜角肌内侧，修洁锁骨下动脉第 1 段及其分支：注意该段动脉的毗邻。在两侧，位于动脉的前方，右侧有右迷走神经，左侧有左膈神经下行入胸腔，在动脉的前下方，有锁骨下静脉与其伴行，动脉的后方为胸膜顶，在该段动脉的上缘，由内侧向外侧依次寻找椎动脉和甲状颈干；在下缘与椎动脉起点相对处找出胸廓内动脉，可见其下行进入胸腔；并在动脉后方寻找由其后壁发出的肋颈干。自甲状颈干向上追寻甲状腺下动脉，向外侧追寻颈横动脉和肩胛上动脉，并注意其周围的淋巴结。

（2）清理被前斜角肌覆盖的锁骨下动脉第 2 段：在前斜角肌的外侧，修洁锁骨下动脉第 3 段，注意臂丛的下干位于该段动脉的后方。

【注意事项】

1. 取锁骨时，需紧贴锁骨下缘剥离锁骨下肌，以保护深面的血管和神经。

2. 剖开颈动脉鞘时，勿损伤迷走神经所发出的喉上神经和喉返神经。

【思考题】 患者，女，29 岁，因颈前肿块 5 个月而住院。查体：甲状腺双侧叶增大，左侧约 3cm×4cm，右侧约 2.5cm×3cm，质地略硬，活动度略差，双侧锁骨上淋巴结肿大。初步诊断：甲状腺癌。术式：行全甲状腺切除、双侧颈淋巴结扩大清除术。术后 6 小时开始自双侧引流管引出乳白色液体约 300ml/24h。该患者为何会出现该症状？应如何处理？

（孙石柱）

第二十四章　胸　　部

胸部由胸壁、胸腔及其内容物组成。胸壁以胸廓为支架，外部覆以皮肤、筋膜和肌等软组织，内面衬胸内筋膜。胸壁和膈围成的腔称胸腔。胸腔两侧部容纳肺和胸膜囊，中部为纵隔，有心、出入心的大血管、食管和气管等器官。

一、境界与分区

（一）境界

胸部上界以颈静脉切迹、胸锁关节、锁骨上缘、肩峰至第7颈椎棘突的连线与颈部分界，下界以剑突向两侧沿肋弓、第11肋前端、第12肋下缘至第12胸椎棘突的连线与腹部分界，上部两侧以三角肌前后缘与上肢分界。膈呈凸向上的穹窿形，胸部的表面界线与其胸腔的范围不一致，胸壁比胸腔长，胸壁不仅容纳和保护胸腔器官，同时也掩盖上腹部部分器官。

（二）分区

1.胸壁　分为胸前区、胸外侧区、胸背区三部分。胸前区（胸前部）介于前正中线和腋前线之间，胸外侧区（胸外侧部）位于腋前线与腋后线之间，胸背区是脊柱区的一部分，位于腋后线与后正中线之间。

2.胸腔　分为三部，即中部的纵隔和容纳肺及胸膜囊的左、右部。

二、表面解剖

颈静脉切迹：为胸骨柄上缘的切迹，成人男性平对第2胸椎。临床常以此切迹检查气管是否偏移。

胸骨角：为胸骨柄与胸骨体连接处微向前突的角。该角两侧连接第2肋软骨，是计数肋和肋间隙的标志。向后平对第4胸椎体下缘，纵隔内一些重要器官在此平面行程和形态改变，如主动脉弓与升、降主动脉的分界，气管分为左、右主支气管，胸导管由右转向左行，左主支气管与食管交叉等。

剑突：上接胸骨体处称剑胸结合，平对第9胸椎，上端两侧与第7肋软骨相连，下端游离并伸至腹前壁上部。

锁骨和锁骨下窝：锁骨从颈静脉切迹至肩峰全长均可触及，其中、外1/3交界处下方有一凹陷称锁骨下窝。窝深处有腋动、静脉和臂丛通过，于该窝内锁骨下方一横指处，可以摸到肩胛骨的喙突。

肋弓和胸骨下角：剑突两侧向外下可触及肋弓，由第7、8、9、10肋软骨相连而成，是肝、胆囊和脾的触诊标志。两侧肋弓与剑胸结合共同围成胸骨下角，角内有剑突。剑突与肋弓之间的角为剑肋角，左剑肋角是心包穿刺常用部位。肋弓的最低部位是第10肋，此处平对第2、3腰椎体之间。

肋和肋间隙：胸骨角平面摸到第2肋，依次向下可触及下部的肋和肋间隙。两者可作为胸腔和腹腔上部器官的定位标志。

乳头：男性乳头位于锁骨中线与第 4 肋间隙交界处，女性乳头略低，位置变化较大，偏外下方。

实验一　胸　　壁

【实验目的】

记忆：胸部的体表标志；胸壁层次、浅层血管和神经的分布特点。

理解：胸部的境界与分区。

【实验材料】

1. 标本　成人防腐标本。

2. 模型　胸壁模型。

3. 图像　①胸前、外侧区的浅血管和皮神经；②肋间后血管和肋间神经。

【实验内容】

1. 体位和皮肤切口　标本仰卧，背部垫高。做如下切口：

（1）沿胸部前正中线，自胸骨柄上缘向下至剑突做一纵切口。

（2）自纵切口中端向外侧沿锁骨切至肩峰。

（3）自纵切口下端向外下沿肋弓下缘切至腋后线。

（4）自纵切口下端向外上方切至乳晕，环绕乳晕（如为女性标本则环绕乳房），继续向外上方切至腋前襞上部，在此折转沿臂内侧面向下切至臂上、中 1/3 交界处，然后折转向外侧，环切臂部皮肤至臂外侧缘。

2. 解剖胸壁

（1）翻开皮肤：沿皮肤切口，将上内、下外两片皮瓣分别翻向外侧，上内侧皮片翻至臂外侧，下外侧皮片连同腋窝皮肤一起尽可能翻至腋后襞稍后处，显露出此区的浅筋膜。

（2）除去浅筋膜：寻找皮神经，此部浅筋膜内含有第 2～7 肋间神经的前皮支和外侧皮支，以及锁骨上神经的末梢支。

1）沿胸骨外侧缘 1～2cm 处，切开浅筋膜，逐渐向外侧剥离并翻开，可见到肋间神经前皮支伴随胸廓内动脉穿支，穿出肋间隙前部。如为女性，则在第 3～6 肋间隙的穿支分布于乳房。

2）沿腋中线附近，胸大肌下缘稍后方，切开浅筋膜，并翻向前，可见到肋间神经外侧皮支穿出肋间隙外侧部，其中第 2 肋间神经的外侧皮支还发支走向外侧，经腋窝皮下至臂内侧部上份的皮肤，此即肋间臂神经。

3）除去所有的浅筋膜，显露胸前外侧壁的深筋膜。

3. 解剖锁胸筋膜、胸大肌和胸小肌

（1）解剖锁胸筋膜：在锁骨及其下方的锁骨下肌以下、胸小肌上缘以上、喙突内侧、胸大肌深面的深筋膜（深层），即为锁胸筋膜。细心剥离此筋膜，可见有胸肩峰血管、胸外侧神经和头静脉穿过，还可见到该筋膜与深面的腋鞘以及位于鞘深面的腋静脉紧密结合。保留穿过锁胸筋膜的各结构，除去该筋膜，显露腋鞘及其包被的腋血管和臂丛。

（2）将三角肌前部表面的深筋膜翻向外侧，将三角肌起端前部切断翻向外后方。将胸大肌表面的深筋膜翻向内侧，尽可能完全暴露胸大肌。

（3）修洁胸小肌，并在胸小肌自第 3～5 肋起始端的稍上方切断该肌，将其翻向外上方。游离至其抵止的喙突处，打开腋腔前壁。翻开时可将进入该肌的胸内侧神经及其伴行血管充分游离，予以保留。

（4）沿锁骨内侧半下缘切断胸大肌锁骨部，再沿胸骨外侧缘2～3cm处纵行切断并在腹直肌鞘上方呈弧形切断胸大肌胸肋部和腹部，将该肌翻向外侧。翻开时可见胸肩峰血管和胸外侧神经一起穿过胸小肌上缘的锁胸筋膜进入胸大肌深面。将胸大肌再向外翻，还可见到胸内侧神经的分支穿出胸小肌表面进入胸大肌。将胸大肌充分翻向外侧，至其抵止处。

（5）细心剥除腋腔底部的腋筋膜和疏松结缔组织，并注意观察埋藏于腋腔中央疏松结缔组织内的中央淋巴结，在可能条件下保留经过此处的肋间臂神经。

4. 解剖前锯肌　修洁前锯肌的起始肌齿，查看在5～8肋外面前锯肌下4个肌齿与腹外斜肌上部4个肌齿相互交错附着，分清与其相互交错的腹外斜肌的起始肌齿。将前锯肌的起点自肋骨上剥离下来并翻向外侧至腋中线，操作时应注意保护在前锯肌表面下降的胸长神经和胸外侧血管，再将腹外斜肌的起始肌齿钝性剥离下来，充分显露肋骨和肋间外肌。

5. 解剖观察肋间隙及其内容

（1）选择较宽的第4或第5肋间隙，观察肋间外肌的纤维方向，可见其自后上方斜向前下方，于肋间隙前部的肋软骨之间移行为肋间外膜，透过肋间外膜可见其深面的肋间内肌，自腋中线向内侧沿第4或第5肋骨下缘用刀尖划开一小段肋间外肌，切勿过深，将肌整片向下翻转，观察肋间内肌，其纤维方向自后下方斜向前上方，与肋间外肌的肌纤维的走行方向相交叉。

（2）用镊子轻拉已暴露的肋间神经外侧皮支，在其穿出处循其走向沿肋骨下缘用刀尖划开肋间内肌，将肌整片翻向下方，然后沿肋间神经外侧皮支在其深面追寻肋间神经，并观察位于肋间神经上方的肋间后动脉、肋间后静脉，注意三者的排列关系。再沿肋间神经向前追踪，可见其终支在胸骨外侧缘处穿肋间内肌和肋间外膜伴胸廓内动脉的前穿支达皮下浅层成为肋间神经前皮支，分布于胸前外侧壁内侧部的皮肤。于同一肋间隙内，沿下位肋骨上缘寻认肋间后动脉的侧副支，可见其与胸廓内动脉的肋间前支相吻合。

6. 打开胸前壁　在第1肋间隙剪开肋间组织，经开口处插入肋骨剪。在肋骨与肋软骨连接处剪断第1、2肋。然后，沿腋前线向下剪断第3～8肋骨。在胸廓上口前外侧将胸膜顶与胸廓上口钝性分离，轻轻提起胸前壁，在第1肋软骨内侧后方找到胸廓内血管并将其切断。用手将胸骨深面的结构向后压，并向两侧将肋胸膜与胸前壁分离。一边上提胸前壁，一边分离胸膜，并随时用解剖刀或剪刀逐一切断相应的肋间肌。最终将胸前壁完全向下翻开，置于腹前壁的前面，显露胸腔，可将膈肌前部在剑突和肋弓处的附着部分剥离，注意保持胸骨下角区域壁胸膜的完整性。

7. 解剖观察胸横肌和胸内筋膜　在胸壁内面观察胸横肌、肋间最内肌和胸内筋膜，注意它们与胸壁血管和神经的层次关系。衬于胸前壁内面的结缔组织膜即胸内筋膜，透过筋膜可见附于胸骨体和肋软骨内面的胸横肌。

8. 解剖胸廓内血管和胸骨旁淋巴结　胸廓内血管的上段位于胸内筋膜的前面，下段位于胸横肌的前面，沿胸骨侧缘外侧1cm处纵行，切开胸内筋膜和胸横肌向下追踪清理该血管至第6胸肋关节水平，可见胸廓内动脉分为腹壁上动脉和肌膈动脉两个终支，前者于剑肋角处穿入腹直肌鞘，后者则沿肋弓内面向外下走行。在胸廓内血管周围的脂肪内寻找胸骨旁淋巴结。

【注意事项】

1. 由于胸前外侧壁皮肤较薄，为避免损伤深层结构，切皮时应掌握好深度。

2. 在切开肋间内肌的时候动作要轻柔，注意勿损伤位于肋间内肌和肋间最内肌之间的肋间血管和神经。

3. 在分离胸前壁时，应不断深入手指慢慢将贴附于胸壁内面的壁胸膜推离分开，再进行剪断操作，尽量保持胸膜的完整性。

【思考题】　患者，女，50 岁，1 年前左乳外上象限发现一质硬无痛性肿块，直径约 2.0cm，轻微活动未诊治。近期发现肿块渐大、渐硬，半年前出现乳头内陷并固定。2 个月左乳皮肤出现红、肿、热、痛症状，左乳头可挤出少量褐色液体。患者可能患何疾病？应作何检查？如何进行治疗？

实验二　胸膜、胸膜腔及肺

【实验目的】

记忆：胸膜腔的构成；肺的位置及结构。

理解：胸膜的分部。

领会：肺的血管、神经和淋巴。

【实验材料】

1. 标本　成人防腐标本。

2. 模型　肺的构成模型。

3. 图像　①胸膜和肺的体表投影；②肺根的结构。

【实验内容】

1. 解剖观察胸腔和胸膜腔

（1）解剖观察胸腔：翻起胸前壁，可见胸腔由胸廓和膈围成，胸腔中部为心、心包、出入心的大血管、气管和食管等构成的纵隔，其两侧容纳左肺、右肺和胸膜腔。

（2）解剖胸膜腔

1）切开壁胸膜：将手伸入胸膜腔分别向上、下方，内侧和后方探查壁胸膜各部（胸膜顶、肋胸膜、纵隔胸膜和膈胸膜），其中胸膜顶向上至颈根部，探明其位置及其与颈根部大血管和神经的毗邻；手指探查壁胸膜各部的返折线：肋胸膜前缘与纵隔胸膜前缘的返折线即胸膜前界，肋胸膜下缘与膈胸膜的返折线即胸膜下界。

2）解剖上、下胸膜间区：在两侧胸膜前界的上段和下段之间，观察各有一三角形的无胸膜区，即上、下胸膜间区，分别为胸腺和心包所占据。

3）解剖胸膜隐窝：将手伸入肋胸膜与膈胸膜返折处形成的肋膈隐窝以及左纵隔胸膜前缘下部与肋胸膜返折处形成的肋纵隔隐窝内，可见此二隐窝均未被肺边缘充满。

4）解剖肺韧带：将肺下部拉向外，在肺根下方，纵隔胸膜外侧探入胸膜腔，可摸到连于肺与纵隔之间呈额状位的脏壁胸膜的移行部，即肺韧带。

2. 解剖观察肺

（1）观察肺：观察两肺的位置、分叶和形态，探查肺尖突向胸膜顶伸至颈根部的情况，并比较其与胸膜前下界的关系。

（2）取肺：一手自肺前缘沿纵隔面伸入，将肺拉向外侧，另一手摸清肺根和肺韧带，平肺门处自上而下切断肺根和肺韧带后取出左、右肺。

（3）解剖肺根：先在纵隔两侧肺根的断端上观察肺根与周围结构的毗邻关系。在左肺根的前下方有心包，膈神经和心包膈血管经肺根前方下行，迷走神经在肺根后方下行。左喉返神经绕主动脉弓或动脉韧带的主动脉端上行。清除肺门处的结缔组织，用镊子钝性剥离组成肺根的各结构，鉴别组成肺根的肺动脉、肺静脉和主支气管。在肺根后方剖出主支气管，其管壁内有半环状的支气管软骨，主支气管在肺门处分为肺叶支气管（第2级支气管），右肺3支，左肺2支。如果离断肺根过于靠近肺门一侧时，便可剖出肺叶支气管的断端。肺叶支气管进入肺叶的部位即第2肺门在主支气管前上方剖出的血管是肺动脉，但在右肺，肺动脉的上方有右肺上叶支气管，又称动脉上支气管。在主支气管和肺动脉前下方剖出的血管为上肺静脉，在它们的后下方，靠近肺韧带处剖出的为下肺静脉，两者的管壁均比肺动脉略薄。在主支气管的后面和下方仔细寻找，可找到1～2支细小的支气管血管。此外，在肺门各管道的周围尚能找到数个黑色或灰褐色的支气管肺门淋巴结。在肺根的前、后用镊子可分离出吻合成丛状的神经细束，此即肺前、后丛，这些神经细束和结缔组织较难区分。在右肺根前方有膈神经和心包膈血管，后方有迷走神经，上方有奇静脉弓越过注入上腔静脉。

【注意事项】

1. 由于肺塌陷，胸膜隐窝较深，因此探查肋膈隐窝时应注意安全，防止被肋骨断端刺伤。

2. 在切断肺根时应尽量靠近肺门以防止损坏纵隔结构，但亦不要造成肺组织损伤。

【思考题】　患者，男，58岁，因胸闷半年入院。检查胸片显示：右上肺结核，胸膜增厚（右）呈中等量胸腔积液，经B超定位后多次在不同部位抽出草黄色胸腔积液。该患者可能为何疾病？应如何治疗？

实验三　纵　　隔

1. 位置与境界　纵隔是左、右纵隔胸膜之间的器官、结构和结缔组织的总称。纵隔呈矢状位，位于胸腔正中偏左，上宽下窄，前短后长。纵隔的前界为胸骨，后界为脊柱，两侧为纵隔胸膜，上为胸廓上口，下为膈。纵隔内器官借疏松结缔组织相连，正常吸气时膈下降，纵隔被拉长。在病理情况下，如两侧胸膜腔压力不等时，纵隔可以移位。

2. 分区

（1）四分法：最常用，以胸骨角至第4胸椎体下缘的平面为界，将纵隔分为上纵隔和下纵隔。下纵隔内胸骨与心包前壁之间为前纵隔，心包后壁与脊柱之间为后纵隔，心包、出入心的大血管和心所占据的区域为中纵隔。

（2）三分法：以气管、气管杈前壁和心包后壁的冠状面为界分为前、后纵隔。前纵隔又以胸骨角平面分为上纵隔和下纵隔。

【实验目的】

记忆：上腔静脉及其属支；主动脉弓及其分支；心包腔的构成。

理解：气管胸部的走行及毗邻；心的位置、毗邻；心的血液供应。

领会：胸腺的位置及境界；后纵隔内容物。

【实验材料】

1. 标本　成人防腐标本。

2. 模型　主动脉弓及其分支模型；气管及其分支模型；心的构成模型。

3. 图像　①纵隔左面观；②纵隔右面观；③心包和心包窦；④奇静脉及其属支和胸导管。

【实验内容】

1. 解剖胸腺　在上纵隔最前方的上胸膜间区内观察胸腺的大小及分叶情况。儿童胸腺发达，成年后退化，腺体大部分为脂肪组织代替，可在脂肪组织中寻找残余胸腺。从下端沿心包和左头臂静脉的前面向上翻起胸腺。

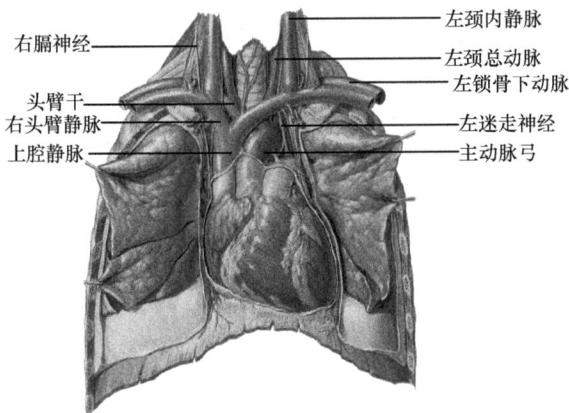

图 24-1　上纵隔结构

2. 解剖主动脉弓及其分支　在上腔静脉左侧修洁升主动脉的心包外段，以及自右前方弯向左后方的主动脉弓和其发出的三大分支：头臂干、左颈总动脉、左锁骨下动脉，追踪主脉弓至第 4 胸椎左侧移行为胸主动脉处。查看并修洁连于主动脉弓末段与左肺动脉起始处之间的动脉韧带，以及由左膈神经、左迷走神经和左肺动脉共同围成的动脉导管三角，动脉韧带即位于此三角内。清理头臂干上端，可见其在右胸锁关节水平分为右颈总动脉和右锁骨下动脉（图 24-1）。

3. 解剖头臂静脉和上腔静脉　修洁观察颈内静脉和锁骨下静脉在胸锁关节后方汇合成头臂静脉，修洁左、右头臂静脉及其属支椎静脉、胸廓内静脉、甲状腺下静脉、肋间最上静脉等，可见其在右侧第 1 胸肋结合处汇合成上腔静脉，观察奇静脉弓跨越右肺根上方汇入上腔静脉的位置（图 24-1）。

4. 解剖气管和左右主支气管　将头臂干和左颈总动脉分别拉向两侧，暴露气管胸部，可见其于胸骨角平面分叉成为左、右主支气管。在气管两侧及气管杈上、下方和支气管周围有气管旁淋巴结和气管、支气管淋巴结，观察后将之清除，游离位于气管杈前方的心深丛。清理气管杈，观察气管杈的形态和左、右主支气管的形态差异。

5. 解剖前纵隔　在脂肪组织中寻找观察胸腺下部，剥离寻找位于前纵隔内的淋巴结。由于两侧胸膜接近，前纵隔比较狭窄。

6. 解剖中纵隔

（1）解剖观察心包：心包上端附着于出入心的大血管根部，下端与膈愈着。心包前壁隔着胸膜和肺与胸骨及第 2~6 肋软骨相邻，但在第 4~5 肋间隙及胸骨左半下部直接贴邻，即心包裸区。心包两侧有膈神经和心包膈血管自上而下行于心包和纵隔胸膜之间，纵行切开纵隔胸膜，分离膈神经和心包膈血管，上方有升主动脉、肺动脉干和上腔静脉。心包后方有主支气管、食管、胸导管、胸主动脉、奇静脉和半奇静脉等。

（2）解剖心包腔：用镊子提起心包，分别沿左、右膈神经前方，纵行切开心包至膈的上方，再于膈上方 1cm 处连接两纵切口做一横切口，打开心包腔。掀起心包前壁，显露心包腔，触摸浆膜性心包脏、壁两层的返折部位，在心的上方观察从右向左排列的上腔静脉、升主动脉和肺动脉干。将心提起，在下方观察下腔静脉穿心包注入右心房，及自两侧注入左心房的左、右肺上、下静脉。将左手示指经上腔静脉与主动脉升部之间向左后方插入，从肺动脉和左心房之间露出，此时左手示指通过和所占据的区域即为心包横窦。将心尖向右上方掀起，用另一只手从心膈面的下方伸至左心房后方，探查心包斜窦。在心包前壁与下壁的返折处，用手指探查心包前下窦。

（3）取心：在心包内用解剖刀切断大血管，将心取出。心外形似倒置的圆锥体，心尖朝向左前下，心底朝向右后上，与食管、胸主动脉和奇静脉相邻，胸肋面可见冠状沟和前室间沟，观察冠状动脉及其分支、冠状窦及其属支。

7. 解剖后纵隔

（1）解剖胸主动脉：在纵隔左侧面从第4胸椎下缘胸主动脉起始处向下修洁胸主动脉至其穿膈主动脉裂孔处，主动脉胸部自第4胸椎下缘左侧连主动脉弓，向下向右前移行，约平第9胸椎与食管交叉，向下经食管后方下行至第12胸椎高度穿膈的主动脉裂孔入腹腔。清理观察其发出的肋间后动脉、食管动脉和支气管动脉。

（2）解剖食管和迷走神经：将气管和主支气管推向一侧，即可见食管上段前面，清理残余的结缔组织，注意观察其两侧紧贴纵隔胸膜，左侧与胸导管相毗邻。翻起心包，即可观察食管下段。剖开纵隔胸膜，分离出迷走神经的上段和喉返神经。左喉返神经勾绕主动脉弓，沿气管与食管之间的沟上行。右喉返神经勾绕锁骨下动脉上行。

（3）解剖奇静脉、半奇静脉和副半奇静脉：在纵隔右侧面，将食管推向左侧，修洁清理位于脊柱右前方的奇静脉，向上追踪，可见奇静脉在第4胸椎处折向前形成奇静脉弓，跨过右肺根注入上腔静脉。注意观察其沿途收纳的右肋间后静脉、食管静脉和半奇静脉；在纵隔左侧面将食管推向右侧，在脊柱左前方和胸主动脉后方之间清理半奇静脉和副半奇静脉，观察它们收纳的属支（图24-2）。

（4）解剖胸导管：将食管推向左侧，在胸主动脉和奇静脉之间的结缔组织中分离寻找胸导管下段。中段位于食管与脊柱之间。在食管上三角内，剖开左侧纵隔胸膜，沿食管左侧壁寻找胸导管上段。注意在第4、5胸椎高度，胸导管从食管胸部后方从右侧斜向左侧，而后沿食管胸部与左侧纵隔胸膜之间上行。

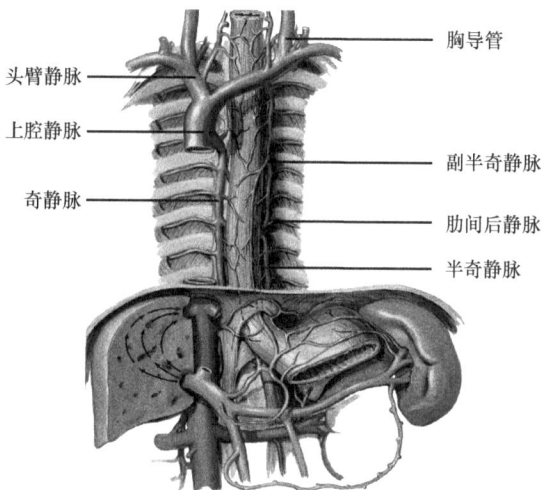

图24-2　奇静脉及其属支和胸导管

（5）解剖胸交感干及内脏大、小神经：剖开胸后壁的胸膜，显露呈细长链状的胸交感干。将膈推向下，在胸后壁胸膜下面分离修洁由第6~9胸神经节发出的节前纤维组成的内脏大神经和由第10~12胸神经节发出的节前纤维组成的内脏小神经。

【注意事项】

1. 清理主动脉弓时，注意不要损伤到位于其左前下方的左膈神经和左迷走神经。

2. 清理主动脉弓三大分支时，最好采用纵行分离，以免切断行于其间的神经。

3. 膈神经的行程较长，注意保留其全长，比较其与迷走神经的位置关系。

4. 胸导管的行程比较复杂，而且位置比较深，在解剖的时候要注意保护，观察其起止和行程。

【思考题】

1. 患者，男，43 岁，1 天前吃东西太快而有碎屑吸入气管并引起剧烈的咳嗽，患者感觉肺部不舒服，右肺偶尔有胀痛感。今日因咳嗽，肺部刺痛感入院就诊。该患者应该做何检查来确诊？如何治疗？

2. 患者，男，46 岁，食管癌术后，胸腔引流液异常增多，患者发生气短、呼吸困难、心率增快、脉搏变弱、血压降低。穿刺抽液最初为血性液体，然后逐步变为乳白色液体，穿刺抽液后，患者气短、呼吸困难迅速缓解，但不久症状又复发。该患者可能是什么原因导致出现以上症状？应如何处理？

（何　军）

第二十五章 腹 部

腹部是躯干的一部分，居于胸部和盆部之间，由腹壁、腹腔及腹腔内容物等组成。

一、境界与分区

（一）境界

上界为剑突（或剑胸结合处）和两侧肋弓下缘，经11、12肋游离缘至第12胸椎棘突的连线；下界为耻骨联合上缘、两侧的耻骨嵴、耻骨结节、腹股沟襞、髂前上棘、髂嵴和髂后上棘至第5腰椎棘突的连线。

（二）分区

腹壁以两侧腋后线的延长线为界，分为前方的腹前外侧壁和后方的腹后壁。

二、体 表 标 志

耻骨联合：为左、右髋骨在前方的连接处，由纤维软骨构成。耻骨联合上缘是小骨盆上口的标志之一。

耻骨结节：位于耻骨联合外侧2～3cm处，系腹股沟韧带内侧端的附着点。耻骨结节外上方1～2cm处即腹股沟管浅环的位置。

髂嵴：为髂骨翼的上缘，位于皮下，全长均可触及。髂嵴前端为髂前上棘，有腹股沟韧带附着，是重要的骨性标志。髂嵴后端为髂后上棘。髂嵴骨质肥厚，临床上常于此作骨髓穿刺。两侧髂嵴最高点的连线平对第4腰椎棘突，是腰穿的重要标志。

脐：脐平面通过第3、4腰椎之间。脐平面上方约2.5cm平对肠系膜下动脉起始处。

半月线：又称腹直肌线或施皮格尔（Spiegel）线，为沿腹直肌外侧缘的弧形线。右侧半月线与肋弓相交处为胆囊底的体表投影，又称墨菲（Murphy's）点。

实验一 腹前外侧壁

通过本次实验课使学生掌握腹部不同手术术式选择切口的位置及经过腹壁的不同层次，并对腹直肌鞘及腹股沟管的构成、穿行结构进行解剖和观察。

【实验目的】

记忆：腹前外侧壁的层次及结构特点；腹直肌鞘及腹股沟管的构成、内容及临床意义。

理解：腹部的境界、分区及重要的体表标志。

领会：腹部浅静脉的流注。

【实验材料】

1. 标本 成人防腐标本。

2. 图像 腹前外侧壁。

【实验内容】

1. 体位与皮肤切口 标本仰卧，皮肤切口如下：

（1）从剑突沿腹前正中线向下绕脐切至耻骨联合。

（2）从纵切口下端再沿耻骨嵴、耻骨结节、腹股沟、髂前上棘、髂嵴切至腋中线延长线切开皮肤。

2. 解剖浅筋膜

（1）翻皮：完成以上切口后，将两侧整块皮瓣向外侧剥离翻转，直至腋中线延长线处，显露浅筋膜。

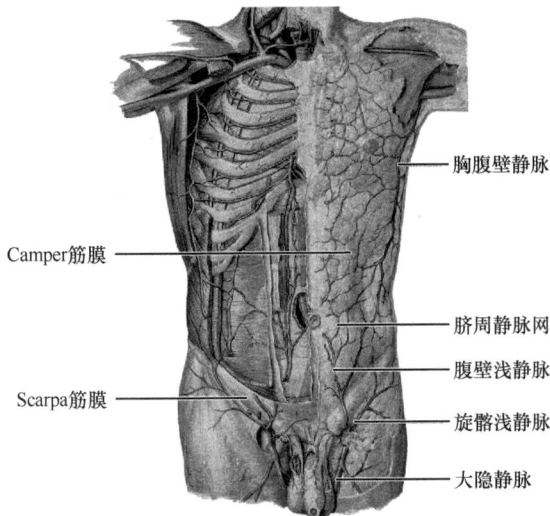

图 25-1　腹前外侧壁的浅静脉

（2）寻找并观察腹壁的浅血管：在下腹部浅、深两层之间找到腹壁的浅血管。于髂前上棘与耻骨结节的连线中点下方 1.5cm 附近，找出起自股动脉的两条浅动脉：即沿连线下方行向外上方的是旋髂浅动脉，观察其行程和分布；垂直上行至脐平面附近的是腹壁浅动脉，观察其行程、分支和分布。这些浅动脉外侧 1～2cm 范围内，在浅筋膜浅层内找出同名的浅静脉。可不必追踪它们回流至大隐静脉处。在脐周看到的静脉是脐周静脉网，它向上汇合成胸腹壁静脉，向下与腹壁浅静脉连接，注入大隐静脉（图 25-1）。

（3）坎珀（Camper）筋膜和斯卡尔帕（Scarpa）筋膜：在髂前上棘平面做一水平切口，长约 10cm 或至前正中线，深度以至腹外斜肌腱膜浅面为度，用刀柄钝性剥离，可看到浅层为富含脂肪组织的 Camper 筋膜，深层为富含弹性纤维的膜性组织的 Scarpa 筋膜。

自水平切口往下将手指伸入浅筋膜深层与腹前外侧壁的肌层之间，注意探查 Scarpa 筋膜的附着点。手指向内侧轻轻推动，至（腹）白线附近，并探明其内侧附着处，将手指向下方伸入，一直到腹股沟韧带下方 1.5cm 左右受阻，探明其下方外侧大部分附着于阔筋膜的位置，然后用手指从耻骨嵴前面的腹股沟管浅环内侧伸向下方，手指得以顺利地通过此处直达阴囊肉膜的深面，说明在此处浅筋膜没有附着，而与阴囊肉膜及浅会阴筋膜（Colles 筋膜）相延续。

（4）找出肋间神经和肋间后血管的前皮支及外侧皮支（图 25-2）：自剑突水平切开浅筋膜后至腋后线处，与髂前上棘水平切口的内侧端至剑突（或前正中线）做一垂直切口，切断浅筋膜，将其全层向外侧翻转，当翻转腹直肌鞘前面的浅筋膜时，找出穿过腹直肌鞘浅出的一组肋间神经和肋间后血管的前皮支。在腋中线延长线附近的浅筋膜内，找出下 5 对肋间神经、肋下神经和第 1 腰神经前支的外侧皮支和肋间后血管的外侧皮支，它们自上而下呈节段性排列，穿出腹外斜肌至浅筋膜而后分布到皮肤。找出几支即可。

辨认以上结构后，切除全部浅筋膜，显露腹壁肌层（尽可能保留神经和血管的分支）。

（5）解剖肌层：腹前外侧壁的肌肉包括两侧的扁肌和中间的腹直肌。

1）解剖腹直肌鞘及其内容：先从上向下修洁前正中线上的浅筋膜，显露（腹）白线。观察并对比（腹）白线在脐以上部分与脐以下部分的宽度，辨明（腹）白线两侧腹直肌鞘的范围，注意其外侧缘形成的弧形线即半月线（图 25-3）。

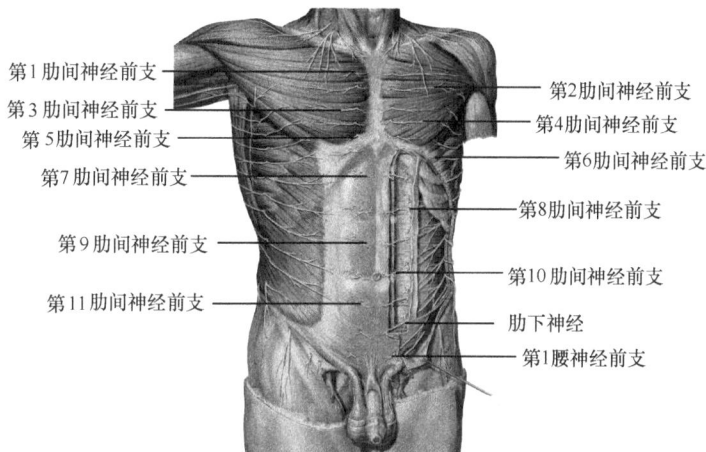

图 25-2 腹前外侧壁的神经前支

A. 解剖腹直肌鞘前层：修洁腹直肌鞘前层表面的浅筋膜，沿一侧腹直肌鞘前层的中线自上而下做纵向切口，自此切口的上下端再横行切开此鞘前层，并向两侧翻转。于剑突至脐之间腹直肌有 3～4 条腱划紧紧与鞘的前层愈着，故翻转鞘瓣时遇到腱划，应用刀尖将它们锐性松解，并注意腱划在耻骨联合上方，注意鞘的前层分成两叶，包被锥状肌。

B. 解剖腹直肌：翻开腹直肌鞘前层后，观察该肌起止情况和肌纤维走向后，用刀柄或手指游离腹直肌内外侧缘。提起肌的内侧缘，可顺利地将肌拉向外侧，从而确认腹直肌的腱划和鞘的后层并无愈着，显露腹直肌后面的结构较为容易。

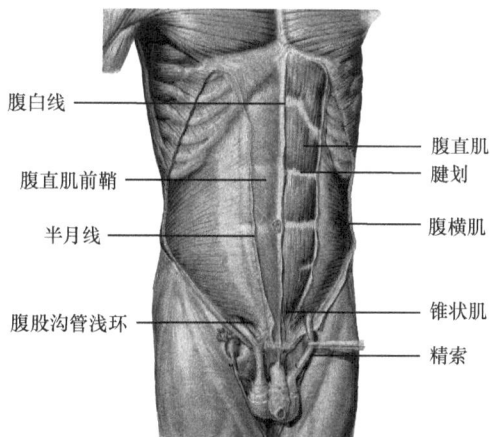

图 25-3 腹前外侧壁结构（肌肉浅层）

C. 解剖腹壁上、下血管：在腹直肌的后面，找出自上而下走行的腹壁上动脉及伴行静脉，它们是胸廓内动脉的延续；在脐以下，弓状线附近，找出腹壁下血管进入腹直肌鞘处。注意这两条动脉是否有肌外吻合（如不易观察，可于平脐处横断腹直肌，向上、下翻起）。

D. 观察腹直肌鞘后层：将腹直肌拉向外侧（也可于一侧横行切断翻向上、下方），观察腹直肌鞘后层，可见其外侧与腹直肌鞘前层结合形成的半月线。于半月线内侧 1cm 附近找出穿过腹直肌鞘后层进入腹直肌外后缘的下 5 对肋间神经、肋下神经和肋间后血管，确定它们的位置与分布范围。在脐以下 4～5cm 附近，仔细辨认腹直肌鞘后层的游离下缘，此缘称弓状线（半环线），观察其形态，确认弓状线以下为增厚的腹横筋膜。

2）解剖扁肌

A. 解剖腹外斜肌：修洁此肌的表面后，观察腹外斜肌的肌纤维自外上向内下方斜行，仔细辨认腹外斜肌肌腹移行为腱膜处的形态和位置，在髂前上棘与脐的连线以下是否还有肌腹。注意观察腹外斜肌腱膜在到达腹直肌外侧缘处参与形成腹直肌鞘前层并止于（腹）白线的情况。修洁腱膜下缘，确认附于髂前上棘与耻骨结节之间的腹股沟韧带（图 25-4）。

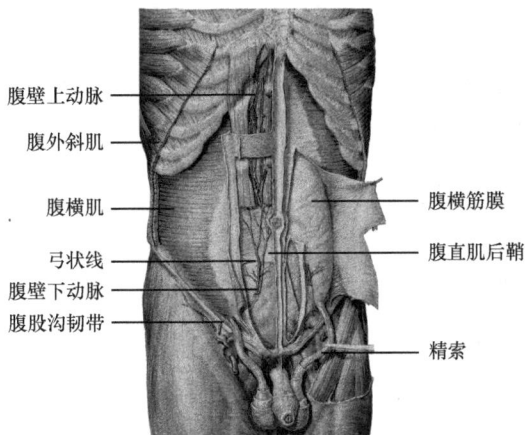

图 25-4 腹前外侧壁结构（肌肉深层）

沿腋后线的延长线自肋弓下缘至髂嵴垂直切断腹外斜肌，自此切口的上下端再横行切断此肌至腹直肌外侧缘处，将肌瓣翻向内侧，显露腹内斜肌。

B. 解剖腹内斜肌：沿腹内斜肌纤维的走向修洁其表面的筋膜后，观察腹内斜肌的肌纤维自外下向内上方斜行，至腹直肌外缘附近移行为腱膜，参与形成腹直肌鞘。在距腹外斜肌切口边缘的内侧 1～2cm 处切断腹内斜肌，边切边将肌束向前翻转。将肌瓣翻至腹直肌外缘处，在翻转过程中，注意其深面与腹横肌之间有肌纤维或肌束互相交错。并注意勿切断位于其深面的下 5 对肋间神经、肋下神经及肋间后血管，让它们贴附于腹横肌表面。

C. 解剖腹横肌：沿该肌的肌纤维走向修洁此肌，同时修洁走行于其表面的下 5 对肋间神经、肋下神经和与其伴行的肋间后血管至腹直肌外侧缘附近，可见腹横肌的肌纤维自后向前横行，至腹直肌外侧缘附近移行为腱膜，参与形成腹直肌鞘后层。注意在外下方找出在髂前上棘附近上行的旋髂深血管的肌支。腹横筋膜、腹膜外筋膜（腹膜外脂肪）和壁腹膜暂不进行解剖。

3. 解剖腹股沟区和阴囊 皮肤及浅筋膜的解剖已在前一节中完成。

（1）解剖腹股沟区

1）解剖腹外斜肌腱膜：先修洁腱膜表面的筋膜，观察腱膜纤维走向。在髂前上棘与耻骨结节之间，寻认腹外斜肌腱膜下缘向后上返折增厚形成的腹股沟韧带。在耻骨嵴外上方，找出男性的精索或女性的子宫圆韧带穿出腹外斜肌腱膜处，即腹股沟管浅环所在。剥开精索外筋膜至腹股沟管浅环的边缘，观察浅环的形态，修洁浅环的内侧脚、外侧脚以及位于浅环外上方、连接于两脚之间的脚间纤维（图 25-5）。

从腹前外侧壁腹外斜肌的下横切口的内侧端开始，切开腹外斜肌腱膜至耻骨联合（腱膜较薄），注意勿损伤腹股沟管浅环的内侧脚。向下外翻开腹外斜肌腱膜，显露腹股沟管前壁的大部分，找出腹内斜肌及腹横肌下缘和精索或子宫圆韧带。分离并提起精索，以它为标志，辨认：①腹股沟管即为精索（或子宫圆韧带）所占的部位；②腹股沟管后壁即精索（或子宫圆韧带）后方的腹横筋膜与腹股沟镰（联合腱）；③精索（或子宫圆韧带）外侧端的前面有腹内斜肌起始部覆盖。

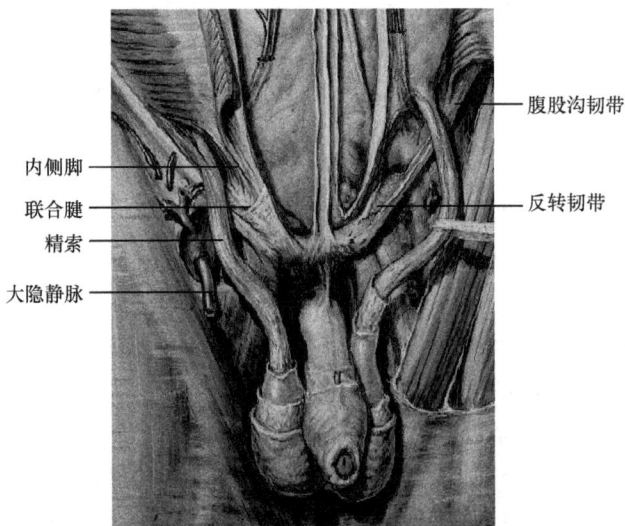

图 25-5 腹股沟区的结构

2）解剖腹内斜肌和腹横肌的下部：修洁腹内斜肌表面的筋膜，验明起自腹股沟韧带外侧1/2（或 2/3）的腹内斜肌下部纤维，在精索上方找出其下缘的纤维与腹横肌下缘的纤维均呈弓状，超过精索（或子宫圆韧带）走向其内后方。提起精索（或子宫圆韧带），在腹股沟管后壁内侧份观察两肌纤维彼此融合形成腹股沟镰，并绕至精索（或子宫圆韧带）后方，止于耻骨梳内侧份，成为加强腹股沟管后壁的一部分。修洁两肌下缘，观察其发出的部分纤维随精索下行，共同形成提睾肌。约在髂前上棘内侧 2.5cm 处，于腹内斜肌表面，找出髂腹下神经，并修洁至其穿出腹外斜肌腱膜处。在腹股沟管内，精索的前上方找出髂腹股沟神经，它随精索穿出腹股沟管浅环。

3）解剖腹横筋膜：沿附着点切开腹内斜肌起始部并向上翻起，用手指将精索游离后，提起精索，观察腹横筋膜。约在腹股沟韧带中点的上方一横指处，腹横筋膜包绕精索呈漏斗状向外突出，随精索下降形成精索内筋膜。此漏斗状突出的开口即腹股沟管深（腹）环。如切开此筋膜可找到输精管、睾丸血管穿过腹股沟管深环（不解剖深环的，不必进行此项解剖）。

4）观察腹股沟管的内容：翻开腹外斜肌腱膜后，在男性标本找出精索，在精索的前上方找到髂腹股沟神经；在女性标本找出子宫圆韧带，观察其出腹股沟管浅环后分散附着的部位。

5）观察腹股沟三角：在腹股沟管深环内侧，分开腹横筋膜至其深面，找出腹壁下血管。此时可看到由腹壁下血管、腹直肌外侧缘和腹股沟韧带内侧半形成的三角形区域，即腹股沟三角，此三角的内侧区正对腹股沟管浅环（图 25-6）。

6）确认腹股沟管的前、后、上、下壁及深、浅环。

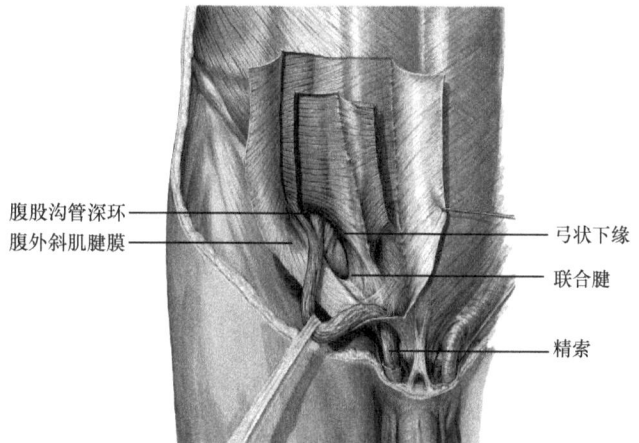

腹股沟管深环
腹外斜肌腱膜
弓状下缘
联合腱
精索

图 25-6　腹股沟管的构成

（2）解剖阴囊和精索

1）解剖阴囊壁的皮肤及浅筋膜：在阴囊外侧，从腹股沟管浅环处开始到阴囊缝处，纵行切开阴囊的皮肤。浅剥皮肤时注意皮肤与浅筋膜紧密连结成为一层，分离非常困难。观察浅筋膜与腹壁 Scarpa 筋膜的延续关系，由于其内含有分散的平滑肌纤维，故又称为肉膜。在中线阴囊缝处，观察由肉膜延伸形成的阴囊中隔，以及它将阴囊分为左、右两腔的情况。向后观察阴囊肉膜与会阴部的浅会阴筋膜（Colles 筋膜）相延续的情况。

2）解剖睾丸和精索的被膜

A. 从精索后面全长纵行切开提睾肌表面的精索外筋膜，仔细剥此筋膜。修洁腹内斜肌和腹横肌下缘向下延伸的提睾肌，观察微红色的提睾肌纤维编织成网状并成层。

B. 切开提睾肌，小心剥离并修洁其深面呈微白色的筋膜，为腹横筋膜包绕精索向下延伸而成的精索内筋膜（以上 3 层结构也可一并切开观察）（图 25-7）。

C. 切开精索内筋膜，找出一条位于精索后内侧、呈白色的肌性管道，即输精管。输精管上自腹股沟管深环浅出，下至附睾尾处，在其周围可找到伴行的睾丸动脉。在输精管前面可见到盘曲的静脉丛，称为蔓状静脉丛。

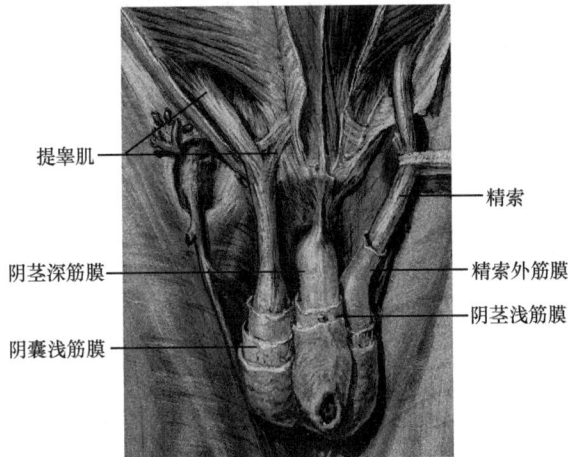

提睾肌

精索

阴茎深筋膜

精索外筋膜

阴囊浅筋膜

阴茎浅筋膜

图 25-7　睾丸和精索

D. 解剖睾丸鞘膜，翻开精索内筋膜后，检查白色的睾丸鞘膜。从前面或外侧纵行切开睾丸鞘膜壁层，观察紧紧贴附在睾丸表面的鞘膜脏层，用镊尖探明脏、壁两层间形成的鞘膜腔，并在睾丸后缘处观察脏、壁两层互相移行的情况。沿睾丸鞘膜向精索追踪，有时可找到由腹膜鞘突精索部闭锁形成的鞘突剩件（鞘韧带）。

【注意事项】

1. 解剖腹前外侧壁应由浅入深逐层进行暴露，观察肌肉的形态特点、位置、构成及起止、走行等。

2. 操作过程中应层次分明、手法轻柔。

3. 固定的结构如腹直肌鞘、腹股沟管及腹股沟三角等可观察其构成及特点。

【思考题】

1. 根据临床常见病举例说明腹前外侧壁的不同部位切口都需经过哪些层次？

2. 试述腹直肌鞘的构成。经旁正中切口和腹直肌外侧缘切口是否均经过腹直肌鞘？

3. 试述腹股沟管的位置、构成及内容。临床上好发哪些疾病？

实验二　腹膜、腹膜腔及结肠上区

结肠上区介于膈与横结肠及其系膜之间，主要有食管腹部、胃、十二指肠、肝、肝外胆道和脾等结构。

【实验目的】

记忆：结肠上区内各脏器的位置、结构特点、毗邻及血管、神经和淋巴。

理解：结肠上区的分界；腹膜的构成。

领会：肝的分叶、分段；肝的淋巴流向。

【实验材料】

1. 标本　成人防腐标本。

2. 图像　结肠上区（包括各脏器、血管和淋巴）。

【实验内容】

1. 体位和切口　标本仰卧，皮肤切口：

（1）自剑突沿前正中线，绕脐左侧直至耻骨联合，切开腹壁深达腹膜。在脐上方中线处先将壁腹膜切一个小口，用刀柄或手指探查，并推开大网膜及小肠等。然后用左手示指和中指伸入腹膜腔内，提起腹前外侧壁，将壁腹膜与内脏分开，再向上、下逐渐切开壁腹膜，使之与腹壁切口等长。

（2）平脐下缘处，做一水平切口，切开腹前外侧壁各层，向外侧至腋中线延长线附近，将切开的 4 个肌瓣连同壁腹膜翻开，显露腹腔器官。如果上述方法显露不充分，也可沿胸前外侧壁左、右侧腋前、后线之间的切口，向下延长切开腹前外侧壁及壁腹膜，直到两侧髂嵴水平，再切断膈在胸前外侧壁内面的附着处，将胸廓前份（胸部操作时已切开）连同腹前外侧壁前份一起向下整片翻开。

2. 解剖观察腹膜和腹膜腔

（1）观察网膜、网膜孔及网膜囊（图25-8）：完成上述观察后，将脏器和大网膜放回原位。网膜是连于胃大、小弯的腹膜，包括大网膜和小网膜两部分。大网膜连于胃大弯和十二指肠起始部与横结肠之间，形似围裙悬覆于横结肠与空、回肠的前方。大网膜大部由4层腹膜折叠而成，但胃大弯与横结肠之间的部分仅两层，由于其下部与结肠愈着，故称胃结肠韧带。将肝推向上方，用腹部正中矢状面示腹膜延续，连于肝门与胃小弯、十二指肠上部之间的双层腹膜，即小网膜。

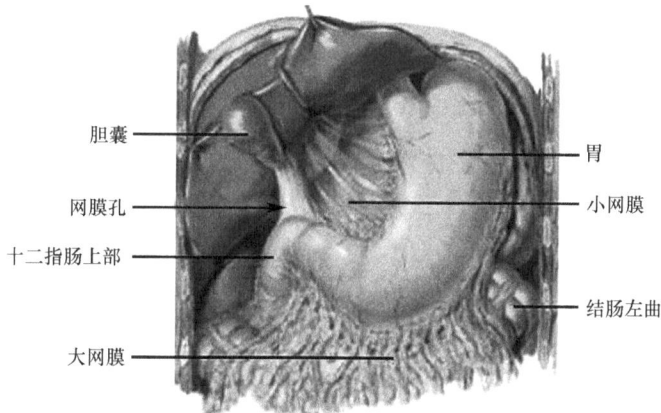

图25-8 大、小网膜和网膜孔

小网膜连于肝门与胃小弯间的左侧部分，称肝胃韧带，连于肝门右端与十二指肠上部间的右侧部分，称肝十二指肠韧带。肝十二指肠韧带的后方有网膜孔，用左手示指沿肝十二指肠韧带后方向左可伸入网膜孔内，并探查孔的境界。其上界是肝尾状叶，下界是十二指肠上部，后界是下腔静脉及其前面的壁腹膜，前界是肝十二指肠韧带。肝十二指肠韧带内有胆总管、肝固有动脉和肝门静脉等三个重要结构通过。胆总管紧靠韧带右缘，肝固有动脉位于胆总管的左侧，肝门静脉则位于两者的后方。沿胃大弯下方1～2cm处将胃结肠韧带切开一小口，注意勿损伤沿胃大弯走行的胃网膜左、右动脉。将右手手指伸入网膜囊内，扩大切口，直至右手能伸入网膜囊内为止。手在囊内向各方触摸网膜囊的前、后、上、下壁，以及左侧界、右侧界。同时将左手示指伸入肝十二指肠韧带后方的网膜孔内，使左、右两手的手指相汇合。

（2）观察系膜：提起小肠和（小）肠系膜，观察（小）肠系膜根的走向，可见它从第2腰椎左侧，斜向右下方至右骶髂关节的前方。提起横结肠，可观察到横结肠系膜内的中结肠动脉。在左髂窝内提起乙状结肠，可见乙状结肠系膜根附于左髂窝和骨盆左后壁，在右髂窝处先找到盲肠，阑尾根部附于盲肠后内侧壁，远端游离，阑尾全部为腹膜包被。提起阑尾，可见三角形的阑尾系膜，在系膜游离缘处观察阑尾血管等（图25-9）。

（3）观察韧带和膈下间隙：将膈翻向上，用手触摸附于肝膈面纵向走行的镰状韧带及位于其游离缘内的肝圆韧带，以及呈横向走行的冠状韧带和左、右三角韧带。在肝下方可见小网膜。将胃牵拉向右侧，可用手触摸连于胃底与脾门之间的胃脾韧带，于脾门与左肾前面之间可摸到脾肾韧带。提起横结肠并向上翻，可见位于空肠起点左侧与横结肠系膜根之间的由腹膜形成的皱襞，称为十二指肠悬韧带，其内包有十二指肠悬肌。将膈再向上翻，用右手伸入位于镰状韧带与右冠状韧带之间的间隙内，此间隙称为右肝上间隙。再将手伸入镰状韧带左侧，位于左冠状韧带与镰状韧带之间的间隙称为左肝上间隙。将肝向上翻，触摸位于小网膜右侧、肝右叶下方的右肝下间隙（肝肾隐窝）以及位于小网膜前方的左肝下前间隙和位于小网膜后方的左肝下后间隙。膈下腹膜外间隙存在于肝裸区与膈之间，可用离体肝观察或由老师示教（图 25-10）。

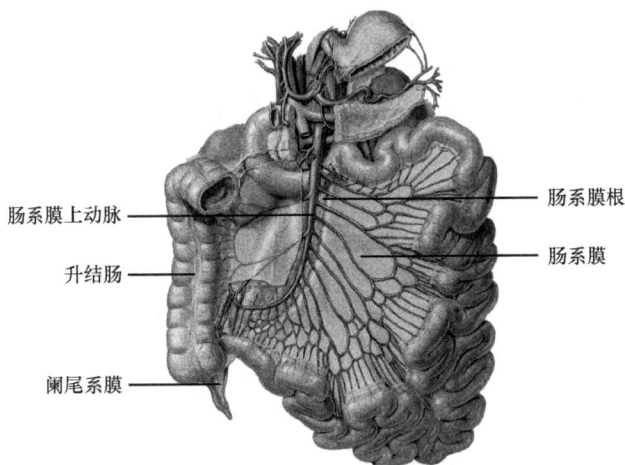

图 25-9　小肠系膜血管

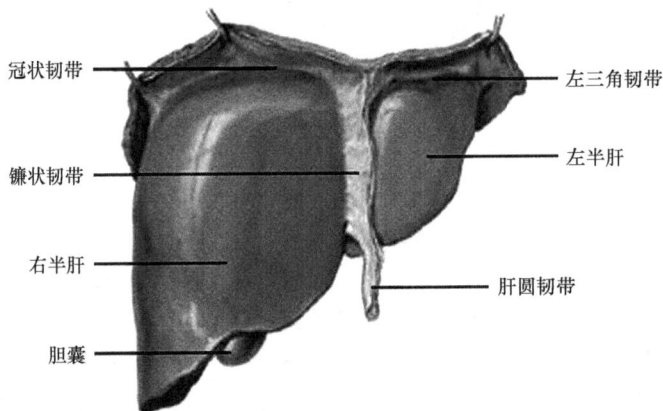

图 25-10　肝膈面

（4）观察肠系膜窦、结肠旁沟和腹膜隐窝：将空、回肠及其系膜推向左侧，可见（小）肠系膜根、升结肠与横结肠及其系膜右半部之间共同围成的呈三角形的右肠系膜窦。将小肠全部推向右侧，可见（小）肠系膜根、横结肠及其系膜的左半部、降结肠与乙状结肠及其系膜之间共同围成的左肠系膜窦，此窦顺乙状结肠系膜根通向骨盆腔。用手指借升结肠右侧的沟上、下滑动，可见此沟向上通右肝下间隙，向下经右髂窝达盆腔，此沟即右结肠旁沟。再用手指沿降结肠左侧的沟上、下滑动，可摸到此沟向上被膈结肠韧带阻挡，故向上不能直接与结肠上区的间隙相通，向下则可经左髂窝与盆腔相通，此沟即左结肠旁沟（图 25-11）。

将横结肠重新向上翻起，找到十二指肠空肠曲，在十二指肠空肠曲和腹主动脉左侧的腹膜皱襞间，可见十二指肠上、下隐窝。在盲肠后方可见盲肠后隐窝。在乙状结肠系膜根部左侧与腹后壁腹膜之间的隐窝，称乙状结肠间隐窝。

（5）观察腹前外侧壁的壁腹膜：在前面解剖中已将腹前外侧壁前份整体翻开，可见腹膜壁层为腹前外侧壁的最内层，向上延续于膈下的腹膜，向下越过腹股沟韧带下 1cm 处延续于小骨盆的腹膜。在脐平面以下，腹前外侧壁的腹膜形成 5 条皱襞和 3 对浅窝。

3. 结肠上区

（1）观察肝并结合离体肝标本示教：肝脏面的左、右纵沟和横沟。右纵沟前半部的胆囊窝内有胆囊，后半部的腔静脉沟内有下腔静脉。左纵沟的前半部（肝圆韧带裂）内有肝圆韧带（脐静脉索），后半部（静脉韧带裂）内有静脉韧带（静脉导管索）。两纵沟之间的横沟称第一肝门，并在第一肝门处确认肝固有

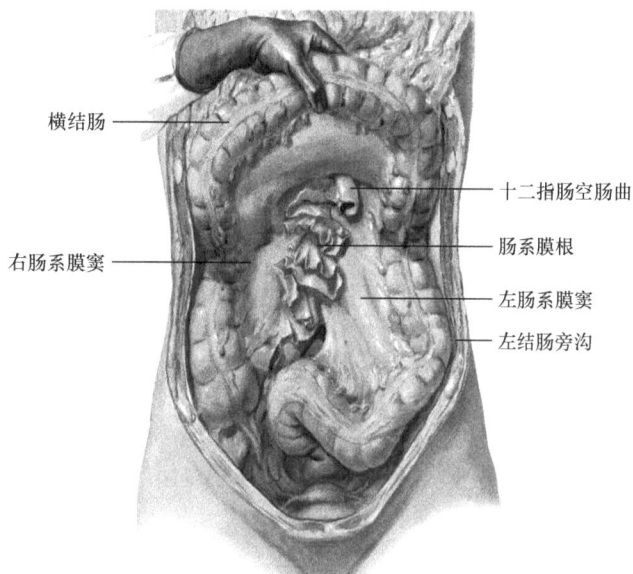

图 25-11 左、右肠系膜窦及结肠旁沟

动脉的左、右支（肝左、右动脉）。肝左、右管，肝门静脉左、右支的排列关系如图 25-12 所示；在第二肝门处有肝左、中、右静脉汇入下腔静脉；在第三肝门处观察副肝右静脉、尾状叶小静脉（总称肝短静脉）汇入下腔静脉的情况。

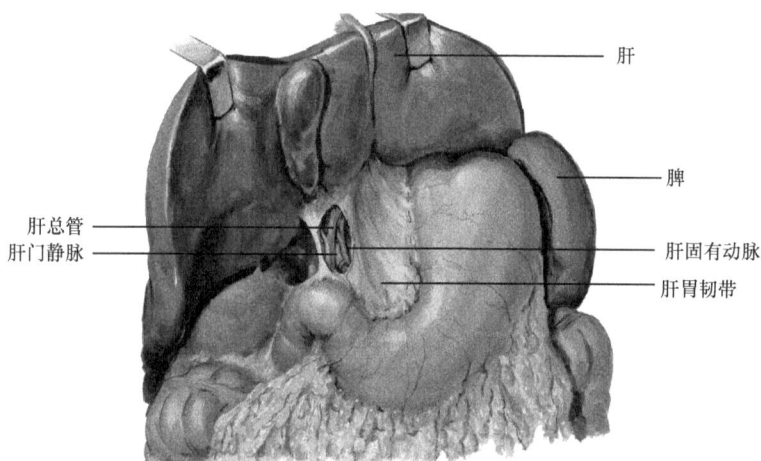

图 25-12 第一肝门

（2）解剖胃的动脉、静脉、神经和淋巴结

1）尽量将肝前缘向上翻起，以显露胃小弯侧的小网膜，显露小网膜如有困难，可于肝膈面切断镰状韧带、冠状韧带、三角韧带，同时平腔静脉孔切断下腔静脉，再将肝向上掀起。如解剖标本中遇肿大肝，必要时可在教师指导下，将肝左叶做部分切除。

2）沿胃小弯中份剖开小网膜，找到胃左动脉及与其伴行的胃左静脉（胃冠状静脉），沿胃小弯向左上方修洁这两条血管至贲门处，并观察至食管的分支，注意沿胃左动脉的行程分布的胃左淋巴结。在胃小弯右侧解剖出胃右动、静脉，分别追踪之，可见动脉发自肝总动脉或肝固有动脉、静脉注入肝门静脉，注意沿胃右血管分布的胃右淋巴结。

3）进一步剖开小网膜，尽量将胃向下拉，从贲门处继续解剖胃左动脉至网膜囊后壁。并追寻至其起自腹腔干为止，细心修洁胃左静脉，可见此静脉经腹腔干前方，行向右下注入肝门静脉。

4）在胃大弯的下方，仔细解剖并修洁胃网膜左、右动脉及其吻合支，可见此两动脉不与胃大弯紧贴，并有两种分支，即上行分布于胃前、后壁的胃支和下行分布于大网膜的网膜支。向右侧修洁胃网膜右动脉，直到幽门下方，追寻其发自胃十二指肠动脉的起端，修洁血管时应沿其下方排列的胃网膜左、右淋巴结。向左修洁胃网膜左动脉至脾门处，可见它起自脾动脉。再修洁由脾动脉或其脾支发出的胃短动脉，此动脉向上经胃脾韧带分布于胃底。胃网膜左静脉注入脾静脉，胃网膜右静脉注入肠系膜上静脉（图 25-13）。

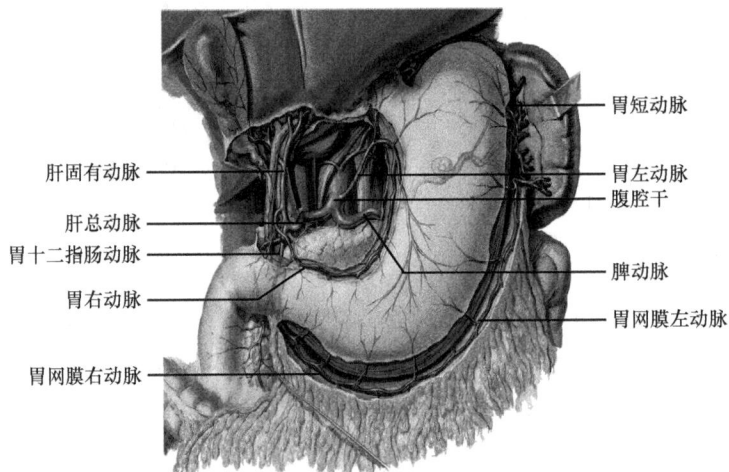

图 25-13　胃的血管

5）将胃小弯拉向前下方，在食管下端，贲门前、后方的浆膜下，分离出迷走神经的前、后干及其分支。

（3）解剖肝总动脉及其分支和脾的血管：将胃向上翻，暴露网膜囊后壁，沿剖出的胃左动脉，找到腹腔干。沿胰头上缘找出向右前方行的肝总动脉，可见肝总动脉至十二指肠上部的上方分为上、下两支。解剖出行于十二指肠上部后方的胃十二指肠动脉和行于肝十二指肠韧带内的肝固有动脉。肝固有动脉沿肝门静脉的前方、胆总管的左侧走向肝门，修洁它在肝门处的左、右分支，可见它们经肝门入肝。修洁胃十二指肠动脉，可见其向下至幽门下缘处分为两支，一支较粗，经幽门下方沿胃大弯的大网膜前两层之间走向左侧，即胃网膜右动脉，该动脉与发自脾动脉的胃网膜左动脉相吻合；另一支向下走行于胰头和十二指肠降部之间的沟内，为胰十二指肠上动脉。修洁从腹腔干发起向左走行的脾动脉。可见此动脉沿胰上缘向左行。如脾动脉位置过深不易操作时，可将胰上缘稍翻向前下，再行修洁。修洁脾动脉时，一并修洁向下发出的胰支（1～2 支即可），最后向左追查此动脉至脾门附近，可见脾动脉发出若干条终末支入脾门（图 25-14）。

（4）解剖胆囊、胆总管及肝管：从肝的胆囊窝中将胆囊稍加分离，分别辨认胆囊的底、体、颈。可见胆囊颈在肝门处急转向左上连于胆囊管，胆囊管则以锐角与肝总管汇合成胆总管。在此处验证胆囊三角由胆囊管、肝总管和肝右叶下面组成。在胆囊三角内寻找胆囊动脉，并追踪它的起点是否是肝右动脉。胆囊动脉变异很多，但在胆囊三角内行程比较恒定。向下修洁胆总管。可见胆总管沿肝固有动脉的右侧、肝门静脉的前方、在肝十二指肠韧带内沿右缘下行。再沿胆总管起始部向肝门方向逐一修洁肝总管及肝左、右管（图 25-15）。

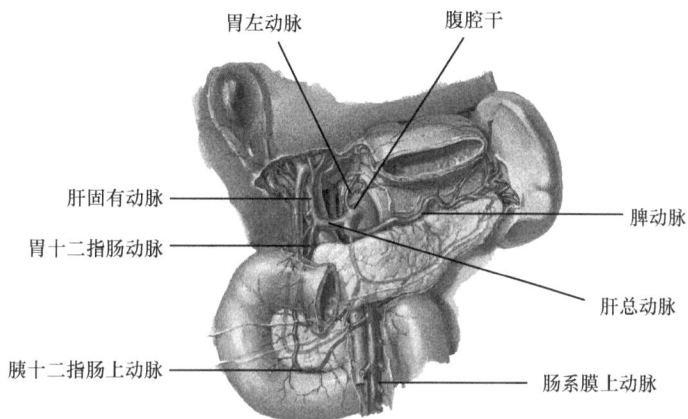

图 25-14 腹腔干及分支

（5）修洁肝门静脉，观察其组成：将胰头和胰体向下翻转，修洁脾静脉，修洁时注意勿损伤从下向上注入脾静脉的肠系膜下静脉。继续向右修洁脾静脉，直到胰后方与肠系膜上静脉汇合成肝门静脉处为止。然后向上修洁位于肝十二指肠韧带内的肝门静脉至肝门处，并追踪它的左、右支，同时验证胃左静脉汇入肝门静脉的情况。

（6）观察并解剖胰和十二指肠：胰分为头、颈、体、尾 4 部。被十二指肠包绕的是胰头，胰尾较细与脾接触。胰头与尾之间为颈、体部。细心剖开胰体前面的部分胰组织，

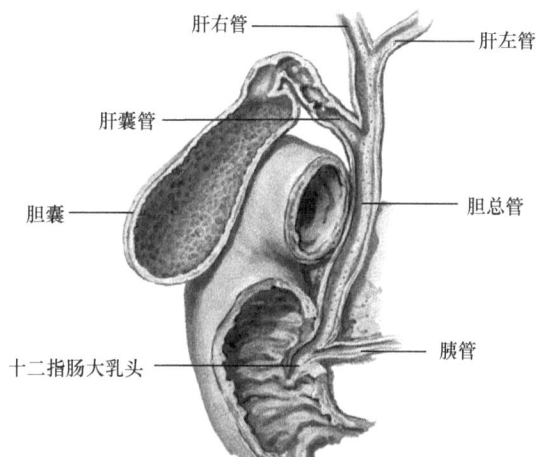

图 25-15 肝外胆道

寻找一条与胰长轴平行的白色细管，即为胰管，它在十二指肠降部后内侧壁内与胆总管汇合，形成肝胰壶腹，开口于十二指肠大乳头。

辨认十二指肠的上部、降部、水平部和升部。十二指肠全长形似马蹄铁状，可见其上部起自幽门，位于肝下方，向右后上行至胆囊颈处，急转向下移行为降部。降部沿脊柱右侧至第 3 腰椎水平，又急转向左移行为水平部。水平部自右向左横过下腔静脉和脊柱等续为升部。升部上升至第 2 腰椎左侧移行为十二指肠空肠曲，连续空肠（图 25-16）。将横结肠凸向上翻，仔细触摸并观察十二指肠悬韧带，切开十二指肠降部的前壁观察十二指肠内部结构，可见其内除有很多环状襞外，尚有一条纵襞，纵襞下端形成一突起，称十二指肠大乳头，是肝胰壶腹的开口处。

（7）观察脾并解剖出入脾门的结构：用右手伸入脾的上、下方确认脾的前、后两端，上、下两缘，脏面（内侧面）和膈面（外侧面）。可见上缘有两三个切迹；脏面与胃、左肾、胰尾、结肠左曲相邻，中央部为脾门。修洁出入脾门的结构，如脾动脉、脾静脉和神经等。同时仔细检查大网膜、脾蒂等处有无副脾（图 25-17）。

【注意事项】

1. 与各脏器相连的血管位于韧带两层之间，寻找时应注意分离韧带。

2. 操作要轻柔、细致，避免损伤比较脆弱的结构。

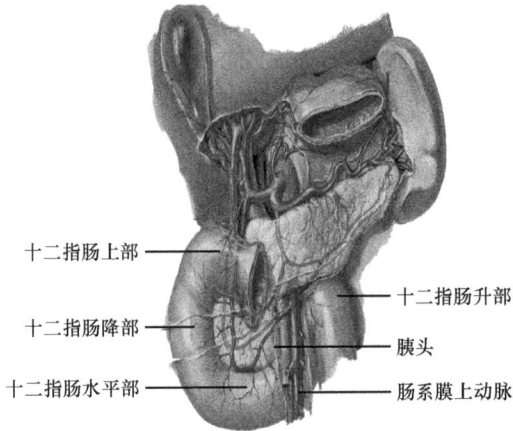

图 25-16　十二指肠和胰腺

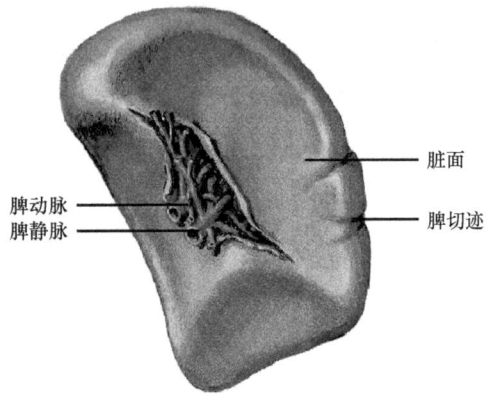

图 25-17　脾的脏面

【思考题】

1. 试述胃的位置、毗邻、血供。胃大部切除术时，如何选择切除位置？一般保留多少残余胃？

2. 第一肝门包括哪些结构？其排列顺序是什么？

3. 试述胆汁的产生及排出途径。肝左、右管哪支更易发生结石？

4. 试述胆囊三角的构成及内容。

实验三　结肠下区

结肠下区位于横结肠及其系膜与小骨盆上口之间。此区内有空肠、回肠、盲肠、阑尾及结肠等脏器。

【实验目的】

记忆：空肠、回肠位置、结构特点及血供；盲肠、阑尾的位置；阑尾的常见类型及临床意义；结肠的分部、血供；门静脉组成、毗邻和属支。

理解：结肠下区的分界和各个脏器的位置；左、右肠系膜窦的构成及特点。

领会：肠壁周围的淋巴结。

【实验材料】

1. 标本　成人防腐标本。

2. 图像　结肠下区（包括各脏器、血管和淋巴）。

【实验内容】

1. 辨认肠管及系膜结构　首先提起大网膜并将其与横结肠一起向上翻，再将小肠襻推向右侧，在横结肠系膜根部下方的脊柱左侧（相当于第 2 腰椎水平），重新找到十二指肠空肠曲，此即空肠起点处。由此向下直达回肠末端，依次观察空、回肠的位置和形态，小肠系膜根的起止及其附于腹后壁和附于小肠两部分的不同长度、宽度、形态等。然后将空、回肠翻向左下方，平展（小）肠系膜，可见肠系膜根自十二指肠空肠曲斜向右下，直到右髂窝的回盲部。从上向下依次提起空、回肠，仔细观察走行于（小）肠系膜两层之间的肠动脉分支吻合成的一系列动脉弓，以及从动脉弓发出的直动脉分布于肠壁的情况。

2. 解剖肠系膜上动、静脉

（1）沿（小）肠系膜根右侧小心切开（小）肠系膜的右层，在切开处将腹膜向下成整片揭向小肠，于（小）肠系膜根右缘处切断剥下（保留小肠系膜左层），以暴露肠系膜上动脉和静脉的各级属支（动脉在静脉的左侧）。从空肠上端开始，边清理、修洁血管，边观察，直到回肠末端。可见从肠系膜上动脉的左侧发出 12～18 条空、回肠动脉，营养空、回肠，这些肠动脉在分布于小肠之前，均形成动脉弓，从上向下大致为 1～4 或 5 级弓（弓的级数可作为小肠分段的参考）（图 25-18）。

（2）再将横结肠连同其系膜向上翻。剥去其系膜的后层以及（小）肠系膜根至升结肠和回盲部之间的壁腹膜，修洁并观察由肠系膜上动脉右侧发出的分支，即从上向下依次追踪中结肠动脉及其分支至结肠左、右曲附近，右结肠动脉至升结肠始端和结肠右曲。回结肠动脉至回盲部、阑尾和升结肠起始部等，仔细追踪观察阑尾动脉的起始和走行于阑尾系膜内的情况，以及各动脉之间的吻合情况，同时一并清理上述 3 支动脉的伴行静脉网。

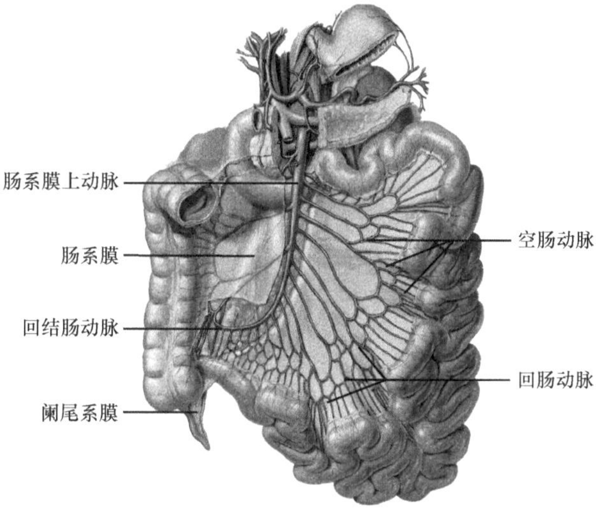

图 25-18 小肠血管

（3）从十二指肠水平部的上缘，找寻胰十二指肠下前、下后动脉，并追踪至肠系膜上动脉。

3. 解剖肠系膜下动、静脉

（1）在十二指肠空肠曲的左侧，可找到一个纵行的腹膜皱襞，切开此皱襞即可暴露肠系膜下静脉。向上追踪该静脉可见其汇入脾静脉（但有时汇入肠系膜上静脉或脾静脉与肠系膜上静脉的夹角处）。向下追踪，可见该静脉引流降结肠、乙状结肠和直肠上部的静脉血。

（2）沿肠系膜下静脉处的腹膜切口，分别往左右两侧剥离系膜根与降结肠之间的腹膜。切勿损伤腹膜外各结构。

（3）在肠系膜下静脉右侧，找出左结肠动脉，循该动脉追踪肠系膜下动脉本干至十二指肠水平部的后方，可见其起源于腹主动脉（多平第 3 腰椎）。注意在它附近有许多淋巴结，即腹主动脉淋巴结。解剖出由肠系膜下动脉发出的左结肠动脉、乙状结肠动脉和直肠上动脉分别至降结肠、乙状结肠及直肠上部。

（4）将肠系膜下动脉推向左侧，并将十二指肠水平部往上推开，小心清除动脉根部的淋巴结、结缔组织。可看到由神经围绕的粗大的腹主动脉。向下追踪时可见腹主动脉平第 4 腰椎处分为左、右髂总动脉。而神经丛则向下延至盆部形成腹下丛。在左、右髂总动脉之间可见下腔静脉的起始部及左髂总静脉位于同名动脉的内侧（图 25-19）。

（5）清除右髂总动脉右侧的结缔组织后，可见右髂总静脉，与左髂总静脉在第 5 腰椎的右前方汇合成下腔静脉。清除腹主动脉右侧的结缔组织，即可见粗大的下腔静脉。

（6）在修洁肠系膜上、下动脉的各级分支时，可见其周围有许多淋巴结，即有沿空、回肠血管排列的肠系膜淋巴结，沿右结肠和中结肠血管排列的右结肠和中结肠淋巴结，沿左结肠和乙状结肠血管排列的左结肠淋巴结和乙状结肠淋巴结。肠系膜上、下动脉根部清理时最好只用刀尖的背拨开寻找，以防损坏。

（7）辨认阑尾及系膜，寻找阑尾，体会其三角形的阑尾系膜及阑尾位置，在阑尾系膜内解

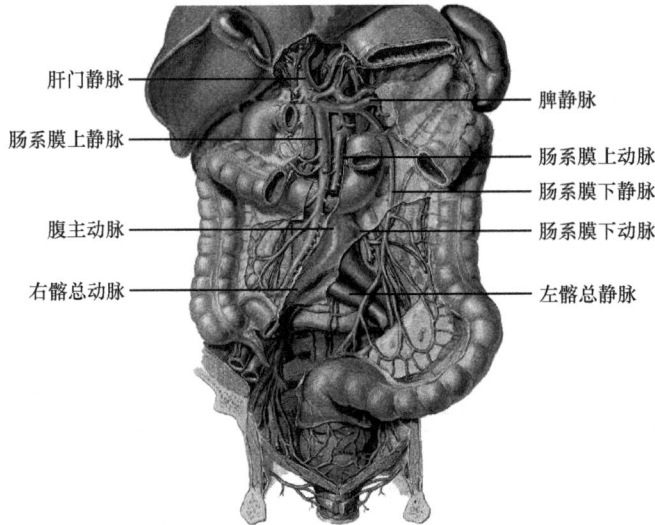

肝门静脉
肠系膜上静脉
腹主动脉
右髂总动脉

脾静脉
肠系膜上动脉
肠系膜下静脉
肠系膜下动脉
左髂总静脉

图 25-19　肠系膜上、下动静脉

剖阑尾动脉。

【注意事项】

1. 结肠下区主要脏器是肠管，操作时要轻柔，避免造成肠壁破裂。

2. 因标本与活体差异较大，操作结束后应还纳肠管到原来位置。

3. 肠管的血供丰富，变异性大，观察其起止、走行，辨别分支。

【思考题】

1. 试述系膜三角的构成及临床意义。

2. 行小肠部分切除术时应如何切除肠管？小肠的血供来源是什么？

3. 试述阑尾的常见位置。行阑尾切除术时应如何寻找阑尾？有何注意事项？

4. 大肠的供血动脉有哪些？

5. 试述肝门静脉的主要属支。

实验四　腹膜后隙

　　腹膜后隙位于腹后壁，介于壁腹膜与腹内筋膜之间。此间隙上至膈，经腰肋三角与后纵隔相通；向下在骶岬平面与盆腔腹膜后隙相延续；两侧向前连于腹前外侧壁的腹膜外组织。内有肾、肾上腺、输尿管、腹部大血管、神经和淋巴结等重要结构并有大量疏松结缔组织。上述器官的手术多采用腰腹部斜切口经腹膜外入路。

【实验目的】

　　记忆：肾的位置与毗邻；肾蒂内的结构及排列关系；肾的被膜；肾的血管及特殊特点；肾的分段；腹主动脉的分支和体表投影；下腔静脉及属支。

　　理解：输尿管腹部的行径；肾上腺的毗邻、血管的来源和分布。

　　领会：肾的淋巴；腰交感干的形成和位置。

【实验材料】

1.标本　成人防腐标本。

2.图像　腹膜后隙（包括各脏器、血管、神经和淋巴）。

【实验内容】

1.一般观察　清除腹后壁残存的腹膜，观察腹膜后隙的境界、交通、内容及各结构间的排列关系。

2.解剖腹后壁的血管和淋巴结

（1）翻开腹膜即可见覆盖在肾前方的结缔组织膜：肾前筋膜。用镊子提起肾前筋膜，在两肾前面自肾上端至下端做一纵行切口。然后用刀柄插入切口内侧深面，轻轻拨动，使肾前筋膜与深面组织分离，直至左右两侧连接处为止。腹主动脉和下腔静脉为肾前筋膜所遮盖。

（2）剥去中线附近的肾前筋膜，显露腹主动脉和下腔静脉。此两条血管周围结构较多，故稍剥出其轮廓即可，不必过细清理。复习和观察腹主动脉发出的单一脏支，再解剖其成对的脏支和壁支。

（3）将肠系膜翻向右上方，在肠系膜上动脉根部下方，平第2腰椎高度寻找肾动脉，追至肾门处。注意观察其发出的肾上腺下动脉和肾动、静脉的位置关系，及有无动脉支不经肾门直接穿入肾实质。

（4）在腰大肌前面寻找睾丸（卵巢）静脉。沿其走向纵行切开肾前筋膜，分离出与之伴行的睾丸（卵巢）动脉。向上追查动脉的发出处及静脉的注入处，向下追至腹股沟管深环，如为女性则追至入小骨盆上口为止（图25-20）。

（5）在膈的后部，食管和腔静脉孔两旁，寻找膈下静脉及与

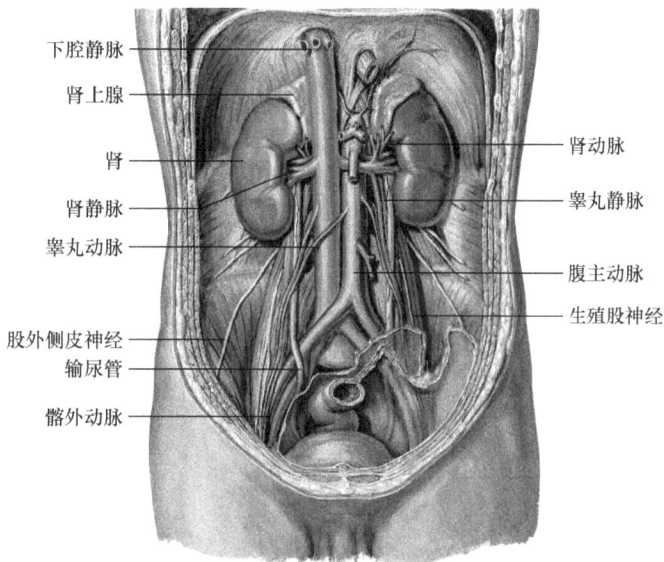

图 25-20　腹膜后隙内的结构

之伴行的膈下动脉，追查至其起点处，并清理其至膈和肾上腺的分支（肾上腺上动脉）。

（6）在下腔静脉和腹主动脉周围，寻找腰淋巴结。腰淋巴结为大小不等的椭圆形结构。清理上部3～4个腰淋巴结，并分离若干条比较粗大的输出管，追至其转到腹主动脉后方处，并于腹腔干和肠系膜上、下动脉根部周围清理各同名淋巴结。上述淋巴结周围有许多神经纤维，注意勿切断，留待以后观察（图25-21）。

（7）将乙状结肠及其系膜翻起，可见腹主动脉的两分支（左、右髂总动脉），观察并清理血管周围的淋巴结和神经纤维。在髂总动脉的夹角内，可见一些线样的神经纤维自腹主动脉两侧汇合，并越过骶骨岬入小骨盆，这些神经即上腹下丛。将神经丛提起并推向一侧，在主动脉分叉处寻找骶正中动脉。

（8）在骶髂关节前方，寻找髂内、外动脉及其伴行静脉和周围的淋巴结。剥开髂外动脉末端的结缔组织，寻找其分支——腹壁下动脉和旋髂深动脉。髂内动脉及其周围的结构留待盆腔解剖。

3. 解剖肾及其周围结构

（1）找出已切开的肾前筋膜切口，自切口向上切至肾上腺稍上方，注意勿损伤其深面的结构。手伸入肾前筋膜深面，使之与其后面的结构分离，再插入刀柄向上、下、外侧探查，了解肾前、后筋膜的愈着关系。探查肾筋膜向上及

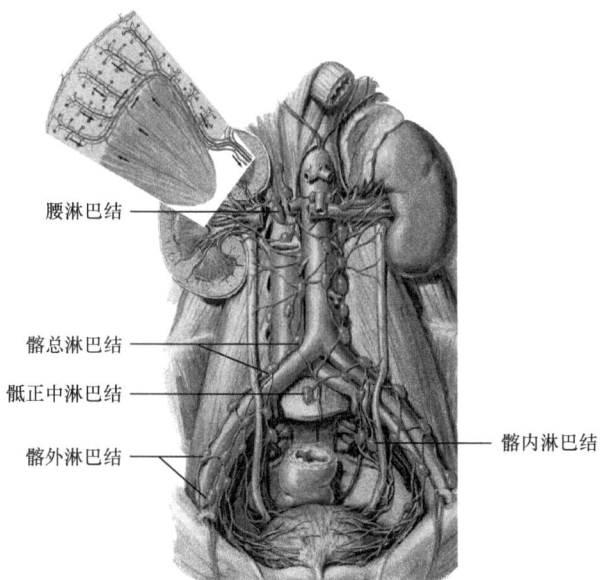

图 25-21　腹膜后隙淋巴结

两侧的延续关系。观察肾筋膜深面的肾脂肪囊。

（2）将肾筋膜和脂肪囊清除，即可暴露肾，按顺序观察其形态、位置和毗邻。在观察肾浅面的毗邻时，应将胃、十二指肠、胰、脾和肝恢复原位。

（3）平右肾下端切断右输尿管和肾蒂各结构，取出右肾。在肾表面切一小口，剥离一小块肾纤维囊，观察其与肾实质的愈着情况。用手术刀经肾门将肾沿冠状面切成前大、后小的两半，观察肾窦内结构及肾的内部结构。

（4）继续清除肾上端，翻起肾前筋膜及其深面的脂肪组织，暴露肾上腺。注意观察左、右肾上腺在形态及毗邻方面的不同。清理发自腹主动脉的肾上腺中动脉，于肾上腺前面找出肾上腺静脉，沿此追踪至其注入下腔静脉和左肾静脉处。将右肾上腺取出，切成连续断面，观察其皮质和髓质（图25-22）。

（5）清理肾蒂，观察肾动脉、肾静脉与肾盂三者的排列关系。肾盂向下延续为输尿管，自上而下剥离输尿管，至小骨盆上口为止，观察其前、后毗邻（图25-23）。

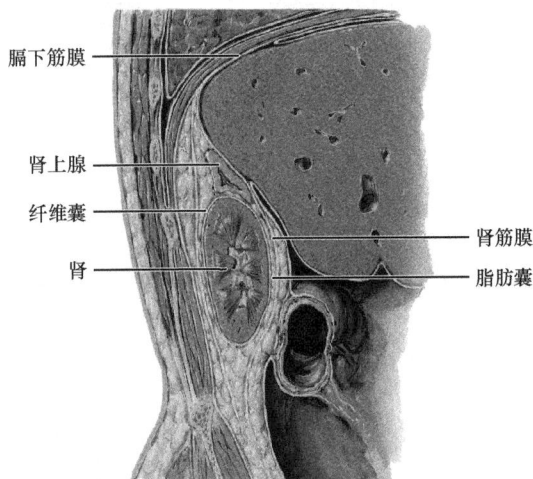

图25-22 右肾矢状面

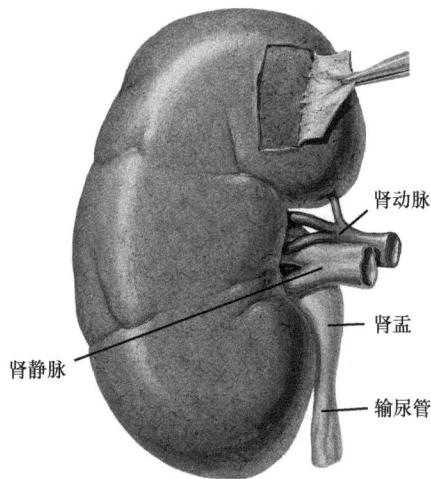

图25-23 肾蒂

4. 探查膈 剥离膈下面的腹膜及膈下筋膜，在第2和第3腰椎前方寻找左、右膈脚。探查膈的起点及胸肋三角和腰肋三角，此两三角为膈的薄弱区。寻找腔静脉孔、食管裂孔及主动脉裂孔。

5. 探查腹腔神经丛、腰交感干和腰淋巴干

（1）在腹腔干根部两旁，小心清除疏松结缔组织，可见一对形状不规则、比较坚硬的结构，为腹腔神经节。右腹腔神经节常被下腔静脉所掩盖，推开清理之。清理时，应注意神经节的位置、形态和纤维联系。在胃左动脉旁，找出在胃后壁处已清除的迷走神经后干及其发出的腹腔支和胃后支。在胸腔脊柱旁，用镊子提起内脏大神经，并向上轻轻牵拉，观察腹腔神经节是否随之活动；以同样方式，牵拉内脏小神经，以便找到主动脉肾神经节。

（2）进一步清理腹腔丛，副丛缠绕在动脉周围，伴随腹主动脉的分支而分布。这些副丛已被解剖，可系统观察。

（3）在脊柱与腰大肌之间找到腰交感干，探查其上、下的延续（图25-24）。左腰交感干与腹主动脉左缘相邻，其下端位于左髂总静脉的后面。右腰交感干的前面常为下腔静脉所覆盖，其下端位于右髂总静脉的后方。

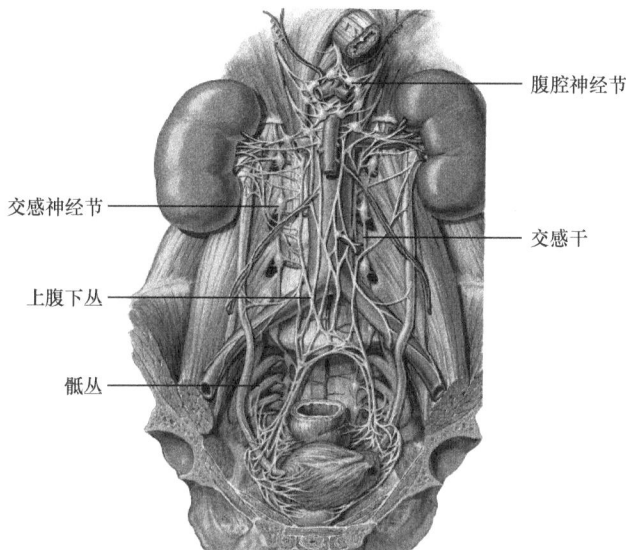

图 25-24　腹膜后隙的神经

（4）在腹主动脉上部两侧腰淋巴结中寻找出以前解剖出的较大淋巴管，并将腹主动脉翻向左侧，沿淋巴管向上追查，在腹主动脉后方合成较大的淋巴干，即左、右腰干。在第 1 腰椎水平，左、右腰干合成囊状的乳糜池，向上追踪至主动脉裂孔处，找到与之相连的胸导管。在腹腔干和肠系膜上动脉根部周围的淋巴结中，寻找较粗大的淋巴管，并沿此追向深部至其汇成较大的淋巴干，即肠干，并追至其注入乳糜池处。

【注意事项】

1. 腹主动脉的壁支、脏支较多，解剖时尽可能按顺序寻找，操作动作要轻柔，尽量减少不必要的损坏。

2. 肾上腺上、中、下动脉均较细小，应根据其来源和分布寻找。

3. 后壁的神经排列比较有规律，尽量不要损坏其中的一支或几支。

【思考题】

1. 肾的被膜由外向内包括哪些？每层的主要特点是什么？

2. 试述肾的位置、形态特点及毗邻关系。

3. 腹主动脉的主要壁支和脏支包括哪些？

4. 试述输尿管的三个生理狭窄。

（马　勇）

第二十六章　盆部与会阴

盆部与会阴位于躯干的下部。盆部由骨盆、盆壁、盆膈及盆腔脏器等组成；会阴是指盆膈以下封闭骨盆下口的全部软组织。

一、境界与分区

盆部的前界：以耻骨联合上缘、耻骨结节、腹股沟和髂嵴前份的连线与腹部分界；后界：以髂嵴后份和髂后上棘至尾骨尖的连线与腰区及骶尾区分界。

会阴的外侧与股部相连，以两侧坐骨结节之间的假想连线可分为后方的肛区和前方的尿生殖区。

二、表面解剖

髂嵴、髂前上棘、髂后上棘、耻骨结节、耻骨嵴和耻骨联合上缘及耻骨弓，坐骨结节及尾骨尖等。

实验一　盆　部

【实验目的】

记忆：盆腔脏器的位置、毗邻。

理解：盆腹膜腔、盆筋膜间隙和盆筋膜组织的构成、性质及其内的主要结构；盆腔内重要血管、神经的行程与分布。

领会：盆部的体表标志。

【实验材料】

1. 标本　成人防腐标本。

2. 图像　盆部（包括各脏器、血管、神经和淋巴）。

【实验内容】

1. 观察盆腔脏器和腹膜　仔细观察盆腔脏器的排列及其相互关系，盆腔的腹膜及其形成的陷凹、腹膜和系膜。

2. 剖查输尿管、输精管或子宫圆韧带

（1）剖查输尿管：在左髂总动脉下段和右髂外动脉起始部的前方，找到左、右输尿管，向下追踪至膀胱底。在女性，追踪至子宫颈外侧时，注意勿损伤其前上方跨过的子宫动脉。

（2）剖查输精管或子宫圆韧带：在腹股沟管深环处，找到输精管（男性）或子宫圆韧带（女性），向后追踪至膀胱底或至子宫角。

3. 探查盆筋膜间隙

（1）找到耻骨后隙，将膀胱尖提起并拉向后方，用手指或刀柄插入膀胱与耻骨联合之间，体会两者之间有大量的疏松结缔组织，此即潜在的耻骨后隙。

（2）找到直肠后隙，用手指或刀柄伸入直肠与骶前筋膜之间，钝性向前分离直肠，观察两者之间有疏松结缔组织，此即潜在的直肠后隙（图26-1）。

4.解剖观察盆部血管、神经和淋巴结

（1）解剖髂总血管和髂外血管：自腹主动脉分叉处起，向下沿血管走行，修洁髂总血管和髂外血管至腹股沟管深环内侧，保留跨越髂外血管前面的输尿管、输精管、子宫圆韧带和卵巢血管。找到沿髂总血管和髂外血管排列的淋巴结（可除去）。

（2）解剖生殖腺血管：在髂外血管外侧找到睾丸血管，修洁它们直至深环。在女性卵巢悬韧带的深面，剖露出卵巢血管，向下追踪至卵巢和输尿管，再向上查看卵巢血管的起点和汇入点。

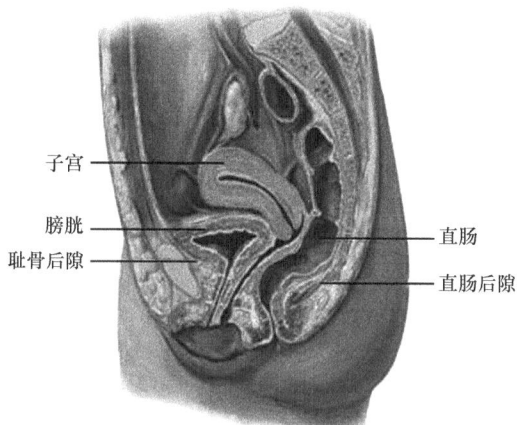

图 26-1　筋膜间隙

（3）解剖直肠上血管：在残余的乙状结肠系膜内，修洁出直肠上血管，向下追踪到第 3 骶椎前方，证实其分为两支行向直肠两侧壁。

（4）解剖骶正中血管：在骶骨前面正中线上，寻找并修洁细小的骶正中动脉及沿血管排列的骶淋巴结。

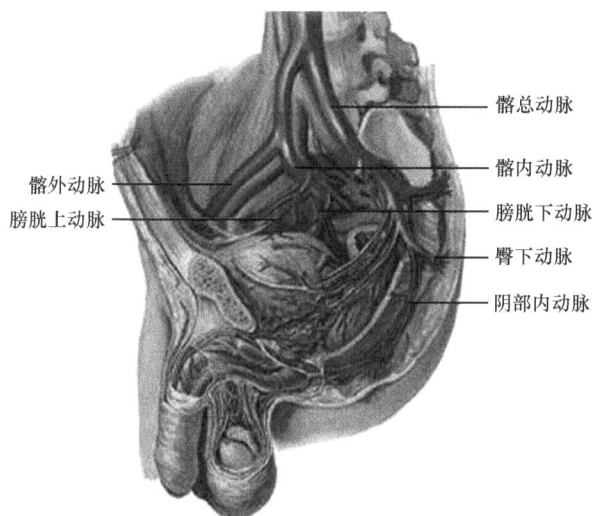

图 26-2　髂总血管及分支

（5）解剖髂内血管：自髂总动脉分叉为髂外动脉和髂内动脉处，向下清理髂内动脉至坐骨大孔上缘，再修洁其壁支和脏支。壁支清理至已剖出的远段接续，脏支清理至入脏器处。髂内动脉分支常有变异，应细心辨认。各动脉的伴行静脉、脏器周围的静脉丛和髂内淋巴结可观察后清除，注意保留神经丛（图 26-2）。

（6）剖查盆腔内的神经：于腰大肌内侧缘寻找腰骶干，沿腰骶干向下，清理出梨状肌表面的骶丛，追踪参与此丛的骶神经前支至骶前孔。在腰大肌下部的内侧缘和外侧缘找出闭孔神经和股神经，追踪至闭膜管和肌腔隙。在第 5 腰椎前方中线两侧，用尖镊分离出自腹主动脉丛向下延续的上腹下丛，向下跟踪至直肠两侧的盆丛（下腹下丛）。提起盆丛，清理观察第 2～4 骶神经前支发出的盆内脏神经。在骶前孔内侧清理骶交感干和位于尾骨前方的奇神经节（图 26-3）。

【注意事项】

1.因盆腔较局限，操作时注意不要破坏血管和神经的分支。

2.将女性标本与男性标本进行对照，观察两者的差异。

3.切断直肠时，注意断端的结扎，以免粪便外溢。

4.主要血管的分支尽量保留。

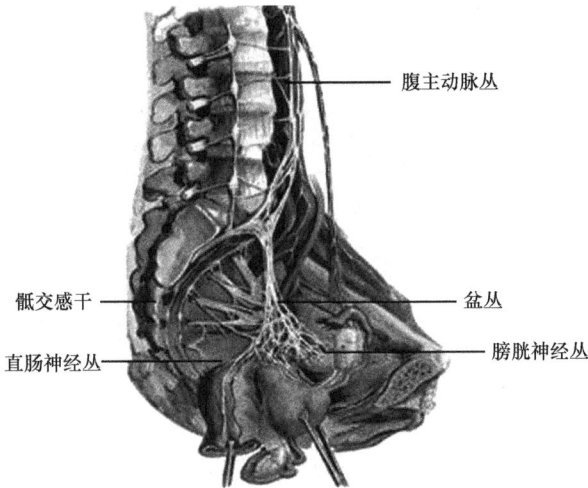

图 26-3　盆部的内脏神经

腹主动脉丛

骶交感干

直肠神经丛

盆丛

膀胱神经丛

【思考题】

1. 简述髂内动脉的分支。

2. 简述输尿管盆段的走行及其与子宫动脉的关系。

3. 子宫固定装置包括哪些？

实验二　会　　阴

会阴是指盆膈以下封闭骨盆下口的全部软组织，此即广义的会阴。会阴境界呈菱形，前为耻骨联合下缘及耻骨弓状韧带，两侧角为耻骨弓、坐骨结节和骶结节韧带，后为尾骨尖。两侧坐骨结节之间的连线将会阴分为前后两个三角区，即前方的尿生殖区和后方的肛区。

狭义的会阴在男性是指阴囊根部与肛门之间的软组织，在女性是指阴道前庭后端与肛门之间的软组织，又称为产科会阴。

【实验目的】

记忆：会阴的概念、境界与分区，理解其功能及临床意义；坐骨直肠窝的围成及内容；阴部管的位置、内容及临床意义；肛管内的分区及临床意义；肛门外括约肌和肛直肠环的位置、构成及功能。

理解：尿生殖区的层次结构；会阴浅隙、会阴深隙的位置、内容；盆膈和尿生殖膈的构成及相互关系；阴茎的结构、血管神经走行及分布。

【实验材料】

1. 标本　成人防腐标本。

2. 图像　会阴（包括各脏器、血管、神经和淋巴）。

【实验内容】

1. 解剖阴茎

（1）皮肤切口：从耻骨联合前方沿正中线向阴茎背做纵行切口至包皮，阴茎皮肤薄，切口不宜过深。

（2）剖查浅筋膜和阴茎背浅静脉：向两侧剥离皮片，观察阴茎浅筋膜包裹阴茎，并向上与腹壁浅筋膜的膜层相延续。游离出浅筋膜内的阴茎背浅静脉，追踪至汇入股部浅静脉处。

（3）剖查深筋膜：沿皮肤切口，切开浅筋膜并翻向两侧，观察阴茎深筋膜包裹阴茎的 3 条海绵体，并向上连于阴茎悬韧带。

（4）剖查阴茎背深静脉、阴茎背动脉和神经：同样沿皮肤切口切开深筋膜并翻向两侧，寻找阴茎背面的阴茎背深静脉、阴茎背动脉和神经。追踪阴茎背深静脉至其通过耻骨弓状韧带与会阴横韧带之间的间隙进入盆腔。

（5）横断阴茎体：在阴茎体的中份，横行切断阴茎的 3 条海绵体，保留尿道面的皮肤连接两端阴茎。在横断面上，观察白膜、海绵样结构和尿道。

2. 解剖阴囊

（1）切开皮肤和肉膜：自腹股沟浅环向下，沿阴囊前外侧做纵行切口至阴囊底部。切开皮肤和肉膜，证实皮肤与肉膜紧密连接。将皮肤和肉膜翻向两侧，沿肉膜的深面，向正中线探察其发出的阴囊中隔。

（2）解剖精索及被膜：依相同切口，由浅入深，依次切开精索外筋膜、提睾肌及其筋膜和精索内筋膜，复习精索被膜与腹前壁的层次关系。分离辨认精索的组成结构，触摸输精管的质地（图 26-4）。

（3）剖查睾丸鞘膜腔：纵行切开鞘膜的壁层，观察鞘膜壁层和脏层以及两层间的鞘膜腔，用手指探查证实两层在睾丸后缘相移行。

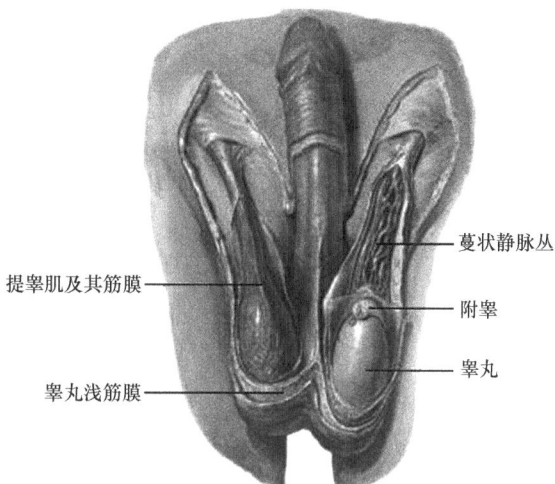

蔓状静脉丛
提睾肌及其筋膜
附睾
睾丸浅筋膜
睾丸

图 26-4　阴囊结构

（4）观察睾丸和附睾的位置和形态。

3. 正中矢状面平分盆部和会阴　用刀背对准膀胱、直肠、标本子宫和骨盆的正中线；用粗细适当金属探针自尿道外口插入尿道至膀胱内，标志阴茎和男、女性尿道的正中线。沿正中线锯开盆部、会阴、阴囊和阴茎。清洗直肠和膀胱。

4. 观察尿道　在标本的正中矢状面上辨认男性尿道的分部、狭窄、膨大和弯曲，女性尿道的毗邻关系（图 26-5）。

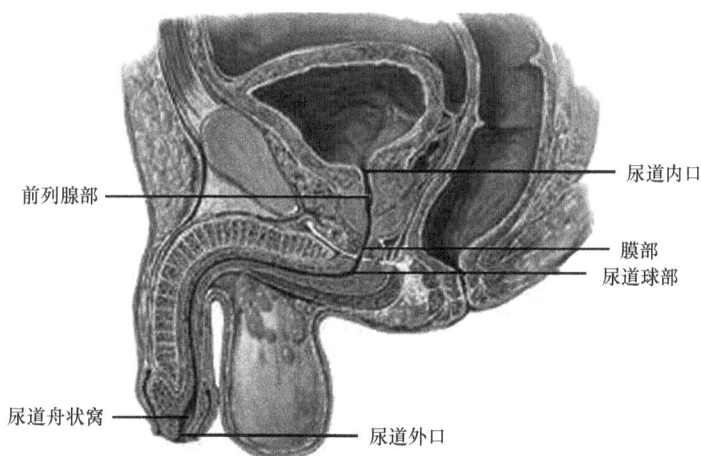

前列腺部
尿道内口
膜部
尿道球部
尿道舟状窝
尿道外口

图 26-5　男性尿道

5. 解剖肛门三角

（1）皮肤切口：绕肛门做弧形切口，切开周围皮肤。从坐骨结节向内，横行切开皮肤至锯断面，剥离坐骨结节连线后的残余皮肤。

（2）剖查坐骨直肠窝的血管和神经：钝性清除肛门外、坐骨结节内侧的脂肪组织，显露坐骨直肠窝。勿向前过多剥离，以免破坏尿生殖三角结构。分离出横过此窝的肛血管和肛神经，追踪至肛门。在坐骨结节内侧面上方 2cm 处，前后方向切开闭孔筋膜上的阴部管，分离出管内走行的阴部内血管和阴部神经。向后追踪至坐骨小孔，向前分离至它发出的会阴和阴茎（蒂）支。

（3）清理坐骨直肠窝的境界：保留已解剖出的血管神经，进一步清理窝内的脂肪，显露窝的各壁、尖和前、后隐窝，观察肛提肌和尾骨肌下面的盆膈下筋膜（图 26-6）。

（4）解剖肛门外括约肌：清除肛门外括约肌表面的筋膜，辨认其分部。

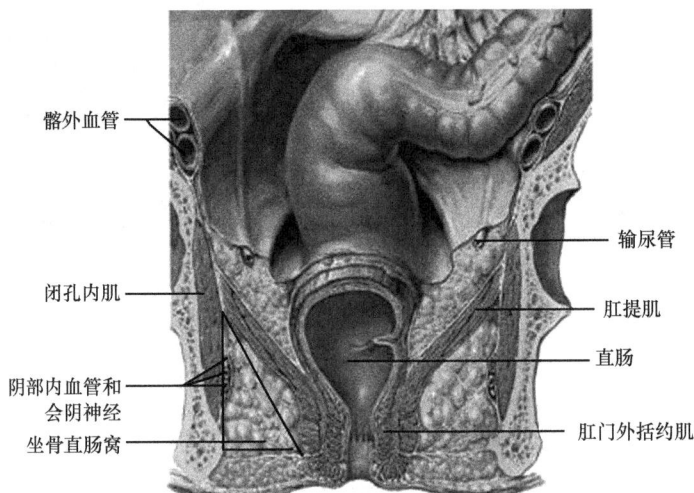

图 26-6　坐骨直肠窝构成及穿行结构

6. 解剖尿生殖三角

（1）皮肤切口：绕阴囊（或女性阴裂）做弧形切口，并清除会阴区残留皮肤和皮下脂肪，暴露会阴浅筋膜。

（2）解剖会阴浅筋膜：标本从阴囊前外侧皮肤和肉膜切口移出睾丸、附睾、精索和被膜，以手指或刀柄深入切口的深面。标本可将小指或刀柄从正中矢状面伸入会阴浅筋膜深面，向外侧和前、后方探查它的附着和延续。

（3）剖查会阴浅隙：在尿生殖区后缘，横行切开会阴浅筋膜。将会阴浅筋膜翻向外侧，在坐骨结节内侧，分离出阴部内血管和阴部神经发出的会阴血管和神经，追踪它们的分支至阴囊（唇）。

消除浅隙内的结缔组织，先显露坐骨海绵体肌、球海绵体肌和会阴浅横肌。剥离坐骨海绵体肌和球海绵体肌后，显露阴茎（蒂）脚和尿道球（前庭球和前庭大腺）。在尿生殖三角的后缘中点，清理会阴中心腱，观察附着于此处的肌肉（图 26-7）。

（4）显露尿生殖膈下筋膜：将尿道球（前庭球和前庭大腺）、阴茎（蒂）脚和会阴浅横肌从附着处切断，移除，显露深面的尿生殖膈下筋膜。

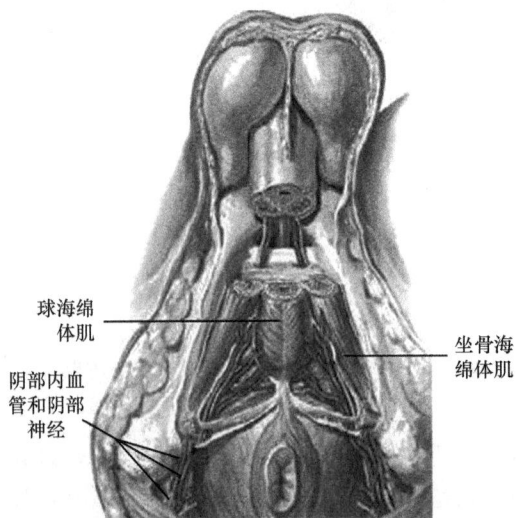

图 26-7　男性会阴浅隙

（5）剖查会阴深隙结构：沿尿生殖膈下筋膜的后缘和前缘，切开筋膜，翻向外侧。清理后份的会阴深横肌和前份的尿道括约肌（尿道阴道括约肌），在坐骨支附近寻找阴茎（蒂）背血管，在会阴深横肌浅面寻找尿道球腺（图26-8）。

（6）显露尿生殖膈上筋膜：清除部分尿道括约肌（尿道阴道括约肌）纤维，显露深面的尿生殖膈上筋膜。

【注意事项】

1. 解剖时依照实验步骤进行操作，动作要轻柔，以免损伤主要结构或血管的分支。

2. 重要结构尽可能暴露充分，保证主要血管清晰可见。

3. 对操作较难的部分应加强团队合作。

【思考题】　简述齿状线上、下结构的不同。

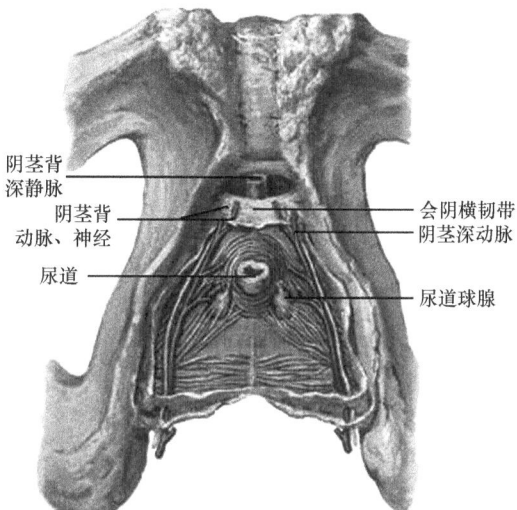

图26-8　男性会阴深隙

（邓凤春）

第二十七章 脊 柱 区

【实验目的】

记忆：枕下三角、腰上三角的构成及内容。

理解：脊柱区由浅入深的层次结构。

领会：脊柱区的境界、分区及一些结构的体表标志和体表投影。

【实验材料】

1. 标本 成年防腐标本。

2. 模型 背肌模型；脊柱模型；椎管内部脊髓神经模型。

3. 图像 脊柱区图像。

【实验内容】

1. 体位与切口

（1）标本取俯卧位，颈下垫高，使颈项部呈前屈位。

（2）摸认枕外隆突、上项线、乳突、第7颈椎棘突、肩胛冈、肩峰、肩胛骨下角、第12肋（在竖脊肌外侧有时可摸到）、髂嵴、髂后上棘、骶角和颈、胸、腰椎棘突等骨性标志。

（3）在标本上模拟腰椎穿刺：将穿刺针从第4与第5腰椎棘突之间刺入，缓慢进针，体会针感。穿刺针依次穿过皮肤、浅筋膜、深筋膜、棘上韧带、棘间韧带、黄韧带，进入椎管，再穿通硬脊膜和蛛网膜，进入蛛网膜下隙，当穿通黄韧带和硬脊膜时，有明显的突破感。在活体穿刺时，当穿刺针进入蛛网膜下隙时，会有脑脊液流出。

（4）皮肤切口选择如下

1）背部中线切口：自枕外隆突沿正中线向下直到骶骨后面中部。

2）枕部横切口：自枕外隆突沿上项线向外侧直到乳突。

3）肩部横切口：自第7颈椎棘突向外侧直到肩峰，再垂直向下切至肱骨中段三角肌止点，然后向内侧环切上臂后面皮肤。

4）背部横切口：平肩胛骨下角，自后正中线向外侧直到腋后线。

5）髂嵴弓形切口：自骶骨后面中部向外上方沿髂嵴弓切至腋后线（此切口不可太深，以免损伤由竖脊肌外侧缘浅出在浅筋膜中跨髂嵴行至臀部的臀上皮神经）。

以上5条切口将背部两侧的皮肤分为上、中、下3片。

2. 解剖浅层结构 将3片皮肤连同背部浅筋膜一起分别自内侧翻向外侧。上片翻至项部侧方；中片和下片翻至腋后线。在翻皮片的过程中，注意背部皮肤的厚薄、质地和活动度，并解剖和观察位于浅筋膜中的皮神经和浅血管。

（1）解剖皮神经和浅血管：在背部正中线两侧的浅筋膜，注意寻找从深筋膜穿出的脊神经后支的皮支及其伴随的细小的肋间后血管的穿支。在背上部，胸神经后支靠近棘突处穿出；在下部，胸神经后支在近肋角处穿出。第1～3腰神经后支从竖脊肌外侧缘浅出，越髂嵴至臀部，形成臀上皮神经，有细小的腰动脉分支伴行。第2胸神经后支的皮支最长，可平肩胛冈寻找和辨认。在枕外隆突外侧2～3cm处斜方肌的枕骨起始部，小心解剖出刚穿出的枕大神经，它上行至颅后，外侧有枕动脉伴行。

（2）清除残余浅筋膜，暴露出深筋膜。

3. 解剖深层结构

（1）解剖背深筋膜浅层：背部深筋膜的浅层包裹斜方肌和背阔肌。在棘突、肩胛冈、肩峰和髂嵴等部位，深筋膜与骨面附着。一边解剖，一边清除，一边修洁斜方肌和背阔肌。修洁肌时，要使肌纤维紧张，沿肌纤维方向清除深筋膜。在颈部，清理到斜方肌外侧缘时要注意不能再向外剥离，以免损伤副神经和颈丛的分支。在胸背部修洁背阔肌时，注意保留作为背阔肌起始部的腱膜，即胸腰筋膜。在腰部外侧，背阔肌的前方，修洁出腹外斜肌的后缘。

（2）观察背浅肌及浅部肌间三角：首先，观察斜方肌和背阔肌。它们主要起自背部正中线，斜方肌在上方还起自枕骨的上项线。斜方肌止于肩胛冈、肩峰和锁骨。背阔肌止于肱骨的小结节嵴。在背阔肌的外下缘、髂嵴和腹外斜肌的后缘之间，找到腰下三角，其深面是腹内斜肌。

4. 解剖斜方肌和背阔肌

（1）从斜方肌的外下缘紧贴肌肉深面插入刀柄，钝性分离至胸椎棘突的起始部。沿正中线外侧 1cm 处由下往上纵行切开斜方肌并向外侧翻起，直至肩胛冈的止点。注意：其深面紧贴菱形肌，小心不要伤及。再沿上项线斜方肌的枕部起点，向下翻起。注意：保留枕大神经，不要紧追斜方肌外上缘深面的副神经和颈横血管的深支，以免损伤。翻开斜方肌以后，沿副神经及其伴行血管清除结缔组织，保留神经和小动脉。

（2）从背阔肌的外下缘紧贴其深面插入刀柄，向内上方钝性剥离。再沿背阔肌的肌性部分与腱膜的移行线外侧 1cm 处纵行切开背阔肌，翻向外侧。注意：小心与其深面的下后锯肌分开，观察并切断背阔肌在下位 3～4 肋和肩胛骨下角背面的起点。接近腋区可见胸背神经、动脉和静脉进入背阔肌深面，清理并观察。

5. 观察背浅肌深层和腰上三角

（1）背浅肌深层的肌包括肩胛提肌、菱形肌、上后锯肌和下后锯肌。在肩胛骨上方和内侧修洁肩胛提肌和菱形肌：肩胛提肌位于颈椎横突与肩胛骨上角之间；菱形肌起自第 6 颈椎至第 4 胸椎棘突，止于肩胛骨脊柱缘。沿正中线外侧 1cm 处，切断菱形肌，下位翻开，显露位于棘突和第 2～5 肋之间的上后锯肌。注意：在肩胛提肌和菱形肌深面解剖寻找肩胛背神经和血管。沿正中线外侧 1cm 处切断上后锯肌，翻向外侧，显露属于背深肌的夹肌。在胸背部和腰部移行处修洁很薄的下后锯肌，它起自正中线，止于第 9～12 肋。沿背阔肌的切断线切开下后锯肌，翻向外侧，观察其肋骨的止点。

（2）体会腰上三角：腰上三角由下后锯肌的下缘、竖脊肌的外侧缘和腹内斜肌的后缘共同围成。有时第 12 肋也参与围成，则成四边形区域。腰上三角的表面由背阔肌覆盖，深面是腹横肌腱膜，腹横肌深面有肋下神经、髂腹下神经和髂腹股沟神经斜向穿行。腹膜后脓肿常从此突出，其也是腰区的肾手术入路。

6. 解剖背深筋膜深层

（1）切除项筋膜，并修洁夹肌。

（2）解剖并观察胸腰筋膜。胸腰筋膜在腰区特别发达，覆盖竖脊肌，并分为 3 层。沿竖脊肌的中线，纵行切开胸腰筋膜后层，翻向两侧，显露竖脊肌。将竖脊肌拉向内侧，观察深面的胸腰筋膜中层，体会竖脊肌鞘的组成。在胸腰筋膜中层的深面，还有腰方肌和胸腰筋膜的前层，暂时不要解剖。

7. 解剖竖脊肌 竖脊肌纵列于脊柱的两侧，是背部深层的长肌，下方起自骶骨的背面和髂崤的后部，向上分为 3 列：外侧列是髂肋肌，止于各肋；中间列为最长肌，止于脊椎的横突，上端止于乳突；内侧列为棘肌，止于脊柱的棘突。小心钝性分离竖脊肌的 3 列纤维。

8. 解剖枕下三角 在项部与胸背部的移行处沿中线外侧切断夹肌的起点，翻向外上方；再将其深面的半棘肌从枕骨附着部切断，翻向下方。清理枕下三角，注意观察：其内上界是头后大直肌；外上界是头上斜肌；外下界为头下斜肌。枕下三角内有由外侧向内侧横行的枕动脉，其下缘有枕下神经穿出，支配枕下肌。

9. 解剖椎管

（1）打开椎管：使标本的头部下垂，垫高腹部。清除各椎骨和骶骨背面所有附着的肌，保存一些脊神经的后支，留待以后观察其与脊髓和脊神经的联系。在各椎骨的关节突内侧和骶骨的骶中间嵴内侧纵行锯断椎弓板，再从上、下两端横行凿断椎管的后壁，掀起椎管后壁，观察其内面椎弓板之间的黄韧带。

（2）观察椎管的内容物：椎管壁与硬脊膜之间是硬膜外隙，小心清除隙内的脂肪和椎内静脉丛，注意观察有无纤维隔存在。沿中线纵行剪开硬脊膜，注意观察和体会硬脊膜与其深面菲薄透明的蛛网膜之间存在潜在的硬膜下隙。提起并小心剪开蛛网膜，打开蛛网膜下隙及其下端的终池。认真观察脊髓、脊髓圆锥、终丝和马尾等的结构特征。紧贴脊髓表面有软脊膜，含有丰富的血管。寻找并观察在脊髓的两侧有软脊膜形成的齿状韧带。

最后，用咬骨钳咬除几个椎间孔后壁的骨质，认真分辨椎间盘、后纵韧带、脊神经节、脊神经根、脊神经干和脊神经的前、后支，体会其在临床的卡压作用。

【注意事项】 分离暴露背肌时，注意解剖的顺序、层次，必要时可辅以模型及图像配合。

【思考题】

1. 试述在腰上三角处做手术时，由浅入深到肾的层次结构。

2. 蛛网膜下隙麻醉时，由浅入深要经过哪些层次结构？

（邓凤春）

第二十八章　上　　肢

上肢骨骼轻巧，关节形态各异，关节囊薄而松弛，侧副韧带相对薄弱。上肢肌的形态细长，数目较多。因此，与下肢相比，上肢功能多样，运动灵活，手的结构更为复杂。

一、境界与分区

1. 境界　上肢与颈、胸、背部相连，以锁骨上缘外 1/3 段、肩峰至第 7 颈椎棘突连线的外 1/3 段与颈部分界；以三角肌前、后缘上端与腋前、后襞下缘中点的连线与胸背部分界。

2. 分区　上肢可分为肩、臂、肘、前臂、腕和手六部分。肩部上界为上肢与颈部的分界线，下界至腋前、后襞下缘水平。臂部自肩部下界起，至肱骨内、外上髁上方 2 横指处的环形线。肘部以肱骨内、外上髁连线上、下各 2 横指的环形线为其上、下界。前臂部自肘部下界起，至尺、桡骨茎突近侧 2 横指的环形线。腕部上界为前臂下界，下界相当于屈肌支持带下缘水平。手部为腕部以下的部分。

二、体 表 标 志

1. 肩部　锁骨全长在皮下均可触及。肩胛冈近似横行，内侧端相当于第 3 胸椎平面。肩峰与锁骨外侧段相接。喙突被三角肌前缘覆盖，在锁骨中、外 1/3 交界处的下方约 2.5cm 处可触及。在上肢下垂时，肩胛骨下角平对第 7 肋。肱骨大结节突出于肩峰之外。

三角肌覆盖于肩峰及肱骨头的表面。腋前、后襞分别为腋窝前、后壁下缘的皮肤皱襞，其深方分别有胸大肌下缘、大圆肌和背阔肌下缘。

2. 臂部　肱二头肌在屈肩屈肘时明显隆起。肱二头肌内、外侧沟位于肱二头肌内外侧缘，向下直至肘窝。三角肌止点为臂部的重要标志，桡神经在此平面进入桡神经沟，肱骨滋养动脉由此平面穿入骨质，喙肱肌附着于此平面的肱骨内侧。

3. 肘部　肱骨内、外上髁为肘部向内、外侧突出的骨性隆起，在肘关节半屈位时容易摸到。尺骨鹰嘴是肘后部最为明显的骨性突起。

肘关节伸直时，肱骨内、外上髁与尺骨鹰嘴位于同一条直线上。肘关节屈成直角时肱骨内、外上髁和尺骨鹰嘴之间形成一个等腰三角形，称肘后三角。在外上髁下方、尺骨鹰嘴外侧有一凹陷，称肘后窝，为肱桡关节所在。肘后内侧沟是肱骨内上髁与尺骨鹰嘴之间可触及的深沟，其深方为肱骨的尺神经沟，有尺神经通过。在肘关节的前方有肱二头肌腱，肱二头肌屈曲时紧张，易触及。

4. 前臂部　掌侧肌较背侧肌发达。可在皮下触及尺骨全长。

5. 腕部　前面皮肤有 3 条横纹。腕近侧纹与尺骨头在同一水平，腕中间纹相当于桡腕关节水平，腕远侧纹平对屈肌支持带近侧缘。

腕桡侧的骨性突起是桡骨茎突。腕背面中点桡侧向后突出的是桡骨背侧结节，尺侧偏后方的骨性隆起为尺骨头，其下方为尺骨茎突。

用力握拳并屈腕时，腕前区的中线上为掌长肌腱，桡侧为桡侧腕屈肌腱，两者之间的深面有正中神经通过。桡侧腕屈肌腱与桡骨茎突之间有桡动脉，是中医诊脉时常用的切脉点。尺侧是尺侧腕屈肌腱。解剖学"鼻烟窝"是腕背面外侧的三角形凹窝。

6. 手部 在手掌,鱼际是桡侧的肌性隆起,呈鱼腹状而得名,鱼际纹斜行于鱼际尺侧。小鱼际是尺侧的肌性隆起,略小。掌心为手掌中部两鱼际之间的凹陷区,掌中纹斜行于掌心。掌远纹适对第3~5掌指关节的连线。在手背,握拳时可触及各掌骨头及各指骨滑车。

指端掌面为指腹,有丰富的神经末梢。指腹皮肤上有细密的沟、嵴,排列成弧形或旋涡状的复杂花纹,称为指纹。指纹的形状、结构个体差异很大,且终生不变,故指纹可以作为个体认定的标志。指端背面有指甲,其深方的真皮称为甲床。围绕甲根及其两侧的皮肤皱襞为甲廓,常因刺伤感染而引起甲沟炎。

三、物 理 检 查

1. 上肢的长度、轴线及提携角

(1)测量上肢的长度时,要摆正身体姿势,两侧对比进行,以求得到正确结果。上肢全长指由肩峰至中指尖的长度,臂长指肩峰至肱骨外上髁的长度,前臂长指肱骨外上髁至桡骨茎突的长度。

(2)上肢的轴线是自肱骨头中心起始,经肱骨小头至尺骨头中心的连线。经过肱骨长轴的线称为臂轴,经过尺骨长轴的线称为前臂轴。

(3)正常情况下前臂伸直时,臂轴与前臂轴不在一条直线上,而是相交,臂轴的延长线与前臂轴形成一个锐角,为10°~15°,称为提携角,正常的提携角很少小于5°或超过15°。外伤骨折后,如骨折整复不良或骨骺损伤,提携角可变大或变小。

2. 对比关系 正常情况下,在肩部和肘部的一些体表标志之间,能形成一种固定的比例关系。如果这些关系发生改变,即可视为该部的病理状态。如在肩部,肩峰、肱骨大结节和喙突之间形成一个等腰三角形;在肘部,屈肘90°时肱骨内上髁、外上髁和尺骨鹰嘴之间形成一个等腰三角形。当肩、肘关节脱位时,上述正常比例关系即发生改变。临床检查时应与健侧进行比较。

实验一 腋 窝

【实验目的】

记忆:腋窝的构成;腋动脉的分段、分支及各段毗邻;臂丛的组成及分支。

理解:腋静脉及属支;三边孔、四边孔构成以及通过结构;腋淋巴结的分群及流注关系;肋间臂神经。

领会:腋浅淋巴结,腋筋膜,腋鞘。

【实验材料】

1. 材料 成人防腐标本。

2. 标本 腋区血管神经示教标本。

3. 模型 腋动脉的分支。

4. 图像 腋窝的血管、神经。

【实验内容】

1. 体位和皮肤切口 标本仰卧位,上肢外展。为避免损伤深层结构,切皮时应浅些,具体切口如下（图 28-1）：

（1）胸前正中切口：自胸骨柄上缘沿前正中线切至剑突。

（2）胸上界切口：自前正中切口上端向外沿锁骨切至肩峰。

（3）胸下界切口：自前正中切口下端向外下沿肋弓切至腋后线。

（4）胸部斜切口：自前正中切口下端向外上方切至乳晕，环绕乳晕（如为女性标本则环绕乳房），继续向外上方切至腋前襞上部，在此转折沿臂内侧面向下切至臂上中 1/3 段交界处，然后转折向外侧，环切臂部皮肤至臂外侧缘。将上内、下外两块皮瓣翻向外侧，上内侧皮片翻至臂外侧，下外侧皮片翻至腋后线。

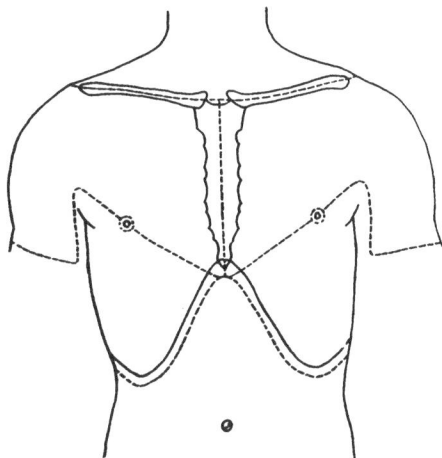

图 28-1 胸前外侧壁及腋窝皮肤切口

2. 解剖腋窝

（1）沿上述切口仔细剥离皮肤，小心清除腋窝各壁和底部的疏松结缔组织及脂肪组织，在胸壁解剖的基础上（已打开腋窝的前壁），暴露腋腔（图 28-2）。

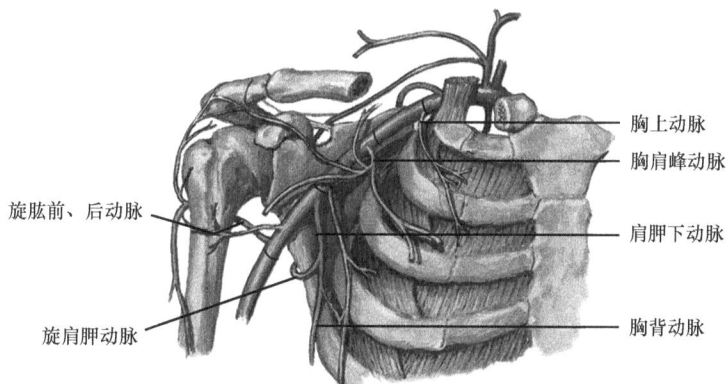

图 28-2 腋窝的动脉

（2）修洁腋血管及腋淋巴结

1）解剖腋静脉：在腋腔上部，小心除去疏松结缔组织，找到腋鞘，仔细切开鞘的前层，显露腋静脉。逐渐向远侧剥离，切断较小的属支，游离较大属支，要注意保留注入腋静脉上端的头静脉。将腋静脉拉向内侧，显露其深面的各结构。在腋静脉近侧周围所看到的淋巴结为尖淋巴结（尖群），在远侧段所看到的为外侧淋巴结（外侧群），观察后予以除去。

2）在胸小肌上缘上方修洁腋动脉第 1 段：可看到分布于第 12 肋间隙前部的细小血管分支，即胸上动脉。

3）在胸小肌深面修洁腋动脉第 2 段：此段近侧份发出胸肩峰动脉，其胸肌支分布于胸大、小肌；沿胸小肌下缘走行的分支为胸外侧动脉，追踪胸外侧动脉及其伴行静脉，寻找位于其后方约在腋中线附近、沿前锯肌浅面下行的胸长神经，修洁沿胸外侧血管排列的胸肌淋巴结（前群）。

4）在胸小肌下缘以下修洁腋动脉第 3 段：在肩胛下肌下缘附近寻找此段发出的肩胛下动

脉。该动脉为一短干，发出旋肩胛动脉（穿经三边孔）和胸背动脉。追踪胸背动脉及其伴行静脉和同名神经，至背阔肌前缘的内侧面。寻找并除去沿肩胛下血管周围排列的肩胛下淋巴结（后群）。在肩胛下动脉起点下方，从腋动脉第 3 段找出旋肱前、后动脉，前者细小，向外侧绕肱骨外科颈前面至邻近结构，后者粗大，伴腋神经穿经四边孔，绕肱骨外科颈后面，至三角肌深面。腋动脉分支的起点变异较多，应按其走行和分布来确定其名称。

（3）修洁臂丛在腋腔内的分支：在腋腔上部，臂丛各束位于腋动脉第 1 段后外方，之后臂丛 3 束分别位于腋动脉第 2 段的内、外、后方，在腋腔下部，臂丛各束的分支位于腋动脉第 3 段周围（图 28-2）。

1）在腋动脉第 2 段的外侧，找出臂丛外侧束，循此束向上、下追踪下列各神经。①胸外侧神经：穿过锁胸筋膜，分布于胸大肌；②肌皮神经：约在胸小肌下缘处起自外侧束，沿腋动脉前外侧走向外下方，穿喙肱肌；③正中神经外侧根：走向前内侧，于腋动脉第 3 段前外侧与内侧根合并成正中神经。

2）在腋动脉第 2 段的内侧，剖出内侧束，循此束向上、下追踪下列各神经。①胸内侧神经：于腋动、静脉间穿出，进入胸小肌深面分布于此肌，并有分支穿出此肌，分布于胸大肌；②正中神经内侧根：经过腋动脉第 3 段前方至其前外侧，与外侧根合并成正中神经，故正中神经的起始段位于腋、肱动脉的前外侧；③前臂内侧皮神经：下行于腋动、静脉之间的前方；④尺神经：分开腋动、静脉，在腋动脉的后内侧可找到粗大的尺神经，此神经下行于腋静脉、肱动脉的内侧，臂内侧肌间隔的前方；⑤臂内侧皮神经：细小，从内侧束较高部位发出，行于腋静脉的内侧。

3）将腋动脉第 3 段牵向内侧，可在肩胛下肌、背阔肌和大圆肌腱前面找到臂丛后束，追踪后束发出的神经如下：①腋神经：粗大，发起后在腋动脉后方行向外下，至肩胛下肌下缘处与旋肱后血管一起向后穿经四边孔；②肩胛下神经：有上、下两支，紧贴肩胛下肌前面向下行，分布于肩胛下肌和大圆肌；③胸背神经：随肩胛下血管及胸背血管下行于背阔肌前缘的内侧面，分布于该肌；④桡神经：向外拉开肌皮神经、正中神经和肱动脉，在大圆肌和背阔肌腱前方寻找臂丛后束发出的桡神经，向下追踪至其穿入肱三头肌深面，并略加追寻至肱三头肌长头和内侧头的分支。

4）在腋腔内侧壁腋中线处，观察由臂丛锁骨上部发出的胸长神经。

（4）修洁并观察腋腔各壁：除去腋腔内的疏松结缔组织和位于其中的中央淋巴结等，观察构成腋腔各壁的肌肉，包括内侧壁的前锯肌，外侧壁的喙肱肌、肱二头肌短头和长头，后壁的肩胛下肌、背阔肌和大圆肌，前壁的胸大肌、胸小肌、锁胸筋膜和锁骨下肌。

【注意事项】

1. 做切口时要浅，以免伤及深方结构。

2. 腋窝内结构有大量脂肪组织包裹，在剔除脂肪组织时，切忌暴露不清或伤及重要结构，建议使用工具钝性分离脂肪组织。

3. 腋窝结构多且复杂，解剖时应对照图谱，仔细操作，解剖出相应的结构后，仔细区分、辨认。

4. 要完整保留胸大肌和胸小肌，以便观察支配它们的神经。

【思考题】 患者，男，20 岁，工人，骑摩托车时被甩出，右肩撞到树上，已 2 周。就诊时主诉右臂不能抬起，受伤当时有颈部、肩部疼痛，4～5 天后好转。检查见患肢呈无力下垂状，前臂呈旋前位；右肩关节不能做屈、展和旋外运动，肘关节不能屈曲。右上肢外侧皮肤痛觉缺失。诊断为右侧臂丛损伤。

请思考以下问题：

1. 根据患者运动和感觉障碍出现的部位，分析患者哪些神经可能受损？

2. 受损伤的运动神经可致使哪些肌肉瘫痪？

实验二　臂前区、肘前区及前臂前区

【实验目的】

记忆：肱二头肌内侧沟的结构；肱动脉、桡动脉和尺动脉的走行及分支；肘窝的境界和内容；桡、尺血管神经束的位置和组成。

理解：臂部、前臂前骨筋膜鞘的构成和内容；头静脉、贵要静脉、肘正中静脉的走行；臂内侧皮神经、前臂内侧皮神经、前臂外侧皮神经、肋间臂神经的走行和分布；正中、骨间前血管神经束的位置和组成。

领会：臂内、外侧肌间隔；肱二头肌腱膜，屈肌支持带；臂前区、前臂前区诸肌；臂部、肘部、前臂前区的体表标志。

【实验材料】

1. 材料　成人防腐标本。

2. 标本　臂部肌肉、血管神经示教标本。

3. 模型　肘窝模型。

4. 图像　臂前区、前臂前区的肌肉、血管神经图像或多媒体投影。

【实验内容】

1. 体位和皮肤切口　标本仰卧，上肢平置外展，手掌向上。因为上肢前面皮肤较薄，切口应尽量浅些，尤其是横切口。具体切口如下（图28-3）：

（1）在臂、肘和前臂前区正中做一纵切口，自上方臂上部的横切口中点开始，沿上肢前面中线向远侧做一纵行切口直至腕前区。

（2）在腕前区做一横切口与纵切口连接成"T"形，并向两侧切至前臂内、外侧缘。

（3）在肘前区做一横切口，与纵切口垂直交叉，向两侧切至肱骨内、外上髁稍后方。

2. 翻开皮肤　完成上述切口后，提起皮缘，将臂、肘和前壁前区的皮肤剥下，翻向两侧，剥皮时应尽量将浅筋膜留在肢体上，以保护浅静脉和皮神经。

3. 追寻浅静脉和皮神经

（1）沿三角肌、胸大肌间沟向下追踪已经解剖出来的头静脉，修洁至肘部。保留头静脉，除去臂前区的浅筋膜，显露深筋膜。在除去浅筋膜时，于臂外侧部寻找分布于该

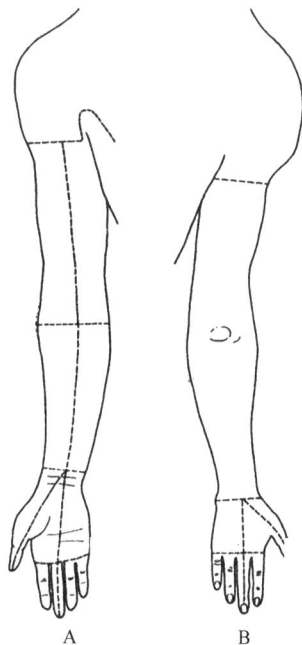

图28-3　上肢皮肤切口

A.上肢前面；B.上肢后面

处皮肤的臂外侧上、下皮神经，不必追踪。在肘部前面、肱二头肌肌腱的外侧，寻找从深筋膜穿出的前臂外侧皮神经，并向下追踪。

（2）在肘部前面的浅筋膜内，寻找连于头静脉与贵要静脉的肘正中静脉，追踪其注入贵要静脉处，再沿臂下部内侧向上追踪贵要静脉至其穿入深筋膜处。

（3）在臂上部内侧追寻已剖出的前臂内侧皮神经，向下追踪，可见其在臂内侧中、下1/3交界处穿出深筋膜，而后向下与贵要静脉伴行。

（4）在前臂前区内侧向下追寻前臂内侧皮神经及与其伴行的贵要静脉，直至腕前区，将已剖出的前臂外侧皮神经从穿出深筋膜处，向下沿着臂前区外侧追踪，并将与其伴行的头静脉一起剖出，直至腕前区。

（5）在适当保留已剖出的浅静脉和皮神经的情况下，将前臂前区的浅筋膜完全除去，充分显露深筋膜。

4. 切开深筋膜，按皮肤切口，从臂上部起，沿前面正中线纵行切开深筋膜，直至腕前区 在肘前区和腕前区各做一横切口，将深筋膜向两侧翻开，检查臂部和前臂部的内、外侧肌间隔，并显露其深面的各部肌肉。在肘前区内侧部的深筋膜，因其深面有肌肉起始，故不易翻开，可适当保留。该处的肱二头肌腱膜亦应暂时保留。

5. 解剖肱二头肌内侧沟内的结构

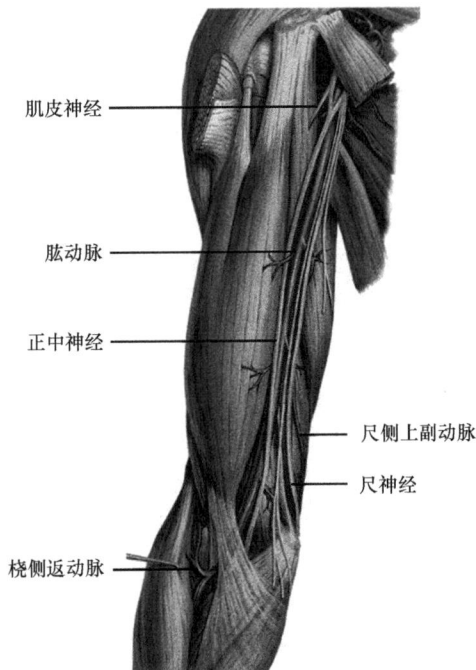

图 28-4　臂的动脉、神经

（1）游离臂内侧皮神经和前臂内侧皮神经：由臂丛内侧束向下追踪臂内侧皮神经和前臂内侧皮神经（图28-4）。

（2）修洁正中神经：正中神经在臂上部位于肱动脉的前外侧或外侧，约在臂中份多斜过肱动脉前方（偶尔在后方）至其内侧；在肘窝内，正中神经位于肱动脉的内侧。

（3）修洁肱动脉：从腋动脉末段向下追踪并修洁之，可见肱动脉与肱静脉和正中神经伴行。在臂上部追寻由肱动脉后内侧发出的肱深动脉，追踪至其穿入肱骨肌管处为止。在臂中部稍上方，从肱动脉后内侧发出细长的尺侧上副动脉，向下与尺神经一起穿内侧肌间隔至臂后区。在肱骨内上髁上方约5cm处，肱动脉向内侧发出尺侧下副动脉，下行于肱肌前面。

（4）修洁肱静脉：肱静脉一般多为两条，分别行于肱动脉的两侧。

（5）修洁尺神经：从臂丛内侧束向下追寻并修洁之，直至肱骨内上髁后方的尺神经沟（肘后内侧沟）。注意观察其与尺侧上副动脉的伴行情况及其在臂中份穿臂内侧肌间隔、由臂前区走向臂后区的情况。

6. 解剖臂肌前群和前臂肌前群

（1）修洁肱二头肌和喙肱肌：将已切断起始端的三角肌前份尽量翻向外侧，辨认出肱二头肌的长、短二头，并观察两头汇合成肌腹以及向下形成肱二头肌腱的情况。喙肱肌和肱二头肌短头共同起于肩胛骨的喙突，止于肱骨中份内侧，寻找穿过喙肱肌的肌皮神经主干。

（2）修洁肱肌：提起肱二头肌，可见位于其深面起自肱骨下段前面的肱肌。在两肌之间有肌皮神经从内上向外下方走行，沿途发支至此二肌后，于肱二头肌腱的外缘处穿出深筋膜移行为前臂外侧皮神经。

（3）游离辨认前臂肌前群各肌：浅层最外侧者是肱桡肌，起自肱骨外上髁稍上方的骨嵴，向下行至腕前区桡侧。其余各肌均起自肱骨内上髁，从桡侧向尺侧依次为旋前圆肌（止于桡骨中份外侧）、桡侧腕屈肌、掌长肌和尺侧腕屈肌，在上述各肌稍深面未完全显露的是指浅屈肌。将指浅屈肌拉向内侧，显露前臂肌前群深层诸肌，包括拇长屈肌、指深屈肌及旋前方肌。

7. 解剖肘窝

（1）观察肘窝的构成：清除肘窝内的疏松结缔组织，找出肱二头肌肌腱，沿肱二头肌肌腱内侧缘0.5～1.0cm处切断肱二头肌腱膜，并将其翻向内下方。观察肘窝各界：肘窝为三角形的浅窝，上界为肱骨内、外上髁间的连线，下外侧界为肱桡肌内侧缘，下内侧界为旋前圆肌外侧缘。

（2）追踪桡神经：在肘窝外上方，将肱桡肌和桡侧腕长伸肌拉向外侧，在此二肌与肱肌之间寻找桡神经，并在此处寻找桡神经主干发出至肱桡肌及桡侧腕长伸肌的分支。约在肱骨外上髁前方或稍下方处，桡神经分为浅、深二支，深支在肱桡肌覆盖下，从旋后肌上缘处穿入该肌，于肌内绕桡骨上端外侧面，斜向后下行，可寻找桡神经深支进入旋后肌之前发出的至旋后肌及桡侧腕短伸肌的分支，浅支在肱桡肌的深面下行达前臂前区。

（3）在肘窝内，肱二头肌腱内侧，修洁肱动脉末段，至其分为尺、桡动脉为止，为便于观察，可将其伴行静脉切除。

（4）于肱动脉内侧修洁正中神经，直至其穿入旋前圆肌处。可寻找正中神经向内侧发出的至前臂肌前群浅层诸肌的分支，如至旋前圆肌、桡侧腕屈肌和指浅屈肌的分支。

（5）沿正中神经干插入血管钳，将旋前圆肌肱头（浅层部分）切断并翻向外下方，显露穿过该肌二头间的正中神经和旋前圆肌的尺头（深层部分）。再拉开旋前圆肌尺头，观察其深面通过的尺动脉及由尺动脉发出的骨间总动脉，以及它们的伴行静脉。

（6）在肱动脉分叉处，寻找肘深淋巴结，观察后予以摘除。

8. 修洁前臂血管神经束

（1）修洁前臂桡血管神经束：将肱桡肌拉向外侧，修洁桡动脉和桡神经浅支，从肘窝直至腕部，约在前臂中、下1/3段交界处，桡神经浅支经肱桡肌腱深面转向背侧，至手背（图28-5）。

（2）修洁前臂尺血管神经束：将尺侧腕屈肌拉向内侧，追踪尺动脉和尺神经。向上追踪尺神经至肘后内侧沟。向下追踪该神经至腕前区。在

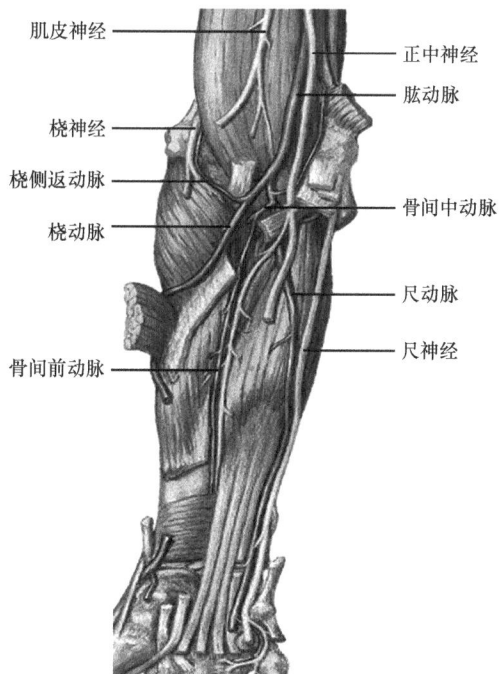

肌皮神经
桡神经
桡侧返动脉
桡动脉
骨间前动脉
正中神经
肱动脉
骨间中动脉
尺动脉
尺神经

图28-5 前臂前区深层的动脉、神经

腕关节近侧约 5cm 处，寻找尺神经发出的手背支经尺侧腕屈肌腱深面转向背侧。

在肘窝深部找到尺动脉起始部向下追踪，可见其与伴行静脉一起行经旋前圆肌尺头的深面，约在前臂上、中 1/3 交界处起，尺动脉与尺神经伴随下行，直至腕前区。

9. 解剖前臂前区深部结构

（1）在前臂中份将桡侧腕屈肌和掌长肌尽量拉向外侧，显露其深面的指浅屈肌。

（2）将指浅屈肌翻向内侧，可见正中神经紧贴该肌深面下行，直至腕前区。追踪正中神经及其发至邻近诸肌的分支。翻起指浅屈肌时，可将其在桡骨上的起始部切断，以充分显露深层结构，即指深屈肌，拇长屈肌。

（3）向内侧拉开指深屈肌，向外侧拉开拇长屈肌，在二肌间寻找骨间前血管神经束，向上追踪此血管神经束，约在旋前圆肌下缘处，骨间前动脉起自骨间总动脉，骨间前神经起自正中神经；向下追踪骨间前血管神经束至旋前方肌上缘。

【注意事项】

1. 做切口时要浅，以免伤及深方结构。

2. 需要离断肌腱时，要尽量在肌肉远端肌腱附着处离断，以保留完整的肌肉形态。

3. 上肢的血管神经常在一起走行，形成血管神经束，解剖时要注意观察。

【思考题】 患者，女，65 岁，退休职工。因不慎摔倒，出现右肘部肿胀、疼痛急诊入院。查体：体型肥胖，右肘部肿胀明显，大面积瘀斑，压痛，肘关节呈半屈位畸形，活动受限，有骨擦音，肘后三角存在，桡动脉搏动消失，手部皮肤苍白、发凉，右手内侧缘和小指麻木，痛觉消失。X 线片示右肱骨髁上粉碎性骨折。诊断为右肱骨髁上粉碎性骨折。

请思考以下问题：

1. 根据所学知识分析，患者右手内侧和小指麻木、痛觉丧失的原因是什么？

2. 患者桡动脉搏动消失、手部皮肤苍白说明损伤了什么结构？

实验三　三角肌区、肩胛区、臂后区、肘后区及前臂后区

【实验目的】

记忆：肩胛区、三角肌区的主要血管和神经；肌腱袖的构成及临床意义；肱骨肌管的构成及内容；肩关节动脉网和肘关节动脉网的组成。

理解：浅筋膜中的臂外侧上皮神经、臂后皮神经、前臂后皮神经、前臂内侧皮神经后支、前臂外侧皮神经后支、桡神经浅支、尺神经手背支、手背静脉网；臂后区骨筋膜鞘、前臂后区骨筋膜鞘、骨间后血管神经束。

领会：肩带肌的名称、位置、作用和神经支配；臂肌后群、前臂肌后群肌的名称、位置、作用和神经支配；臂后区、前臂后区的体表标志。

【实验材料】

1. 材料　成人防腐标本。

2. 标本　臂后区、肘后区及前臂后区的示教标本。

3. 模型　三边孔、四边孔的构成模型。

4. 图像　臂后区及前臂后区的肌肉、血管神经图像或多媒体投影。

【实验内容】

1. 体位和皮肤切口　标本俯卧位，上肢外展，皮肤切口如下：

（1）自第 7 颈椎棘突向两侧肩峰做水平切口。

（2）两侧通过肩胛下角做水平切口，由后正中线切至腋中线。

（3）自肩峰向下沿臂上部外侧切至臂上、中 1/3 交界处，与臂前区的横切口相接。

（4）在臂上、中 1/3 交界处后面，做一横切口与前面的横切口一致并相接。

（5）在腕后区做一横切口与掌面切口一致并相接。

2. 翻开皮肤　完成上述切口之后，先将肩胛区、三角肌区、臂后区和前臂后区的皮肤完全翻开。其中三角肌区、臂和前臂后区皮肤的剥离方法是将各部前区已翻剥至上肢两侧缘的皮瓣向后牵拉继续剥离即可。

3. 除去浅筋膜，寻找皮神经和浅静脉

（1）在三角肌后缘处可找到腋神经的皮支，即臂外侧上皮神经。

（2）除去三角肌下方的臂后区浅筋膜，可找到臂后皮神经的分支与臂外侧下皮神经。

（3）在前臂后区下部的内、外侧部，寻找贵要静脉和头静脉以及尺神经手背支和桡神经浅支。以上各皮神经和浅静脉应尽可能修洁，然后将所有浅筋膜予以清除。

4. 解剖肩胛区和三角肌区深层结构

（1）切断三角肌后份：将手指自三角肌后缘探入，把肌肉与其深部的结构分离开，沿肩胛冈和肩峰下方 1～2cm 处切断三角肌，从其后缘逐渐向前直至前部切断处，将三角肌翻向外下。可见腋神经和旋肱后动、静脉从四边孔穿出后进入三角肌。

（2）先解剖斜方肌，然后修洁肩胛冈上、下方的冈上、下肌。

（3）从后方观察三边孔和四边孔：修洁小圆肌、大圆肌和肱三头肌长头，此时可见三者构成两孔，外侧者为四边孔，内侧者为三边孔，参照上肢腋腔后壁构成结构，确认两孔的边界和穿出的结构。

5. 解剖臂后区和肱骨肌管

（1）沿臂后面正中纵行切开深筋膜，翻向两侧，显露肱三头肌。将镊子沿桡神经走行方向插入该肌，边插边沿镊子方向切断该肌的外侧头，即切开肱骨肌管，显露其中走行的桡神经和肱深动脉、静脉（图 28-6）。

（2）修洁桡神经：向上追踪至腋腔，向下追踪至臂外侧肌间隔，并追踪其发出至肱三头肌的肌支以及臂外侧下皮神经、臂后皮神经和前臂后皮神经。

（3）追踪肱深动脉：在肱骨肌管内肱深动脉分为桡侧副动脉（在前外方）和中副动脉（在后内方），桡神经与桡侧副动脉伴行。

6. 解剖肘后区　在肱骨内上髁后方、尺骨鹰嘴内侧，即尺神经沟内，找出尺神经。

7. 解剖前臂后区

（1）切除前臂后面的深筋膜：指伸肌和尺侧腕伸肌起始处的深筋膜不易与肌肉分离开，予以保留。

（2）识别前臂肌后群浅层诸肌：最桡侧者为桡侧腕长、短伸肌，两肌重叠在一起，其下段被深层穿出的拇长展肌和拇长、短伸肌绕过；中间大部为指伸肌和小指伸肌；最尺侧者为尺侧

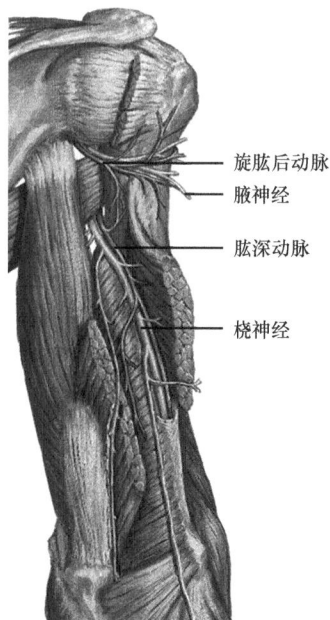

旋肱后动脉
腋神经

肱深动脉

桡神经

图 28-6　肱骨肌管

腕伸肌，紧贴尺骨。在此肌近侧，可见一呈三角形的小肌，称肘肌，属臂肌后群。

（3）显露深层诸肌：将桡侧腕长、短伸肌拉向外侧，显露旋后肌、拇长展肌、拇短伸肌、拇长伸肌和示指伸肌。

（4）追踪骨间后血管神经束，在旋后肌中部找出穿出该肌的骨间后神经。向下追踪至前臂肌后群浅、深两层之间，可见发支至邻近诸肌。在旋后肌下缘和拇长展肌起始部之间，骨间后神经穿出处的稍下方，寻找并向下追踪骨间后动、静脉。

【注意事项】

1. 解剖后区需要将标本翻起，采取俯卧位，翻动标本时注意保护标本腹侧已暴露的结构。

2. 需要离断肌腱时，要尽量在肌肉远心端起始处离断，以保留完整的肌肉形态。

3. 桡神经皮支向下走行过程中逐渐变细进入手背，注意保留完整，以便观察。

4. 要想看到清晰的血管神经走行，必须将肌肉间隙完全打开。

【思考题】 患者，男，29岁，工人。因右臂部肿胀疼痛2小时入院。病史：患者于2小时前骑自行车被汽车撞倒在地，感觉右上肢疼痛难忍，活动受限，被送来医院就诊。查体：右肩部、右臂部肿胀明显，皮肤有擦伤，局部压痛（++），活动受限，右臂中部隆起，出现畸形，感骨擦音（+），右腕下垂，各指掌指关节不能伸直，拇指不能伸直，手背桡侧皮肤浅感觉障碍。X线片示右肱骨中段骨折。初步诊断：右肱骨中段骨折。

1. 请根据所学解剖知识回答：

（1）肱骨中段骨折最易损伤什么结构？为什么？

（2）为什么出现右腕下垂以及掌指关节和拇指不能伸直？为什么出现右手背桡侧半皮肤浅感觉障碍？

2. 若采用内固定术治疗骨折，手术时应做什么切口？须经哪些层次方可暴露骨折部位？应注意避免损伤哪些结构？

实验四 腕 和 手

【实验目的】

记忆：腕管的构成；手掌骨筋膜鞘的构成及内容物；筋膜间隙（掌中间隙、鱼际间隙）的位置、境界；掌浅弓、掌深弓的组成、分支及分布范围；正中神经、尺神经、桡神经在手掌的分支及分布范围；伸肌支持带及参与形成的6个骨纤维性管道。

理解：掌腱膜形态特点；腕掌侧韧带和屈肌支持带；指浅、深屈肌腱及腱鞘（尺侧囊）；拇长屈肌腱和腱鞘（桡侧囊）；指蹼间隙、指髓间隙、手指腱鞘；骨纤维性管内的腕伸肌腱及腱鞘；"鼻烟窝"的构成；手背腱膜；骨间背侧筋膜；手背皮下间隙和腱膜下间隙；指背腱膜。

领会：腕前区和腕后区、手掌和手背的体表标志。

【实验材料】

1. 材料 成人防腐标本。

2. 标本 手掌的血管神经示教标本，手背静脉网示教标本。

3. 模型 掌腱膜模型，手指结构放大模型。

4. 图像 ①手掌浅层和深层的血管、神经图像或多媒体投影；②手背的血管、神经图像或多媒体投影。

【实验内容】

1. 体位和皮肤切口

（1）标本仰卧位，上肢外展时，做手掌和手指掌侧面皮肤切口如下：

1）腕近纹正中至中指指端做一纵切口。

2）由腕近纹正中至拇指指端做一斜切口。

3）从尺侧向桡侧沿4指根部做一横切口。

完成手掌和手指掌侧面各切口后，将手掌、拇指和中指掌侧面的皮肤翻开，如果不易整片翻开，亦可分部予以切除，但勿伤及其深部的结构。

（2）标本俯卧位，上肢外展时，在手背和指背做下述切口：

1）自腕后区正中至拇指甲根部做一斜切口。

2）自腕后区正中至中指根部做一纵切口。

3）平尺侧4指掌指关节背面做一横切口。

4）沿示、中、环指背面中线做一纵切口。

2. 解剖腕前区

（1）除去腕前区浅筋膜，显露深筋膜。

（2）观察腕前区深筋膜，可见有横行纤维增厚的部分，即腕掌侧韧带，切除腕掌侧韧带，显露位于其远侧深面的屈肌支持带（腕横韧带）。显露屈肌支持带时勿损伤其桡侧端远侧的正中神经返支。在尺侧端还应保护腕尺侧管及其内容物。

3. 解剖手掌浅层

（1）除去手掌中央部的浅筋膜，显露掌腱膜。指蹼间隙处不宜剥离太深，以保护其深部的结构。

（2）除去鱼际和小鱼际部的浅筋膜，显露深筋膜，即鱼际筋膜和小鱼际筋膜。在小鱼际部的浅筋膜内有掌短肌存在，观察后可与浅筋膜一起切除。

（3）翻开掌腱膜：从屈肌支持带上方切下掌长肌腱，并向远侧剥离掌腱膜。细心切断掌腱膜内、外侧缘分别伸向第5和第1掌骨的掌内、外侧肌间隔，直至指蹼间隙处，即可将掌腱膜翻向远侧。注意切勿损伤掌腱膜深面的结构。

4. 解剖掌中间鞘内各结构

（1）修洁尺动脉和掌浅弓：在豌豆骨桡侧，切除屈肌支持带尺侧端浅面的薄层深筋膜（属于腕掌侧韧带），即打开腕尺侧管，先修洁管内走行的尺动脉和尺静脉。自腕尺侧管起，向远侧追踪尺动脉及其参与形成的掌浅弓，直至鱼际肌内侧缘。追踪掌浅弓凸侧发出各支：位于最尺侧者为小指尺（掌）侧固有动脉，桡侧3支为指掌侧总动脉。注意保护与各动脉伴行的同名神经。

（2）修洁尺神经：在腕尺侧管内，可见尺神经行于尺血管尺侧，至小鱼际肌近侧、豌豆骨与钩骨之间处。尺神经分为浅、深两支。再向下追踪浅支发出的小指尺（掌）侧固有神经及1条指掌侧总神经，至小指尺侧和第4、5指间的指蹼间隙处，追踪尺神经深支至穿入小鱼际肌起始端处为止。

（3）剖开腕管：沿腕前正中纵行切断屈肌支持带，探查其中的指浅、深屈肌腱及包绕各腱的屈肌总腱鞘，拇长屈肌腱及包绕该腱的拇长屈肌腱鞘，以及正中神经。向下追踪正中神经的各分支：尺侧2条为指掌侧总神经；桡侧3条为至拇、示指的指掌侧固有神经。

（4）修洁通过手掌的各指屈肌腱及蚓状肌。

5. 解剖鱼际肌及其邻近的血管神经 除去鱼际筋膜，显露鱼际诸肌与桡动脉掌浅支。

（1）解剖鱼际肌：浅层靠外侧者为拇短展肌，内侧者为拇短屈肌，两者间界限不清。在拇短展肌和拇短屈肌中部横断二肌，显露深层的拇对掌肌以及其内侧的拇长屈肌腱，腱的内侧为拇收肌，探查各肌的起止情况（拇收肌暂不探查）。

（2）在鱼际肌内侧缘处寻找桡动脉发出的掌浅支。此支一般行经鱼际肌表面，也可经肌肉内部，向上追踪至前臂前区。

（3）在屈肌支持带下缘桡侧，距舟骨结节远侧3～4cm处，寻找由正中神经发出的并支配鱼际肌的返支。

6. 解剖小鱼际肌 除去小鱼际筋膜，显露各肌（亦可用标本示教），浅层内侧者为小指展肌，外侧者为小指短屈肌。在中部横断小指展肌，显露其深面的小指对掌肌。探查各肌的起止情况。

7. 解剖指蹼间隙 去除各指蹼间隙处残留的皮肤和脂肪。修洁各指掌侧总动脉、指掌侧总神经的末段，可见它们各自分为两条指掌侧固有动脉、指掌侧固有神经，分别行向相邻二指的相对缘，而指掌侧总神经常在同名动脉的近侧分支，修洁各蚓状肌腱，观察它们向背侧的走向。

8. 探查手掌的筋膜间隙

（1）用止血钳挑起示指屈肌腱和第1蚓状肌，观察其深面的疏松结缔组织间隙，即鱼际间隙；在第3、4、5指屈肌腱及第2、3、4蚓状肌深面者为掌中间隙。

（2）除去拇收肌表面的拇收肌筋膜，修洁拇收肌的横、斜二头及止端，追踪该肌两头间通过的桡动脉末段及其参与构成的掌深弓。

9. 修洁掌深弓、尺神经深支和骨间肌

（1）在豌豆骨远侧找到尺神经深支和尺动脉掌深支，除去其周围的疏松结缔组织和肌肉。追踪尺神经深支发至小鱼际诸肌的分支。

（2）向桡侧拉开各指屈肌腱及蚓状肌（或在腕管近侧分别切断各腱），除去疏松结缔组织和骨间掌侧筋膜，继续向桡侧追踪尺神经深支和尺动脉掌深支，并修洁掌深弓。修洁掌深弓凸侧发出的3条掌心动脉。尺神经深支在走行中发出分支至第3、4蚓状肌，各骨间肌和拇收肌。但各肌支均细小。不必细找。

（3）将拇收肌横头自第3掌骨上剥下，翻向桡侧，显露第1掌骨间隙。在拇收肌和第1骨间背侧肌之间，寻找桡动脉发至拇、示二指的拇主要动脉。

（4）沿第2掌骨尺侧和第4、5掌骨桡侧，观察各骨间掌侧肌。

10. 解剖手指（中指为例）

（1）在指掌面两侧，自指蹼间隙处开始寻找并修洁指掌侧固有神经和血管，向远侧追踪。

（2）除净手指掌侧面的浅筋膜，显露指掌面的指纤维鞘。

（3）纵行切开指掌侧的指纤维鞘，仔细观察：不同部位的指纤维鞘厚薄不同；指滑膜鞘的结构和范围；指浅、深屈肌腱的排列情况。

11. 解剖腕后区、手背和手指背面 沿腕后区、手背和手指背面切口翻开皮肤，手背和指背的浅筋膜菲薄。翻剥皮肤时注意勿损伤其内的浅静脉和皮神经。在手背的浅筋膜内，先修洁手背静脉网，并向桡、尺侧追踪观察其延续为头静脉和贵要静脉的情况。修洁静脉不要损伤皮神经。

（1）在桡腕关节近侧约 5cm 处内侧，找出尺神经发出的尺神经手背支，向下追踪至尺侧两个半指。在前臂中、下 1/3 交界处，找出桡神经浅支，向手背追踪，直到桡侧两个半指。观察桡、尺神经的分支在手背的吻合情况。

（2）除去手指背面的浅筋膜，自手背起向远侧追踪至拇、示、中和环指的指背神经，可见至示指的仅达近侧指骨间关节处，而拇指和环指的可达甲根处。

（3）除净腕后区和手背浅筋膜，显露深筋膜。尽量保留已经解剖出来的皮神经，静脉小支可适当除去。在腕后区观察深筋膜形成的伸肌支持带。

（4）在伸肌支持带（增厚部分）的上缘做一横切口，除去其近侧部的深筋膜。观察各伸肌腱及其腱鞘的排列情况。

（5）解剖"鼻烟窝"。在腕后区和手背的桡侧修洁拇长展肌腱、拇短伸肌腱和拇长伸肌腱，观察"鼻烟窝"各个边界。除去窝内的疏松结缔组织，修洁其深部走行的桡动、静脉，并略向上追踪至前臂前区。

（6）修洁手背深筋膜（手背筋膜）的浅层、指伸肌腱、手背腱膜和腱间结合。

（7）修洁手背筋膜的深层（骨间背侧筋膜）和骨间背侧肌。为便于观察，可切除部分手背腱膜和骨间背侧筋膜。

（8）观察各指伸肌腱到达指背后移行为指背腱膜及该腱膜的形态结构和附着情况。

【注意事项】

1. 腕部肌腱、神经位置集中，解剖时应对照位置仔细辨认。

2. 标本手部往往僵硬，解剖前应选择手型平整、伸开的标本。

3. 手掌部皮肤厚韧，解剖时应耐心、仔细，避免损伤血管和神经。

4. 手背浅层以观察静脉网和皮神经为主，深层以观察肌腱为主。

【思考题】　患者，女，45 岁，工人，因左手掌外侧及外侧三个半手指麻木、疼痛半年入院。患者半年前无明显诱因出现左手掌外侧麻木、疼痛，继而左手拇指、示指、中指掌面及环指外侧出现刺痛和烧灼痛，症状逐渐加重，以夜间疼痛为重，影响睡眠。患者近来感到左拇指无力，运动不如以前灵活。查体：左手鱼际平坦，鱼际肌萎缩，拇指对掌功能受限，左手掌外侧、拇指、示指、中指掌面及环指外侧触觉及痛觉减退。轻叩腕掌侧有向手掌的过电感，压迫腕部（屈肌支持带）处放电感加重。辅助检查：X 线片未见明显的骨质异常。诊断为左侧腕管综合征。

请思考以下问题：

1. 腕管是如何构成的？内部有哪些结构通过？

2. 腕管综合征为什么会引起上述区域的感觉异常？

3. 腕管综合征为什么会引起鱼际肌萎缩，拇指运动受限？

（马　勇）

第二十九章 下　　肢

由于下肢的主要功能是维持直立、负重和行走，故与上肢相比较，下肢的主要形态结构特点为：外形粗大，骨骼、肌肉发达；骨连接更为复杂，以稳固结实为主，灵活性较差。

一、境界与分区

下肢与躯干直接相连。前方以腹股沟与腹部分界；后方以髂嵴与腰、骶部分界。上端内侧为会阴部。

下肢可分为臀部、股部、膝部、小腿部及足部。各部分又可分为若干个区，如股部，又称大腿部，根据其骨筋膜鞘的位置可分为股前区、股内侧区及股后区。同样，小腿部可分为小腿前区、小腿外侧区及小腿后区。股部与小腿部的连接处称膝部，其背侧的间隙称腘窝。足部可分为足背和足底。

二、表　面　解　剖

（一）体表标志

1. 臀部与股部　髂嵴为髂骨的上缘，是臀部和腰部的分界，全长位于皮下，其前份比后份更易触及。两侧髂嵴最高点的连线，约平对第 4 腰椎棘突，为临床进行腰椎穿刺的标志。髂前上棘为髂嵴前端的突起，体形消瘦者尤为显著，于腹股沟的上外端可触及。髂结节在髂前上棘上后方 5～7cm 处，是髂嵴外侧向外的骨性突出。髂后上棘是髂嵴的后端，由体表观察，位于臀部内上方的一个凹陷内，平对骶髂关节的中部。耻骨结节位于腹股沟的内侧端，自此向内侧伸延的隆起称为耻骨嵴，长度约 2.5cm。两侧耻骨嵴连线中点稍下方为耻骨联合上缘。大转子为股骨上端向外上方的明显隆起，在髂结节下方约 10cm 处可扪及。坐骨结节在臀沟即臀部下界的皮沟内侧端的上方。坐位时，坐骨结节位于皮下，是重力的支撑点，易触及。

2. 膝部　髌骨位于膝关节前面，居于皮下。髌韧带位于髌骨下方，上接续髌骨，下端止于胫骨粗隆，长约 5cm，宽约 2.5cm。胫骨粗隆为胫骨体上端向前突出的隆起，当屈膝时位于髌骨下方 4 横指处。收肌结节是股骨内上髁上方的一个小骨性隆起，大收肌腱附着于此。腘窝为膝后区近似菱形的浅窝，伸膝时界限不明显，屈膝时可明显触及外侧的股二头肌腱和内侧的半腱肌、半膜肌肌腱。

3. 小腿部　前面为胫骨前嵴，纵行，居于皮下，自胫骨粗隆向下可触及其全长。腓骨头位于胫骨外侧髁的后外方，略偏下，其下方为腓骨颈。

4. 踝与足　内踝为胫骨下端向内下方的扁突，于踝关节内侧可触及，外踝为腓骨下端的膨大，略成三角形，隆起于踝关节外侧，其位置低于内踝。跟腱为小腿三头肌腱，位于小腿后区下部的皮下，止于跟骨结节。第 5 跖骨粗隆于足外侧缘中部可触及，为第 5 跖骨近端向后外的膨大。

（二）体表投影

1. 臀上动脉、静脉和神经　出入骨盆的投影点位于髂后上棘与股骨大转子尖连线的中、内

1/3 交点。

2. 臀下动脉、静脉和神经 髂后上棘与坐骨结节连线的中点为其出入骨盆的投影点。

3. 坐骨神经 出盆点位于髂后上棘至坐骨结节连线的中点外侧 2～3cm 处。而股骨大转子与坐骨结节连线的中、内 1/3 交点至股骨内、外侧髁之间的中点之连线则为坐骨神经干在臀部及股后部的投影位置。

4. 股动脉 当大腿微屈并外展、外旋时，自髂前上棘与耻骨联合之间的中点至收肌结节连线的上 2/3 即为股动脉的投影。

5. 腘动脉 自股后中、下 1/3 交界线与股后正中线交点内侧约 2.5cm 处起，向下方至腘窝中点连线为腘动脉斜行段投影。腘窝中点至腘窝下角连线为腘动脉垂直段投影。

6. 胫前动脉 腓骨头、胫骨粗隆连线的中点与内、外踝前面连线的中点之间的连线即为胫前动脉的投影。

7. 胫后动脉 自腘窝下角至跟腱内缘与内踝之间中点的连线。

8. 足背动脉 自内、外踝经足背连线的中点至第 1、2 跖骨底间的连线。

（三）物理检查

1. 下肢的测量 通过体表或 X 线片可以测量正常的下肢力线、颈干角和膝外翻角等，当发生骨折、脱位或先天畸形时，它们会有所改变或超出正常值范围。

（1）下肢长度：测量下肢长度时必须保持双下肢姿势对称，并将双侧结果予以对比。

1）下肢全长：指下肢伸直时由髂前上棘至内踝的长度。

2）大腿长：指由髂前上棘至股骨内侧髁最高点的长度。

3）小腿长：指由股骨内侧髁最高点至内踝尖的长度。

（2）下肢力线：指通过股骨头中点、髌骨中点和踝关节中心的连线。其是下肢承受重力的轴线，与小腿的长轴基本一致。双脚并拢直立时，由于双髋关节间距大于双踝关节间距，所以下肢力线斜向内下。

（3）颈干角：股骨颈长轴与股骨体长轴之间向内的夹角称为颈干角，正常范围为 125°～130°，平均为 127°，女性小于男性。小于此范围称髋内翻，大于此范围称髋外翻。

（4）膝外翻角：股骨体长轴与胫骨体长轴在膝关节处形成向外的夹角，正常约 170°，其补角称为膝外翻角。男性略小于女性。若外侧夹角小于 170° 称膝外翻；大于 170° 称膝内翻。

2. 对比关系 正常情况下，下肢许多骨性标志之间的位置关系是相对固定的，当发生骨折或关节脱位时，其对比关系可发生变化。常用的两种对比关系有：

（1）内拉东（Nelaton）线：侧卧位，屈髋关节 90°～120°，自髂前上棘至坐骨结节的连线，称 Nelaton 线。正常情况下该线恰通过股骨大转子尖端，或略偏下最多不超过此线 1cm，当髋关节脱位或股骨颈骨折时，大转子尖可移位于此线上方。

（2）卡普兰（Kaplan）点：仰卧位，两腿自然伸直并拢，两髂前上棘在同一水平面上。自两侧大转子尖过同侧髂前上棘做延长线，正常时，延线相交于脐或脐以上，相交点称为 Kaplan 点。当髋关节脱位或股骨颈骨折而引起大转子向上移位时，此点移至脐下并偏向健侧。

实验一　股前内侧区

【实验目的】

记忆：大隐静脉的行程及主要属支的位置和常见变异；腹股沟浅淋巴结的分群及各群的收纳范围；阔筋膜的形态及形成的结构；各骨筋膜鞘的构成及内容；肌腔隙和血管腔隙的构成和内容；股三角的位置、境界及内容；股鞘和股管的构成及内容；收肌管的构成及管内通过结构的位置关系；闭孔血管和神经的行程及支配。

理解：浅层结构：皮肤、浅筋膜、腹股沟浅淋巴结、股外侧皮神经、股神经前皮支、闭孔神经皮支；深层结构：阔筋膜、股内外侧肌间隔、股后肌间隔、髂胫束、隐静脉裂孔、腹股沟韧带、腔隙韧带、耻骨梳韧带、髂耻弓、旋股内外侧血管、收肌管、隐神经、腹股沟深淋巴结。

领会：髂前上棘、腹股沟、耻骨结节、股骨内外侧髁、股骨内外上髁、收肌结节、股骨大转子的体表标志。

【实验材料】

1. 材料　成人防腐标本。

2. 标本　股前内侧区血管、神经示教标本。

3. 模型　股管的模型。

4. 图像　股前内侧区的血管、神经图像或多媒体投影。

【实验内容】

1. 体位和皮肤切口　标本仰卧，皮肤切口如下（图 29-1）：

（1）髂前上棘沿腹股沟至耻骨结节做一斜切口。

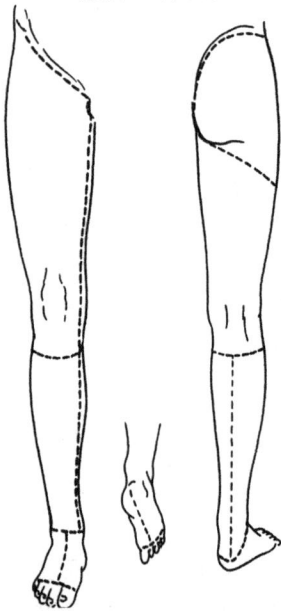

图 29-1　下肢的皮肤切口

（2）自耻骨结节绕阴囊（女性标本沿大阴唇与大腿间皱襞），向下后至股内侧区与股后区交界处，然后垂直向下至胫骨粗隆平面，做一纵切口。

（3）由上一切口下端向外侧越过小腿前面至其外侧，做一水平切口。

2. 翻皮　自耻骨结节下方向外侧将前瓣皮片翻起，后瓣皮片仅须稍向后方剥离，注意切剥皮肤时一定要浅切薄剥，尤其在腹股沟部和膝部，以免伤及深面的皮神经和浅血管。

3. 解剖浅筋膜

（1）沿腹股沟切开浅筋膜：分清浅筋膜的浅层（脂肪层）和深层（膜性层）；然后用手指伸入浅筋膜深层的深面，探查此层筋膜与股前区深筋膜的附着线，此线约在腹股沟韧带下方2cm处。

（2）修洁大隐静脉及其属支：在股内侧区的中份纵切浅筋膜，找出大隐静脉。向下修洁至膝内侧髌骨后方约10cm处，向上追踪至耻骨结节外下方穿筛筋膜处为止。暂勿向深方追踪，在此附近可见腹股沟浅淋巴结，其中4～5个沿腹股沟韧带下方排列成上组（腹股沟上浅淋巴结）。其余的沿大隐静脉近侧段排列成下组（腹股沟下浅淋巴结），仔细观察可找到如线样的淋巴管。

寻找和修洁大隐静脉近侧段的属支：①腹壁浅静脉，来自腹前壁下部浅层。②旋髂浅静脉，来自髂前上棘附近的浅层结构，沿腹股沟行向内下。③阴部外静脉，来自外生殖器。上述3支浅静脉均与由股动脉发出的同名动脉伴行。④股内侧浅静脉，来自股内侧区。⑤股外侧浅静脉，来自股前区外侧部。纵切大隐静脉近侧段。去除凝血块，观察静脉瓣的形状及开口方向。

（3）检查重要的皮神经：从股前区上部前外侧钝性向内下方分离并清除浅筋膜，显露其深面的深筋膜（保留大隐静脉近侧处的浅筋膜）。在髂前上棘下方5～10cm处的浅筋膜中，寻找从深筋膜穿出的股外侧皮神经。随后在膝关节内下，大隐静脉附近找隐神经。此外，尚可见股神经前皮支和闭孔神经的皮支等。

4. 观察阔筋膜和隐静脉裂孔 清除残留的浅筋膜，修洁并观察其深方的大腿深筋膜，即阔筋膜。可见其外侧份与内侧份的厚度相差显著。注意其附于髂嵴前份与胫骨外侧髁之间的部分明显增厚，外观近似肌腱膜样，称为髂胫束。

在耻骨结节外下方，大隐静脉急转进入深方的部位，查看由阔筋膜形成的隐静脉裂孔（又称卵圆窝），该孔表面覆盖有被大隐静脉等穿过的薄层疏松结缔组织，称筛筋膜。细心修洁和观察大隐静脉、浅动脉和淋巴管穿行筋膜的情况，然后剥去筛筋膜。用镊子将大隐静脉近侧段提起，再将隐静脉裂孔的外侧缘（镰状缘）及其上、下角修洁，观察隐静脉裂孔的形态、大小和位置，以及大隐静脉穿裂孔进入深部的情况。

5. 暴露深层结构 自髂前上棘稍下方向下沿髂胫束前缘做一纵行切口，直至髌骨外侧缘。切开阔筋膜，用手指伸入股外侧肌后方，验证大腿肌前群和后群之间的股外侧肌间隔。然后用镊子插入阔筋膜深面，再沿腹股沟韧带下方切断阔筋膜，此时要特别小心，勿伤及其深面的神经和血管，将阔筋膜从外上方向内下方翻开，暴露深层结构。在翻开隐静脉裂孔附近的阔筋膜时，要保护其深面包绕股血管和神经的股鞘。

6. 解剖股三角

（1）修洁股三角边界和检查股鞘内容：先修洁构成股三角外侧界的缝匠肌内侧缘和内侧界的长收肌内侧缘，以及构成上界的腹股沟韧带。然后查看位于股三角内侧部的股鞘，它由腹横筋膜与髂筋膜向下延伸包绕股血管近侧段构成，呈漏斗状。自大隐静脉汇入股静脉处向上做一纵行切口，切开股鞘前壁，并翻向两侧。查看股鞘被两个筋膜分隔成3个腔隙。可见股动脉居外侧，股静脉居中间，股管居内侧。清除存在于股管的疏松结缔组织。常可见一个小淋巴结位于其内。然后用小指向下伸入股管，探查其上口（股环），并对照离体骨盆标本，辨认股环各界，即前界为腹股沟韧带，后界为耻骨梳韧带，内侧界为腔隙韧带，外侧界为分隔股静脉与此环的纤维隔。

（2）修洁和检查股动脉分支：修洁股动脉并将其向内侧牵起，可见在腹股沟韧带下方2～5cm处，由股动脉后外侧壁发出股深动脉。该动脉向下进入长收肌的深面，并借该肌与股动脉分隔，股深动脉在股三角内有两条主要分支，即旋股内侧动脉和旋股外侧动脉，有时此二动脉可直接由股动脉发出。修洁并追踪旋股内侧动脉，可见其走向后内侧，经髂腰肌和耻骨肌之间，至股后区。向外侧牵拉缝匠肌，可见旋股外侧动脉向外侧行至股直肌深面分为升、降和横3支。

（3）修洁股静脉：应保留大隐静脉及股深静脉主干。沿股静脉上端内侧排列有3～4个腹股沟深淋巴结，观察后可除去。

（4）显露股神经及其分支：在股鞘外侧切开覆盖于髂腰肌表面的髂筋膜，显露股神经并修洁髂腰肌。向下追踪并修洁股神经，可见其分成许多细支。修洁其支配耻骨肌、缝匠肌、股四头肌与分布于股前内侧区皮肤的分支。股神经最长的分支称隐神经，在股三角内于股动脉的外侧下行，追踪至穿入收肌管内。

（5）显露股三角底：将股神经和股血管轻轻提起。可见构成股三角底的肌肉，由内侧向外侧为长收肌、耻骨肌和髂腰肌（图 29-2）。

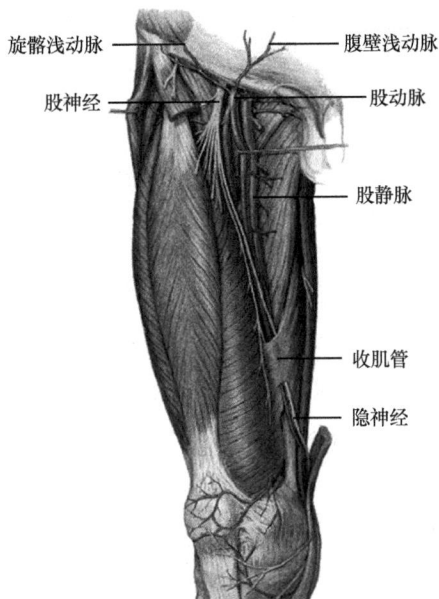

图 29-2　股前内侧区的血管和神经

左侧图标注（由上至下、由左至右）：
旋髂浅动脉——、腹壁浅动脉——
股神经——、股动脉——
股静脉——
收肌管——
隐神经——

7. 解剖收肌管　在大腿中 1/3 处，将缝匠肌修洁游离后，拉向外侧，即可见其深面有较厚的腱膜架在股内侧肌和大收肌之间，称为大收肌腱板，为收肌管的前壁。此时可见隐神经与膝降动脉一起，穿大收肌腱板下行至膝关节内侧。切开收肌管前壁，查看管内的股动脉、股静脉、隐神经以及三者位置关系（图 29-2）。

8. 观察股四头肌　提起股直肌中部（或切断该肌中部，翻向两端），可见其深面有股中间肌，其内、外侧分别有股内侧肌和股外侧肌，三肌紧密相连。股四头肌的 4 个头，向下以肌腱附着于髌骨，并借髌韧带止于胫骨粗隆。

9. 观察股前内侧区的肌肉，血管和神经

（1）从外侧向内侧修洁并观察浅层的耻骨肌、长收肌和股薄肌。将长收肌与其深面的结构分离，在接近起点处切断长收肌，翻向外下。暴露其深面的短收肌和闭孔神经前支，该支分支至长收肌、短收肌、股薄肌及股内侧区上部皮肤。

（2）用手指或刀柄将短收肌向前拉起，可见此肌深面的闭孔神经后支，该支分支至闭孔外肌和大收肌。

（3）修洁大收肌，查看其止于收肌结节的大收肌腱以及其与股骨间形成的收肌腱裂孔。

（4）在长收肌深面追寻股深动脉，可见它沿途发出肌支和穿动脉。在大收肌的股骨粗线止点处，寻找股深动脉发出的穿动脉，它们紧贴股骨内侧缘，穿大收肌至股后区。

【注意事项】

1. 观察大隐静脉注入股静脉的位置，解剖时注意完整保留筛筋膜上的隐静脉裂孔。

2. 股部深筋膜很厚，可作为一层单独分离，但不要切除。

3. 注意股动脉、股静脉、股神经三者在股三角中走行的位置变化。

4. 区分长、短、大收肌，追踪大收肌至其附着于股骨侧面的腱板，注意观察收肌管的构成和内容。

【思考题】　患者，男，30 岁，建筑工人，因施工中墙壁倒塌，砸伤左下肢而急诊入院。患者左侧大腿缩短，疼痛剧烈，上 1/3 段肿胀明显，畸形，压痛，有骨擦音，X 线片显示左股骨上段骨折。

1. 根据所学知识，试分析该患者骨折的近段和远段的移位情况？

2. 若采用手术作内固定治疗应在何处作切口？为什么？

3. 手术须经过哪些层次方可显露骨折断端？

4. 术中应注意勿损伤哪些结构？

实验二 小腿前外侧区和足背

【实验目的】

记忆：踝管的构成及通过内容；大隐静脉的起点、走行；伸肌下支持带的位置，其深面的骨纤维性管道通过的结构。

理解：小腿前、外侧区浅层结构：皮肤、浅筋膜、大隐静脉及属支、隐神经、腓浅神经皮支；小腿前、外侧区深层结构；足部浅层结构：皮肤、浅筋膜、足背静脉弓、隐神经、足背内侧皮神经、足背中间皮神经、足背外侧皮神经、腓深神经的皮支；深层结构：深筋膜、伸肌上支持带、伸肌下支持带、腓骨肌上支持带、腓骨肌下支持带、足背筋膜间隙。

领会：胫骨内外侧髁、胫骨粗隆、胫骨前嵴、腓骨头、跟骨结节、内踝、外踝、舟骨粗隆、第 5 跖骨粗隆的体表标志。

【实验材料】

1. 材料 成人防腐标本。

2. 标本 足背血管、神经示教标本。

3. 模型 足背静脉网模型。

4. 图像 足背的血管、神经图像或多媒体投影。

【实验内容】

1. 体位和皮肤切口 标本仰卧，皮肤切口如下（图 29-1）：

（1）在内、外踝水平做一过踝关节前方的横切口。

（2）沿足趾根部，趾蹼背侧做一横切口达足背内、外侧缘。

（3）延长大腿前面的纵切口直达内、外踝水平的横切口处。

（4）循上述第 1、2 条切口的中点，纵切足背皮肤，直达第 3 趾尖。

2. 翻皮 依次将小腿前区和外侧区、足背、第 3 趾背侧的皮肤翻向两侧，注意浅剥，保护皮神经和浅静脉。

3. 解剖浅筋膜 约在跖骨远侧端背面，寻找足背静脉弓，并修洁之。可见弓的内侧端接大隐静脉，追踪该静脉经内踝前方向上至膝部，勿损伤与之伴行的隐神经。弓的外侧端接小隐静脉，追踪它至外踝后方。寻找至大隐静脉伴行的隐神经及与小隐静脉伴行的腓肠神经。约在小腿中、上 1/3 交界处的前外侧面，寻找穿深筋膜浅出的腓浅神经终支，追踪其至足背和趾背。在第 1 跖骨间隙处找出穿深筋膜浅出的腓深神经的终支，可参见图观察，不必细找。

4. 观察深筋膜 除去残留的浅筋膜，显露深筋膜，可见其在胫侧与胫骨内侧面的骨膜相融合，在腓侧向深面发出前、后两个肌间隔，附于腓骨。前者分隔小腿肌的前群和外侧群，后者分隔外侧群和后群。在踝部的前面和外侧面，可见深筋膜增厚，在胫、腓骨前缘之间形成伸肌上支持带。在跟骨背面与内踝和足内侧缘之间形成伸肌下支持带，在外踝与跟骨外侧面之间形成腓骨肌上支持带，在跟骨外侧面形成腓骨肌下支持带。沿胫骨前缘的外侧和足背正中线切开深筋膜，但须保留伸肌上、下支持带。将小腿前区和足背的深筋膜翻向两侧或切除，可见小腿上部的深筋膜较厚，在其近膝部的深面，有肌纤维附着，故此处深筋膜与肌肉不必强行分离。

5. 解剖小腿外侧区的肌肉、血管和神经 首先在小腿前、后肌间隔之间辨认浅层的腓骨长肌和深层的腓骨短肌，并向下修洁它们的肌腱至腓骨肌上支持带处。然后在腓骨头后方找到已显露的腓总神经，沿其走向切开腓骨长肌的起点，查看腓总神经绕腓骨颈外侧分成腓浅、深神经的情况。追踪腓浅神经至小腿中、下1/3交界处的前外侧面，可见其于此穿出深筋膜。追踪腓深神经至趾长伸肌起端处。

6. 解剖小腿前区与足背的肌肉、血管和神经

（1）沿中线切断伸肌上支持带后，自小腿下端前面从内向外辨认胫骨前肌腱、拇长伸肌腱和拇长伸肌腱，循肌腱向上钝性分离三肌肌腹。再循各腱向下，查看各肌的终止情况。注意趾长伸肌下份分出一肌束止于第5跖骨底前面，称为第3腓骨肌。

（2）修洁足背处的趾长伸肌腱，于其深面找到趾短伸肌和拇短伸肌，并观察它们的肌腱至各趾。

（3）追踪并修洁胫前动脉和足背动脉，在小腿上份，拨开胫骨前肌和趾长伸肌即可找出有循骨间膜前面下行的胫前动脉及其伴行静脉。该动脉至足背行于拇长伸肌腱外侧，改名为足背动脉。足背动脉在内侧楔骨背面发出向外侧走行的弓状动脉后，前行至第1跖骨间隙近侧端处分为足底深动脉和第1跖背动脉两终支，弓状动脉分出第2、3、4跖背动脉，向前至足趾。观察弓状动脉是否有变异情况。

（4）查看腓深神经，它穿趾长伸肌起端后，行向前下，伴随胫前血管向下行于趾长伸肌与拇长伸肌的内侧和胫骨前肌的外侧。找出腓深神经沿途至小腿肌前群诸肌的分支，并在拇趾和第2趾间的趾蹼处，查看其分布于二趾根对缘皮肤的终支。

【注意事项】 踝、足背部的皮肤切口要浅，剥皮要薄，切勿损伤浅筋膜内的浅静脉和皮神经。

【思考题】 患者，男，65岁，退休工人，因左足踝内侧软组织感染后足踝内侧酸痛，足底麻木1个月入院。该患者1个月前骑车时不慎碰伤左足踝内侧，当时疼痛流血，于当地医院诊断"软组织损伤"行清创缝合，术后伤口感染，于术后1周出现足踝内侧的酸痛，足底的麻木感，以屈踝关节时为重，不能行走。检查所见：左足踝内侧可见长约4cm，宽约2cm的不规则形手术瘢痕，瘢痕处有压痛，并有向足底的放散痛，足趾的活动无明显受限。足踝部X线片示：未见明显的骨质异常。诊断为左踝管综合征。

1. 踝管是怎样构成的？内有哪些结构通过？

2. 诊断"踝管综合征"的依据是什么？

3. 瘢痕处的压痛为什么向足底放散？

实验三　臀区、股后区及腘窝

【实验目的】

记忆：臀部浅、深筋膜的特点；臀肌层次；穿行梨状肌上、下孔各结构的排列关系；坐骨神经与梨状肌的关系；坐骨小孔的围成及通过坐骨小孔的结构；坐骨神经的行程、分支和分布；腘窝的境界和内容；膝关节的构成、特点；膝关节动脉网的构成及应用意义。

理解：浅层结构：皮肤，浅筋膜，臀上皮神经，臀中皮神经，臀下皮神经；深层结构：臀筋膜、臀上血管、神经，臀下血管、神经，坐骨神经，股后皮神经，阴部内血管、神经，骶结节韧带，骶棘韧带，臀肌间隙；股后区、腘窝、小腿后区浅层结构：皮肤、浅筋膜、小隐静脉、腘浅淋巴结、腓肠内侧皮神经、腓肠外侧皮神经、腓肠神经、股后皮神经的分支；股后区深层结构：阔筋膜、股外侧肌间隔、股后肌间隔、股后骨筋膜鞘、坐骨神经、股深动脉穿支；腘窝深层结构：腘筋膜，坐骨神经，胫神经，腓总神经，腓肠内、外侧皮神经，腘动脉及其分支，腘静脉及其属支，腘深淋巴结，股骨腘面，膝关节囊后壁，腘肌及其筋膜。

领会：臀区、股后区与腘窝的体表标志；股骨大转子，股骨内、外侧髁，股骨内、外上髁，胫骨内、外侧髁，腓骨头，内踝、外踝、跟腱隆起，臀沟的体表标志。

【实验材料】

1. 材料　成人防腐标本。

2. 标本　臀部、股后区、腘窝的血管、神经示教标本。

3. 模型　坐骨神经的构成模型、膝关节动脉网模型。

4. 图像　①臀部血管、神经；②股后区血管、神经；③腘窝血管、神经。

【实验内容】

1. 体位和皮肤切口　标本俯卧，皮肤切口如下（图 29-1）：

（1）两侧髂后上棘连线的中点向下做一纵行切口至尾骨尖。

（2）自纵行切口上端沿髂嵴向前外做一弧形切口至髂前上棘。

（3）从尾骨尖沿臀沟下方斜向下外切至股外侧中、上 1/3 交点处。

（4）沿臀沟至臀部外侧做一弧形切口。

（5）过腘窝下方（相当于胫骨粗隆水平）做一横形切口。

（6）由臀沟中点向下沿股后正中线纵切至腘窝下方横形切口。

2. 解剖臀区

（1）翻皮：沿皮肤切口分别将臀部的皮片自内侧翻向外侧。

（2）清除臀部和股后区的浅筋膜：可见臀部的皮下脂肪较厚，皮神经从上、下、内、外各方进入臀部，寻找比较困难，故可参考图谱和本节主要内容的叙述，了解臀部皮神经的来源和分布即可，不必细找，但在修洁臀大肌下缘近股后区中线附近的浅筋膜时，要注意股后皮神经发出的臀下皮神经及其本干。若能找到，可将其修洁，然后观察（图 29-3）。

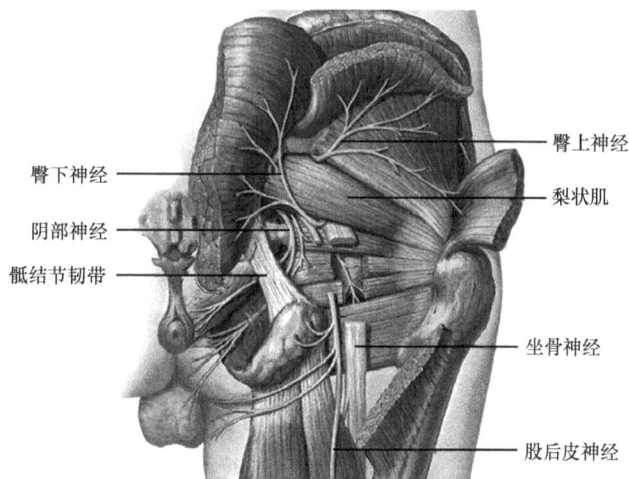

图 29-3　臀深层神经

（3）检查和翻开臀大肌：先修洁臀大肌的上缘使之与臀中肌分离，此时可见臀中肌的前部肌束虽未被臀大肌所覆盖，但有较厚的深筋膜覆被。随即修洁臀大肌下缘，为避免损伤股后皮神经，可先在大转子与坐骨结节间的中点臀大肌下缘处切开深筋膜，找出股后皮神经，将神经与臀大肌分离，然后观察臀大肌起止情况。

（4）检查并修洁臀部中层诸肌：从上往下依次修洁并确认臀中肌、梨状肌、上孖肌、闭孔内肌腱、下孖肌和股方肌。观察梨状肌出坐骨大孔后止于大转子，将该孔分为梨状肌上、下孔的情况。闭孔内肌腱出坐骨小孔时，骶结节韧带适位于该腱和孔的浅面。可见骶结节韧带不仅是会阴后界，也是坐骨大、小孔的后内侧界。

（5）解剖出入梨状肌上孔的血管和神经：修洁梨状肌上缘，在它和臀中肌之间可找到臀上血管浅支。循臀上血管浅支，将示指从臀中肌下缘插入该肌与其深面的臀小肌之间，钝性分离二肌（有时臀中肌与梨状肌、臀小肌不易区分）。然后自臀上血管浅支穿出处，向前做一凸向上方的弧形切口在髂前上棘处，将臀中肌切断，并翻向下，检查并修洁其深面的臀小肌、臀上血管的深支和臀上神经的分支，追踪它们进入臀中肌、臀小肌和阔筋膜张肌。

（6）解剖出入梨状肌下孔的血管和神经：在坐骨结节和大转子之间、梨状肌下缘的结缔组织中，钝性分离出坐骨神经、股后皮神经、臀下血管和神经，并修洁之。查看它们出入梨状肌下孔的情况，尤应注意坐骨神经的穿出部位与梨状肌的位置关系。将骶结节韧带部分切断，显露坐骨小孔，找出阴部神经、阴部内血管，查看它们自梨状肌下孔穿出、经坐骨小孔进入坐骨肛门（直肠）窝的情况。

3. 解剖股后区（图 29-4） 由臀部向下追踪并修洁坐骨神经，可见此神经由臀大肌深面下行，经股二头肌长头的深面，至腘窝上角处分成胫神经和腓总神经。坐骨神经分为胫、腓总两神经的水平有个体差异。在臀大肌下缘与股二头肌长头外侧缘的夹角处，坐骨神经浅面仅有皮肤及浅筋膜覆盖，位置较表浅。坐骨神经在臀部无分支，在股后区发出分支支配大腿肌后群诸肌，除至股二头肌短头的分支自其外侧发出外，余下均自内侧发出。

自下而上修洁大腿肌后群。查看半腱肌、半膜肌和股二头肌长头都起自坐骨结节，注意寻找单独起自股骨粗隆的股二头肌短头。修洁各肌时，应保留进入肌肉的神经和血管。将股二头肌提起，从后面查看股深动脉的穿动脉穿大收肌止点处到股后区分支营养大腿肌后群的情况。

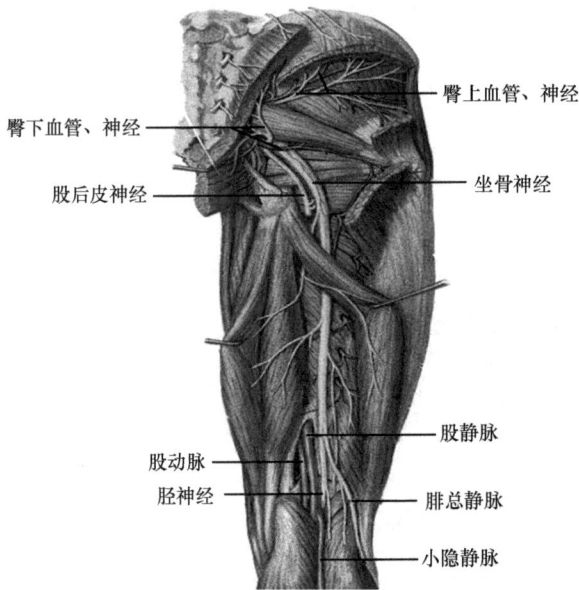

图 29-4　股后的血管、神经

4. 解剖腘窝

（1）清除浅筋膜：在清除腘窝的浅筋膜时，应注意在腘窝下角正中线附近的浅筋膜内找出小隐静脉的近侧段，并向上追踪至穿深筋膜处，继而在腘窝下外侧、腓骨头的后内方找出腓总神经发出的腓肠外侧皮神经。

（2）解剖深筋膜：保留小隐静脉及皮神经，除去剩余浅筋膜，显露并修洁深筋膜。可见腘窝处的深筋膜纤维纵横交错，十分坚韧，在两侧附于腘窝边界的肌腱上。股后区的深筋膜虽较薄但仍强韧。沿股后区正中线，纵行切开深筋膜直到腘窝下角处，并在该处横切深筋膜，将其翻向两侧。循臀部已剖出的股后皮神经主干向下追踪，可见其行于深筋膜深面，至腘窝处浅出。从股后面探查大腿肌前、后群之间的股外侧肌间隔，及位于后群与内收肌群之间的股后肌间隔。

（3）观察腘窝的境界：自腘窝上角开始，分别修洁构成腘窝上内侧壁的半腱肌和半膜肌，上外侧壁的股二头肌，以及下内侧壁和下外侧壁的腓肠肌内、外侧头。注意在腓肠肌外侧头的内侧，常可分离出一块小肌腹，其下端连有细长肌腱，称跖肌。

（4）观察腘窝内容：清除腘窝内的脂肪，在此过程中，先沿腘窝外上缘找出腓总神经及其发出的腓肠外侧皮神经，再沿腘窝正中线找出胫神经及其发出的腓肠内侧皮神经。查看胫神经在腘窝内发出的肌支支配腓肠肌内侧头、腓肠肌外侧头及跖肌、比目鱼肌的情况。腓肠内侧皮神经常随小隐静脉行于腓肠肌内、外侧头之间的沟内，并常被肌肉覆盖。将胫神经修洁后拉向外侧，显露其深面的包裹腘动、静脉的血管鞘及沿血管排列的腘淋巴结。切开血管鞘，修洁腘静脉，观察小隐静脉的注入部位。在腘静脉的深面找出腘动脉。循腘动、静脉向上，查看它们经收肌腱裂孔接续股动、静脉的情况，大致观察腘动脉发出的肌支及 5 条关节支。加入膝关节（动脉）网的关节支较难寻找，应在摘除腘动脉脂肪时注意剥寻，并确认它们各自的名称。向左、右推移腘窝内的神经和血管，检查腘窝底的构成，其构成自上而下为股骨腘面、膝关节囊后壁和腘肌及其筋膜。

【注意事项】

1. 臀部浅筋膜很厚，浅筋膜内重要结构较少，可将浅筋膜和皮肤作为一层翻起以节省操作时间。

2. 寻找穿行梨状肌上、下孔的结构时，必须先游离臀大肌，严格按照切口位置分离。臀大肌很厚而且面积很大，事先应做好预习准备。

3. 掀起臀大肌时，常连有部分臀中肌及臀上、臀下血管神经束，应注意保留完整，以便观察。

4. 循坐骨神经向下，追踪至腘窝上缘，观察其分为腓总神经和胫神经的位置，注意坐骨神经在下行过程中发往股二头肌和半膜肌、半腱肌的分支，不要破坏。

5. 清除腘窝表面脂肪时要小心保留腓总神经的皮支和小隐静脉注入的位置。

6. 腘窝结构比较特殊，胫神经位于最浅面，然后是腘静脉，腘动脉在最深方，牵拉腘动脉时要小心，不要破坏其发出参与构成膝关节动脉网的 5 条小分支。

【思考题】

1. 患者，男，55 岁，汽车司机，因车祸右髋部疼痛，不能站立急诊入院。患者在驾车行驶中突然与对面来车相撞，当即觉右髋部疼痛难忍，活动受限。检查所见：右下肢缩短，右髋部肿胀，有触痛，髋关节处于屈曲、内收、内旋畸形；在臀部可摸到上移的股骨头，大转子上移；X 线片显示为髋关节后脱位合并髋臼后缘骨折。

（1）根据所学知识说明髋关节后脱位的机制。

（2）髋关节后脱位可能损伤什么神经？损伤后可导致什么后果？

2. 患者，女，72 岁，退休教师，患者不慎摔倒，摔倒后右下肢不能动 2 小时急诊入院。右髋部剧烈疼痛，不能站立。检查所见：患者老年女性，一般状况良好，右下肢呈外旋畸形，缩短，髋部肿胀明显，压痛，股骨大转子明显突出，顶端在 Nclaton 线之上。X 线片显示股骨颈骨折，骨折线正好位于股骨头下方，股骨颈最高点，且骨盆及股骨有明显脱钙（骨质疏松）。诊断为股骨颈骨折。

（1）根据髋关节的结构，简述股骨颈骨折的分类，该患者应属哪种骨折？

（2）为什么老年人易发生股骨颈骨折？

（3）若手术治疗股骨颈骨折应作何切口？须经哪些层次和结构方可显露股骨颈？

实验四　小腿后区和足底

【实验目的】

记忆：腓深神经、腓浅神经的走行及分部范围；小腿后肌群的起、止及作用；足底的血管、神经的走行及分支。

理解：小腿后区深层结构深筋膜、小腿后肌间隔、小腿后骨筋膜鞘；深层结构中的深筋膜、跖腱膜、内侧骨筋膜鞘、足底内侧肌群、外侧骨筋膜鞘、中间骨筋膜鞘、骨间跖侧筋膜、足底内侧神经血管束、足底外侧神经血管束、足底外侧动脉的深支、足底弓。

领会：浅层结构皮肤、浅筋膜。

【实验材料】

1. 材料　成人防腐标本。

2. 标本　小腿后区、足底血管、神经示教标本。

3. 模型　小隐静脉的走行模型、足弓模型。

4. 图像　①小腿前外侧区的血管、神经；②足底的血管、神经。

【实验内容】

1. 体位和皮肤切口　标本俯卧，在踝前垫一木枕，使足底朝上，皮肤切口如下（图 29-1）：

（1）自膝部之下的横切口中点开始，向下沿小腿后区的正中线做一纵切口至足跟为止。

（2）分别从外踝、内踝的稍下方向足跟做一斜切口，与上一纵切口相接。

（3）从足跟沿足底正中线纵切至中趾的趾端。

（4）沿趾跟从足底外侧横切至足底内侧。

2. 解剖小腿后区

（1）翻皮：从上述（1）、（2）两切口处，将内侧皮瓣翻到胫骨内侧缘和内踝前方，外侧皮瓣翻至小腿外侧缘处。

（2）解剖浅筋膜，修洁浅静脉和皮神经：在外踝后下方的浅筋膜中，找出小隐静脉及其伴行的腓肠神经，它们在小腿后区上行，追踪小隐静脉至腘窝处，并观察其与大隐静脉间的吻合情况。向上追踪腓肠神经至腓肠外侧皮神经的交通支与腓肠内侧皮神经吻合处。再继续向上修洁腓肠内、外侧皮神经。查看它们在腘窝的发出点。

（3）除去小腿后区的所有浅筋膜：可见小腿部的深筋膜在胫骨内踝的下后方增厚形成屈肌支持带（分裂韧带），张于内踝和跟骨结节之间。自腘窝下端沿小腿后正中线向下至足跟稍上方，纵行切开深筋膜，并于踝部再将其横行切开，将筋膜翻向两侧，见其在小腿内侧直接附着于胫骨内侧面的骨膜，在外侧伸入小腿肌外侧群和后群之间形成小腿后肌间隔。查毕，可除去深筋膜。

（4）解剖小腿三头肌

1）在腘窝处循已修洁的腓肠肌内、外侧头：观察其起点，然后向下修洁腓肠肌，直至跟腱。

2）在腘窝处辨认胫神经和腘动脉至腓肠肌内、外侧头的分支：在血管神经进入该肌处的下方切断内、外侧头，将肌翻向下方，此时可见一细长的跖肌腱，经腓肠肌和比目鱼肌之间下行。再观察比目鱼肌起点及连于胫、腓骨近侧端之间的比目鱼肌腱弓，它横跨过腘血管和胫神经的后面。

3）用刀柄从内侧缘插入比目鱼肌深面，将该肌与其深面的血管神经束分离开，然后循该肌附着于胫骨的起端切开，将肌翻向外侧。要尽可能保留支配它的神经。检查比目鱼肌与腓肠肌共同形成跟腱，并止于跟骨结节的情况。

（5）修洁并辨认小腿肌后群深层：保留血管和神经，清除深层肌表面的深筋膜（小腿后筋膜）。在上部，查看起自股骨外侧髁，走向内下方，止于胫骨后面比目鱼肌线以下骨面的腘肌。在腘肌下方，自内侧向外侧修洁和辨认在胫骨后面的趾长屈肌，在胫、腓骨之间的胫骨后肌，以及在腓骨后面的拇长屈肌，查看它们在胫、腓骨和骨间膜的起点，并向下追踪到屈肌支持带处。注意胫骨后肌先居拇长屈肌和趾长屈肌之间，以后肌腱斜向下内，经趾长屈肌腱深面至其内侧，向下行于内踝的后面。

（6）追踪胫神经和胫后动脉：由腘窝向下修洁腘动脉，可见其在腘肌下缘处分为胫前和胫后动脉。查看胫前动脉分出后，立即向前穿经小腿骨间膜上方的孔进入小腿前区的情况。在胫后动脉起点不远处，找出向外侧发出的腓动脉。此动脉较粗，向下进入拇长屈肌深面，在腓骨与肌肉之间下降。胫后动脉及其两条伴行静脉伴随胫神经下行，追踪它们至屈肌支持带上缘处，并追寻其至后群深层肌的分支。

3. 解剖足底

（1）翻皮：足底皮肤坚厚、致密，不易翻转，要用有齿镊子夹牢，小心地将皮片翻向两侧。

（2）除去浅筋膜：由于足底的皮下脂肪中有纤维束，纵横交织，故浅筋膜致密而不易剥除。先自足跟后缘开始向前剥除，直至出现发亮的腱性深筋膜为止。剥除时要注意保护并剥出拇趾内侧缘和小趾外侧缘的神经和血管。

（3）修洁和观察深筋膜：足底深筋膜以中间部分最厚，发亮呈乳白色，形成足底腱膜。足底腱膜后方附着在跟骨结节，向前分成5束到第1～5趾。在跟骨结节稍前方，横断足底腱膜，向前翻起。由于其深面有肌纤维起始，故在翻剥时要注意勿损伤深面的趾短屈肌、神经和血管等。

（4）检查足底第1层肌与肌腱：修洁足底的深筋膜后，即可见第1层肌，从内侧向外侧依次为拇展肌、趾短屈肌与小趾展肌。修洁足底中央的趾短屈肌，查看其分为4个肌腱至外侧4趾。切除中趾跖侧的皮肤，并切开其趾腱鞘，查看腱鞘结构及趾长、短屈肌腱终止的情况。

（5）检查足底第2层肌和肌腱：在近跟骨处切断趾短屈肌，翻转向前，即可见趾长屈肌腱和拇长屈肌腱。检查此二肌腱交叉的情况，并剖出止于趾长屈肌腱的足底方肌和起自趾长屈肌腱的4块蚓状肌。然后在已切开的中趾腱鞘内，观察趾长屈肌腱穿趾短屈肌腱止于远节趾骨底的情况。

（6）检查足底的神经和血管：循前已暴露的拇趾内侧缘和小趾外侧缘的神经和血管，向近侧分别追踪趾短屈肌的内、外侧，即可找到其主干。在拇长展肌与趾短屈肌之间找到足底内侧血管和神经，在趾短屈肌与小趾展肌之间找出足底外侧血管和神经。沿血管和神经的走行，向近侧追踪，切开拇长展肌，即可见足底内、外侧神经和血管分别来自屈肌支持带深面的胫神经和胫后血管。

从足底内侧神经起始部向前追踪，可找出其支配拇展肌、趾短屈肌、拇短屈肌和第1蚓状肌、第2蚓状肌的肌支，以及至足底内侧半及内侧3个半趾足底面的皮支（趾足底总神经和趾足底固有神经)。从足底外侧神经起始部向前追踪，可见其与同名动、静脉一起，经趾短屈肌与足底方肌之间斜向外侧行走，并分为浅、深两支，浅支分布于足底外侧半及外侧 1 个半趾足底面的皮肤；深支经趾短屈肌外侧缘潜入深处，分支分布于足底肌等全部骨间肌。足底外侧动脉的终支与足底深动脉构成足底弓。足底弓和足底外侧神经深支以及它们的分支可不解剖，在示教标本上观察。

【注意事项】

1. 切开比目鱼肌时，切口位置应选择在其上部的"U"形腱弓处，并将肌肉翻向外侧，这样可使肌肉暴露清楚，便于解剖操作。

2. 足底皮肤及浅筋膜很厚，在足跟、拇趾根及足底外侧更明显，在解剖操作时应注意。

3. 解剖足底腱膜时应小心，勿损伤深层结构。

【思考题】

1. 患者，男，26 岁，搬运工人，因右小腿被重物砸伤 2 小时急诊入院。患者在装运货物时不慎被一货箱砸伤右小腿，当时疼痛剧烈，不能站立。检查所见：右小腿上部皮下淤血，肿胀，压痛，有骨擦音，膝关节活动受限，足不能背屈，小腿外侧和足背感觉丧失，足背动脉搏动消失。X 线片显示胫骨上 1/3 段骨折，腓骨颈骨折。

（1）胫骨上 1/3 段骨折易损伤什么结构？足背动脉搏动消失原因是什么？

（2）腓骨颈骨折易损伤什么结构？足下垂不能背屈及小腿外侧及足背感觉丧失原因是什么？

2. 结合所学内容说明扁平足长时间行走疼痛的原因。

（马　勇）

第二篇第二部分习题

第二十二章　头　　部

【A1 型题】

1. 为颈外动脉的终支之一，广泛分布于额、颞、顶部软组织上的动脉是

A. 颞浅动脉　　　　　B. 脑膜中动脉

C. 面动脉　　　　　　D. 舌动脉

E. 上颌动脉

2. 眉弓的深面相当于

A. 大脑额叶的下缘

B. 大脑额叶的额中回前端

C. 额上沟的下缘

D. 额上回的前端

E. 嗅束与嗅球的连结点

3. 翼点是颅骨的薄弱部位，其深面有

A. 脑膜中动脉前支经过

B. 脑膜中动脉后支经过

C. 脑膜中动脉的起点

D. 三叉神经节

E. 大脑中央沟的起点

4. 眶上切迹的位置是

A. 眶上缘的中、外 1/3 相交处

B. 眶上缘的中、内 1/3 相交处

C. 眶上缘的中点

D. 眉弓的中、外 1/3 相交处

E. 眉弓的中、内 1/3 相交处

5. 面部浅静脉

A. 全部注入颈外静脉

B. 与下颌后静脉的后支汇合

C. 借面深静脉与翼丛相交通

D. 有静脉瓣，一般血液不会逆流至颅内

E. 无上述情况

6. 关于颧弓的叙述，下列哪项是正确的

A. 由颞骨的颧突形成

B. 由颧骨的颞突形成

C. 相当于大脑半球颞叶前端的上缘

D. 下缘与下颌切迹间的半月形中点，为上、下颌神经阻滞麻醉的进针点

E. 以上都不是

7. 颈内动脉入颅的孔是

A. 枕骨大孔　　　　　B. 颈动脉管

C. 颈静脉孔　　　　　D. 棘孔

E. 卵圆孔

8. 面神经运动支

A. 颞支与颞浅血管伴行

B. 颧支与腮腺管伴行

C. 颊支与腮腺管伴行

D. 下颌缘支与面血管伴行

E. 颈支与面动脉伴行

9. 不列入颞区层次结构的是

A. 皮肤及皮下组织　　B. 颞浅筋膜

C. 颞深筋膜　　　　　D. 颞肌

E. 颧弓

10. 关于颞区软组织的叙述，下列哪项是正确的

A. 颞区由浅入深可分为 4 层

B. 此区容易发生骨膜下血肿

C. 颞区的血管和神经可分为耳前和耳后两组

D. 颞区的血管和神经主要有颞浅动、静脉和耳颞神经一组

E. 颞区位于上颞线和下颌骨上缘之间

11. 耳颞神经

A. 穿腮腺上缘，是面神经的分支

B. 与颞浅血管伴行，分布于颞区，是颈丛的分支

C. 支配枕肌、额肌与颞肌

D. 是上颌神经的分支

E. 以两根起自下颌神经，围绕脑膜中动脉

12. 下列哪支神经参司颅顶部的感觉

A. 面神经颞支　　　　B. 面神经颧支

C. 颊神经　　　　　　　D. 上颌神经

E. 眼神经

13. 眶下神经

A. 在眶下缘中点下方 1cm 处至面部并支配表情肌

B. 经眶达面部

C. 分布于下颌牙齿和牙龈

D. 分支支配翼内肌

E. 分支分布于上颌牙齿

14. 颈内动脉由颈入颅是穿经

A. 枕骨　　　　　　　　B. 蝶骨

C. 筛骨　　　　　　　　D. 额骨

E. 以上都不是

15. 面部皮肤色泽易变化是由于

A. 血液供应丰富　　　　B. 皮肤特别薄

C. 静脉通常无瓣膜

D. 小动脉富有运动神经分布

E. 以上都不是

16. 管理颜面的主要感觉神经是

A. 三叉神经　　　　　　B. 面神经

C. 舌咽神经　　　　　　D. 滑车神经

E. 副神经

17. 从后向前横行穿过腮腺的结构是

A. 下颌后静脉　　　　　B. 耳颞神经

C. 腮腺管　　　　　　　D. 下牙槽神经

E. 面神经

18. 咬肌前缘与下颌骨下缘交角处可触到

A. 颞浅动脉　　　　　　B. 面动脉

C. 颈总动脉　　　　　　D. 脑膜中动脉

E. 枕动脉

19. 关于面神经的叙述，下列哪项是正确的

A. 分布于面部皮肤　　　B. 分支支配咀嚼肌

C. 从圆孔出颅　　　　　D. 支配面部所有表情肌

E. 以上都不是

20. 关于面静脉的叙述，下列哪项是正确的

A. 位置较浅，伴行于面动脉的前方

B. 在下颌角的下方，与下颌后静脉的后支汇合

C. 穿深筋膜，注入颈外静脉

D. 眼静脉为面静脉入颅的必经通道

E. 口角平面以上的一段面静脉通常无瓣膜

21. 面神经下颌缘支

A. 在颈阔肌浅面前行　　B. 支配颈阔肌

C. 越过面动脉、面静脉深面向前

D. 沿下颌骨下缘前行

E. 在下颌骨下缘上方，越过面动脉、面静脉浅面向前

22. 关于面侧区间隙的描述，正确的是

A. 咬肌间隙位于咬肌、腮腺与下颌支之间

B. 咬肌间隙内有下牙槽神经、血管走行

C. 翼下颌间隙位于翼内、外肌之间

D. 翼下颌间隙内有面横血管及面神经走行

E. 无上述情况

23. 面部"危险三角"有疖肿时，感染传入颅内经过

A. 滑车上静脉　　　　　　B. 颞浅静脉

C. 眶上静脉　　　　　　　D. 面横静脉

E. 以上都不是

24. 关于面部表情肌的叙述，下列哪项是正确的

A. 包括眼裂、口裂、鼻孔周围及咀嚼肌

B. 血液供应来源主要为面横动脉

C. 受面神经支配

D. 受三叉神经下颌支支配

E. 静脉回流均注入颈外静脉

25. 组成"腮腺床"的结构是

A. 面后静脉　　　　　　　B. 颈外动脉

C. 面横血管

D. 第Ⅸ、Ⅹ、Ⅺ、Ⅻ对脑神经

E. 颞浅血管及耳颞神经

26. 与眶上神经伴行的动脉来自

A. 颈内动脉　　　　　　　B. 颈外动脉

C. 上颌动脉　　　　　　　D. 颞浅动脉

E. 枕动脉

27. 关于眶下神经的叙述，下列哪项是正确的

A. 经眶下孔穿出，支配鼻外侧面部表情肌

B. 分支支配翼内肌

C. 分支支配翼外肌

D. 分支分布于上唇的皮肤

E. 分支支配腭帆张肌

28. 使下颌骨上提和后退的肌是

A. 翼内肌　　　　B. 翼外肌

C. 颞肌　　　　D. 二腹肌

E. 下颌舌骨肌

29. 不属于腮腺咬肌区的结构有

A. 腮腺及咬肌　　　B. 面神经及其分支

C. 面动脉和面静脉　　D. 下颌后静脉

E. 颈外动脉

30. 管理声门裂以上喉黏膜感觉的神经是

A. 舌咽神经　　　B. 面神经鼓索支

C. 喉上神经　　　D. 舌下神经

E. 喉返神经

31. 脑膜中动脉源于

A. 颈内动脉，穿破裂孔入颅中窝

B. 上颌动脉，穿棘孔入颅中窝

C. 颈外动脉，穿棘孔入颅后窝

D. 面动脉，穿卵圆孔入颅后窝

E. 颞浅动脉，穿棘孔入颅前窝

32. 面神经在腮腺内从后向前经过

A. 下颌后静脉与颈外动脉的浅面

B. 下颌后静脉与颈外动脉之间

C. 下颌后静脉与颈外动脉的深面

D. 下颌后静脉与颈内动脉之间

E. 下颌后静脉与颈内动脉的深面

33. 上颌窦肿瘤经该窦内侧壁扩散，最可能导致的症状是

A. 下颌磨牙痛　　　B. 复视

C. 面部肿胀　　　D. 泪溢

E. 以上都不是

34. 翼下颌间隙位于

A. 翼内肌与下颌支之间

B. 翼外肌与下颌支之间

C. 翼内、外肌之间

D. 颞肌与翼外肌之间

E. 翼内肌与上颌骨之间

35. 一患者"太阳穴"处受外力打击而骨折，经医生诊断为"硬膜外血肿"，试问骨折片损伤了下列何血管

A. 颞板障静脉　　　B. 脑膜中动脉前支

C. 脑膜中动脉后支　　D. 大脑中动脉

E. 脉络前动脉

36. 腮腺管穿过

A. 颊肌，开口于上颌第二磨牙相对处的颊黏膜上

B. 咬肌，开口于上颌第二磨牙相对处的颊黏膜上

C. 咬肌，开口于上颌第二前磨牙相对处的颊黏膜上

D. 颊肌，开口于上颌第二前磨牙相对处的颊黏膜上

E. 以上都不是

37. 有关腮腺鞘的叙述，下列哪项是正确的

A. 又称咬肌筋膜

B. 由颈浅筋膜向上延续形成

C. 分浅、深两层，在腮腺后缘融合

D. 深层厚而致密

E. 化脓性感染时多呈小叶性脓肿（因腺鞘特别致密）

38. 鼻腔黏膜感染沿嗅神经扩散至脑膜的穿经途径是

A. 半月裂孔　　　B. 筛骨的筛板

C. 筛骨的鸡冠　　　D. 蝶腭孔

E. 以上都不是

39. 行经腮腺浅面的神经是

A. 面神经下颌缘支　　B. 面神经颈支

C. 耳大神经　　　D. 耳颞神经

E. 面神经颊支

40. 一颅中窝骨折患者，血性脑脊液经鼻腔流出，试问是伤及脑膜和哪个鼻旁窦所致

A. 上颌窦　　　　B. 额窦

C. 蝶窦　　　　D. 筛窦

E. 上颌窦和额窦同时受累

41. 关于腮腺的叙述，下列哪项是正确的

A. 腮腺炎时常有剧痛是因腮腺鞘的伸展性小

B. 腮腺鞘的深层特别致密而完整

C. 面神经在腺的深面通过

D. 穿经腮腺深面的下颌后静脉可作为寻找腮腺

导管的标志

E. 以上都不是

42. 肿大常受骨范围的限制是以下哪项

A. 皮下血肿　　　　　B. 腱膜下血肿

C. 骨膜下血肿　　　　D. 硬膜外血肿

E. 蛛网膜下隙出血

43. 上颌神经在圆孔处损伤将引起

A. 额部有一感觉区丧失

B. 角膜反射消失

C. 咀嚼肌麻痹

D. 颧部皮肤有一感觉区丧失

E. 口角向健侧偏斜

44. 关于乳突的叙述，下列哪项是**错误**的

A. 位于耳垂的后方，为一圆锥形隆起

B. 其根部的前内方有茎乳孔，面神经由此出颅

C. 乳突内面的后半部为岩上窦的位置

D. 乳突根治术中应特别注意勿损伤面神经

E. 乳突根治术中应特别注意勿损伤乙状窦

45. 中耳感染源于上呼吸道的可能途径是

A. 面神经管　　　　　B. 鼓膜张肌半管

C. 咽鼓管　　　　　　D. 骨半规管

E. 翼管

46. 额顶枕区的血管和神经位于

A. 额、枕肌的深面　　B. 皮下组织内

C. 帽状腱膜的深面　　D. 颅骨外膜表面

E. 腱膜下疏松结缔组织内

47. 头皮

A. 由 4 层组成

B. 头皮外伤出血容易止血

C. 由皮肤、皮下组织和帽状腱膜构成

D. 皮下组织结构疏松

E. 无上述情况

48. 腱膜下疏松结缔组织层

A. 较疏松，与浅筋膜相连

B. 较疏松，与骨缝愈着

C. 该层出血时常局限在一个范围

D. 该层内有沟通颅内、外静脉的导血管

E. 无上述情况

49. 颞区的血管

A. 动脉来自面动脉　　B. 动脉来自颈外动脉的

颞浅动脉和枕动脉　　　　C. 与耳颞神经伴行

D. 静脉血回流入面静脉

E. 包括颞浅血管、耳后血管和枕血管

50. 关于垂体的毗邻，下列叙述正确的是

A. 前方为鞍背　　　　B. 前上方为视交叉

C. 后方为鞍结节　　　D. 下方为鼻腔

E. 两侧为蝶骨小翼

51. 穿枕骨大孔入颅后，又出颈静脉孔的是

A. 舌下神经降支　　　B. 迷走神经脊髓根

C. 副神经延髓根　　　D. 副神经脊髓根

E. 以上都不是

52. 枕骨大孔通过的是

A. 舌下神经　　　　　B. 椎动脉

C. 脑桥　　　　　　　D. 迷走神经

E. 舌咽神经

53. 颅底的结构特点是

A. 颅底三窝中，骨质最薄的是颅中窝

B. 它与硬脑膜连接疏松

C. 颅底三窝骨折，以颅后窝处后果最严重

D. 孔裂最多的是颅后窝

E. 内面较平坦

54. 穿海绵窦外侧壁的神经，从上向下依次为

A. Ⅲ、Ⅳ、Ⅴ、Ⅵ对脑神经

B. Ⅲ、Ⅳ、Ⅵ、Ⅶ对脑神经

C. Ⅲ、Ⅳ对脑神经及眼神经和上颌神经

D. Ⅲ对脑神经及眼神经和上颌神经

E. 眼神经、上颌神经及Ⅳ对脑神经

55. 先后经海绵窦、眶上裂，支配眼球外肌的是

A. 第Ⅲ、Ⅳ、Ⅴ对脑神经

B. 第Ⅲ、Ⅳ、Ⅵ对脑神经

C. 第Ⅳ、Ⅴ、Ⅵ对脑神经

D. 第Ⅲ、Ⅵ、Ⅴ对脑神经

E. 以上都不是

56. 垂体肿瘤压迫视交叉中间部交叉的纤维，外侧部不交叉的纤维仍健全时，所产生的症状是

A. 左眼颞侧半偏盲，右眼鼻侧半偏盲

B. 双眼视野鼻侧偏盲

C. 右眼颞侧半偏盲，左眼鼻侧半偏盲

D. 双眼视野颞侧偏盲

E. 以上都不是

57. 垂体前叶肿大时，可压迫

A. 眼神经　　　　　　B. 眼动脉

C. 视交叉　　　　　　D. 动眼神经

E. 颈内动脉

58. 下列哪一项**不是**海绵窦和颅外静脉的交通

A. 眼静脉　　　　　　B. 翼丛

C. 颞浅静脉　　　　　D. 面静脉和鼻腔的静脉

E. 基底静脉丛与椎内静脉丛

59. 穿经内耳门的脑神经是

A. 第Ⅵ、Ⅶ对脑神经　　B. 第Ⅵ、Ⅷ对脑神经

C. 第Ⅷ、Ⅸ对脑神经　　D. 第Ⅸ、Ⅹ对脑神经

E. 第Ⅶ、Ⅷ对脑神经

60. 颈内动脉瘤发生在海绵窦段时，最先压迫

A. 动眼神经　　　　　B. 滑车神经

C. 眼神经　　　　　　D. 上颌神经

E. 展神经

61. 颅前窝骨板的薄弱点在

A. 筛骨迷路　　　　　B. 翼突的内板

C. 翼突的外板　　　　D. 额骨眶部和筛板

E. 以上都不是

62. 颅中窝内有

A. 筛孔通过　　　　　B. 卵圆孔通过

C. 内耳门　　　　　　D. 颈静脉孔通过

E. 以上都不是

63. 关于眶上切迹的叙述，下列哪项是**不正确**的

A. 位于眶上缘的中点处

B. 有时可单侧成孔

C. 有时可双侧成孔

D. 眶上血管和神经均在此通过

E. 用力按压时，可致明显疼痛

64. 关于颏孔的叙述，下列哪项是**不正确**的

A. 此孔常呈卵圆形，开口多向后上方

B. 常位于第1前磨牙根下方

C. 位于下颌体上、下缘连线的中点

D. 距正中线约 2.5cm 处

E. 有颏血管和神经通过

65. 关于表情肌的叙述，下列哪些是**错误**的

A. 属于皮肌　　　　B. 部分起于骨止于皮肤

C. 颞肌、咬肌及翼内、外肌均列入表情肌

D. 受面神经支配

E. 收缩时产生各种表情

66. 关于面部软组织的叙述，下列哪项是**错误**的

A. 皮肤薄而柔软、富有弹性，但伸展性小

B. 汗腺、皮脂腺丰富

C. 浅筋膜内含颊脂体

D. 浅筋膜内有神经、血管和腮腺管穿行

E. 血液供应丰富，创伤出血多，创口愈合快

67. 关于面动脉的叙述，下列哪项是**错误**的

A. 平甲状软骨上缘起自颈内动脉

B. 在面部行于面静脉前方

C. 在颈动脉三角起自颈外动脉

D. 面神经下颌缘支越过其浅面

E. 末端改称为内眦动脉

68. 关于眶下孔的叙述，下列哪项是**错误**的

A. 眶下血管穿经此孔

B. 位于眶下缘中点下方约 1.5cm 处

C. 眶下神经穿出此孔后分支分布于下睑、鼻翼、上唇的皮肤和黏膜

D. 临床上做上颌部手术，常在此孔进行麻醉

E. 此孔与眶上切迹、颏孔常在一条直线上

69. 关于颅底骨折的叙述，下列哪项是**错误**的

A. 蝶骨体骨折可引起颅内动静脉瘘

B. 伤及脑膜和蝶窦黏膜可造成鼻出血或脑脊液外漏

C. 颅底骨折因部位深且软组织多，故临床上无开放性骨折

D. 颞骨椎体部骨折可发生面神经麻痹和失听

E. 鼓室盖骨折可有血液或脑脊液流入中耳，经咽鼓管流入口内，若鼓膜同时被撕裂，血液或脑脊液可自外耳道流出

【参考答案】

1. A　2. A　3. A　4. B　5. C　6. D　7. B

8. C　9. E　10. C　11. E　12. E　13. B

14. E　15. D　16. A　17. E　18. B　19. D

20. E　21. D　22. A　23. E　24. C　25. D

26. A　27. D　28. C　29. C　30. C　31. B

32. A　33. D　34. A　35. B　36. A　37. E

38. B　39. C　40. C　41. A　42. C　43. D

44. C　45. C　46. B　47. C　48. D　49. C

50. B　51. D　52. B　53. C　54. C　55. B

56. D　57. C　58. C　59. E　60. E　61. D

62. B　63. A　64. B　65. C　66. A　67. A

68. B　69. C

（李霄凌）

第二十三章　颈　　部

【A1 型题】

1. 下列哪些动脉为锁骨下动脉的直接分支

A. 椎动脉、胸外侧动脉、胸廓内动脉、甲状颈干

B. 椎动脉、甲状颈干、肋颈干、胸廓内动脉

C. 甲状颈干、肋颈干、椎动脉、肩胛下动脉

D. 胸廓内动脉、甲状颈干、上颌动脉、椎动脉

E. 甲状颈干、胸廓内动脉、甲状腺下动脉

2. 甲状颈干的分支有

A. 颈升动脉　　　　　B. 肩胛下动脉

C. 甲状腺上动脉　　　D. 甲状腺下动脉

E. 肩胛背动脉

3. 属于颈外动脉分支的是

A. 甲状腺上动脉　　　B. 椎动脉

C. 胸廓内动脉　　　　D. 脑膜中动脉

E. 甲状腺下动脉

4. 形成静脉角的两条静脉是

A. 左、右头臂静脉　　B. 颈内静脉和颈外静脉

C. 锁骨下静脉和颈内静脉

D. 颈外静脉和锁骨下静脉

E. 头臂静脉和锁骨下静脉

5. 喉上神经外支支配下列何结构

A. 环杓后肌　　　　　B. 环杓侧肌

C. 环甲肌　　　　　　D. 杓横肌

E. 杓斜肌

6. 颈丛皮支阻滞麻醉的穿刺点应在

A. 胸锁乳突肌后缘中点

B. 胸锁乳突肌前缘中点

C. 胸骨舌骨肌后缘中点　D. 胸骨舌骨肌前缘中点

E. 胸骨颈静脉切迹

7. 在甲状腺次全切除术时，术中发生声音低钝，是因为损伤到

A. 迷走神经　　　　　B. 喉返神经

C. 喉上神经内支　　　D. 喉上神经外支

E. 喉下神经

8. 甲状腺的静脉有

A. 甲状腺上、下静脉

B. 甲状腺上、中、下静脉

C. 甲状腺上、中静脉

D. 甲状腺中、下静脉

E. 甲状腺上、下、最下静脉

9. 甲状腺悬韧带将甲状腺固定于

A. 甲状软骨　　　　　B. 环状软骨

C. 气管软骨环　　　　D. 喉及甲状软骨

E. 喉及气管壁上

10. 颈外静脉的体表投影是

A. 乳突尖至锁骨内侧端的连线

B. 下颌角至锁骨内侧端的连线

C. 乳突尖至锁骨中点的连线

D. 下颌角至锁骨中点的连线

E. 乳突尖、下颌角连线中点至锁骨中点连线

11. 伴随甲状腺上动脉走行的神经是

A. 膈神经　　　　　　B. 喉上神经

C. 迷走神经心支　　　D. 喉上神经外支

E. 喉上神经内支

12. 甲状腺的形态结构特征包括

A. 甲腺体呈 "H" 形，分为左、右侧叶和连结两侧叶的甲状腺峡

B. 甲状腺具有真、假两层被膜，真、假被膜之间紧密相贴

C. 甲状腺上极达平甲状软骨上缘

D. 下端至第 7 气管软骨

E. 甲状腺峡位于第 4～6 气管软骨前方

13. 封套筋膜包绕

A. 胸锁乳突肌　　　　B. 锁骨下动脉

C. 迷走神经　　　　　D. 膈神经

E. 颈交感干

14. 位于颈筋膜深层后方的结构包括

A. 斜方肌　　　　　　B. 胸锁乳突肌

C. 腮腺　　　　　　　D. 下颌下腺

E. 颈交感干

15. 甲状旁腺的特征是

A. 左右各一　　　　　B. 位于真被膜外

C. 有时位于甲状腺实质内

D. 下甲状腺旁腺多位于侧叶下 1/2 的后方

E. 甲状腺手术时可以切除全部甲状旁腺

16. 在颈动脉三角内，颈外动脉的解剖特征是

A. 平甲状软骨下缘水平起自颈总动脉

B. 初沿颈内动脉前内侧、后沿其后方上行

C. 向前发出甲状腺上动脉、舌动脉及面动脉

D. 向后上方发出咽升动脉

E. 内侧发出甲状腺下动脉

17. 甲状腺下动脉的特征是

A. 是颈外动脉的分支

B. 沿前斜角肌外侧缘上升

C. 在颈动脉鞘浅面弯向内侧

D. 近甲状腺侧叶中部进入甲状腺侧叶喉面发出上、下两支

E. 分布于甲状腺、甲状旁腺、气管和食管等处

18. 臂丛由哪些脊神经前支组成

A. 颈 1～3、胸 1　　　B. 颈 3～5、胸 1

C. 颈 5～8、胸 1　　　D. 颈 3～5、胸 2

E. 颈 5～8、胸 2

19. 颈丛皮支中最大的分支是

A. 枕小神经　　　　　B. 耳大神经

C. 颈横神经　　　　　D. 锁骨上神经

E. 面神经颈支

20. 颈丛皮支中勾绕副神经的是

A. 枕小神经　　　　　B. 耳大神经

C. 颈横神经　　　　　D. 锁骨上神经

E. 面神经颈支

21. 锁骨下动脉的体表投影

A. 左侧自胸锁关节　　B. 右侧自锁骨上小窝

C. 向外上至锁骨外 1/3 画一弓形线

D. 向外上至锁骨内 1/3 画一弓形线

E. 最高点距锁骨上缘约 1cm

22. 环状软骨

A. 位于舌骨和甲状软骨之间

B. 平对第 5 颈椎横突

C. 是颈内、外动脉起始处

D. 是喉与气管的分界处

E. 不可计数气管环

23. 甲状软骨

A. 上缘平对第 3 颈椎高度

B. 上缘平对第 4 颈椎高度

C. 上缘平对第 5 颈椎高度

D. 颈总动脉在其下缘处分支

E. 喉结位于甲状软骨的最高处

24. 颈外静脉

A. 由下颌后静脉前支与耳后静脉和枕静脉汇合而成

B. 于锁骨中点上 2～5cm 处穿颈深筋膜

C. 汇入颈内静脉

D. 末端有一对静脉瓣，可阻止血液反流

E. 静脉壁破裂时，管腔可自行闭合

25. 胸骨上间隙有

A. 颈外静脉　　　　　B. 颈前静脉弓

C. 颈外动脉　　　　　D. 颈内动脉

E. 喉上神经内支

26. 属于舌骨上区的三角是

A. 颈动脉三角　　　　B. 肌三角

C. 下颌下三角　　　　D. 枕三角

E. 锁骨上大窝

27. 寻找舌动脉的标志是

A. 舌骨大角　　　　　B. 甲状软骨上缘

C. 环状软骨弓　　　　D. 颈动脉结节

E. 胸锁乳突肌后缘中点

28. 支配胸锁乳突肌的神经是

A. 舌神经　　　　　　B. 舌下神经

C. 迷走神经　　　　　D. 副神经

E. 面神经

29. 参与组成心丛的神经是

A. 舌神经　　　　　　B. 面神经

C. 舌下神经　　　　　D. 迷走神经

E. 副神经

30. 参与组成颈襻的神经是

A. 面神经　　　　B. 舌神经

C. 舌下神经　　　D. 迷走神经

E. 副神经

31. 颈动脉鞘

A. 鞘下方，颈内静脉位于前内侧

B. 鞘下方，颈总动脉位于后外侧

C. 二者前方有迷走神经

D. 鞘内全长有颈总动脉和颈内静脉

E. 鞘内全长有颈内静脉和迷走神经

32. 食管颈部

A. 上端在甲状软骨上缘与咽相接

B. 下端在胸骨角平面移行为食管胸部

C. 前方毗邻甲状腺峡部

D. 位置稍偏右侧

E. 两侧为颈动脉鞘

33. 锁骨上入路臂丛神经阻滞麻醉点在

A. 锁骨内 1/3 处上方　　B. 锁骨中点上方

C. 锁骨外 1/3 处上方　　D. 锁骨内 1/3 处下方

E. 锁骨外 1/3 处下方

34. 颈椎结核脓肿多积于

A. 胸骨上间隙　　　B. 气管前间隙

C. 咽后间隙　　　　D. 咽旁间隙

E. 椎前间隙

35. 颈内动脉

A. 在喉结平面发自颈总动脉

B. 位于颈外动脉的内侧

C. 颈部有分支

D. 和颈外动脉起始处之间有颈动脉窦

E. 支配颅内血供

36. 霍纳（Horner）综合征表现是

A. 面部潮红、有汗　　B. 瞳孔缩小

C. 眼裂变宽　　　　　D. 上睑不能下垂

E. 眼球突出

37. 喉上神经

A. 在舌骨小角分为内、外支

B. 内支支配环甲肌和咽下缩肌

C. 外支分布于声门裂以上喉黏膜

D. 外支距侧叶上极 0.5～1.0cm 与甲状腺上动脉分开

E. 结扎甲状腺上动脉时，远离甲状腺上极

38. 关于喉返神经的描述，正确的是

A. 左喉返神经较短　　B. 右喉返神经较长

C. 喉返神经损伤出现声音低钝

D. 喉返神经与甲状腺上动脉有交叉关系

E. 左喉返神经勾绕主动脉弓

39. 气管颈部

A. 上平第 7 颈椎下缘

B. 下平颈静脉切迹移行气管胸部

C. 由 8～10 个气管软骨及其间的软组织构成

D. 气管移动性较小

E. 长约 8cm

40. 斜角肌间隙

A. 位于中、后斜角肌和第 1 肋之间

B. 呈一倒立的三角形　　C. 内有颈内静脉通过

D. 内有臂丛通过　　　　E. 内有颈总动脉通过

41. 关于斜角肌间隙，描述正确的是

A. 上宽下窄　　　　B. 上界是肩胛舌骨肌

C. 后界是前斜角肌　D. 前界是中斜角肌

E. 前、中斜角肌之间

42. 关于椎动脉三角，正确的是

A. 外侧界为颈长肌　　B. 内侧界为前斜角肌

C. 下界为锁骨下动脉第 1 段

D. 尖为第 4 颈椎横突前结节

E. 三角内有迷走神经、膈神经

43. 膈神经

A. 位于椎前筋膜的浅面

B. 由第 3～5 颈神经前支组成

C. 向外下方斜行

D. 穿锁骨下动、静脉深方进入胸腔

E. 变异支较少

44. 支配斜方肌的神经为

A. 面神经　　　　B. 舌下神经

C. 副神经　　　　D. 迷走神经

E. 舌神经

45. 鼻咽部、腭扁桃体及舌根部的癌转移较早累及

A. 颏下淋巴结　　　B. 下颌下淋巴结

C. 腮腺淋巴结　　　　　D. 乳突淋巴结

E. 角淋巴结

46. 食管下部癌或胃癌转移时常累及

A. 颏下淋巴结　　　　　B. 下颌下淋巴结

C. 腮腺淋巴结　　　　　D. 乳突淋巴结

E. 菲尔绍（Virchow）淋巴结

47. Virchow 淋巴结位于

A. 胸锁乳突肌前缘中点处

B. 锁骨上缘中点处

C. 胸锁乳突肌后缘中点处

D. 胸锁乳突肌前缘与锁骨上缘交角处

E. 胸锁乳突肌后缘与锁骨上缘交角处

48. 副神经的体表投影是

A. 胸锁乳突肌前缘上、中 1/3 与斜方肌前缘上、中 1/3 连线

B. 胸锁乳突肌前缘上、中 1/3 与斜方肌前缘中、下 1/3 连线

C. 胸锁乳突肌后缘上、中 1/3 与斜方肌前缘上、中 1/3 连线

D. 胸锁乳突肌后缘上、中 1/3 与斜方肌前缘中、下 1/3 连线

E. 胸锁乳突肌后缘上、中 1/3 与斜方肌前缘中点的连线

49. 关于右淋巴导管的描述，正确的是

A. 接受右支气管纵隔干

B. 注入颈外静脉

C. 接受尖淋巴结的输出淋巴管

D. 引流全身 3/4 部位的淋巴

E. 接受 Virchow 淋巴结的输出淋巴管

50. 星状神经节指

A. 颈上神经节　　　　　B. 颈中神经节

C. 颈下神经节　　　　　D. 第 1 胸神经节

E. 颈下神经节与第 1 胸神经节融合

51. 固有颈部是指

A. 两侧胸锁乳突肌前缘之间与脊柱颈段前方的区域

B. 两侧斜方肌前缘之间与脊柱颈段前方的区域

C. 两侧胸锁乳突肌后缘之间与脊柱颈段前方的区域

D. 两侧斜方肌后缘之间与脊柱颈段前方的区域

E. 两侧斜方肌前缘之间与脊柱颈段后方的区域

52. 下颌下三角位于

A. 左、右二腹肌前腹与舌骨体之间

B. 左、右二腹肌前腹与下颌骨下缘之间

C. 二腹肌前后腹与下颌骨下缘之间

D. 二腹肌前后腹与舌骨体之间

E. 左、右二腹肌前腹之间

53. 支配颈阔肌的神经是

A. 颈横神经　　　　　B. 副神经

C. 面神经颈支　　　　D. 锁骨上神经

E. 颈袢

54. 由椎前筋膜形成的筋膜鞘是

A. 下颌下腺鞘　　　　B. 腮腺鞘

C. 甲状腺鞘　　　　　D. 胸锁乳突肌鞘

E. 腋鞘

55. 下颌下腺

A. 位于颈筋膜浅层形成的筋膜鞘内

B. 较大的浅部位于下颌舌骨肌深面

C. 浅部的前端发出下颌下腺管

D. 腺管走在下颌舌骨肌的浅面

E. 开口于上颌第二磨牙相对处的颊黏膜

56. 颈总动脉

A. 在颈动脉鞘内位于颈内静脉的外侧

B. 在甲状软骨上缘分为颈外动脉和颈内动脉

C. 在舌骨大角处分为颈外动脉和颈内动脉

D. 末端和颈内动脉起始部膨大，称为颈动脉窦，窦内有化学感受器

E. 其分叉处的后方有颈动脉小球，是压力感受器

57. 自颈外动脉前壁自下而上发出的动脉是

A. 甲状腺上动脉、面动脉和舌动脉

B. 甲状腺下动脉、面动脉和舌动脉

C. 甲状腺上动脉、舌动脉和面动脉

D. 甲状腺下动脉、舌动脉和面动脉

E. 甲状腺上动脉、甲状腺下动脉、舌动脉和面动脉

58. 二腹肌后腹

A. 是颈动脉三角和颏下三角的分界标志

B. 是颈动脉三角和下颌下三角的分界标志

C. 其浅面有枕小神经、下颌后静脉及面神经颈支

D. 上缘有枕动脉和舌下神经

E. 下缘有耳后动脉和面神经及舌咽神经

【A2 型题】

59. 患者，男，53 岁，因甲状腺腺瘤，需行甲状腺次全切除术。术中结扎甲状腺上动脉应避免损伤的神经是

A. 舌下神经   B. 迷走神经

C. 喉上神经内支   D. 喉上神经外支

E. 喉返神经

60. 患者，男，25 岁，因甲状腺乳头状癌，行甲状腺癌切除术。术中需靠近甲状腺上极结扎甲状腺上动脉。若术后患者出现声音低钝，可能损伤的神经是

A. 舌下神经   B. 迷走神经

C. 喉上神经外支   D. 喉上神经内支

E. 喉返神经

61. 患者，男，70 岁，下颌下淋巴结肿大，来自于下述哪个器官

A. 甲状腺   B. 舌   C. 喉

D. 眼   E. 外耳

62. 患者，男，31 岁，因多发性甲状腺腺瘤，行甲状腺次全切除术，术后出现全身乏力，抽搐症状，可能损伤的结构是

A. 喉上神经外支   B. 喉上神经内支

C. 喉返神经   D. 甲状旁腺

E. 颈交感干

【B 型题】

（63、64 题共用备选答案）

A. 面肌   B. 咀嚼肌   C. 舌肌

D. 舌骨下肌群   E. 斜方肌

63. 副神经支配

64. 舌下神经支配

（65～67 题共用备选答案）

A. 颈浅筋膜   B. 颈深筋膜浅层

C. 气管前筋膜   D. 颈动脉鞘

E. 椎前筋膜

65. 颈阔肌位于

66. 包绕下颌下腺的筋膜是

67. 形成腋鞘的筋膜是

（68～70 题共用备选答案）

A. 胸锁乳突肌   B. 二腹肌

C. 前斜角肌   D. 颈阔肌

E. 肩胛舌骨肌

68. 双侧收缩使头后仰的肌是

69. 双侧收缩使颈前屈的肌是

70. 收缩时降口角，并使颈部出现皱褶的肌是

【参考答案】

1. B   2. D   3. A   4. C   5. C   6. A   7. D

8. B   9. E   10. D   11. D   12. A   13. A

14. E   15. C   16. C   17. E   18. C   19. B

20. A   21. E   22. D   23. B   24. B   25. B

26. C   27. A   28. D   29. D   30. C   31. E

32. E   33. B   34. E   35. E   36. B   37. D

38. E   39. B   40. D   41. E   42. C   43. B

44. E   45. E   46. E   47. E   48. D   49. A

50. E   51. B   52. C   53. C   54. E   55. A

56. B   57. C   58. B   59. D   60. C   61. B

62. D   63. E   64. C   65. A   66. B   67. E

68. A   69. C   70. D

（孙石柱）

第二十四章 胸   部

【A1 型题】

1. 心包穿刺的进针部位是

A. 右侧剑肋角   B. 左侧剑肋角

C. 胸骨下角   D. 胸骨左缘 4、5 肋间隙

E. 胸骨右缘 4、5 肋间隙

2. 乳房脓肿切开引流术切口应采用

A. 纵向切口   B. 横向切口

C. 环形切口   D. 弧形切口

E. 放射切口

3. 胸膜腔穿刺进针部位为

A. 肋角以后，应沿下一肋骨的上缘

B. 肋角以前，应沿下一肋骨的上缘

C. 肋角以后，应在肋间隙的中部

D. 肋角以前，应沿上一肋骨的下缘

E. 均应在肋间隙的中部

4. 关于乳房的叙述，下列哪项是正确的

A. 位于深筋膜内　　　B. 位于胸肌间隙

C. 乳房悬韧带的一端连于皮肤，另一端连于胸肌筋膜

D. 有 5～10 根输乳管

E. 胸肌筋膜与胸大肌之间的间隙，称乳房后隙

5. 下列哪一结构通过胸肋三角

A. 胸主动脉　　　B. 奇静脉

C. 下腔静脉　　　D. 胸导管

E. 腹壁上血管

6. 关于右肺根，叙述正确的是

A. 前方有奇静脉　　　B. 前方有右迷走神经

C. 前方有上腔静脉　　　D. 后方有右心包膈血管

E. 后方有右膈神经

7. 关于左、右主支气管的差别，下列叙述哪项是正确的

A. 右主支气管比左主支气管长

B. 左主支气管比右主支气管粗

C. 右主支气管走行近于水平

D. 左主支气管走行较为垂直

E. 气管异物多坠入右主支气管

8. 心包横窦位于

A. 心包前壁与下壁的移行处

B. 浆膜心包脏、壁两层之间

C. 升主动脉、肺动脉干与上腔静脉、左心房前壁之间

D. 心包腔与胸膜腔之间

E. 纤维心包与浆膜心包之间

9. 关于心包裸区的叙述，下列哪项是正确的

A. 无胸膜覆盖

B. 为心包穿刺常用部位

C. 此处穿刺容易伤及肺和胸膜

D. 无纤维心包覆盖

E. 无心包包裹

10. 胸腔内手术不慎损伤胸导管上段可造成

A. 左乳糜胸　　　B. 右乳糜胸

C. 左、右乳糜胸　　　D. 整个胸腔积液

E. 心包积液

11. 穿主动脉裂孔的是

A. 左膈神经　　　B. 右膈神经

C. 迷走神经前、后干　　　D. 胸导管

E. 右淋巴导管

12. 胸骨角两侧连接

A. 第 1 肋　　　B. 第 2 肋

C. 第 3 肋　　　D. 第 4 肋

E. 第 5 肋

13. 肺门内的结构位置最低的是

A. 肺动脉　　　B. 肺静脉

C. 支气管　　　D. 支气管动脉

E. 支气管静脉

14. 胸导管经食管与脊柱之间向左侧斜行的位置高度是

A. 第 4 胸椎　　　B. 第 5 胸椎

C. 第 6 胸椎　　　D. 第 7 胸椎

E. 第 8 胸椎

15. **不参与**构成胸部上界的结构是

A. 颈静脉切迹　　　B. 胸锁关节

C. 锁骨上缘　　　D. 肩胛冈

E. 第 7 颈椎棘突

16. 下列哪项是后纵隔的结构

A. 右喉返神经　　　B. 左喉返神经

C. 胸导管　　　D. 肺韧带

E. 膈神经

17. 对出入心的大血管描述，**错误**的是

A. 右侧为上腔静脉　　　B. 中间为升主动脉

C. 动脉韧带位于肺动脉与升主动脉之间

D. 右后下方为下腔静脉

E. 升主动脉左前方为肺动脉干

18. 左、右肺根后方都有的结构是

A. 胸主动脉　　　B. 膈神经

C. 心包膈血管　　　D. 迷走神经

E. 肺韧带

19. 乳房外侧部的淋巴回流的主要途径是注入

A. 胸肌淋巴结　　　B. 尖淋巴结

C. 胸骨旁淋巴结　　　D. 中央淋巴结

E. 锁骨下淋巴结

20. 关于心包三角，**不正确**的是

A. 又称下胸膜间区

B. 为尖在下、底在上的三角形

C. 无胸膜覆盖

D. 内有心包和心

E. 心包直接与胸前壁相贴

21. 关于胸导管的叙述，下列哪项是正确的

A. 于奇静脉和腹主动脉之间上行

B. 上段与右侧纵隔胸膜所相邻

C. 在第 5 胸椎平面处斜行向左

D. 在下纵隔，胸导管位于食管的左侧

E. 最后注入右颈静脉角

22. 关于动脉导管三角的叙述，下列说法正确的是

A. 前界为左迷走神经   B. 后界为左膈神经

C. 下界为气管杈

D. 内有动脉韧带、右喉返神经和心浅丛

E. 是临床手术中寻找动脉导管的标志

23. 乳房悬韧带一侧连于皮肤，另一侧连于

A. 胸部浅筋膜   B. 胸部深筋膜

C.2～6 肋骨   D. 胸骨

E. 胸大肌

24. 关于锁胸筋膜，下列哪项是正确的

A. 有贵要静脉通过   B. 有头静脉通过

C. 其前方为胸小肌   D. 位于锁骨与胸骨之间

E. 有胸长神经通过

25. 关于肺动脉，正确的是

A. 是肺的功能血管   B. 是肺的营养血管

C. 走行于相邻肺段之间

D. 在肺内不与支气管的分支伴行

E. 在主动脉弓的上方分为左、右肺动脉

26. 关于乳房淋巴回流的描述，**错误**的是

A. 内侧部的淋巴管与对侧乳房淋巴管互不交通

B. 上部的淋巴管注入尖淋巴结和锁骨上淋巴结

C. 内侧部的淋巴管注入胸骨旁淋巴结

D. 深部的淋巴管注入胸肌间淋巴结

E. 外侧部和中央部的淋巴管注入胸肌淋巴结

27. 关于胸骨角的描述**不正确**的是

A. 由胸骨柄与胸骨体结合处向前微突形成

B. 平对左主支气管与食管交叉处

C. 平对第 5 胸椎体下缘

D. 平对第 2 肋软骨

E. 平对主动脉弓起止处

28. 在肋沟处，肋间后血管和肋间神经的位置排列顺序自上而下为

A. 静脉、神经、动脉   B. 静脉、动脉、神经

C. 动脉、静脉、神经   D. 动脉、神经、静脉

E. 神经、静脉、动脉

29. 关于肋间内、外肌，描述**错误**的是

A. 肋间外肌在胸廓前部肋软骨处续为肋间外膜

B. 肋间外肌肌纤维方向斜向前下

C. 肋间外肌的作用是提肋助吸气

D. 肋间内肌在肋角处向后续为肋间内膜

E. 肋间内肌与肋间外肌之间有肋间的血管神经通过

30. 关于女性乳房的位置，下列说法**错误**的是

A. 胸大肌和胸肌筋膜表面

B. 前锯肌表面

C. 第 2～6 肋高度

D. 胸骨旁线与腋中线之间

E. 乳房和胸肌筋膜之间有乳房后间隙

31. 关于肋纵隔隐窝的叙述，下列哪项是正确的

A. 位于肋胸膜前缘与纵隔胸膜前缘转折处下部

B. 位于肋胸膜下缘膈胸膜转折处

C. 右侧较为明显

D. 是胸腔的最低点

E. 胸膜腔穿刺抽液在此窝内进行

32. 关于头臂静脉的叙述，下列哪项是正确的

A. 右头臂静脉越过主动脉弓三大分支前面

B. 右迷走神经行走于右头臂静脉的前方

C. 由同侧的锁骨下静脉和颈内静脉汇合而成

D. 左膈神经行于左头臂静脉的前方

E. 属于前纵隔内的结构

33. 上纵隔器官由前向后大致分为 3 层，下列叙述哪项正确

A. 前层有食管、气管、胸导管

B. 中层有左、右头臂静脉和上腔静脉

C. 后层有迷走神经和膈神经等

D. 前层胸腺三角内有胸腺

E. 后层内有主动脉弓及其三大分支

34. 下列结构**不通过**膈肌食管裂孔的是

A. 左迷走神经   B. 右迷走神经

C. 胸导管   D. 胃左动脉食管支

E. 食管

35. 胸膜下界在腋中线处相交于

A. 第 7 肋   B. 第 6 肋

C. 第 10 肋   D. 第 8 肋

E. 第 9 肋

36. 关于胸膜腔，叙述正确的是

A. 其是由脏、壁胸膜共同围成的密闭窄隙

B. 由壁胸膜相互反折而成

C. 可通过呼吸与外界相通

D. 左、右胸膜腔经气管相通连

E. 其内有左、右肺和少量液体

37. 关于胸导管的叙述，下列哪项是**错误**的

A. 起始于腹部的乳糜池

B. 穿经膈肌的食管裂孔

C. 在后纵隔，行于胸主动脉和奇静脉之间

D. 前方为食管

E. 注入左颈静脉角

38. **不参与**构成胸壁的肌是

A. 胸大肌   B. 胸小肌

C. 前锯肌   D. 腹横肌

E. 腹外斜肌

39. 关于心包的叙述，下列哪项是正确的

A. 外层为浆膜心包   B. 内层为纤维心包

C. 浆膜心包与纤维心包围成心包腔

D. 浆膜心包的脏层即心外膜

E. 纤维心包的内层即心内膜

40. 女性患者，乳房上部有一个结节，请问该处的淋巴管最容易注入的是

A. 胸肌淋巴结   B. 膈上淋巴结

C. 尖淋巴结   D. 胸骨旁淋巴结

E. 锁骨下淋巴结

【A2 型题】

41. 患者，男，65 岁，查体显示左肺占位入院，欲行左肺上叶切除术，在肺手术中处理肺根时，在肺根上方，应防止损伤

A. 上腔静脉   B. 下腔静脉

C. 主动脉弓   D. 奇静脉弓

E. 心包膈血管

42. 患者，女，38 岁，右侧乳房外侧发现有肿块，诊断为乳腺癌。为了检查是否有癌细胞的转移，医生要检查其胸肌淋巴结，请问应触及的部位是

A. 腋后襞深面   B. 腋窝底部

C. 腋前襞深面   D. 臂上端内侧

E. 臂上端外侧

43. 某青年农民胸部受伤后，发现有心包积血，需进行心包穿刺术，其进针部位应在

A. 经左侧剑肋角向右上方

B. 经左侧剑肋角向左上方

C. 经右侧剑肋角向左上方

D. 经右侧剑肋角向右上方

E. 胸骨右缘第 5 肋间隙

44. 患儿，男，5 岁，因异物进入呼吸道需紧急进行支气管镜检查。进行支气管镜检查时，看到下列哪个结构，可判断已经到达气管末端

A. 第 4 胸椎   B. 胸骨角

C. 气管隆嵴   D. 气管权

E. 气管软骨

45. 开胸操作时，发现右侧肋胸膜与胸壁紧密粘连，不易分开，同侧胸膜腔大量积液。胸膜腔积液临床上常用的穿刺部位是腋后线

A. 第 1、2 肋间隙中部   B. 第 3、4 肋间隙中部

C. 第 5、6 肋间隙中部   D. 第 7、8 肋间隙中部

E. 第 9、10 肋间隙中部

46. 患者，女，50 岁，左侧乳房外上象限有一包块，局部皮肤增厚，表面呈橘皮样改变，腋窝触诊发现有淋巴结增大、质硬，诊断为乳腺癌。该患者腋窝淋巴结转移首先转移到哪组淋巴结

A. 尖淋巴结   B. 中央淋巴结

C. 外侧淋巴结   D. 胸肌淋巴结

E. 肩胛下淋巴结

47. 患者，女，46 岁，乳腺癌。乳房皮肤增厚且表面呈"橘皮样"变，是因为病变累及

A. 皮肤   B. 输乳管

C. 输乳管窦　　　　　D. 淋巴管

E. 乳腺小叶

48. 患者，女，40 岁，于深夜经急诊入院，家人称其因为抑郁症服农药自杀，入院时血压 90/60mmHg，入院 30 分钟后突然心搏骤停，进行急救，急救需进行心内注射，注射的部位是

A. 胸骨旁第 3 肋间隙　　B. 胸骨旁第 4 肋间隙

C. 胸骨旁第 5 肋间隙　　D. 胸骨旁第 6 肋间隙

E. 胸骨旁第 7 肋间隙

【B 型题】

（49～53 题共用备选答案）

A. 脐　　　　　　　　B. 剑突

C. 肋弓　　　　　　　D. 男性乳头

E. 胸骨角

49. 第 2 肋间神经支配的平面是

50. 第 4 肋间神经支配的平面是

51. 第 6 肋间神经支配的平面是

52. 第 8 肋间神经支配的平面是

53. 第 10 肋间神经支配的平面是

（54～57 题共用备选答案）

A. 胸主动脉　　　　　B. 上腔静脉

C. 下腔静脉　　　　　D. 主动脉弓

E. 奇静脉弓

54. 位于左肺根上方的是

55. 位于左肺根后方的是

56. 位于右肺根上方的是

57. 位于右肺根前方的是

（58～62 题共用备选答案）

A. 腋尖淋巴结　　　　B. 胸肌淋巴结

C. 胸骨旁淋巴结　　　D. 胸肌间淋巴结

E. 膈上淋巴结

58. 乳房内侧部的淋巴管注入

59. 乳房上部的淋巴管注入

60. 乳房深部的淋巴管注入

61. 乳房内下部的淋巴管注入

62. 乳房外侧部和中央部的淋巴管注入

（63～67 题共用备选答案）

A. 食管上三角　　　　B. 食管下三角

C. 动脉导管三角　　　D. 腰肋三角

E. 胸肋三角

63. 位于膈的腰部与肋部起点之间的是

64. 位于膈的胸骨部与肋部起点之间的是

65. 位于主动脉弓的左前方，内有动脉韧带、左喉返神经的是

66. 由左锁骨下动脉、主动脉弓和脊柱所围成的是

67. 内有胸导管和食管上份的是

【参考答案】

1. B　2. E　3. A　4. C　5. E　6. C　7. E

8. C　9. A　10. A　11. D　12. B　13. B

14. B　15. D　16. C　17. C　18. D　19. A

20. B　21. C　22. E　23. B　24. B　25. A

26. A　27. C　28. B　29. E　30. B　31. A

32. C　33. D　34. C　35. C　36. A　37. B

38. D　39. D　40. C　41. C　42. C　43. B

44. C　45. D　46. D　47. D　48. C　49. E

50. D　51. B　52. C　53. A　54. D　55. A

56. E　57. B　58. C　59. A　60. D　61. E

62. B　63. D　64. E　65. C　66. A　67. A

（何　军）

第二十五章　腹　　部

【A1 型题】

1. 下列哪一项是食管腹段动脉的主要来源

A. 胃左动脉　　　　　　B. 脾动脉

C. 胃短动脉　　　　　　D. 左膈下动脉

E. 胃后动脉

2. 关于胰头的叙述，下列哪项是正确的

A. 后面有肠系膜上血管

B. 被十二指肠空肠曲环抱

C. 后面有右肾

D. 后面有胰十二指肠上后动脉和胆总管

E. 上部有一突出部为钩突

3. 下列哪项是肝脏或胆囊手术遇到大出血时压迫止血的部位

A. 腹腔干　　　　　　　B. 肝门处

C. 小网膜游离缘　　　　D. 出血的局部

E. 腹主动脉

4. 关于胰尾的叙述正确的是

A. 在腹膜外位　　　　B. 位于脾膈韧带内

C. 在脾的前方　　　　D. 位于胃脾韧带的两层中

E. 靠近脾门

5. 胆囊三角的构成包括

A. 胆囊管、肝总管、肝门

B. 胆总管、肝总管、肝门

C. 胆束管、肝固有动脉、肝门

D. 肝左管、肝右管、肝门

E. 肝左动脉、肝右动脉、肝门

6. 关于乙状结肠的叙述，下列哪项是正确的

A. 在第 1 骶椎体前面续为直肠

B. 跨过左输尿管和左髂外血管的前方

C. 为腹膜间位器官

D. 静脉回流到髂内静脉

E. 全部位于小骨盆内

7. 下列哪项是仰卧位时腹膜腔的最低部位

A. 肝肾隐窝　　　　B. 网膜囊

C. 左肝下前间隙　　D. 左肝下后间隙

E. 十二指肠旁隐窝

8. 对肝十二指肠韧带内各结构排列关系的描述正确的是

A. 门静脉居左前方

B. 胆总管在韧带的游离缘内

C. 肝静脉在后方

D. 肝总动脉在右前方

E. 肝固有动脉在右后方

9. 关于胰的叙述，下列哪项是正确的

A. 主要由肠系膜上、下动脉供血

B. 胰颈后方有肝门静脉的起始部

C. 胰尾位于胃脾韧带内

D. 胰前面隔腹膜与十二指肠相贴

E. 位于网膜囊内

10. 关于胃静脉的叙述正确的是

A. 胃后静脉汇入脾静脉

B. 胃网膜左静脉汇入肠系膜上静脉

C. 胃左静脉汇入半奇静脉

D. 胃网膜右静脉汇入胃十二指肠静脉

E. 胃左静脉汇入胃右静脉

11. 横结肠系膜手术时需保护的结构是

A. 中结肠动脉　　　　B. 回结肠动脉

C. 左结肠动脉升支　　D. 胰十二指肠动脉

E. 右结肠动脉升支

12. 下列哪项最常发生膈下脓肿

A. 右肝上、下间隙　　B. 膈下腹膜外间隙

C. 左肝上前间隙　　　D. 左肝下后间隙

E. 左肝上后间隙

13. 下列何结构压迫十二指肠水平部会引起梗阻

A. 肠系膜上动脉　　　B. 腹主动脉和下腔静脉

C. 肠系膜上静脉　　　D. 右输尿管

E. 胰腺

14. 下列哪一结构位于胃脾韧带内

A. 胃网膜左动脉　　　　B. 胰尾

C. 胃左动脉　　　　　　D. 胃短动脉

E. 脾动脉

15. 关于十二指肠悬韧带的叙述，下列哪项是正确的

A. 由十二指肠球部后方连于右膈脚

B. 是回肠起始部的标志

C. 是空肠起始部的标志

D. 是十二指肠降部的标志

E. 是十二指肠起始部的标志

16. 关于胃的叙述，下列哪项是正确的

A. 幽门处平滑肌增厚成幽门瓣

B. 属腹膜间位器官

C. 胃底又称胃窦

D. 上接食管、下续空肠

E. 分贲门部、胃底、胃体和幽门部

17. 下列哪一神经位于腹股沟管内

A. 闭孔神经　　　　　B. 髂腹股沟神经

C. 阴部神经　　　　　D. 生殖股神经的股支

E. 髂腹下神经

18. 关于脾静脉的叙述，下列哪项是正确的

A. 常有 2 条

B. 收纳脾、胰、胃、部分大肠的静脉血

C. 和胰尾共同位于胃脾韧带内

D. 位于脾动脉的上方

E. 行于胰的上缘，和脾动脉伴行

19. 下列何结构位于肝十二指肠韧带内

A. 胆总管、肝门静脉、肝固有动脉

B. 胆总管、肝总动脉、肝门静脉

C. 胆总管、肝固有动脉、肝中静脉

D. 胆总管、腹腔干、肝门静脉

E. 胆总管、肝固有动脉、肝右静脉

20. 关于手术时寻找阑尾基本的方法叙述正确的是

A. 沿盲肠的前结肠带向下追踪

B. 盲肠末端　　　　C. 回盲部

D. 右髂窝内　　　　E. McBurney 点的深面

21. 关于胰头后方的毗邻结构的叙述，下列哪项是正确的

A. 腹腔动脉　　　　B. 胆总管

C. 右肾　　　　D. 肠系膜上动、静脉

E. 十二指肠降部

22. 关于胆囊动脉的描述哪项是**错误**的

A. 可能发自肝固有动脉

B. 手术时应在胆囊三角内寻找

C. 本干分为两支，分布于胆囊前、后面

D. 多数发自肝右动脉

E. 发自肝总动脉

23. 胃床的结构**不包括**下列哪项

A. 十二指肠水平部　　B. 横结肠及其系膜

C. 网膜囊与膈　　　　D. 脾与胰

E. 左肾和左肾上腺

24. 关于网膜孔境界的叙述哪项是**错误**的

A. 前方为肝十二指肠韧带

B. 后方为门静脉

C. 下方为十二指肠上部

D. 上方为肝尾叶

E. 后方为下腔静脉

25. 关于胃的分部的叙述，下列哪项是正确的

A. 角切迹右侧至幽门的部分称幽门部

B. 中间沟的右侧是幽门窦，左侧是幽门管

C. 贲门水平以上的部分称为贲门部

D. 角切迹以上的部分称胃体

E. 以上都不正确

26. 关于胃的游离区的叙述，下列哪项是正确的

A. 胃前壁左侧半上部　　B. 胃前壁右侧半上部

C. 胃前壁右侧半下部　　D. 胃底

E. 胃前壁左侧半下部

27. 关于腹主动脉的叙述正确的是

A. 右侧为右交感干腰部

B. 左侧有下腔静脉

C. 其分支只有成单的脏支和成对的壁支

D. 于第 4 腰椎下缘分为左、右髂总动脉

E. 于第 11 胸椎上缘续于胸主动脉

28. 关于腹股沟镰的叙述，下列哪项是正确的

A. 由腹横肌的腱性融合

B. 参与构成腹股沟管后壁

C. 由腹外斜肌腱膜构成

D. 由腹内斜肌腱膜构成

E. 以上都不正确

29. 关于腹膜后间隙的叙述，下列哪项是正确的

A. 内有肝和脾

B. 内有肾、肾上腺和输尿管

C. 腹后壁，腹膜脏、壁层之间

D. 内有升结肠、降结肠

E. 位于腹膜壁层与骶棘肌之间

30. 对脊肋角的描述正确的是

A. 是第 11 肋下缘与腹外斜肌起始部的夹角

B. 是第 11 肋下缘与腰方肌的夹角

C. 是第 12 肋下缘与腰大肌的夹角

D. 是第 12 肋下缘与脊柱的夹角

E. 是第 12 肋下缘与竖脊肌外缘的夹角

31. 下列哪项位于左输尿管腹部的前方

A. 腹主动脉　　　　B. 乙状结肠系膜越过

C. 肠系膜上血管　　　D. 小肠系膜根

E. 十二指肠水平部

32. 关于肾段的叙述，下列哪项是正确的

A. 肾的部分切除以肾段为基础

B. 肾动脉前干多在肾盂前方分出两个段动脉

C. 一般左、右肾各有 4 个肾段

D. 各肾段之间动脉有丰富的吻合

E. 肾静脉也有明显的节段性

33. 下列哪项**不**是腹膜间位器官

A. 肝脏　　　　B. 胆囊　　　　C. 降结肠

D. 子宫　　　　E. 盲肠

34. 关于肾上腺的叙述正确的是

A. 左为三角形,右为半月形

B. 血液供应较差,仅由肾上腺中动脉供血

C. 包在肾筋膜内

D. 包在肾纤维膜内

E. 位于肾筋膜的外面、腹膜的后方

35. 肝外胆道系统**不包括**

A. 胆右管　　　B. 胆囊　　　C. 肝左管

D. 肝总管　　　E. 副胰管

36. 关于肾动脉的叙述,下列哪项是正确的

A. 为腹主动脉唯一成对的脏支

B. 位于肾盂的前方

C. 除至肾外无其他分支

D. 左侧肾动脉比右侧的长

E. 平第一腰椎高度起于腹主动脉

37. 关于十二指肠空肠曲的叙述哪项是**错误**的

A. 周围有许多腹膜隐窝

B. 其后有十二指肠悬韧带悬挂于腹后壁

C. 是十二指肠和空肠的分界处

D. 位于第 1 腰椎左侧

E. 以上均不正确

38. 下列哪项位于右肾门的前方

A. 结肠右曲　　　B. 胆囊

C. 肠系膜上血管　D. 肝方叶

E. 十二指肠降部

39. 关于肾门位置的叙述正确的是

A. 肾窦内　　　　B. 肾前面中部

C. 肾外侧缘中部　D. 肾内侧缘中部

E. 肾后面中部

40. 关于腹壁上动脉的叙述,下列哪项是正确的

A. 胸廓内动脉的终末支之一

B. 膈下动脉的分支

C. 在腹直肌浅面行走

D. 与腹壁下动脉平行行走

E. 以上均不是

41. 下列哪项是胆囊底的体表投影

Λ. 右腹直肌外侧缘与右肋弓相交处

B. 肝的胆囊窝处

C. 右侧肋弓中点

D. 右锁骨中线与第 7 肋交界处

E. 肝前缘胆囊切迹处

42. 下列哪项是腹膜内位器官

A. 前列腺　　　　B. 胃　　　　C. 肾

D. 肛管　　　　　E. 肝

43. 关于腹股沟直疝突出部位的叙述,下列哪项是正确的

A. 腹股沟三角　　　B. 腹股沟管深环

C. 腹股沟外侧窝　　D. 隐静脉裂孔

E. 股环

44. 关于腹股沟管内环的叙述哪项是**错误**的

A. 内环又称腹环　　B. 呈卵圆形

C. 位于腹壁下动脉的外侧

D. 位于腹股沟韧带中点上方一横指处

E. 是腹横肌上的一个裂隙

45. 关于睾丸鞘膜来源的叙述,下列哪项是正确的

A. 壁腹膜　　　　　B. 腹横筋膜

C. 腹横肌　　　　　D. 腹外斜肌腱膜

E. 腹内斜肌

46. 关于腹股沟内侧窝的叙述,下列哪项是正确的

A. 对着股环

B. 在腹股沟韧带内侧端下方

C. 在脐正中襞与脐内侧襞之间

D. 疝囊由此突出形成腹股沟斜疝

E. 在腹股沟三角的范围内

47. 腹上区器官**不包括**下列哪一项

A. 胃体　　　　　　B. 胰的大部分

C. 肝门静脉　　　　D. 胃底

E. 胆囊管

48. 关于腹股沟管浅环的叙述,下列哪项是正确的

A. 为耻骨结节外上方的三角形裂隙

B. 是腹股沟管的外口,呈卵圆形

C. 位于耻骨结节稍下方

D. 不在腹股沟三角内

E. 是腹外斜肌的一个裂孔

49. 麦氏切口的层次**不包括**下列哪项

A. 腹外斜肌腱膜　　　B. Scarpa 筋膜

C. Camper 筋膜　　　　D. 腹横筋膜

E. 腹直肌鞘前层

50. 关于腹股沟管的叙述，下列哪项是正确的

A. 位于腹股沟内侧半上方一横指处

B. 位于腹股沟内

C. 耻骨结节外下方有其浅环

D. 后壁外侧有腹内斜肌

E. 位于腹股沟外侧半上方一横指处

51. 下列哪项是腹前壁上半部的浅动脉

A. 肋间前动脉的分支　B. 肋间后动脉的分支

C. 腹壁下动脉　　　　D. 旋髂浅动脉

E. 腹壁浅动脉

52. 关于腹股沟镰的叙述，下列哪项是正确的

A. 由腹股沟韧带构成

B. 由腹内斜肌腱膜构成

C. 由腹外斜肌腱膜构成

D. 参与腹股沟管后壁的组成

E. 由腹横肌腱膜构成

53. 关于腹直肌鞘的叙述，下列哪项是正确的

A. 外缘处两层融合形成弓状线

B. 在不同平面鞘的构成有差异

C. 半月线以下后鞘缺如　D. 有 3～4 条腱划

E. 只包被腹直肌

54. 女性坐位或直立时腹膜腔最低部位是

A. 网膜囊　　　　　　B. 直肠子宫陷凹

C. 直肠膀胱陷凹　　　D. 肝肾隐窝

E. 十二指肠空肠隐窝

55. 关于 Scarpa 筋膜存在部位的叙述，下列哪项是正确的

A. 腹横肌深面　　　　B. 腹外斜肌腱膜

C. 脐平面以下浅筋膜深层

D. 腹直肌鞘后层下部

E. 腹内斜肌浅面

56. 下列哪项是区别腹股沟直疝和斜疝的主要标志

A. 疝囊是否由腹壁下动脉的内侧或外侧突出

B. 疝囊是否由腹环突出

C. 疝囊是否进入阴囊或大阴唇皮下

D. 疝囊是否由皮下环突出

E. 疝囊是否由海氏三角突出

57. 关于脾脏毗邻关系的描述**不正确**的是

A. 后下方与左肾、左肾上腺接邻

B. 脾门邻接胰尾

C. 下方与十二指肠空肠曲相接

D. 左后上方贴膈

E. 前上方接胃

58. 关于胰头的叙述，下列哪项是正确的

A. 被十二指肠水平部分为上、下两部

B. 后方与右肾相邻

C. 其上部有一突出部称钩突

D. 被十二指肠空肠环绕

E. 后方有下腔静脉、右肾静脉和胆总管

59. 关于十二指肠大乳头的叙述，下列哪项是正确的

A. 位于十二肠纵襞上端

B. 位于十二指肠降部中段或中下段的后内侧壁上

C. 只是胆总管开口

D. 是胰管开口

E. 以上都不正确

60. 下列哪项是脾门紧邻的结构

A. 肝左叶　　　　　　B. 结肠右曲

C. 胃体　　　　　　　D. 胃底

E. 胰尾

61. 关于第二肝门的叙述，下列哪项是正确的

A. 肝静脉出肝入下腔静脉处

B. 在下腔静脉沟下端

C. 门静脉入肝处

D. 被冠状韧带下层遮盖

E. 沿左纵沟向上后方可找到

62. 下列哪项是肠系膜下动脉的分支

A. 直肠下动脉　　　　B. 中结肠动脉

C. 阑尾动脉　　　　　D. 左结肠动脉

E. 右结肠动脉

63. 下列哪项**不是**出入第一肝门的结构

A. 肝左、右管　　　　B. 淋巴管和神经

C. 肝门静脉左、右支　D. 肝左、中、右静脉

E. 肝固有动脉左、右支

64. 关于十二指肠上部毗邻的描述**不正确**的是

A. 后方还有胃十二指肠动脉

B. 下方为胰头

C. 前方有胆囊

D. 上方为肝尾叶和肝十二指肠韧带

E. 后方有门静脉和胆总管

65. 下列哪项是确认幽门位置的重要标志

A. 胃十二指肠动脉   B. 角切迹

C. 十二指肠悬肌   D. 幽门前静脉

E. 幽门括约肌

66. 下列哪一结构位于脾肾韧带内

A. 胃短动脉   B. 脾静脉

C. 胰体   D. 肾动脉

E. 以上都不是

67. 关于肾上腺的叙述正确的是

A. 右肾上腺内侧缘与下腔静脉相邻

B. 左肾上腺为三角形，右肾上腺为半月形

C. 属腹膜内位器官

D. 其血液供应很差

E. 左肾上腺内侧缘与下腔静脉相邻

68. 中结肠动脉在下列哪一结构内走行

A. 盲肠系膜内   B. 小肠系膜根内

C. 回肠系膜内   D. 横结肠系膜内

E. 空肠系膜内

69. 下列哪项具有结肠带、结肠袋和肠脂垂三大特点

A. 升结肠至直肠

B. 盲肠、升结肠至乙状结肠

C. 大肠

D. 结肠和阑尾

E. 除阑尾和直肠以外的大肠

70. 下列哪项是输尿管第1狭窄的部位

A. 越过小骨盆入口处   B. 入膀胱的壁内部

C. 与子宫动脉交叉处

D. 与精索内血管（卵巢血管）交叉处

E. 肾盂与输尿管移行处

71. 胃左动脉和胃右动脉吻合部位在

A. 膈胃韧带   B. 肝胃韧带

C. 胃脾韧带   D. 胃结肠韧带

E. 肝十二指肠韧带

72. 关于输尿管的叙述正确的是

A. 在精索内血管的前面下行

B. 全长分为腹部和盆部两段

C. 位于腹膜后隙

D. 成人长 15～20cm

E. 有两个生理性狭窄部

73. 肝门静脉**不收纳**下列哪个器官的血液

A. 胰   B. 脾   C. 肝

D. 胃   E. 肠

74. 左肾静脉接受下列哪个血管的血液

A. 附脐静脉   B. 膈下静脉

C. 腰静脉   D. 子宫静脉

E. 左肾上腺静脉

75. 肝门静脉由下列哪些静脉汇合而成

A. 肠系膜上静脉与脾静脉

B. 胃左静脉与胃右静脉

C. 上腔静脉与下腔静脉

D. 脾静脉与肝静脉

E. 肠系膜上静脉与肠系膜下静脉

76. 肾脏被膜由外向内的排列顺序是

A. 肾筋膜、纤维囊、脂肪囊

B. 纤维囊、脂肪囊、肾筋膜

C. 脂肪囊、纤维囊、肾筋膜

D. 肾筋膜、脂肪囊、纤维囊

E. 脂肪囊、肾筋膜、纤维囊

77. 肝门静脉和胆总管共同位于下列何结构内

A. 胃脾韧带内   B. 肝胃韧带内

C. 胃结肠韧带内   D. 脾肾韧带内

E. 肝十二指肠韧带内

78. 关于网膜囊的叙述**不正确**的是

A. 又称小腹膜腔

B. 位于小网膜和胃的后方

C. 右侧借网膜孔通大腹膜腔

D. 前壁为大网膜

E. 左壁是脾胃韧带和脾肾韧带

79. 关于腹股沟外侧窝的叙述，下列哪项是正确的

A. 在脐内侧襞和脐外侧襞之间

B. 正对腹股沟管深环

C. 正对腹股沟管浅环

D. 在腹股沟三角的范围内

E. 在腹股沟韧带下方

80. 下列哪项**不通过**腹股沟管

A. 睾丸动脉　　　　B. 髂腹下神经

C. 精索　　　　　　D. 髂腹股沟神经

E. 睾提肌

81. 关于腹股沟镰的叙述，下列哪项是正确的

A. 组成腹股沟管前壁　B. 由腹横肌形成

C. 止于耻骨联合　　　D. 由腹内斜肌形成

E. 组成腹股沟管后壁

82. 腹股沟管前壁由腹外斜肌腱膜和下列哪项共同组成

A. 外侧有腹横筋膜　　B. 腹股沟韧带

C. 内侧有腹股沟镰　　D. 外侧有腹横肌

E. 外侧有腹内斜肌

83. 关于睾丸的叙述，下列哪项是正确的

A. 上端与输精管相连　B. 全部被鞘膜包裹

C. 位于阴囊的鞘膜腔内　D. 右侧下降较晚

E. 后缘有血管、神经和淋巴管出入

84. 下列哪项构成腹股沟管腹环

A. 腹股沟镰　　　　B. 腹膜外组织

C. 腹外斜肌腱膜　　D. 腹膜

E. 腹横筋膜

85. 阴道穹后部穿刺穿刺针进入部位是

A. 子宫腔　　　　　B. 直肠子宫陷凹

C. 直肠腔　　　　　D. 膀胱子宫陷凹

E. 膀胱腔

86. 关于 Scarpa 筋膜的叙述哪项是**错误**的

A. 向内下续浅会阴筋膜

B. 双侧 Scarpa 筋膜下隙相连通

C. 向下附着于大腿阔筋膜

D. 富含弹性纤维

E. 在中线处附着于腹白线

87. 下列哪些组成腹股沟管后壁

A. 腹横筋膜和腹股沟镰

B. 腹直肌后鞘

C. 腹横肌和腹横筋膜

D. 腹外斜肌腱膜和腹内斜肌

E. 腹内斜肌和腹横肌

88. 关于腹壁下动脉的叙述，下列哪项是正确的

A. 行走于腹横筋膜和壁腹膜之间

B. 起自股动脉

C. 进入腹直肌鞘后方

D. 与脐内侧襞对应

E. 腹股沟管深环位于其起始处内侧

89. 右上腹部疼痛应首先考虑哪一脏器病变

A. 阑尾　　　　　　B. 右肾

C. 肝外胆道　　　　D. 小肠

E. 胃

【B 型题】

（90～93 题共用备选答案）

A. 腹内斜肌、腹横肌的弓状下缘

B. 腹横筋膜和腹股沟镰

C. 腹股沟韧带

D. 腹外斜肌腱膜

E. 腹内斜肌和腹股沟镰

90. 构成腹股沟管前壁的结构是

91. 构成腹股沟管上壁的结构是

92. 构成腹股沟管后壁的结构是

93. 构成腹股沟管下壁的结构是

（94～97 题共用备选答案）

A. 左肾上腺静脉　　　B. 直肠下静脉

C. 直肠上静脉　　　　D. 右肾上腺静脉

E. 右结肠静脉

94. 肠系膜上静脉的属支是

95. 肠系膜下静脉的属支是

96. 左肾静脉的属支是

97. 下腔静脉的属支是

【参考答案】

1. A　2. D　3. C　4. E　5. A　6. B　7. A　8. B

9. B　10. A　11. A　12. A　13. A　14. D　15. C

16. E　17. B　18. B　19. A　20. A　21. B

22. E　23. A　24. B　25. A　26. E　27. D

28. B　29. B　30. E　31. B　32. A　33. E

34. C　35. E　36. B　37. D　38. E　39. D

40. A　41. A　42. B　43. A　44. E　45. A

46. E　47. D　48. A　49. E　50. A　51. B

52. D　53. B　54. B　55. C　56. A　57. C

58. E　59. B　60. E　61. A　62. D　63. D

64. D　65. D　66. B　67. A　68. D　69. B

70. E　71. B　72. C　73. C　74. E　75. A

76. D　77. E　78. D　79. B　80. B　81. E

82. E　83. E　84. E　85. B　86. B　87. A

88. A　89. C　90. D　91. A　92. B　93. C

94. E　95. C　96. A　97. D

（马　勇）

第二十六章　盆部与会阴

【A1 型题】

1. 骨盆由

A. 骶骨、尾骨及 2 块髋骨借强有力的韧带连接构成

B. 第 5 腰椎、骶骨、尾骨及耻骨借强有力的韧带连接构成

C. 髋骨、坐骨、骶骨及尾骨借强有力的韧带连接构成

D. 骶骨、尾骨、耻骨及坐骨借强有力的韧带连接构成

E. 骶骨、尾骨、髂骨及坐骨借强有力的韧带连接构成

2. 会阴分为尿生殖区和肛区，其分区标志为

A. 耻骨结节　　　　　B. 耻骨嵴

C. 耻骨弓　　　　　　D. 坐骨结节

E. 坐骨棘

3. 关于盆膈的描述，**错误**的是

A. 盆膈肌为肛提肌和尾骨肌

B. 分隔盆腔和会阴

C. 其前部有盆膈裂孔

D. 与尿生殖膈无关

E. 由盆膈肌及盆膈上、下筋膜组成

4. 下列何者**不属于**肛提肌

A. 尾骨肌　　　　　　B. 髂尾肌

C. 前列腺提肌　　　　D. 耻骨直肠肌

E. 耻尾肌

5. **不属于**盆脏筋膜形成的结构为

A. 直肠筋膜鞘　　　　B. 直肠膀胱膈

C. 肛提肌腱弓　　　　D. 子宫主韧带

E. 前列腺鞘

6. 下列何者**不是**髂内动脉的分支

A. 膀胱上动脉　　　　B. 膀胱下动脉

C. 直肠上动脉　　　　D. 臀上动脉

E. 臀下动脉

7. 有关闭孔动脉的叙述，**不正确**的是

A. 为髂内动脉的壁支　B. 穿闭膜管

C. 异常闭孔动脉常发自髂外动脉

D. 与同名静脉及神经伴行

E. 动脉在上，神经在下

8. 直肠上动脉来自

A. 髂内动脉　　　　　B. 肠系膜上动脉

C. 肠系膜下动脉　　　D. 脐动脉

E. 阴部内动脉

9. 关于子宫动脉的描述，**不正确**的是

A. 起自髂内动脉

B. 在子宫颈外侧 2cm 处位于输尿管的后下方

C. 在子宫颈处分支分布于阴道

D. 有分支营养输卵管

E. 与卵巢动脉有吻合

10. 骶丛

A. 由骶尾神经的前支构成

B. 位于梨状肌后方

C. 闭孔神经是其分支

D. 会阴神经是其间接分支

E. 不支配下肢肌

11. 切断**不会**引起大便失禁的结构为

A. 肛门外括约肌浅部　B. 肛门外括约肌深部

C. 肛门外括约肌皮下部　D. 肛直肠环

E. 以上均会

12. 有关坐骨直肠窝的描述，**错误**的是

A. 位于肛管与坐骨之间

B. 可分为顶、底及内、外侧壁

C. 窝底为皮肤

D. 其内充满脂肪组

E. 窝顶为盆膈上筋膜和闭孔筋膜汇合而成

13. 下列何者**不起、止于**会阴中心腱

A. 尿道括约肌　　　　B. 肛门外括约肌

C. 会阴浅横肌　　　　D. 会阴深横肌

E. 尾骨肌

14. 子宫的淋巴注入

A. 髂总淋巴结　　　　B. 腰淋巴结

C. 髂内、髂外淋巴结　D. 腹股沟淋巴结

E. 以上均是

15. **不越**过骨盆入口的结构为

A. 卵巢动脉　　　　　B. 子宫圆韧带

C. 肠系膜上动脉　　　D. 骶正中动脉

E. 输精管

16. 髂内动脉

A. 向下经骶骨前面入盆

B. 位于相应静脉的外侧

C. 输尿管沿盆侧壁经过髂内动脉前面

D. 在梨状肌下缘分成前、后干

E. 前、后干均有脏支和壁支

17. 下面关于髂内动脉的分支，描述正确的是

A. 动脉的前干为脏支，后干为壁支

B. 脐动脉近侧发出膀胱上动脉

C. 臀上、下动脉由后干发出

D. 直肠上动脉是髂内动脉的终末支

E. 臀上动脉在尾骨肌上缘出盆

18. 盆部的内脏神经**不包括**

A. 骶交感干　　　　　B. 骶前神经

C. 盆丛　　　　　　　D. 腰骶干

E. 盆内脏神经

19. 有关输尿管的**错误**描述是

A. 右侧输尿管跨越髂内动脉起始段的前方入盆

B. 左侧输尿管跨越髂总动脉末段的前方入盆

C. 子宫动脉从其上面经过

D. 经闭孔神经、血管的内侧前

E. 绕输精管后方穿入膀胱壁

20. 尿生殖膈

A. 由会阴深横肌组成

B. 会阴浅筋膜覆盖其表面

C. 膈内有肌附于会阴中心腱

D. 尿道球部破裂，尿液可渗至该膈

E. 尿道在此破裂，尿液可渗至阴茎

21. 会阴中心腱

A. 指狭义会阴　　　　B. 位于尿生殖三角

C. 连接肛门与外阴　　D. 会阴肌均附于此

E. 位于狭义会阴深部

22. 会阴浅隙

A. 内有尿道球和阴茎脚

B. 位于尿生殖膈上、下筋膜之间

C. 完全封闭

D. 有尿道膜部通过

E. 尿道球部破裂，尿液局限于此隙

23. 会阴浅隙内**不含有**

A. 尿道球　　　　　　B. 球海绵体肌

C. 尿道球腺　　　　　D. 坐骨海绵体肌

E. 阴茎脚

24. 阴部管（Alcock 管）

A. 为闭孔内肌筋膜所构成

B. 由尿生殖膈下筋膜所构成

C. 位于尿生殖三角

D. 穿过坐骨小孔的结构进入该管

E. 切开会阴部肌肉即可找到该管

25. 骨盆骨折时最常见的尿道损伤部位是

A. 尿道海绵体部　　　B. 尿道球部

C. 尿道前列腺部　　　D. 尿道膜部

E. 前尿道

26. 腹膜后空气造影时，空气首先注入

A. 耻骨后隙　　　　　B. 骨盆直肠隙

C. 直肠后隙　　　　　D. 会阴浅隙

E. 坐骨直肠窝

27. 异位妊娠最常发生于

A. 卵巢　　　　　　　B. 腹腔

C. 输卵管间质部　　　D. 输卵管壶腹部

E. 输卵管伞部

28. 识别输卵管的常用标志是

A. 子宫底的圆凸　　　B. 漏斗周缘的指状突起

C. 髂总动脉的分叉　　D. 壶腹部的显著膨大

E. 子宫圆韧带

29. 关于阴道的叙述，下列哪项是正确的

A. 作为分娩时的产道可向两侧显著地扩张

B. 分娩时因受韧带限制，阴道的前后方向不能显著扩张

C. 腹盆腔脏器疾病时，严禁经阴道穹后部插入腹腔镜进行诊断

D. 正常状态下前、后壁之间有一个较大的空间

E. 直肠子宫陷凹积液时，可经阴道穹后部穿刺抽液以供诊断

30. 关于直肠癌的淋巴转移，下列哪项是**错误**的

A. 向上转移　　　　　B. 向两侧转移

C. 向下转移　　　　　D. 向腹股沟淋巴结转移

E. 向乙状结肠系膜淋巴结转移

31. 以肛管白线与阴部管之间相连的平面为界，可将坐骨直肠窝分为

A. 坐骨肛管隙、肛周间隙

B. 耻骨直肠隙、耻骨后隙

C. 直肠前隙、直肠后隙

D. 骨盆直肠隙、骶前隙

E. 臀大肌前、后隐窝

32. 关于阴囊的血管，下列哪项是正确的

A. 阴囊后动脉来自阴部外动脉

B. 阴囊前动脉来自会阴动脉

C. 阴囊前静脉注入阴部外静脉

D. 阴囊后静脉注入阴部内静脉

E. 蔓状静脉丛注入睾丸静脉

33. 肛管直肠周围脓肿常继发于

A. 肛门裂　　　　　B. 肛瘘

C. 栓塞性内痔　　　D. 肛窦炎

E. 直肠息肉继发感染

34. 肛管直肠周围脓肿最多见于

A. 坐骨直肠窝　　　B. 骨盆直肠隙

C. 直肠后隙　　　　D. 直肠黏膜下

E. 肛门旁皮下

35. 尿道球部破裂时，尿液可渗到

A. 会阴深隙、阴囊、阴茎

B. 会阴深隙、阴囊、股部

C. 会阴浅隙、阴囊、耻骨后隙

D. 会阴浅隙、阴囊、阴茎、脐以下腹前壁浅筋膜深面

E. 仅限于阴茎的范围之内

36. 坐骨直肠窝脓肿切开引流术最好的切开部位是

A. 坐骨直肠窝底部　　　B. 坐骨直肠窝顶部

C. 坐骨直肠窝内侧壁　　　D. 坐骨直肠窝外侧

E. 坐骨直肠窝的后界

37. 固定子宫的韧带应除外

A. 子宫阔韧带　　　　　B. 子宫主韧带

C. 骨盆漏斗韧带　　　　　D. 骶子宫韧带

E. 子宫圆韧带

38. 子宫颈癌手术中，淋巴结清扫**不包括**

A. 髂外淋巴结　　　　　B. 髂内淋巴结

C. 骶前淋巴结　　　　　D. 子宫颈旁淋巴结

E. 肠系膜下淋巴结

39. 直肠与腹膜的关系是

A. 无腹膜覆盖　　　　　B. 完全被腹膜覆盖

C. 前面均有腹膜覆盖

D. 上部的前面和两侧均有腹膜覆盖

E. 前面和两侧均有腹膜覆盖

40. 关于肛提肌的叙述，下列哪项是正确的

A. 组成坐骨直肠窝的外侧壁

B. 组成尿生殖膈

C. 组成盆膈的一部分

D. 无肌纤维止于会阴中心腱

E. 又称盆底，封闭骨盆出口

41. 关于输卵管的叙述，下列哪项是**错误**的

A. 是输送卵子的弯曲肌性管道

B. 分为子宫部、峡部、壶腹部和漏斗部

C. 壶腹部和漏斗部都不是绝育手术结扎输卵管的首选部位

D. 输卵管静脉汇入卵巢静脉和子宫静脉

E. 子宫部和峡部由卵巢动脉供应

42. 关于输尿管的叙述，下列哪项是**错误**的

A. 在腹前壁的投影与半月线相当

B. 分为腹段、盆段和壁内段

C. 小骨盆入口处右输尿管越过右髂外动脉前方

D. 腹段的血液供应无腹主动脉的分支

E. 有 3 个狭窄，最狭窄处是壁内段

43. 膀胱前壁破裂，尿液可渗入到

A. 耻骨后隙　　　　　B. 腹膜后隙

C. 腹膜腔内　　　　　D. 膀胱后隙

E. 直肠后隙

【B 型题】

（44～46 题共用备选答案）

A. 会阴浅隙   B. 会阴深隙

C. 坐骨直肠窝   D. 肛周间隙

E. 骨盆直肠隙

44. 位于尿生殖膈上、下筋膜之间的间隙称

45. 位于尿生殖膈下筋膜与浅会阴筋膜之间的间隙称

46. 位于肛管和坐骨之间呈楔形的腔隙称

（47～51 题共用备选答案）

A. 骶子宫韧带   B. 子宫主韧带

C. 子宫圆韧带   D. 骨盆漏斗韧带

E. 子宫阔韧带

47. 主要维持子宫前倾的韧带是

48. 自子宫两侧达骨盆侧壁的韧带是

49. 限制子宫向两侧移动的韧带是

50. 位于子宫颈两侧与骨盆后侧壁之间，固定子宫颈位置的主要韧带是

51. 自子宫颈后方绕过直肠，固定于骶骨前面的韧带是

【参考答案】

1. A 2. D 3. D 4. A 5. C 6. C 7. E 8. C

9. B 10. D 11. C 12. E 13. E 14. E 15. C

16. C 17. B 18. D 19. A 20. C 21. E

22. A 23. C 24. A 25. D 26. C 27. D

28. B 29. E 30. D 31. A 32. D 33. D

34. A 35. D 36. A 37. C 38. E 39. D

40. C 41. E 42. D 43. A 44. B 45. A

46. C 47. C 48. E 49. E 50. B 51. A

（邓凤春）

第二十七章 脊 柱 区

【A1 型题】

1. 常作为辨认椎骨序数的标志为

A. 第 3 颈椎   B. 第 7 颈椎

C. 第 4 胸椎   D. 第 7 胸椎

E. 第 4 腰椎

2. 两侧髂嵴最高点的连线平对

A. 第 1 腰椎棘突   B. 第 2 腰椎棘突

C. 第 3 腰椎棘突   D. 第 4 腰椎棘突

E. 第 5 腰椎棘突

3. 两侧肩胛下角连线平对

A. 第 5 胸椎棘突   B. 第 6 胸椎棘突

C. 第 7 胸椎棘突   D. 第 8 胸椎棘突

E. 第 9 胸椎棘突

4. 关于脊肋角的叙述，下列哪项是正确的

A. 为竖脊肌的外侧缘与第 12 肋的交角

B. 为竖脊肌的内侧缘与第 12 肋的交角

C. 为竖脊肌与肋间内肌的交角

D. 为竖脊肌与肋间外肌的交角

E. 为竖脊肌与脊柱的交角

5. 经骶管作骶神经阻滞麻醉的标志是

A. 骶角   B. 骶管裂孔

C. 髂后上棘   D. 骶正中嵴

E. 骶外侧嵴

6. 枕大神经来自

A. 第 1 颈神经后支   B. 第 2 颈神经后支

C. 第 3 颈神经后支   D. 第 4 颈神经后支

E. 第 5 颈神经后支

7. 胸腰筋膜的中层与后层之间包裹有

A. 背阔肌   B. 腰方肌

C. 竖脊肌   D. 菱形肌

E. 下后锯肌

8. 关于听诊三角的叙述，下列哪项是正确的

A. 又称肩胛下三角   B. 外侧界为背阔肌

C. 内上界为竖脊肌   D. 下界为斜方肌

E. 三角的底为薄层脂肪组织、深筋膜和第 6 肋间隙

9. 副神经支配

A. 背阔肌   B. 斜方肌

C. 菱形肌   D. 上后锯肌

E. 肩胛提肌

10. 关于腰区的叙述，下列哪项是正确的

A. 浅筋膜比较薄

B. 腰神经后内侧支从深筋膜穿出

C. 腰下三角是腹壁薄弱点

D. 髂腹下神经斜跨腰方肌后面

E. 第 12 肋斜跨左肾后面

11. 关于椎动脉的叙述，下列哪项是正确的

A. 起于颈外动脉　　B. 穿所有颈椎的横突孔

C. 行经枕下三角浅面　　D. 由椎孔入颅

E. 颅外的分支主要分布于颈部

12. 关于脊柱区的脊神经后支，下列哪项是正确的

A. 自椎间孔的内侧由脊神经分出

B. 绕上关节突的内侧向后行

C. 至相邻横突间分为内侧支和外侧支

D. 分布的节段性不如脊神经明显

E. 手术中横断背深肌，其中的脊神经后支会受损

13. 关于骨纤维管的叙述，下列哪项是正确的

A. 又称胸神经后内侧支骨纤维管

B. 位于腰椎乳突与副突之间的骨沟处

C. 上壁为横突

D. 下壁为乳突

E. 后壁为肌

14. 关于脊髓的被膜的叙述，下列哪项是正确的

A. 硬脊膜薄而透明　　B. 蛛网膜布满血管

C. 软脊膜与脊髓之间有潜在间隙

D. 终池是蛛网膜下隙的扩大部

E. 硬膜下隙充满静脉丛

15. 与颅腔**不通**，腔内为负压的间隙是

A. 硬膜下隙　　　　B. 蛛网膜下隙

C. 终池　　　　　　D. 小脑延髓池

E. 硬膜外隙

16. 关于椎间盘的叙述下列哪项是正确的

A. 位于相邻两椎骨间

B. 自第 1 颈椎至第 5 尾椎

C. 由髓核、纤维环和上软骨板、下软骨板构成

D. 纤维环为围绕椎体的纤维软骨

E. 髓核位于纤维环的前缘

17. 椎管最狭小的部位位于

A. 第 7 颈椎　　　　B. 第 4～6 胸椎

C. 第 10 胸椎　　　 D. 第 2 腰椎

E. 第 4 腰椎

18. 关于硬膜外隙的叙述，下列哪项是正确的

A. 位于椎孔骨膜与硬脊膜之间

B. 上通颅内相应的间隙

C. 下端终于第 2 骶椎

D. 内有脂肪、椎动脉、椎静脉丛及淋巴，并有脊神经根及伴行血管

E. 呈负压

19. 蛛网膜下隙穿刺常在

A. 第 1～2 腰椎棘突之间

B. 骶管裂孔

C. 第 2 骶后孔

D. 第 3～4 腰椎棘突之间

E. 第 1 骶后孔

20. 关于腰区的胸腰筋膜，下列哪项是**错误**的

A. 较胸区的厚　　　B. 可分为前、中、后三层

C. 后层附于背阔肌的后面

D. 后层向下附于髂嵴

E. 后层内侧附于腰椎棘突

【A2 型题】

21. 某患者，因外伤导致脊柱骨折，双下肢瘫痪，大小便失禁，脐平面以下浅、深感觉消失，脊髓损伤的节段是

A. 胸髓第 7 节段　　B. 胸髓第 8 节段

C. 胸髓第 10 节段　　D. 腰髓第 1 节段

E. 腰髓第 2 节段

22. 某患者，10 岁，发热，头痛 1 周，近日体温持续高温，伴有呕吐和癫痫发作，因诊断需要抽取脑脊液，请问穿刺针最后穿过何结构进入蛛网膜下隙

A. 棘上韧带　　　　B. 棘间韧带

C. 黄韧带　　　　　D. 硬脊膜

E. 蛛网膜

【B 型题】

（23～25 题共用备选答案）

A. 防止椎间盘向后突出和限制脊柱过度前屈

B. 防止椎间盘向后突出和限制脊柱过度后伸

C. 防止椎间盘向前突出和限制脊柱过度后伸

D. 限制脊柱过度侧弯

E. 缓冲外力对脊柱和颅的震动

23. 前纵韧带

24. 后纵韧带

25. 椎间盘

（26～28 题共用备选答案）

A. 第 2 骶椎 B. 第 1 腰椎下缘

C. 骶管裂孔 D. 第 5 腰椎

E. 尾骨

26. 成人脊髓下端平

27. 硬膜下隙下端终于

28. 硬脊膜最下端终于

【参考答案】

1. B 2. D 3. C 4. A 5. A 6. B 7. C

8. E 9. B 10. C 11. E 12. C 13. B

14. D 15. E 16. C 17. B 18. E 19. D

20. C 21. C 22. E 23. C 24. A 25. E

26. B 27. A 28. E

（邓凤春）

第二十八章 上　　肢

【A1 型题】

1. 肘关节穿刺部位是

A. 肘外侧三角外侧点 B. 肘后三角中央点

C. 伸肘时肱骨内、外上髁连线之中点

D. 肘后窝 E. 肘前窝

2. 关于胸小肌的叙述，下列哪项是正确的

A. 头静脉在其上缘穿入锁胸筋膜注入腋静脉

B. 其后方紧贴腋动脉第 3 段

C. 其下份可找到胸肩峰血管

D. 胸前外侧神经穿出胸小肌到胸大肌

E. 其上缘可找到锁骨上淋巴结

3. 下列哪些是穿过三边孔的结构

A. 旋肩胛动脉及胸背神经

B. 腋神经及旋肱后动脉

C. 旋肱前动脉

D. 腋神经及腋血管

E. 以上都不正确

4. 当肱骨内上髁骨折时下列哪项有可能会损伤

A. 尺神经 B. 正中神经

C. 前臂内侧皮神经 D. 桡神经深支

E. 桡神经浅支

5. 下列哪项结构通过三角肌、胸大肌间沟

A. 肱静脉 B. 头静脉

C. 贵要静脉 D. 锁骨下静脉

E. 腋静脉

6. 下列哪项是桡神经深支穿过的结构

A. 四边孔 B. 旋后肌

C. 三边孔 D. 旋前圆肌

E. 喙肱肌

7. 下列哪项是测量血压常用的部位

A. 桡动脉 B. 肱动脉

C. 尺动脉 D. 锁骨下动脉

E. 腋动脉

8. 关于肱骨内、外上髁及尺骨鹰嘴的叙述，下列哪项是正确的

A. 伸肘时三者成一等腰三角形

B. 肱骨内上髁较外上髁高不易摸到

C. 屈肘为直角时三者成一等腰三角形

D. 屈肘时三者成一直线

E. 以上都不正确

9. 关于正中神经的叙述，下列哪项是正确的

A. 在臂部与肱动脉伴行，并支配喙肱肌

B. 起自臂丛后束

C. 支配鱼际肌及第 1、2 蚓状肌

D. 越过腕横韧带表面进入手掌部

E. 在前臂行于指浅、深屈肌之间

10. 关于正中神经返支的叙述，下列哪项是正确的

A. 支配第 1～4 蚓状肌

B. 跨过拇短屈肌浅面，深入拇短屈肌深面

C. 支配鱼际诸肌

D. 发自内侧支 E. 以上都不正确

11. 关于肘正中静脉的叙述，下列哪项是正确的

A. 行于肱二头肌腱深面

B. 是连于头静脉与贵要静脉之间的一段静脉

C. 与前臂内侧皮神经伴行

D. 直接注入肱静脉

E. 为头静脉在肘部的一段

12. 下列哪项结构的淋巴输出管形成锁骨下干

A. 胸肌淋巴结 B. 锁骨下淋巴结

C. 锁骨上淋巴结 D. 腋淋巴结中央群

E. 腋淋巴结尖群

13. 肘窝内肱二头肌腱内侧结构是

A. 尺侧上副动脉　　B. 桡神经

C. 尺神经　　　　　D. 肱动脉及其两条伴行静脉

E. 以上都不正确

14. 关于肘窝的叙述，下列哪项是正确的

A. 上界为肱骨内、外上髁的连线

B. 下内侧界为桡侧腕屈肌

C. 肘前区呈三角形的凹陷，尖指向近侧

D. 底由肱肌、旋前圆肌组成

E. 以上都不正确

15. 下列哪些结构通过腕管进入手掌

A. 肌皮神经　　　　B. 正中神经

C. 桡神经　　　　　D. 尺神经

E. 腋神经

16. 下列哪项是沿胸外侧血管排列的腋淋巴结

A. 外侧淋巴结群　　B. 中央淋巴结群

C. 肩胛下淋巴结群　D. 锁骨下淋巴结群

E. 胸肌淋巴结群

17. 下列哪项是肱骨肌管内桡神经损伤的最主要表现

A. 不能主动伸掌指关节

B. 拇指不能外展

C. 垂腕

D. 手背桡侧感觉消失

E. 不能主动伸指间关节

18. 关于腋神经的叙述，下列哪项是正确的

A. 支配三角肌和大圆肌

B. 是臂丛外侧束的分支

C. 与旋肱前动脉伴行

D. 紧贴肱骨外科颈的后方

E. 穿三边孔

19. 肘部寻找尺神经的定位标志是

A. 肱骨内上髁　　　B. 鹰嘴

C. 桡骨茎突　　　　D. 桡骨粗隆

E. 肩峰

20. 当肱骨外科颈骨折时下列哪个神经最易受损伤

A. 桡神经　　　　　B. 肌皮神经

C. 正中神经　　　　D. 腋神经

E. 尺神经

21. 关于桡动脉的描述**不正确**的是

A. 位于桡侧腕屈肌腱尺侧

B. 位于肱桡肌深面

C. 有两条伴行静脉

D. 前臂中 1/3 处与桡神经浅支伴行

E. 于"鼻烟壶"底部可触及其搏动

22. 在何处可触及腋窝淋巴结前群肿大

A. 腋窝前壁深面　　B. 腋窝外侧壁

C. 腋窝底部　　　　D. 臂上端内侧

E. 腋窝后壁深面

23. 关于前锯肌的叙述，下列哪项是正确的

A. 受肋间神经支配　B. 该肌止于肩胛骨腋缘

C. 受肩胛下神经支配　D. 受胸背神经支配

E. 受胸长神经支配

24. 下列哪项淋巴结群沿胸长神经排列

A. 中央群　　　　　B. 外侧淋巴结群

C. 胸肌淋巴结群　　D. 肩胛下淋巴结群

E. 锁骨下淋巴结群

25. 关于腋神经的叙述，下列哪项是正确的

A. 与旋肩胛动脉伴行，穿三边孔

B. 与肱深血管伴行，穿肱骨肌管

C. 与旋肱后动脉伴行，穿四边孔

D. 起自臂丛后束，与旋肱前动脉伴行

E. 以上都不正确

26. 下列哪项是与胸背神经伴行的动脉

A. 旋肩胛动脉　　　B. 肩胛下动脉

C. 胸外侧动脉　　　D. 旋肱后动脉

E. 胸背动脉

27. 关于正中神经的叙述，下列哪项是正确的

A. 行于肱二头肌外侧沟内

B. 支配前臂前群肌第一、二层及指深屈肌桡侧半

C. 在前臂上份其外侧缘为安全缘

D. 支配全部指深、浅屈肌

E. 经肱二头肌腱下方入肘窝

28. 关于腋动脉的叙述，下列哪项是正确的

A. 腋静脉位于其外侧

B. 第 3 段前方有正中神经外侧根越过

C. 最易剖露的部位是第 1 段

D. 在第 1 肋外侧缘处上续锁骨下动脉

E. 发出肩胛上动脉

29. 下列哪项是**不经过**腕管的结构

A. 拇长屈肌腱　　　　B. 指深屈肌腱

C. 正中神经　　　　　D. 指浅屈肌腱

E. 掌长肌肌腱

30. 关于尺神经的叙述，下列哪项是正确的

A. 自旋前圆肌止点的浅面经过

B. 在臂中点处，自前向后穿内侧肌间隔

C. 自臂丛外侧束发出

D. 支配指浅屈肌尺侧份

E. 与尺动脉全长均伴行，并位于尺动脉的尺侧

31. 下列哪项是延胸小肌上缘穿入锁胸筋膜的结构

A. 胸外侧神经　　　　B. 头静脉

C. 胸外侧动脉　　　　D. 胸内侧神经

E. 胸肩峰动脉

32. 下列哪项是穿锁胸筋膜的结构

A. 腋神经与旋肱后动脉

B. 胸长神经与胸外侧动脉

C. 贵要静脉

D. 肌皮神经

E. 头静脉与胸肩峰动脉

33. 关于掌深弓的描述**不正确**的是

A. 位于屈指肌腱深面

B. 与掌浅弓之间有吻合

C. 由弓发出指掌侧总动脉到 2～5 指

D. 由桡动脉末端和尺动脉掌深支组成

E. 往往平腕掌关节高度

34. 下列哪项是肩关节囊最薄弱部位

A. 后上方　　　　　　B. 后下方

C. 前上方　　　　　　D. 前下方

E. 上述都不是

35. 关于喙肱肌的叙述，下列哪项是正确的

A. 有正中神经穿过　　B. 参与构成腋腔内侧壁

C. 有尺神经穿过　　　D. 参与构成腋腔前壁

E. 参与构成腋腔外侧壁

36. 下列哪项**不是**腋动脉分支

A. 肱深动脉　　　　　B. 胸外侧动脉

C. 肩胛下动脉　　　　D. 旋肱后动脉

E. 胸肩峰动脉

37. 下列哪项是通过肱骨肌管的神经

A. 桡神经　　　　　　B. 尺神经

C. 正中神经　　　　　D. 前臂外侧皮神经

E. 肌皮神经

38. 关于桡神经的叙述，下列哪项是正确的

A. 穿肱骨肌管与肱深血管伴行

B. 起自臂丛外侧束，支配肱三头肌

C. 起自臂丛后束，穿肱二头肌

D. 起自臂丛后束支配三角肌

E. 起自臂丛后束，穿喙肱肌

39. 关于锁胸筋膜位置的叙述，下列哪项是正确的

A. 喙突、锁骨下肌与胸小肌之间

B. 内有锁骨下静脉穿过

C. 喙突与锁骨之间

D. 锁骨与胸大肌之间

E. 喙突与胸小肌之间

40. 关于肱动脉的叙述，下列哪项是正确的

A. 在小圆肌下缘下续接腋动脉

B. 最大的分支为肱深动脉

C. 在臂部与桡神经伴行

D. 穿过喙肱肌，行于肱三头肌长头和肱肌前方

E. 在肩胛下肌下缘续于腋动脉

41. 下列哪项神经损伤出现"方肩"

A. 腋神经　　　　　　B. 桡神经

C. 肩胛背神经　　　　D. 肩胛上神经

E. 肩胛下神经

42. 关于肌皮神经的叙述正确的是

A. 穿过喙肌，支配臂肌前群

B. 穿过肱二头肌　　　C. 起自臂丛内侧束

D. 与肱深血管伴行　　E. 支配肱三头肌

43. 下列哪项**不参与**肩袖的组成

A. 肩胛下肌　　　　　B. 大圆肌

C. 冈上肌　　　　　　D. 冈下肌

E. 小圆肌

44. 下列哪项是通过肘后区的结构

A. 前臂内侧皮神经　　B. 肌皮神经

C. 正中神经　　　　　D. 尺神经

E. 桡神经

45. 关于腋神经的叙述正确的是

A. 与旋肩胛血管伴行穿三边孔

B. 与旋肱后血管伴行穿四边孔

C. 与肱深血管伴行，穿肱骨肌管

D. 起自臂丛外侧束，与旋肱前动脉伴行

E. 以上都不正确

46. 下列哪项是做乳腺癌根治术应注意保护的结构

A. 头静脉、胸前神经

B. 肩胛下动脉、胸背神经

C. 胸外侧动脉、胸长神经

D. 头静脉、胸长神经、胸背神经

E. 胸肩峰动脉、胸前动脉

47. 关于腋鞘的叙述正确的是

A. 由气管前筋膜延续而成

B. 与气管前间隙相通

C. 与咽后间隙相通

D. 由椎前筋膜延续而成

E. 由颈筋膜浅层延续而成

48. 下列哪项是穿过四边孔的结构

A. 腋神经　　　　　　B. 胸背动脉

C. 旋肩胛血管　　　　D. 桡神经

E. 胸背血管

49. 下列哪项是臂丛后束发出的神经

A. 桡神经　　　　　　B. 尺神经

C. 正中神经　　　　　D. 肌皮神经

E. 以上都不正确

50. 关于肌皮神经的叙述，下列哪项是正确的

A. 肌支支配上臂前群的全部肌肉

B. 皮支支配前臂背侧皮肤

C. 穿过肱三头肌长头

D. 发自臂丛后束

E. 以上均不正确

51. 关于掌浅弓的叙述，下列哪项是正确的

A. 发出三条掌心动脉

B. 位于指浅、深屈肌腱之间

C. 由桡动脉主干和尺动脉浅支组成

D. 弓顶端平对远侧掌横纹

E. 位于掌腱膜深方，正中神经浅面

52. 下列哪项是臂丛后束发出的神经

A. 正中神经　　　　　B. 肌皮神经

C. 前臂内侧皮神经　　D. 桡神经

E. 尺神经

53. 关于上肢提携角构成的叙述，下列哪项是正确的

A. 肱骨与桡骨轴线所成角的补角

B. 上肢轴线与臂轴线所成的角

C. 上肢轴线与前臂轴线所成的角

D. 此角正常大于30°或小于10°

E. 臂轴与前臂轴线所成角的补角

【B型题】

（54～56题共用备选答案）

A. 喙肱肌　　　　　　B. 旋前圆肌

C. 胸小肌　　　　　　D. 背阔肌

E. 旋后肌

54. 以上哪项被正中神经穿过

55. 以上哪项被肌皮神经穿过

56. 以上哪项是腋动脉的分段的标志

（57～59题共用备选答案）

A. 爪形手畸形　　　　B. 拇指内收畸形

C. 猿手畸形　　　　　D. 垂腕屈指畸形

E. 以上都不正确

57. 以上哪项是桡神经损伤的表现

58. 以上哪项是尺神经损伤的表现

59. 以上哪项是正中神经损伤的表现

【参考答案】

1. D　2. A　3. E　4. A　5. B　6. B　7. B

8. C　9. E　10. E　11. B　12. E　13. D

14. A　15. B　16. E　17. C　18. D　19. A

20. D　21. A　22. A　23. E　24. C　25. C

26. E　27. C　28. D　29. E　30. B　31. B

32. E 33. C 34. D 35. E 36. A 37. A

38. A 39. A 40. B 41. A 42. A 43. B

44. D 45. B 46. D 47. D 48. A 49. A

50. A 51. E 52. D 53. E 54. B 55. A

56. C 57. D 58. A 59. C

（马 勇）

第二十九章 下 肢

【A1 型题】

1. 下列哪项支配小腿后下部外侧的皮肤

A. 腓深神经　　　　　B. 腓肠神经

C. 隐神经　　　　　　D. 腓浅神经

E. 胫神经

2. 关于下肢深筋膜的叙述，下列哪项是正确的

A. 臀筋膜附着闭孔膜

B. 在髌骨与胫骨间形成卵圆窝

C. 在膝关节上、下方形成支持带

D. 阔筋膜包绕股四头肌

E. 阔筋膜是股部深筋膜

3. 关于胫后动脉的描述**不正确**的是

A. 与胫神经伴行

B. 发出腓动脉和胫骨滋养动脉

C. 穿比目鱼肌腱弓走行于深、浅两层肌之间

D. 与腓肠外侧皮神经伴行

E. 分为足底内、外侧动脉两末支

4. 关于闭孔神经的叙述正确的是

A. 分布于股四头肌

B. 经阴部管入股，分布于内收肌

C. 经股管入股三角

D. 是骶丛的分支

E. 经闭膜管入股，分布于内收肌群

5. 关于腘动脉的叙述正确的是

A. 平腘肌上缘分为胫前、后动脉

B. 与坐骨神经伴行

C. 与腓总神经伴行

D. 至腘肌下缘处分为胫前、后动脉

E. 与隐神经伴行

6. 关于腘窝内容的叙述正确的是

A. 胫神经中段位于腘动脉的浅面

B. 胫神经下段位于腘动脉的外侧

C. 腘静脉居胫神经的浅面

D. 胫神经上段位于腘动脉的内侧

E. 腘动脉位于腘静脉浅面

7. 收肌管内结构由浅入深的排列是

A. 股神经、股静脉、股动脉

B. 隐神经、股静脉、股动脉

C. 股神经、股动脉、股静脉

D. 股动脉、股静脉、股神经

E. 隐神经、股动脉、股静脉

8. 关于血管腔隙的叙述正确的是

A. 内侧界为耻骨梳韧带

B. 外侧界为髂腰肌

C. 前界为腹股沟韧带

D. 腔隙内有腹股沟浅淋巴结

E. 后界为髂耻韧带

9. 关于腓总神经损伤症状的叙述哪项是**错误**的

A. 足底感觉障碍　　　　B. 不能伸趾

C. 足背感觉障碍　　　　D. 足内翻

E. 足尖朝下

10. 对腘动脉的描述正确的是

A. 与坐骨神经伴行

B. 与隐神经伴行

C. 平腘肌上缘分为胫前、后动脉

D. 至腘肌下缘处分为胫前、后动脉

E. 与腓总神经伴行

11. 关于股鞘的叙述，下列哪项是正确的

A. 长约 1.5cm　　　　B. 阔筋膜构成后壁

C. 上口称股环

D. 腹外斜肌腱膜延续为前壁

E. 向下延续为股血管鞘

12. 关于腘窝的叙述哪项是**错误**的

A. 腘筋膜较薄弱，感染时脓液易突向皮肤

B. 底是股骨腘面、腘斜韧带和腘肌

C. 内上界是半腱肌和半膜肌

D. 是膝关节后方的菱形腔隙

E. 外上界是股二头肌

13. 关于大隐静脉的叙述，下列哪项是正确的

A. 经耻骨结节内下方注入股静脉

B. 与腓肠内侧皮神经伴行

C. 行经内踝前方

D. 起于足背静脉网外侧

E. 经股骨内侧髁前方上行

14. 下列哪项是小隐静脉较恒定的经过位置

A. 内踝后方   B. 外踝前方

C. 内、外踝连线的中点处

D. 内踝前方

E. 外踝后方

15. 对闭孔神经的描述正确的是

A. 肌支分布于股前区内上部的皮肤

B. 出盆后与股血管伴行

C. 起自骶丛

D. 其分支分布于髋、膝关节

E. 皮支支配闭孔外肌、大收肌

16. 下列哪项不是经梨状肌下孔进入臀区的结构

A. 股后皮神经   B. 坐骨神经

C. 臀下神经和血管

D. 阴部神经及阴部内血管

E. 臀上神经和血管

17. 对胫后动脉经过位置的描述正确的是

A. 腓骨颈外侧   B. 外踝后方

C. 内踝前方   D. 内踝后方

E. 外踝前方

18. 对股神经的描述正确的是

A. 在股三角内位于最外侧

B. 末支为隐神经，分布于股前区皮肤

C. 起自骶丛

D. 经血管腔隙入股三角

E. 肌支支配股内侧群肌

19. 关于股静脉在股三角内位置的叙述正确的是

A. 收纳腹壁浅静脉   B. 经股神经之间上行

C. 通过股鞘内侧   D. 通过股鞘外侧

F. 沿股动脉内侧上行

20. 下列哪项是紧贴于腘窝底的结构

A. 腘静脉   B. 腘动脉

C. 坐骨神经   D. 腓总神经

E. 胫神经

21. 对坐骨神经的描述正确的是

A. 分支支配股四头肌

B. 分支支配股二头肌短头

C. 起自腰丛

D. 多数由梨状肌下孔出盆

E. 在臀中、小肌间下行

22. 下列哪项是主要分布于股后群肌的动脉

A. 臀上动脉   B. 臀下动脉

C. 穿动脉   D. 旋股内侧动脉

E. 旋股外侧动脉

23. 对股深动脉的描述正确的是

A. 分支为旋髂浅动脉及旋髂深动脉

B. 发出腹壁浅动脉

C. 在腹股沟韧带下方3～5cm处起于股动脉

D. 在腹股沟韧带深面起于股动脉

E. 下行于股动脉外侧

24. 下列哪项是梨状肌下孔中最外侧的结构

A. 阴部神经   B. 阴部内血管

C. 坐骨神经   D. 股后皮神经

E. 臀下血管

25. 下列哪项是嵌顿性股疝切开腔隙韧带应注意保护的结构

A. 阴部内动脉

B. 腹壁下动脉耻骨支或异常闭孔动脉

C. 腹壁浅动脉

D. 旋髂浅动脉

E. 股动脉

26. 关于股鞘内容物从外向内排列顺序的叙述正确的是

A. 股神经、股静脉、股动脉

B. 股神经、股动脉、股静脉

C. 股动脉、股静脉、股管

D. 股动脉、股静脉、股神经

E. 股静脉、股动脉、股神经

27. 下列哪项是腓骨颈骨折易损伤的结构

A. 腓浅神经   B. 腓深神经

C. 坐骨神经   D. 胫神经

E. 腓总神经

28. 关于隐神经的叙述正确的是

A. 与小隐静脉伴行　　　　B. 经腘窝至小腿

C. 是腰丛的分支

D. 在收肌管内，行于股血管前方

E. 在股部与大隐静脉伴行

29. 与大隐静脉伴行的神经是

A. 股后皮神经　　　　B. 坐骨神经

C. 股神经　　　　D. 闭孔神经

E. 隐神经

30. 下列哪项是血管腔隙内的结构

A. 股血管　　　　B. 闭孔血管

C. 股神经　　　　D. 股外侧皮神经

E. 髂腰肌

31. 关于小隐静脉的叙述正确的是

A. 全长与腓肠内侧皮神经伴行

B. 在腘窝与腓总神经伴行

C. 经外踝前方向上与腓浅神经伴行

D. 经外踝后方向上与腓肠神经伴行

E. 在腘窝中点穿深筋膜注入静脉

32. 下列哪项是使足内翻的肌

A. 胫骨前肌和腓骨长肌　　B. 胫骨后肌

C. 腓骨长肌和腓骨短肌

D. 腓骨短肌和胫骨后肌

E. 胫骨前肌和第三腓骨肌

33. 对隐静脉裂孔的描述正确的是

A. 有小隐静脉通过　　　　B. 有隐神经通过

C. 位于腹股沟韧带下方 5cm 处

D. 为阔筋膜的裂孔

E. 其内侧缘明显而锐利

34. 关于大隐静脉较恒定地经过位置的叙述正确的是

A. 外踝前方

B. 内、外踝连线的中点处

C. 内踝前方

D. 外踝后方

E. 内踝后方

35. 下列哪项是肌腔隙内的结构

A. 股浅淋巴结　　　　B. 股鞘和股管

C. 股血管　　　　D. 隐神经及大隐静脉

E. 股神经和髂腰肌

36. 下列哪项是股疝发生的位置

A. 股管　　　　B. 肌腔隙

C. 腹股沟三角　　　　D. 腹股沟管

E. 血管腔隙

37. 参与构成肌腔隙与血管腔隙的共有结构是

A. 肝圆韧带　　　　B. 反转韧带

C. 腔隙韧带　　　　D. 耻骨梳韧带

E. 腹股沟韧带

38. 下列关于股静脉的叙述正确的是

A. 易发生静脉曲张，因其内无静脉瓣

B. 在股三角内位于股神经和股动脉之间

C. 由小隐静脉向上延续而成

D. 全程与股动脉伴行

E. 穿肌腔隙移行为髂外静脉

39. 下列哪项是穿过梨状肌上孔的神经

A. 阴部神经　　　　B. 臀下神经

C. 臀上神经　　　　D. 坐骨神经

E. 股后皮神经

【B 型题】

（40～42 题共用备选答案）

A. 股三角　　　　B. 腹股沟管

C. 隐静脉裂孔　　　　D. 肌腔隙

E. 血管腔隙

40. 以上哪项是股外侧皮神经穿过位置

41. 以上哪项是髂腹股沟神经穿过位置

42. 以上哪项是大隐静脉通过位置

【参考答案】

1. B　2. E　3. D　4. E　5. D　6. A　7. E

8. C　9. A　10. D　11. E　12. A　13. C

14. E　15. D　16. E　17. D　18. A　19. E

20. B　21. D　22. C　23. C　24. C　25. B

26. C　27. E　28. D　29. E　30. A　31. D

32. B　33. D　34. C　35. E　36. A　37. E

38. D　39. C　40. D　41. B　42. C

（马　勇）

第三部分 断层解剖学

第三十章 绪 论

一、断层解剖学实验内容与意义

断层解剖学是人体解剖学中的一门新兴的分支学科，它是在系统解剖学和局部解剖学的基础上发展而来，但是在研究人体解剖结构时，与系统解剖学和局部解剖学又有很大的差异。断层解剖学主要是研究正常人体不同方位断面上器官结构的形态、位置以及它们相互关系的科学。断层解剖学的出现和发展极大地推动了 X 线体层摄影、计算机断层扫描（CT）、磁共振成像（MRI）、单光子发射计算机体层显像（SPECT）、B 型超声波等诊断和治疗技术的进步，断层解剖学已经成为医学影像专业的重要基础课程。

以人体各部位不同方位标本作为学习和研究的对象，使学生掌握每一断面上展示的器官和结构的剖面体的器官相互位置关系，这些结构和器官在每一断面上单独存在，又与邻近断面上结构和器官相互联系。这种研究主要为医学影像专业在疾病的诊断治疗中提供精确的形态学定位。在实验课的学习过程中，进一步加强理论知识的理解和巩固。

（一）实验发展和应用

1. 由层到面精确化 断层解剖学的研究早期采用冰冻切割技术，方法比较古老，组织结构变形，人体组织损耗比较大，结构观察时层面连续性差；后期采用冷冻切片技术，仍然存在组织结构变形大，层面间连续性不好的缺陷；后来采用 CO_2 低温冷冻刨切技术，组织结构几乎无变形，无损耗，层面间连续性好。

2. 由结构到功能转变 断层解剖学的研究由最开始的研究人体器官结构，逐步发展为用人体断面技术制作虚拟人，断层解剖学的研究也逐步走向了对人体功能研究的转变。虚拟人可以广泛应用于医学及相关领域，如外科模拟手术、肿瘤治疗、新药试验、军事应用等。

我国对"虚拟人"的研究，取得了巨大的成就。最精细的是"虚拟人"，拥有 9200 个平面切片，每张照片分辨率达到 2200 万像素。中国"虚拟人"与美国、韩国的"虚拟人"相比，有多项创新，最明显的是首次将血管铸型技术应用于"数字人数据集"的建模。美国第一代和韩国第二代数字人只能看到骨骼和肌，而我国数字人能清晰地看到血管。

3. 由诊断到治疗进步 断层解剖学由以前单纯为临床提供诊断，正逐步向诊断及治疗综合发展，临床上可根据器官结构在断面上特点，来指导介入手术的入路和方法等。

（二）常用术语

1. 水平面 参见系统解剖学-绪论。

2. 矢状面 参见系统解剖学-绪论。

3. 冠状面 参见系统解剖学-绪论。

二、实 验 方 法

采取小组分组轮流学习，结合标本和模型观察人体断面结构，通过对结构的观察和理解来掌握人体器官、结构在断面下的形态、位置、毗邻等方面的知识。

三、注 意 事 项

1. 单层-立体观 学习每个单独层面时，不能孤立地学习，要及时联系上下层间的关系，更好地把握组织结构的动态变化，建立立体观念。

2. 局部-整体观 断面结构很孤立，学习时要有整体观念，对每一个器官结构的形态、结构、位置及与其他器官结构的关系都要全面掌握。

3. 理论-实践 努力掌握好理论知识，在实验课中辨识及确认。

4. 实物-影像 学习实物标本时，要尽量对照影像教学片，做到"推己及人"，知道在影像下该结构如何显影，进行对比学习。

5. 爱护标本 在取标本、拿标本、看标本时，要轻拿轻放，不要用手挤压标本，以防将封标本的玻璃弄坏，其内的福尔马林溶液漏出，进而使标本变干。发现标本有漏液的及时向教师汇报，以做到及时处理。

（高 音）

第三十一章 头　部

实验一　头部水平面

【实验目的】

记忆：在颅脑连续横断面上识别中央沟；半卵圆中心的形态、位置、纤维组成及白质纤维的大致去向；顶枕沟的识别技巧；外侧沟在各断面上的位置及形态变化；基底节横断面解剖；侧脑室前角、中央部、后角、下角的位置形态；第三脑室、第四脑室的位置，连续横断面中脑、脑桥、延髓的位置、形态。

理解：连续横断面大脑镰形态变化；小脑幕连续横断面形态变化；脑表面主要沟回的识别；脑池的名称、位置、围成及内部结构；连续横断面各硬脑膜窦的位置；连续横断面上胼胝体的形态变化；小脑半球、小脑蚓部的识别及小脑扁桃体与延髓、枕骨大孔的关系；四组鼻旁窦的识别。

领会：脑神经的识别；颌面部（颞骨、口底、唾液腺、筋膜及筋膜间隙）的横断面解剖；脑血管的断面区域配布。

【实验材料】　头部水平面标本；头部水平面教学录像、多媒体；头部水平面模型。

【实验内容】

1. 侧脑室中央部以上各断面

（1）识别中央沟

1）在侧脑室顶上部断面，中央沟由上向下各断面分别起自断面外侧缘中份处并逐层向前推移，走向为向后内延伸。

2）在侧脑室顶上部断面，此沟为最深的一条脑沟或有中央前后沟与之伴行。

3）一般中央前回厚于中央后回。

4）大部分中央沟为一连续的沟。

5）先通过定位大脑半球内侧面的扣带回边缘支辨认出中央旁小叶，进而再辨认中央沟。

6）识别出大脑白质的髓型有助于辨认中央沟。

（2）识别脑叶、脑回

1）中央沟以前为额叶，后为顶叶。

2）中央沟前后方的脑回分别为中央前、后回，中央前回皮质厚于中央后回的皮质。

3）额上沟、额下沟位于中央沟之前额叶内，将额叶分为额上、中、下回；顶内沟位于中央沟之后顶叶内，将顶叶分成顶上、下小叶，三条沟与断面内侧缘大致平行。

4）内侧缘中三分之一由上到下层面上可以观察到中央旁小叶、扣带回，前三分之一为额内侧回，后为楔前叶。

（3）半卵圆中心的识别：为断面的髓质部分，颜色较皮质淡，上部层面由辐射冠形成，下部断面由辐射冠及胼胝体横行纤维组成。

（4）大脑镰及上矢状窦的识别：位于断面的中线部位，两侧大脑半球之间，前、后端三角形的空腔为上矢状窦，影像上称空"三角征"。

2. 侧脑室中央部断面

（1）断面中线结构的识别：由前向后为大脑镰、胼胝体膝部、透明隔、胼胝体压部，透明隔位于胼胝体之间，其两侧呈"＞＜"形的空腔为侧脑室中央部，胼胝体的后部仍然是大脑镰，其前、后方的空腔为下、上矢状窦。

（2）顶枕沟的识别：是内侧缘后三分之一最深的一条沟，自内向外延伸。

（3）髓质内结构的识别：位于侧脑室中央部两侧的半卵圆中心内，伸向额叶、枕叶的髓质为额钳和枕钳，侧脑室中央部两侧灰色的结构为尾状核体部。

（4）脑沟回的识别：半卵圆中心外侧可见中央前、后回，顶枕沟以前为顶叶，以后为枕叶，胼胝体前后为扣带回。

（5）大脑纵裂池的识别：大脑镰位于大脑纵裂池内，分左右各一。

3. 经侧脑室三角区断面

（1）中线结构的识别：由前向后为大脑镰、胼胝体膝部、透明隔、穹窿体、胼胝体压部。透明隔、穹窿体位于胼胝体之间，此三者两侧为侧脑室前角、侧脑室三角区，胼胝体压部的后部出现的血管为大脑大静脉，其后为大脑镰及直窦和上矢状窦，大脑大静脉出现后下矢状窦消失，直窦出现。

1）侧脑室前角：呈"＞＜"形裂隙，下外侧壁为尾状核头，上内侧壁为胼胝体膝，内侧壁为透明隔。

2）侧脑室三角区：下内侧有透明隔及胼胝体压部，上外侧有枕钳，其内有脉络丛。

（2）外侧沟的识别：在端脑中部横断面上，外侧沟为前后走向的垂直部，其外侧为岛盖，内侧为岛叶。岛叶内侧由外至内依次为最外囊、屏状核、外囊、豆状核壳、内囊。内囊内侧的两个灰质团块前方的为尾状核头、后方为背侧丘脑。外侧沟存在区为外侧窝池。

（3）端脑内部结构：双侧内囊呈"＞＜"形，位于尾状核头、背侧丘脑与豆状核之间，内囊前肢位于尾状核头与豆状核之间，内囊后肢位于背侧丘脑与豆状核之间，前、后肢之间转折处为内囊膝，与内囊前肢相连的额叶内白质为额钳，与内囊后肢相连的枕叶内的白质为枕钳。

（4）脑叶、脑回的识别：外侧沟内侧为岛叶，外侧为岛盖上部，其内的脑回为中央前、后回。前为额叶、后为顶叶。胼胝体压部后方的内侧缘有顶枕沟分隔顶叶和枕叶（图31-1）。

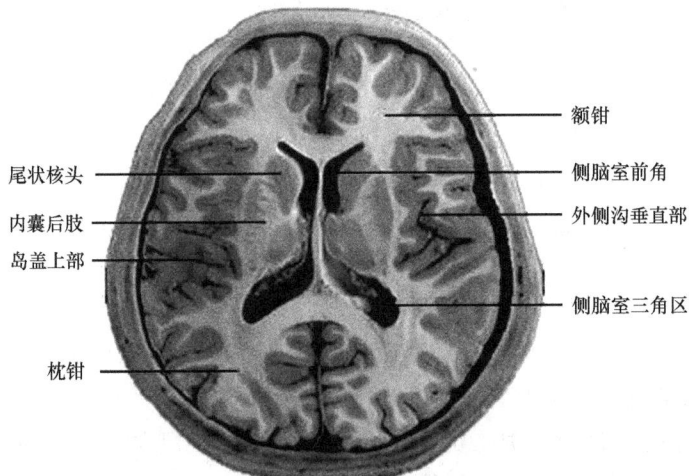

图31-1　经侧脑室三角区断面

4. 经室间孔断面　该断面背侧丘脑、基底核与内囊显示得更加清楚（图31-2）。

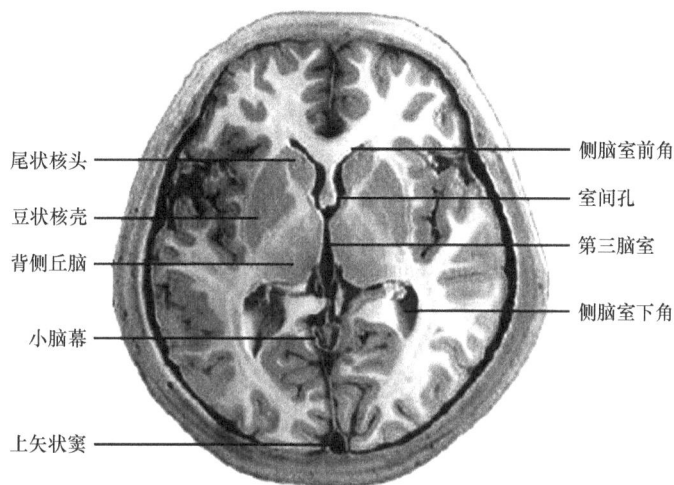

图 31-2　经室间孔断面

（1）中线结构的识别：由前向后为大脑镰、胼胝体膝部、透明隔、穹窿柱、第三脑室、大脑内静脉、小脑蚓、直窦、大脑镰、上矢状窦。

1）侧脑室前角：下内侧壁与经侧脑室三角区断面有所不同，透明隔马上消失，穹窿柱出现，并且其与胼胝体分开，形似两颗"兔牙"，此断面的侧脑室前角形似"兔耳"。

2）第三脑室：该层面是位于两背侧丘脑之间的裂隙。

3）观察室间孔：位于穹窿柱与背侧丘脑之间的裂隙，两侧的室间孔向后汇于第三脑室，向前连通同侧脑室前角。

（2）外侧沟的识别：外侧沟呈倒"Y"形，前支、后支均可见。其存在处为外侧窝池，再观察该池内可见大脑中动脉。外侧沟内侧的大脑皮质仍然是岛叶，岛叶向端脑内部结构的顺序同经侧脑室三角区断面。

（3）脑叶的区分方法：依靠髓突的方向及枕钳、颞钳、额钳可初步辨别出枕叶、颞叶、额叶。同时借助外侧沟辨别在其前方者为额叶，岛叶在内侧，颞叶在后外侧。

（4）髓质及内部结构的观察：尾状核头、背侧丘脑、豆状核、内囊、屏状核等的辨别方法同经侧脑室三角区断面。内囊后肢位于豆状核与背侧丘脑之间，内囊后肢向外发出白质纤维为听辐射，连于颞叶；同时向后内发出白质纤维为视辐射，连于枕叶。

5. 经前连合断面

（1）识别前连合：位于大脑纵裂与第三脑室之间并向两侧延伸至两侧颞叶的窄条状髓质，前连合上方呈两个丘状的结构为尾状核头和豆状核壳，此两个结构外侧依次为白质、外囊、灰质屏状核、最外囊、岛叶、外侧沟。

（2）辨认脑组织

1）端脑的识别：岛叶已经可以辨认，前方为额叶，外侧的脑组织为颞叶，为颞盖的部分，由颞上回组成，向后的颞叶依次可观察到颞中回、颞下回，再向后为枕叶，位于小脑幕两侧。

2）小脑、中脑的识别：小脑是两侧枕叶之间的脑组织，该部分为小脑蚓，其两侧及后方为小脑幕，小脑幕与大脑镰共同形成"Y"形。小脑蚓前方的脑组织为中脑，其前方为大脑脚，后方为四叠体，内部有红核和黑质，两者形似"眼睛与眉毛"。

（3）观察脑室和脑池：第三脑室的位置与上一断面有很大的不同，两侧大脑脚前的"泪滴状"裂隙为第三脑室。中脑内部的管状裂隙为中脑水管。侧脑室下角位于颞叶内，其下壁有海马。四叠体池位于中脑的上丘、下丘后方。

6. 经鞍上池断面

（1）观察视交叉及前方各结构：两侧眼眶内侧的脑组织为直回和眶回，其前方骨组织内部的空腔为额窦，后方的横行的白色结构为视交叉，三者之间为交叉池。

（2）观察鞍上池：鞍上池是由交叉池、桥池或脚间池共同组成的不规则腔隙，向两侧连接外侧窝池，向后连接脚间池或桥池，向后外侧连环池，向前通纵裂池。其内有乳头体、视交叉和漏斗等。

（3）脑组织的识别：鞍上池两侧为颞叶，其内有侧脑室下角。后方为脑桥、小脑，两者间的裂隙为第四脑室。小脑幕位于小脑两侧及后面，小脑幕的形态为"高脚杯"状。后方有直窦或窦汇、乙状窦。

（4）眼眶上部结构的识别：辨认眶脂体、眼外肌、眼球（图 31-3）。

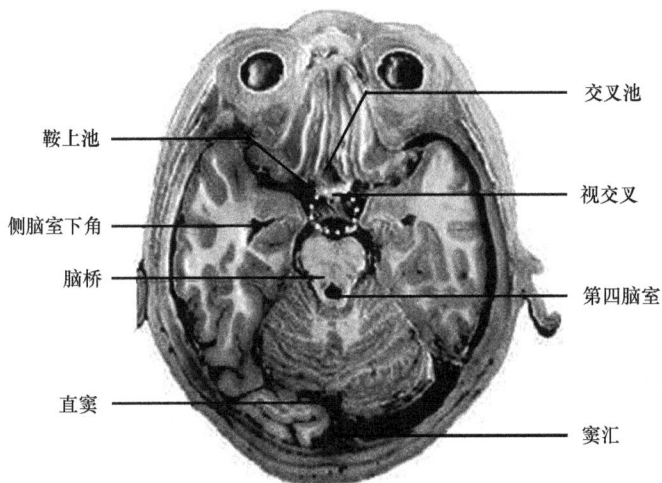

图 31-3　经鞍上池断面

7. 经蝶鞍断面

（1）观察鞍区及周围结构：鞍区位于断面的中央，前方为眼眶，两侧为颞叶，后方为脑桥及小脑。垂体又位于鞍区中央的垂体窝内。垂体后方的骨嵴为鞍背，前外侧的骨性突起为前床突，两侧为海绵窦，要注意观察海绵窦的内部结构。

（2）脑室和脑池的观察：第四脑室位于脑桥、小脑蚓、小脑中脚之间。小脑中脚为连于小脑半球与脑桥之间的白质部分。脑桥前方为桥前池，小脑与小脑幕之间为小脑上池。小脑幕在该断面呈"八"字形，小脑幕末端为乙状窦，再向后为横窦。

（3）眼眶中部结构的识别：辨认视神经、眼球及内部结构、眶脂体、泪腺、眼外肌。两侧眼眶之间为筛窦。

8. 经蝶窦断面　该断面中央部为蝶窦，前为鼻腔内的鼻中隔、上鼻甲、中鼻甲，鼻两侧为眼眶下部。颅中窝和颅后窝分界清楚，可见颞骨岩部，前为颅中窝，其内为颞叶；后为颅后窝，其内主要为小脑、脑桥。在小脑、脑桥与颞骨岩部之间的空腔为脑桥小脑三角池，其内有面神经及前庭蜗神经。另外，在颞骨岩部后缘中部观察内耳门，在颞骨岩部基底部及后方观察乳突窦、乙状窦。两侧颞骨岩部向蝶窦方向汇聚形成尖端部分，在该部分观察破裂孔及颈内动脉、三叉神经节。

9. 经颅底断面

（1）颅后窝各结构的观察：小脑半球内侧可见向内膨出的小脑扁桃体，两侧小脑扁桃体之间为小脑溪。向后为小脑与枕骨之间，为枕大池。小脑前方为延髓，该处有枕骨大孔。延髓前方的骨骼为枕骨基底部，形成枕骨大孔的前部。

（2）颞骨岩部：可见位于其内的颈动脉管，基底部的乙状窦，与枕骨之间的颈内静脉孔、乳突窦、乳突小房。

（3）断面前部结构：中间为鼻中隔，两侧鼻腔侧壁可见下鼻甲及其内的鼻泪管。鼻腔两侧的三角形空腔为上颌窦。

10. 鼻、鼻旁窦观察 在鼻腔内观察鼻中隔，上、中、下鼻甲。额窦在眼眶上部断面眼眶前内侧的额骨上寻找，筛窦在眼眶中部断面内侧寻找，蝶窦在垂体下部断面观察，上颌窦位于眼球下部断面与口腔上部断面之间。

11. 眼眶的观察 视神经断面、视交叉断面，观察泪腺、晶状体、玻璃体、视神经、眶脂体、眼外肌的位置。

12. 咽部观察结构

（1）鼻咽断面：咽隐窝、咽旁间隙。

（2）口咽断面：软腭、腭扁桃体、咽旁间隙、咽后间隙。

（3）喉咽断面：会厌及会厌谷、咽旁间隙、咽后间隙。

【注意事项】 注意头部水平面与大体标本相结合观察，进而形成对头部结构的立体感。

【思考题】 简述中央沟、顶枕沟、外侧沟的识别区分。端脑分叶的重要标志是什么？

实验二 头部矢状面

【实验目的】

记忆：在颅脑正中矢状面上识别中央沟、胼胝体、小脑半球及小脑扁桃体、大脑半球、脑干、第三和第四脑室、垂体、脑池的形态；其他矢状面上脑叶、沟回的识别；内囊、基底节的识别；横窦、乙状窦的位置及形态；第三脑室、第四脑室的位置；连续矢状面中脑、脑桥、延髓的位置、形态。

理解：连续矢状面上侧脑室各部的识别；侧脑室下角及海马形态的识别；连续矢状面大脑镰、小脑幕、鞍膈的位置、形态。

领会：颌面部（眶、颞骨、鼻、鼻旁窦、咽、口底、唾液腺、筋膜及筋膜间隙）的矢状面解剖；脑血管的断面区域配布。

【实验材料】 头部矢状面标本；头部矢状面教学录像、多媒体；头部正中矢状面大体标本模型、端脑大体标本。

【实验内容】

1. 通过颞骨乳突部和外侧沟的断面

（1）幕上结构

1）外侧沟、中央沟的识别：外侧沟横行于断面中部由前向后上走行，围绕在外侧沟末端后上方的脑回为顶下小叶；中央沟位于端脑上缘的中央部，辨认方法为中央沟较深，中央前回较中央后回粗大。

2）脑叶、脑回的识别：借助外侧沟及中央沟可辨认出脑叶、脑回。方法是外侧沟下方为颞叶的颞上回、颞中回，中央沟前方为额叶的中央前回，后方为顶叶的中央后回及顶下小叶。

（2）幕下结构：识别小脑幕，观察横窦、乙状窦及小脑。小脑前下方的颞骨内可见乳突小房及外耳门。

（3）颅外结构：观察下颌支、颞下颌关节、腮腺，腮腺位于下颌支的后方。

2. 经颞骨岩部鼓室和外侧沟的断面

（1）幕上结构

1）外侧沟、中央沟：外侧沟变宽，其内部出现的脑皮质为岛叶；端脑下缘后部呈弧形向下，此处为枕前切迹，后方为枕叶；端脑上缘的中央沟与外侧沟近乎垂直，且中央后回较细向后上方翘起形似"兔尾"，依据此特点确定中央后回，其前方的脑沟为中央沟。

2）脑叶、脑回的识别：借中央沟分额叶、顶叶。外侧沟下方为颞叶，后上方为顶叶，内部为岛叶，枕前切迹后方为枕叶。

（2）幕下结构

1）识别小脑幕：连于颞骨岩部与枕骨横窦沟之间，位于小脑上方。

2）横窦、乙状窦的识别：横窦位于小脑幕的后端，小脑上方。乙状窦位于颞骨岩部后方，小脑下方。

3）观察颞骨岩部内的结构：乳突小房、鼓室、内耳，鼓室位于内耳的前下方。

（3）颅外结构：主要观察腮腺，眼眶内辨认眼外肌、眶脂体和上下眼睑断面。

3. 经侧脑室下角的断面

（1）幕上结构

1）外侧沟、中央沟的识别：外侧沟前支出现，其内可见大脑中动脉水平段走行。在半球上缘中点可见中央沟，区分额、顶叶。中央前回较中央后回粗大。外侧沟下方为颞叶，其内的裂隙为侧脑室下角。颞叶向后连枕叶，其在半球下缘的分界为枕前切迹。

2）端脑内部结构的识别：端脑皮质下的髓质为辐射冠，其内可见颜色较深的屏状核及后方的豆状核，两者位于外侧沟前支后方。

（2）幕下结构

1）小脑幕：连于颞骨岩部上缘和横窦沟之间。

2）小脑半球、横窦、乙状窦较容易识别：乙状窦断面位于颞骨岩部后外方。小脑幕末端的空腔为横窦，小脑半球位于小脑幕下方。

3）颞骨岩部：颞骨岩部断面及周围可观察到颈动脉管，内有颈内动脉岩骨段并与颈内动脉颈外段相延续，岩部后上方为内耳道。

（3）颅外结构：眶腔：主要辨认眼球、眼周围肌及眶脂体。眶下壁下方自上而下依次有：上颌窦、上下颌牙及下颌骨体断面，下颌骨体后的腺体为下颌下腺，前方有下颌下淋巴结（图31-4）。

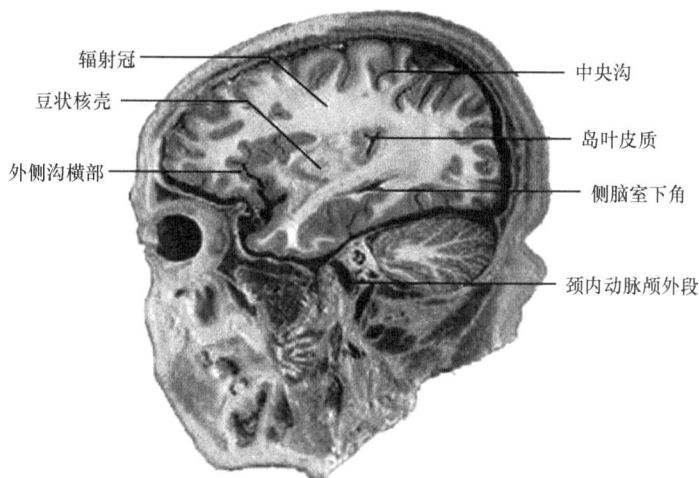

图31-4　经侧脑室下角断面

4.经侧脑三角区断面

（1）幕上结构

1）外侧沟和中央沟的识别：切面已达到外侧沟的水平部，其走行呈左右方向，其内有大脑中动脉。中央沟的识别仍然是借助中央前后回的特点及中央后回在矢状面上呈向后上方翘起的"兔尾"征来区分。

2）分叶：利用中央沟、枕前切迹、外侧沟、侧脑室下角来区分额叶、顶叶、颞叶、枕叶。外侧沟下方有颞叶，其内的裂隙为侧脑室下角，向后上方延伸成侧脑室三角区，此处为顶叶、枕叶、颞叶的交汇点。在侧脑室下角的底壁上可见海马。颞叶后方连枕叶，分界为枕前切迹。

3）端脑内部结构的观察：皮质下方的髓质为辐射冠。辐射冠下方的白质内有豆状核壳，其后方为苍白球，苍白球后为内囊。丘脑位于内囊的后方，此部为丘脑枕，它与豆状核之间的白质纤维为内囊后肢，其向上与辐射冠相连。

（2）幕下结构

1）小脑幕：连于横窦与颞骨岩部上缘之间，下方为小脑半球。

2）小脑半球及周围结构：小脑半球位于小脑幕下方，可见灰色的皮质与白色的髓质。小脑半球与颞骨岩部之间为脑桥小脑三角池，其内可见前庭蜗神经、面神经。颞骨岩尖上端有三叉神经节及三叉神经根。

3）颞骨岩部：颞骨岩部内可观察到颈动脉管及颈内动脉。

（3）颅外结构：主要观察眶、鼻旁窦及口腔。

5.旁正中矢状面

（1）幕上结构

1）中央沟、顶枕沟的识别：通过系统解剖学知识我们已知道位于半球上缘扣带沟边缘支的前方为中央后回（中央旁小叶），我们可以借助这样的特点来寻找中央沟。扣带沟边缘支在该断面上也可以区分，其特点为似与胼胝体相连，向大脑上缘翘起。顶枕沟起自半球上缘后部斜向前下至半球下缘。在此断面其深度、形态已经非常清晰，借两沟可分额叶、顶叶、枕叶。

2）端脑内部结构的识别：白质部分识别胼胝体及内囊，胼胝体分嘴、膝、干、压部；内囊位于背侧丘脑、尾状核与豆状核之间。胼胝体下方为侧脑室，基底核部分识别侧脑室下方由前向后为尾状核头及尾状核体。

（2）幕下结构

1）小脑幕：向后连于横窦，自大脑脚两侧，连于横窦，并形成小脑幕切迹。

2）小脑半球外周颜色深者为皮质，内部髓质色浅，但在髓质内可见颜色同皮质相似的小脑齿状核。小脑中部为小脑与前方的脑桥相连的小脑髓质部分。脑桥上方为中脑，下方的延髓还没切到，因而，延髓在该断面没有显示。

3）观察海绵窦及内部结构：海绵窦在颅底寻找，位于脑桥的前下方。

（3）颅外结构：前部由上到下为额窦、筛窦、中鼻甲、左鼻腔，下方为口腔，下颌骨与舌的前下方为舌下腺。鼻腔、口腔、喉腔与脊柱之间为咽腔，其分部为鼻咽、口咽、喉咽，鼻咽部侧壁上有咽鼓管咽口，喉咽部有会厌（图31-5）。

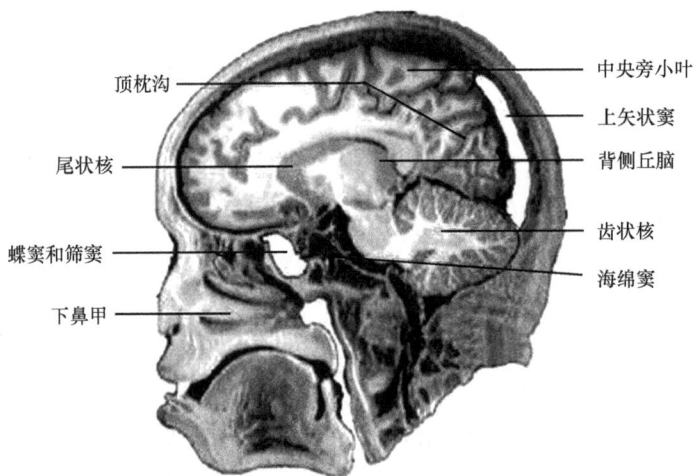

图31-5　旁正中矢状面

6. 正中矢状面

（1）大脑半球内侧面可见中央沟、扣带沟、胼胝体沟、顶枕沟和距状沟等，借助脑沟可确认出额上回、中央旁小叶、楔前叶、楔叶、扣带回和舌回等。

（2）胼胝体分为嘴、膝、干和压部，胼胝体下方为透明隔，透明隔下为穹窿柱。穹窿柱的后下方为背侧丘脑，穹窿柱与背侧丘脑之间为室间孔。穹窿体沿背侧丘脑和胼胝体之间向后下外续于穹窿脚。

（3）下丘脑：位于大脑脚前方，背侧丘脑的前下方，包括乳头体、视交叉、漏斗和灰结节。视交叉周围是交叉池，大脑脚之间为脚间池，两池合称鞍上池。

（4）识别中脑、脑桥、延髓、小脑及小脑扁桃体。延髓向下通过枕骨大孔延续为脊髓。在枕骨大孔上方的延髓与小脑之间为小脑延髓池。

（5）脑室、脑池

1）第三脑室位于下丘脑、背侧丘脑之间，脑桥、延髓背侧的凹窝为菱形窝，小脑前下面与菱形窝构成第四脑室，向上借中脑水管与第三脑室相通，向下通脊髓中央管。

2）识别脚间池、桥池、四叠体池、小脑上池、枕大池。

（6）在鼻腔外侧壁上观察中鼻甲、下鼻甲，鼻腔上方的额骨内有额窦，后上方的蝶骨体内有蝶窦。

（7）口腔顶壁前部为硬腭，后部为软腭。口腔下部有舌，舌前下方与下颌骨之间有舌下腺。

（8）咽腔位于鼻腔、口腔之后，脊柱之前，为前后扁的肌性管道。鼻咽可见咽隐窝、咽鼓管圆枕、咽鼓管咽口及咽扁桃体。喉咽可见会厌。

【注意事项】 由于矢状面标本较大，所以不要随意搬动、叠放，以防漏液。

【思考题】 试述矢状面上脑叶划分的方法。

实验三 头部冠状面

【实验目的】

记忆：颅脑连续冠状面上外侧沟的位置及形态变化；连续冠状面上脑叶、脑沟、脑回、内囊、基底节、背侧丘脑的识别；垂体的位置、形态、毗邻及测量；侧脑室形态变化；第三脑室、第四脑室的位置；鼻和鼻旁窦的冠状面解剖。

理解：海绵窦的位置、穿行结构及最佳显示断面；连续冠状面大脑镰、小脑幕、硬脑膜窦的位置；连续冠状面上胼胝体的形态变化；脑池的名称、位置、围成及内部结构。

领会：脑神经的识别；颌面部（眶、颞骨、鼻、鼻旁窦、咽、口底、唾液腺、筋膜及筋膜间隙）的冠状面解剖；脑血管的断面区域配布。

【实验材料】 头部冠状面标本；教学录像、多媒体；模型。

【实验内容】

1.胼胝体膝之前的冠状面

（1）颅腔内的结构：在断面中线上识别大脑镰及上端的上矢状窦。两侧为大脑半球的额叶部分，上外侧面由上到下为额上回、额中回、额下回，由于额下回靠后，因此在断面上出现的较额上、中回晚；内侧由前向后的断面上分别观察额内侧回、扣带回；下面识别直回、眶回。

（2）颅外的结构

1）眶腔：由前向后的断面上，先切及眶底，向后切及眶尖。在眶底断面上，眼球位于眶的中央，在眼球的上方依次为上直肌、上睑提肌，内、外侧可见内、外直肌，下斜肌位于眼球内下方，上斜肌位于眼球内上方；泪腺为眼眶的外上壁的泪腺窝内，眶的其他空间被眶脂体填充，为脂肪组织。在后部断面上泪腺及眼球消失，切及眼球后部的视神经，位于眶的中央、视神经上下方的血管为眼动脉、眼上下静脉，周围有眼外肌及眶脂体。

2）鼻腔和鼻旁窦：鼻中隔略有弯曲，鼻腔外侧壁由上向下观察上、中、下鼻甲，由于上鼻甲的位置靠后，因而在冠状面的后部出现。上颌窦位于鼻腔两侧，眶腔下方；筛窦是鼻腔上端的侧壁，也是眶腔内侧壁，含气的多个空腔；额窦位于眶腔上内侧的额骨内，为带状含气腔。

3）口腔：上壁为硬腭。下壁由前向后依次为下颌骨、颏舌肌、二腹肌前腹、颏舌骨肌、下颌舌骨肌；侧壁为颊肌和口轮匝肌（图31-6）。

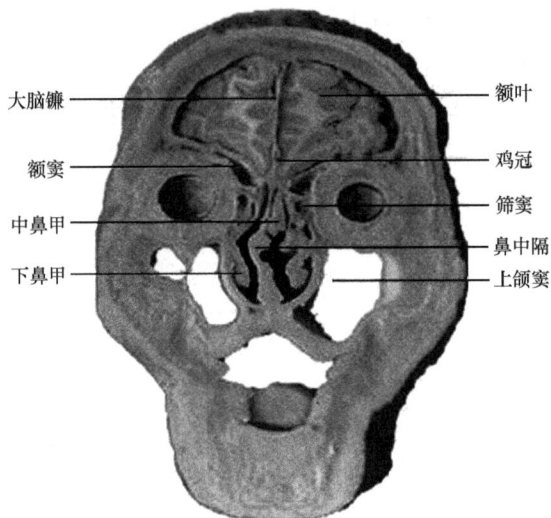

大脑镰

额窦

中鼻甲

下鼻甲

额叶

鸡冠

筛窦

鼻中隔

上颌窦

图31-6 经鸡冠断面

2. 胼胝体膝和侧脑室前角冠状面

（1）颅内结构

1）颅前窝：胼胝体膝将大脑纵裂分成上下两部分，大脑纵裂上部有大脑镰，其上端仍为上矢状窦，胼胝体上下的血管为大脑前动脉。在大脑半球断面中，胼胝体膝的两侧为侧脑室前角，左右对称。在大脑球上外侧面、下面的脑回情况同上一断面相似，在内侧面可见在胼胝体膝的上方为扣带回。

2）颅中窝：借蝶骨小翼与颅前窝分开，其内的小块脑组织为颞叶的颞极。

（2）颅外的结构

1）眶腔：在颅中窝的内侧，眶尖部分可见视神经、眼动脉等结构。

2）鼻、鼻旁窦：观察鼻腔外侧壁的上、中、下鼻甲及位于两侧鼻腔中间的鼻中隔。鼻腔两侧的空腔为上颌窦，上鼻甲外侧为筛窦。

3）口腔：舌下腺位于下颌骨与颏舌肌、颏舌骨肌之间。

3. 视神经、前床突冠状面

（1）外侧沟的识别：外侧沟起自大脑半球上外缘的中部向内下斜行，呈倒"八"字形，直至颅底的前床突，其内有大脑中动脉。

（2）脑叶、脑回的识别：大脑纵裂分左右大脑半球，纵裂内有大脑镰，其上端为上矢状窦。外侧沟下方为颞叶，上内为岛叶，上方的脑组织为额叶。在半球上外侧面上，由于中央前回的走行是自上缘斜向前下的，所以于中央前回的下部先出现，位于断面的下方，其上方依次为额中回、额上回。在半球的内侧面胼胝体上方有大脑前动脉及扣带回、扣带沟。外侧沟上面的脑组织由外向内有岛叶及直回。直回较小位于下部大脑纵裂的两侧。

（3）端脑内部结构的观察：大脑纵裂向下呈"V"形的白质板为胼胝体，其下方为透明隔，向下连于胼胝体嘴。胼胝体和透明隔两侧的空腔为侧脑室前角。侧脑室前角外侧壁下方为尾状核头和豆状核壳。内囊前肢尚未出现。在胼胝体嘴下方及胼胝体上方的大脑纵裂内有大脑前动脉。

（4）鞍区：前床突位于外侧沟内侧端的骨性断面，依靠前床突可以识别视神经。两者之间为颈内动脉虹吸部，位于海绵窦内。海绵窦位于蝶骨两侧，海绵窦内侧壁有颈内动脉及下方的展神经；海绵窦外侧壁自上而下有动眼神经、滑车神经、眼神经和上颌神经。蝶窦为位于蝶骨体内的空腔。

（5）鼻咽：上壁为咽隐窝，上邻蝶窦。

4. 经垂体冠状面

（1）脑叶、脑回、脑沟的识别：在大脑纵裂内观察大脑镰及上矢状窦。外侧沟分垂直部和水平部，呈横"Y"形，大脑中动脉在内部走行。借外侧沟可区分额叶、颞叶，外侧沟内侧为岛叶，额叶形成岛盖上部、颞叶形成岛盖下部。岛叶深方依次为最外囊、屏状核、外囊、豆状核壳与尾状核头，后两者仍有下部相连，分开的部分之间有内囊前肢的白质纤维通过。

（2）端脑内部结构的识别：侧脑室前角清晰可见，其顶壁为胼胝体，内侧壁为透明隔，底壁为伏隔核。外侧壁为尾状核头及豆状核壳，两核之间的白质为内囊。该断面由于室间孔尚未出现所以是侧脑室前角部分（图31-7）。

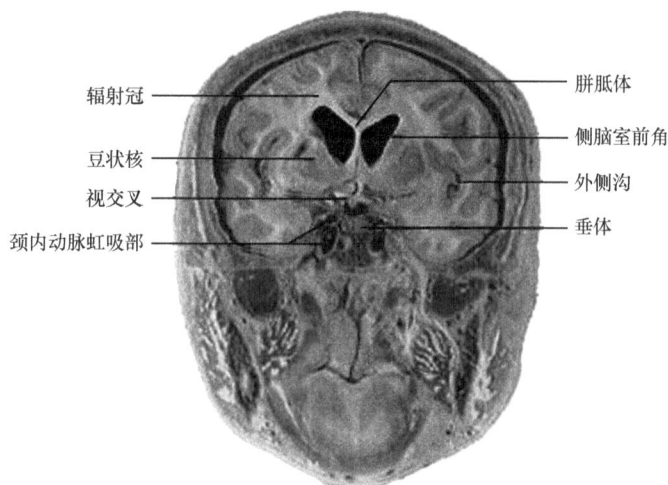

图31-7 经垂体冠状面

（3）鞍区结构的辨认：在两侧颞叶之间的部分为鞍区。中间的骨性结构为蝶骨体，其上为垂体，下有蝶窦，两侧为海绵窦，窦内结构与前一断面相似。视交叉是横行的神经束，位于端脑下方，垂体上方。在视交叉与鞍膈之间的间隙为鞍上池。

（4）鼻咽部：咽隐窝、咽鼓管的识别。

5. 经第三脑室前部及室间孔的冠状面

（1）脑叶、脑回的区分：外侧沟分垂直部和水平部，呈横"Y"形，大脑中动脉在内部走行。外侧沟下方仍然是颞叶。上方由于室间孔出现，侧脑室前角消失，侧脑室体部出现，由于侧脑室体部位于顶叶内，可确定外侧沟上方为顶叶。外侧沟深方还是岛叶。大脑纵裂两侧为额叶，其内的大脑镰及上矢状窦位置没变，以后的各断面两者的位置也不会发生改变，均位于大脑纵裂中。

（2）侧脑室、第三脑室、室间孔、基底节、内囊、背侧丘脑的识别：该断面上出现侧脑室中央部、侧脑室下角、第三脑室及室间孔。中央部位于胼胝体下方和透明隔两侧呈三角形的腔隙为侧脑室中央部，其顶壁为胼胝体，下壁为背侧丘脑和穹窿柱，内侧壁为透明隔，外侧壁为尾状核体（尾状核头随侧脑室前角消失而消失）。位于颞叶内的裂隙为侧脑室下角，其底壁上的海马清晰可见。两侧背侧丘脑之间的纵行裂隙为第三脑室。穹窿柱与背侧丘脑之间的裂隙为室间孔。侧脑室与第三脑室借此孔相通。背侧丘脑出现意味着内囊后肢出现，因为内囊后肢是位于背侧丘脑与豆状核之间的白质纤维，位于尾状核与豆状核之间的白质纤维是内囊前肢（图31-8）。

（3）脑干、血管、神经的识别：两侧颞叶之间为脑桥基底部，其下方有基底动脉和小脑下前动脉，上方有大脑后动脉和动眼神经。颞骨岩部内侧有三叉神经节。颞骨岩部内部可观察到颈动脉管断面及内耳鼓室。

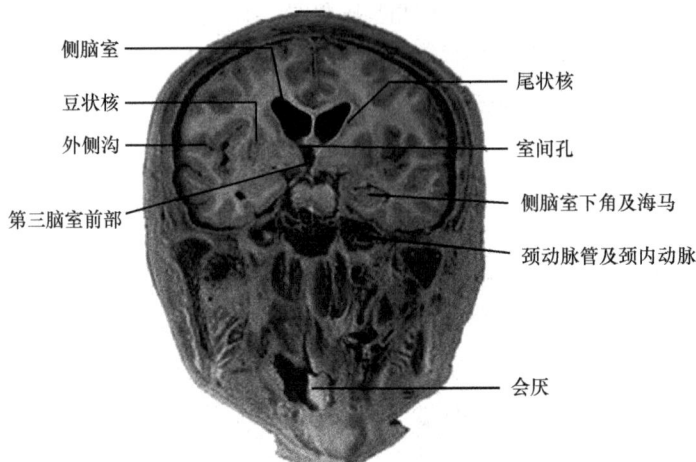

图 31-8　经室间孔冠状面

6. 红核和黑质冠状面

（1）脑叶、脑回、脑沟的识别：外侧沟近似横"一"字形，深方为岛叶，上方为顶叶的缘上回，缘上回上方为中央后回，下方为颞叶。下面、内侧面与前一断面近似。

（2）侧脑室、第三脑室、基底节、内囊、背侧丘脑、脑干、小脑幕的识别：岛叶深方为屏状核、豆状核、内囊、背侧丘脑。背侧丘脑之间的裂隙为第三脑室，向上借室间孔与侧脑室中央部相通。室间孔为背侧丘脑与穹窿柱之间的裂隙。侧脑室中央部的外侧壁为尾状核体。背侧丘脑下方为中脑大脑脚，再下方为脑桥，其前方中线两侧有椎动脉断面，其两侧可见小脑幕，连于颞骨岩部。尾状核和丘脑外侧的白质板为内囊，内囊外侧依次为豆状核、外囊、屏状核、最外囊、岛叶。颞叶内的空腔为侧脑室下角，其内有海马。

7. 经小脑中脚的冠状面

（1）脑叶、脑回、脑沟的识别：仍然借助外侧沟区分脑叶、脑回，外侧沟呈横"一"字形。脑回、脑叶与前一断面的近似。

（2）侧脑室、第三脑室：胼胝体下方、透明隔两侧是侧脑室中央部，其顶壁为胼胝体，下壁为背侧丘脑和穹窿体，内侧壁为透明隔，外侧壁为尾状核体，侧脑室下角位于颞叶内。侧脑室下方的窄隙为第三脑室，两侧是背侧丘脑。背侧丘脑和尾状核体外侧的脑白质为内囊，其外侧可见壳和屏状核、岛叶。

（3）背侧丘脑、基底节、内囊、脑干、小脑、小脑幕的识别：第三脑室的两侧为背侧丘脑，下方依次为中脑大脑脚、脑桥、延髓，脑桥向两侧连接到小脑的白质部分为小脑中脚。大脑脚周围的腔隙为环池。两侧小脑幕自大脑脚向外向延伸止于颞骨岩部。侧脑室外侧为尾状核体，背侧丘脑与尾状核体外侧的白质板为内囊。

8. 经胼胝体压部及侧脑室三角区的冠状面

（1）脑回、脑叶、脑沟的识别：外侧沟形态为横"一"字形，上方依次是缘上回、顶上小叶、中央后回，外侧沟下方为颞叶，下面与内侧面与前一断面相似。

（2）侧脑室、胼胝体压部的识别：侧脑室后角与下角和侧脑室中央部汇合成侧脑室三角区，此三角区内可见侧脑室脉络丛，外下方移行为侧脑室下角，两侧侧脑室三角区之间为胼胝体压部，其上邻大脑镰，大脑镰上端连上矢状窦，上矢状窦外侧可见外侧陷窝。

（3）小脑幕、小脑半球、乙状窦、延髓及第四脑室识别：小脑幕将上述结构分隔于小脑幕下方，下方主要是小脑半球、小脑蚓及第四脑室。小脑断面上中间缩细的部分为小脑蚓，两端膨大的部分为小脑半球。两侧小脑半球下缘之间的结构为延髓，反之，延髓两侧为小脑扁桃体，此处延髓正通过枕骨大孔。枕骨大孔外侧有大而圆的颈静脉窝断面，再向外上有乙状窦的断面。第四脑室是小脑蚓部与延髓之间的腔隙（图31-9）。

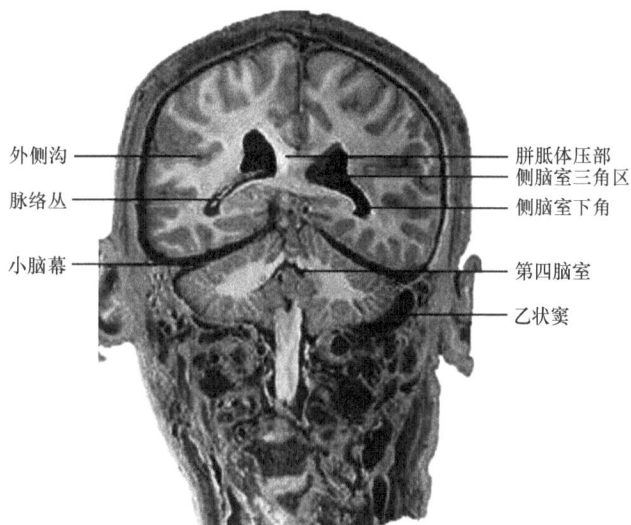

图31-9 经侧脑室三角区冠状面

9. 侧脑室后角以后的冠状面

（1）脑沟回的识别：外侧沟消失，缘上回消失。端脑内侧面出现顶枕沟、距状沟，距状沟下方为舌回，上方为楔叶。

（2）侧脑室后角：白质内的卵圆形空腔为侧脑室后角，其内侧壁上有后角球、禽距。

（3）小脑、小脑幕、乙状窦、横窦、直窦的识别。

1）小脑：观察小脑蚓、小脑半球、小脑扁桃体、枕骨大孔、小脑齿状核、第四脑室。

2）观察小脑幕与大脑镰：从前向后的冠状面由"八"字形到"人"字形的变化。

3）观察乙状窦出现的位置与颈内静脉的关系，乙状窦消失与枕骨大孔的关系，直窦与小脑镰的关系。乙状窦在颈内静脉的后部断面内，直至枕骨大孔消失的断面。在此后的各断面上出现横窦则位于小脑幕两端与枕骨之间。在小脑幕与大脑镰相交接处观察直窦。

【注意事项】 结合端脑大体标本，观察端脑冠状面分叶及侧脑室形态。

【思考题】 垂体肿瘤有时可通过其大小来间接判断，结合冠状面，简述垂体的测量及毗邻关系。

（姜 杨）

第三十二章 颈　　部

【实验目的】

记忆：喉腔及喉软骨的横断面解剖；甲状腺的横断面解剖。

理解：喉咽横断面解剖；气管、食管的横断面解剖。

领会：颈部的筋膜层次及筋膜间隙的组成及其内容。

【实验材料】 颈部横断面标本；颈部横断面模型；喉腔的大体标本；多媒体、颈部前面观及侧面观图像。

【实验内容】 重点观察咽下部和喉的断面。

1. 会厌软骨上缘水平面 观察会厌软骨、甲状软骨上角、血管神经间隙及颈动脉鞘、颈外侧深淋巴结。喉咽是位于椎体前方的大空腔，它与脊柱之间的肌为咽后壁的肌，在该层面上，咽上缩肌已经随着鼻咽、口咽的消失而消失，仅剩下咽中缩肌、咽下缩肌及两侧的茎突咽肌。在喉咽前方有会厌软骨，观察到会厌就意味着喉口已经出现。喉口是由会厌、杓状会厌襞及杓间切迹组成，而会厌位于最上方，并斜向后下方走行形成杓状会厌襞。

2. 甲状软骨上角水平面

（1）喉咽的识别：观察颈椎前方，识别咽中缩肌、咽下缩肌，此两肌构成咽的后壁，其前方的空腔仍为喉咽部。

（2）喉腔的喉前庭：在喉咽前部切及会厌下方的杓状会厌襞及后方的喉前庭，甲状软骨前角下面与后方杓状软骨之间的前庭襞是分界喉前庭与喉中间腔的标志，甲状软骨构成喉前庭的前壁，在此处还可以观察到甲状软骨的上切迹，在其前方为胸骨舌骨肌、肩胛舌骨肌及甲状舌骨肌。在侧部还可见到甲状软骨上角，位于咽后壁的两侧。

（3）其他结构的观察：观察颈动脉鞘及内侧的颈内动脉、外侧的颈内静脉、两者之间后方的迷走神经。胸锁乳突肌的深面有颈外侧深淋巴结。

3. 喉结水平面

（1）喉咽的识别：椎体前方横行的腔隙为喉咽，咽后壁的咽中缩肌消失，仅剩咽下缩肌。由于喉口两侧喉咽侧壁凸向甲状软骨，形成梨状隐窝，在此断面可见到咽腔两侧凸向喉前庭的部分即为梨状隐窝，是异物常易滞留的部位。梨状隐窝是咽腔的一部分。

（2）喉前庭的观察：咽腔前方的两个软骨断面为杓状软骨断面，其前方的空腔为喉前庭。喉前庭前方是甲状软骨，甲状软骨板呈"八"字形，其前端为喉结，是影像学确定喉腔位置的重要标志。喉前庭后方的横行腔隙为喉咽，在椎体的两侧部观察颈动脉鞘，内可见颈总动脉、颈内静脉和迷走神经。

4. 环状软骨板上缘水平面

（1）喉咽：在脊柱前方观察被压扁的喉咽。

（2）喉腔：脊柱正前方的软骨为环状软骨板。由于环状软骨板较环状软骨弓高而宽，所以先看到环状软骨板。在环状软骨板正前方的裂隙为声门裂，两侧的白色结构为声襞，在声门裂两侧的后边可以观察到两个小的软骨为杓状软骨。甲状软骨板为杓状软骨两侧的长条形软骨断面，两者之间的肌为甲杓肌。

（3）甲状腺位置的观察：该断面在杓状软骨两侧出现甲状腺上极。

5. 环状软骨水平面

（1）喉咽：观察椎体前方的喉咽，前方为喉腔。

（2）声门下腔的观察：在喉咽的前方可以清楚地看到一个环形的软骨为环状软骨，内侧的空腔为声门下腔。同时甲状软骨消失仅剩下甲状软骨下角，其位于甲状腺的后内侧，因而在此处可观察到两侧的甲状软骨下角断面。

（3）甲状腺：逐渐增大，甲状软骨下角断面外侧有甲状腺侧叶的剖面。甲状腺侧叶旁为颈动脉鞘，内有颈总动脉、颈内静脉及两者后方的迷走神经及横突孔内的椎动脉、静脉。

6. 甲状腺峡水平面　随着环状软骨的消失，喉腔和咽腔也随之消失，取而代之的分别是气管和食管。气管两侧的甲状腺侧叶断面面积增加，并向前汇聚直到第二至第四气管软管前有甲状腺峡部的断面。在断面上观察可见在椎体、椎间盘前方有咽或食管、喉或气管，两侧有甲状腺侧叶后缘。甲状腺峡部位于气管软骨环的前方，连接甲状腺侧叶围绕气管软骨和甲状软骨下部，甲状腺后外侧观察颈动脉鞘等结构。

【注意事项】　注意以喉软骨为标志，识别颈部各个结构。

【思考题】　喉癌可以沿着神经、血管周围的间隙蔓延，可致使颅底骨性孔道破坏，请指出具体的神经、血管周围间隙。

（姜　杨）

第三十三章 胸 部

实验一 胸部水平面

【实验目的】

记忆：肺门组成、横断面解剖；纵隔横断面解剖。

理解：肺段的划分、肺段支气管的识别；纵隔内的淋巴结分区。

领会：胸壁的横断面解剖。

【实验材料】 胸部水平面标本；胸部水平面教学录像、多媒体课件；胸部水平面模型。

【实验内容】 胸部水平面标本共16层，层厚为1cm，观察标本下面。

1. 颈根部断面 主要观察气管、甲状腺、颈动脉鞘、食管、斜角肌间隙、腋窝顶。气管位于椎体的前部，两侧为呈三角形的甲状腺侧叶。颈动脉鞘由颈总动脉、颈内静脉和迷走神经组成，位于甲状腺侧叶的两侧。食管位于气管后方。斜角肌间隙位于椎体两侧，是位于前、中斜角肌之间的间隙，其内有臂丛通过。腋窝位于前锯肌、冈上肌、锁骨及喙突之间的区域，在其内部观察臂丛、腋动脉、腋静脉，注意观察内部淋巴结。

2. 平肺尖断面 主要观察肺部及气管、食管、甲状腺、颈动脉鞘、斜角肌间隙、腋窝。胸腔在该断面开始出现，两侧胸膜肺区成为观察的重点。识别右肺尖段及左肺尖后段的形态特点，气管、食管、甲状腺、颈动脉鞘、斜角肌间隙、腋窝的观察位置与上一断面相近。

3. 胸锁关节断面 主要观察纵隔内部结构，肺段的区分，掌握胸锁关节的断层解剖学意义。

（1）纵隔结构的识别：椎体前方出现纵隔区的结构，观察方法以气管为中心观察纵隔内的各个结构。气管为纵隔中心位置，右前方为头臂干，在胸锁关节后方向上分出右颈总动脉、右锁骨下动脉。在气管左侧由前向后的两个血管分为左颈总动脉及左锁骨下动脉，其中左锁骨下动脉在左肺尖内侧形成一明显的压迹。胸锁关节后方是左、右头臂静脉汇合处即静脉角的部位，食管仍然位于气管后方。

（2）肺段的识别：右肺尖段位于断面中央，前段和后段较小，位于尖段的前方和后方。左肺的尖后段位于中央及后部，前方有较小的前段。

（3）腋窝的观察：腋窝断面呈三角形，内有臂丛、腋动脉、腋静脉。

4. 胸骨柄断面 主要观察纵隔内的左、右头臂静脉，头臂干、左颈总动脉、左锁骨下动脉，血管前间隙，气管，食管；肺段的识别；腋窝结构的观察。

（1）纵隔结构的识别：椎体前方为食管、气管，两者的左前方由前向后分别为头臂干、左颈总动脉和左锁骨下动脉，在左肺尖内侧仍然可见左锁骨下动脉形成的压迹。头臂干前方有左头臂静脉，右锁骨胸骨端后方有右头臂静脉断面。

（2）肺段的识别：右肺断面内侧主要是尖段，后方为后段，前方为前段。左肺断面内后方为尖后段，前方为前段。

（3）腋窝的观察：腋窝断面呈三角形，臂丛位于腋动、静脉周围。

5. 主动脉弓断面 主要观察纵隔内的主动脉弓，左、右头臂静脉，纵隔间隙，气管、食管；肺段识别。

（1）纵隔结构的识别

1）纵隔内的结构：气管居中间，食管位于气管的左后方，主动脉弓位于两者的左前方，主动脉弓前方有左头臂静脉从左向右斜行，右前方有右头臂静脉，可见两者汇合。

2）纵隔间隙：血管前间隙内有胸腺的遗迹；在主动脉弓左侧观察有无肿大的淋巴结；气管前间隙位于主动脉弓的右侧，上腔静脉后与气管前方之间又称气管前腔静脉后间隙。

（2）肺段的识别：断面中央有尖段支气管或尖后段支气管，血管向前及向后走向，前方为前段，后方为后段或尖后段。右肺在下叶上段出现，其前方为斜裂。

6. 主肺动脉窗断面 主要观察纵隔内上腔静脉、主动脉、气管、食管、奇静脉、纵隔间隙及肺段等。

（1）观察纵隔

1）纵隔内的结构：气管及食管的位置与上一断面近似，气管左前方是主动脉弓下壁的断面，气管前方、升主动脉右侧为上腔静脉，食管右后方为奇静脉。

2）纵隔间隙：血管前间隙位于胸骨柄后方与大血管之间，内有胸腺；气管前间隙位于大血管后方与气管间的间隙，内有淋巴结；气管后间隙位于气管后方与胸椎椎体间的间隙，内有食管断面；此断面为主肺动脉窗的上界。

（2）肺段的识别：胸膜肺区内尖段已消失，断面前部为前段，有血管向前走行；断面后部为后段，有血管向后走行，右肺下叶的上段显现一小部分。奇静脉后方有一凹窝称奇静脉食管隐窝（奇食隐窝），突入的肺组织称为肺嵴。

7. 气管隆嵴断面

（1）观察纵隔的结构：胸骨正后方为血管前间隙及内部的胸腺遗迹；胸腺后方由右向左为上腔静脉、升主动脉；再向后为气管杈及左、右主支气管；气管后方有奇静脉及食管的断面，脊柱左前方较大的管腔为降主动脉。主肺动脉窗可见其内有气管支气管上淋巴结、动脉韧带（图33-1）。

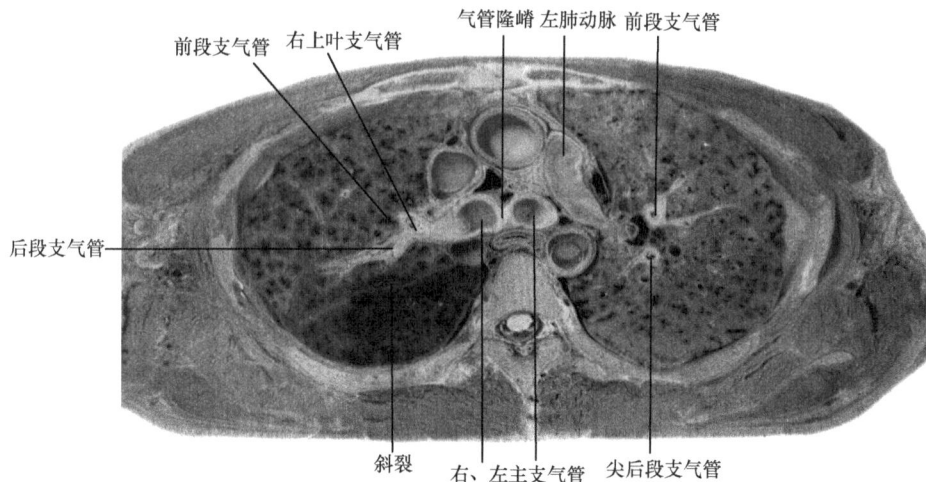

图33-1 气管隆嵴断面

（2）肺段的识别：两肺上叶前方为前段，后方大部分为后段或尖后段，并可见后段支气管走行。下叶上段面积增大，左、右肺斜裂呈开口向前外方的弧形，位置逐渐前移。

8. 肺动脉杈断面

（1）观察纵隔

1）纵隔内的结构：典型的特点为呈"三叶草"形的肺动脉干、左右肺动脉。肺动脉干右侧为升主动脉，升主动脉右侧是上腔静脉，左、右主支气管的断面位于右肺动脉后方，左、右肺动脉前方有左、右上肺静脉的属支断面。脊柱前方的四个管腔为食管、降主动脉、奇静脉、胸导管。

2）纵隔间隙：观察血管前间隙、气管隆嵴下间隙。胸骨角后方与升主动脉之间为血管前间隙，内有三角形的胸腺。左、右支气管之间为气管隆嵴下间隙，其内的黑色结构为肿大的淋巴结。

（2）肺门和肺段的识别：右肺可见上叶支气管的前段支气管断面，可见上叶前段、后段。斜裂后方为上段，斜裂的前方可见上叶肺动脉向前、向后发出分支，分别为前、后段动脉。

9. 右肺动脉断面

（1）观察纵隔：左肺动脉消失，被左肺上静脉取代，其后方可见左主支气管及上干断面。肺动脉干和右肺动脉的断面呈弧形包绕升主动脉、上腔静脉，右肺动脉由左向右横行入右肺门，其前方为右肺上静脉属支，其后方为中间支气管，脊柱前方有三个管腔与上一断面相同。

（2）观察肺门、肺段：右肺门由前向后可见右肺上静脉属支、右肺动脉、中间支气管；左肺门由前向后为左肺上静脉、左支气管（图33-2）。

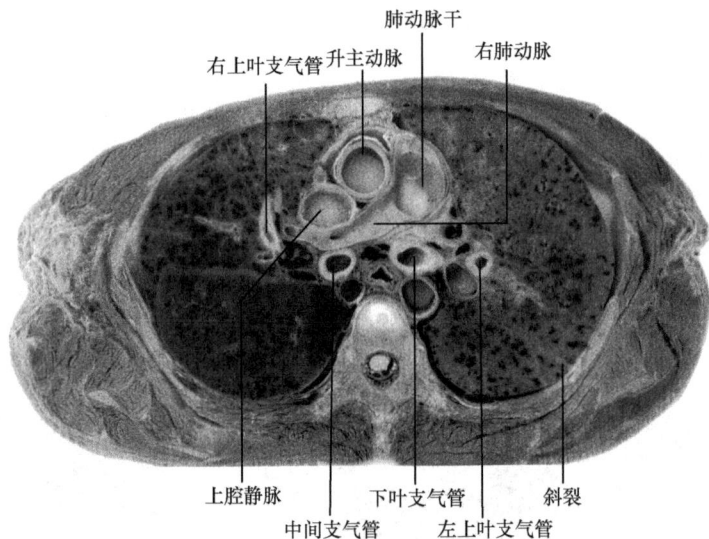

图33-2 右肺动脉断面

右肺上叶与中叶之间有一个乏血管区，CT上表现为无肺纹理区。中叶内可见较粗大的肺静脉段间部，成为划分中叶外侧、内侧段的重要标志。斜裂呈弧形凹向前，并逐渐向前推移，背段面积随之逐渐扩大。

左肺主支气管的前方有左上肺静脉属支向内行，在上叶支气管外侧有一由外向内斜行肺静脉的段间部，成为划分前段和尖后段的标志血管。

10. 主动脉窦断面

（1）观察纵隔：除左心室未切及外，其他各心腔均可观察到。主动脉窦位于四心腔的中心位置，其前方为右心室，右为右心房，后方横行于脊柱前方的大的心腔为左心房。左心房后方与脊柱之间为食管、胸主动脉、奇静脉。

（2）观察肺门、肺段：右肺门可观察到中叶支气管、下叶支气管、下肺动脉、右肺下静脉；左肺门可见下叶支气管、左肺下静脉、下肺动脉。

右肺断面上可观察到上、中、下三叶，三者之间有水平裂和斜裂作为分界。上叶可见前段，中叶可见外侧段和内侧段，下叶为上段。

左肺断面可观察到上叶、舌叶、下叶，上叶与下叶之间的分界为斜裂。由前向后可观察到前段、上舌段、背段。

11. 四腔心断面

（1）观察纵隔区：心四个心腔均可显示。右心房和右心室位于右前方，其间为右房室口。左心房与左心室位于左后方，其间为左房室口。心包斜窦位于左心房后方。脊柱前方观察到食管、奇静脉、胸主动脉和胸导管。

（2）观察肺门、肺段：右肺断面前部为前段，中叶可见外侧段、内侧段，上叶与中叶之间为水平裂，下叶与中叶之间为斜裂，下叶可见基底段支气管，外侧部为外侧底段，后部为后底段，斜裂后方为前底段，靠近纵隔为内侧底段。

左肺前段仅剩一小部分，它与斜裂之间的大部分为舌叶。斜裂后方为左肺下叶断面，可见四个基底段支气管断面，对应的肺组织为四个底段。

12. 腔静脉裂孔断面 观察下腔静脉、右膈顶、左右心室、食管、胸主动脉、奇静脉、肺等结构。

【注意事项】 注意重点断面标志性结构的识别，结合大体标本加深对断面结构的认识。

【思考题】 中心型肺癌如发生在中间段支气管并发阻塞性肺炎、肺不张时，将会使哪几个肺段受到影响？

实验二 胸部矢状面

【实验目的】

记忆：纵隔矢状面解剖；肺门矢状面解剖。

理解：肺的矢状面解剖；腋窝矢状面解剖；颈根部矢状面解剖。

领会：胸壁矢状面解剖；肩胛区矢状面解剖。

【实验材料】 胸部矢状面标本、多媒体。

【实验内容】

1. 心腔以左断面 包含3～4矢状面，主要观察胸腔内的肺部及腋窝。

（1）观察肺部：胸腔内有左肺上叶和下叶，上、下叶之间有斜裂分隔。斜裂由肺后缘斜向前缘。

（2）观察腋窝：腋窝位于肩胛下肌、胸大肌和胸小肌及胸腔顶之间，呈尖向上的三角形腔隙，其内有腋动脉、腋静脉、淋巴结及脂肪。

2. 经左心室断面

（1）观察肺、纵隔：左肺借斜裂分左肺上叶、下叶，重点识别左肺舌叶，其位于左心室前方。肺叶内可见段支气管断面，左肺的前下方有心包围绕的左心室及右心室。右心室很小位于左心室的前下方。左心室壁厚，位于膈肌之上。

（2）观察腋窝：第1肋骨、锁骨、肩胛舌骨肌之间的间隙为腋窝，其内有腋静脉、腋动脉及臂丛。在该断面胸腔前壁上方可见一长条状的肋骨断面为第1肋的侧壁，此特点为腋动脉即将移行为锁骨下动脉的重要标志，也是腋窝马上消失的标志。

3. 左肺门断面

（1）观察肺叶、肺门

1）观察肺叶：左肺上叶位于整个肺的前上方，心前方仍为舌叶。

2）观察肺门：该断面左肺门出现，左上肺静脉位于肺门最前方，后方弓形的血管为左肺动脉，其下方为左肺上叶支气管。上叶支气管的后下方有下叶支气管的分支上段支气管及前内底段支气管、后外底段支气管，下叶支气管下为左下肺静脉。

（2）观察纵隔：观察右心室、左心室，周围为心包及心包腔。

（3）观察颈根部：首先识别锁骨断面，锁骨上方附着的肌为胸锁乳突肌，然后以锁骨为中心识别颈静脉弓、锁骨下动脉、锁骨下静脉、斜角肌间隙。

4. 左旁正中矢状面

（1）观察肺叶：胸腔内前部有左肺舌叶，位于肺动脉干和右心室前方，胸腔后部被左肺上叶及下叶一部分占据。

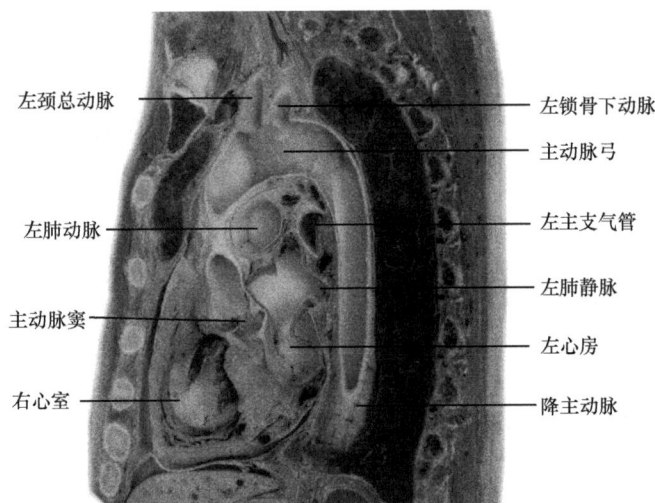

图33-3　左旁正中矢状面

（2）观察纵隔：观察右心室腔，右心室后方为主动脉根部及升主动脉，并可见主动脉瓣，其后方的空腔为左心房，左心房上的两个血管断面为左肺静脉，其后上方的半月形的管腔为左主支气管。纵隔上方及后方的弓形大血管为主动脉弓及降主动脉，向下降主动脉正通过膈肌上的主动脉裂孔。主动脉弓下为左肺动脉断面（图33-3）。

（3）观察颈根部：主要识别颈静脉弓、左锁骨下静脉、左锁骨下动脉、颈内静脉和左颈总动脉。由于颈内静脉与锁骨下静脉在胸锁关节的后方汇合成头臂静脉，因而在此断面可以观察到颈内静脉。

5. 正中矢状面

（1）观察纵隔：该断面切及升主动脉、气管、食管的正中矢状面。食管位于脊柱前方，后方有奇静脉，在其前方自上而下可以观察到气管（主支气管部分及右主支气管）、右肺动脉（肺动脉干消失右肺动脉出现）、左心房（左上、下肺静脉消失左心房出现）。前一断面可见主动脉根及主动脉弓，该断面出现将两者连接的升主动脉，其上方变细的血管为主动脉弓的第1个分支头臂干。头臂干前方的血管断面为左头臂静脉，升主动脉根部前方为右心耳。

（2）识别肺叶：位于心大血管前方，仅剩小部分。胸骨后方的肺组织为右肺上、中叶的前缘（图33-4）。

6. 右旁正中矢状面

（1）观察纵隔：右心房成为断面中腔最大的部分，位于膈肌中心腱上方，与上、下腔静脉相连。与上腔静脉相连的两个血管为奇静脉及左头臂静脉。上腔静脉前方有右心耳及升主动脉，上腔静脉后方，奇静脉下方自下而上有右肺静脉、右肺动脉和右主支气管（为右肺门的结构）。

（2）识别肺叶：右肺上叶、中叶的一部分，在右肺根后方、脊柱前方有右肺上叶和下叶的部分剖面。

7. 经右肺门断面

（1）观察肺叶、肺门

1）肺叶：右肺可借助斜裂及水平裂分出上、中、下三叶，其内可观察到上、中、下叶支气管。

2）右肺门：上叶支气管位于最上方，下叶支气管位于最下方，两者之间的血管为右肺上静脉（前方）、右肺动脉（后方）。

（2）观察颈根部：主要观察颈内静脉、右锁骨下动脉、右锁骨下静脉、右头臂静脉、胸锁乳突肌及前斜角肌。颈内静脉前方为胸锁乳突肌，后方为前斜角肌，锁骨后上方为右锁骨下动脉、右锁骨下静脉（图33-5）。

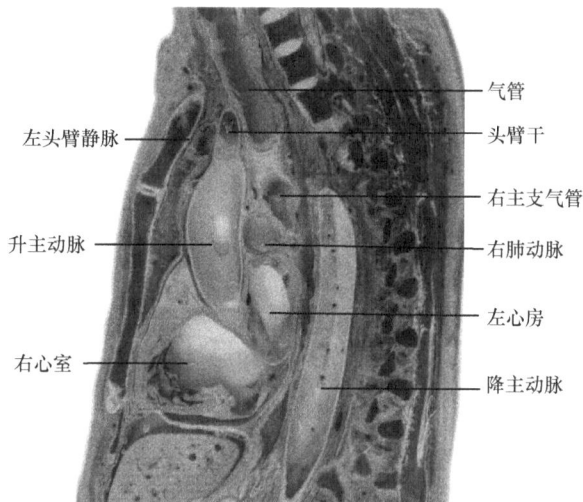

图33-4　正中矢状面

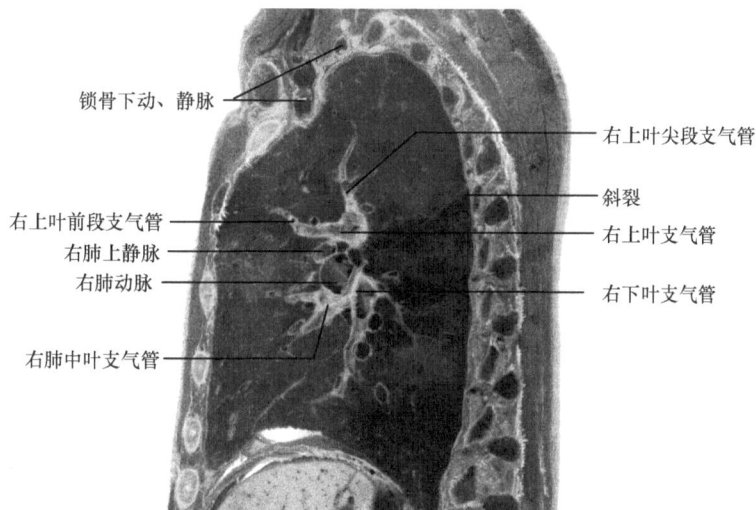

图33-5　经右肺门断面

8. 右肺门以右各断面　胸腔由右肺上、中、下三叶占据，由斜裂及水平裂分隔三叶，斜裂由后上向前下方斜行达膈。

【注意事项】　结合支气管树及纵隔模型，加深对左、右肺门断面及纵隔断面的理解。

【思考题】　炎症、肿瘤等可引起纵隔内淋巴结肿大，简述纵隔内的淋巴分区。

实验三　胸部冠状面

【实验目的】

记忆：纵隔的冠状面解剖。

理解：肺的冠状面解剖。

领会：胸壁的冠状面解剖。

【实验材料】 胸部冠状面标本、多媒体。

【实验内容】 胸部冠状面将分纵隔区、胸壁和肺区三部分来实习。

1. 经胸骨柄断面

（1）观察纵隔内结构：纵隔内右心室首先被切开，周围为心包及心包腔，上方与胸骨之间为胸骨心包韧带。

（2）观察胸膜、肺：斜裂和水平裂是分隔肺叶的重要标志，斜裂起自肺膈面距前肋膈角3～5cm 处或前肋膈角附近；水平裂只存在右肺，起自肺的胸肋面中部，在冠状面上近似横"一"字形或向上的弧形。因此，胸膜肺区的前两个断面仅见右肺上叶和中叶，而下叶还没出现，左肺上叶的舌叶的特点是与心包相邻。

2. 经锁骨内侧半及升主动脉前壁断面

（1）观察纵隔内结构：左心室和右心室剖面同时出现，识别方法为左心室腔较右心室腔小、壁厚，左心室位于右心室左上方，右心室位于膈肌上。右心室右上方为右心房借房室口与右心室相通，两者之间的血管为右冠状动脉。右心房上方有右心耳的剖面，在左心室上方的较大的管腔为升主动脉。其根部左侧为肺动脉干，锁骨胸骨端下为左头臂静脉，后一断面右头臂静脉将会出现。左心室前下的心包腔为心包前下窦。

（2）观察胸膜、肺：右肺可见上、中叶及两者间的水平裂。左肺可见上、下叶，舌叶位于左心腔旁。

3. 经升主动脉根部断面

（1）观察纵隔内结构：寻找左、右心室方法同前一断面相似。同左心室相连的管腔为升主动脉，升主动脉根部有主动脉瓣，上方变细的部分为头臂干，其主干向左后方形成主动脉弓。主动脉根部左侧为肺动脉干，右心室右上方的大空腔为右心房，其上为上腔静脉，上腔静脉上方、头臂干右侧为右头臂静脉，头臂干左侧为左头臂静脉，与右头臂静脉相连的两根血管为右锁骨下静脉和右颈内静脉。

（2）观察胸膜、肺：右肺可观察到上、中、下叶三叶的断面，上、中叶之间可见呈横"一"字形或弧形向上的水平裂，下叶与中叶之间可见呈弧形向上由内向外走向的斜裂。左肺可观察到左肺上叶借斜裂与下叶分开。

4. 上腔静脉纵轴断面

（1）观察纵隔内结构：右心室消失，左心室的位置同前一断面近似，其上方与升主动脉相连，左心室左上方为左心耳。右心房与左心室之间的血管为冠状窦及开口，通向右心房。右心房的位置同前一断面近似，此部为腔静脉窦。其上、下有上、下腔静脉相连，内部可观察到卵圆窝、冠状窦口。在上腔静脉后壁上有奇静脉弓的开口。左心耳上方肺动脉，其上方有主动脉弓的断面。主动脉弓上方的开口为头臂干。主动脉弓与上腔静脉之间有气管的冠状面。

（2）观察胸膜、肺门及肺叶：右肺可见上、中、下肺叶及水平裂和斜裂。

左肺上叶中部、舌叶，斜裂下方为下叶。右肺门可见右肺静脉、右肺动脉（图 33-6）。

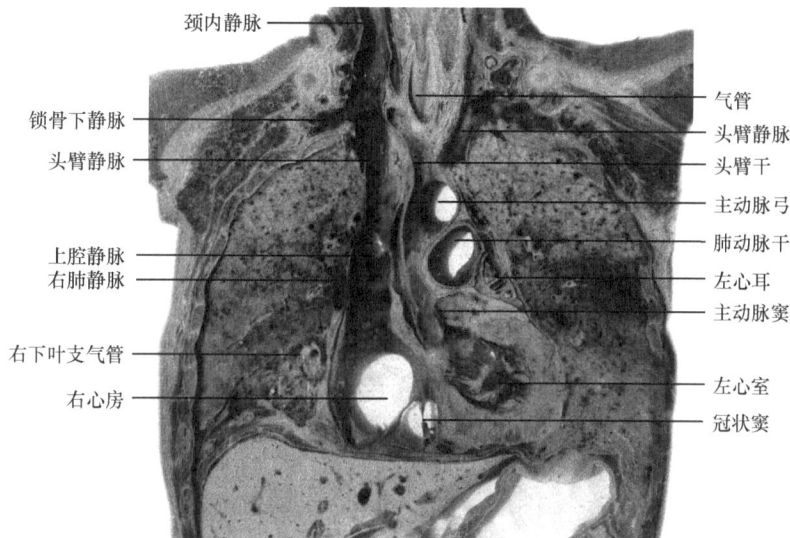

图 33-6 上腔静脉纵轴断面

5. 经肺门断面

（1）观察纵隔内结构：主要观察气管杈和左、右主支气管的分支。气管杈下方与左心房上方之间为气管隆嵴下间隙，其内可见数个淋巴结。右主支气管较短，其与气管的夹角处有奇静脉弓跨过；左主支气管较长，其与气管的外上方由上到下为食管、主动脉弓、左肺动脉，左、右主支气管上方有气管支气管上淋巴结，隆突下的心腔为左心房。

（2）观察胸膜、肺门、肺段：右肺门可见右主支气管向上的分支上叶支气管，向下的分支中间段支气管；左肺门可见左主支气管的分支左上叶支气管、左下叶支气管。

右肺上叶支气管分出尖段支气管及后段支气管，分别进入尖段及后段，右肺上叶面积缩小。斜裂下方为肺下叶。左肺上叶支气管分出向上的尖后段支气管，向前下方的前段支气管（图 33-7）。

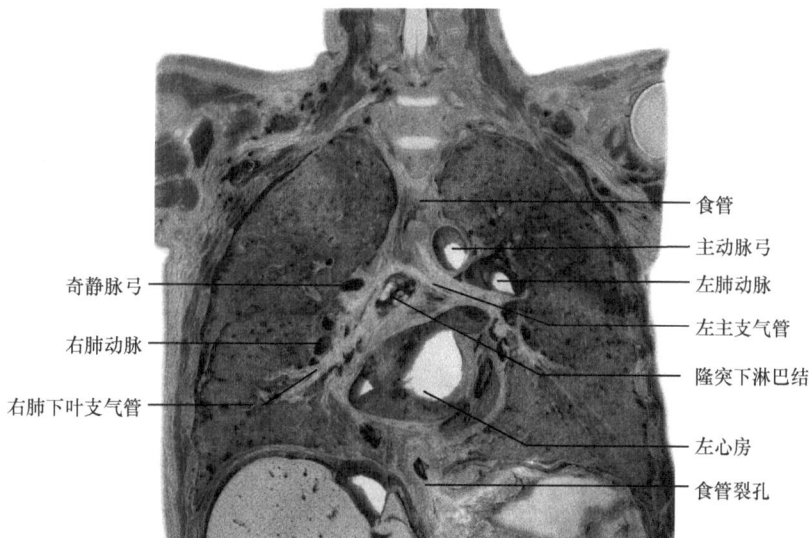

图 33-7 经肺门断面

6. 经胸主动脉前壁的断面

（1）观察纵隔内结构：观察胸主动脉、奇静脉弓冠状面，脊柱前方胸主动脉位于左侧，奇静脉弓位于胸主动脉右上方。

（2）观察胸膜、肺叶：右肺上叶与下叶被横行的斜裂分开，水平裂和中叶已消失。左肺上、下叶被横行的斜裂分隔，下叶内上方有上段支气管及动脉的断面。

7. 经胸主动脉的后壁断面　观察胸主动脉位于脊柱左侧，左肺上、下叶及斜裂，右肺上、下叶及斜裂。

8. 经胸椎椎体后半部的断面　纵隔已消失仅剩胸椎及椎间盘的冠状面。右侧胸膜肺区内主要为右肺下叶，左侧胸膜肺区内为左肺下叶。

【**注意事项**】　注意观察冠状面叶支气管及段支气管，同时与胸部水平、矢状面结合学习，加深对断面支气管分支及肺段的理解。

【**思考题**】　观察纵隔内的结构，哪些结构病变会引起纵隔增宽？

（姜　杨）

第三十四章 腹 部

实验一 腹部水平面

【实验目的】

记忆：横断面上肝的正中裂、背裂、叶间裂、段间裂的位置的识别；横断面上肝右静脉、肝中间静脉（肝中静脉）、肝左静脉的识别；横断面上肝门静脉左支横部、角部、矢状部、囊部的识别；肝分叶、分段，横断面上胆总管的识别；胰腺各部分的识别及分部标志性结构的识别。

理解：胃各部的识别；贲门、幽门的识别；横断面上下腔静脉、胸主动脉、食管位置的识别。

领会：各层面肠管的位置；腹膜后隙的结构；网膜囊的位置及组成。

【实验材料】 腹部水平面标本；腹部水平面教学录像、多媒体；腹部水平面模型。

【实验内容】

1. 肝段的水平面解剖 肝叶段的划分是依据肝裂的位置而定，肝裂简介如下：

（1）正中裂：是下腔静脉左前壁与胆囊窝中点的连线，内部有肝中静脉，分界左内叶与右前叶。

（2）右叶间裂：是下腔静脉右壁至肝下缘胆囊中份与肝右下角中、右 1/3 交点的连线，其内有肝右静脉，分右前叶和右后叶。

（3）左叶间裂：膈面为镰状韧带左侧 1cm 处与下腔静脉左壁的连线，脏面为肝圆韧带裂，内部为肝门静脉左支矢状部，分左内叶和左外叶。

（4）左段间裂：依据肝左静脉长轴来确定。

（5）右段间裂：依据肝门静脉右支来确定。

2. 胰腺的水平面解剖

（1）胰头的识别：位于十二指肠的内侧，下腔静脉的前方，钩突位于胰头下部断面的肠系膜上动脉、静脉与下腔静脉之间。

（2）胰颈的识别：胰颈位于肝门静脉起始处或肠系膜上静脉前方，因此，肝门静脉或肠系膜上静脉右壁是区分胰头与胰颈的标志，左壁为区分胰颈和胰体的标志。

（3）胰体的识别：胰头的后方有脾静脉或左肾前缘，前方是胃的后壁，下界为肾的血管。

（4）胰尾的识别：位于左肾前方，末端达到脾门。

3. 腹部水平面

（1）经右膈顶断面：观察右膈顶、下腔静脉、食管、奇静脉、胸导管、胸主动脉。

（2）第二肝门断面：观察肝左、中、右三条静脉汇入下腔静脉，食管、胃底，胸主动脉、胸导管。

1）肝：左、右半肝均显示，下腔静脉位于左、右半肝分界处的后缘，下腔静脉前方有管径较细的肝中间静脉，左、右侧分别为肝左、右静脉，下腔静脉左缘有肝的尾状叶，其左侧有静脉韧带裂。膈肌为隔胸腔与腹腔环状肌，在肝左叶后方有食管，在食管后方有胸主动脉（图 34-1）。

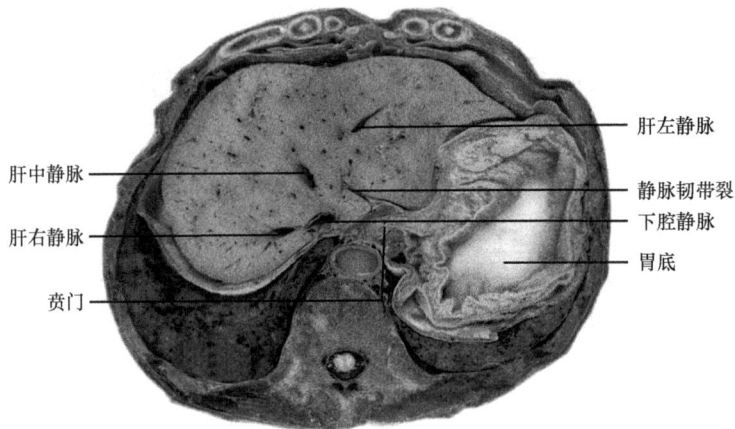

图 34-1　经第二肝门断面

2）胃：断面的左侧为胃底部。

3）膈肌：位于肝与胃周围。

（3）第二肝门下方断面

1）肝：占据断面右侧，肝的断面中部有一个较大的管腔为肝中静脉，分肝为左、右半肝。下腔静脉位于肝后缘、脊柱右前方，该静脉位于左右半肝分界处的后缘。下腔静脉左缘与肝中间静脉连线是肝正中裂的位置。下腔静脉左侧与静脉韧带裂之间的肝组织为尾状叶，静脉韧带裂与肝前缘的肝镰状韧带相连的线为肝的左叶间裂，分左半肝为左内叶和左外叶。在右半肝内有肝右静脉末端注入下腔静脉的断面。下腔静脉右缘与肝右静脉断面的连线形成右叶间裂，将右半肝分成右前叶和右后叶。

2）胃：位于该断面的左半部，仍为胃底，有些标本为胃体。

3）脊柱前的结构：食管及食管裂孔、胸主动脉、奇静脉、胸导管，在胸主动脉右侧的为奇静脉，胸主动脉与奇静脉之间有胸导管。

（4）肝门静脉左支角部断面

1）肝：肝内观察到的结构与上一断面相近，不同的是出现了肝门静脉左支角部，分叶分段标志与上一断面相似。正中裂仍为下腔静脉的左缘与肝中间静脉的连线；下腔静脉右缘与肝右静脉连线为右叶间裂；静脉韧带裂与左前方的肝门静脉左支矢状部连线为左叶间裂；背裂为下腔静脉右缘与静脉韧带裂的弧形连线，其与下腔静脉之间为尾状叶。

2）胃：断面左侧半为胃体所占据，在胃的内侧缘凸向肝与降主动脉之间的为贲门，胃外侧缘的实质性器官为脾。

3）膈肌、胸主动脉、奇静脉：位于肝胃断面周围，椎体前方左侧有胸主动脉断面，该动脉右侧有胸导管和奇静脉，在胸主动脉前方及两侧有膈肌脚向左、右后方延伸。

（5）肝门静脉左支矢状部断面：肝门静脉左支矢状部是该断面的典型结构，其为肝左内叶与左外叶分叶的标志。肝占据了整个断面的右侧半，左侧半由前向后为结肠、胃体部，两者之间的脂肪结构为大网膜。

（6）第一肝门断面

1）肝：尾状叶前方为横裂的第一肝门。在横裂内观察肝门静脉右、左支，右前方的血管是肝中静脉。下腔静脉位于胸椎的右前方，尾状叶左侧的裂隙为静脉韧带裂。通过以上结构确定正中裂仍为下腔静脉左缘与肝中静脉连线,分左内叶与右前叶。静脉韧带裂和肝门静脉左支矢状部的连线为左叶间裂,分左半肝为左内叶和左外叶。肝门静脉右支后方有肝右静脉的剖面,下腔静脉右缘与肝右静脉连线为右叶间裂,该裂分右半肝为右前叶和右后叶。

2)肾上腺:位于肝裸区、膈肌和下腔静脉后壁之间的一长条白色组织为右肾上腺;左肾上腺位于左肾上极右前方、膈肌脚与胃之间,呈"人"字形的断面,为内侧支、外侧支和体部。

3)胃、脾、胸主动脉、膈肌:断面的左半部几乎被胃所占据,其前方为横结肠,在膈肌和胃后壁之间有脾的断面。胸椎左前方有胸主动脉,胸主动脉前方及两侧为左右膈肌脚(图34-2)。

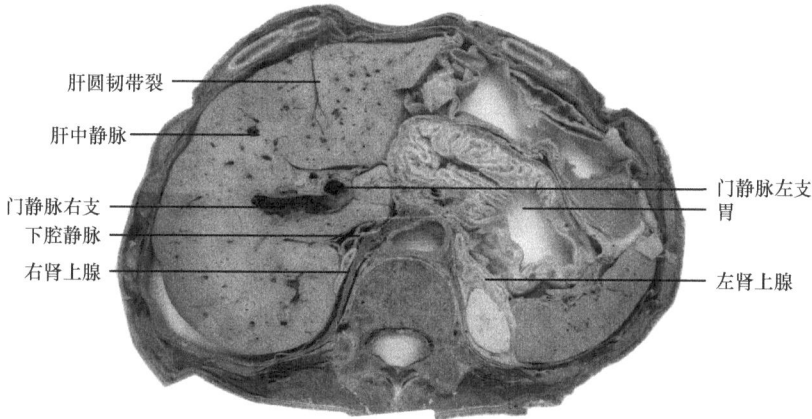

肝圆韧带裂
肝中静脉
门静脉右支
下腔静脉
右肾上腺
门静脉左支
胃
左肾上腺

图34-2 经第一肝门断面

(7)腹腔干断面

1)肝、腹主动脉:胸主动脉通过主动脉裂孔移行为腹主动脉,特点为膈肌脚在胸主动脉前方消失,其位置仍在脊柱前方。该断面即可见到在腹主动脉的起始处前壁发出的腹腔干。在脊柱右前方有下腔静脉的断面,其前方为肝门静脉主干的断面,两者之间为网膜孔。肝门静脉前方的两个管状结构为胆总管和肝固有动脉,可见胆囊的上端。借助胆囊与下腔静脉可确定正中裂,分左内叶与右前叶。肝圆韧带裂仍为划分左外叶与左内叶的标志。

2)胃:胃窦部出现,其前方为横结肠,左侧为脾。

3)肾上腺与肾:左右肾上腺位置形态与上断面相似。左肾上端出现,其周围可见脂肪囊及肾筋膜。

(8)胆囊断面(肠系膜上动脉断面)

1)肝:呈半月形位于断面的右侧半。肝的前方有一大的裂隙,为肝圆韧带裂,肝圆韧带裂右后方有胆囊的剖面,呈一个大的近圆形的囊腔,壁上呈绿色。椎体的右前方有一大血管的剖面,为下腔静脉,在下腔静脉的前方有肝门静脉,其右前有胆总管的剖面,胆囊后方为十二指肠降部。下腔静脉左缘与胆囊窝中点的连线为肝的正中裂,肝圆韧带裂分左半肝为左内叶及左外叶,右半肝内可见肝右静脉的剖面,分右半肝为右前叶和右后叶。

2)观察胰腺、胃、脾、十二指肠、肾上腺等结构。

3)观察腹主动脉及肠系膜上动脉(图34-3)。

(9)左肾门断面

1)肝仅剩肝右叶的部分,其内侧缘由前向后为升结肠、十二指肠降部和右肾。

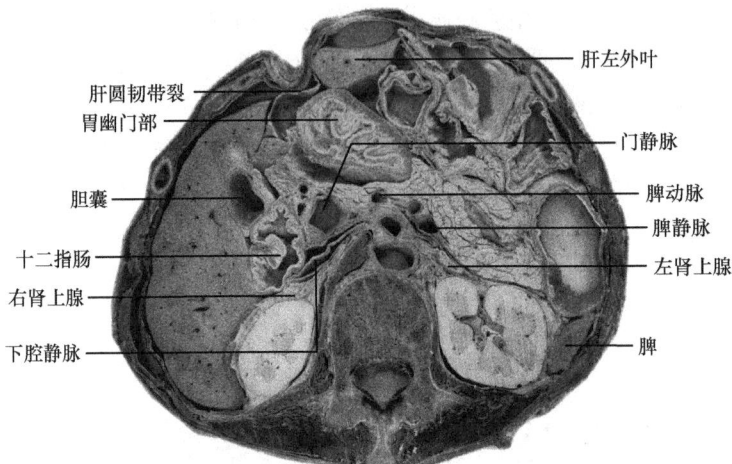

图 34-3 经胆囊断面

2）脊柱前方：脊柱的左前方为腹主动脉及左肾动脉，右前方为下腔静脉。再向前为肠系膜上动脉，呈管状，其右侧及前方为脾静脉与肠系膜上静脉汇合处。在两者汇合前方的腺体为胰腺的胰颈，肠系膜上静脉右侧为胰头，左侧为胰体。胰腺前方为胃的幽门部，胰头与十二指肠降部之间有胆总管，断面左侧的肠管为结肠降部，位于左肾左前方，其他肠管为空肠及横结肠。

3）肾：左右两肾位于脊柱两侧的腹膜后隙内，可见肾筋膜及脂肪囊，左肾门出现。

（10）右肾门断面：该层面可见右侧肾门及肾动脉、肾静脉、肾盂、肾大盏、肾小盏、肾筋膜及脂肪囊。胆总管进入胰头内走行，胰头内侧为十二指肠降部，左侧有肠系膜上动、静脉，其他器官排列与上一断面相似。

（11）十二指肠水平部断面：十二指肠水平部是该断面的标志性结构。脊柱前方的两个大管腔为下腔静脉和腹主动脉，脊柱右侧为肾的下端和腰大肌，在上述结构前方横行的肠管即为十二指肠的水平部。在脊柱和十二指肠前方有两个小血管为肠系膜上动静脉，在两侧腰大肌前方有输尿管的断面，男性有睾丸血管伴行。腹部该断面以下中部为空回肠，两侧有升结肠和降结肠，脊柱前方为腹主动脉及下腔静脉，两侧为腰大肌，其前方有输尿管断面。

【注意事项】 注意对肝第一肝门、第二肝门的分辨及内部结构的辨识；结合肝灌注断面标本区分门静脉与肝静脉。

【思考题】 临床上肝癌门静脉转移较常见，我们将如何在断面上区分肝静脉和肝门静脉。

实验二 腹部矢状面

【实验目的】

记忆：肝分叶、分段，肝右静脉、肝中间静脉（肝中静脉）、肝左静脉的识别；肝门静脉、肝门静脉右支及肝门静脉左支横部、角部、矢状部、囊部的识别；胰腺各部分的识别。

理解：脾、肾、肾上腺的位置、形态特点；胃各部的识别；贲门、幽门的识别。

领会：断面肠管的位置；下腔静脉、胸主动脉、食管位置的识别；网膜囊的位置、组成。

【实验材料】 腹部矢状面标本；教学录像、多媒体；模型。

【实验内容】 腹部矢状面标本主要观察腹腔脏器的位置、毗邻关系。由于横结肠在所有矢状面中都可以观察到，因此，把小部分断面的器官及结构分为结肠上区、结肠下区及腹膜后隙来介绍如下，注明十二指肠及胰腺的大部分位于腹膜后隙，为了叙述方便，在结肠上区介绍。

1. 结肠左曲断面

（1）结肠上区（膈下间隙）

1）肝：位于膈下前部，面积较小。肝断面中部后缘有肝左静脉，该静脉将肝断面分为左外叶下段和左外叶上段。

2）脾及胰腺：脾位于膈肌后下方，面积较大，其前下方有脾血管和胰尾的剖面。

3）胃：位于脾和胰尾的前方，胃的前方是肝，胰腺紧贴胃后壁。

（2）结肠下区：主要是肠管，区分各段肠管为重点。脾、胰和胃下方有结肠左曲和横结肠的剖面，胃大弯下方有大网膜的断面，其他肠管为空肠，髂腰肌前为乙状结肠。

2. 降结肠断面

（1）结肠上区

1）肝：其位置与前一断面相同，内部观察结构、分叶与前一断面相似。

2）脾及胰腺：膈肌后部下方为脾的断面，面积减小。其前下方的三角形间隙内有胰腺及脾动、静脉，脾静脉位于脾动脉的前下方，较粗。

3）胃及胰腺：胃位于肝与脾之间，其后为胰腺，两者之间为网膜囊。

（2）腹膜后隙：首先观察到左肾，位于脾的下方，可见肾皮质、肾锥体、肾窦及周围的脂肪囊。

（3）结肠下区：结肠左曲消失，降结肠于左肾下出现。大网膜位于腹前壁后方，可在胃大弯下寻找。横结肠位于腹前壁后方中部，呈横断面的肠管，其上方有系膜相连。腰大肌断面的前下方为乙状结肠，其他肠管为空肠。

3. 左肾门断面

（1）结肠上区

1）肝和脾：两者的位置与前一断面相似，肝面积增大，脾马上消失，肝内结构及分段同前一断面。

2）胃及胰腺：胃仍然位于肝与脾、胰腺之间，食管及幽门即将出现，胰腺紧贴胃后壁。在胰腺断面内有脾动、静脉的横断面，脾静脉较粗，位于脾动脉的前下方。

（2）结肠下区：主要识别肠管、大网膜、小肠系膜等。小肠部分为空肠，大网膜与横结肠的寻找方法同前一断面，小肠系膜与空肠相连。

（3）腹膜后隙：肾位于胰腺后方，脾的下方。肾上端与脾之间有肾上腺的断面，肾前可见肾门内有肾动、静脉通过，肾门向后形成肾窦，肾周围有脂肪囊。

4. 食管裂孔断面

（1）结肠上区

1）肝及食管：膈下前部仍为肝左叶，肝左静脉为左段间裂，其上方为左外叶上段，下方为左外叶下段，食管在肝断面后上方穿过膈肌。

2）胰腺：胃体消失，胰腺出现在肝后方，胰体断面内有脾动脉和脾静脉的断面，胰腺下为十二指肠水平部，胰腺后为肾动脉、静脉。

3）胃：胃体消失，胃幽门窦位于肝的下方。

（2）结肠下区：主要观察肠管。胰体下方有十二指肠水平部的横断面。幽门窦的正下方，有横结肠及大网膜断面。乙状结肠位于髂血管前方，空肠后方由较多脂肪组织组成的结构为肠系膜，其他肠管为空肠。

5. 胰颈断面

（1）结肠上区

1）肝、胃及食管：肝内后方静脉韧带裂出现是一个重要的变化。静脉韧带裂为叶间裂，分左外叶和尾状叶，其前方为左外叶，后方为尾状叶。肝左静脉为左段间裂，上为左外叶上段，下为左外叶下段。尾状叶后上方为食管，后方有腹主动脉，肝下方有幽门管的断面。

2）胰腺及周围结构：胰腺位于肝后方，脾静脉与肠系膜上静脉已经汇合成肝门静脉，因此，在此处胰断面内可观察到肝门静脉的断面，借助此特点可确定为胰腺此部为胰颈。

（2）结肠下区：主要观察肠管，幽门管的下方有大网膜及内部的血管、横结肠。腰椎体前方有十二指肠水平部的断面，其他为空肠及回肠的断面，肠管之间的结构为肠系膜。

6. 肝门静脉左支断面

（1）结肠上区

1）肝：肝断面后方有下腔静脉长轴出现，并在肝上方呈弧形注入右心房。肝断面后上部近膈肌处可见肝中间静脉汇入下腔静脉，其为正中裂，前上方为右前叶，后下方为左内叶。肝门静脉左支矢状部出现，其为左叶间裂，前方为左内叶，后下为左外叶。静脉韧带裂的位置不变，后上部为尾状叶。

2）肝外胆道及肝门静脉：肝尾状叶下，下腔静脉前的血管为肝门静脉主干的断面，其前方上为肝总管的断面，下部为肝固有动脉的断面。

3）胰腺、胃、十二指肠：前一个断面可观察胰颈，该断面可见胰头，位于肝门下和十二指肠水平部之间，胃幽门部位置同前一断面。

（2）结肠下区：主要识别肠管，方法同前一断面。

7. 肝门静脉断面

（1）结肠上区

1）肝：以肝门为中心观察，在肝门处有肝门静脉主干的断面，肝门静脉下方有肝固有动脉和胆总管的断面。肝门静脉主干前上方有肝中间静脉的断面。肝中间静脉是肝正中裂的主要标志，其前方为左内叶，后方为右前叶。肝门静脉上方近膈肌处有肝右静脉的断面，其为右叶间裂。右叶间裂与正中裂之间为右前叶，此裂后部为右后叶。

2）十二指肠和胰腺：肝下可见十二指肠上曲，其前下方的腺组织为胰腺的头部，胰头下腰大肌前为十二指肠水平部断面。

3）胃：幽门管位于肝下。

（2）腹膜后隙：肝右后叶下方可见下腔静脉、肝门静脉、胆总管、胰腺头部、十二指肠上曲及十二指肠水平部的断面（图34-4）。

（3）结肠下区：结肠是位于十二指肠降部下方的断面，其他肠腔为空回肠。

8. 经胆囊断面（肝门静脉右支断面）

（1）肝及胆囊：以肝门为中心观察，肝门静脉主干消失，肝门处出现肝门静脉右支。肝门静脉右支前上方，为肝中间静脉的断面。肝中间静脉与胆囊中点的连线，即为肝的正中裂，其

前方为左内叶、后方为右前叶。肝门
的前下方为胆囊的断面,肝门静脉右
支的上方为肝右静脉的断面,其为右
叶间裂,前为右前叶,后方为右后叶。

(2)肾及肾上腺:肝右后叶下为
右肾面,肾上端与肝之间有右肾上腺
断面。

(3)肠管:胆囊的下方、右肾前
方有十二指肠降部及十二指肠上部断
面,其前方为幽门管。腰大肌前方与
腹前壁之间有回肠及肠系膜的断面。
升结肠位于十二指肠降部前下方、幽
门管的下方(图34-5)。

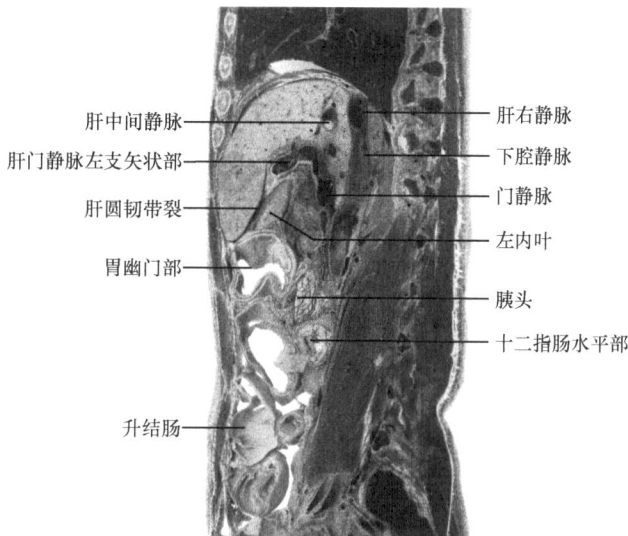

图 34-4 肝门静脉断面

9. 结肠右曲断面

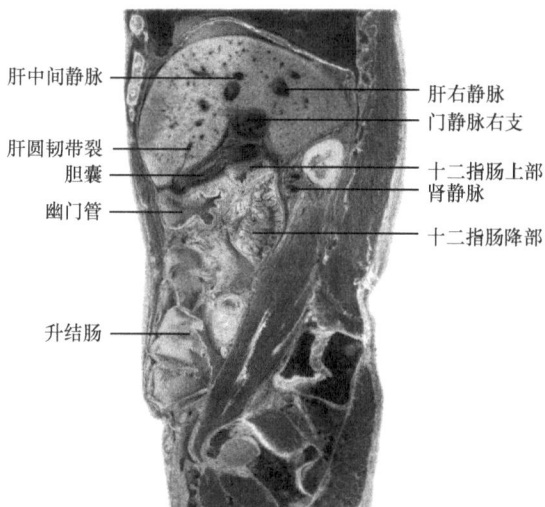

图 34-5 经胆囊断面

(1)肝:肝断面中上部有肝右静脉,中下
部有右肝后静脉。肝下方前部有胆囊的断面。

(2)肾及肾上腺:肝下方后面有肾的断
面。肾周围有脂肪囊,右肾上极与肝之间有
右肾上腺断面。

(3)肠管:主要观察结肠右曲,升结肠、
回肠及肠系膜。

【注意事项】 注意胰腺各部在矢状面上
的辨识;借助矢状面重点进行网膜囊及网膜
孔上、下壁的辨认。

【思考题】 网膜囊在矢状面上观察较清
晰,胃后壁穿孔可以影响网膜囊,简述影响
到网膜囊的其他器官病变。

实验三 腹部冠状面

【实验目的】

记忆:冠状面上肝静脉、肝门静脉的识别;冠状面上肝的分叶情况;冠状面上胰腺的各部
识别;冠状面上肾的解剖。

理解:冠状面上胃的分部;冠状面上肠管的区分;血管的冠状面解剖。

领会:腹壁的冠状面解剖。

【实验材料】 腹部冠状面标本;教学录像、多媒体;模型。

【实验内容】

1. 肝门静脉囊部断面

（1）膈肌的断面：呈弧形位于胸、腹部之间，以后各断面的膈肌大致形态不变，在此就不作描述。

（2）肝的断面：位于膈下，在肝下缘观察肝圆韧带裂，肝圆韧带裂为左叶间裂，其右侧为左内叶、左侧为左外叶。左外叶内可以观察到肝左静脉断面，此血管为左段间裂。

（3）胃的断面：是位于肝下方及膈肌左下方的空腔断面。由左向右下斜行，靠近肝的为胃小弯，其上有角切迹。该处将胃分成两部分，左侧部较大，包括胃底和胃体，右侧为幽门窦的断面，胃的下方为胃大弯。

（4）肠管的断面：胃大弯下方为横行的横结肠断面，两侧脂肪组织形成的结构是大网膜的断面，其余均为空肠和回肠。

2. 肝门静脉左支矢状部断面

（1）肝的断面：肝的位置、面积大小同前一断面相似。肝下缘观察胆囊的断面及肝圆韧带裂，在肝圆韧带裂上端寻找肝门静脉左支矢状部的断面，肝圆韧带裂上方的肝内寻找肝左静脉断面，肝圆韧带裂与肝左静脉的连线为左叶间裂，分左外叶和左内叶。肝门静脉左支矢状部右侧的肝内可见肝中间静脉断面。胆囊切迹中点与肝中间静脉的连线为肝正中裂，分左、右半肝及左内叶和右前叶。

（2）胃的断面：胃在断面上的位置与前一断面近似，是位于肝下方及膈肌左下方的空腔断面。由左向右下斜行，左侧为胃底、胃体，右侧是幽门部。

（3）肠管的断面：胃的下方为横结肠，左右髂窝有乙状结肠和升结肠。该断面中部均为空肠和回肠的断面，断面下部有膀胱的断面。

3. 门静脉右支断面

（1）肝的断面：位置与前一断面近似，位于右上腹。其内部结构及分叶情况与前一断面也近似。肝下缘右侧仍为胆囊的断面，胆囊的左侧仍为肝圆韧带裂断面，两者之间为肝门静脉右支的断面。肝上缘有下腔静脉，其右侧有肝右静脉及肝中间静脉的断面。胆囊切迹中点与肝中间静脉的连线为肝正中裂，分肝为左、右半肝及右前叶和左内叶。肝圆韧带裂为左叶间裂，分左半肝为左内叶和左外叶。

（2）胃的断面：胃体与胃幽门部分开。胃体位于膈肌下，胃体下为胰腺。

（3）胰腺的断面：胃的两个断面之间有胰体、胰颈和胰头的断面，在胰颈下方有肠系膜上静脉及其左侧的肠系膜上动脉。

（4）肠管的断面：胰头右侧有十二指肠上部及十二指肠空肠曲及十二指肠降部的断面。观察升结肠起自于右髂窝内的盲肠，可见其上的结肠袋。腹腔左侧部有降结肠和乙状结肠的断面。其余均为小肠的剖面（图34-6）。

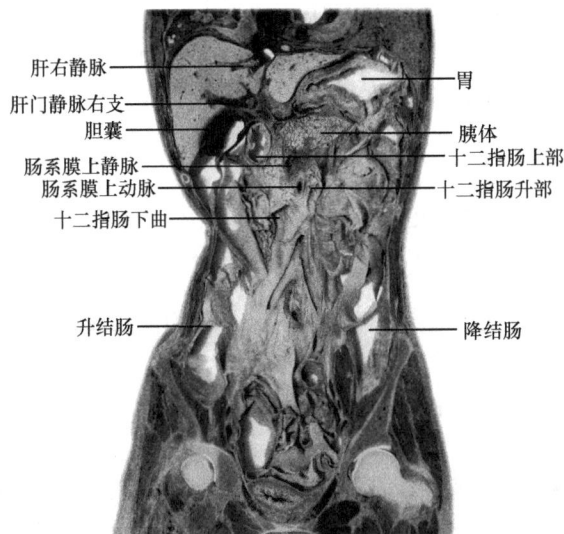

肝右静脉——
肝门静脉右支——
胆囊——
肠系膜上静脉——
肠系膜上动脉——
十二指肠下曲——

——胃
——胰体
——十二指肠上部
——十二指肠升部

升结肠——
——降结肠

图34-6　门静脉右支断面

4. 第二肝门断面

（1）膈肌：膈肌脚出现，上方有食管的断面，下方有腹主动脉和下腔静脉的断面。

（2）肝的断面：主要的变化是第二肝门、下腔静脉窝、肝门静脉右支出现。肝下部有肝门静脉右支，肝上缘可见下腔静脉穿过肝，此处为腔静脉窝，上端右侧有肝右静脉注入，此处为第二肝门。肝右静脉分右前叶及右后叶。

（3）肠管的断面：幽门管消失，胆囊也消失。肝下方出现结肠右曲及十二指肠上部断面。结肠右曲下方为升结肠及回肠，断面左侧半有空肠。十二指肠上部下方为胰腺及十二指肠降部。脾下方有结肠左曲及降结肠的断面。

（4）胰腺的断面：胰头位于十二指肠上部、降部及下腔静脉之间，胃下方为胰体的断面，两者之间有脾静脉（图34-7）。

5. 胰尾断面　断面特点为腰椎及腰椎间盘已剖开，将该断面分成为左、右两部分。

（1）右侧部的断面结构：肝位于右侧膈肌下，肝右静脉位于断面内。肝下方自右向左依次为结肠右曲、十二指肠上部、回肠。腰大肌位于脊柱两侧，脊柱下方有乙状结肠和膀胱的断面。

（2）左侧部的断面结构：脾及

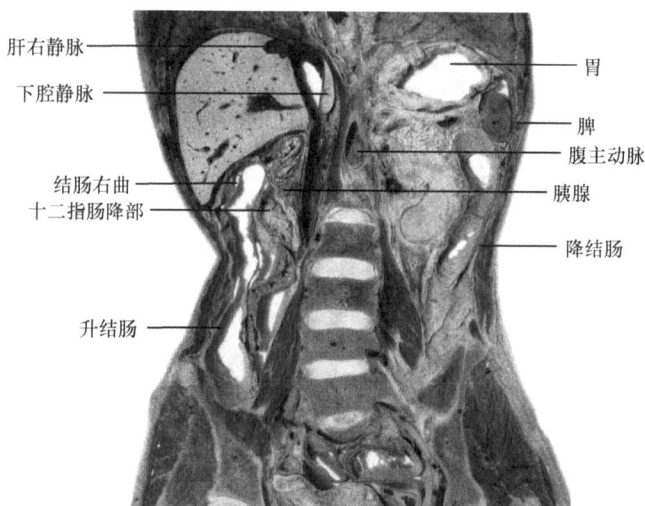

图34-7　第二肝门断面

胰尾位于左侧膈下，脾及胰尾下方注意观察结肠左曲、空肠的区分。腰大肌及髂肌的识别。

6. 肾门断面　该断面中间为脊柱，分断面左右两侧部。

（1）右侧断面：主要观察肾区结构，右肾位于肝下方、腰方肌外侧，肾内部结构识别肾皮质、髓质、肾窦及内部结构的排列关系。

（2）左侧断面：主要观察肾区结构，左肾位于左膈下腰方肌外侧，肾内部结构识别肾皮质、髓质、肾窦及内部结构的排列关系。

7. 椎管断面

（1）肝：右侧膈下有肝的右后叶，仅剩一小部分。

（2）肾区：肝的内下方为右肾的冠状面，肾皮质和肾髓质界线分明，右肾上方及前上方有三角形的右肾上腺剖面；左肾紧贴膈下，呈卵圆形，肾皮质和肾髓质界线分明。肾窦内有肾血管、肾盂及脂肪。肾门朝向内下方，与腰大肌和腰方肌相近，内侧上部邻长条形的左肾上腺断面，下方为小肠的断面。

【注意事项】　爱护标本，防止搬动和叠放。

【思考题】　布加综合征系指由各种原因导致肝静脉和（或）肝段下腔静脉狭窄或闭塞，引起肝静脉、下腔静脉血流受阻而形成的。肝静脉是指哪些血管？

（姜　杨）

第三十五章　盆　　部

实验一　女性盆腔水平面

【实验目的】

记忆：卵巢、子宫的位置、形态；肠管的配布情况；髂血管的配布规律；输尿管的位置。

理解：髂腰肌、闭孔内肌、肛提肌的位置；坐骨肛门窝的位置、组成、内部结构；梨状肌上孔、梨状肌下孔的位置、内部结构；股神经、闭孔神经、坐骨神经的位置；坐骨大孔的组成、内部结构。

领会：会阴区断面解剖；盆壁断面解剖；骨性标志性结构。

【实验材料】　女性盆腔水平面标本；教学录像、多媒体；模型。

【实验内容】

1. 经第 1 骶椎体断面

（1）观察肠管：断面的前部肠管集中，断面右侧的大空腔为盲肠，内侧壁见阑尾断面，阑尾尖有的指向腰大肌，有的指向腹前壁，这与阑尾的位置有关。左侧为乙状结肠断面，两者之间为回肠、肠系膜。

（2）腰大肌与髂肌的识别：腰大肌位于椎体的两侧，髂肌位于髂骨翼前方。髂骨翼为断面上呈倒"八"字形的长条状骨性结构的前部，其后部与骶椎形成骶髂关节。

（3）髂血管的识别：位于腰大肌与骶椎体之间，管腔大的为髂总静脉，另外两个管腔内侧为髂内动脉、外侧为髂外动脉。腰大肌前方有细小的血管断面为卵巢的动、静脉。

（4）输尿管的辨认：此段输尿管即将进入盆腔，此处为跨髂血管处。左侧输尿管在左髂总动脉末端前方，右侧输尿管在右髂外动脉起始处的前方。

（5）神经的识别：腰大肌的后缘有股神经，内侧为闭孔神经、腰骶干。

2. 经第 2 骶椎体断面

（1）观察肠管：肠管在该断面上仍然集中在前半部，右髂窝为盲肠，左髂窝内为乙状结肠，中间为回肠断面。

（2）腰大肌和髂肌的变化：髂肌仍位于髂窝内，腰大肌断面逐渐减小，位置逐渐转向两侧，并与髂肌渐渐融合。髂骨形态与上一断面相似，与内侧的骶骨形成骶髂关节，在骶骨前方可见骶前孔，内有骶神经出来。

（3）髂血管、输尿管、股神经的识别：髂血管于腰大肌内侧，其排列关系为髂外血管、输尿管、髂内血管。此段输尿管为盆部，盆部输尿管是沿着髂血管的表面下行的，因而要在髂血管周围寻找。股神经在髂肌与腰大肌之间寻找。股神经内侧为闭孔神经，腰骶干仍在腰大肌的后缘寻找。

（4）观察卵巢：卵巢位于髂内、外动脉之间的骨盆侧壁上，因而我们在断面上寻找卵巢就要在骨盆侧壁上，髂血管分叉平面以下。

3. 经第 3 骶椎体断面（卵巢断面）

（1）肠管的识别：乙状结肠在子宫后移行为直肠，盲肠位于右髂窝内，其他肠管为回肠。

（2）髂血管、输尿管、股神经的识别：髂血管与输尿管位置排列同上一断面近似，髂外动、

fd

静脉向腹前壁两侧靠近。髂肌与腰大肌彼此融合为髂腰肌，位于髂骨翼上方。两肌之间寻找股神经，内侧与髂骨之间寻找闭孔神经和腰骶干。

（3）肌：梨状肌起于下位骶骨前面穿过坐骨大孔，止于大转子。髂骨后方可见明显的臀大肌、臀中肌、臀小肌的断面。

（4）卵巢：位于髂内、外血管之间的骨盆侧壁旁（图 35-1）。

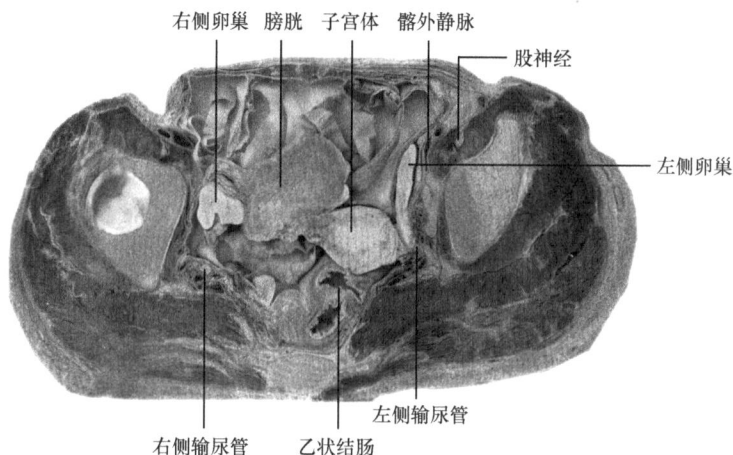

图 35-1 平卵巢断面

4. 经第 4 骶椎体断面

（1）观察肠管：由于乙状结肠在第三骶椎处移行为直肠，因此，骶椎前的乙状结肠变成直肠，其他肠管与上一断面配布相似。

（2）髂血管、输尿管、股神经的识别：在腰大肌周围寻找股神经、髂外血管，髂内血管与髂外血管分隔距离加大，髂外血管继续向腹前壁靠近。髂内血管已经切及其分支部分，输尿管仍位于两者之间，并向盆腔内侧靠拢。

（3）观察坐骨大孔、梨状肌上孔：骶骨与髂骨翼之间为坐骨大孔，内有梨状肌通过。髂骨翼后端内侧与梨状肌之间有腰骶干，其与第 1、2、3 骶神经形成骶丛，位于梨状肌前方。梨状肌与髂骨之间为梨状肌上孔，内有臀上动、静脉和臀上神经通过。

5. 经第 5 骶椎体断面（子宫断面）

（1）观察盆腔脏器：由前向后为膀胱及前方的一些肠管，由于乙状结肠有系膜，活动度较大，所以有时在膀胱上方可切及乙状结肠及回肠。子宫、直肠位于其后部，此部为子宫体与宫颈交界处。子宫与直肠之间为直肠子宫陷凹。

（2）观察血管神经：髂腰肌前方由外向内为股神经及髂外动、静脉。梨状肌位于髂骨与骶椎之间，其前方为臀下动静脉及骶丛分支，由于骶丛是由腰骶干及骶神经向下外汇聚而成，因而在下部骶椎和梨状肌前可观察到骶丛。

（3）骨骼肌的识别：髋臼上部出现，由耻骨和坐骨组成。髋臼前方为髂腰肌，后方为臀大、中、小肌，内侧有闭孔内肌。闭孔内肌内侧有闭孔神经、闭孔血管、输尿管，三者的形态不同，可清楚地辨认。

（4）观察坐骨大孔：骶椎体与髂骨体之间为坐骨大孔，梨状肌已穿出坐骨大孔，位于髂骨体与臀大肌之间。梨状肌的前方有臀下动、静脉和骶丛各支的断面，梨状肌下孔在梨状肌消失后出现（图 35-2）。

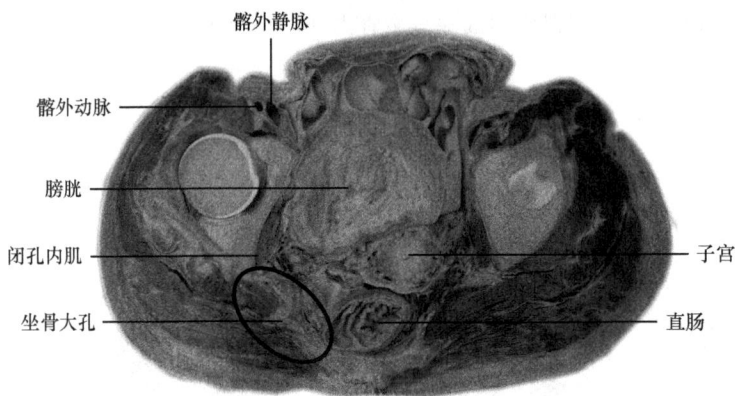

图 35-2　平子宫断面

6. 经骶尾联合断面

（1）盆腔脏器：与上一断面近似，由前向后为膀胱、子宫、直肠，子宫两侧可见输尿管断面，直肠与子宫之间为直肠子宫陷凹，为腹腔坐位、站位最低点。

（2）寻找髂血管、闭孔血管、输尿管的位置与上一断面近似，输尿管在子宫的两侧。

（3）梨状肌下孔：梨状肌消失后梨状肌下孔出现，其内有臀下动静脉、阴部内动静脉、坐骨神经通过。

（4）观察肌：髂骨体消失，髋臼上部出现，髋臼内侧为闭孔内肌，也是构成骨盆侧壁的结构，其内侧是闭孔神经、血管；髋臼前方为髂腰肌，其前方由内向外依次为髂外动脉、髂外静脉及股神经；髋臼的后方由深到浅为臀小肌、臀中肌和臀大肌。在臀大肌深方寻找坐骨神经。

7. 经尾骨断面

（1）盆腔脏器的观察：由前向后为膀胱、阴道、直肠，宫颈两侧有输尿管及阴道静脉丛的断面，并且输尿管向膀胱的后内侧汇集，已经消失。

（2）观察坐骨肛门窝：位于肛提肌、闭孔内肌、臀大肌之间，内有阴部内动、静脉，阴部神经及脂肪组织。

（3）观察神经、血管：股动脉、股静脉、股神经位于髂腰肌前方，闭孔血管为闭孔内肌前端，由于髋臼未消失，大转子出现，寻找坐骨神经同上一断面相似在臀大肌深方。

8. 平大转子断面

（1）脏器观察：断面中间部，即两侧髋骨之间的部分。前为膀胱、中为阴道、后为直肠，阴道与子宫颈的区别为管腔壁组织不同。

（2）坐骨肛门窝：为闭孔内肌、臀大肌与肛提肌之间，内有脂肪组织、阴部内血管、阴部神经。

（3）髋臼的识别：髋臼由耻骨支、耻骨体和坐骨体构成。

（4）肌和神经、血管的识别：耻骨上支前外方为耻骨肌，股骨头前方有髂腰肌，在两肌之间寻找股神经和股动、静脉。在坐骨体后方可见臀大肌、臀中肌和臀小肌，在臀大肌深方寻找坐骨神经。髋臼内侧的肌为闭孔内肌，其内侧与髋臼之间的孔为闭膜孔，其内为闭孔血管、神经。

9. 经耻骨联合断面

（1）中间部观察：断面前部的标志性结构为耻骨联合，两侧为耻骨支。耻骨联合后方由前向后为尿道、阴道和直肠。肛提肌呈"U"形，在直肠后方及阴道、尿道的两侧寻找，终止于耻骨。

（2）闭孔的识别：在此断面上耻骨与坐骨断开一段距离，两者之间为闭孔，其内外侧有闭孔内、外肌连接两骨。

（3）坐骨肛门窝：闭孔内肌、肛提肌与臀大肌之间为坐骨肛门窝。闭孔内肌的内侧有阴部内动、静脉及阴部神经。

（4）神经、血管识别：股神经、股动脉、股静脉由外向内排列在耻骨肌与髂腰肌之间，缝匠肌内侧的股三角内，坐骨神经还是位于臀大肌深方，于坐骨结节与大转子之间的股方肌表面走行（图 35-3）。

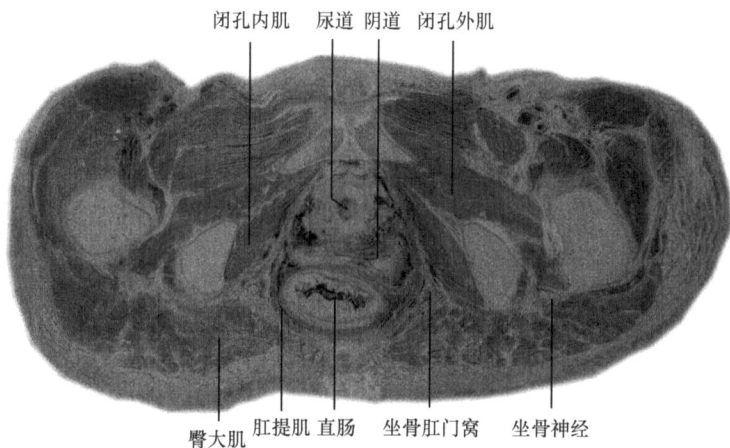

图 35-3 平耻骨联合断面

10. 平耻骨联合以下断面 观察：大阴唇、阴蒂、阴蒂海绵体、阴道前庭、坐骨肛门窝，其中坐骨肛门窝作为重点观察。

【注意事项】 注意盆部肠管的配布关系；盆腔结构在盆腔位置的识别。

【思考题】 肛周脓肿会影响到坐骨肛门窝，试述其水平面组成及内容物。

实验二 男性盆腔水平面

【实验目的】

记忆：前列腺的位置、形态、内部结构、毗邻关系；膀胱的位置、形态、毗邻关系；坐骨肛门窝的位置、组成、内部结构；输尿管、输精管壶腹的位置。

理解：闭孔及闭膜管的组成；闭孔内肌、肛提肌的位置；腹股沟管的位置及内部结构；肠管的配布情况。

领会：会阴区断面解剖；盆壁断面解剖；骨性标志性结构。

【实验材料】 男性盆腔水平面标本；教学录像、多媒体；模型。

【实验内容】 男性盆腔断面由上向下的特点与女性盆腔近似，即上部断面也是要观察肠管的断面配布；输尿管的位置，髂血管、骶丛等神经结构的位置；下部断面主要观察泌尿生殖器官如膀胱、输尿管、精囊、前列腺及直肠；要熟悉骨盆侧壁的重要结构。

1. 经第 1 尾椎体上部断面

（1）盆腔脏器的识别：盲肠随着右髂窝的消失已经消失，盆腔中央前部较大空腔为膀胱，膀胱左侧为乙状结肠，右侧为回肠，膀胱底两侧为输尿管和输精管壶腹断面，输精管位于输尿管的内侧，直肠位于膀胱底后，向下形成直肠会阴曲。

（2）盆壁肌的识别：闭孔内肌位于髋臼内侧，膀胱两侧。尾骨肌位于尾骨的两侧向前外走行，髋臼前方为髂腰肌，腹直肌、锥状肌位于腹前壁正中位置，膀胱前方。

（3）神经、血管的识别：闭孔神经及血管位于闭孔内肌前内侧，髂外血管位于髂腰肌内侧。

2. 经第 2 尾椎体下部断面

（1）盆腔脏器的识别：与上一断面相似，膀胱位于盆腔前部，乙状结肠、回肠同上一断面，回肠大部位于盆腔。膀胱底两侧仍为输尿管和输精管壶腹断面。输精管位于输尿管的内侧，直肠位置不变。

（2）盆壁肌的识别：闭孔内肌位于髋臼内侧，尾骨肌位于尾骨的两侧向前外走行，腹直肌、锥状肌位于腹前壁正中位置，膀胱前方。

（3）神经、血管的识别：位置同上一断面近似，闭孔神经位于闭孔内肌前内侧，髂外血管位于髂腰肌内侧走行。

3. 经下部尾骨断面

（1）盆腔脏器识别：膀胱占据盆腔大部分，其左侧为乙状结肠，两侧为输尿管，输精管壶腹转到膀胱后方，直肠位置不变。

（2）盆壁肌识别：闭孔内肌位于髋臼内侧，尾骨肌位于尾骨的两侧向前外走行。

（3）神经、血管识别：闭孔神经位于闭孔内肌前内侧。

（4）腹股沟管观察：位于腹直肌两侧，内有精索。

4. 经股骨颈断面

（1）盆腔脏器的识别：肠管基本上消失，盆腔前方大部是膀胱的断面，两侧输尿管马上消失，被精囊所取代。输精管壶腹仍位于膀胱后方、精囊内侧，直肠位置不变。

（2）骨骼肌的识别：闭孔内肌位于耻骨与坐骨内侧，尾骨肌消失，肛提肌出现，位于尾骨的两侧向前外走行或呈"U"形包绕直肠后方及两侧。

（3）神经、血管的识别：闭孔神经位于闭孔内肌内侧的闭膜管内。

（4）腹股沟管的识别：位于腹直肌两侧，内有精索。

（5）坐骨肛门窝的识别：位于臀大肌、闭孔内肌与肛提肌之间，内有脂肪组织及阴部内动静脉和阴部神经（图 35-4）。

5. 经耻骨联合断面

（1）盆腔脏器的识别：膀胱断面消失，精囊消失，输精管壶腹消失，三者共同进入前列腺，形成其内部的三个管道。因而前列腺出现，内部可见尿道前列腺部，前列腺后缘上有一浅凹为前列腺沟，前列腺后方为直肠。

（2）盆壁肌的识别：肛提肌呈"U"形包绕直肠、前列腺。

（3）闭孔的识别：位于耻骨支与坐骨之间，被闭孔膜封闭，其内外侧有闭孔内、外肌。

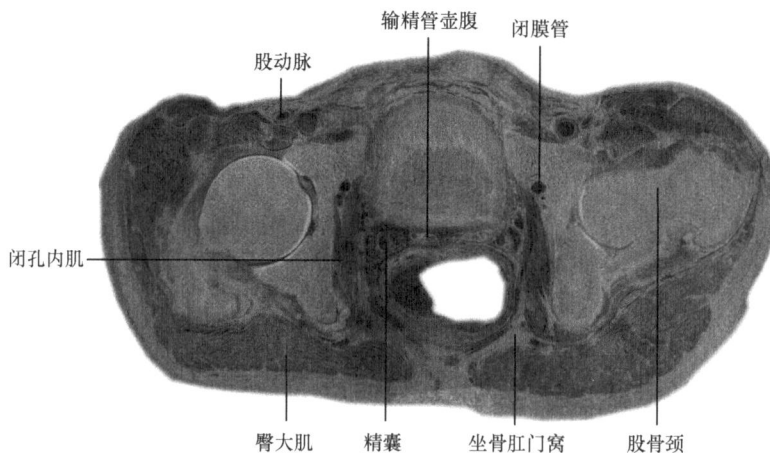

图 35-4 经股骨颈断面

（4）腹股沟管的识别：位于腹直肌两侧，内有精索。

（5）坐骨肛门窝的识别：位于臀大肌、闭孔内肌与肛提肌之间（图 35-5）。

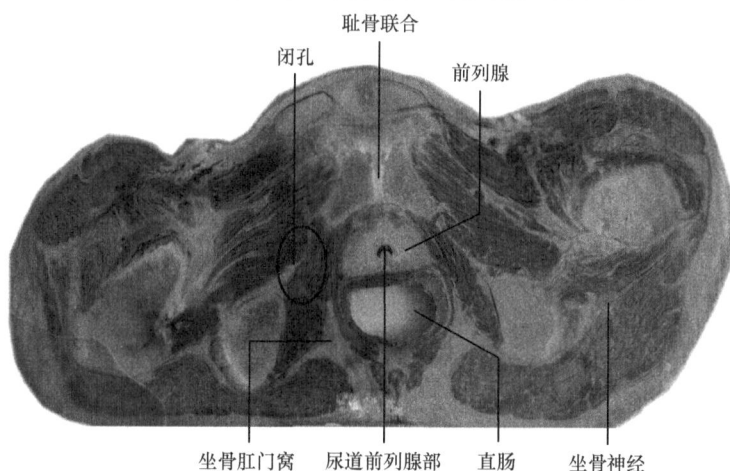

图 35-5 经耻骨联合断面

6. 经坐骨结节下部断面 识别：睾丸、肛管、坐骨肛门窝、尿道。前方可见阴茎、阴囊及两侧睾丸的断面。两侧为坐骨支，其后方可见肛管。两坐骨支之间可看到尿道球及穿过其间的尿道。肛管周围有肛门外括约肌围绕，其两侧为坐骨肛门窝。

【注意事项】 结合大体标本观察男性腹股沟管和精索。

【思考题】 腹股沟斜疝会突入腹股沟管内，试述斜疝各壁的断面组成。

（姜　杨）

第三十六章　脊柱及四肢

实验一　脊柱水平及矢状面

【实验目的】

记忆：椎管的围成、形态、大小及椎管内的结构；椎间盘的组成；椎间孔的围成及内部结构；关节突关节的形态、组成；侧隐窝的组成，大小。

理解：前纵韧带、后纵韧带、黄韧带的位置、厚度，椎弓根、横突、棘突的位置及特点；椎内静脉丛、椎外静脉丛的位置、分部；椎静脉的位置、形态。

领会：椎旁组织的位置、组成；脊髓的形态、测量。

【实验材料】　脊柱水平面标本；脊柱矢状面标本；教学录像、多媒体；模型。

【实验内容】

1. 颈部水平面

（1）观察椎体：椎体呈椭圆形，第3~7颈椎体上缘呈鞍形，上缘两侧向上形成小突起为钩突，与上位椎体侧缘相接形成钩椎关节。

（2）观察椎间盘：颈椎椎间盘较胸椎间盘厚，由髓核和纤维环组成。髓核位于椎间盘中心的稍后方，呈胶冻状，纤维环呈同心圆排列于髓核周围。

（3）观察椎管及内部结构：位于椎体和椎弓之间，近似三角形。脊髓位于椎管中央，呈椭圆形。外周为蛛网膜下隙、硬膜外隙脂肪，颈段蛛网膜下隙最宽，硬膜外隙脂肪较少。脊髓及其被膜、蛛网膜下隙三者合在一起称硬膜囊，椎间盘突出会压迫到硬膜囊。椎管前后径除第1颈椎外不小于12mm。

（4）观察椎间孔：是由相邻椎骨椎弓根的上、下切迹共同围成的骨性管道，长4~5mm。断面上观察其前内侧壁为下位椎体的钩突、椎间盘和上位椎体下部；后外侧壁为关节突关节，可分上、下两部。脊神经及血管在其内走行。颈椎钩突、横突和关节突是颈椎的重要部分，三者合称UTAC复合体。

（5）观察椎弓根及附件、关节突关节：颈椎椎弓根短与矢状面约呈45°。横突短而宽，且横突上有孔，有椎动、静脉通过。关节突关节近似水平位，横断面一般不能显示关节间隙，其构成椎间孔的后外侧壁。

2. 胸部水平面

（1）观察椎体：呈心形，后缘向前凹，椎体从上到下逐渐增大。外周为骨皮质，内部为骨松质。

（2）观察椎间盘：大小、形态与椎体相似，较薄。髓核位于中心，外周为纤维环，肋头平对椎间盘，可作为寻找椎间盘的重要标志。

（3）观察椎管：胸椎椎管呈圆形，前后径不小于14mm。椎管内主要观察硬膜囊、硬膜外脂肪、脊神经、椎内静脉丛。脊髓、蛛网膜下隙、软脊膜、蛛网膜、硬脊膜构成硬膜囊，脊神经要自相应的椎间孔出椎管，因此，脊神经可在椎管内下行一段。

（4）观察椎间孔：前壁为椎体及椎间盘，后壁为关节突关节，前外侧有下位椎骨的肋骨颈和肋椎关节毗邻，脊神经在其内走行。

（5）观察附件：关节突关节近似冠状位，上关节突关节面朝向后，下关节突关节面朝向前。棘突向后下倾斜，呈叠瓦状排列，横突位于椎体两侧。

3. 腰骶部水平面

（1）观察椎体：呈肾形，后缘略凹陷，椎体退化可变直，椎体中部前后有椎静脉通过。

（2）观察椎管：形态不一，第1、2腰椎椎管横断面多呈圆形或卵圆形，第3、4腰椎椎管水平面多呈三角形，第5腰椎椎管多呈三叶形，其前后径为15～25mm。

1）侧隐窝：在三叶草形椎管侧隐窝明显，椎管此处最狭窄，也是腰神经通道的组成部分，脊神经由此进入椎间孔。其前壁是椎体后外缘，外侧壁为椎弓根，后壁是上关节突和黄韧带。前后径正常值为3～5mm，小于3mm为侧隐窝狭窄。

2）内容物：脊神经、硬膜囊、硬膜外脂肪、椎内静脉丛。

（3）观察椎间盘：近似卵圆形，后缘稍凹或平直。老年人后缘稍凸，可能是退行性改变。腰椎间盘脱出多发生在第4、5腰椎椎间盘和第5腰椎与第1骶椎椎间盘。

（4）观察腰神经通道：腰神经自离开硬膜囊至椎间孔外口处的一条狭窄的骨性纤维性管道，称为腰神经通道。

1）神经根管：为脊神经自硬膜囊传出后到椎间孔内口的距离。

2）椎间管：前壁为椎体及椎间盘后缘，后壁为黄韧带及关节突关节，上、下壁分别为椎弓根。

（5）识别附件及韧带：上、下关节突，横突，棘突，前、后纵韧带，黄韧带。关节突关节的特点是上段腰椎关节突关节面与矢状面大致呈45°，向下逐渐变成矢状位。下位椎骨的上关节突位于前外方，上位椎骨的下关节突位于后内方。黄韧带位于椎管后壁上下椎板间，呈"V"形，厚2～4mm，其增厚可以使腰神经通道及椎管狭窄。

4. 颈段矢状面

（1）正中矢状面：在正中矢状面上重点观察椎体、椎间盘、椎管、棘突。首先观察颈椎生理弯曲，然后确定7个颈椎的顺序。确定颈椎序数的方法有：第1肋与第1胸椎相连，进而知道第7颈椎，顺序向上找到第1颈椎；通过第1颈椎的另一特点，无椎体，顺序找到第7颈椎；或经过第7颈椎的棘突最长的特点确定第7颈椎。

1）第1颈椎无椎体，可见前、后弓，无棘突。

2）第2颈椎有一向上的齿突，其与寰椎前弓和寰椎横韧带构成寰枢正中关节。

3）第3～7椎体逐渐变宽增大。第2颈椎棘突末端粗大，第7颈椎棘突较长且厚，其余颈椎棘突较短，第2～6颈椎棘突末端有分叉。

4）椎管前壁为椎体、椎间盘和后纵韧带，后壁为椎弓板和两板之间的黄韧带。

（2）旁正中矢状面：主要观察椎间孔的大小构成情况，颈椎椎间孔呈椭圆形或卵圆形，前壁为椎体、椎间盘和下位椎体的椎体钩，后壁为关节突关节，上壁为上位椎骨的椎弓根下切迹，下壁为下位椎体的椎弓根上切迹。

5. 胸椎矢状面

（1）正中矢状面：主要观察椎体、椎间盘、椎管、棘突等结构。首先观察胸椎生理曲度为向后凸，之后会计数椎骨，方法主要靠肋骨。

1）椎体及椎间盘的观察：两者位于最前方，自上而下逐渐增大，呈长方形。椎体后部有椎体静脉。

2）椎管内容物的观察：脊髓及被膜，脑脊液，硬膜外脂肪。硬膜囊后面的脂肪较丰富。

3）棘突的特点：较长几乎垂直向下，呈叠瓦状排列，下部棘突略成三角形。

（2）旁正中矢状面：主要观察椎间孔的构成及内部结构、关节突关节。呈卵圆形，其前壁为椎体和椎间盘，后壁为关节突关节，上、下壁分别为上、下位椎体的椎弓根切迹。椎间孔内有胸神经根、血管和丰富脂肪组织。

6. 腰骶椎矢状面

（1）正中矢状面：在正中矢状面上重点观察椎体、椎间盘、椎管、棘突、生理曲度。腰椎生理曲度突向前。

1）椎体和椎间盘的特点：腰椎椎体位于前方呈方形，逐渐增大。后部有椎体静脉穿过，椎间盘自上而下逐渐增厚，由于腰曲向前，因此，腰间盘前厚后薄。

2）椎管及内容物的观察：位于椎体及后方的椎板之间，其内有硬膜囊及硬膜外脂肪、椎内静脉丛，硬膜囊的组成有所变化：因为在第1腰椎以下脊髓消失，因此其组成成分变为腰椎、骶椎、尾部脊神经前根、脊神经后根形成的马尾。

3）棘突特点的观察：腰椎的棘突短而宽，呈板状，水平伸向后方，棘突间隙较大，上、下位棘突之间有棘间韧带。

4）骶尾段：由骶骨和尾骨构成，观察后凸的骶曲。骶骨由4块骶椎长合而成，尾骨由3～4块尾椎长合而成。

（2）旁正中矢状面：重点观察椎间孔的大小、关节突关节和黄韧带。

【注意事项】 学生需要自带格尺，测量脊柱各段椎间孔、椎管和椎间盘等解剖学数据。

【思考题】 结合椎管的组成，阐述哪些结构异常会引起椎管狭窄。

实验二　髋关节及膝关节断面

【实验目的】

记忆：髋关节的组成；髋臼唇、髋臼窝、髋臼切迹的位置、形态特点；股骨头、股骨颈、大转子、转子间嵴的形态特点；膝关节的矢状面解剖。

理解：髂股韧带、股骨头韧带、耻股韧带、髋臼横韧带的位置、形态；坐骨神经、股动脉、股静脉的断面位置；膝关节水平面解剖。

领会：髋关节断面肌的配布；膝关节的冠状面解剖。

【实验材料】 髋关节、膝关节的水平面标本、矢状面标本、冠状面标本；教学录像、多媒体；模型。

【实验内容】

1. 髋关节水平面

（1）经股骨头上份断面

1）髋臼的重要部分的识别：髋臼由耻骨和坐骨构成，中央凹陷为髋臼窝，其内有脂肪组织填充。髋臼前、后端的突起为髋臼唇。

2）股骨结构的识别：股骨头上的凹陷为股骨头凹，有股骨头韧带附着。关节囊在断面的前、外及后方呈半环状包绕股骨。囊壁前外侧增厚为髂股韧带。

3）观察关节周围的肌、血管、神经：关节前方为髂腰肌，内侧有耻骨肌，两者的前方为血管间隙，内有股动静脉，血管间隙向下为股三角，两者的分界为腹股沟韧带，股动、静脉也随即进入股三角。关节后为闭孔内肌、臀大肌，两者间为坐骨神经。

（2）经股骨头中份断面

1）髋臼的重要部分的识别：髋臼组成同上一断面。前、后端的突起为髋臼唇。观察髋臼窝及股骨头韧带。在髋臼内侧的肌为闭孔内肌，两者之间有闭膜管，其内有闭孔神经、血管。

2）股骨结构的识别：观察股骨头，大、小转子。关节囊包绕股骨头前、后部，关节囊的前壁增厚，内侧、外侧分别为耻股韧带、髂股韧带，后壁也增厚为坐股韧带，股动脉、静脉同上一断面位置近似。

3）观察关节周围的肌、血管、神经：耻股韧带前方为髂腰肌，其前方为缝匠肌，耻骨前为耻骨肌，三者的前方为股三角，内有股动、静脉（图36-1）。

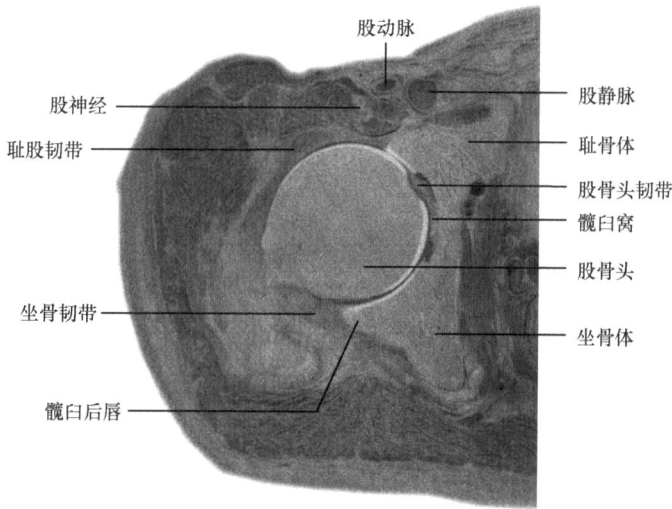

图36-1 经股骨头中份断面

（3）经股骨头下份断面：观察股骨头、股骨颈、转子间线、闭孔、坐骨神经、股动脉、股静脉。

1）髋臼的变化：髋臼、髂骨消失，坐骨与耻骨分开，两者之间的空间为闭孔。闭孔的内、外侧有闭孔内、外肌。

2）股骨的变化：根据髂股韧带的位置位于关节囊前方的特点找到此韧带。髂股韧带附着于转子间线上，因而确定转子间线为股骨前面的骨性小突起，其内侧为股骨颈及股骨头。

2. 膝部水平面

（1）经髌骨上缘断面：识别位于股骨与髌骨之间的关节腔内的翼状襞，观察腘窝内的腘静脉、腘动脉、胫神经、腓总神经。

（2）经髌骨中部断面：观察股骨内、外侧髁，髌骨及股骨与髌骨之间外侧的翼状襞。观察股骨后方的腘窝及内部结构。

（3）经髌骨下缘断面：观察胫骨内、外侧髁及两者上方的内、外侧半月板，胫骨髁间隆起及其前、后方的前、后交叉韧带，髌骨消失被髌韧带取代。

3. 膝关节矢状面

（1）观察内侧矢状面：观察膝关节的组成、关节囊、关节的辅助结构、关节腔：在内侧断面膝关节由股骨内侧髁和胫骨内侧髁关节面组成。关节囊的特点是前、后部增厚。此断面膝关节的辅助结构为内侧半月板位于股、胫二骨之间，特点为半月板前、后角及外缘与膝关节囊紧贴一起，内缘伸向关节腔及内侧半月板后角大于前角的特点，底边与关节囊紧贴在一起。关节腔位于股骨内侧髁与胫骨内侧髁之间。

（2）观察正中矢状面：此断面是观察膝关节的典型层面，可显示髌骨、髌上囊及前交叉韧带、后交叉韧带、翼状襞、股骨、胫骨。

首先确定股骨、胫骨、髌骨的位置：股骨位于上方，胫骨位于下方，髌骨位于股骨下端的前方，然后借助上述三块骨寻找膝关节的其他结构。股四头肌位于股骨的上方。髌上囊位于股骨与股四头肌之间，向上可达到髌骨上 6～7cm，其成分为脂肪组织。髌韧带位于髌骨下方至胫骨粗隆之间。髌骨和胫骨之间有脂肪组织并凸向关节腔的前部，此结构为髌下脂肪及翼状襞。胫骨上端可见向上突起的骨性结构为髁间隆起，比较明显。前后交叉韧带都被切断，可观察到前交叉韧带起于胫骨髁间隆起的前方，向后上斜行，止于股骨外侧髁内侧面，较后交叉韧带薄。后交叉韧带起于胫骨髁间隆起的后方，向前上内行止于股骨内侧髁的外侧面后部（图36-2）。

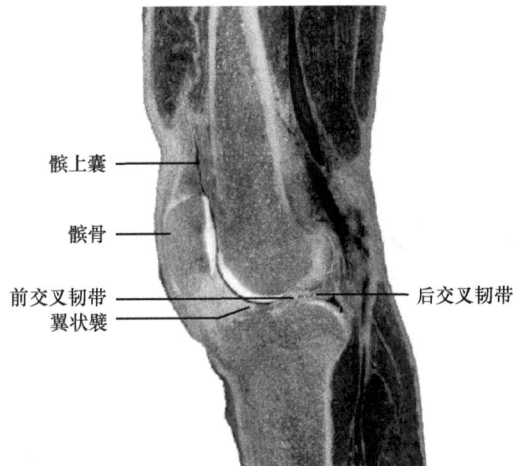

图 36-2　膝关节正中矢状面

伸膝时 MRI 图像上前交叉韧带为平直的低信号带，屈曲膝关节时前交叉韧带为松弛形态，后交叉韧带此状态表现为弓形低信号影。

（3）观察膝关节外侧矢状面：重点观察股骨、胫骨外侧髁、外侧半月板。股、胫骨的外侧髁为位于断面的上下方的骨性结构，两者之间为关节腔，两者之间为外侧半月板，特点为上面凹、下面平、外缘与关节囊紧密相连。关节腔前部仍然可见到髌下脂肪垫和翼状襞，还可见位于胫骨外侧髁后下方的胫腓关节。我们也可以借助此关节来确定关节的内、外面。

4. 膝关节冠状面　重点观察股骨、胫骨，半月板，前、后交叉韧带，胫侧副韧带。股骨、胫骨较容易识别，两侧膨大的部分为两骨的内、外侧髁，在股骨两髁之间为髁间窝，胫骨两髁间为髁间隆起，半月板位于两骨内、外侧髁关节面之间。注意测量内、外侧半月板的横径，是否外侧半月板的横径较大，观察内、外侧关节囊囊壁的厚度，哪侧的较厚。

【注意事项】　结合膝关节大体标本，识别膝关节矢状面结构的位置。

【思考题】　半月板损伤在临床上较为常见，MRI 是其确定诊断的标准，试述半月板各矢状面的形态。

（姜　杨）

第二篇第三部分习题

第三十章 绪 论

【A1 型题】

1. 与水平面平行，将人体分为上下两部分的面是

A. 横断面 　　　B. 矢状面 　　　C. 冠状面

D. 垂直面 　　　E. 正中面

2. 按前后方向将人体分为左右两部分的面是

A. 横断面 　　　B. 矢状面 　　　C. 冠状面

D. 垂直面 　　　E. 额状面

3. 按左右方向将人体分为前后两部分的面是

A. 横断面 　　　B. 矢状面 　　　C. 冠状面

D. 垂直面 　　　E. 正中面

4. 下面关于冷冻切片技术过程**不包含**的是

A. 选材 　　　B. 脱水 　　　C. CT 检查

D. 冷冻 　　　E. 锯切

【参考答案】

1. A　2. B　3. C　4. B

（姜　杨）

第三十一章 头 部

【A1 型题】

1. 分界额叶和顶叶的脑沟为

A. 外侧沟 　　　B. 顶枕沟 　　　C. 顶内沟

D. 中央沟 　　　E. 额上沟

2. 关于中央沟描述正确的是

A. 一般中央后回厚于中央前回

B. 大部分中央沟被中断

C. 中央沟较浅

D. 根据大脑白质髓型有助于辨认中央沟

E. 以上都不对

3. 在头部横断面上，位于尾状核头、豆状核、背侧丘脑之间的白质区是

A. 内囊 　　　B. 外囊 　　　C. 最外囊

D. 视辐射 　　　E. 听辐射

4. 在头部横断面上，豆状核和屏状核之间的白质区是

A. 外囊 　　　B. 内囊

C. 最外囊 　　　D. 上纵束

E. 上纵束

5. 在头部横断面上，屏状核和岛叶之间的白质区是

A. 外囊 　　　B. 内囊

C. 最外囊 　　　D. 上纵束

E. 上纵束

6. 走行胼胝体沟内的血管是

A. 大脑前动脉 　　　B. 大脑中动脉

C. 大脑后动脉 　　　D. 颈内动脉

E. 椎动脉

7. 桥池内走行的血管是

A. 大脑前动脉 　　　B. 大脑中动脉

C. 基底动脉 　　　D. 颈内动脉

E. 迷路动脉

8. 大脑外侧窝池内的血管是

A. 大脑前动脉 　　　B. 大脑中动脉

C. 大脑后动脉 　　　D. 颈内动脉

E. 椎动脉

9. 在头部横断面上，位于侧脑室前角外侧壁的为

A. 尾状核头 　　　B. 背侧丘脑

C. 豆状核 　　　D. 尾状核尾

E. 上丘脑

10. 横断面上胼胝体最先出现

A. 胼胝体嘴 　　　B. 胼胝体干

C. 胼胝体膝 　　　D. 胼胝体压

E. 以上都不对

11. 位于外侧沟深方的脑组织是

A. 额叶 　　　B. 顶叶

C. 枕叶 　　　D. 颞叶

E. 岛叶

12. 在头部横断面上,上矢状窦的常见形态为

A. 三角形   B. 圆形

C. 不规则形   D. 梯形

E. 卵圆形

13. 由内囊后肢连于枕叶白质纤维束的是

A. 视辐射   B. 听辐射

C. 丘脑中央辐射   D. 皮质脊髓束

E. 顶枕颞桥束

14. 横断面上鞍上池向前连于

A. 桥池   B. 脚间池

C. 大脑外侧窝池   D. 环池

E. 大脑纵裂池

15. 位于海绵窦内侧壁的结构有

A. 基底动脉   B. 颈内动脉

C. 动眼神经   D. 滑车神经

E. 眼神经

16. 脑桥小脑三角池内含有

A. 面神经和前庭蜗神经   B. 舌下神经

C. 三叉神经   D. 滑车神经

E. 眼神经

17. 下列是成对脑池的是

A. 鞍上池   B. 桥池

C. 环池   D. 脚间池

E. 帆间池

18. 在头部横断面上,形成"八"字形的硬脑膜是

A. 小脑幕   B. 大脑镰

C. 小脑镰   D. 小脑幕和大脑镰

E. 以上都不对

19. 位于小脑和小脑幕之间的脑池是

A. 小脑上池   B. 大脑纵裂池

C. 大脑外侧窝池   D. 小脑延髓池

E. 以上都不对

20. 在头部横断面上识别中央旁小叶的结构为

A. 扣带沟边缘支   B. 中央沟

C. 中央前沟   D. 中央后沟

E. 顶枕沟

21. 顶枕沟后方的脑组织是

A. 中央旁小叶   B. 楔前叶

C. 楔叶   D. 舌回

E. 扣带回

22. 在头部横断面上,形成"Y"形的硬脑膜是

A. 小脑幕   B. 大脑镰

C. 小脑镰   D. 小脑幕和大脑镰

E. 以上都不对

23. 位于鼻腔两侧呈三角形的鼻旁窦为

A. 上颌窦   B. 蝶窦

C. 筛窦   D. 额窦

E. 下颌窦

24. 关于顶枕沟描述正确的是

A. 为分隔额叶和顶叶的一条沟

B. 横断面此沟与大脑镰平行

C. 横断面位于内侧缘后三分之一最深的一条沟,自内向外延伸

D. 鞍上池层面可以观察到此沟

E. 以上都不对

25. 经视间孔横断面可以看到

A. 尾状核   B. 第四脑室

C. 鞍上池   D. 小脑半球

E. 侧脑室中央部

26. 关于帆间池描述正确的是

A. 位于第三脑室下方   B. 形态不规则

C. 其内有大脑大静脉   D. 后界为胼胝体压部

E. 为成对脑池

27. 在CT、MRI图像上,正常脑沟的宽度**不超过**

A. 0.2mm   B. 0.25mm

C. 0.3mm   D. 0.4mm

E. 0.5mm

28. 关于半卵圆中心描述正确的是

A. 横断面上大脑半球灰质集合

B. 横断面上形态呈半卵圆形

C. CT上呈高密度

D. MRI T_1 加权像上呈低信号

E. 纤维为无髓纤维

29. 关于辐射冠纤维主要组成正确的是

A. 连合纤维   B. 联络纤维

C. 投射纤维   D. 前联合

E. 穹窿连合

30. 关于鞍上池描述正确的是

A. 由交叉池、脚间池、桥池轴位上共同显影

B. 五角星鞍上池后通脚间池

C. 四角形鞍上池扫描层面较低

D. 鞍上池位于蝶鞍下方

E. CT 显示高密度影像

31. 头部横断面上可见黑质、红核，可以判断脑组织为

A. 端脑 B. 间脑 C. 小脑

D. 中脑 E. 脑桥

32. 海马位于侧脑室下角

A. 前壁 B. 上壁 C. 后壁

D. 底壁 E. 外侧壁

33. 头部横断面上"V"形小脑幕内脑组织为

A. 枕叶 B. 颞叶 C. 中脑

D. 脑桥 E. 小脑

34. 冠状面上胼胝体最先出现

A. 胼胝体嘴 B. 胼胝体膝

C. 胼胝体压 D. 胼胝体干

E. 以上都不对

35. 横断面上侧脑室最先出现

A. 前角 B. 中央部 C. 后角

D. 下角 E. 三角区

36. 冠状面上两侧背侧丘脑之间的裂隙为

A. 侧脑室 B. 第三脑室

C. 第四脑室 D. 中脑水管

E. 第五脑室

37. 大脑镰与小脑幕交接处为

A. 上矢状窦 B. 下矢状窦 C. 直窦

D. 乙状窦 E. 横窦

38. 颅脑部正中矢状面**不包括**

A. 胼胝体 B. 内囊

C. 侧脑室 D. 第四脑室

E. 背侧丘脑

39. 颅脑部正中矢状面脑沟**不包括**

A. 胼胝体沟 B. 中央沟

C. 顶枕沟 D. 顶内沟

E. 距状沟

40. 颅脑部正中矢状面脑池**不包括**

A. 桥池 B. 脚间池

C. 交叉池 D. 环池

E. 小脑延髓池

41. 营养岛叶的脑血管是

A. 大脑前动脉 B. 大脑中动脉

C. 大脑后动脉 D. 颈内动脉

E. 椎动脉

42. 营养颞叶的内侧面和底面的脑血管是

A. 大脑前动脉 B. 大脑中动脉

C. 大脑后动脉 D. 颈内动脉

E. 椎动脉

43. 大脑动脉环**不包含**的血管是

A. 颈内动脉末端 B. 大脑中动脉

C. 大脑后动脉 D. 前交通动脉

E. 大脑前动脉

44. 眼动脉发自颈内动脉

A. 岩骨段 B. 海绵窦段

C. 膝段 D. 床突上段

E. 终段

45. "出血动脉"是

A. 颈内动脉 B. 大脑中动脉中央支

C. 大脑后动脉中央支 D. 前交通动脉

E. 大脑前动脉中央支

46. 椎动脉穿行

A. 第 6 颈椎至第 1 颈椎横突孔

B. 第 6 颈椎至第 2 颈椎横突孔

C. 第 7 颈椎至第 1 颈椎横突孔

D. 第 7 颈椎至第 2 颈椎横突孔

E. 第 5 颈椎至第 1 颈椎横突孔

47. 大脑大静脉位于

A. 帆间池 B. 鞍上池

C. 大脑大静脉池 D. 大脑外侧窝池

E. 大脑纵裂池

48. 关于颈内动脉描述正确的是

A. 幕上结构只由颈内动脉供应

B. 颈内动脉由头臂干发出

C. 颈内动脉通过枕骨大孔进入颅腔

D. 颈内动脉颅外段没有分支

E. 颈内动脉颅内段没有分支

49. 关于椎动脉描述正确的是

A. 由锁骨下动脉发出

B. 穿行第 7 至第 1 颈椎横突孔

C. 椎动脉在颅外汇合基底动脉

D. 椎动脉进入颅内汇合大脑后动脉

E. 椎动脉参与大脑动脉环组成

50. 垂体测量高度选择的最佳方位为

A. 横断面　　　　　　B. 矢状面

C. 冠状面　　　　　　D. 斜冠状面

E. 斜矢状面

51. 头部横断面标本常用的基线为

A. 眶耳线　　　　　　B. 里德（Reid）基线

C. 上眶耳线　　　　　D. 连合间线

E. 以上都不对

52. 颅脑部横断层扫描常用的基线为

A. 眶耳线　　　　　　B. Reid 基线

C. 上眶耳线　　　　　D. 连合间线

E. 以上都不对

53. 脑立体定位手术常用的基线为

A. 眶耳线　　　　　　B. Reid 基线

C. 上眶耳线　　　　　D. 连合间线

E. 以上都不对

54. 有利于显示颅后窝结构常用的基线为

A. 眶耳线　　　　　　B. Reid 基线

C. 上眶耳线　　　　　D. 连合间线

E. 以上都不对

55. 运动性语言中枢位于

A. 额上回后部　　　　B. 额中回后部

C. 额下回后部　　　　D. 颞上回后部

E. 颞下回后部

56. 在头部横断面上，位于外侧沟后方的脑组织为

A. 额叶　　　　B. 顶叶　　　　C. 枕叶

D. 颞叶　　　　E. 岛叶

57. 在头部正中矢状面上，位于距状沟下方的脑组织为

A. 中央旁小叶　　　　B. 楔前叶

C. 楔叶　　　　　　　D. 舌回

E. 扣带回

58. 五角形鞍上池后界的脑组织为

A. 额叶　　　　　　　B. 颞叶

C. 中脑　　　　　　　D. 脑桥

E. 枕叶

59. 两侧透明隔之间结构为

A. 侧脑室　　　　　　B. 第三脑室

C. 第四脑室　　　　　D. 第五脑室

E. 第六脑室

60. 横断面上颞叶内的裂隙为

A. 侧脑室前角　　　　B. 侧脑室中央部

C. 侧脑室后角　　　　D. 侧脑室下角

E. 以上都不对

61. 横断面上额叶内的裂隙为

A. 侧脑室前角　　　　B. 侧脑室中央部

C. 侧脑室后角　　　　D. 侧脑室下角

E. 以上都不对

62. 横断面上枕叶内的裂隙为

A. 侧脑室前角　　　　B. 侧脑室中央部

C. 侧脑室后角　　　　D. 侧脑室下角

E. 以上都不对

63. 垂体高度是指冠状面上测量

A. 鞍底下缘至垂体下缘的最大距离

B. 鞍底上缘至垂体上缘的最大距离

C. 鞍底上缘至垂体下缘的最大距离

D. 鞍底下缘至垂体上缘的最大距离

E. 以上都不对

64. 关于海绵窦描述正确的是

A. 位于蝶鞍的上方

B. 海绵窦内侧壁为颈内动脉和眼神经

C. 海绵窦外侧壁为动眼神经、滑车神经、眼神经、上颌神经

D. 两侧海绵窦形状大小不对称

E. 海绵窦与舌静脉交通

65. 头部冠状面上"工"字形是由

A. 视交叉、垂体柄、垂体三者连成

B. 视交叉、视束、垂体三者连成

C. 视束、垂体柄、垂体三者连成

D. 视束、漏斗、垂体三者连成

E. 以上都不对

66. 颈内动脉虹吸部的组成为

A. 岩骨段、海绵窦段、膝段

B. 海绵窦段、膝段、床突上段

C. 膝段、床突上段、终段

D. 膝段、床突上段

E. 床突上段、终段

67. 中国人蝶鞍的深度为

A. 6～9mm　　　　B. 3～5mm

C. 7～11mm　　　　D. 8～13mm

E. 以上都不对

68. 眉弓平对

A. 额叶上缘　　　　B. 额叶下缘

C. 颞叶上缘　　　　D. 颞叶下缘

E. 以上都不对

69. 额结节平对

A. 额上回　　　　B. 额中回

C. 额下回　　　　D. 颞上回

E. 颞下回

70. 枕外隆突深方为

A. 直窦　　　　B. 窦汇

C. 横窦　　　　D. 乙状窦

E. 下矢状窦

71. 乳突深方为

A. 直窦　　　　B. 窦汇

C. 横窦　　　　D. 乙状窦

E. 下矢状窦

72. 位于顶枕沟前方的脑组织为

A. 额叶　　　　B. 枕叶

C. 顶叶　　　　D. 颞叶

E. 岛叶

【B型题】

（73～76题共用备选答案）

A. 外侧沟　　　　B. 顶内沟

C. 顶枕沟　　　　D. 中央沟

E. 距状沟

73. 此沟较深，横断面上由外侧向内侧延伸，可有1条或2条沟与之伴行的是

74. 与大脑岛叶皮质垂直的脑沟是

75. 头部横断面上，位于大脑半球后部的内侧面，由内侧向外侧横行走向较深的脑沟是

76. 顶枕沟上部的横断上，位于大脑半球后部偏外侧，与大脑纵裂近似平行的脑沟是

（77～80题共用备选答案）

A. 侧脑室　　　　B. 第三脑室

C. 第四脑室　　　　D. 第五脑室

E. 第六脑室

77. 位于两侧透明隔之间的是

78. 位于背侧丘脑和下丘脑之间的腔隙是

79. 位于脑桥、延髓和小脑之间的裂隙是

80. 位于大脑半球内的裂隙是

（81～83题共用备选答案）

A. 帆间池　　　　B. 鞍上池

C. 大脑大静脉池　　　D. 桥池

E. 脚间池

81. 位于蝶鞍上方，CT图像脑池可呈六角形、五角形或四角形等的是

82. 位于脑桥和枕骨斜坡之间的脑池

83. 其内含有大脑大静脉的脑池

（84～86题共用备选答案）

A. 大脑前动脉　　　　B. 大脑中动脉

C. 大脑后动脉　　　　D. 脉络丛前动脉

E. 后交通动脉

84. 分布于枕叶和颞叶的底面和内侧面的血管是

85. 分布于大脑半球上外侧面大部分区域和岛叶的血管是

86. 分布于海马和钩的血管是

【参考答案】

1. D　2. D　3. A　4. A　5. C　6. A　7. C　8. B
9. A　10. B　11. E　12. A　13. A　14. E　15. B
16. A　17. C　18. A　19. A　20. A　21. C
22. D　23. A　24. C　25. A　26. D　27. E
28. B　29. C　30. A　31. D　32. D　33. E
34. B　35. B　36. B　37. C　38. D　39. D
40. D　41. B　42. C　43. B　44. C　45. B
46. A　47. C　48. D　49. A　50. C　51. B
52. A　53. D　54. C　55. C　56. D　57. D

58. D　59. D　60. D　61. A　62. C　63. B
64. C　65. A　66. B　67. A　68. B　69. B
70. B　71. D　72. C　73. D　74. A　75. C
76. B　77. D　78. B　79. C　80. A　81. B
82. D　83. C　84. C　85. B　86. D

（姜　杨）

第三十二章　颈　　部

【A1 型题】

1. 甲状软骨上缘平对

A. 第 3 颈椎　　　　　　B. 第 4 颈椎

C. 第 5 颈椎　　　　　　D. 第 6 颈椎

E. 第 7 颈椎

2. 环状软骨后方平对

A. 第 3 颈椎　　　　　　B. 第 4 颈椎

C. 第 5 颈椎　　　　　　D. 第 6 颈椎

E. 第 7 颈椎

3. 甲状腺峡位于

A. 第 2 到第 4 气管软骨环前方

B. 第 2 到第 5 气管软骨环前方

C. 第 3 到第 4 气管软骨环前方

D. 第 3 到第 5 气管软骨环前方

E. 第 2 到第 6 气管软骨环前方

4. 经舌骨体的横断面上

A. 舌骨体前可见胸锁乳突肌

B. 舌骨体周围有肌附着

C. 舌骨体后面是下颌下腺

D. 舌骨体后面是甲状软骨

E. 舌骨体两侧是舌下腺

5. 经环状软骨板的横断面上**不包括**的结构是

A. 甲状腺　　　　　　　B. 颈内静脉

C. 颈总动脉　　　　　　D. 食管

E. 喉腔

【参考答案】

1. B　2. D　3. A　4. B　5. D

（姜　杨）

第三十三章　胸　　部

【A1 型题】

1. 颈静脉切迹后方平对

A. 第 1 胸椎体　　　　　B. 第 2 胸椎体

C. 第 2、3 胸椎间盘　　　D. 第 3 胸椎体

E. 第 3、4 胸椎间盘

2. 胸骨角平面后方平对

A. 第 1 胸椎体　　　　　B. 第 2 胸椎体

C. 第 3 胸椎体　　　　　D. 第 4 胸椎体

E. 第 5 胸椎体

3. 肋弓最低点平对

A. 第 1 腰椎　　　　　　B. 第 2 腰椎

C. 第 3 腰椎　　　　　　D. 第 4 腰椎

E. 第 5 腰椎

4. 纵隔前界为

A. 胸骨和肋软骨　　　　B. 纵隔胸膜

C. 脊柱　　　　　　　　D. 锁骨

E. 胸骨

5. 中纵隔内有

A. 心　　　　　　　　　B. 食管

C. 气管　　　　　　　　D. 奇静脉

E. 胸导管

6. 上纵隔内有

A. 心　　　　　　　　　B. 心包

C. 左右主支气管　　　　D. 奇静脉

E. 胸导管

7. 后纵隔内有

A. 心　　　　　　　　　B. 心包

C. 左右主支气管　　　　D. 胸腺

E. 头臂干

8. 上纵隔胸腺层内有

A. 心　　　　　　　　　B. 食管

C. 气管　　　　　　　　D. 胸腺

E. 头臂干

9. 主动脉弓三大分支由右向左依次为

A. 头臂干、左颈总动脉、左锁骨下动脉

B. 头臂干、左锁骨下动脉、左颈总动脉

C. 左颈总动脉、左锁骨下动脉、头臂干

D. 左锁骨下动脉、左颈总动脉、头臂干

E. 以上都不对

10. 气管后间隙内可见

A. 气管　　　　　　B. 食管

C. 升主动脉　　　　D. 胸主动脉

E. 胸腺

11. 主动脉弓下方与左肺动脉上方之间的间隙为

A. 主动脉肺动脉窗　　B. 隆嵴下间隙

C. 后纵隔间隙　　　　D. 膈肌脚后间隙

E. 以上都不对

12. 血管前间隙内可见

A. 头臂干　　　　　　B. 左颈总动脉

C. 升主动脉　　　　　D. 胸主动脉

E. 胸腺

13. 位于胸骨角平面的间隙是

A. 血管前间隙　　　　B. 胸骨后间隙

C. 气管前间隙　　　　D. 气管后间隙

E. 主动脉肺动脉窗

14. 位于胸骨角平面以上的间隙是

A. 血管前间隙　　　　B. 隆嵴下间隙

C. 后纵隔间隙　　　　D. 膈肌脚后间隙

E. 主动脉肺动脉窗

15. 位于胸骨角平面以下的间隙是

A. 血管前间隙　　　　B. 胸骨后间隙

C. 主动脉肺动脉窗　　D. 膈肌脚后间隙

E. 气管后间隙

16. 纵隔淋巴结数目最多的是

A. 肺内淋巴结　　　　B. 纵隔前淋巴结

C. 气管旁上淋巴结　　D. 气管旁下淋巴结

E. 支气管淋巴结

17. 纵隔内最大淋巴结是

A. 隆嵴下淋巴结　　　B. 气管旁淋巴结

C. 支气管旁淋巴结　　D. 肺内淋巴结

E. 主动脉肺淋巴结

18. 识别右肺门出现的标志性结构是

A. 奇静脉弓　　　　　B. 主动脉肺动脉弓

C. 左肺动脉　　　　　D. 右肺动脉

E. 肺动脉干

19. 识别左肺门出现的标志性结构是

A. 奇静脉弓　　　　　B. 主动脉肺动脉窗

C. 左肺动脉　　　　　D. 右肺动脉

E. 肺动脉干

20. 肺根内结构由前向后的排列是

A. 上肺静脉、肺动脉、支气管、下肺静脉

B. 肺动脉、上肺静脉、支气管、下肺静脉

C. 支气管、上肺静脉、肺动脉、下肺静脉

D. 上肺静脉、支气管、肺动脉、下肺静脉

E. 以上都不对

21. 胸部横断面上呈"人"字形的结构是

A. 气管及左右主支气管

B. 主动脉弓

C. 肺动脉干及左右肺动脉

D. 右肺动脉

E. 肺动脉干

22. 位于中纵隔内后方的心腔是

A. 左心房　　　　　　B. 左心室

C. 右心房　　　　　　D. 右心室

E. 以上都不对

23. 尖段支气管发自

A. 上叶支气管　　　　B. 中叶支气管

C. 下叶支气管　　　　D. 中间支气管

E. 以上都不对

24. 上舌段支气管发自

A. 上叶支气管　　　　B. 中叶支气管

C. 下叶支气管　　　　D. 舌叶支气管

E. 以上都不对

25. 平肺尖横断面上可见的肺段是

A. 内侧段　　　　　　B. 外侧段

C. 前段　　　　　　　D. 后端

E. 尖段

26. 经气管隆嵴横断面可见

A. 左右主支气管　　　B. 主动脉弓

C. 头臂静脉　　　　　D. 气管

E. 中间支气管

27. 走行于相邻肺段之间的结构为

A. 肺动脉　　　　　　B. 肺静脉

C. 支气管　　　　　D. 支气管动脉

E. 支气管静脉

28. 左右肺门前界结构为

A. 肺动脉　　　　　B. 上肺静脉

C. 下肺静脉　　　　D. 支气管

E. 叶间动脉

29. 左右肺门后界结构为

A. 肺动脉　　　　　B. 上肺静脉

C. 下肺静脉　　　　D. 支气管

E. 叶间动脉

30. 在胸部横断面上，两肺门下界结构为

A. 肺动脉　　　　　B. 上肺静脉

C. 下肺静脉　　　　D. 支气管

E. 叶间动脉

31. 经主动脉窦横断面上靠前的心腔是

A. 右心室　　　　　B. 左心室

C. 右心房　　　　　D. 左心房

E. 以上都不对

32. 经主动脉弓横断面上，靠近纵隔面的肺段是

A. 前段　　　　　　B. 后段

C. 尖后段　　　　　D. 上段

E. 尖段

33. 在胸部横断面上，左心房和脊柱之间的间隙为

A. 隆嵴下间隙　　　　B. 后纵隔间隙

C. 膈肌脚后间隙　　　D. 主动脉肺动脉窗

E. 隆嵴后间隙

34. 主动脉肺动脉窗内含有

A. 喉返神经　　　　B. 迷走神经

C. 胸腺　　　　　　D. 主动脉弓

E. 头臂静脉

35. 下列肺段中，横断面由上到下左肺最先出现的肺段是

A. 上段　　　　　　B. 内侧前底段

C. 外侧底段　　　　D. 上舌段

E. 前底段

36. 下列肺段中，横断面由上到下左肺最先消失的肺段是

A. 后底段　　　　　B. 上舌段

C. 外侧底段　　　　D. 下舌段

E. 上段

37. 下列肺段中，横断面由上到下右肺最先出现的肺段是

A. 内侧段　　　　　B. 内侧底段

C. 外侧底段　　　　D. 后底段

E. 前底段

38. 下列肺段中，横断面由上到下右肺最先消失的肺段是

A. 外侧段　　　　　B. 内侧段

C. 后底段　　　　　D. 内侧底段

E. 前底段

39. 在胸部横断面上，呈"腊肠样"的结构为

A. 食管　　　　　　B. 升主动脉

C. 胸主动脉　　　　D. 奇静脉弓

E. 主动脉弓

40. 左右膈肌脚和脊柱之间的间隙为

A. 主动脉肺动脉窗　　B. 膈肌脚后间隙

C. 后纵隔间隙　　　　D. 隆嵴下间隙

E. 以上都不对

41. 胸部上部横断面上，两肺斜裂形态呈

A. 正"八"字形　　　B. "一"字形

C. 倒"八"字形　　　D. "M"形

E. "W"形

42. 肋胸膜和膈胸膜之间形成

A. 肋纵隔隐窝　　　B. 肋膈隐窝

C. 膈纵隔隐窝　　　D. 胸膜隐窝

E. 胸膜顶

43. 好发胸膜腔积液的位置为

A. 肋纵隔隐窝　　　B. 肋膈隐窝

C. 膈纵隔隐窝　　　D. 胸膜隐窝

E. 胸膜顶

【B 型题】

（44～46 题共用备选答案）

A. 主动脉肺动脉窗　　B. 隆嵴下间隙

C. 后纵隔间隙　　　　D. 血管前间隙

E. 气管后间隙

44. 气管杈至右肺动脉下缘为

45. 主动脉弓下方至左肺动脉上方之间为

46. 左心房与脊柱之间为

（47、48 题共用备选答案）

A. 尖段静脉　　　　　B. 前段静脉

C. 后段静脉　　　　　D. 上舌段静脉

E. 下舌段静脉

47. 区分尖段和前段的是

48. 区分上舌段和下舌段的是

【参考答案】

1. C　2. D　3. C　4. A　5. A　6. E　7. C　8. D

9. A　10. B　11. A　12. E　13. E　14. A　15. D

16. A　17. A　18. A　19. B　20. A　21. C

22. A　23. A　24. D　25. E　26. A　27. B

28. B　29. C　30. C　31. A　32. E　33. B

34. A　35. A　36. E　37. A　38. A　39. E

40. B　41. A　42. B　43. B　44. B　45. A

46. C　47. A　48. D

（姜　杨）

第三十四章　腹　　　部

【A1 型题】

1. 剑突后方平对

A. 第 7 胸椎　　　　　B. 第 8 胸椎

C. 第 9 胸椎　　　　　D. 第 10 胸椎

E. 第 11 胸椎

2. 脐后方平对

A. 1、2 腰椎间盘　　　B. 2、3 腰椎间盘

C. 3、4 腰椎间盘　　　D. 4、5 腰椎间盘

E. 以上都不对

3. 髂嵴最高点平对

A. 第 1 腰椎棘突　　　B. 第 2 腰椎棘突

C. 第 3 腰椎棘突　　　D. 第 4 腰椎棘突

E. 第 5 腰椎棘突

4. 两侧髂结节平对

A. 第 1 腰椎棘突　　　B. 第 2 腰椎棘突

C. 第 3 腰椎棘突　　　D. 第 4 腰椎棘突

E. 第 5 腰椎棘突

5. 肝右静脉走行于

A. 正中裂　　　　　　B. 左叶间裂

C. 左段间裂　　　　　D. 右叶间裂

E. 右段间裂

6. 肝左静脉走行于

A. 正中裂　　　　　　B. 左叶间裂

C. 左段间裂　　　　　D. 右叶间裂

E. 右段间裂

7. 肝中间静脉走行于

A. 正中裂　　　　　　B. 左叶间裂

C. 左段间裂　　　　　D. 右叶间裂

E. 右段间裂

8. 肝门静脉左支矢状部走行于

A. 正中裂　　　　　　B. 左叶间裂

C. 左段间裂　　　　　D. 右叶间裂

E. 右段间裂

9. 肝门静脉右支走行于

A. 正中裂　　　　　　B. 左叶间裂

C. 左段间裂　　　　　D. 右叶间裂

E. 右段间裂

10. Glisson 系统的组成包括

A. 肝门静脉、肝静脉、肝管

B. 肝静脉、肝固有动脉、肝管

C. 肝门静脉、肝静脉

D. 肝门静脉、肝固有动脉、肝管

E. 肝门静脉、肝固有动脉

11. 左半肝和右半肝区分的肝裂是

A. 正中裂　　　　　　B. 左叶间裂

C. 左段间裂　　　　　D. 右叶间裂

E. 右段间裂

12. 左内叶和右前叶区分的肝裂是

A. 正中裂　　　　　　B. 左叶间裂

C. 左段间裂　　　　　D. 右叶间裂

E. 右段间裂

13. 左内叶和左外叶区分的肝裂是

A. 正中裂　　　　　　B. 左叶间裂

C. 左段间裂　　　　　D. 右叶间裂

E. 右段间裂

14. 右前叶和右后叶区分的肝裂是

A. 正中裂　　　　　　B. 左叶间裂

C. 左段间裂　　　　　D. 右叶间裂

E. 右段间裂

15. 左外叶上段和左外叶下段区分的肝裂是

A. 正中裂   B. 左叶间裂

C. 左段间裂   D. 右叶间裂

E. 右段间裂

16. 右前叶和右后叶的上、下段区分的肝裂是

A. 正中裂   B. 左叶间裂

C. 左段间裂   D. 右叶间裂

E. 右段间裂

17. 尾状叶与其他肝叶区分的肝裂是

A. 背裂   B. 左叶间裂

C. 左段间裂   D. 右叶间裂

E. 右段间裂

18. S_I 为

A. 尾状叶   B. 左外叶

C. 左内叶   D. 右前叶

E. 右后叶

19. S_{III} 为

A. 尾状叶   B. 左外叶上段

C. 左外叶下段   D. 左内叶

E. 右前叶

20. S_{VI} 为

A. 尾状叶   B. 右前叶上段

C. 右后叶上段   D. 右前叶下段

E. 右后叶下段

21. 肝右静脉区分

A. 左外叶和左内叶   B. 左外叶上段和下段

C. 右前叶和右后叶   D. 右前叶和左内叶

E. 右后叶上段和下段

22. 在腹部横断面上，下腔静脉左前壁与肝中间静脉的连线为

A. 正中裂   B. 左叶间裂

C. 左段间裂   D. 右叶间裂

E. 右段间裂

23. 在腹部横断面上，肝门静脉左支矢状部长轴延长线为

A. 正中裂   B. 左叶间裂

C. 左段间裂   D. 右叶间裂

E. 右段间裂

24. 在腹部横断面上，肝右静脉与下腔静脉左前壁的连线为

A. 正中裂   B. 左叶间裂

C. 左段间裂   D. 右叶间裂

E. 右段间裂

25. 在腹部横断面上，以肝门静脉右支标志为

A. 正中裂   B. 左叶间裂

C. 左段间裂   D. 右叶间裂

E. 右段间裂

26. 在腹部横断面上，静脉韧带裂右侧端与下腔静脉右前壁的弧形线为

A. 背裂   B. 左叶间裂

C. 左段间裂   D. 右叶间裂

E. 右段间裂

27. 三大肝静脉回流入

A. 第一肝门   B. 第二肝门

C. 第三肝门   D. 肝门

E. 以上都不对

28. 第一肝门内结构**不含有**

A. 肝门静脉   B. 肝静脉

C. 肝固有动脉   D. 肝管

E. 淋巴管

29. 走行在肝叶和肝段之间的为

A. 肝门静脉   B. 肝静脉

C. 肝固有动脉   D. 肝管

E. 以上都不对

30. 在腹部横断面上，区分肝静脉和肝门静脉的方式是

A. 肝静脉接近第一肝门粗，远离变细，肝门静脉与之相反

B. 肝门静脉接近第二肝门粗，远离变细，肝静脉与之相反

C. 肝静脉管壁厚，肝门静脉管壁薄

D. 肝静脉横断面上呈圆形或椭圆形，肝门静脉横断面上呈不规则形

E. 以上都不对

31. 第二肝门层面可见的肝段为

A. 尾状叶、左外叶上段、左外叶下段、左内叶上部、右前叶上段、右后叶上段

B. 尾状叶、左外叶上段、左外叶下段、左内叶下部、右前叶上段、右后叶上段

C. 尾状叶、左外叶上段、左外叶下段、左内叶上部、右前叶下段、右后叶下段

D. 左外叶上段、左外叶下段、左内叶下部、右前叶上段、右后叶上段

E. 尾状叶、右前叶下段、右后叶下段

32. 在第二肝门横断面出现以前左外叶可见哪个肝段

A. 左外叶上段　　B. 左外叶前段

C. 左外叶下段　　D. 左外叶后段

E. 以上都不对

33. 肝圆韧带裂自横断面上消失时，左外叶哪个肝段消失

A. 左外叶上段　　B. 左前叶上段

C. 左外叶下段　　D. 左后叶下段

E. 以上都不对

34. 胰头位于

A. 第 1 腰椎　　B. 第 2 腰椎

C. 第 2、3 腰椎间盘　　D. 第 1、2 腰椎间盘

E. 第 3 腰椎体

35. 在腹部横断面上，胰头判断的标志为

A. 下腔静脉　　B. 肝门静脉

C. 肠系膜上静脉　　D. 脾静脉

E. 肠系膜下静脉

36. 在腹部横断面上，胰头、胰颈、胰体的分界是

A. 下腔静脉　　B. 上腔静脉

C. 肠系膜上静脉　　D. 脾静脉

E. 肠系膜下静脉

37. 位于肝门或稍下方层面，肝门静脉右前方为胆总管的哪段

A. 十二指肠上段　　B. 十二指肠后段

C. 胰腺段　　D. 十二指肠壁内段

E. 以上都不对

38. 位于十二指肠降部下份左前壁和前壁的圆形管腔为胆总管的哪段

A. 十二指肠上段　　B. 十二指肠后段

C. 胰腺段　　D. 十二指肠壁内段

E. 以上都不对

39. 横断面上识别胰体后界的结构是

A. 脾静脉　　B. 肾静脉

C. 肝门静脉　　D. 下腔静脉

E. 肠系膜下静脉

40. 横断面上识别胰尾的结构是

A. 胃　　B. 肾静脉

C. 肾动脉　　D. 左肾

E. 以上都不对

41. 肾门内结构由前到后排列的顺序为

A. 肾静脉、肾动脉、肾盂

B. 肾动脉、肾静脉、肾盂

C. 肾盂、肾静脉、肾动脉

D. 肾盂、肾动脉、肾静脉

E. 输尿管、肾动脉、肾静脉

42. 肾门内结构由上到下排列的顺序为

A. 肾静脉、肾动脉、肾盂

B. 肾动脉、肾静脉、肾盂

C. 肾盂、肾静脉、肾动脉

D. 肾盂、肾动脉、肾静脉

E. 肾动脉、肾静脉、输尿管

43. 肾上腺上下端横断面上形态多为

A. 单肢型　　B. 双肢型

C. 三肢型　　D. 新月形

E. 卵圆形

44. 在横断面上，肾上腺的厚度不超过同一层面

A. 椎体的前后径　　B. 椎体的左右径

C. 椎体的上下径　　D. 椎体的斜径

E. 同侧膈肌脚厚度

45. 右肾上腺三角围成的结构包括

A. 肝右叶　　B. 胃　　C. 脾

D. 胰　　E. 腹主动脉

46. 门腔间隙内结构**不包含**的是

A. 尾状突　　B. 淋巴结

C. 门腔血管　　D. 肝外胆道

E. 胰尾

47. 在横断面上，胰一般先出现

A. 胰头　　B. 胰颈

C. 胰体　　D. 胰尾

E. 钩突

48. 在横断面上，肝门静脉最先出现

A. 肝门静脉矢状部   B. 肝门静脉囊部

C. 肝门静脉角部   D. 肝门静脉横部

E. 肝门静脉窦

49. 在肝门静脉左支矢状部横断面上**不包含**的肝

段是

A. 左外叶上段   B. 左外叶下段

C. 右前叶上段   D. 右前叶上段

E. 左内叶下部

50. 在胆囊消失横断面上的肝段包含

A. 尾状叶   B. 右前叶上段

C. 右后叶上段   D. 左外叶下段

E. 右前叶下段

51. 在横断面上，胆囊窝中份与下腔静脉左前壁

连线为

A. 正中裂   B. 左叶间裂

C. 右叶间裂   D. 左段间裂

E. 右段间裂

52. 在横断面上，可作为识别左段间裂的标志是

A. 肝左静脉   B. 肝门静脉左支矢状部

C. 肝中间静脉   D. 肝圆韧带裂

E. 镰状韧带

53. 肾前间隙内结构有

A. 肾   B. 肾上腺

C. 十二指肠   D. 输尿管

E. 肾盂

54. 在横断面上，右肾上腺三角内侧缘组成的结

构是

A. 下腔静脉   B. 右膈脚

C. 肝右缘   D. 右肾

E. 胃

55. 在横断面上，左右膈肌脚和脊柱围成

A. 主动脉裂孔   B. 腔静脉裂孔

C. 食管裂孔   D. 后纵隔间隙

E. 以上都不对

56. 在横断面上，肠系膜上动脉、肠系膜上静脉

与下腔静脉之间的胰组织为

A. 胰头   B. 胰颈

C. 胰体   D. 胰尾

E. 钩突

57. Couinaud 肝段划分法将肝分几叶几段

A. 2 叶、6 段   B. 2 叶、7 段

C. 4 叶、8 段   D. 5 叶、8 段

E. 5 叶、9 段

58. 肾筋膜由内向外为

A. 纤维囊、脂肪囊、肾筋膜

B. 肾筋膜、脂肪囊、纤维囊

C. 肾筋膜、纤维囊、脂肪囊

D. 纤维囊、肾筋膜、脂肪囊

E. 以上都不对

59. 肾门平对

A. 第 1 腰椎   B. 第 2 腰椎

C. 第 3 腰椎   D. 第 1、2 腰椎间盘

E. 第 2、3 腰椎间盘

60. 横断面上位于十二指肠降部左侧的胰组织为

A. 胰头   B. 胰颈

C. 胰体   D. 胰尾

E. 钩突

61. 横断面上位于肝门静脉或肠系膜上静脉前方

的胰组织为

A. 胰头   B. 胰颈

C. 胰体   D. 胰尾

E. 钩突

62. 横断面上胆囊窝可以提示肝裂的识别是

A. 正中裂   B. 左叶间裂

C. 左段间裂   D. 右叶间裂

E. 右段间裂

【B 型题】

（63～65 题共用备选答案）

A. 正中裂   B. 左叶间裂

C. 左段间裂   D. 右叶间裂

E. 右段间裂

63. 区分左半肝和右半肝的肝裂是

64. 区分右前叶和右后叶的肝裂是

65. 区分左内叶和左外叶的肝裂是

【参考答案】

1. C   2. C   3. D   4. E   5. D   6. C   7. A   8. B

9. E   10. D   11. A   12. A   13. B   14. D   15. C

16. E 17. A 18. A 19. C 20. E 21. C

22. A 23. B 24. D 25. E 26. A 27. B

28. B 29. D 30. D 31. A 32. A 33. C

34. B 35. A 36. C 37. A 38. D 39. A

40. D 41. A 42. B 43. A 44. E 45. A

46. E 47. D 48. C 49. E 50. E 51. A

52. A 53. C 54. B 55. A 56. E 57. D

58. A 59. A 60. A 61. B 62. A 63. A

64. D 65. B

（姜 杨）

第三十五章 盆 部

【A1 型题】

1. 位于盆腔前列的脏器是

A. 子宫   B. 直肠

C. 输卵管   D. 精囊

E. 前列腺

2. 位于盆腔中列的脏器是

A. 尿道   B. 直肠

C. 输卵管   D. 膀胱

E. 前列腺

3. 位于盆腔后列的脏器是

A. 尿道   B. 直肠

C. 输卵管   D. 膀胱

E. 前列腺

4. 正常前列腺不超过耻骨联合上缘上方

A. 5mm   B. 8mm

C. 10mm   D. 12mm

E. 以上都不对

5. 横断面上子宫未出现子宫腔时，子宫为

A. 子宫底   B. 子宫体

C. 子宫颈阴道部上部   D. 子宫峡

E. 子宫颈阴道部

6. 横断面上子宫后出现阴道后穹，该层面为子宫

A. 子宫底   B. 子宫体

C. 子宫颈阴道部   D. 子宫峡

E. 子宫颈阴道上部

7. 横断面上识别卵巢的重要解剖标志是

A. 髂内、外血管   B. 卵巢血管

C. 卵巢韧带   D. 髂总血管

E. 输卵管

8. 在髋关节层面以上的子宫断面中，出现狭窄的横行裂隙为

A. 子宫底   B. 子宫体

C. 子宫颈阴道部   D. 子宫峡

E. 子宫颈阴道上部

9. 在横断面上，阴道穹最先出现

A. 前穹   B. 后穹

C. 左穹   D. 右穹

E. 以上都不对

10. 横断面上子宫两侧的韧带是

A. 子宫阔韧带   B. 子宫圆韧带

C. 子宫主韧带   D. 子宫骶韧带

E. 子宫悬韧带

11. 横断面上子宫腔和子宫颈管的分界为

A. 子宫角   B. 输卵管

C. 子宫颈阴道上部   D. 子宫峡

E. 子宫颈阴道下部

12. 横断面上识别骶丛的重要标志为

A. 闭孔内肌   B. 梨状肌

C. 髂腰肌   D. 臀大肌

E. 腰大肌

13. 位于前列腺后方、左右侧及尖部的腺组织是

A. 前区   B. 中央区

C. 周缘区   D. 前纤维肌基质区

E. 移行区

14. 位于前列腺基底部和膀胱颈下方的腺组织是

A. 前区   B. 中央区

C. 周缘区   D. 前纤维肌基质区

E. 移行区

15. 位于前列腺前方的腺组织是

A. 前区   B. 中央区

C. 周缘区   D. 前纤维肌基质区

E. 移行区

16. 在横断面上，坐骨肛门窝组成结构包括

A. 闭孔内肌   B. 闭孔外肌

C. 髂腰肌 D. 耻骨肌

E. 大收肌

17. 盆膈组成结构不包括

A. 盆膈上筋膜 B. 肛提肌

C. 尾骨肌 D. 肛门外括约肌

E. 盆膈下筋膜

18. 梨状肌上孔内结构包含

A. 臀上血管 B. 臀下血管

C. 阴部血管 D. 会阴血管

E. 闭孔血管

【B型题】

（19～21 题共用备选答案）

A. 肾静脉 B. 肾动脉

C. 肾盂 D. 肾窦

E. 输尿管

19. 肾门深入肾实质的腔隙为

20. 位于肾门后下界的结构为

21. 横断面上位于脊柱和肾之间较小圆形断面为

【参考答案】

1. E 2. C 3. B 4. C 5. A 6. C 7. A 8. B

9. B 10. A 11. D 12. B 13. C 14. B 15. D

16. A 17. D 18. A 19. D 20. C 21. E

（姜　杨）

第三十六章　脊柱及四肢

【A1 型题】

1. 相邻椎弓根的椎上、下切迹围成

A. 椎间孔 B. 椎孔

C. 椎间隙 D. 关节突关节

E. 椎管

2. 在横断面上，腰椎椎体形态为

A. 圆形 B. 椭圆形

C. 心形 D. 肾形

E. 三叶形

3. 棘突分叉的椎体为

A. 颈椎 B. 胸椎

C. 腰椎 D. 骶椎

E. 尾椎

4. 上、下关节突关节面呈冠状位的椎体为

A. 颈椎 B. 胸椎

C. 腰椎 D. 骶椎

E. 尾椎

5. 在横断面上，椎孔较大呈三角形的椎体为

A. 颈椎 B. 胸椎

C. 腰椎 D. 骶椎

E. 尾椎

6. 尾骨由几块退化尾椎融合成

A. 1～2 块 B. 1～3 块

C. 2～3 块 D. 3 块

E. 3～4 块

7. 正常人体椎间盘数量为

A. 20 个 B. 21 个

C. 22 个 D. 23 个

E. 24 个

8. 在横断面上，椎间盘中央胶状质为

A. 纤维环 B. 髓核

C. 透明软骨终板 D. Sharpey 纤维

E. 以上都不对

9. 椎间盘最厚的部位位于

A. 颈部 B. 上胸部

C. 中胸部 D. 下胸部

E. 腰部

10. 椎间盘最薄的部位位于

A. 颈部 B. 上胸部

C. 中胸部 D. 下胸部

E. 腰部

11. 位于相邻椎弓板之间的韧带是

A. 前纵韧带 B. 后纵韧带

C. 黄韧带 D. 棘间韧带

E. 棘上韧带

12. 在横断面上，黄韧带的厚度一般为

A. 1～2mm B. 1～3mm

C. 2～4mm D. 4～6mm

E. 5～7mm

13. 在横断面上，呈"V"形的韧带是

A. 前纵韧带 B. 后纵韧带

C. 黄韧带 D. 棘间韧带

E. 棘上韧带

14. 位于相邻棘突之间的韧带是

A. 前纵韧带　　　　　B. 后纵韧带

C. 黄韧带　　　　　　D. 棘间韧带

E. 棘上韧带

15. 在横断面上，椎间孔后界为

A. 椎间盘　　　　　　B. 椎体

C. 关节突关节　　　　D. 椎弓上切迹

E. 椎弓下切迹

16. 关于钩椎关节描述正确的是

A. 是由 3～6 颈椎椎体上面侧缘的椎体钩与上位椎体下面唇缘构成

B. 此关节为滑膜关节

C. 钩椎关节的外侧为脊髓

D. 钩椎关节内侧构成椎间孔的前壁

E. 与颈神经不相邻

17. 椎管的前壁的组成是

A. 椎体、椎间盘、后纵韧带

B. 椎弓板　　　　　　C. 黄韧带

D. 椎弓根　　　　　　E. 椎间孔

18. 横断面上，颈椎下部椎管形态为

A. 心形　　　　　　　B. 三叶形

C. 圆形　　　　　　　D. 卵圆形

E. 三角形

19. 在横断面上，椎管呈三叶形的椎体是

A. 第 1 腰椎　　　　　B. 第 2 腰椎

C. 第 3 腰椎　　　　　D. 第 4 腰椎

E. 第 5 腰椎

20. 侧隐窝前后径正常值为

A. 1～2mm　　　　　B. 1～3mm

C. 2～4mm　　　　　D. 3～5mm

E. 3～4mm

21. 腰椎椎间管上部有

A. 腰神经根　　　　　B. 椎间静脉下支

C. 黄韧带　　　　　　D. 椎内静脉

E. 椎体静脉

22. 在横断面上，黄韧带最厚的部位是

A. 颈部　　　　　　　B. 胸部

C. 腰部　　　　　　　D. 骶部

E. 尾部

23. 经椎间孔的横断面上，关节突关节腔呈矢状位的椎体是

A. 颈椎　　　　　　　B. 胸椎

C. 腰椎　　　　　　　D. 骶椎

E. 尾椎

24. 经颈椎椎体的横断面上**不包含**的结构是

A. 椎体　　　　　　　B. 椎弓根

C. 椎弓板　　　　　　D. 横突孔

E. 椎间孔

25. 经颈椎椎间盘的横断面上**不包含**的结构是

A. 椎体　　　　　　　B. 椎体钩

C. 椎间盘　　　　　　D. 关节突

E. 椎间孔

26. 经腰椎正中矢状面上**不包含**的结构是

A. 椎体　　　　　　　B. 椎间盘

C. 棘突　　　　　　　D. 脊髓

E. 椎间孔

27. 膝关节组成**不包括**

A. 股骨　　　　　　　B. 胫骨

C. 前、后交叉韧带　　D. 髌骨

E. 腓骨

28. 膝关节正中矢状面**不包括**

A. 髌骨　　　　　　　B. 髌上囊

C. 前、后交叉韧带　　D. 半月板

E. 翼状襞

29. 股骨头凹附着的韧带为

A. 股骨头韧带　　　　B. 髂股韧带

C. 耻股韧带　　　　　D. 坐股韧带

E. 轮匝带

【参考答案】

1. A　2. D　3. A　4. B　5. A　6. E　7. D　8. B

9. E　10. C　11. C　12. C　13. C　14. D　15. C

16. B　17. A　18. E　19. E　20. D　21. A

22. C　23. C　24. E　25. A　26. E　27. E

28. D　29. A

（姜　杨）

第四部分　影像解剖学

第三十七章　绪　论

一、影像解剖学实验内容与意义

影像解剖学是利用影像成像技术研究正常人体器官结构图像的科学。它是人体解剖学中的一门分支科学，在系统解剖学、局部解剖学和断层解剖学的研究基础上，进一步应用现在医学影像技术，在活体上研究人体器官和组织图像，为临床医生对疾病的诊断和治疗提供重要依据。医学影像解剖学研究的范围包括人体几乎所有部位和脏器结构的形态、位置及其毗邻关系。涵盖了二维平面影像、断层影像和三维重建影像。

（一）影像解剖学检查方法概述

1. X 线成像　包括普通检查、造影检查、特殊检查。

2. CT 成像　包括 CT 平扫、CT 对比增强、高分辨 CT、再现技术、仿真内镜技术。

3. MRI 成像　包括常用的 MRI 成像、脂肪抑制技术、自由水抑制成像、水成像、MR 血管成像、MR 对比增强、功能成像等。

（二）图像特点

1. X 线图像特点　人体组织密度的差异是以影像的黑白来表示；X 线图像是重叠图像；图像有放大与虚影、变形与失真。

2. CT 图像特点　是数字化图像；CT 值可以量化 CT 图像灰度；CT 图像可以借助窗口技术调节灰度；图像受部分容积效应影响。

3. MRI 图像特点　也是数字化影像；是一种多参数成像、多方位成像。

（三）影像解剖学常用术语

1. 前后位　人体背面贴近胶片，X 线从人体前面射向背面；后前位与上相反。

2. 右前斜位　又称第一斜位，人体右前部贴近胶片，X 线从左后方投射；左前斜位：与上相反。

3. 右侧位　人体右侧贴近胶片，X 线从人体的左侧射向右侧。

4. 仰卧位　面向上平卧，X 线从上向下投射；俯卧位与其相反。

5. 阴影　胶片上明暗图影。致密：白色。稀疏：阴影内的间隙。透亮：黑色阴影。

6. CT 值　量化组织对 X 线吸收程度的值，单位为 HU。

7. 流空效应　对某一层面发射 90° 脉冲，层面内质子包括血管内血液均受激发，中止脉冲记录该层面信号时血液已经离开了受检层面，测不到信号，成为无信号带。

二、注意事项

1. 提前做好预习　充分掌握理论知识的基础上能更好、更全面地掌握影像解剖学的知识，在辨认结构时才能准确。

2. 注重实习过程 通过实践，反复验证理论知识，做到理论联系实践。

3. 熟悉设备使用 各种影像设备组成部分要观察清楚，另外在参观影像设备时要在老师的指导下进行操作，不得自行使用。各种影像图像特点要清楚了解。

4. 合理观察方法 观察时不仅仅是观察图像的密度或信号等影像信息，还应该结合组织学、生理学及临床特点。

（郭林娜）

第三十八章　脊柱及四肢

实验一　脊柱影像解剖

【实验目的】

记忆：脊柱各段 X 线解剖。

理解：脊柱各段 CT 解剖。

领会：脊柱各段 MRI 解剖。

【实验材料】　各段脊椎正位、侧位、斜位 X 线教学片、骨架标本、模型；各段脊椎正位、侧位、斜位 X 线片、录像和多媒体。

【实验内容】

1. 脊柱 X 线解剖

（1）颈椎

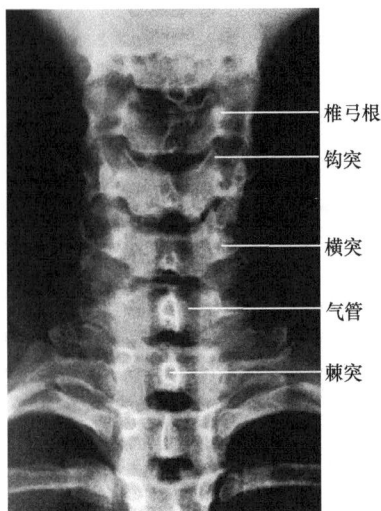

图 38-1　颈椎正位

1）正位片：第 1～2 颈椎与下颌骨重叠，显示不清，主要观察第 3～7 颈椎。

椎体：第 3～7 椎体呈鞍状，周围均匀致密线影为骨皮质，密度均匀，轮廓光滑，其内为松质骨，以纵行骨小梁为主。椎体上缘两侧的三角形突起为钩突，下缘两端为圆钝的斜坡，两者形成钩椎关节。椎间隙为弧形低密度影。

椎弓根及其周围的椎弓结构：椎弓根投影于椎体外侧，呈内缘清楚、外缘模糊的圆形致密影；横突投影在椎弓根两侧，上下关节突投影在椎弓根的上下方，椎弓根向后内下在中线处融合成棘突位于中线，多数有分叉，呈"八"字形（图 38-1）。

2）张口位片：主要观察寰椎、枢椎及其形成的寰枢关节。

3）侧位片：观察椎体排列顺序及突向前的生理弯曲；椎体、椎间隙、椎弓及上面 7 个突起。

椎体位于前方，寰椎无椎体，下有枢椎椎体，第 3～7 椎体后部均重叠着横突，椎体后上角稍尖耸，与上面椎体后下角相重叠，此部相当于钩椎关节。椎弓居后方，第 2～7 颈椎的上下关节突构成椎小关节，上关节突位于前方，下关节突位于后方，关节突关节间隙为斜行短线状清晰均匀的透明影。椎板位于椎弓根与棘突之间。椎管为椎体后缘与椎板后缘之间的距离，即椎管矢径。颈椎管比值=椎管矢径/椎体矢径，若＜0.75 表明有椎管狭窄（图 38-2）。

4）斜位片：主要观察椎间孔的形态和大小。

椎间孔呈纵向卵圆形透亮区，其由相邻椎体的后缘、上位椎弓根下缘、下位椎弓根上缘及上下关节突的前缘围成，第 2～5 颈椎椎间孔较小，一般长径为 9mm，短径为 5mm。右前斜位显示左侧椎间孔，左前斜位显示右侧椎间孔。

（2）胸椎

1）正位片：椎体呈四方形，由上到下逐渐增大。椎间隙呈宽度均匀的透亮影。椎弓根投影于椎体阴影的两侧，呈环状致密影。横突投影于椎体外的两侧，呈圆钝状致密影，与肋骨影像部分重叠。棘突投影于中线位置，呈水滴状。椎弓根与棘突之间为椎板。由于关节突的关节面呈冠状位，因此，关节突关节正位片显示不清。

2）侧位片：观察胸椎排列顺序及突向后的生理弯曲。椎体投影于前方呈四方形，上部胸椎与肩胛骨重叠，下部与腹腔脏器重叠，椎骨附件除横突以外均可以显示。椎间隙除第1~3胸椎显示不清外，其他为透亮影。椎管前后径为棘突前缘到椎体后缘的距离，其下限为14mm。

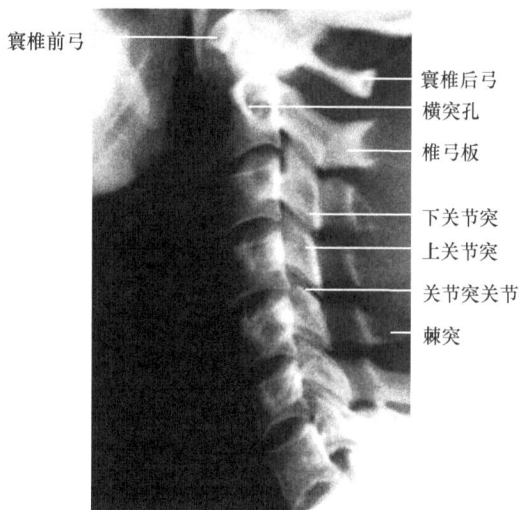

图38-2 颈椎侧位

（3）腰椎

1）正位片：椎体呈长方形，由上到下依次增大，主要由松质骨构成。上、下椎体之间为椎间隙，上、下缘平行，邻近椎间隙宽度大致接近。椎体两侧有横突影，以腰1最短，腰3最长，腰5最宽。其内侧可见椭圆形环状致密影，为椎弓根横断面投影，称椎弓环。椎弓根的上、下方为上、下关节突，上关节突在外，下关节突在内，由于上、下关节突关节面呈矢状位，所以关节间隙表现为垂直透亮影。椎板由椎弓根向后内下延续至中线联合成棘突，呈水滴状致密阴影（图38-3）。

2）侧位片：观察突向前的生理弯曲，椎体呈长方形，椎管位于椎体后方与棘突之前，呈纵行半透明影，椎小关节的下关节突位于下位上关节突的后外方，椎间隙呈宽度匀称的低密度，椎间孔居相邻椎弓、椎体、关节突及椎间盘间，呈类圆形半透明影（图38-4）。

3）斜位片：观察椎弓峡部、上下关节突及其间隙。

4）后斜位片：椎弓X线投影呈"猎犬"形态。犬嘴：近片侧横突；犬眼：椎弓根；犬耳：上关节突；犬前腿：下关节突；犬腹：椎板；峡部相当于犬颈；远片侧横突相当于犬尾；下关节突为犬后腿。

（4）骶尾椎

1）正位片：骶骨呈倒置的三角形，由中间的骶骨体及两侧的骶骨翼构成。骶骨中线部的纵行致密影为骶正中嵴，骶骨翼部可见4条成对横行致密线及两旁的4对透亮的骶前孔影。骶骨外侧与髂骨构成骶髂关节，仅下部间隙可见。骶骨下端连接尾骨，约40岁后尾骨间的软骨消失，除第1尾椎由椎体、尾骨角及外侧突组成外，其他尾骨仅留椎体部分。

2）侧位片：观察突向后的生理弯曲，骶骨体上缘前凸称骶岬。骶骨后缘与椎板之间条形透亮影为椎管，其下部的开口为骶管裂孔，其后下方可见骶角及尾骨。

2. 脊柱的CT解剖

（1）骨窗

1）寰椎：由两个侧块和前后弓组成。侧块有上下关节凹分别与枕骨髁和枢椎上关节突形

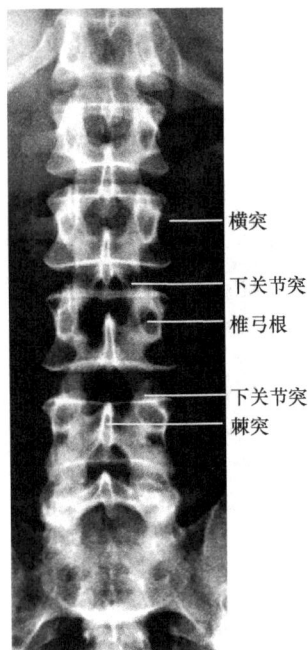

图 38-3　正位片

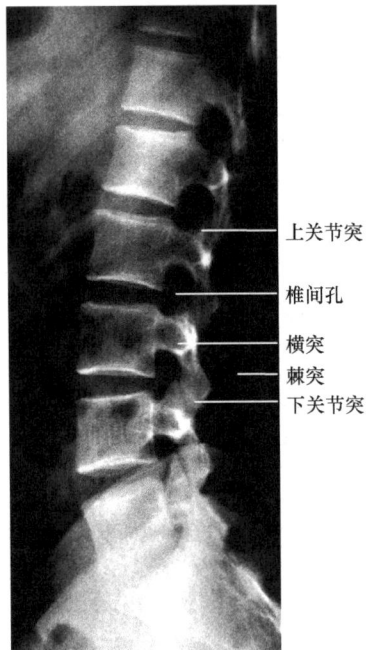

图 38-4　侧位片

成关节。横突短小，有横突孔。前后弓中线部有前后结节。

2）枢椎：椎体的齿状突与寰椎前弓形成寰枢关节，下为枢椎椎体。枢椎横突小，内有横突孔。

3）第 3～7 颈椎：①椎体：椭圆形，横径大于前后径，高约 15mm。②钩突：第 3～7 颈椎有钩突由椎体后面向上突入相邻上一个椎体后外侧缘的浅凹中，钩突构成椎间孔的一部分（图 38-5）。③椎管：椎弓根短，与椎板形成的椎管为三角形，前后径测量意义较大，正常值的下限为 12mm。④椎骨附件：横突短，横突孔除第 7 颈椎因其发育不良或缺如外，均可见到。第 7 颈椎棘突较长，其他均短小（图 38-6）。⑤椎间孔。

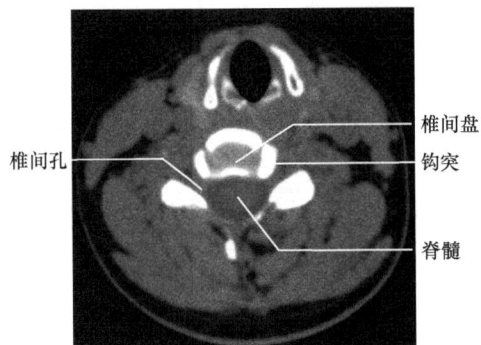

图 38-5　颈椎 CT

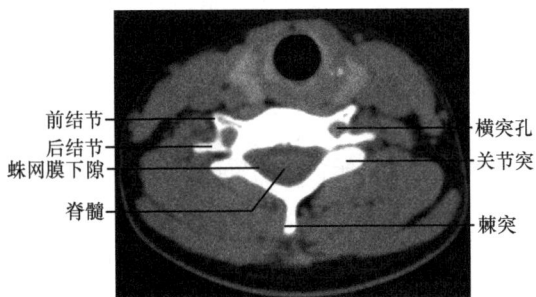

图 38-6　颈椎椎体 CT

4）胸椎：椎体呈心形，后缘前凹，高约 25mm。椎弓根近似矢状位，椎板、横突、棘突均较长，椎体、横突均有关节面与肋骨相关节。椎管呈圆形，前后径为 14～15mm。黄韧带厚度为 2～4mm（图 38-7）。

5) 腰椎：椎体呈肾形，后缘略凹陷，随年龄增长后缘可能变直，椎体中部前、后面都有椎体静脉通过的小孔，CT 表现为向松质内延伸的"Y"形的低密度影。椎弓根、椎板、棘突较短，横突较长且平。椎管形态不一，第 1、2 腰椎椎管断面多呈圆形或卵圆形，第 3、4 腰椎椎管断面多呈三角形，第 5 腰椎平面的骨性椎管多呈三叶形，此部椎管需观察侧隐窝。CT 测量椎管前后径下限为 15mm，横径下限为 20mm（图 38-8）。

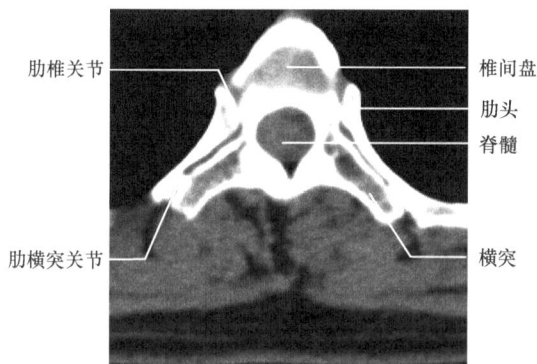

肋椎关节
椎间盘
肋头
脊髓
肋横突关节
横突

图 38-7　胸椎 CT

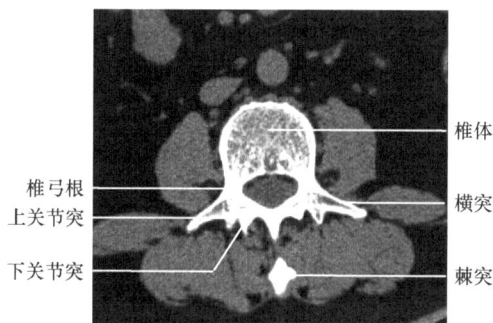

椎体
椎弓根
横突
上关节突
下关节突
棘突

图 38-8　腰椎 CT

6) 骶椎：骶骨呈倒置的三角形。第 1 骶椎椎管为三角形，位于中线后部，骶管两侧为骶前孔、骶后孔。骶前孔位于骶管前外，较大；骶后孔位于骶管后外，较小。自第 2 骶椎水平向下骶管变小变扁。第 3、4 骶椎水平骶孔不易显示。骶骨两侧为骶骨翼，其外侧与髂骨形成骶髂关节，关节间隙正常宽度为 2～3mm。

7) 椎间孔：左右各一，位于上位椎弓根下缘和下位椎弓根上缘之间，在椎小关节前方，内与侧隐窝相续。其中含有脂肪、部分黄韧带、包绕前后脊神经根的神经根鞘及小动静脉。椎间孔可分为三个部分：①上部最大，含神经根，前为椎体，上为上位椎弓根下缘，后为椎板和关节突；②中部为椎间盘水平；③下部最小，在下位椎弓根上，前为椎体，在颈椎为钩突，后为关节突。

8) 椎小关节：在第 3 颈椎至第 5 腰椎上，位于上下相邻椎弓根之间的上、下关节突形成椎小关节。上关节突在下关节突的前内或前外。关节面在颈段近似水平位，在 CT 横断面上不易显示其隙。胸段关节面近似冠状位，在横断面 CT 上表现为横行的透亮间隙，在腰段上部关节面与矢状面约呈 45°，向下角度逐渐增大呈矢状位。其关节间隙清晰，表现为近似纵行的透亮影。两侧椎小关节对称，由颈椎向胸椎逐渐增大。正常关节面光滑，皮质厚度一致。关节间隙宽度为 2～4mm。

（2）软组织窗

1) 椎间盘：由髓核和纤维环组成。髓核是退化脊索细胞和一些纤维软骨组成的黏液胶冻样物质。髓核外的纤维环由纤维软骨和多层胶原纤维组成。髓核位于椎间盘中心稍后。髓核和纤维环上下面由薄的透明软骨及终板覆盖。椎间盘厚度不一，颈椎为 3～5mm，腰椎可达 15mm。椎间盘 CT 表现为与相邻椎体形状、大小一致，密度均一的软组织影，CT 值为 80～120HU。不能区分髓核与纤维环，椎间盘在颈段近圆形，在胸段后缘深凹，而腰段则后缘为浅凹，第 5 腰椎与第 1 骶椎椎间盘后缘平直和（或）稍后凸。在胸段肋骨头平对椎间盘，故可作为显示胸椎椎间盘的重要标志。

2）硬膜囊：正常硬膜囊内含蛛网膜、脑脊液、软脑膜和脊髓，表现为边缘光整、规则的椭圆形或类圆形软组织密度影，CT 值在 30～50HU。腰椎部硬膜囊由脊神经、被膜及其膜间隙组成。

3）硬膜外隙：在骨性椎管和硬脊膜之间为硬膜外间隙。此间隙内含有神经、血管、脂肪和结缔组织，椎内静脉丛位于其中。

4）脊神经：脊神经根呈条索状或圆点状软组织影，位于椎间孔部位并可向前外方延伸。

5）韧带：前纵韧带和后纵韧带除了出现钙化，一般在 CT 上无法与椎体及椎间盘结构相区分。在关节突关节和椎板内侧缘可见"V"形黄韧带影，正常厚度为 2～4mm。

3. 脊柱的 MRI 解剖

（1）椎体与椎弓：影像主要由骨髓内的脂肪和水形成，在 T_1WI 像上呈高信号，高于骨松质，低于皮下脂肪；在 T_2WI 像上信号强度减弱，略高于骨皮质，低于脑脊液。在梯度回波像上为低信号，与骨皮质近似。椎体表面的骨皮和椎弓的致密骨在各种成像序列上均为低信号，颈椎钩突的基底和椎弓根内侧可见少量骨髓，在 T_1WI 像上呈高信号。在脊柱中线的矢状面上，连接椎内静脉丛和椎前静脉丛的椎基底静脉，在 T_1WI 像上位于椎体中部呈横置的三角形长带状低信号，低信号带的边缘可见高信号的脂肪影。椎基底静脉在 T_2WI 像和梯度回波像上呈高信号。椎基底静脉以腰段为最显著。

（2）椎间孔：在矢状面上神经根位于神经孔的上部。在 T_1WI 像上神经根呈圆形结构，周围为高信号的脂肪。在 T_2WI 像上硬脊膜外脂肪的信号减低，与低信号的硬脊膜及神经根袖内的高信号脑脊液形成对比，Gd-DTPA 增强检查，背侧的脊神经节可发生强化。

（3）椎小关节：为滑膜关节。关节软骨在 T_1WI 和 T_2WI 像上通常为低信号，难同其下方的骨皮质鉴别，但在梯度回波上为高信号，其厚度为 2～4mm。腰椎的小关节面在轴位像显示最好。

（4）韧带：脊柱的韧带包括前纵韧带、后纵韧带、黄韧带、棘间韧带、棘上韧带。脊柱韧带由胶原纤维构成，在 T_1WI 和 T_2WI 像和梯度回波像上均呈低信号，与骨皮质及其他纤维结构不能区分，但黄韧带中由于弹力纤维成分较高，在 T_1WI 和 T_2WI 像上通常为中等信号，高于骨皮质，在梯度回波像上为较高信号。

【注意事项】 实验过程中应注意保护胶片，防止同桌面摩擦、滑落、胶片遇水、胶片之间摩擦、私自带走胶片及用笔尖在胶片上滑动等情况发生。

【思考题】 腰椎间盘突出会出现哪些结构受压？说出这些结构的组成及影像表现。

实验二 四肢影像解剖

【实验目的】

记忆：四肢骨关节的 X 线特点；肩关节、肘关节、腕关节、髋关节、膝关节、踝关节的正侧位片表现。

理解：骨盆的 X 线表现；上肢带骨正位片表现。

领会：软组织的 X 线表现。

【实验材料】 肩关节、肘关节、腕关节、髋关节、膝关节、踝关节的正侧位 X 线教学片、教学录像、骨架、多媒体。

【实验内容】

1. 正常四肢骨关节的影像解剖

（1）长骨的 X 线解剖

1）骨皮质：骨皮质为密致骨，密度均匀致密，X 线表现为骨外缘的线样致密影，外缘光滑整齐，在骨干中段最厚向两侧逐渐变薄。儿童骨皮质较成人薄，随着年龄增长而逐渐变厚。

2）骨松质：主要构成长骨两端、短骨、扁骨、不规则骨的内部。其影像由骨小梁和其间的骨髓构成，表现为网状骨纹理，密度低于骨皮质。骨小梁按排列方向分为压力曲线和张力曲线。

3）骨髓腔和骨髓：常因骨皮质和骨小梁的遮盖显示不清，骨髓腔的骨干段显示为边界不清、较为透亮的带状影。

（2）滑膜关节的 X 线解剖

1）关节面：X 线上显示的关节面就是骨性关节面，表现为边缘锐利光滑的线样致密影，凹侧骨性关节面通常较凸侧厚。

2）关节间隙：由于软骨、关节囊都是软组织密度，不能显示，所以相对骨端之骨性关节面间呈半透明间隙，称之为关节间隙。两个相对骨端的骨性关节面光滑整齐，相距匀称，间隙清晰，宽度均匀。新生儿的关节间隙宽。老年人因关节软骨退变变薄，关节间隙变窄。

3）关节囊：关节囊及内外脂肪组织在 X 线片上是不显影的，但是有时在关节囊外脂肪层的衬托下可见其边缘。

（3）儿童长骨的 X 线解剖

1）骨骺：位于长骨两端或突出部。X 线表现为一个或多个小点状骨状影（二次骨化中心），多个骨化中心则先彼此相互融合，然后再与骨干愈合。

2）骺板和骺线：为骺端与骨骺之间的软骨。X 线表现为透明的带状或线状影。儿童期显示为较宽的带状影称为骨骺板，随年龄增大逐渐变窄，显示为一线状影，称为骨骺线。

3）干骺端：主要由骨松质构成。X 线表现为网状骨纹理，密度低于骨皮质。

4）骨干：主要由皮质构成。

（4）骨和关节 CT 解剖：在骨窗观察骨皮质表现为致密线状或带状影；骨小梁为网状影；小梁间为低密度的骨髓。在软组织窗上，在低密度脂肪的衬托下肌、肌腱和骺软骨也可以显影。

（5）骨和关节 MRI 解剖

1）骨皮质、骨膜、关节软骨、骨小梁：在任何序列上均呈明显低信号；骨膜正常情况下不显示；关节软骨在脂肪抑制 T_1WI 像上观察较理想；骨小梁，低信号。

2）骨髓腔：T_1WI 及 T_2WI 均呈较高信号，其信号强度与两者含脂肪比例有关。

3）骨骺线：线状低信号。

4）纤维软骨、肌腱、韧带：所有序列上都为低信号。

5）肌：T_1WI 中等信号、T_2WI 低信号。

2. 上肢骨和关节 X 线解剖

（1）上肢骨

1）锁骨：正位片呈"S"形，中部皮质较厚，肩峰端皮质薄，下缘观察到的突起为喙突粗隆。

2）肩胛骨：正位片呈三角形薄扁状骨，位于 2～7 肋后方。在形态上重点观察脊柱缘、腋缘、下角、肩胛冈、肩峰、肩胛骨颈、喙突。

3）肱骨

A. 正位片：①上端肱骨头皮质宽约 0.5mm，与骨干周围皮质相延续。肱骨大结节骨皮质较薄，以骨松质为主。肱骨小结节因与肱骨上端重叠而显示不清，大小结节嵴为两条纵行致密线。上端与体交界处为外科颈。②中段最细，皮质厚达 5～8mm。中上部骨皮质增厚隆起，表面不整齐，为三角肌粗隆。③下端增宽，观察内、外上髁，肱骨滑车，肱骨小头，中央为密度减低的卵圆形透亮区，由冠突窝和鹰嘴窝重叠所致。

B. 侧位片：①上端肱骨头呈新月形，其下方为大结节形成的致密线，小结节较稀松，无明显界限。②下端肱骨内外上髁重叠，外上髁与肱骨滑车重叠，肱骨小头在肱骨滑车的前上方。下端与肱骨滑车相连部分的"狭颈状"致密阴影为冠突窝和鹰嘴窝之间薄层骨板。

4）尺桡骨

A. 正位片：桡骨头呈圆盘状，桡骨颈内下方为桡骨粗隆影。骨干凹面向尺骨微弯。下端膨大，外侧尖突部分为桡骨茎突，下方为腕关节面。尺骨上端粗大不规则，上方的突起为鹰嘴，前下方小突起为冠突，两者之间为滑车切迹。尺骨末端为尺骨头，内侧为尺骨茎突。

B. 侧位片：上端尺骨冠突重叠于桡骨头后部，下端尺骨头重叠于桡骨下端的后部，尺骨茎突较桡骨茎突偏后。两骨骨干分离。

5）腕骨

A. 正位片：共 8 块，均显示清晰。排列成弧形两排，从桡侧向尺侧，近侧列依次为手舟骨、月骨、三角骨和豌豆骨；远侧列依次为大多角骨、小多角骨、头状骨和钩骨。手舟骨长而弯，凸面靠近端桡侧，凹面向头状骨。月骨呈不规则四边形，与 5 块骨相关节。三角骨呈楔形，尖端指向远侧。豌豆骨重叠于三角骨影内，呈致密小环。大小多角骨有部分重叠。钩骨底朝向掌骨，掌面有钩突，与钩骨本身重叠。

B. 侧位片：腕部诸骨相互重叠，月骨凹面与头骨近端形成关节，舟骨部分重叠在月骨上，其远端为大多角骨和第 1 掌骨，钩突向前突出。

6）掌骨：正位片掌骨头都呈圆形，体变细，骨皮质边缘整齐。掌骨基底较宽大。

7）指骨：正位片近节指骨较长、较粗，基底为凹形关节面，与掌骨头构成掌指关节，远端称头，呈半球形，两侧各有一髁状突起；中节指骨骨干骨皮质边缘粗隆；末节指骨短小，末端膨大为甲粗隆，边缘不光整。

（2）上肢关节

1）胸锁关节：斜位片能显示关节间隙。

2）肩锁关节：关节间隙为 2～5mm。

3）肩关节：由肩胛骨的关节盂与肱骨头组成。

A. 正位片：关节盂皮质呈纵向环状线影，前缘偏内，后缘偏外。后缘与肱骨头内侧部分重叠（图 38-9）。

B. 斜位片：关节盂前后缘重合呈一条弧线，关节间隙显示清晰。正常成人宽 4～6mm。

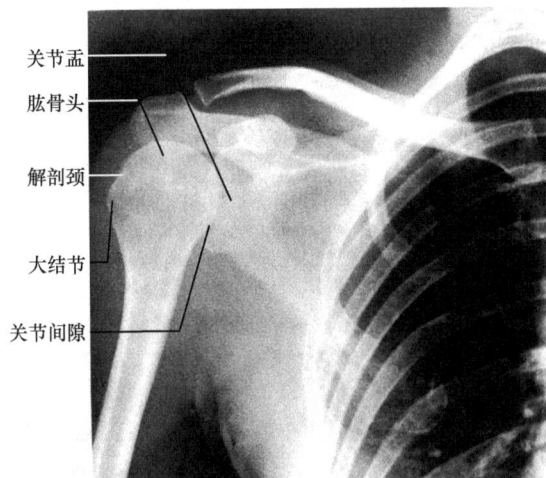

关节盂
肱骨头
解剖颈
大结节
关节间隙

图 38-9　肩关节正位

4）肘关节：由肱桡关节、肱尺关节、桡尺近侧关节组成。

伸肘正位片：关节间隙清晰，肱尺关节间隙和肱桡关节间隙呈一连续透亮影。肱骨下端卵圆形透亮区为鹰嘴窝和冠突窝的重叠影。此透亮区下方为鹰嘴与肱骨下端重叠的致密影（图38-10）。

屈肘侧位片：肱尺关节间隙清晰，呈半环形，凹向前上方。肱桡关节间隙因后部与冠突相重叠而显示不清。肱骨下端前方的冠突窝与后方的鹰嘴窝骨皮质所形成的连续的"X"样高密度影，称X线征（亦称狭颈征）。肱骨下端冠突窝的前上方软组织内见一近似三角形的透亮区，为肱骨前脂肪垫影。无论正位还是侧位，肱骨小头与桡骨小头总是相对的（图38-11）。

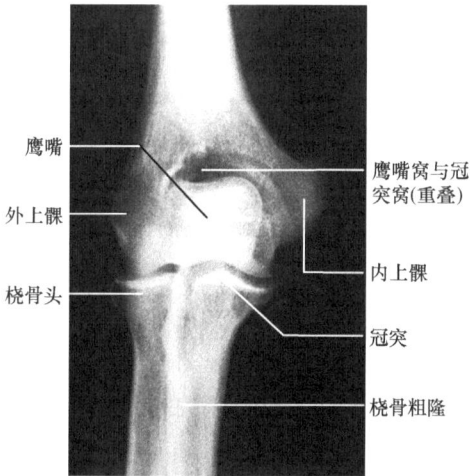

图38-10 肘关节正位

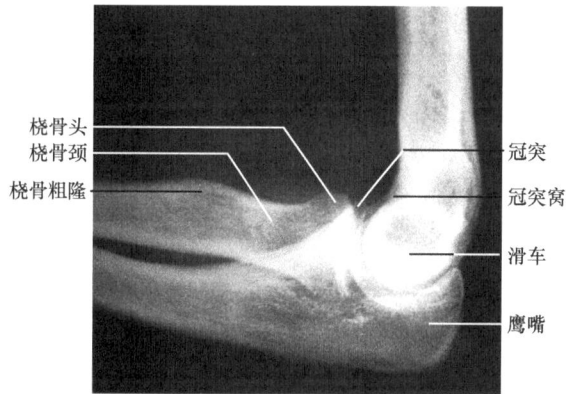

图38-11 肘关节侧位

5）腕关节：由桡骨远端关节面与舟骨、月骨和三角骨构成桡腕关节，或称腕关节。

3. 下肢骨和关节X线解剖

（1）下肢骨

1）髋骨：由髂骨、坐骨、耻骨在髋臼处汇合，左右髋骨与骶骨、尾骨连接形成骨盆。

正位片：①髋臼：呈半圆形凹窝，凹向下外，髋臼底前下部泪滴的影像，称科勒（Kohler）泪滴线，代表髋关节内侧界限。Kohler泪滴线的下缘大致抵沈通（Shenton）线，或闭孔上缘。两侧泪滴线的形状、位置应对称。正位髋关节像上能显示髋臼后缘、前缘和髋臼窝三条致密线。后缘最靠外侧为一条致密线，横过股骨头。前缘偏内，较模糊。髂臼窝为髋臼最深部分的致密线。②画线与测量：股骨颈干角、斯金纳（Skinner）线、Shenton线、卡尔夫（Calve）线等。

侧位片：髋臼呈半圆形致密线影，股骨头呈球形位于髋臼窝内。股骨颈纵轴线与股骨干纵轴线的夹角构成股骨颈前倾角，正常为12°～15°。

2）股骨

A. 正位片：股骨头呈球形，表面光滑。头的中央稍下方有一浅凹，称股骨头凹，可表现为股骨头中心低密度区。股骨颈长2～3cm，上缘较短，下缘较长，皮质坚强。股骨颈的外上方为大转子，内下方偏后为小转子。大转子、小转子之间，前面是转子间线，后面是转子间嵴。股骨干表面光滑，中段骨皮质厚达8～10mm，髓腔较窄。股骨下端有内外侧髁及内外上髁，髁内骨小梁稀疏，骨皮质的致密线逐渐变薄。髌骨位于两髁之上，两髁之间为髁间窝，下方为光滑的关节面。

B. 侧位片：股骨头呈球形。大转子、小转子大部分与股骨颈重叠，股骨颈后缘短，连于大转子，前缘长，连于小转子。股骨颈略前倾，股骨干向前弯曲。股骨下端的两髁重叠，呈球形，大而低者为内侧髁。

3）髌骨

A. 正位片：呈倒三角形影，与股骨下端重叠，由于骨皮质极薄，因而轮廓不清。

B. 侧位片：呈四边形，位于股骨髁的前方，前缘皮质致密，后缘较浅淡，骨小梁显示清晰。

C. 轴位片：后缘关节面中央略隆起与股骨髌面相关节。

4）胫腓骨

A. 正位片：胫骨上端观察内外侧髁、髁间隆起、胫骨平台，胫骨体骨皮质较厚向两端逐渐变薄，外缘骨皮质不规整，下端观察内踝。腓骨与胫骨并行，上下端重叠，骨干处分开。腓骨上端观察腓骨头及胫腓关节；下端观察外踝，较内踝低。

B. 侧位片：胫骨与腓骨上、下端重叠，腓骨偏后清晰可见，外踝较内踝长且低。

5）跗骨

A. 距骨：上面与内踝、外踝构成距小腿关节，下面和跟骨构成距跟关节，其间有不规则腔隙为跗骨窦。距骨头与舟骨构成距舟关节。

B. 跟骨：位于距骨下方，两者形成关节。跟骨头和骰骨形成跟骰关节，斜位片显示清晰。跟骨轴位片可显示跟骨体、跟结节、载距突、滑车突等结构。跟骨结节呈致密粗线影，骨小梁清晰可见。

C. 足舟骨：介于距骨和 3 块楔骨之间，呈长方形。

D. 骰骨：介于跟骨与第 4、5 跖骨底之间，呈不规则立方体。

E. 楔骨：共 3 块，位于足舟骨前方，与第 1、2、3 跖骨构成关节。

F. 跖骨：共 5 块，分头、体、底三部，头呈半球形，底呈楔形。

G. 趾骨：共 14 块，趾骨均细小，密度逐渐变低。

（2）下肢关节

1）骶髂关节：由骶骨和髂骨构成，X 线上呈两条透亮线，外侧透亮线是骶髂关节的前部投影，内侧透亮线是骶髂关节的后部投影，构成形态不规则、弯曲、密度偏高的骶髂关节间隙影。

2）髋关节：由髋臼、股骨头及关节囊构成。详见股骨上端 X 线解剖（图 38-12）。

3）膝关节

A. 正位片：关节间隙较宽，双侧对称，光滑。半月板和交叉韧带均不显影。正常成人膝关节间隙为 4～8mm（图 38-13）。

B. 侧位片：股骨下端、胫骨上端、髌骨均显影。内侧髁大而低，髌上囊表现为低密度影（图 38-14）。

4）踝关节

A. 正位片：踝关节间隙为鞍形，关节间隙清晰，宽度 3～4mm。两侧斜行部分别为内踝、外踝关节间隙。

B. 侧位片：关节间隙呈凸向上的弧形影，内踝、外踝与距骨影相重叠。

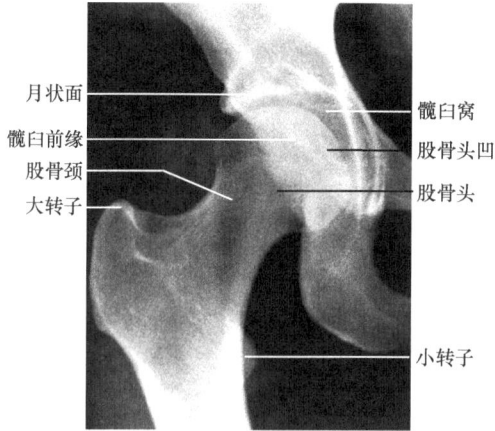

图 38-12　髋关节正位

月状面
髋臼前缘
股骨颈
大转子
髋臼窝
股骨头凹
股骨头
小转子

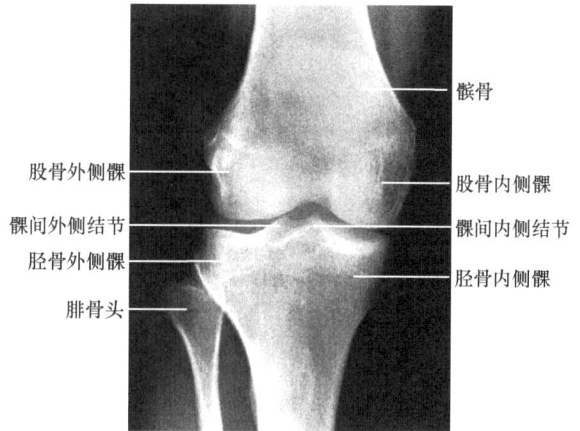

图 38-13　膝关节正位

髌骨
股骨外侧髁
股骨内侧髁
髁间外侧结节
髁间内侧结节
胫骨外侧髁
胫骨内侧髁
腓骨头

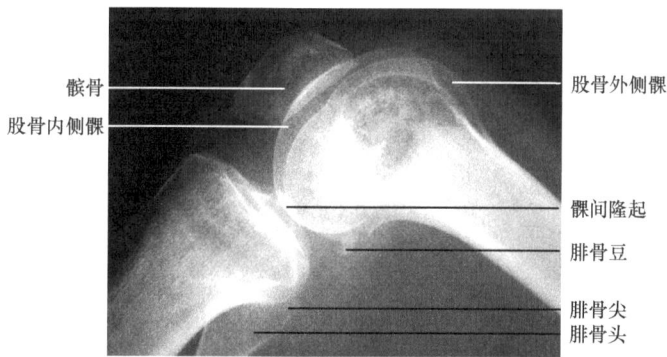

图 38-14　膝关节侧位

髌骨
股骨内侧髁
股骨外侧髁
髁间隆起
腓骨豆
腓骨尖
腓骨头

【注意事项】　自带量尺完成四肢胶片测量。

【思考题】　髋关节病变会引起其基本结构及各个测量线的变化,简述髋关节的组成和基本 X 线解剖及测量。

（姜　杨）

第三十九章　胸　　部

实验一　胸部 X 线解剖

【实验目的】

记忆：肺纹理平片特点；肺野的定义及分区和分带；左右肺门的组成、特点、肺门角的概念；肺叶的识别方法；纵隔的分区，肋骨的计数方法；前肋和后肋的区别。

理解：肋骨钙化的特点；胸廓的软组织部分的 X 线特点。

领会：膈、纵隔、心大血管的 X 线解剖。

【实验材料】　胸部正位、侧位 X 线教学片；标本；模型；幻灯片；胸部 X 线教学录像和多媒体。

【实验内容】

1. 胸廓 X 线解剖

（1）软组织胸廓

1）胸锁乳突肌和锁骨上皮肤皱褶：胸锁乳突肌在两侧肺尖的内侧形成带状致密阴影，密度均匀，边缘清楚。锁骨上皮肤皱褶是沿锁骨上缘的薄层软组织密度阴影，厚度均匀，为 3～5mm。此为锁骨上缘的皮肤与皮下组织的投影。

2）胸大肌：多在男性正位片上显示，胸大肌在两肺中野的外带形成扇形阴影，从肺野向外上方至腋部，内缘浅淡，外缘浓密，前端达第 5 前肋。

3）女性乳房和乳头：女性乳房在两肺的下野形成高密度阴影，下缘边界清楚，呈半圆形，上部密度逐渐减低至最上部消失。乳头在两肺下野均可形成两侧对称的小圆形致密阴影。一般位于第 5 前肋间，女性乳头位置可较低。

（2）骨性胸廓

1）肋骨：首先计数肋骨及区分前后肋骨：后肋较窄，骨皮质较厚，近水平方向走行；前肋较宽，骨皮质较薄，从外上向前下走行。然后观察肋软骨钙化特点：肋骨前端为肋软骨，未钙化的肋软骨不显影。肋软骨钙化后形成斑点及斑片状的高密度阴影，边缘呈条状与骨皮质相连。一般第 1 肋软骨先钙化，而后自第 10 肋软骨向上依次钙化。

2）锁骨：位于第 1 肋骨前上方，内侧与肺尖重叠。

3）肩胛骨：在标准正位胸片上投影于肺野之外，若投照时上肢内旋不足，可使肩胛骨内侧部与肺野重叠，不应误认为肺及胸膜病变。

4）胸骨：在正位胸片上除胸骨柄外，胸骨其他部分与纵隔阴影重叠。

5）胸椎：第 1～4 胸椎因有气管的透亮影衬托故可显示。中部胸椎与纵隔重叠，显示不清，但横突有时突出于纵隔阴影之外，应与肿大的淋巴结相鉴别。

2. 胸膜 X 线解剖　正常胸膜一般不显示，只有在胸膜返折的部位，并与 X 线的投照方向呈切线位时方可以显示。例如，肺尖胸膜返折和叶间胸膜等。

（1）伴随影：正位片上，第 1、2 肋骨下缘及腋中下部可见到胸膜伴随影，如发丝状高密度影，一般双侧对称。

（2）叶间裂

1）斜裂：侧位片上，左肺斜裂影起于前肋膈角，右肺斜裂影起于前肋膈角后方 3～5cm 处，从膈上斜向后上方，上端止于第 3～5 后肋水平。表现为线条状致密影像，其形态、宽度、曲度等因人而异。鉴别左、右侧斜裂的方法有：①与横裂交接者为右侧斜裂。②斜裂前下端的横膈下方有胃泡气体者为左侧斜裂。③右肺斜裂与膈顶呈 50°，而左肺斜裂与膈顶呈 60°。④左肺斜裂起点靠前，右肺斜裂起点靠后。

2）水平裂：位于右肺上叶与中叶之间，正、侧位均可显示。正位片：水平裂外端在腋缘平第 6 肋，内端止于肺门角外约 1cm 处；侧位片上：横裂后端起于斜裂中部，向前达肺的前缘。

3. 气管和支气管 X 线解剖

（1）气管：正位、侧位均可显示。上起第 6 颈椎下缘，下到第 4 胸椎下缘处，并延续为左、右主支气管。

（2）支气管及其分支在高千伏胸片上可以显示两侧主支气管。

4. 肺 X 线解剖 含气多，密度低是胸部 X 线检查的重点。主要观察以下结构（图 39-1）。

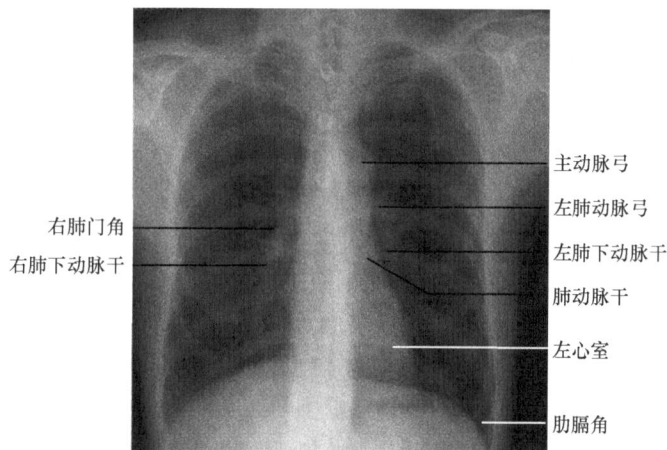

右肺门角
右肺下动脉干

主动脉弓
左肺动脉弓
左肺下动脉干
肺动脉干
左心室
肋膈角

图 39-1 胸部正位片

（1）肺野：在胸部平片上，两侧肺部表现为透亮的区域称为肺野。肺野可分为上野、中野和下野（以第 2、4 前肋下缘的水平线为界）。纵向亦分为内、中、外三带（均等分）。

（2）肺纹理

1）定义：肺纹理由肺动脉、肺静脉、支气管和淋巴管构成。以肺动脉及其分支为主，X 线表现为清晰的高密度条纹影，伴支气管走行。

2）特点：由肺门分出，向外延伸呈树枝而逐渐变细，至肺外带基本消失不见。正常的肺纹理轮廓清楚，由内向外逐渐变细，一般下肺野较粗而密集。肺纹理与年龄、体位、个体差异和投影条件有关。

（3）肺门：又称肺根的投影，是肺与纵隔的通道，由肺动脉、肺静脉、支气管及淋巴管等结构被结缔组织包裹所构成。其中以肺动脉、肺静脉为主要成分，其中肺动脉更为重要。

1）正位片：肺门影位于中野内带，通常左侧肺门较右侧肺门高 1～2cm。①右肺门影分上、下两部：上部由右上肺静脉干、上肺动脉及下肺动脉干后回归支构成，占肺门影上部约 1/3；下部由右肺下动脉干构成，沿中间段支气管外缘平行向外下方走行，故显影较清晰，正常宽度不超过 15mm，占肺门影下 1/3。上部与下部之间的夹角为右肺门角，肺门角应锐利，不应出现角顶部圆钝或外凸。②左肺门影亦分上下两部：上部由左肺动脉弓构成，显影清楚，位于左主支气管和上叶支气管之间，呈圆形、半圆形或弧形阴影；下部由左下肺动脉构成，大部分与心影重叠。

2）侧位片：左、右肺门大部分重叠。以气管分权部（表现为上、下的环状透亮圈）为中心，右肺门位于前下，左肺门位于后上。左肺门阴影的上缘为左肺动脉弓，它跨过右上叶支气管和左上叶支气管形成的椭圆形透亮影（气管分权部）的上方向后下行，形成左下肺动脉，左肺动脉弓表现为与主动脉弓一致的弧形影，左下肺动脉表现为树枝状阴影；左肺门中的上肺静脉投影于气管分权部前下部，表现为卵圆形影。右下肺动脉投影于其下方。

（4）肺野和肺段：正常不显示，可结合正侧位片上的叶间胸膜加以判断。

5. 膈 X 线解剖　也称横膈，是一薄层肌腱组织，位于胸腔与腹腔之间，分为左叶、右叶和中央部，两叶各呈弧形向上突起。横膈随呼吸运动而上下行动，平静呼吸时上下运动的幅度为 1.0～2.5cm，深呼吸时为 3～6cm。

（1）正位片：横膈上缘由于肺组织的衬托显示清晰，呈弧形影。右叶下缘与肝相邻，不能显示。左叶下缘与胃泡和结肠内的气体相邻，膈肌影像可显示，该结构的厚度为胃膈间隙，一般小于 2cm。

观察左右侧膈顶、肋膈角、心膈角。横膈最高的部位称为膈顶，位置靠近心影，膈顶通常位于第 5 肋前端到第 6 前肋间平面，与体型、身高、体位等因素都有关。由于心的因素，一般情况，右侧膈顶高于左侧膈顶，高出 1～2cm。但是先天性右位心者右侧膈顶较左侧低。两侧横膈内侧端与心影边缘构成心膈角，外侧斜向下与胸壁形成的锐角为肋膈角，正常时膈肌角清晰锐利。

（2）侧位片：横膈膈顶位置靠前，前部与前胸壁构成前肋膈角，后部与后胸壁构成后肋膈角。两膈影像一个在上，一个在下，影像相互重叠。侧位片上识别膈的方法：①哪侧贴片哪侧膈的位置相对较高；②膈顶下方有胃泡影像者为左侧横膈。

6. 纵隔 X 线解剖

（1）位置：位于胸骨之后，胸椎之前，介于两肺之间，上起胸廓入口，下至膈。其中包含心脏、大血管、气管、食管、主支气管、淋巴组织、胸腺、神经及脂肪等。

（2）分区：侧位片上纵隔分为 9 个区。上纵隔为胸骨角（第 2 前肋）至第 4 胸椎下缘的连线的上方，此线以下到第 4 前肋水平，经肺门下缘至第 8 胸椎下缘的连线之间为中纵隔，以下至膈底为下纵隔。前纵隔为胸骨后方与气管、升主动脉、心前方之间的三角形区。前纵隔又被上述两条连线划分为前上纵隔、前中纵隔和前下纵隔 3 个区。中纵隔与后纵隔：食管前缘为中纵隔与后纵隔的分界，食管前缘以后的区域为后纵隔，中纵隔被食管前的气管、心及出入心的血管根部占据。后纵隔又被上述两条水平线划分为后上纵隔、后中纵隔和后下纵隔 3 个区，中纵隔也同样被划分为 3 个区。

（3）X 线解剖

1）胸腺：正常成人胸腺不显影，位于前上纵隔内。小儿可见其影像，体积较大，使纵隔阴影变宽。胸腺密度低，可随呼吸运动改变形状。

2）正位片：观察胸椎旁线、前纵隔线、后纵隔线、食管胸膜线和右气管旁线。

3）侧位片：观察气管后带和胸骨后带。

7. 心的 X 线解剖 心大血管的四位片 X 线解剖。

【注意事项】 实验过程中应注意保护胶片；观察肺门及纵隔的大体模型，完成胸片上肺门组成的观察及纵隔边界组成的观察。

【思考题】 肺纹理异常包括哪些？结合病例举例说明。

实验二 胸部断面影像解剖

【实验目的】

记忆：CT 上肺叶、肺段的划分；肺门、肺纹理的组成及肺纹理的特点；纵隔内的血管变化；纵隔间隙的名称，位置。

理解：胸壁的断面影像解剖；纵隔内的淋巴分区。

领会：胸部 MRI 解剖。

【实验材料】 胸部 CT、MRI 教学片；胸部断面标本、模型；胸部 CT、MRI 幻灯片；多媒体。

【实验内容】

1. 纵隔 CT 解剖

（1）胸锁关节层面：可称六血管断面，在气管两侧由前向后为锁骨下静脉、颈总动脉、锁骨下动脉。食管位于椎体前方，食管前方的低密度结构为气管，气管两侧可见甲状腺下端，呈高密度。

（2）主动脉弓上层面：又称五血管断面，分别为左、右头臂静脉，左颈总动脉，左锁骨下动脉，头臂干。左头臂静脉于胸骨后水平向右走行，于左颈总动脉与头臂干的前面，至右侧第1胸肋结合处与右头臂静脉汇合成上腔静脉（图 39-2）。

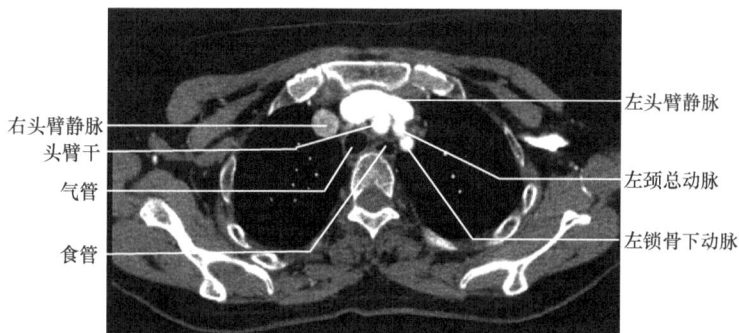

右头臂静脉
头臂干
气管
食管
左头臂静脉
左颈总动脉
左锁骨下动脉

图 39-2 主动脉弓上层面

（3）主动脉弓层面：主动脉弓呈腊肠状，由右前方向左后方斜行，其前部于上腔静脉的左前方、气管前方走行，中部转向气管左侧，后部行于食管左侧，与胸主动脉相延续，转折处为主动脉结节。主动脉弓前胸骨后为血管间隙，内部可见胸腺遗迹。上腔静脉与气管右前壁之间可见气管前腔静脉后间隙。

（4）主动脉肺动脉窗层面：主动脉肺动脉窗位于主动脉弓下方与左肺动脉上方之间，居于气管分杈部的上方，其内多有脂肪填充，可见多个淋巴结。纵隔中央前方显示升主动脉，后方显示气管。脊柱的左前方可见圆形血管结构为降主动脉，在同一层面其直径总是小于升主动脉。椎体右前方可见奇静脉注入下腔静脉的后壁，形成奇静脉弓影像，该影像位于右肺门上方。

（5）左肺动脉层面：左肺动脉位于升主动脉与降主动脉之间左侧的血管。此血管为主动脉肺动脉窗的下界。可见气管分杈，两者之间的间隙为气管隆嵴下间隙（图39-3）。

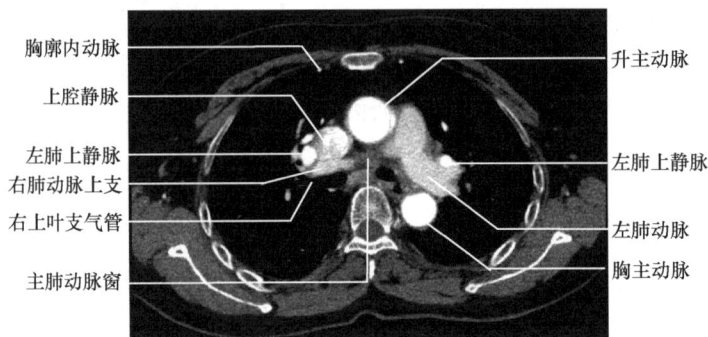

图 39-3　左肺动脉层面

（6）肺动脉分叉层面：肺动脉干向左、向右两侧分出左、右肺动脉，三者形似"人"字形。右肺动脉位于下腔静脉后方，右上肺静脉位于右肺动脉前方，上腔静脉右侧。左上肺静脉位于左肺动脉的前方，左肺动脉的后方为左主支气管。左主支气管与降主动脉之间为食管（图39-4）。

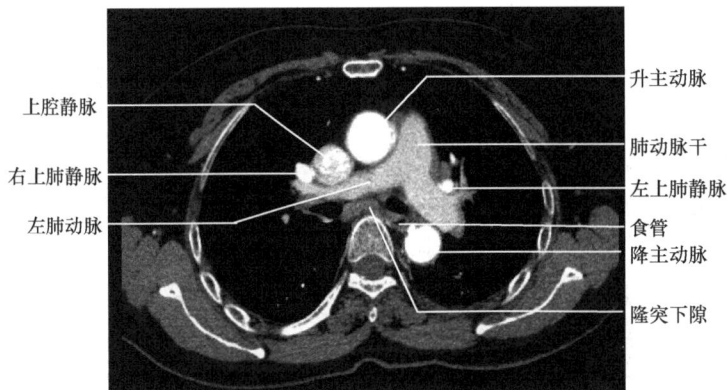

图 39-4　肺动脉分叉层面

（7）主动脉根部层面：相当于主动脉根层面。主动脉根据断面中央，后方为左心房上部，其两侧有上肺静脉正在汇入。右侧为右心耳和上腔静脉，左前方为肺动脉干，后方为右肺动脉及转向后外的叶间动脉，其前方为上腔静脉，右后方为右上肺静脉。脊柱左侧的圆形血管为降主动脉，右前方为食管。左侧支气管分叉处外侧的血管为左肺动脉下支（图39-5）。

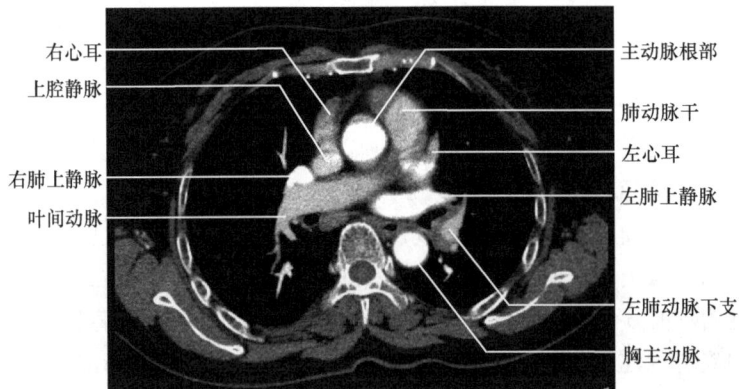

图 39-5　主动脉根部层面

（8）四心腔层面：脊柱前方为左心房，其前方为左心室，右侧为右心房，其左前方为右心室。心腔与心壁不注射造影剂无法区分。

（9）膈脚后层面：为膈脚所围绕间隙，与后纵隔延伸，即与胸膜腔相通。该间隙内有食管、降主动脉、奇静脉、半奇静脉、胸导管及脂肪和淋巴管通过。

2. 纵隔内重要器官

（1）气管：上起环状软骨下缘下到胸骨角平面，由14～17个呈"C"形缺口向后的透明软骨构成，缺口处由膜壁封闭。气管位于上纵隔内食管的前方或稍右。CT上主要是气管软骨显影，因此气管呈环形或马蹄形。在老年人气管软骨可出现钙化。

（2）食管：胸骨角以上各层面食管位于脊柱与气管之间，气管消失后食管越过左主气管的后方，继续下行于左心房后方。通常在上部食管内可见气体影。食管壁的厚度不超过3mm。

（3）胸腺：位于前纵隔内，其影像同年龄关系密切。幼儿时腺体较大，青春期以后腺组织逐渐被脂肪代替，体积缩小。密度表现为低密度影、软组织密度影或混杂密度影。

（4）纵隔淋巴结

1）前组淋巴结：内乳淋巴结、血管前淋巴结、心旁淋巴结。

2）气管、支气管淋巴结：气管旁淋巴结、气管支气管上淋巴结、气管支气管下淋巴结、肺门淋巴结、肺淋巴结。

3）后组淋巴结：食管旁淋巴结、下肺韧带淋巴结、膈角后淋巴结。

3. 纵隔间隙

（1）血管前间隙：位于前纵隔内，胸骨柄后方与升主动脉、主动脉弓前方之间，两侧为纵隔胸膜，向前通胸骨后隙，其内有胸腺及左头臂静脉。

（2）气管前腔静脉后间隙：位于气管右前方与上腔静脉之间，前内为升主动脉，后为气管，右为主支气管。

（3）气管隆嵴下间隙：位于气管分杈平面以下，上为气管杈（其下2cm的范围），下为左心房上壁，两侧为左、右支气管，内含脂肪及隆突下淋巴结。

（4）膈肌脚后间隙：位于两侧膈肌脚与脊柱之间，间隙内有胸主动脉、胸导管、奇静脉等。

（5）主动脉肺动脉窗：主动脉弓下方与左肺动脉上方之间的空间为主动脉肺动脉窗。内含有多个淋巴结及动脉韧带等。

4. 肺CT解剖

（1）肺纹理：同X线片。

（2）肺叶：借助斜裂和水平裂划分，其CT表现主要为乏血管带，呈带状影。

（3）肺段：是肺段支气管及分支分布区的肺组织的总称。肺段支气管及肺段动脉位于肺段中心。肺段静脉位于相邻肺段之间，为肺段的分界。

1）胸锁关节层面：右肺为尖段，左肺为尖后段，肺纹理呈点状或逗点状。

2）主动脉弓层面：可见前、后段的血管影，内侧可见尖段支气管。因此，该断面可显示尖段、前段、后段。左肺背段也可见（左肺斜裂起于第3或第4胸椎高度）。

3）右上叶支气管层面：上叶支气管及前、后段支气管同时显示，前后段支气管与上叶支气管相连，并向外成角，角内为尖段静脉，其外侧有后段静脉自外向内注入，此静脉为前后段之间的段间血管。本层尖段消失，有上叶前后段及下叶上段（背段）。

4）左上叶支气管层面：肺野前部出现粗大的无气管伴行的上肺静脉前段静脉段间部，表示前段即将结束,外侧段及上舌段即将出现。斜裂前移。本层面主要为前段、外侧段、上舌段、上段。

5)基底干上方层面:基底干为上段支气管发出后的下叶支气管的主干部分。本层面上段消失,左心缘旁可见粗大的无气管伴行的血管为舌静脉干上部,提示下舌段即将出现。

6)两下肺静脉的层面:右肺为中叶外、内侧段,下叶内、前、外、后基底段;左肺为下舌段,下叶的内前、外、后基底段。

(4)肺门

1)右肺门:观察肺门几个重点层面,进而了解右肺门的组成。

A. 右尖段支气管层面(气管隆嵴水平):确定尖段支气管呈小环状透亮影,其内侧为尖段动脉,外侧为尖段静脉(图39-6)。

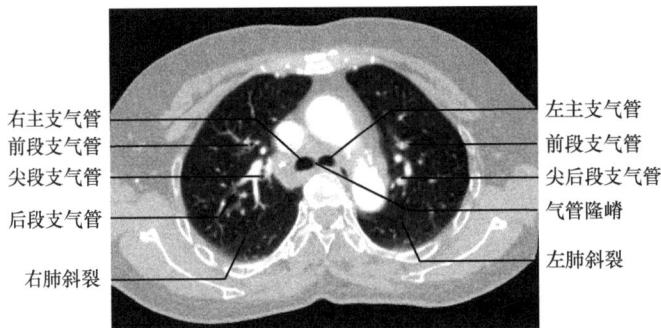

图39-6 气管隆嵴水平

B. 右肺上叶支气管层面:该层面可见右肺上叶支气管、前段支气管、后段支气管的长轴断面,前支向前外,后支向上后,尖段支气管消失。前、后段支气管向外成角,角内可见为尖段静脉或后段静脉,呈卵圆形或血管长轴(图39-7)。

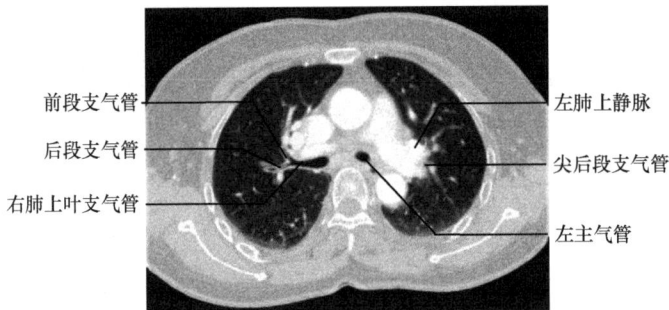

图39-7 右肺上叶支气管层面

C. 中间支气管层面(左上叶支气管层面):先确定中间支气管,其形态特点为椭圆形透亮影,其前外侧为右叶间动脉。叶间动脉消失后,中间支气管前外侧识别上肺静脉,可见上肺静脉主干即将形成,其属支正在注入,因此,上肺静脉呈不规则的血管影。观察奇静脉食管隐窝及中叶嵴,奇静脉食管隐窝为中间支气管后部肺组织向纵隔内轻度凸起的部分。中叶嵴位于中叶、下叶支气管之间。

D. 右中叶支气管层面:观察中叶支气管、内侧段支气管、外侧段支气管,后两者可见长轴位影像。内侧段支气管显示率较高,向前下走行,外侧段支气管位于其后外侧,在内侧段支气管的前方识别右上肺静脉（图 39-8）。

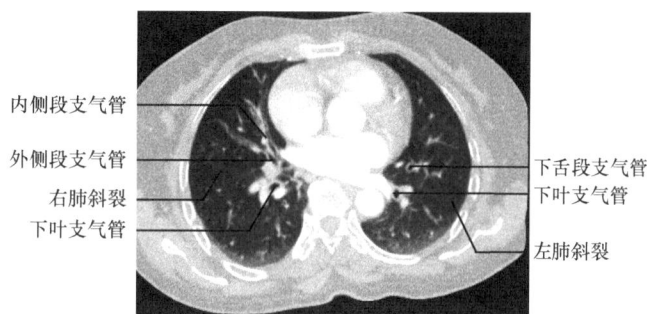

图 39-8　右中叶支气管层面

E. 右基底支气管层面：下叶支气管、基底干，以及前、内、后、外基底段支气管的形态为呈圆形或椭圆形，上段支气管为长轴位显影。

2）左肺门

A. 尖后段支气管层面：尖支呈小环状透亮影，后段支为长轴位，尖支内侧为尖后段动脉，其外侧为尖后段静脉。

B. 左主支气管层面：左肺动脉自左主支气管的前方行向其外侧，左肺动脉的前方外侧为左肺上静脉，两者之间外侧可见尖后段支气管的横轴断面。

C. 左上叶支气管层面：左主支气管向前外发出左上叶支气管，呈长管状，上一层面与呈长轴位的前段支气管相连。后壁可见其与下叶支气管相连。左上叶支气管前方为上肺静脉，其后外侧为分叶状的左下肺动脉（图 39-9）。

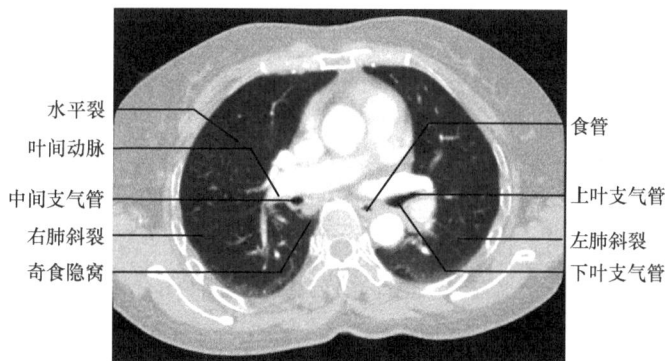

图 39-9　左上叶支气管层面

D. 左下叶支气管层面：左下叶支气管表现为环形透亮影，自后壁发出上段支气管，呈长轴位。其前方的肺内可见舌叶支气管（即上叶支气管下干）。下叶支气管与舌叶支气管的夹角内可见呈分叶状的左下肺动脉。下叶支气管发出上段支气管后，易名为基底干（图 39-10）。

E. 左基底段支气管层面：基底干分出前内底段支气管、外底段支气管、内底段支气管，上述结构形态同右肺。与各底段支气管伴行的动脉位于外侧。

5. 胸廓的 CT 解剖

（1）肋骨：CT 上肋骨影仅为某一肋骨的一部分，而且多个肋骨在同一个扫面层面同时出现，进而影响到了肋骨的确定。确定肋骨的方法：首先确定第 1 肋，在同一扫描图像中所见肋

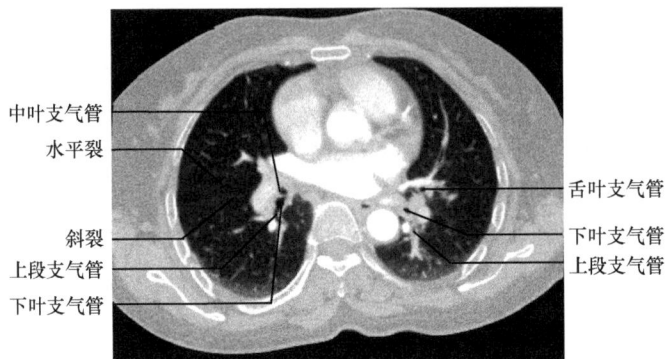

图 39-10　左下叶支气管层面

骨段由后向前序数逐渐递增。

（2）胸骨：两侧锁骨头之间为胸骨角，上方的层面显示的为胸骨柄，下方的层面为胸骨体。

（3）腋窝：腋窝内重要的结构为腋动脉、腋静脉、臂丛神经及大量的淋巴结。血管与淋巴需血管造影来分辨。

6. 胸膜的 CT 解剖　常规 CT 扫描就可以观察到胸膜，其中胸膜形成的斜裂和水平裂是肺叶划分的标志性结构。

7. 胸部 MRI 解剖

（1）胸壁主要由肌、脂肪和骨骼构成，脂肪、骨髓 T_1 WI 及 T_2 WI 像均呈高信号；骨皮质 T_1 WI 及 T_2 WI 像均为低信号；肌均呈中等信号。

（2）气管和支气管：内含气体，各序列均呈明显低信号。

（3）纵隔

1）心大血管及血管：其内血液流速快，呈流空低信号。

2）食管：胸段显示较好，食管壁信号与胸壁肌信号相似。

3）纵隔淋巴结在高信号脂肪的衬托下呈相对低信号，正常淋巴结横径＜10mm。

4）纵隔间隙：内主要为脂肪，呈高信号，有时可见少许淋巴结。主要的间隙有主动脉肺动脉窗间隙、腔静脉后气管前间隙、气管隆嵴下间隙。

5）胸腺：在横轴位上，胸腺位于主动脉弓前方，呈圆形或三角形或与主动脉弓之左前表面相接触，呈现为椭圆形的均质信号结构。

（4）肺门：肺门的血管与支气管均呈明显低信号。

（5）肺实质：肺泡内为气体，为明显低信号，肺部仅能在肺门周围显示少许分支状影像。

（6）横膈：呈条状低信号。

【注意事项】　注意爱护胶片；肺门排列关系及肺部断面血管的区分。

【思考题】

1. 第 5 肋骨骨折在 CT 图像上如何确定？

2. 右肺门淋巴结肿大如何与肺门正常结构区分？

（姜　杨）

第四十章 腹 部

实验一 消化系统 X 线解剖

【实验目的】

记忆：食管的 X 线造影表现；胃的 X 线造影表现。

理解：胆道的 X 线影像解剖；十二指肠造影 X 线影像解剖；结肠及直肠的 X 线影像解剖；肝动脉造影解剖。

领会：咽部造影 X 线影像解剖。

【实验材料】 食管的 X 线造影；胃、十二指肠的 X 线造影；结肠及直肠的 X 线造影教学片及幻灯片；消化管标本、模型、录像及多媒体。

【实验内容】

1. 咽部造影 X 线解剖 正位像上观察位于正中的会厌，两侧会厌谷，会厌谷外下方较大空腔为梨状隐窝，两者因有钡剂存在而表现为高密度，喉口是位于两侧高密度的梨状隐窝之间的透亮区。

2. 食管造影 X 线解剖 吞钡后观察，食管呈宽 2～3cm 的长柱形，外形光滑。

（1）四处生理狭窄、三处压迹：生理性狭窄在食管入口处、主动脉弓水平、左支气管水平和食管裂孔水平。三处压迹为主动脉弓、左支气管和左心房压迫所致。

（2）食管黏膜：正常食管黏膜在服钡后为 2～5 条纵行互相平行的纤细条纹状白影，与胃小弯的条状影相移行，白影之间为黏膜皱襞，白影为皱襞间沟，为高密度的钡剂充填所致。

（3）蠕动：第一蠕动波、第二蠕动波、第三蠕动波。

3. 胃造影 X 线解剖

（1）分部：贲门附近为贲门区，贲门水平以上为胃底，胃体为胃底与角切迹之间的大部分，幽门部为角切迹至幽门之间的部分。幽门近端 4～5cm 的范围称幽门前区。

（2）形态：凹向上的内上缘称胃小弯，其最低点为角切迹。凸向下的外下缘称胃大弯，其最低点为胃下极，站位时在两侧髂嵴连线的上下 5cm 范围内。

（3）分型：胃的形态与体型、张力及神经状态有关，分为牛角型、鱼钩型、无力型和瀑布型。

1）牛角型：常见于矮胖的人，位置、肌张力高，呈横位，上宽下窄，胃角不明显，形如牛角（图 40-1）。

2）鱼钩型（中间型）：常见于中间体型的人，位置、肌张力中等，形态多呈钩形，角切迹清晰可见，立位时胃大弯最低处大约位于髂嵴水平（图 40-2）。

3）无力型：常见于瘦长或瘦弱的人，位置与张力均较低，胃腔上窄下宽如水袋状，胃大弯最低处大约位于髂嵴水平以下（图 40-3）。

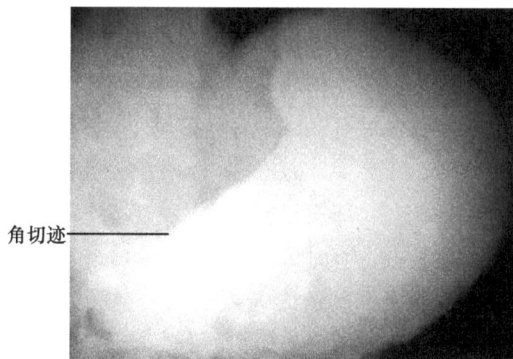

角切迹

图 40-1 牛角型

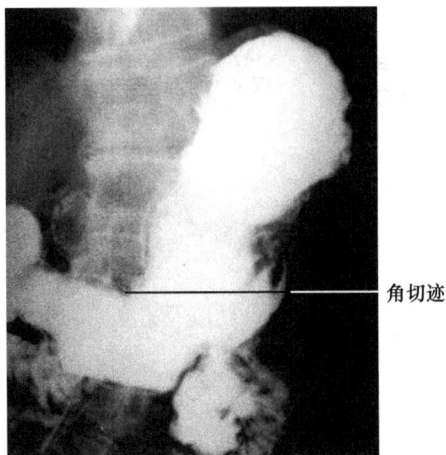

图 40-2　鱼钩型

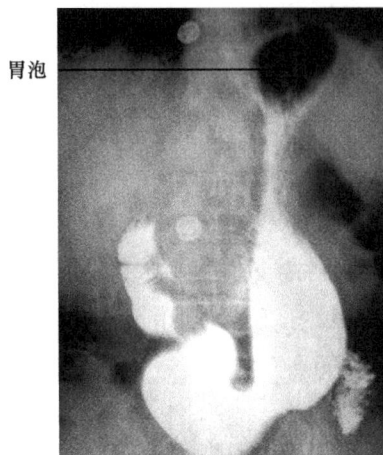

图 40-3　无力型

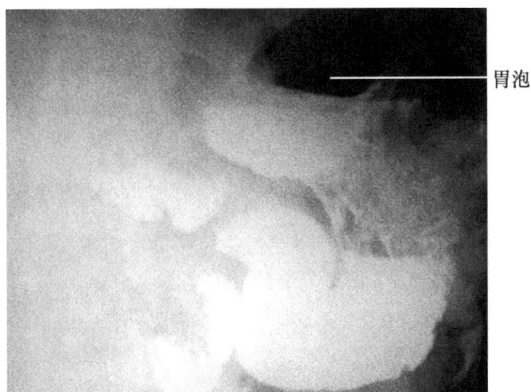

图 40-4　瀑布型

4）瀑布型：胃底呈囊袋状向后倾，胃泡大，胃体小，张力高，立位时钡剂先进入倾向后下的胃底，装满其低下部分之后再溢向胃体，犹如瀑布（图 40-4）。

（4）黏膜：胃的黏膜皱襞在小弯侧有 3～5 条光滑的平行条纹，大弯侧呈横行或斜行，胃底部呈网状，胃窦呈纵行、横行和斜行，以纵行为主。皱襞的宽度在胃窦部 2～4mm，胃体部 5mm。双重造影能显示黏膜皱襞的微细结构，即胃小区、胃小沟。胃小沟为白色沟纹，宽度小于 1mm，粗细深浅均匀。胃小沟内的透亮区为胃小区，呈网眼状，直径为 1～3mm，在胃窦部显示清晰，其他部位显示较差。

（5）蠕动：胃的蠕动自胃体上方开始呈对称性收缩，逐渐向幽门推进。正常胃在服钡后 2～4 小时排空，超过 4 小时为排空延迟。

4. 十二指肠造影 X 线解剖

（1）分部及特点：十二指肠球部服钡充盈后呈三角形或球形，黏膜皱襞为纵行。降部和水平部黏膜皱襞呈羽毛状，与空肠相似。

（2）毗邻：十二指肠上接胃幽门，下接空肠，形成 "C" 或 "V" 形弯曲，称十二指肠曲。胰腺头部位于十二指肠曲之中。胆总管下段介于十二指肠降部内缘和胰头之间，胆囊和胆囊管位于十二指肠球部和降部开始段外上方。以上这些器官发生病变，可引起十二指肠形态与功能异常。

（3）蠕动：球部在整体收缩之后将钡剂挤入降部，降部和水平部则表现为波浪式推进性蠕动，速度较快，有时可见正常逆蠕动。

5. 空肠及回肠造影 X 线解剖　空肠分布在左上腹、左下腹和中腹部，钡剂通过快，蠕动活跃，有羽毛状黏膜皱襞；回肠分布在右腹部及盆腔，钡剂通过较慢，蠕动不明显，黏膜皱襞细而少等。

6. 结肠及直肠造影 X 线解剖

（1）充盈相：主要观察结肠袋的特点，袋形是结肠充盈时的特征性表现。横结肠的结肠袋较典型，盲肠、升结肠的结肠袋多、大而密集，降结肠的结肠袋少、小而浅，直肠没有袋形，只有三条直肠横襞（图 40-5）。

（2）黏膜相：钡剂排出后，大肠黏膜上留有少量钡剂填充在黏膜沟内，呈白色影像。白色的黏膜沟之间的透亮区为黏膜纹。结肠的黏膜纹为横行、纵行、斜行，大都为不规则相嵌交错排列，呈花纹状。横行及斜行多分布于升结肠和横结肠，纵行多分布于降结肠和乙状结肠。正常情况下表现为连贯完整、粗细相近和边缘尚清晰（图 40-6）。

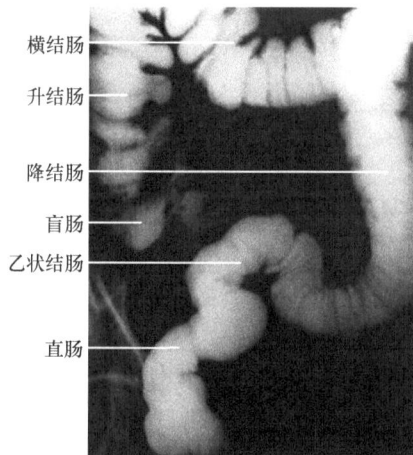

图 40-5 结肠充盈相

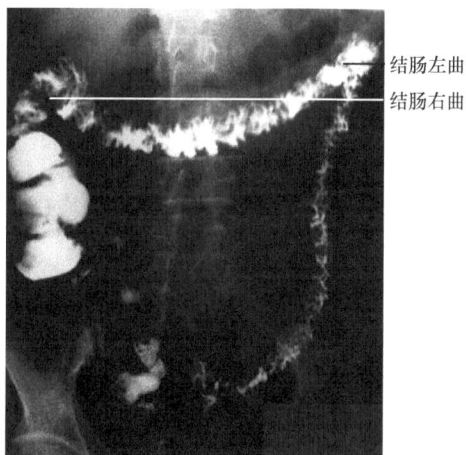

图 40-6 结肠黏膜相

7. 肝造影 X 线解剖-肝血管造影 肝动脉造影可显示肝固有动脉的分支肝左、动脉，有一小部分人会出现肝中动脉。表现为肝实质内树枝状血管影，自肝门向外围逐渐变细，走行柔和自然，边缘光滑。第二肝门造影可显示肝右静脉、肝中静脉、肝左静脉。

8. 肝外胆道系统造影 X 线解剖

（1）胆道：左右肝管、肝总管、胆总管、胆囊及胆囊管均可以清楚显示。肝总管长 2～4cm，管径为 0.2～0.4cm，管壁光滑。肝总管下行与胆囊管汇合成胆总管，胆总管长 4～8cm，管径为 0.3～0.6cm，胆总管全长分四部：十二指肠上部、十二指肠后部、胰头部、壁内部。在胰头与胰管汇合，形成肝胰壶腹，开口于十二指肠降部的大乳头。

（2）胆囊：呈长梨形，长 8～12cm，宽为 3～5cm，容量为 40～60ml，胆囊分底、体、颈、管四部分。底与体无明显分界；胆囊颈为急转向下变细的部分，胆囊管向左下与肝总管汇合成胆总管，长 3～4cm，管径约 0.3cm（图 40-7）。

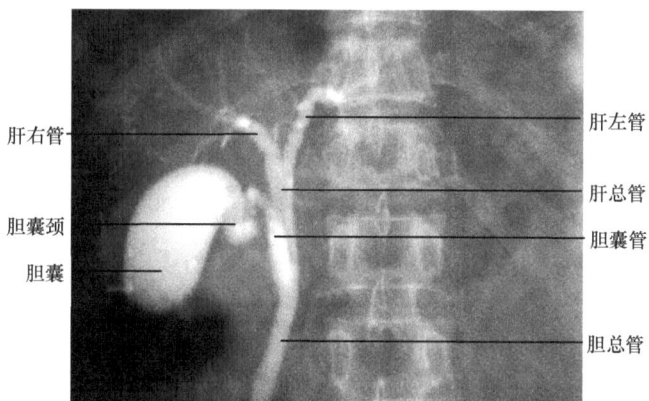

图 40-7 胆道造影片

【注意事项】　结合消化管造影录像完成消化管造影片的观察。注意充盈相、黏膜相的观察及蠕动情况的观察；肝血管造影的操作。

【思考题】

1. 肝血管瘤及肝癌的肝动脉造影表现如何？

2. 讲述低位胆道梗阻肝内、外胆道管径的变化。

实验二　消化系统断面影像解剖

【实验目的】

记忆：肝的分叶、分段；肝的第一、第二肝门 CT 表现；肝重点层面 CT 解剖；脾 CT 解剖；胰腺 CT 解剖；肝外胆道 CT 解剖。

理解：消化管的 CT 解剖。

领会：消化系统的 MRI 解剖。

【实验材料】　腹部 CT、MRI 平扫片及肝三期增强 CT 教学片、标本、模型、幻灯片、录像、多媒体。

【实验内容】

1. 食管 CT 解剖

（1）形态、厚度：食管管壁厚度不超过 3mm，CT 表现为软组织密度影，中间含气体影。

（2）位置及毗邻

1）食管颈段：位于中线上，前方为气管后壁，引起气管后壁出现凹陷。此段食管内部多见气体。

2）食管胸部：自颈静脉切迹到胸骨角（气管分杈部）之间的食管位于气管右后方，紧靠椎体右前缘。两者之间没有任何组织结构；主支气管消失后，食管位于左主支气管的后方；左主支气管消失后，食管位于左心房后壁，其后可见奇静脉断面；左心房消失后，食管位于降主动脉前方。

3）食管腹段：食管穿过膈肌上食管裂孔后，向左下横行与胃贲门相连。因食管横行进入胃底，所以，部分人胃底右缘可见胃壁增厚。

2. 胃 CT 解剖　主要观察胃，其厚度不超 10mm，通过连续断面的观察，识别胃的四部及胃的毗邻。

3. 十二指肠及小肠 CT 解剖　通过胰腺可以识别十二指肠的上部、降部、水平部。水平部的后方有腹主动脉、下腔静脉，前方有肠系膜上动脉、肠系膜上静脉。小肠肠壁厚度为 3mm，回肠末端可达 5mm。

4. 大肠 CT 解剖　大肠周围脂肪较丰富，因此在 CT 上能够清晰地显示大肠的轮廓，表面光滑，边缘锐利。正常肠壁厚 3~5mm。结肠右曲位于肝下部层面，又名肝曲，结肠左曲位于脾下部层面，又称脾曲。横结肠在胃大弯下部层面，靠近腹前壁。直肠壶腹部位于盆腔出口层面。

5. 肝 CT 解剖

（1）平扫：肝实质呈均匀的软组织密度，CT 值为 50~70HU，高于脾、胰、肾等脏器，正常肝轮廓光滑，其断面形态和结构依断面位置而不同。肝静脉及门静脉影表现为条带形或圆点状低密度影，正常肝内胆管不显影。肝门和肝韧带裂因有较多脂肪组织，均为低密度。

（2）肝段、肝叶的划分：一般是以胆囊窝与下腔静脉的连线为界（肝中静脉）分为肝左叶、肝右叶。以肝圆韧带裂（肝门静脉左支矢状部、镰状韧带左侧 1cm）再将肝左叶分为左内叶、左外叶。肝右静脉分右叶为右前叶、右后叶。静脉韧带裂与下腔静脉之间为尾状叶。左外叶上、下段的区分按断面关系划分：第二肝门以上层面为左外叶上段，第一肝门以下层面为左外叶下段，两者之间借肝左静脉主干及左叶间静脉划分；右前叶上、下段及右后叶上下段都是以肝门静脉的右支为界划分。

（3）肝三期增强：动脉期肝动脉及其分支显影，肝动脉及分支为自第一肝门出发的条带状、圆点状高密度影，肝实质强化不明显；门静脉期门静脉及其左右分支显影，表现为自第一肝门向肝周缘发散的条带状、圆点状高密度影，肝实质明显强化；平衡期于第二肝门层面可见肝左、中、右静脉注入下腔静脉，肝实质强化减低。

（4）常用层面

1）第二肝门层面：该层面是肝段、肝叶划分的重要层面。首先识别下腔静脉，其位于肝后缘的腔静脉窝内，密度低于肝实质。然后识别肝右、肝中、肝左静脉。肝左静脉走行于左外叶和左内叶之间。肝中静脉走行于右前叶与左内叶之间。肝右静脉走行于右前叶和右后叶之间。肝左、中、右静脉汇入下腔静脉处为第二肝门（图 40-8）。

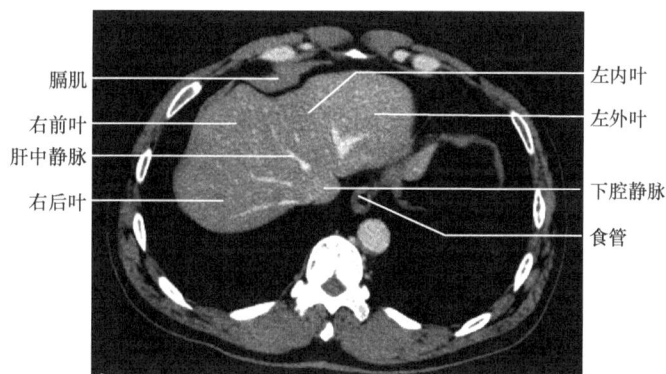

图 40-8　第二肝门层面

2）肝圆韧带裂层面：识别肝圆韧带裂及其内的肝圆韧带和肝门静脉左支、下腔静脉、横裂，同时借助上述结构划分肝叶。肝圆韧带裂及肝门静脉左支矢状部走行于肝左内叶与左外叶之间，横裂后方为尾状叶，下腔静脉左缘将尾叶分属于左右半肝。

3）第一肝门层面：观察横裂及其内的肝门静脉，肝门静脉左前方的肝固有动脉，右前方的肝管。左叶左侧为胃窦，在胰腺与脾门之间可见走行弯曲的脾动脉。肝门后为尾叶，尾叶后为下腔静脉，下腔静脉、肝右后叶与膈肌脚之间为右肾上腺。左肾上腺与左膈肌脚平行，呈"人"字形。脾呈半月形，脾大小不超过 5 个肋单元。脾实质密度均匀，略低于肝而高于胰腺（图 40-9）。

4）胆囊层面：胆囊位于左、右半肝之间。胆囊纵径长 4～5cm，宽径长 2～4cm，壁厚 1～2mm。胆囊 CT 表现为均匀水样密度。胆囊与下腔静脉左缘连线分左、右半肝。十二指肠降部与胰头之间有胆总管。观察胰体、胰尾，呈横向"S"形。胰颈后方可见肝门静脉影，胰体与腹主动脉之间可见腹腔干。内侧可见十二指肠降部（图 40-10）。

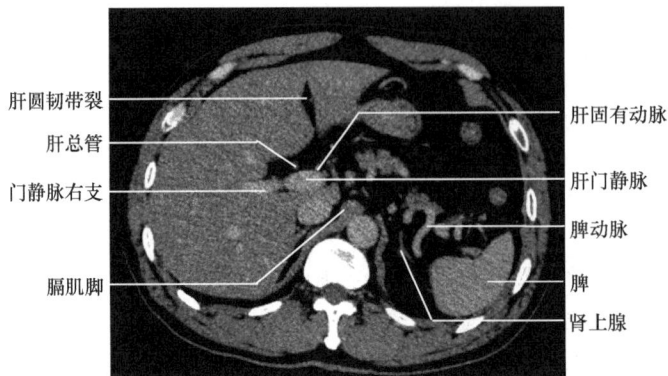

图 40-9　第一肝门层面

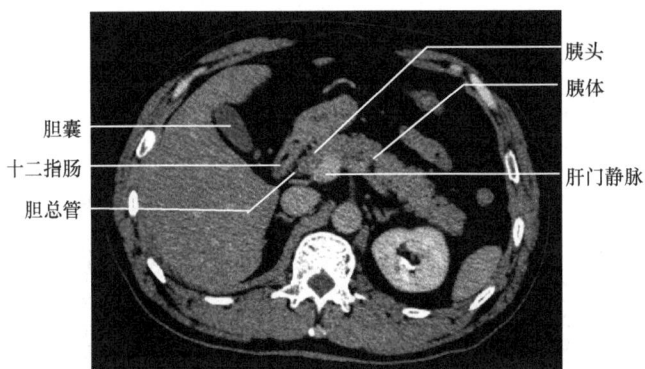

图 40-10　胆囊层面

6. 胰腺 CT 解剖

（1）位置与毗邻：胰腺位于第 1～2 腰椎体前方，由胰头向胰尾逐渐变细。脾动脉位于胰腺上方，脾静脉位于其后方。胰头部的前方为胃窦或十二指肠上曲，右侧为十二指肠降部，胰体后方为左肾静脉及左肾，胰头下方为钩突（图 40-11），肠系膜上动脉、肠系膜上静脉在其前方（图 40-12）。胰尾位于脾门附近。

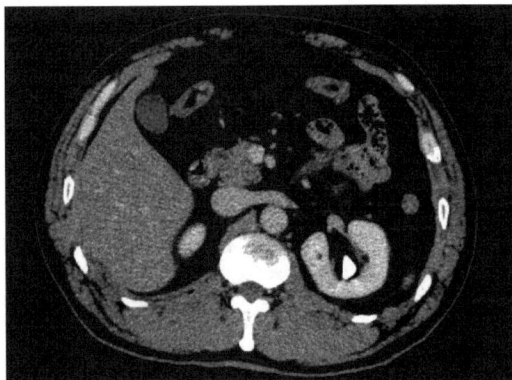

图 40-11　钩突层面

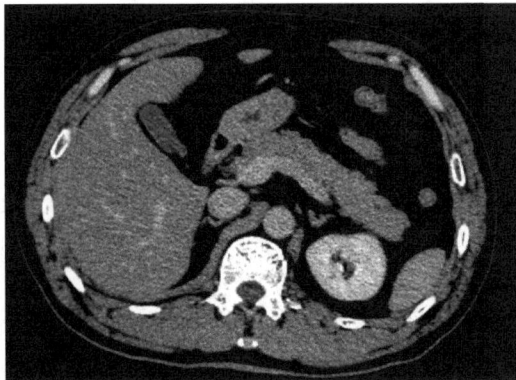

图 40-12　胰体层面

（2）密度：正常胰腺平扫表现为密度均匀，边缘光滑的带状影。增强后密度均匀增高。

（3）分部及大小：胰头宽径不超过同层椎体的横径（3.0cm），胰体（2.5cm）、胰尾（2.0cm）的宽径不超过同层椎体横径 2/3，也不小于 1/3。

（4）边缘：轮廓光滑连续，有时可呈轻度分叶；消瘦者、儿童因腹膜脂肪少边缘可以不甚清楚；老年人边缘可呈羽毛状。

7. 脾 CT 解剖

（1）位置：位于左膈下，内侧为胃底，外侧为胸壁。

（2）形态、密度：脾的膈面光滑，脏面凹凸不平。脾上、下部层面呈新月形，中部层面呈内缘凹陷的半圆形或椭圆形。脾实质密度均匀，平均 50HU，低于同层肝的密度。增强过程中，动脉期脾的密度不均匀，呈花斑状，静脉期密度均匀。

（3）大小：其长轴为 3～5 肋单元。脾下缘超过肝下缘，或脾的前缘和后缘超过中线均是判断脾增大的指标。

8. 胆道 CT 解剖

（1）胆总管：在肝门处可识别出胆总管，位于肝门静脉的右前方；在十二指肠上部后方观察胆总管；在十二指肠降部与胰腺之间识别胆总管；横断面上呈水样低密度的小圆形影，管径小于 0.8cm。

（2）肝总管：由肝左右管汇合而成，位于肝门层面呈圆形低密度影，正常管径 3～5mm，位于门静脉的前外侧，并逐渐向内与胆囊管汇合成胆总管。

（3）胆囊：位于肝左内叶与右前叶之间的胆囊窝内，可作为 CT 分叶的标志。

（4）肝内胆管：正常扫面不显示，扩张时可清楚显示。

9. 消化系统 MRI 解剖

（1）肝：在常规 SE 序列上，正常肝组织的 T_1WI 像为均匀的中等信号，T_2WI 像信号明显低于脾的信号。肝静脉、门静脉及其分支 T_1WI 和 T_2WI 像为无信号的管状影，在 T_2WI 像有时可呈高信号。肝内动脉分支细小一般不显影。胆管在 T_1WI 像上也呈低信号，T_2WI 像呈高信号。

（2）胆道系统：SE 序列肝管在 T_1WI 像上呈低信号，T_2WI 像呈高信号。胆囊 T_1WI 像上也呈低信号，T_2WI 呈高信号，但胆汁浓缩后 T_1WI 和 T_2WI 像都是高信号。胆道水成像（MRCP）在胆道疾病的诊断上有着非常重要的意义。

（3）胰腺：胰腺与周围脂肪有时分不清，可利用脾静脉来判断，其总是紧贴胰腺背侧走行。

（4）脾：T_1WI 及 T_2WI 弛豫时间比肝长，大小判断与 CT 相同。

【注意事项】 实验过程中应注意保护胶片；重点层面各结构的识别；结合肝三期造影片，区分肝动脉、肝静脉、门静脉。

【思考题】

1. 肝硬化患者会出现脾大，CT 上如何判断脾大？

2. 肝硬化患者会出现各叶比例失调，试述 CT 上肝叶划分的标准。

实验三 泌尿生殖系统影像解剖

【实验目的】

记忆：静脉肾盂造影解剖；肾 CT 解剖；男性、女性盆腔 CT 解剖。

理解：腹部平片；输尿管 CT 解剖；膀胱 CT 解剖。

领会：泌尿系统 MRI 解剖。

【实验材料】　腹部平片；静脉肾盂造影；肾 CT、MRI；男性、女性盆腔 CT、MRI 教学片；泌尿生殖系统模型、幻灯片、录像；多媒体。

【实验内容】

1. 腹部平片（KUB 平片）解剖　肾在脂肪囊的衬托下腹部平片可显示肾的轮廓、大小和位置。但输尿管、膀胱及尿道平片难显示。

（1）仰卧正位片：肾在周围脂肪的衬托下可显示其轮廓。形似蚕豆。密度均匀，外缘光滑，内缘肾门稍内凹。其位于脊柱两侧，腰大肌前方。其位置随体位、呼吸变化，活动度为 1～5cm，大小可用椎体和椎间盘来确定：成人的肾长径约相当于同一个体 3 个腰椎椎体与 2 个椎间隙高度之和；青少年的长径约相当同一个体 4 个腰椎椎体与 3 个椎间隙高度之和。

（2）侧位片：肾影与腰椎重叠。

2. 静脉肾盂造影（IVP）解剖　注入对比剂后 1～2 分钟，肾实质显影；2～3 分钟后肾盏和肾盂开始显影，15～30 分钟显影最浓；解除腹部压迫带后，输尿管和膀胱显影；行排尿动作，尿道显影。

（1）肾实质：肾实质显影密度均匀，两侧肾显影一致，肾窦显影为密度减低区。肾实质显影时主要观察肾的形态、边缘和肾实质的厚度、密度。

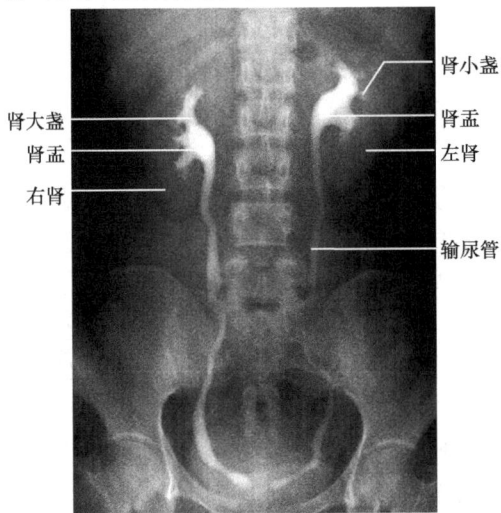

图 40-13　静脉肾盂造影

（2）肾小盏：包绕肾乳头的部分，肾小盏分体部和穹窿部。体部是与肾大盏相连缩细部分；穹窿部顶端有肾乳头突入，与近端形成杯口状凹陷。由于肾小盏穹窿部的朝向不同，因此，肾小盏 X 线表现多样，可以为杯口状或百合花状、短柱状、环状影或圆形致密影等，但边缘光滑而锐利。这是肾小盏的位置与 X 线的投照方向决定的（图 40-13）。

（3）肾大盏：2～3 个肾小盏汇合成一个肾大盏，一般肾大盏有 2～3 个。其边缘光滑整齐，呈长管状。分三部：顶端或尖部为与肾小盏相连的部分；颈部呈长管形；基底部为与肾盂相连的部分（图 40-13）。

（4）肾盂：2～3 个肾大盏汇合成肾盂。在第 2 腰椎处移行为输尿管，形态多呈喇叭花形，上缘隆凸，下缘微凹，光滑整齐，还可呈壶腹状或树枝状。肾盂可以分为两型：大部分肾盂位于肾窦内的，称肾内型肾盂；大部分位于肾窦外的，称为肾外型肾盂（图 40-13）。

（5）输尿管：输尿管上起肾盂，下到膀胱，全程分为腹段、盆段和壁内段三段。有 3 个生理性狭窄区（图 40-13）。

1）三段：腹段输尿管于第 2 腰椎水平起于肾盂，沿腰大肌前面下行，到达小骨盆入口处，跨过髂血管移行为盆部。继而在骶髂关节内侧越过骨盆缘而续为盆段输尿管。盆部输尿管沿骨盆侧壁骶髂关节前方下行，继而转向前内下方，经直肠与膀胱后壁之间下行进入膀胱，从而形成一弯向后外下的弧形。壁内段输尿管位于膀胱壁内，由外上向内下斜行，长约 1.5cm。

2）三个狭窄：即输尿管与肾盂连接处、越过骨盆上缘即与髂血管相交处和进入膀胱处。正常输尿管表现为致密条状影，边缘光整，走行可迂曲、打叠，宽度为3～7mm。由于输尿管具有节律性蠕动，因此，输尿管可断续显影，宽度也常发生变化。

（6）膀胱：造影所显示的是膀胱腔，其大小、形态取决于充盈程度及相邻结构对膀胱的推压，可呈圆形、卵圆形、半圆形等各种形态。

1）正位片：①充盈的膀胱呈球形、类圆或横置的椭圆形，位于耻骨联合上方（图40-14）。边缘光滑整齐，有时也可以表现为波浪状外缘。密度多均匀一致，也可不均。有时可见高浓度对比剂自输尿管口喷射到膀胱内形成的致密影，为输尿管"射流征"，为正常现象。儿童的膀胱在充盈后常呈直卵圆形。妇女膀胱有子宫的推压为"马鞍形"（图40-15）。②空虚的膀胱，黏膜皱襞突出使其边缘呈锯齿状。

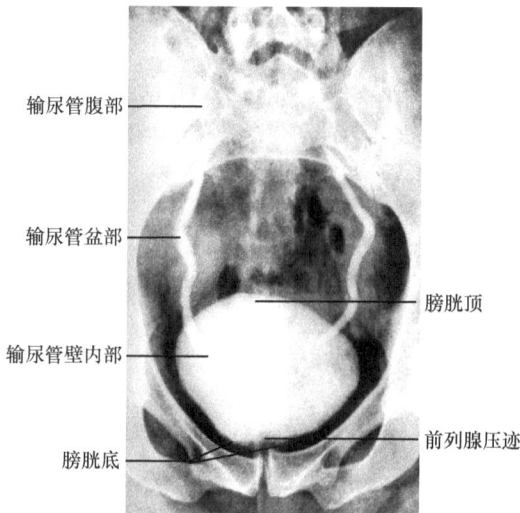

图 40-14 男性静脉肾盂造影

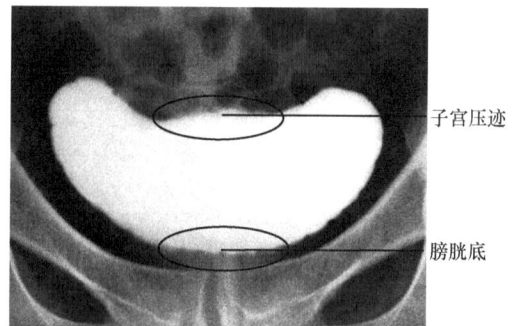

图 40-15 女性静脉肾盂造影

2）侧位片：充盈的膀胱呈纺锤形或直立椭圆形，长轴大致与耻骨联合平行，膀胱顶变圆钝或表现为膀胱尖的形态，底部略向前下倾斜。有时可见位于膀胱部的膀胱颈，呈鸟嘴状突出，其大小一般不超过0.5cm。

（7）尿道

1）男性尿道：尿道造影分前尿道和后尿道。前尿道为尿道外口至尿道膜部，长13～17cm，前尿道较宽，尿道外口最窄；后尿道自外向内分为尿道膜部和前列腺部。尿道膜部长1～2cm，是尿道最窄部位。尿道前列腺部长3～4cm，上起尿道内口，下与膀胱颈相连，正位上投影于耻骨联合后。侧位上略呈梭形，轻度前凹。前列腺部中央有纵行的约1cm椭圆形充盈缺损，代表精阜，自精阜向下可见纵行线状透亮影，为精阜襞（图40-16）。

2）女性尿道：短而直，长3～5cm，其内口、外口均较窄，中部稍宽，可达1cm以上（图4-17）。

3. 泌尿系统 CT 解剖

（1）肾

1）位置、形态、密度、边缘：位于腰大肌前外侧，脊柱的两侧。肾的断面表现为圆形或卵圆形软组织密度影，轮廓清晰，CT值为30～50HU，肾皮质和髓质不能区分。

尿道前列腺部

尿道膜部

尿道海绵体部

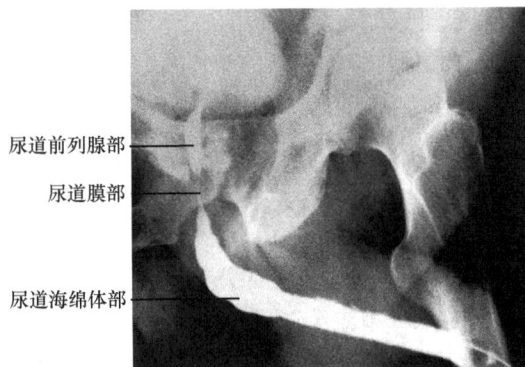

图 40-16　男性尿道

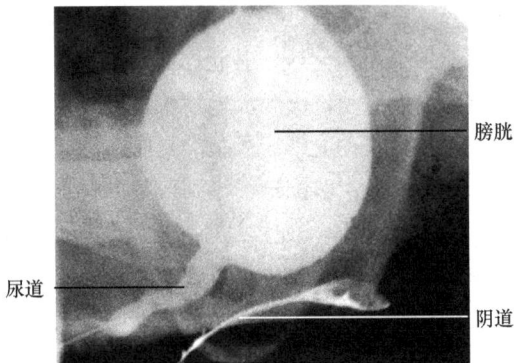

膀胱

尿道

阴道

图 40-17　女性尿道

2）肾门：在肾的中部层面可见肾门、肾蒂及肾门向肾实质内凸入的低密度区肾窦。肾蒂内有肾动脉、肾静脉和肾盂。肾动脉和静脉呈窄带状软组织影，肾静脉在前，肾动脉在后。肾盂位于最后方，为水样密度。肾窦内的脂肪为低密度（图 40-18）。

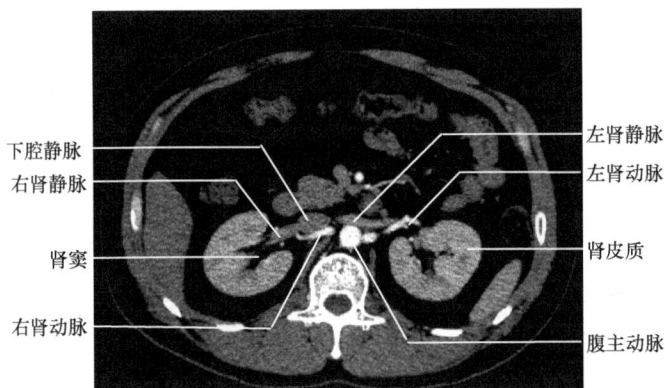

下腔静脉

右肾静脉

肾窦

右肾动脉

左肾静脉

左肾动脉

肾皮质

腹主动脉

图 40-18　肾门层面

3）CT 增强：动脉期肾动脉及肾皮质、肾柱明显强化，肾髓质椎体密度低，强化不明显。因此，可清晰分辨出皮质与髓质。实质期皮质、髓质均匀强化。

4）肾周筋膜与肾周间隙：①纤维膜：CT 上与肾本身分别不出来。②脂肪囊：在 CT 上表现为肾周围的低密度区，其成分为脂肪，因为脂肪囊的衬托，肾的轮廓才显示得那么清晰。同时肾窦内的脂肪使肾动脉、肾静脉也可以显示。③肾筋膜：在肾前、后方的低密度脂肪组织内，可见向侧腹壁走行的细线状致密影即肾前筋膜、肾后筋膜，它们将腹膜后间隙分为 3 个部分，即前肾旁间隙、肾周间隙和后肾旁间隙。

（2）输尿管：自肾盂向下在腰大肌前方连续观察可以识别出输尿管腹段的上、中部分，呈圆点状软组织密度影，盆段输尿管与髂血管的分支、属支通常难以分辨。当输尿管积水时容易显示。增强检查延迟 5～10 分钟扫描输尿管，输尿管腔内充盈造影剂而呈圆点状致密影。自肾盂向下连续观察，可识别输尿管全程。

（3）膀胱：平扫充盈良好的膀胱呈球形、圆形、椭圆形。膀胱壁呈线样软组织密度，并且边缘光滑，厚度与充盈程度有关，为 0.1～0.3cm。膀胱内为水样密度，增强扫描，早期膀胱壁强化，延迟扫描膀胱腔内也呈现高密度。

4. 肾上腺 CT 解剖

（1）位置：左、右肾上腺位于腹膜后隙双侧肾上极之前上方，包在肾筋膜内。右肾上腺位于肝右后叶、下腔静脉背侧与右膈肌脚之间，内侧缘与右膈脚平行；左肾上腺位于脾静脉与左膈肌脚之间。

（2）形态：肾上腺形态分为体部、内侧肢和外侧肢。CT 上基本分为三型：三角形、"∫"形或 "人"字形及线形。右肾上腺多呈 "∫"形与膈脚平行；左肾上腺变异较大（图 40-19）。

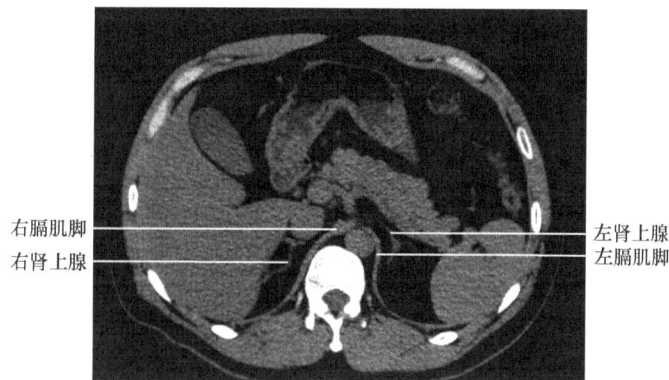

右膈肌脚
右肾上腺
左肾上腺
左膈肌脚

图 40-19 肾上腺水平

（3）大小：在 CT 肾上腺的肢体长度为 2～4cm，肢体厚度为 0.5～0.7cm，体部较厚，左侧较右侧厚，如大于 1cm 则视为异常。

（4）密度：CT 平扫时肾上腺 CT 值为 30～50HU。密度均匀，边缘光滑。肾上腺增强扫描时呈强化均匀。

5. 男性盆腔 CT 解剖

（1）前列腺

1）位置及毗邻：位于耻骨与直肠之间，上邻接膀胱颈，后上为精囊腺，下与尿生殖膈相贴。

2）形态：在周围脂肪的衬托下，前列腺轮廓清晰可见。前列腺横断面呈圆形或椭圆形密度均匀的软组织影，CT 值为 30～75HU。

3）大小：在最大横断面上测量，30 岁以上，上下径为 3.0cm、前后径为 2.3cm、左右径为 3.1cm；60～70 岁其各径增大，分别为 5.0cm、4.3cm 及 4.8cm（图 40-20）。

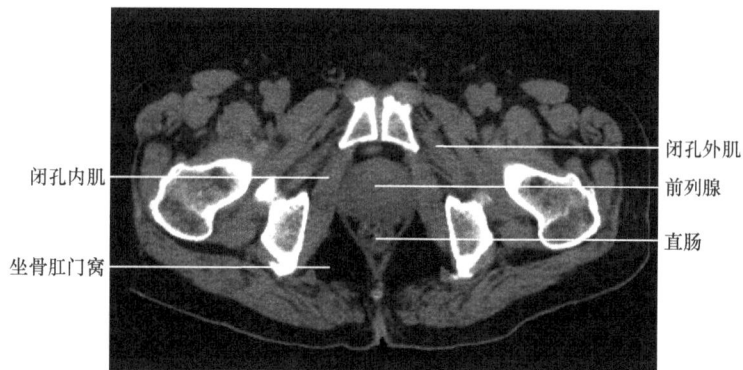

闭孔内肌
坐骨肛门窝
闭孔外肌
前列腺
直肠

图 40-20 前列腺水平

（2）精囊：位于前列腺以上层面膀胱后、直肠前，呈对称性的长椭圆形软组织影，CT 值为 30～75HU 不等，双侧共长 6cm 左右。

6. 女性盆腔 CT 解剖

（1）子宫：子宫颈呈卵圆形软组织影，横径约 3cm。子宫体呈三角形、方形或椭圆形的软组织密度影，子宫体前方为子宫膀胱陷凹。子宫的大小依靠层面计算（图 40-21）。

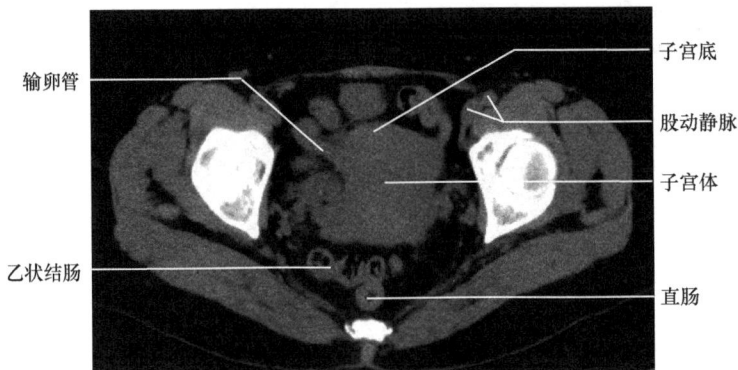

图 40-21　子宫水平

（2）卵巢：位于骨盆侧壁，髂总动脉下部层面，髂内、外动脉之间的卵巢窝内。呈软组织密度影，大小同年龄有关，成年女性为 3cm×2cm×1cm。一般情况与肠管分不清楚，在出现病变或肠管内有造影剂时可显示其影像。

7. 泌尿系统 MRI 解剖　略。

【注意事项】　结合静脉肾盂造影录像，更加清楚理解静脉肾盂造影成像。

【思考题】　试述静脉肾盂造影的过程及影像表现。

（李永涛）

第四十一章 头 部

实验一 颅脑 X 线解剖

【实验目的】

记忆：脑血管造影解剖；颅内生理钙化的位置、形态；蝶鞍的侧位表现及测量。

理解：颅盖部 X 线解剖；颅骨正位片、侧位片表现。

领会：颅底 X 线解剖。

【实验材料】 X 线教学片、标本、模型、幻灯片、录像、多媒体。

【实验内容】

1. 颅骨 X 线平片

（1）颅盖骨 X 线解剖

1）颅板：由内板、外板、板障三层构成，内板、外板由骨密质构成，X 线表现为高密度条带状影。板障位于内板与外板之间，内含骨小梁和板障静脉，其内可见骨岛及骨化不全。外板厚约 1.5mm，内板厚约 0.5mm。颅板厚度因年龄、部位而出现差异，但一般双侧对称。

2）颅缝：颅骨各骨之间由结缔组织相连构成骨缝。常见的颅缝有冠状缝、人字缝、矢状缝、顶乳缝及枕乳缝。头颅正、侧位片上（图 41-1），颅缝表现为锯齿状、犬牙交错的低密度影，边缘锐利。正常骨缝宽 10～15mm，随着年龄的增长，颅缝逐渐封合。

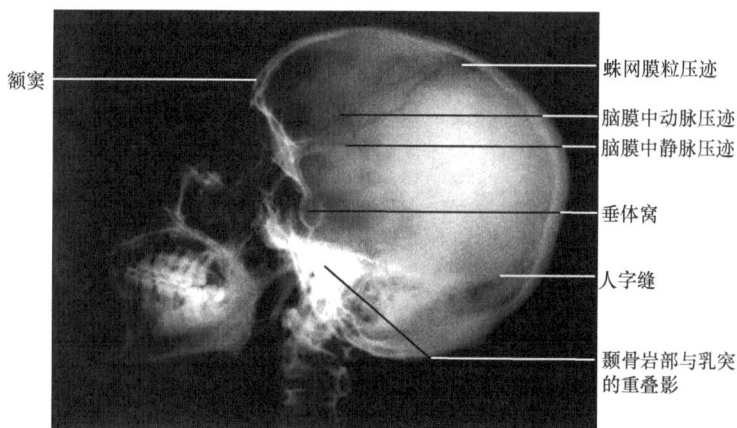

图 41-1 颅骨侧位片

额窦
蛛网膜粒压迹
脑膜中动脉压迹
脑膜中静脉压迹
垂体窝
人字缝
颞骨岩部与乳突的重叠影

3）颅壁压迹

A. 脑膜中动脉压迹：最常见，系脑膜中动脉对颅骨内板压迫所致，侧位片呈线条状低密度影，边缘清楚。

B. 脑膜中静脉压迹：系脑膜中静脉对颅骨内板压迫所致，呈粗条状低密度影，位于脑膜中动脉压迹后方。

C. 板障静脉压迹：系颅骨板障的营养静脉，压迹粗细不均，最宽可达 6mm，呈互相交叉的树枝状、网状低密度区。

D. 蛛网膜粒压迹：系蛛网膜粒对颅骨内板产生压迹，呈边缘锐利，大小不等的低密度影，直径不超过 1cm，位于中线两侧 2～3cm（图 41-1）。

（2）颅底骨 X 线解剖：主要讲解颅底侧位及颏顶位影像，分别观察颅前窝、颅中窝、颅后窝的结构。

1）颅前窝：颏顶位颅前窝不易辨别；颅底侧位颅前窝前为额鳞后壁，后至鞍结节，观察筛板和蝶骨平板、眶板，表现为致密线状影；后前正位片，观察鸡冠为条状致密影。筛板和蝶骨平板为横行高密度线状影。眶板为稍向上突起的横行线状致密影。

2）颅中窝：侧位紧邻颅前窝，后界为鞍背。主要观察蝶鞍，蝶鞍位于颅中窝中央部，蝶鞍下方是含气的蝶窦，为低密度影，边界光滑锐利。蝶鞍大小：蝶鞍前后径是指蝶鞍前后壁间最大水平距离，正常值范围为 7～16mm，平均为 11.7mm。深径是指前后床突连线至鞍底最低点间垂直距离，正常值范围为 7～14mm，平均为 9.5mm；颅底位观察颅中窝的破裂孔、卵圆孔和棘孔的位置、大小。破裂孔位于颞骨岩部、蝶骨体和枕骨三骨交汇处。卵圆孔和棘孔位于蝶骨大翼根部，大小分别为 4.2mm×9.0mm 及 3～4mm。双侧大小对称，一般两侧相差不超过 0.5mm。

3）颅后窝：侧位片上，枕骨斜坡与颞骨岩部及乳突相重叠，显示不清。颏顶位枕骨斜坡、枕骨大孔等显示较好。

（3）颅内生理性钙斑

1）松果体钙化：松果体成人钙化率为 40%。正位片钙化位于中线，呈斑点状（钙化斑常不显影），大小不一，平均为 5mm。侧位片钙化位于鞍背后上方约 3cm 处，位置恒定，是较好的定位标志，其发生移位超过 3mm 时，可估计病变大概情况。

2）大脑镰钙化：正位片显示清楚，表现为带状或三角形，小片状致密影位于中线，出现率为 10%。

3）床突间韧带钙化：为前后床突之间硬脑膜的钙化。侧位片显示清楚，呈带状致密影，使蝶鞍呈"桥形"，出现率约为 4%。

4）侧脑室脉络丛钙化：多发生在侧脑室三角区。X 线表现为点状或环状簇集钙化斑块，出现率低于 0.5%。

5）其他：基底核区、小脑齿状核、颈内动脉虹吸段等。

2.脑血管造影

（1）动脉期

1）颈内动脉：目前颈内动脉分段常用 5 分段法及 7 分段法；5 段为颈动脉管段、海绵窦段、前膝段、交叉池段和后膝段。海绵窦段、前膝段、交叉池段在颅内走行弯曲，总称为虹吸部，侧位片上呈"C"形弯曲。7 段为颈段、岩段、破裂孔段、海绵窦段、床突段、眼段、交通段，后 6 段称为颅段。颈内动脉的主要分支有大脑前动脉、大脑中动脉、眼动脉、脉络丛前动脉、后交通动脉（图 41-2）。

2）大脑前动脉：分 5 段，为水平段、上行段、膝段、胼周段和终段。分 3 段为水平段或交通前段、垂直段或交通后段、远侧大脑中动脉及皮层分支。侧位片上，水平段显影重叠呈致密影，上行段为弧形上行影，向后延续为胼周动脉，可见大脑前动脉发出眶额动脉、额极动脉和胼缘动脉。前后位片上，大脑前动脉垂直（上行段）段居颅中线位，在水平段和垂直段之间向对侧发出前交通动脉，连接两侧的大脑前动脉（图 41-2）。

3）大脑中动脉：5 段法为眶后段、岛叶段、外侧沟段、分叉段、终末支。4 段法为水平段、

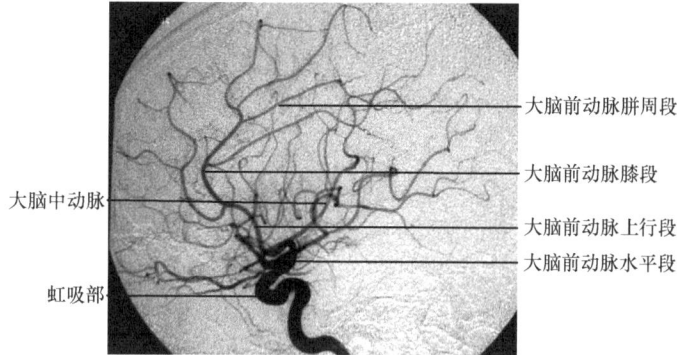

图 41-2　颈内动脉造影侧位

脑岛段、岛盖段、皮质支。侧位片上大脑中动脉在侧裂部分出额顶升支。前后位片上大脑中动脉位于外侧，分支相互重叠（图 41-2）。

4）椎动脉：起自锁骨下动脉，经颈椎横突孔上行，通过枕骨大孔在延髓腹侧入颅，在脑桥下缘两侧椎动脉汇合成一条基底动脉。汇合前两侧椎动脉分别发出小脑后下动脉。全程分为4 段，即骨外段、椎间孔段、脊髓外段、硬膜内段。骨外段在主动脉造影中近端常不能显示，其他 3 段可显示。在前后位片上，椎间孔段椎动脉为垂直上行，在第 2 颈椎处，椎动脉先向上再向外，形成一个倒 "L" 形。脊髓外段成像为一个向后旋转的半圈形。侧位上可以观察到椎动脉的两个旋转处，下方为椎动脉同第 2 颈椎处向上外走行所造成，上方为椎动脉通过枕骨大孔时向后旋转所形成，形似紧闭的发夹。

5）基底动脉：在脑桥的基底沟内上行，分别发出小脑前下动脉、内听动脉、脑桥动脉及小脑上动脉，在脚间窝处分出两条终支大脑后动脉。

6）大脑后动脉：分 4 段，分别为交通前段（中脑段）、环池段、四叠体段、距裂段。侧位片上，由于中脑段在中脑前走向外侧，因此，造影片上为重叠影像，一般显示不清；环池段在环池内围绕中脑向后外弯行，显示较清晰，此段常有一向下凸出的形态，属正常现象；双侧大脑后动脉在中脑后方彼此接近弯曲向上，此处即为四叠体段开始的标志，距裂段显示清楚。

（2）静脉期

1）浅静脉：包括大脑上、中、下静脉，汇入上矢状窦等静脉窦。

2）深静脉：深静脉位置、走行比较恒定。丘纹静脉汇入大脑内静脉，两侧的大脑内静脉汇成单一的大脑大静脉。

3）静脉窦：包括上矢状窦、下矢状窦、直窦、横窦、乙状窦等，最后汇入颈内静脉。

【注意事项】　实验过程中应注意保护胶片；结合脑血管造影录像，更加清楚地认识脑血管造影过程及造影表现。

【思考题】　举例说明颅脑哪些病变松果体钙化斑的位置会发生改变？

实验二　颅脑断面影像解剖

【实验目的】

记忆：颅脑横断面 CT 解剖；基底核、内囊 CT 解剖；脑室系统 CT 解剖；端脑分叶；脑干、小脑 CT 解剖。

理解：脑池、脑沟 CT 解剖；颅脑骨窗解剖。

领会：颅内生理钙化；头部 MRI 解剖。

【实验材料】头部 CT、MRI 教学片、标本、模型、幻灯片、录像、多媒体。

【实验内容】

1. 平扫

（1）骨窗可见颅骨及含气空腔：颅骨为高密度，含气空腔为低密度，孔道为低密度。

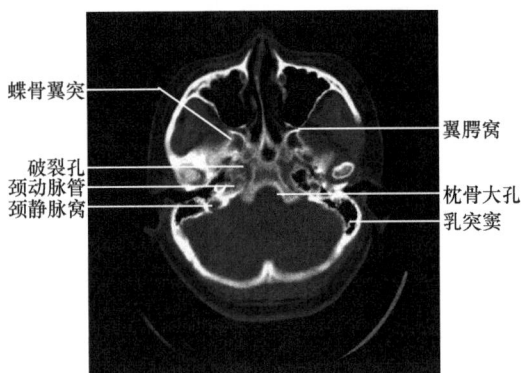

图 41-3　颅底骨窗

1）在颅底层面观察到颈静脉孔、破裂孔、枕骨大孔以及乳突小房和鼻旁窦（图 41-3）。

2）在枕骨大孔上方层面可见颈静脉结节、岩骨、蝶骨小翼、蝶鞍和视神经孔等结构，颞骨岩部还可见内耳门。颞骨岩部后缘近颞骨尖部的向后突出的骨性结构为颈静脉结节，颞骨岩部后外侧可见条形或尖朝向颞骨的三角形低密度影为内耳门。两侧蝶骨小翼与两侧颞骨岩部在蝶鞍处呈"X"形交叉。蝶骨小翼后端突向蝶鞍的骨性结节为前床突，其内侧的低密度为视神经孔及内部的视神经，因此，前床突可作为寻找视神经的标志。蝶鞍观察前床突，后床突，鞍背，蝶平面。鞍背呈横行高密度区，其上部层面可见后床突，呈左、右两个点状高密度影。

3）在高位层面可显示颅盖骨内外板和颅骨缝。

（2）含脑脊液的间隙：脑室系统、脑沟、脑裂、脑池内都含有脑脊液，呈低密度区（CT 值为 0～20HU）。

1）脑室系统：侧脑室、第三脑室、第四脑室。

A. 侧脑室：分侧脑室体部、侧脑室前角、侧脑室后角和侧脑室下角。侧脑室体部位于顶叶内，胼胝体为其顶壁，前缘、后缘为胼胝体，外侧为豆状核体，内侧上部层面为胼胝体、下个层面内侧为透明隔，透明隔之间若出现脑脊液为第五脑室或囊肿；前角位于额叶内，侧脑室前角前内侧为胼胝体，后外侧为尾状核头，两侧前角之间为透明隔及穹窿；侧脑室后角位于枕叶内，侧脑室三角区于伸头时扫描多显示，内部有脉络丛；侧脑室下角位于颞叶内，在基线扫描上方 3～4cm 出现。

B. 第三脑室：位于两背侧丘脑、下丘脑之间的裂隙状前后走行的低密度影。上部层面两侧为背侧丘脑上部，后界为松果体。下部层面两侧仍为背侧丘脑，前界为前联合，后界为后联合。

C. 第四脑室：位于脑桥、延髓与小脑之间，居中线位置。为向前突的近似圆形的低密度区，两侧向外延伸的部分为侧脑室隐窝，呈马蹄形。

2）脑池：为蛛网膜下隙扩大的部分。分别观察枕大池、小脑溪、脑桥小脑三角池、桥前池、脚间池、环池、四叠体池等脑池。

枕大池、小脑溪：位于小脑与延髓之间的低密度区。枕骨大孔上方部层面，小脑后面与枕骨之间。向前可与小脑溪相通，小脑溪位于两侧小脑半球之间。枕大池有时可较大，易误认为蛛网膜囊肿。

脑桥小脑三角池：位于小脑、脑桥与颞骨岩部之间，内有前庭蜗神经和面神经，两神经发生肿瘤时或小脑、脑桥萎缩时，该池会扩大。

桥前池：鞍背与脑桥之间的弧形低密度区为桥前池，其内有基底动脉。向两侧与脑桥小脑三角池相通。

脚间池、环池、四叠体池、小脑上池：脚间池位于两中脑脚之间的低密度区，其内有动眼神经和大脑动脉环后部。环池位于中脑脚的外侧面。四叠体池位于中脑四叠体与小脑蚓部之间的低密度区。三池相通，小脑上池位于小脑上面与小脑幕下面之间，与四叠体池相通。

鞍上池：由桥前池或脚间池与交叉池组成。鞍上池为呈"五角星"或"六角星"形状的低密度影。"五角星"形鞍上池的后方为桥前池，"六角星"形鞍上池的正后方为脚间池。鞍上池为连接脑底各池的汇合处，前方通前纵裂池，前外侧通外侧裂池。后方通脚间池，后外通环池、四叠体池。脚间池和环池环绕的脑组织是中脑。低密度的鞍上池内可见下丘脑的部分结构视束、视交叉、乳头体、灰结节等结构，这些结构为高密度。

帆间池、大脑大静池：帆间池位于三脑室顶上方，穹窿的下方，后界为胼胝体压部，呈三角形，其内有大脑内静脉。大脑大静脉池位于松果体后部，其内有大脑大静脉。

侧裂池、纵裂池：纵裂池为大脑纵裂内的条形低密度带，其内有大脑镰。侧裂池位于外侧裂处，其内有大脑中动脉。

3）脑沟：位于脑回之间，脑沟内有脑脊液，为低密度线状影。脑沟的宽度因年龄而异，正常青年人难以辨认，但总体而言，成人一般为3mm左右，超过5mm则提示病变。

（3）脑实质

1）基底节区：基底核包括尾状核、豆状核、屏状核、杏仁体，影像上通常将基底核与背侧丘脑合称为基底节区。尾状核头位于侧脑室前角外侧，尾状核头的外侧为内囊前肢。尾状核体位于侧脑室体部的两侧。第三脑室两侧的卵圆形稍高密度区为背侧丘脑，其外侧为内囊后肢。内囊外侧的高密度近似三角形的结构为豆状核，豆状核外侧为壳，内侧为苍白球，两者不能分辨。苍白球在老年人容易发生钙化。背侧丘脑内侧为第三脑室，上方为侧脑室体部，其内部结构不能分辨。它与苍白球为高血压脑出血的好发部位。

2）内囊、外囊、半卵圆形中心：内囊位于尾状核、背侧丘脑与豆状核之间。双侧内囊呈"X"形。内囊前肢位于尾状核头与豆状核之间，不易辨认；后肢位于背侧丘脑与豆状核之间，较易辨认；外囊位于基底节区外侧，不易辨认；半卵圆形中心是胼胝体上方层面内的大脑髓质的影像，双侧呈卵圆形影像。

3）小脑皮质与髓质：皮质在外层，髓质在小脑内部。中间缩细的部分为小脑蚓，两侧为小脑半球，小脑扁桃体可以辨认。

4）脑干：识别中脑、脑桥、延髓较容易。内部神经核不能识别，中脑内的中脑水管可识别。

（4）生理性钙化

1）松果体钙化及缰联合钙化：松果体钙化位于第三脑室后部，出现率为75%～80%，大小不超5mm。其前方还可以有缰联合钙化，其范围也不会超过1cm。两者同时出现钙化率为25%。

2）侧脑室脉络丛钙化：较松果体及缰联合钙化率低，有1/3左右两侧钙化不对称。

3）大脑镰钙化：多出现在大脑纵裂的前部，中年人有时可见。

4）基底核钙化：多见于高龄人，青年人则应考虑是否为甲状旁腺功能低下。

5）小脑齿状核钙化：偶尔在老年人中出现，无临床意义。

（5）CT 横断面解剖

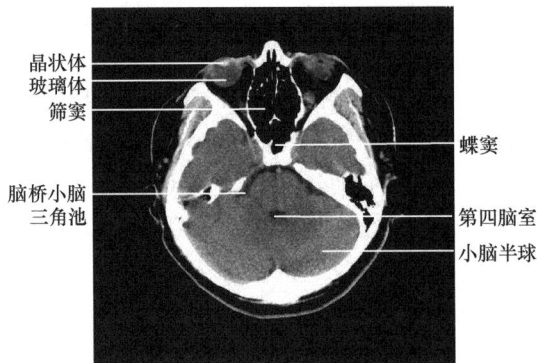

图 41-4　颅底层面

1）颅底层面：此层面前部可见眼眶上部，眼球壁为均匀环状致密影，其厚度为 2～4mm。眼球内容可见前方为晶状体，后为玻璃体，前者密度较后者高。前部中线位置还可见到低密度的筛窦（前），蝶窦（后）；颅中窝可见颞叶；岩骨后方为颅后窝，中央为脑桥，外侧为脑桥小脑三角池，脑桥前方为桥前池，后方为小脑，小脑中央可见第四脑室，第四脑室后为小脑蚓部，两侧为小脑中脚，下部层面还可见枕骨大孔及其内的延髓和小脑扁桃体（图 41-4）。

2）蝶鞍层面：可见脑垂体、海绵窦、第四脑室、桥前池、脑桥小脑三角池、颞骨岩部及内耳道，此层面是观察垂体和颅后窝病变的主要层面。

前部可见眼眶及其内的眼球和眶脂体，两侧眼球之间由前向后的低密度区为筛窦、蝶窦。颅中窝中部为蝶鞍，前方两个向后的骨性突起为前床突，两者之间为鞍结节，后方为鞍背，两者之间为蝶鞍，内有垂体。蝶鞍两侧为海绵窦，外为颞叶。鞍背后方可见脑桥，两者之间为桥前池，其内的等密度点状影为基底动脉，脑桥后为小脑，两者间为第四脑室下角（图 41-5）。

3）鞍上池层面：鞍上池为"五角星形"或"六角星形"的低密度脑脊液间隙。鞍上池位于层面中央，向前通大脑纵裂池，前外侧通侧裂池，后外侧连环池，"五角星形"后角为脚间池，"六角星形"后缘为桥前池。鞍上池两侧为颞叶，鞍上池后为中脑或脑桥，中脑前为大脑脚，后有导水管与环池，中脑后方为小脑（图 41-6）。

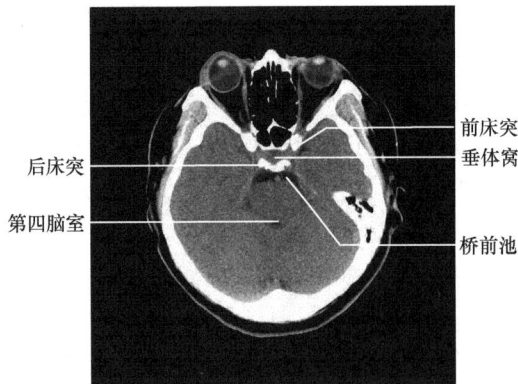

图 41-5　蝶鞍层面

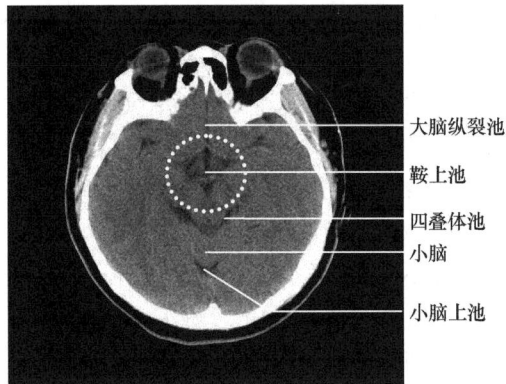

图 41-6　鞍上池层面

4）第三脑室上部层面：重点观察内囊、基底核和丘脑，同时是观察第三脑室后部松果体区的重点扫描层面。

大脑前纵裂内可见大脑镰形成的高密度影，两侧为额叶。侧脑室前角深入额叶内，两侧前角内侧为透明隔，透明隔前方是胼胝体膝部，后方是穹窿柱。穹窿柱与丘脑之间的裂隙为室间孔。两侧背侧丘脑之间为第三脑室。侧脑室前角的后外侧壁为尾状核头，其后外侧为内囊前肢，内囊前肢的后外侧为豆状核。两侧内囊呈"X"形排列，密度较低。外侧裂深方为岛叶，后为颞叶，前为额叶。侧脑室后角深入到枕叶内，呈对称形内凹状弧形低密度影。第三脑室后方的大脑大静脉池内可见缰联合和松果体钙化（图41-7）。

5）第三脑室顶层面：观察内囊、基底核和丘脑区。大脑纵裂前部两侧为额叶，侧脑室三角区的前外侧为顶叶，其后为枕叶。侧脑室前角呈凸向内的弧形。两侧侧脑室前角间为透明隔间腔或第五脑室，侧脑室三角区内有脉络丛，密度高于脑室内的脑脊液。第三脑室顶部为帆间池，双侧内囊呈稍低密度影像，位于尾状核、豆状核和丘脑之间。胼胝体压部位于侧脑室三角区及帆间池的后部，为灰黑色影像（图41-8）。

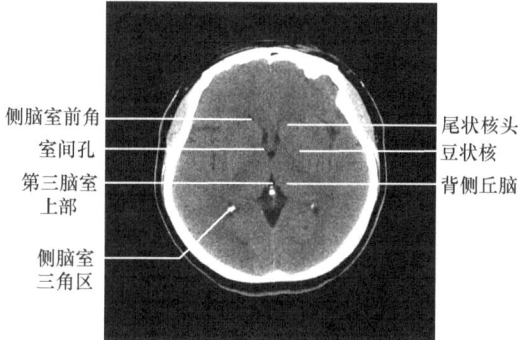

图41-7 第三脑室上部层面

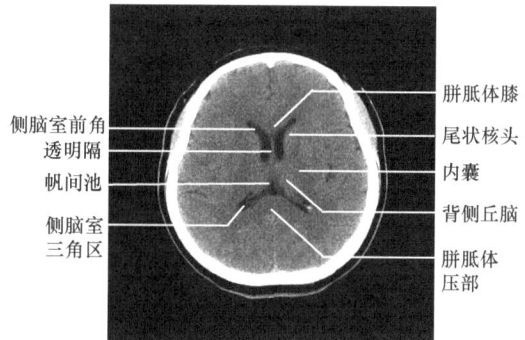

图41-8 第三脑室顶层面

6）侧脑室体部层面：可见侧脑室体部和前角。侧脑室体部内侧为透明隔，如两侧透明隔内有脑脊液存在即为第五脑室。侧脑室体外侧为尾状核体部。该层面从前至后出现额、顶、枕叶的部分断面。脑实质周围为端脑皮质，为高密度；中心为半卵圆中心的白质，为低密度。中线前部、后部为大脑纵裂，内有大脑镰，呈高密度（图41-9）。

7）侧脑室顶部层面：观察侧脑室顶、大脑纵裂、脑皮质和脑髓质（图41-10）。

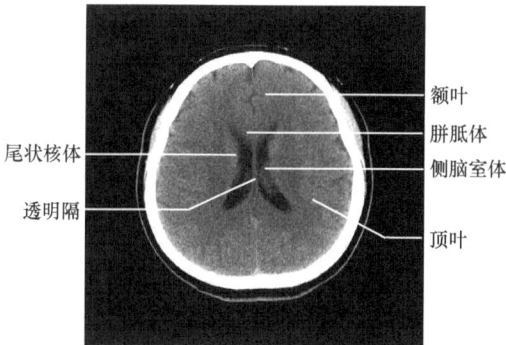

图41-9 侧脑室体部层面

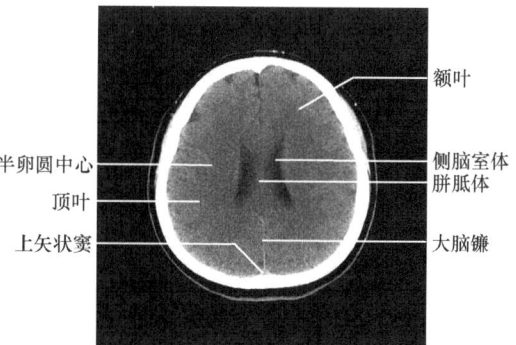

图41-10 侧脑室顶部层面

8）侧脑室上层面：识别中央沟确定额叶、顶叶。中央沟位于大脑上外侧面，此沟最深，中央前回同中央后回相比粗大。脑回之间脑沟内有脑脊液，为低密度线状影。脑沟的宽度因年龄而异，年轻人难以辨认。成人为3～5mm，超过5mm则提示病变。

2. 颅脑增强扫描

（1）脑血管

1）脑动脉：椎动脉在枕骨大孔层面可显示。基底动脉在桥前池内可显示，其分支大脑后动脉及小脑上动脉在脚间池与桥池相交界层面可以显示。颈内动脉床突上段可显示，呈点状高密度影。大脑前动脉水平段及胼周段可显示，前者位于鞍上池层面，后者为位于胼胝体上方的点状高密度影。大脑中动脉侧裂段（脑岛段）及水平段均可显示。大脑动脉环在鞍上池层面，大脑前动脉，前交通支，大脑后动脉以及基底动脉大部分显示满意。

2）脑静脉和静脉窦：浅静脉一般不显示，大脑内静脉约有 25% 可以显示，在大脑大静脉池层面可显示，大脑大静脉几乎均可显示。上矢状窦呈三角形高密度区，前与大脑镰相连，后与颅盖骨相连。横窦和窦汇为横行于枕骨内板下方的高密度带。海绵窦位于蝶鞍旁，乙状窦位于颞骨岩部根部后方，常常显示不清，直窦位于大脑镰与小脑幕交界处。

（2）硬脑膜：小脑幕斜向下走行，位于大脑与小脑之间。常见四种形态分别为"V"形、"Y"形、"M"形及"八"字形。窦汇层面以下小脑幕呈"八"字形；窦汇层面的小脑幕呈"M"形；窦汇层面以上小脑幕呈"V"形；与大脑镰相连则呈"Y"形或"高脚杯"形。

3. 脑部 MRI 脑部 MRI 常规采用横断面，根据需要再选择冠状面和矢状面扫描作为补充，为了观察脑部中线和颅后窝病变，矢状面扫描十分重要。

（1）脑皮质和脑髓质：脑髓质比脑皮质含氢质子的数目少，其 T_1WI 和 T_2WI 像值较皮质为长，故 T_1WI 像上脑髓质信号高于脑皮质，而在 T_2WI 像上则低于脑灰质。

（2）脑脊液：由于其主要成分为水，故在 T_1WI 像上为低信号，在 T_2WI 像上为高信号。

（3）脂肪：其内的氢质子分子结构不同于水，在 T_1WI、T_2WI 像上均为高信号。

（4）皮质、钙化和脑膜：因缺少水分，在 T_1WI、T_2WI 像上均为低信号。

（5）血管：低信号，有时为高信号。

【注意事项】 实验过程中应注意保护胶片；注意 MRI 成像 T_1WI 和 T_2WI 像的区别。

【思考题】 简述脉络丛在各脑室存在的部位及室管膜瘤的好发部位。

（李永涛）

第二篇第四部分习题

第三十七章　绪　论

【A1 型题】

1. X 线平片上白色代表

A. 高密度：代表组织骨骼

B. 中等密度：代表组织肺

C. 低密度：代表组织骨骼

D. 中高密度：脂肪组织

E. 高密度：空气

2. X 线平片上灰色代表

A. 高密度：代表组织骨骼

B. 中等密度：代表组织肺

C. 低密度：代表组织骨骼

D. 中高密度：软组织

E. 高密度：空气

3. X 线平片上黑色代表

A. 高密度：代表组织骨骼

B. 中等密度：代表组织肺

C. 低密度：代表组织骨骼

D. 中高密度：脂肪组织

E. 低密度：空气

4. 关于 X 线平片图像特点叙述正确的是

A. X 线图像是重叠影像

B. 图像是人体结构的真实反映

C. 当 X 线斜射物体时，近距离侧影像放大较小，远距离侧较大

D. 人体与胶片近放大效应小

E. 有放大效应，但无虚影

5. 关于 CT 值的说法正确的是

A. 脂肪的 CT 值大于水

B. 骨骼的 CT 值规定为 –1000HU

C. 空气的 CT 值规定为 1000HU

D. 是反应组织器官吸收 X 线能力的差异的量化单位

E. 水的 CT 值规定为 1000HU

6. 关于窗技术**不正确**的是

A. 调节图像灰度

B. 包括窗宽和窗位

C. 窗宽调节对比度

D. 窗位提高，图像变白

E. 窗宽是指 CT 图像上所包含 16 个灰阶的 CT 值范围

7. 组织 T_1 时间最短的是

A. 水

B. 骨髓

C. 肌

D. 脂肪

E. 骨骼

8. X 线应用于摄片等临床的基本原理**不包括**

A. 穿透性

B. 荧光作用

C. 感光作用

D. 摄影作用

E. 电离作用

9. 组织 T_2 时间最长的是

A. 水

B. 骨髓

C. 肌

D. 脂肪

E. 骨骼

【参考答案】

1. A　2. D　3. E　4. A　5. D　6. D　7. D

8. E　9. A

（姜　杨）

第三十八章　脊柱及四肢

【A1 型题】

1. X 线上，关节间隙包括

A. 骨端+关节软骨+解剖关节腔

B. 关节软骨+关节囊+骨端

C. 解剖关节腔

D. 滑膜+解剖关节腔+关节囊

E. 以上都不是

2. 滑膜关节的基本结构是

A. 关节面、关节囊、关节内韧带

B. 关节面、关节囊、关节内软骨

C. 关节腔、关节囊、关节内软骨

D. 关节面、关节囊、关节腔

E. 关节面、关节囊、关节软骨

3. 颈曲向前，弯曲以第几颈椎为中心

A. 第 2 颈椎   B. 第 3 颈椎

C. 第 4 颈椎   D. 第 5 颈椎

E. 第 6 颈椎

4. 腰曲向前，弯曲以第几腰椎为中心

A. 第 2 腰椎   B. 第 3 腰椎

C. 第 4 腰椎   D. 第 5 腰椎

E. 第 1 腰椎

5. 正位线平片，棘突投影椎体中央偏下方，多数分叉呈"八"字形的椎体是

A. 胸椎   B. 腰椎

C. 颈椎   D. 骶椎

E. 尾椎

6. 棘突斜向后下方呈叠瓦状排列的椎体是

A. 颈椎   B. 腰椎

C. 骶椎   D. 胸椎

E. 尾椎

7. 关于 X 线片上的关节面构成或表现，描述正确的为

A. 骨松质   B. 关节软骨

C. 致密线状影   D. 纤维软骨构成

E. 致密带状影

8. 关于腰椎横突，描述正确的是

A. 腰 3 最长   B. 腰 4 最长

C. 腰 1 最宽   D. 腰 5 最短

E. 腰 5 最长

9. 胸椎椎管前后径下限是

A. 11mm   B. 12mm

C. 13mm   D. 14mm

E. 15mm

10. 椎间孔后壁是

A. 关节突关节   B. 椎间盘

C. 椎体后缘   D. 椎板

E. 椎弓根

11. 腕骨中最先出现骨化的是

A. 三角骨   B. 豌豆骨

C. 大多角骨   D. 头状骨

E. 钩骨

12. 腕骨中最晚出现骨化的是

A. 三角骨   B. 豌豆骨

C. 大多角骨   D. 头状骨

E. 钩骨

13. 腰椎斜位片狗腹相当于

A. 上关节突   B. 峡部

C. 下关节突   D. 椎板

E. 横突

14. 腰椎斜位片狗颈相当于

A. 上关节突   B. 峡部

C. 下关节突   D. 横突

E. 椎板

15. 椎间孔的前壁是

A. 上关节突   B. 下关节突

C. 椎间盘   D. 椎弓根

E. 黄韧带

16. 椎间孔的上壁是

A. 椎体   B. 关节突关节

C. 椎弓根   D. 椎间盘

E. 黄韧带

17. 哪个腰椎横突最短

A. 腰 1   B. 腰 2

C. 腰 3   D. 腰 4

E. 腰 5

18. 哪个腰椎横突最长

A. 腰 1   B. 腰 2

C. 腰 3   D. 腰 4

E. 腰 5

19. 哪个腰椎横突最宽

A. 腰 1   B. 腰 2

C. 腰 3   D. 腰 4

E. 腰 5

20. 腰椎正位片"蝴蝶征"的蝴蝶体指的是

A. 腰椎横突   B. 腰椎上关节突

C. 腰椎下关节突   D. 腰椎棘突

E. 腰椎椎弓根

21. 腰椎正位片"猫眼征"的猫眼指的是

A. 腰椎横突   B. 腰椎上关节突

C. 腰椎下关节突　　　　D. 腰椎棘突

E. 腰椎椎弓根

22. 颈椎管比值可判断有无椎管狭窄，其正常值为

A. 0.75 以上　　　　　　B. 0.5 以上

C. 1.0 以上　　　　　　D. 1.25 以上

E. 1.5 以上

23. 肱骨下端中央密度减低呈卵圆形透亮区的是

A. 冠突窝和外上髁　　　B. 鹰嘴窝和冠突窝

C. 肱骨小头与冠突　　　D. 肱骨内外上髁

E. 肱骨小头和肱骨滑车

24. 正位片上踝关节间隙为

A. 半月形　　　　　　　B. 鞍形

C. 波浪状　　　　　　　D. 半环状

E. 弧形

25. 在脊柱横断层面上呈"V"形的韧带是

A. 棘间韧带　　　　　　B. 黄韧带

C. 棘上韧带　　　　　　D. 前纵韧带

E. 横突间韧带

【B 型题】

（26～30 题共用备选答案）

A. 近片侧上关节突　　　B. 远片侧下关节突

C. 近片侧横突　　　　　D. 近片侧下关节突

E. 近片侧椎弓根

26. 腰椎斜位片"犬耳"相当于

27. 腰椎斜位片"犬后腿"相当于

28. 腰椎斜位片"犬嘴"相当于

29. 腰椎斜位片"犬前腿"相当于

30. 腰椎斜位片"犬眼"相当于

（31～34 题共用备选答案）

A. 1mm　　　　　B. 2mm　　　　　C. 3mm

D. 4mm　　　　　E. 5mm

31. 肩关节关节间隙为

32. 肘关节关节间隙为

33. 颞下颌关节关节间隙为

34. 骶髂关节关节间隙为

（35～39 题共用备选答案）

A. 120°～130°　　　B. 113°～130°

C. 5°～20°　　　　　D. 130°～150°

E. 130°

35. 正常成人股骨颈干角为

36. 正常成人提携角为

37. 成人内侧纵弓正常值为

38. 成人外侧纵弓正常值为

39. 腕骨角为

【参考答案】

1. A　2. D　3. D　4. C　5. C　6. D　7. C　8. A

9. D　10. A　11. D　12. B　13. D　14. B　15. C

16. C　17. A　18. C　19. E　20. D　21. E

22. A　23. B　24. B　25. B　26. A　27. B

28. C　29. D　30. E　31. D　32. C　33. B

34. C　35. A　36. C　37. B　38. D　39. E

（姜　杨）

第三十九章　胸　　部

【A1 型题】

1. 肺纹理主要成分是

A. 叶、段支气管　　　　B. 肺静脉

C. 肺动脉　　　　　　　D. 肺动脉、肺静脉

E. 肺静脉、叶支气管

2. 关于肺纹理的描述正确的是

A. 主要由肺静脉及分支组成

B. 主要由肺动脉及分支组成

C. 上部肺纹理较下部肺纹理多而密集

D. 站位比卧位肺纹理多而密集

E. 瘦弱较肥胖的人肺纹理多

3. 关于肺分区的描述，正确的是

A. 肺野分上、下野　　　B. 肺野分内、外两带

C. 肺野分上、下野，肺野分内、外两带

D. 肺野分上、中、下野，肺野分内、外两带

E. 肺野分上、中、下野，肺野分内、中、外三带

4. 胸片上，肺门位于肺野哪个位置

A. 上野内带　　　　　　B. 中野内带

C. 下野内带　　　　　　D. 中野中带

E. 下野中带

5. 中肺野与上肺野的界线为

A. 第 3 肋骨下缘至第 2 肋骨下缘

B. 第 3 肋骨下缘至第 4 肋骨下缘

C. 第 4 肋骨下缘的最低点

D. 第 4 肋骨前端下缘的最低点

E. 第 4 肋骨前端下缘的最低点水平线

6. 后前位胸片，水平裂正确的是

A. 内侧至于肺门角外约 1cm 处

B. 第 5 肋软骨水平至腋缘平第 6 肋

C. 内侧至于肺门角外约 2cm 处

D. 平第 5 肋

E. 平第 7 肋

7. 属于"八血管"层面血管的是

A. 颈内静脉   B. 头臂静脉

C. 上腔静脉   D. 主动脉弓

E. 头臂干

8. 下列结构位于血管前间隙的是

A. 右头臂静脉   B. 上腔静脉

C. 奇静脉   D. 胸腺和左头臂静脉

E. 胸腺及右头臂静脉

9. 关于肋骨的描述正确的是

A. 第 12 肋软骨先钙化

B. 后肋较前肋平

C. 前肋较后肋平、且清晰

D. 前肋影像较后肋清晰

E. 前肋厚而圆

10. 关于正位片膈顶的位置，叙述正确的是

A. 第 4 前肋   B. 第 5 前肋

C. 第 7 前肋   D. 第 6 后肋

E. 第 7 后肋

11. 属于"五血管"层面血管的是

A. 颈内静脉   B. 锁骨下静脉

C. 上腔静脉   D. 主动脉弓

E. 头臂干

12. 位于气管后壁与脊柱之间的纵隔间隙是

A. 胸骨后间隙   B. 气管前间隙

C. 气管后间隙   D. 气管杈下间隙

E. 左心房后间隙

13. 正常人一般肺段为

A. 左 7，右 8   B. 左 8，右 10

C. 左 9，右 9   D. 左 10，右 7

E. 左 11，右 11

14. 关于肺门 X 线解剖的描述，下述哪项**错误**

A. 由肺动脉、肺静脉、支气管和淋巴组织组成

B. 左肺门位置比右侧高

C. 右肺门分上、下两部，下部为右肺上动脉构成

D. 肺门位于两肺中野内带，内侧与纵隔相连

E. 左肺动脉在肺门处弯曲向下形成肺动脉弓

15. 右肺下动脉干宽度为

A. ＜8mm   B. ＜15mm

C. ＜10mm   D. ＜18mm

E. ＜20mm

16. 右肺门角主要由哪些结构组成

A. 右下肺动脉和右上肺动脉、右上肺静脉

B. 右下肺动脉和右上肺静脉

C. 上腔静脉和右上肺动脉

D. 右下肺动脉和右上肺动脉

E. 右上肺静脉和右下肺静脉

17. 关于斜位片肺斜裂正确的描述是

A. 下起自前肋膈角后 3～5cm，上端止于 4～5 后肋水平

B. 下起自前肋膈角后 2～4cm，上端止于 4～5 后肋水平

C. 下起自前肋膈角后 3～5cm，上端止于 3～6 后肋水平

D. 下起自前肋膈角后 3～5cm，上端止于 4～5 前肋水平

E. 下起自前肋膈角后 2～5cm，上端止于 4～5 前肋水平

18. 正常人心胸比例为

A. 0.5   B. 0.6   C. 0.7

D. 0.8   E. 0.4

19. 正常纵隔淋巴结大小的短横径一般**不超过**

A. 6mm   B. 7mm   C. 8mm

D. 9mm   E. 10mm

20. 在胸部水平面"三叶草"的构成是

A. 主动脉及分支   B. 肺动脉干及左右肺动脉

C. 主动脉及胸主动脉

D. 上腔静脉及属支

E. 气管及左右主支气管

21. 上舌段支气管发自

A. 中间支气管　　　　B. 中叶支气管

C. 舌叶支气管　　　　D. 上叶支气管

E. 下叶支气管

22. 在肺门横轴位影像图像上，其最下部的结构是

A. 肺动脉　　　　　　B. 下肺静脉

C. 支气管静脉　　　　D. 主支气管

E. 上肺静脉

23. 轴位胸 CT 升主动脉与降主动脉的最大横径比为

A. 0.5：1.0　　　　　B. 1.5：1.0

C. 1.0：1.0　　　　　D. 20.1：5

E. 2.0：1.8

24. 轴位胸 CT 肺动脉干最大横径

A. ＜1cm　　　　　　B. ＜2cm

C. ＜3cm　　　　　　D. ＜4cm

E. ＜5cm

25. 成人轴位胸 CT 气管宽度值为

A. 0.5～1.0cm　　　　B. 1.0～1.5cm

C. 1.5～2.0cm　　　　D. 2.5～3.0cm

E. 2.0～3.0cm

26. 胸骨角平对第几胸椎

A. 第 2 胸椎上缘　　　B. 第 3 胸椎上缘

C. 第 4 胸椎上缘　　　D. 第 4 胸椎下缘

E. 第 5 胸椎上缘

【B 型题】

（27、28 题共用备选答案）

A. 30°　　　　　　　B. 40°　　　　　C. 50°

D. 60°　　　　　　　E. 70°

27. 左斜裂与膈顶成角度数是

28. 右斜裂与膈顶成角度数是

（29～31 题共用备选答案）

A. 脂肪和淋巴　　　　B. 食管

C. 胸主动脉和胸导管

D. 胸廓内动、静脉和前纵隔淋巴结

E. 胸腺

29. 胸骨后间隙内有

30. 气管隆嵴下间隙内有

31. 膈脚后间隙内有

【参考答案】

1. D　2. B　3. E　4. B　5. E　6. A　7. A　8. D

9. B　10. B　11. E　12. C　13. B　14. C　15. B

16. A　17. A　18. A　19. E　20. B　21. C

22. B　23. B　24. C　25. C　26. D　27. D

28. C　29. D　30. A　31. C

（姜　杨）

第四十章　腹　　部

【A1 型题】

1. 膀胱癌、膀胱结核的好发部位为

A. 膀胱三角　　　　　B. 膀胱尖

C. 膀胱体　　　　　　D. 膀胱颈

E. 膀胱底

2. CT 图像上正常人肾的 CT 值为

A. 30～50HU　　　　　B. 50～100HU

C. 100～150HU　　　　D. 150～200HU

E. 200～250HU

3. 关于胃膈间隙厚度描述正确的是

A. ＜2.0cm　　　　　　B. ＜3.0cm

C. ＜1.0cm　　　　　　D. ＜2.5cm

E. ＜1.5cm

4. 贲门部是指以贲门口为中心周围多少厘米以内的范围

A. 1.5　　　　　　B. 2.0　　　　　C. 2.5

D. 3.0　　　　　　E. 3.5

5. 服用钡剂后胃的排空时间是

A. 1～2 小时　　　　　B. 2～4 小时

C. 3～5 小时　　　　　D. 4～5 小时

E. 3～4 小时

6. 脾大的判断标准为

A. 超过 4 个肋单元　　B. 超过 5 个肋单元

C. 超过 6 个肋单元　　D. 超过 7 个肋单元

E. 超过 2 个肋单元

7. 十二指肠上部在 X 线造影片上呈

A. 圆形　　　　　　　B. 三角形或圆锥形

C. 椭圆形　　　　　　D. 管状

E. 葫芦形

8. 肾上腺肢体的厚度超过多少为异常

A. 6mm   B. 7mm

C. 8mm   D. 9mm

E. 10mm

9. 肝右叶的前后径与左叶前后径比值为

A. 1.3～2.3   B. 1.5～2.3

C. 1.5～2.5   D. 1.5～1.8

E. 1.2～1.9

10. 钡餐检查，哪项**不是**正常胃型的是

A. 牛角型   B. 瀑布型

C. 葫芦型   D. 鱼钩型

E. 无力型

11. 在横断层面上，由上到下子宫最先出现

A. 子宫底   B. 子宫体

C. 子宫颈阴道部   D. 子宫颈阴道上部

E. 子宫峡

12. 在横断层面上，肾上腺的宽度**不超过**同一层面上椎体的

A. 左右径   B. 前后径

C. 上下径   D. 最大斜径

E. 膈脚厚度

13. 在胰横断层面上，一般先出现胰腺的哪个部分

A. 胰头   B. 胰颈

C. 胰体   D. 胰尾

E. 钩突

14. S_1、S_4 代表哪个肝段

A. 左外上段、右后上段   B. 尾叶

C. 左内叶、右前上段   D. 右后下段

E. 尾叶、左内叶

15. 肠系膜上静脉与脾静脉在什么部位汇合成肝门静脉

A. 十二指肠降部   B. 胰腺颈部

C. 胰腺体部   D. 胰腺头部

E. 十二指肠水平部

16. 肾盂多位于第几腰椎水平，呈三角形

A. 第 1 腰椎水平   B. 第 2 腰椎水平

C. 第 3 腰椎水平   D. 第 4 腰椎水平

E. 第 5 腰椎水平

17. 肝右静脉走行于

A. 正中裂   B. 右叶间裂

C. 左段间裂   D. 右段间裂

E. 左叶间裂

18. 区分左内叶与左外叶的肝裂是

A. 正中裂   B. 斜裂

C. 背裂   D. 左叶间裂

E. 右叶间裂

19. 钡餐造影可见食管右前斜位片上有三个压迹

A. 右主支气管压迹、右心房压迹、左心房压迹

B. 气管压迹、右心室压迹、主动脉弓压迹

C. 右心房压迹、主动脉弓压迹、左主支气管压迹

D. 左主支气管压迹、主动脉弓压迹、左心房压迹

E. 右心房压迹、奇静脉弓压迹、左主支气管压迹

20. 肝门静脉左支哪部最先出现

A. 矢状部   B. 角部

C. 盲部   D. 横部

E. 上部

21. 胆总管在 CT 上表现为圆点状低密度影，一般认为正常**不超过**

A. 7mm   B. 8mm

C. 9mm   D. 10mm

E. 15mm

22. 肝分几叶几段

A. 3 叶 4 段   B. 3 叶 5 段

C. 3 叶 6 段   D. 4 叶 7 段

E. 5 叶 8 段

23. 十二指肠溃疡好发于

A. 十二指肠上曲部   B. 十二指肠水平部

C. 十二指肠球部   D. 十二指肠升部

E. 十二指肠空肠曲部

24. 在第二肝门处主要观察

A. 肝门静脉   B. 肝动脉

C. 肝总管   D. 肝静脉

E. 上腔静脉

【A2 型题】

25. 患者，男，渐进性周身黄染 2 月余，考虑胰头癌，压迫胆总管，引起的梗阻性黄疸，请问

是哪段胆总管受压引起的黄疸

A. 十二指肠上段 　　B. 十二指肠后段

C. 十二指肠壁内段 　　D. 胰腺段

E. 十二指肠下段

26. 患者，男，45岁，一天前因右上腹疼痛，呼吸加重，来院行B超检查，发现胆囊壁增厚，粗糙，B超诊断胆囊炎可能，结合临床，那么正常胆囊囊壁为

A. 0.1～0.5mm 　　B. 0.2～1.0mm

C. 0.8～1.2mm 　　D. 1.5～2.0mm

E. 1.0～2.0mm

27. 患儿，男，9岁，腹痛5小时，体检肠鸣音亢进，腹平片肠积气，临床诊断肠扭转，其好发部位为

A. 横结肠 　　B. 盲肠

C. 回盲部 　　D. 小肠

E. 十二指肠

28. 患者，女，45岁，痛经3年，进行性加重，超声检查子宫增大，请问子宫三径之和为多少考虑子宫增大

A. >13cm 　　B. >14cm

C. >15cm 　　D. >16cm

E. >17cm

29. 患者，女，55岁，不规则阴道出血半年余，B超诊断为子宫内膜增厚，子宫内膜癌可能，正常子宫内膜厚度到分泌期可达到

A. 1.0cm 　　B. 1.5cm

C. 2.0cm 　　D. 2.5cm

E. 3.0cm

30. 患者，男，75岁，排尿困难10年，尿不尽，加重1年，临床诊断为前列腺增生，其好发于哪个叶

A. 侧叶 　　B. 后叶

C. 前叶 　　D. 中叶和侧叶

E. 前叶和后叶

31. 患者，女，26岁，劳累后心悸，反复发作，气急，浮肿，B超提示二尖瓣狭窄，左心房增大，食管造影前斜位片可见第几个压迹明显

A. 第1个压迹 　　B. 第2个压迹

C. 第3个压迹 　　D. 第4个压迹

E. 第5个压迹

【B型题】

（32～35题共用备选答案）

A. 1mm 　　B. 2mm

C. 3mm 　　D. 4mm

E. 5mm

32. 胃壁厚度不超过

33. 胃小沟宽度不超过

34. 胰管不超过

35. 充盈良好的正常小肠壁厚约

（36～38题共用备选答案）

A. 脾静脉 　　B. 脾动脉

C. 肝门静脉 　　D. 肾动脉

E. 下腔静脉

36. 识别胰体的标志性血管为

37. 识别胰颈的标志性血管为

38. 识别胰头的标志性血管为

（39～42题共用备选答案）

A. 胃大弯最低处位于髂嵴水平以下

B. 位置高、肌张力高，角切迹不明显

C. 角切迹明显，肌张力中等，胃大弯最低处大约位于髂嵴水平

D. 胃泡大，胃体小，胃底呈囊袋状向后倾

E. 以上都是

39. 无力型胃的特点是

40. 牛角型胃的特点是

41. 鱼钩型胃的特点是

42. 瀑布型胃的特点是

（43～45题共用备选答案）

A. 肝门静脉左支矢状部 B. 肝中间静脉

C. 静脉韧带裂 　　D. 肝右静脉

E. 肝门静脉右支

43. 在CT水平位上识别左叶间裂的标准性结构是

44. 在CT水平位上识别右段间裂的标准性结构是

45. 在CT水平位上识别正中裂的标准性结构是

【参考答案】

1. A 　2. A 　3. A 　4. C 　5. B 　6. B 　7. B 　8. E

9. E 　10. C 　11. A 　12. B 　13. D 　14. E 　15. B

16. B　17. B　18. D　19. D　20. B　21. D
22. E　23. C　24. D　25. D　26. E　27. D
28. E　29. A　30. D　31. C　32. E　33. A
34. E　35. C　36. A　37. C　38. E　39. A
40. B　41. C　42. D　43. A　44. E　45. B

（姜　杨）

第四十一章　头　部

【A1 型题】

1. 正常成人脑沟宽度为 3mm，脑沟的宽度超过多少属于病变
A. 5mm　　　　　　B. 4mm
C. 7mm　　　　　　D. 6mm
E. 10mm

2. 在 CT 图像上，眼球壁呈均匀较高密度的环状影，称眼环，厚约
A. 1.0mm　　　　　B. 0.5mm
C. 1.5mm　　　　　D. 2.0mm
E. 2.5mm

3. 出生前未气化的鼻窦为
A. 上颌窦　　　　　B. 筛窦
C. 蝶窦　　　　　　D. 额窦
E. 以上都不是

4. 在 CT 图像上，正常双侧内囊对称呈
A. "O" 形　　　　　B. "X" 形
C. "V" 形　　　　　D. "A" 形
E. "L" 形

5. 大脑大静脉池内常见
A. 松果体　　　　　B. 大脑中动脉
C. 垂体　　　　　　D. 视交叉
E. 基底动脉

6. 蝶鞍区的冠状位 MRI 扫描，垂体柄居中，垂体柄、垂体及上方的视交叉形成
A. 三角形　　　　　B. 四角形
C. 圆形　　　　　　D. "V" 形
E. "工" 字形

7. 下列颅内钙化呈三角形小片状致密影的是
A. 松果体钙化　　　B. 大脑镰钙化

C. 床突间韧带钙化　　　D. 岩床韧带钙化
E. 侧脑室脉络丛钙化

8. 颅内生理性钙化正确的是
A. 松果体钙化较少见
B. 大脑镰钙化表现为圆形，小片状致密影
C. 侧脑室脉络丛钙化正位片上位于眼眶下缘
D. 松果体为中线钙化
E. 侧脑室脉络丛为中线钙化

9. 在 CT 横轴位鞍上池图像上，呈低密度影，常见形态为
A. 三角形　　　　　B. 卵圆形
C. 四角形　　　　　D. 圆形
E. 五角形

10. 横轴位影像图像上侧脑室前角的外侧壁是
A. 尾状核体部　　　B. 尾状核头部
C. 屏状核　　　　　D. 杏仁体
E. 尾状核尾部

11. 关于室间孔的描述，正确的是
A. 位于穹窿柱与背侧丘脑之间
B. 连接第 3 脑室与第 4 脑室
C. 位于菱形窝的外侧隐窝
D. 位于菱形窝的下角
E. 与蛛网膜下隙相通

12. 听神经瘤涉及哪个脑池
A. 枕大池　　　　　B. 鞍上池
C. 终池　　　　　　D. 外侧窝池
E. 脑桥小脑三角池

13. 侧脑室脉络丛存在于
A. 侧脑室前角　　　B. 侧脑室中央部
C. 侧脑室三角区　　D. 第三脑室
E. 第五脑室

14. 腺样体肥大是常见的扁桃体病变，具体是指哪个扁桃体
A. 腭扁桃体　　　　B. 舌扁桃体
C. 咽鼓管扁桃体　　D. 咽扁桃体
E. 颊扁桃体

15. 小脑幕有助于判断病变位于幕上或幕下，低于窦汇层面的横轴位小脑幕呈
A. "八" 字形　　　　B. "Y" 形

C. "V"形　　　　　D. "A"形

E. "Z"形

16. 高血压导致的脑出血常见部位为基底节区，基底核**不包括**

A. 尾状核　　　　　B. 豆状核

C. 齿状核　　　　　D. 屏状核

E. 杏仁体

17. 脑梗死好发于大脑中动脉供血区，下列脑组织属于大脑中动脉供血区的为

A. 小脑　　　　　　B. 脑干

C. 脊髓　　　　　　D. 枕叶

E. 顶叶

18. 诊断脑室扩张常需要知道各脑室系统的正常界限值，其中第三脑室正常宽度值为

A. 0.1～0.5mm　　　B. 0.0～1.0mm

C. 0.8～1.2mm　　　D. 1.5～2.0mm

E. 3.0～8.0mm

【A2 型题】

19. 患者，女，6 岁，右眼视力下降，影像诊断为视神经胶质瘤，可见视神经管扩大，视神经管正常大小为

A. 0.3cm　　　　　B. 0.5cm

C. 0.8cm　　　　　D. 1.0cm

E. 1.5cm

20. 患者，男，50 岁，鼻衄半年，伴牙痛，头肿胀感，行 CT 检查诊断上颌窦占位，鼻旁窦肿瘤多发生于上颌窦，下列**不属于**鼻旁窦的为

A. 上颌窦　　　　　B. 筛窦

C. 乳突窦　　　　　D. 蝶窦

E. 额窦

21. 患者，女，31 岁，因近期月经不规律来院检查，行 CT 检查发现垂体微腺瘤，垂体位于蝶鞍区，蝶鞍区的变化是垂体微腺瘤需要观察的内容，请问垂体窝下方毗邻的结构为

A. 海绵窦　　　　　B. 视神经

C. 前床突　　　　　D. 蝶窦

E. 鞍背

【B 型题】

（22～26 题共用备选答案）

A. 大脑纵裂池　　　　　B. 小脑延髓池

C. 外侧窝池　　　　　D. 桥前池

E. 脑桥小脑三角池

22. 鞍上池向前通

23. 鞍上池向前外通

24. 基底动脉位于哪个脑池

25. 前庭蜗神经位于哪个脑池

26. 枕大池又称

【参考答案】

1. A　2. A　3. D　4. B　5. A　6. E　7. B　8. D

9. E　10. B　11. A　12. E　13. C　14. D　15. A

16. C　17. E　18. E　19. B　20. C　21. D

22. A　23. C　24. D　25. E　26. B

（姜　杨）

第三篇 综合设计性实验

实验一 神秘的蝴蝶——蝶骨相关的解剖

【概述】 蝶骨是脑颅骨的重要组成部分，位于颅底中央，因其形似蝴蝶而得名，可分为蝶骨体、蝶骨大翼、蝶骨小翼、蝶骨翼突四部分。蝶骨大翼根部由前内向后外依次有圆孔、卵圆孔、棘孔，分别通过上颌神经、下颌神经、脑膜中动脉；蝶骨体内含蝶窦，向前开口于鼻腔；蝶骨体上面中部的浅窝为垂体窝，容纳脑垂体；蝶骨体两侧为形似海绵的海绵窦，其内部有很多重要的血管、神经走行。掌握蝶骨的位置、形态、结构及与其毗邻结构的相互关系，将为临床颅内与蝶骨相邻结构相关疾病手术、介入治疗提供解剖学参考。

【实验内容和实验步骤】

1. 应用多媒体课件，讲述蝶骨的位置、分部、形态、构造和毗邻关系；蝶窦的位置、开口、特点，垂体的位置、分部、功能；海绵窦的位置、结构、毗邻及穿行结构等。

2. 讲授垂体瘤、海绵窦炎、蝶窦炎的症状、检查治疗手段等临床知识及相关的解剖学基础。

3. 观察颅骨水平面、矢状面标本及蝶骨放大模型的主要结构。

4. 观察分离蝶骨标本的形态、主要结构，测量垂体窝的长、宽、深径，测量每侧的圆孔、卵圆孔及棘孔的长、宽径，以及各孔之间的距离，将所得数据进行统计分析。

5. 组织学生讨论发生垂体瘤、海绵窦炎、蝶窦炎时，如需手术治疗，如何选择手术入路，设计合理的操作方案，并分析其可行性。

6. 教师和学生互动式讨论蝶骨的形态与其功能的关系，对学生提出的颅内相关疾病的手术入路进行比较。

7. 撰写实验报告。

【思考题】 蝶骨的解剖位置如何？哪些疾病可选择经蝶骨的手术入路？

实验二 空、回肠动脉弓特点及活体观察

【概述】 小肠包括十二指肠、空肠和回肠三部分，其中空肠和回肠占小肠全长的大部，两者之间界限不明显，通常认为近侧 2/5 为空肠，远侧 3/5 为回肠。空肠动脉和回肠动脉是肠系膜上动脉的分支（13～18 条），行于肠系膜内，反复分支吻合成动脉弓，由最后一级动脉弓发出直行小动脉进入肠壁。掌握空肠动脉和回肠动脉的分支、分布、行程及其动脉弓的分布特点，将为临床空肠和回肠疾病手术、经血管介入治疗等提供血管解剖学参考。

【实验内容和实验步骤】

1. 应用多媒体课件，讲述空肠动脉和回肠动脉的分支、分布、行程和动脉弓的分布特点。

2. 在标本上观察肠系膜上动脉及其分支。

3. 利用标本经股动脉插管行乳胶灌注制成灌注标本，福尔马林溶液固定后开腹。

4. 将空、回肠自十二指肠悬韧带至回盲部之间的肠管分为五等份，解剖剥离出空肠动脉和回肠动脉，并充分游离直达肠壁表面。

5. 在五段肠管的系膜缘分别对空、回肠动脉弓的级数，末端直动脉的长度进行观察和测量。

统计各段肠管空、回肠动脉弓的级数，每一级动脉弓的数目，末端直动脉的长度，将所得数据进行对比，分析影响空、回肠供血能力的相关原因。

6. 在上述五段肠管的同级动脉弓上分别取一段动脉，制作动脉的横切面切片，在显微镜下观察并测量每一段动脉的直径，对比分析。

7. 观察活体状态下空、回肠动脉弓的分布情况。以家兔为实验对象，将家兔称重，麻醉，固定，剖开腹腔，找出空肠和回肠，分离空肠动脉和回肠动脉至肠壁表面，印度墨汁灌注，观察空、回肠动脉弓的分布特点，并将所得数据与上述灌注标本测量结果进行对比分析。

8. 组织学生讨论空、回肠的区别，空、回肠动脉弓供血能力的区别。分析在病理条件下对空、回肠进行手术治疗采用方式的区别。

9. 撰写实验报告。

【思考题】 空、回肠的解剖位置如何？对营养吸收的作用有何区别？空、回肠动脉弓的分布有什么特点？

实验三 喉的连结及其运动

【概述】 喉的连结以五块喉软骨作为支架，各软骨借关节、韧带及纤维膜相连结形成，并有喉肌附着。喉的连结包括喉软骨间的连接以及舌骨、气管与喉之间的连接两种，前者包括环甲关节、环杓关节、弹性圆锥和方形膜；后者包括甲状舌骨膜和环状软骨气管韧带。掌握喉连结的组成、形态及其运动特点，将为临床咽喉部疾病的治疗提供解剖学参考。

【实验内容和实验步骤】

1. 应用多媒体课件，讲述喉的形态、分部；喉软骨的组成、形态、特点；喉连结的组成及结构特点；喉肌的名称及功能。

2. 观察喉软骨、喉肌及喉连结模型。

3. 观察头颈部正中矢状面的咽喉部标本、离体咽喉部标本、喉肌标本、喉的连结标本，掌握喉的位置、构成及其连结形式。

4. 从头颈部的标本上取喉：首先沿颈部正中做纵行皮肤切口，分离皮肤和肌层，暴露喉，上方平舌骨大角水平、下方平第1气管软骨下缘水平横切，将喉取下。

5. 解剖暴露出不同部位的喉肌：环甲肌、环杓后肌、环杓侧肌、甲杓肌、杓肌。观察它们的起止点、位置，分析这些肌收缩时，喉可作何种运动。

6. 观察甲状舌骨膜和环状软骨气管韧带。沿喉的后面中部做矢状切口，打开后观察环甲关节、环杓关节、弹性圆锥和方形膜。

7. 组织学生讨论喉的形态、喉连结与喉的功能的关系，分析喉在何种情况下易损伤，损伤后的症状如何。

8. 撰写实验报告。

【思考题】 喉的功能是借助哪些结构完成的？这些结构的作用是什么？何种情况下易损伤这些结构？

实验四 气管切开术解剖学基础及其应用

【概述】 气管位于颈前部正中，食管的前方，是一个由软骨、肌、黏膜和结缔组织构成的管腔。上端起自环状软骨下缘，平第 6 颈椎体下缘平面，向下进入胸腔，其下端平对第 4 胸椎体下缘平面，在此分成左、右主支气管，分权处称气管权。气管的长度及内径依性别、年龄及呼吸状态不同而变化。气管以气管软骨为支架，气管软骨之间借气管环韧带互相连接。气管环的缺口约占气管横断面周长的 1/3，由纵行的弹性纤维和横行、斜行的平滑肌构成的气管膜壁封闭，并形成气管后壁，故呼吸时气管可以扩大或缩小。气管下端分权处比较固定，其余部分易活动，可随头部伸仰、颈部转动、吞咽、呼吸等动作而变换位置。气管前面由浅入深依次有皮肤、浅筋膜（颈阔肌）、颈筋膜浅层（封套筋膜）、舌骨下肌群、颈筋膜中层（气管前筋膜）等结构覆盖。在浅筋膜，颈阔肌深方有颈前静脉沿中线两侧向下走行，在胸骨上间隙内吻合形成颈静脉弓；气管前筋膜覆盖在气管的前壁表面，两者之间形成气管前间隙，内有甲状腺最下动脉、甲状腺奇静脉丛等结构。甲状腺位于气管的两侧，甲状腺峡部位于第 2～4 气管环的前面，被气管前筋膜包裹，手术时应将甲状腺峡部向上推开或切断后再切开气管。

气管切开术主要用于因喉部炎症、肿瘤、外伤等原因引起的较严重的喉阻塞。脑外伤等昏迷患者，因咳嗽反射减退或消失，致使分泌物积聚堵塞下呼吸道，亦可行气管切开术，便于经气管套管吸出下呼吸道分泌物，改善呼吸功能。对于气管异物无法经口取出者，也可采用气管切开术。

【实验内容和实验步骤】

1. 应用多媒体课件，讲述气管的位置、层次及毗邻，气管切开术的操作过程及技巧。

2. 将标本采用层次解剖法解剖颈部，暴露气管及甲状腺等结构，观察气管与甲状腺的位置关系及气管周围的神经、血管。

3. 利用家兔或犬为实验对象，模拟进行气管切开术、插管并饲养。

4. 撰写实验报告。

【思考题】 气管与甲状腺的位置关系如何？有何临床意义？气管切开时有哪些注意事项？

实验五　股静脉穿刺术解剖学基础及其应用

【概述】 股静脉为腘静脉向上的延续，由收肌腱裂孔处起始，通过收肌管及股三角，终于腹股沟韧带中点稍内侧的后方，再向上即移行为髂外静脉。股静脉接受大隐静脉和与股动脉分支伴行的静脉。在收肌管中股静脉先位于股动脉的后外侧，向上即位于动脉的后方，借长收肌与股深血管相隔。在股三角的下部，股静脉仍然位于股动脉的后方，紧位于股深静脉的前方。在股三角的上部，股静脉即转至股动脉的内侧，至腹股沟韧带下方 30～40mm 处进入股鞘。在腹股沟韧带下股神经居外、股动脉居中、股静脉居内。偶见变异是股静脉在股三角内位于股动脉的前方或外侧。股静脉在股深静脉汇入处以上有 1 个瓣膜，少数有 2 个，在股深静脉汇入处以下也常有 1 个或多个瓣膜。

在临床上，股静脉穿刺术是一种常用而又重要的操作技术。该项技术常用于急性救助时加压输液、输血，外周浅静脉穿刺困难时需静脉输液用药，以及介入治疗等。

【实验内容和实验步骤】

1. 应用多媒体课件，讲述股静脉的位置、走行及毗邻。

2. 将标本采用层次解剖法解剖股三角，暴露股静脉、股动脉、股神经等，观察股静脉的位置、走行及毗邻。

3. 穿刺部位可选用任意一侧股静脉，因右侧股静脉延长线与下腔静脉夹角小，故常选用。测量股静脉与股动脉的距离、腹股沟韧带下方股静脉的位置及左、右股静脉延长线与下腔静脉的夹角，以确定股静脉穿刺的最佳位置。

4. 撰写实验报告。

【思考题】 股静脉穿刺的注意事项有哪些？

实验六　生命之源——心

【概述】 心是血液循环的重要枢纽。心左右两侧为肺，前方是胸骨，后方毗邻食管、脊柱等结构。在左侧第 5 肋间隙，左侧锁骨中线内侧 1～2cm 处可明显感觉心尖冲动。心分左心房、左心室、右心房、右心室四个心腔。如果心每分钟跳动 75 次，每次心跳搏出血液 70ml，1 分钟就可搏出血液 5250ml。心每天约有 8000L 的血液进出，但营养心肌的血液只有 400L，其营养性血管为起于主动脉的冠状动脉。由于冠状动脉粥样硬化而导致动脉的狭窄和阻塞所引起的心脏病称为冠状动脉粥样硬化性心脏病，简称冠心病，为临床多发病和常见病。该病影响心的血液供应，易产生心肌缺血，可引起心绞痛或心肌梗死。此外，由于心肌供血不足还可影响心的传导系统，引起心律失常。

【实验内容和实验步骤】

1. 借助多媒体课件，讲述心的大体解剖及心的微细结构。

2. 在大体标本上观察心的位置、外形和毗邻。在游离心标本上观察心的构造、心包、心包窦。在心电动模型上观察心的动脉、静脉及心的传导系统。

3. 显微镜下观察人心瓣膜切片。

4. 注水法观察心内液体流动的方向。

在完整的游离心标本上，结扎下腔静脉、冠状窦及右肺上下静脉，再分别由上腔静脉和左肺静脉注入不同颜色的水，观察心内的水经何结构流向何处。挤压心室，观察水的流动方向。理解血液在心腔内的流动及瓣膜的作用（心室收缩时，三尖瓣复合体和二尖瓣复合体可防止血液逆流回心房；心室舒张时，主动脉瓣和肺动脉瓣可防止血液逆流回心室）。分析如果瓣膜口发生狭窄或关闭不全，将会出现何种变化。

5. 组织学生讨论心结构的复杂性及与功能的完美统一，联系临床常见心疾病分析相应的病理变化。

6. 撰写实验报告。

【思考题】 简述心动周期中心房、心室分别收缩时心腔内血液的流动方向。

实验七　心纤维骨骼的构成

【概述】 心纤维骨骼又称心纤维性支架，由位于左右房室口、肺动脉口及主动脉口周围的致密结缔组织构成。心纤维性骨骼包括左、右纤维三角及 4 个瓣纤维环（肺动脉瓣环、主动脉瓣环、二尖瓣环和三尖瓣环）、圆锥韧带、室间隔膜部和瓣膜间隔等。心纤维性骨骼质地坚韧而富有弹性，为心肌纤维和心瓣膜提供了附着处，在心肌运动中起支持和稳定作用。

左纤维三角位于主动脉口与二尖瓣口之间的左侧，呈三角形，其前方与主动脉左瓣环相连，向后方发出纤维带，与右纤维三角发出的纤维带共同形成二尖瓣环。左纤维三角位于二尖瓣前外连合前方，外侧与左冠状动脉旋支相邻，是二尖瓣手术时的重要外科标志，术中注意勿损伤冠状动脉。

右纤维三角又称中心纤维体，位于二尖瓣环、三尖瓣环和主动脉后瓣环之间，向下附着于室间隔肌部，向前移行为室间隔膜部，略呈三角形或前宽后窄的楔形。其前面与室间隔膜部相延续，后面发出一结缔组织束，称 Todaro 腱，呈白色索状，位于右心房心内膜深面，在接近下腔静脉瓣末端时，纤维分散而终止。右纤维三角与房室结、房室束的关系十分密切，已为心外科所重视。

二尖瓣环、三尖瓣环和主动脉瓣环彼此靠近，肺动脉瓣环位于较高平面，这些纤维环是瓣膜和心肌的附着处。可使房室口和动脉口不至于随心肌收缩而扩大，防止血液逆流。肺动脉瓣环通过圆锥韧带与主动脉瓣环相连。主动脉瓣环和肺动脉瓣环都由三个弧形瓣环首尾相互连结而成，瓣环位于 3 个半月瓣的基底部。主动脉左、后瓣环之间的三角形致密结缔组织板，称瓣膜间隔，向下与二尖瓣前瓣相移行，同时向左延伸连接左纤维三角，向右与右纤维三角相连。

【实验内容和实验步骤】

1. 借助多媒体课件，讲述心纤维骨骼的构成。

2. 观察心模型，掌握心纤维骨骼的构成。

3. 在游离心标本上，沿房室隔边缘将心房切去暴露心纤维骨骼，辨认主、肺动脉口和左、右房室口。右房室口有 3 个瓣膜且游离缘朝下，左房室口有 2 个瓣膜且游离缘朝下。瓣膜附着处周缘分别有三尖瓣环、二尖瓣环。肺动脉口和主动脉口均较小，都有 3 个瓣膜且游离缘朝上，瓣膜与血管壁间形成动脉窦，肺动脉口居前，主动脉口居中，主动脉瓣膜形成的窦内有冠状动脉起始部的开口。探查主动脉口与左房室口之间的左纤维三角和左、右房室口与主动脉口间的右纤维三角，观察其位置和形态，理解左、右纤维三角的临床意义。

4. 组织学生讨论心纤维骨骼的构成，结合临床常见心瓣膜病分析相应的病理变化。

5. 撰写实验报告。

【思考题】 简述心纤维骨骼的构成及其临床意义。

实验八　心灵之窗——视器

【概述】 眼是人类最重要的感觉器官之一，也是最能让人感受到其不适或病变的感觉器官。人视觉器官包括眼球和附属器。人眼的外形接近球形，称为眼球。眼球壁由外向内可分为三层：纤维膜、血管膜、视网膜。纤维膜由纤维组织构成，较硬，坚韧而有弹性，对眼球有保护作用，并能维持眼球的形状，似鸡蛋壳一样。纤维膜分为角膜和巩膜。血管膜具有营养眼内组织及遮光的作用，自前向后又可分为虹膜、睫状体、脉络膜三部分。虹膜中间有瞳孔。

眼球内容物包括房水、晶状体和玻璃体。这三部分加上外层中的角膜，就构成了眼的屈光系统。房水为无色透明的液体，充满前房、后房，有 0.15～0.3ml，它具有营养和维持眼内压力的作用。晶状体位于虹膜后面，玻璃体前面，借助悬韧带与睫状体相联系，是一种富有弹性、透明的半固体，形状似双凸透镜。玻璃体为无色透明胶状物，充满晶状体后面的空腔里，具有屈光、固定视网膜的作用。玻璃体、晶状体、房水、角膜等一起构成了眼的屈光介质，并且对视网膜和眼球壁起支撑作用，使视网膜与脉络膜相贴。在外伤或手术中，一旦发生玻璃体丢失，容易造成视网膜脱离。

眼底包括视网膜、视神经乳头和视网膜中央血管。

【实验内容和实验步骤】

1. 应用多媒体课件，讲述视器的构成、内容及特点。

2. 讲述眼球的构成，眼球壁及其内容物的特点，眼球内屈光系统的构成和对光线的调节。

3. 制备眼球标本。

（1）取材：取 2 个完整眼球，注意不要破坏眼球壁，尽量保留眼外肌的止点处，观察眼球壁的厚度变化。

（2）制作：向眼球内注射明胶，分别注入眼前房和玻璃体内，来保持眼球的正常压力和外形，待明胶凝固后，沿视轴在矢状面切开眼球。

（3）测量和记录：用游标卡尺测量眼球壁各层的厚度、眼球内容物的厚度及其直径，做好记录。

4. 根据学过的解剖学知识和相关学科知识，设计眼球有关疾病的治疗方法，并解释其可能性和原理。

5. 撰写实验报告。

【思考题】

1. 简要叙述视器的解剖学结构。

2. 根据视器有关疾病的发病特点，设计治疗视器有关疾病的方案。

实验九　眼球外肌的解剖

【概述】　眼球外肌属横纹肌，包括上、下、内、外 4 条直肌和上、下 2 条斜肌及 1 块上睑提肌，前 6 块都是牵拉眼球向各方向转动的肌。

上直肌、下直肌、内直肌和外直肌均起自视神经管周围的总腱环，分别行于眼球的上、下、内侧和外侧各方，止于眼球巩膜赤道线以前的各相应面。上斜肌也起自总腱环，在上直肌和内直肌之间纤维斜向上内行，以细腱通过眶内侧壁前上方的纤维滑车，折向后外，止于眼球巩膜赤道线的后外方。下斜肌起自眶下壁内侧近前缘处，斜向后外行于下直肌与眶下壁之间，止于眼球下面巩膜赤道线的后外方。

眼球的运动以眼球前极或瞳孔的位置为基准，由于上、下直肌的位置与眼轴形成约 25° 的夹角，故上、下直肌可使瞳孔向上、下转动的同时，还使瞳孔转向内侧。内、外直肌可使瞳孔向内、外侧转动。上斜肌可使瞳孔转向下外方；下斜肌则使瞳孔转向上外方。当注视物体时，两眼的眼肌共同协调动作，侧视时，一侧的外直肌与另一侧的内直肌同时收缩；聚视时两眼的内直肌同时收缩。上睑提肌位于上直肌的上方，起自视神经上方的骨面，止于上睑，作用为提上睑和开大睑裂。

【实验内容和实验步骤】

1. 应用多媒体课件，讲述眼球外肌的位置、分部、形态、作用、构造、与周围神经血管的毗邻关系。

2. 利用眼球外肌放大模型，观察眼球外肌与眼球和眶壁的关系。

3. 制备眼球外肌标本。

（1）取材：利用标本，切去颅顶、脑组织、头皮、眼周围的皮肤和眼睑等结构。

（2）制作：用咬骨钳剪开眶外侧壁和眶上壁，暴露眶腔内的结构，仔细去除眶筋膜和眶脂体，整个过程中要注意保护好眼球外肌和神经。

（3）测量和记录：使用游标卡尺测量眼球外肌的长度、宽度和厚度，观察动眼神经、展神经和滑车神经进入眼球外肌的位置。

4. 组织学生讨论眼球外肌的形态与其功能的关系。

5. 撰写实验报告。

【思考题】 简要叙述眼球外肌的分部和作用。

实验十　生命中枢的司令部——脑干

【概述】 脑干是位于脊髓和间脑之间较小的部分，自下而上由延髓、脑桥和中脑组成。延髓和脑桥的腹侧邻接枕骨大孔前部的斜坡，背面与小脑相邻。延髓、脑桥和小脑之间围成的腔隙为第四脑室，该室向下续于延髓和脊髓的中央管，向上接中脑的中脑水管。

学习脑干主要从两方面进行：一是其外形；二是其内部结构。为了能更好地掌握其内、外结构特点和内部核团的功能及与临床相关疾病的诊断、治疗，现设计脑干解剖实验操作，为学习和研究提供解剖学参考。

【实验内容和实验步骤】

1.脑干的外形　结合脑干模型及标本，辨认脑干腹侧面和背侧面的结构。注意脑干背侧面中份有菱形凹陷称为菱形窝，由延髓背面上半部和脑桥的背侧共同构成。

（1）延髓腹侧面：上方借一横行的延髓脑桥沟与脑桥分隔；正中线上有前正中裂，裂外侧依次为锥体、前外侧沟、橄榄和后外侧沟。注意确认前正中裂下部的锥体交叉，锥体与橄榄间的舌下神经根丝，后外侧沟内由上而下依次排列的舌咽神经、迷走神经和副神经根丝。

（2）脑桥的腹侧面：确认脑桥基底部和基底沟、小脑中脚。在基底部与小脑中脚之间辨认三叉神经根丝；在延髓脑桥沟内由内侧向外侧辨认展神经、面神经、前庭蜗神经根丝。

（3）中脑腹侧面：观察上界的视束，确认纵行柱状的大脑脚，脚间窝及窝内的动眼神经根丝。

（4）菱形窝以下的延髓背侧面：正中线上的后正中沟，沟两侧由内向外依次为薄束结节和楔束结节及外上方的小脑下脚。

（5）菱形窝：即第四脑室的底，确认其边界：两下外侧界是小脑下脚、楔束结节和薄束结节；两上外侧界为小脑上脚，两侧小脑上脚之间的薄白质板称前髓帆。在菱形窝内辨认以下结构：正中线上的正中沟，外侧依次为内侧隆起、界沟、前庭区和听结节。注意观察正中沟的两侧与之平行的界沟上端的蓝斑，菱形窝两外侧角之间的髓纹（延髓和脑桥在背侧面的分界线）。在髓纹以上的内侧隆起上辨认面神经丘，在髓纹以下的内侧隆起上辨认舌下神经三角、迷走神经三角。

（6）中脑背侧面：确认上丘及上丘臂，下丘及下丘臂。下丘下方的前髓帆内可见到滑车神经根丝出脑。

2. 结合图像和标本辨认第四脑室的底为菱形窝，顶形似帐篷，其前上部为前髓帆，后下部为后髓帆和第四脑室脉络组织。

3. 在脑干透明模型上辨认各核团和主要神经束。

4. 在脑干横切片染色标本上观察延髓内侧丘系交叉横切面、延髓橄榄中部横切面、脑桥中部横切面，以及中脑上丘横切面。

5. 结合图像了解网状结构的概念和位置。

6. 撰写实验报告。

【思考题】 患者，45 岁，男，车祸 1 小时，经检查初步诊断为中脑损伤。主要症状为：四肢肌张力增高、腱反射亢进，有病理反射，四肢过度伸直，头颈后仰呈"角弓反张"式，阵发性强直抽搐发作，眼球位置异常固定，双眼球分离或不在同一视轴上，瞳孔大小多变，形状不等。试分析出现上述症状分别损伤哪些脑神经核？简述上述神经核的支配情况。

实验十一 人体的高级中枢——端脑

【概述】 端脑是人的高级中枢，由胚胎时的前脑泡演化而来，在演化过程中，前脑泡两侧高度发育，形成端脑即左右大脑半球，遮盖着间脑和中脑，并把小脑推向后方。大脑半球表面的灰质层称大脑皮质，深部的白质称髓质，位于白质内的灰质团块为基底核，大脑半球内的腔隙为侧脑室。

【实验内容和实验步骤】

1. 在完整端脑标本上观察大脑半球的外形及重要的叶、沟和回 左大脑半球、右大脑半球、大脑纵裂及胼胝体、大脑横裂。在正中矢状面切开的半球标本上观察每侧大脑半球的上外侧面、内侧面及底面。在端脑半球上外侧面确认外侧沟、中央沟、顶枕沟末端（由内侧面延伸来）、枕前切迹。辨认依据上述沟裂划分的端脑的 5 个叶：额叶、顶叶、颞叶、枕叶和岛叶。在端脑半球标本或模型上观察各叶重要的沟和回。

（1）半球上外侧面：在额叶上找到中央前沟、中央前回、额上沟、额下沟、额上回、额中回和额下回。在顶叶上找到中央后沟、中央后回、顶内沟、顶上小叶、顶下小叶、缘上回和角回。在颞叶上找到颞上沟、颞下沟、颞上回、颞中回和颞下回。在颞上回上面，注意寻找隐藏在外侧沟下壁的颞横回。

（2）半球内侧面：确认胼胝体（由前向后区分胼胝体嘴、胼胝体膝、胼胝体干和胼胝体压部）、胼胝体沟、扣带回、扣带沟、边缘叶、中央旁小叶、顶枕沟、距状沟、楔叶、舌回、穹窿及穹窿柱、透明隔、前连合、终板。注意观察穹窿柱后方与背侧丘脑前端之间的室间孔，它是侧脑室与第三脑室连通的孔道。

（3）半球底面：半球底面前部由额叶构成、中部由颞叶构成、后部由枕叶构成。确认额叶底面的嗅球、嗅束、嗅三角，以及颞叶底面的侧副沟、海马旁回和钩。打开侧脑室下角确认海马、齿状回和海马伞（可在海马标本上寻找）。

2. 端脑的内部结构在大脑半球中部的水平面上，辨认大脑皮质和髓质 结合端脑立体模型辨认髓质中央的基底核、豆状核、尾状核，以及位于丘脑、尾状核和豆状核之间的白板-内囊。内囊在水平面上呈现向外开放的"V"形，分前肢、膝和后肢三部。半球内的裂隙为侧脑室，探查其中央部、前角、后角、下角，及其内部的脉络丛。

3. 撰写实验报告。

【思考题】 大脑半球分哪几个叶？大脑皮质的功能定位（运动、感觉、视觉、听觉中枢）在何处？特点是什么？

实验十二 白质的"茶马古道"——内囊

【概述】 内囊是大脑皮质与脑干、脊髓联系的神经纤维集中通过的部位，是位于背侧丘脑、尾状核和豆状核之间的白质板，由上行、下行的传导束密集而成。在大脑半球的水平面上，内囊呈向外开放的">""<"形，可分三部分：内囊前肢（豆状核与尾状核之间）、内囊后肢（豆状核与丘脑之间）、前后肢汇合处为内囊膝。内囊膝有皮质核束，后肢有皮质脊髓束、丘脑中央辐射、听辐射和视辐射等。当内囊损伤广泛时，患者会出现偏身感觉丧失（丘脑中央辐射受损），对侧偏瘫（皮质脊髓束、皮质核束受损）和偏盲（视辐射受损）的"三偏征"。各种外界刺激及大脑皮质下达的各种命令，大部分都是从内囊通过的，所以内囊是一个关键的交通道口、重要的解剖部位，如果这个部位出血，就会出现典型的"三偏征"。内囊的血液供应来自豆纹动脉，是大脑中动脉的一个分支，大脑中动脉是颈内动脉的直接延续，豆纹动脉从大脑中动脉垂直分出，管腔纤细，管腔压力较高，极易形成微动脉瘤。当血压突然升高时，容易破裂出血，所以内囊是脑出血的好发部位。掌握内囊的位置、形态、结构及与其毗邻结构的相互关系，将为临床颅内与内囊相关疾病手术、介入治疗提供解剖学参考。

【实验内容和实验步骤】
1. 应用多媒体课件，讲述内囊的位置、分部、形态、构造和毗邻关系及损伤的症状和原因。
2. 观察大脑水平面标本，内囊放大模型，辨认内囊位置。
3. 组织学生讨论如果发生内囊出血时，如需手术治疗，可如何选择手术入路，设计合理的方案并分析其可行性。
4. 教师对学生提出的颅内相关疾病手术入路方案进行点评。
5. 撰写实验报告。

【思考题】 内囊的解剖位置为何处？内囊局部和整体受损各会产生什么症状？

实验十三 中枢内的"山泉"——脑室系统

【概述】 脑室系统是颅内的一组重要结构，它能不断分泌脑脊液来营养、保护脑和脊髓，缓冲颅内压。脑室系统包括侧脑室、第三脑室和第四脑室。侧脑室位于大脑半球内，左右各一，分为四部分：中央部、前角、后角和下角。第三脑室位于间脑中央，为两侧丘脑和下丘脑之间的矢状窄隙，它的前方借室间孔与侧脑室相通，后方与第四脑室相通。第四脑室位于延髓、脑桥和小脑之间，近似四棱锥形，向上经中脑水管与第三脑室相通，下端则通过一个正中孔和两个外侧孔与蛛网膜下隙相通。

脑脊液主要是由脑室脉络丛产生，少量由室管膜上皮和毛细血管产生。由侧脑室脉络丛产生的脑脊液经室间孔流至第三脑室，与第三脑室脉络丛产生的脑脊液一起，经中脑导水管流入第四脑室，再汇合第四脑室脉络丛产生的脑脊液一起经第四脑室正中孔和两个外侧孔流入蛛网膜下隙。此后一部分脑脊液经脑底的桥池、脚间池和视交叉池等到达大脑半球外侧裂池和脑表面蛛网膜下隙；另一部分向脊髓蛛网膜下隙循环，然后再返回脑底诸池和脑表面蛛网膜下隙。脑脊液的吸收主要是经蛛网膜颗粒的绒毛吸收到上矢状窦内；一部分脑脊液可借脑表面的毛细血管回流到血液循环内；也有一部分经脊髓神经根的神经周围间隙吸收。若脑脊液在循环途中发生阻塞，可导致脑积水和颅内压升高，使脑组织受压移位，甚至出现脑疝而危及生命。

掌握脑室系统的位置、形态、结构及脑脊液循环途径，将为临床脑室系统相关疾病手术、介入治疗提供解剖学参考。

【实验内容和实验步骤】

1. 应用多媒体课件，讲述脑室系统的组成、位置、形态、构造和毗邻关系及脑脊液循环途径。

2. 观察大脑正中矢状面标本，脑室放大模型。

3. 指导学生根据解剖位置关系，试分析脑室肿瘤、脑室出血等疾病可能出现的临床表现及症状。

4. 组织学生讨论如果发生脑室肿瘤、脑室出血，如需手术治疗，可如何选择手术入路，设计合理的方案并分析其可行性。

5. 教师对学生提出的手术入路方案进行点评。

6. 撰写实验报告。

【思考题】　脑室系统包括哪几部分？脑脊液循环途径如何？

实验十四　中枢的保护伞——脊髓和脑的被膜及血管

【概述】　脑和脊髓的表面均有三层被膜包裹，由外向内依次是硬膜、蛛网膜和软膜，它们有支持、保护脑和脊髓的作用。硬脑膜为重点观察对象，其不仅包被在脑的表面，而且内层折叠形成若干板状突起，伸入脑各部之间，使脑不致移位并更好地得到保护。由硬脑膜形成的特殊结构有：大脑镰、小脑幕、小脑镰、鞍膈等。

脑的动脉来源于颈内动脉和椎动脉。以顶枕沟为界，大脑半球的前 2/3 和部分间脑由颈内动脉供应，大脑半球后 1/3 及部分间脑、脑干和小脑由椎动脉供应。故可将脑的动脉归纳为颈内动脉系和椎-基底动脉系。此两系动脉在大脑的分支均分为皮质支和中央支。前者营养大脑皮质及其深面的髓质，后者供应基底核、内囊及间脑等。其中颈内动脉供应脑的主要分支有：大脑前动脉、大脑中动脉、脉络丛前动脉、后交通动脉。椎动脉的主要分支有：脊髓前、后动脉，小脑下后动脉。基底动脉的主要分支有：小脑下前动脉、迷路动脉、脑桥动脉、小脑上动脉、大脑后动脉。基底动脉环又称大脑动脉环、威利斯（Willis）环，由两侧大脑前动脉起始段、两侧颈内动脉末段、两侧大脑后动脉借前、后交通动脉共同组成，位于脑底下方、蝶鞍上方，环绕视交叉、灰结节及乳头体周围。

掌握脊髓和脑的被膜及血管的形态、组成、分布及其相互所形成的结构，将为临床脑和脊髓血管疾病的诊断、治疗及椎管内麻醉等提供解剖学参考。

【实验内容和实验步骤】

1. 应用多媒体课件，分别讲述脊髓和脑表面三层被膜的名称、特点及相互间形成腔隙的名称、位置与意义；硬脑膜形成的结构（大脑镰、小脑幕）及硬脑膜静脉窦（各硬脑膜静脉窦的位置与窦内血液流向）；大脑的动脉血供（颈内动脉系与椎-基底动脉系）及大脑动脉环的构成。

2. 讲授临床硬膜外麻醉和蛛网膜下隙麻醉的部位及解剖学基础。

3. 观察脑血管标本。

4. 观察保留蛛网膜及软脑膜完整的脑标本、除去脑保留硬脑膜的颅腔标本、保留被膜的离体脊髓标本和椎管内原位脊髓标本、血管完整的脑和脊髓标本。

5.取离体脑部血管标本十个，测量大脑动脉环各主要分支的长度和管径。对各组数值进行统计分析，与正常数值进行对比。

6.组织学生讨论如果发生硬膜外血肿、大脑动脉环动脉瘤时，如需手术治疗，可如何选择手术入路，设计合理的入路并分析其可行性。

7.教师对学生提出的手术入路方案进行点评。

8.撰写实验报告。

【思考题】 大脑动脉环的组成及位置如何？有何临床意义？

（金海峰）

第四篇 研究创新性实验

实验一 腹股沟管的解剖

【概述】 腹股沟管位于腹前外侧壁的下部，是腹股沟韧带内侧半上方长约 4.5cm 的肌与腱之间的裂隙。腹股沟管是腹股沟区最薄弱的部位，掌握腹股沟管的解剖关系，对与腹股沟管有关的临床疾病的预防、治疗及预后具有重要的指导意义。

【实验内容和实验步骤】

1. 由学生设计方案，在标本上解剖腹股沟韧带、腹股沟管、腹股沟镰、髂耻弓等典型结构的方案和操作步骤。

2. 学生根据设计方案解剖观察腹股沟管周围的毗邻结构。

3. 组织学生讨论对维持腹股沟管的稳定性具有重要作用的结构，以及腹股沟疝的治疗原则。

4. 撰写实验报告。

【点评要点】 根据在具体解剖操作中遇到的实际问题，由学生自行点评设计方案的合理性和效果，教师总结。

【思考题】

1. 简述腹股沟管的解剖学结构。

2. 简述腹股沟疝的病因、症状和解剖学基础。

3. 根据腹股沟管的解剖学特点，设计一个预防与治疗腹股沟疝的方案。

4. 腹股沟管还可能发生哪些疾病？这些疾病的原因是什么？如何治疗？

实验二 腰椎间盘突出的手术治疗方案设计

【概述】 椎间盘是椎体与椎体之间的软骨连接，将相邻椎骨的椎体牢固地连接起来。椎间盘中心为胶状的髓核，周围是多层纤维软骨组成的纤维环。椎间盘有一定的弹性，可缓冲震动、允许脊柱做弯曲和旋转运动。

脊柱较长韧带主要有两条。在椎骨前面的是前纵韧带，上连枕骨大孔前缘，下达骶骨前面，紧贴椎体和椎间盘前面，厚实而坚韧。椎体后面的后纵韧带长度与前纵韧带相当，与椎体相贴部分比较狭细，但在椎间盘处较宽。

椎间盘突出症是一种多发病、常见病。髓核多从纤维环后外方的薄弱或损伤处突出，压迫脊髓或神经根引起牵涉性痛。因生理、解剖特点，腰椎间盘最易受损，腰椎间盘突出表现为突然的剧烈腿痛。腿痛是由于突出的髓核压迫神经根而引起放射性疼痛。由于椎间盘突出而产生的疼痛通常是间歇性的，活动时特别是坐位时加重，休息后缓解。腰椎间盘突出症的治疗分两大类，即保守治疗和手术治疗。

【实验内容和实验步骤】

1. 在标本上解剖并观察腰椎间盘结构。

2. 腰椎间盘突出标本的制备及测量。

（1）取材：利用标本脊柱下段，沿正中矢状面切开，分别标记为左和右。

（2）制作：将右侧标本的后纵韧带和纤维环的后部离断，清除软组织；将左侧标本的左后外侧的纤维环离断，清除软组织。

（3）测量：沿垂直轴压迫脊柱，记录不同力度时髓核的形态变化程度；缓慢前屈脊柱，记录不同角度髓核形态变化的特点和程度；将髓核游离并由后部缺损处推出，记录髓核突出的长度和脊髓之间的关系。左、右两侧标本分别实验，做好记录，进行统计学处理。

3. 根据学过的解剖学知识和相关学科知识，学生自主设计腰椎间盘突出的治疗方法，并在制备的标本模型上模拟实施，之后解释其可能性和原理。

4. 撰写实验报告。

【点评要点】 对学生讨论的问题和设计方案从产生腰椎间盘突出的原因、治疗效果等方面进行评价。

【思考题】 简述腰椎间盘突出的病因、症状，以及治疗方法。

实验三　小肠手术的处理原则及手术设计

【概述】 小肠分为十二指肠、空肠和回肠三部分，全长5～7m，但个体差异较大。十二指肠紧贴腹后壁，呈"C"形包绕胰头，成人长20～25cm，是小肠中最短、管径最大、位置最深且最为固定的小肠段。十二指肠可分为4部分：上部、降部、水平部和升部。上部长约5cm，起自胃的幽门，走向右后方，至胆囊颈的后下方急转向下成为降部，转折处的弯曲，称十二指肠上曲。十二指肠上部近幽门约2.5cm一段肠管，壁较薄，在肠管打开的标本上观察，可见内面的黏膜较光滑，几乎没有环状皱襞，此段称十二指肠球。降部长7～8cm，从十二指肠上曲沿右肾内侧缘下降至第3腰椎水平。弯向左侧，水平向左行，转折处的弯曲，称十二指肠下曲。在降部肠管纵切的标本上观察，可见黏膜上有许多环状襞，于后内侧壁的黏膜上有一自上而下的黏膜皱襞隆起，称十二指肠纵襞。此襞下端有圆形隆起，称十二指肠大乳头，是胆总管和胰管的共同开口。水平部长约10cm，自十二指肠下曲开始，向左横行至第3腰椎左侧续于升部。升部长2～3cm，自第3腰椎左侧向上到达第2腰椎左侧急转向前下方，急转处的弯曲，称十二指肠空肠曲。此曲由十二指肠悬肌连于膈右脚。空肠始于十二指肠空肠曲，占空、回肠全长的近侧2/5；回肠占空、回肠远侧3/5，在右髂窝续盲肠。

空、回肠均由腹膜形成的小肠系膜连于腹后壁，其活动性比十二指肠大得多。十二指肠的血液供应来源于胰十二指肠上动脉和胰十二指肠下动脉。胰十二指肠上动脉来源于胃十二指肠动脉，胰十二指肠下动脉来源于肠系膜上动脉。空肠动脉和回肠动脉共12～16支，自肠系膜上动脉的左侧壁发出，走在肠系膜两层之间，主要分布于空肠和回肠。

小肠是食物消化和吸收的主要部位。小肠占据腹腔内大部分空间，长度较长，腹部损伤时易累及小肠。因此，临床上小肠相关疾病较多，小肠手术也比较常见。

【实验内容和实验设计】

1. 在标本上观察小肠的位置、毗邻和血供。

2. 组织学生讨论小肠手术的原则及注意事项。

3. 由学生设计方案，小肠部分切除术和小肠吻合术的手术方案。

4. 由学生根据手术方案在动物的小肠实施手术。

5. 将各组术后的动物进行饲养，观察手术效果。

6. 撰写实验报告。

【教师点评】 对学生手术方案的设计及手术效果，进行评价、总结。

【思考题】 根据不同的小肠疾病，举一种疾病为例，如良、恶性小肠疾病，设计一个手术方案。

实验四 气管插管及插管成功的判断

【概述】 气管上端平第 6 颈椎下缘起自环状软骨下缘，并与喉相续，向下至胸骨角平面，分为左、右主支气管。气管通常由 14～17 个软骨作为支架。气管分杈处为气管杈，内面形成上凸的纵嵴，呈半月形，为气管隆嵴。

气管可分为颈、胸两部。颈部沿前正中线下行，在颈静脉切迹上方可触及。前面除舌骨下肌群外，在第 2～4 气管软骨的前方有甲状腺峡，两侧邻近颈部的大血管和甲状腺侧叶，后方贴近食管。胸部较长，位于上纵隔内及两侧胸膜囊之间，前方有胸腺、左头臂静脉和主动脉弓，后方仍紧贴食管。

气管前间隙位于气管前筋膜与气管颈部之间，内有甲状腺最下动脉、甲状腺下静脉和甲状腺奇静脉丛等，小儿还有胸腺上部、左头臂静脉和主动脉弓等。

气管内插管术是将特制的气管导管经口腔或鼻腔插入到患者的气管里，是一种气管内麻醉和抢救患者的技术，也是保持上呼吸道通畅的最佳手段。

【实验内容和实验设计】

1. 在标本上观察气管的位置、分部、毗邻及血供。

2. 组织学生讨论气管插管的分类、插管前准备、判定插管成功的方法、并发症及插管的注意事项。

3. 由学生设计方案，气管插管的操作步骤。

4. 学生根据所设计的方案在动物实验上具体实施并撰写实验报告。

【教师点评】 对学生提出的设计方案和具体操作进行点评、总结。

【思考题】

1. 影响气管插管成功的因素有哪些？

2. 试述气管插管的种类。

3. 气管插管的并发症有哪些？

实验五 肾的被膜、内部结构及功能

【概述】 肾的表面自内向外有三层被膜。

1. 纤维囊 是包裹肾表面的结缔组织膜，薄而坚韧，由致密结缔组织构成。在正常的状态下，它容易与肾实质剥离。

2. 脂肪囊 位于纤维囊的外面，也称肾床。此囊在肾的边缘部分发育良好。脂肪囊的脂肪经肾门进入肾窦，充填于肾窦内容物的间隙之内。肾囊封闭时，可将药物注入肾囊内。

3. 肾筋膜 包在脂肪囊外面，由腹膜外筋膜发育而来。自筋膜深面发出许多结缔组织小梁穿过脂肪囊与纤维囊相连，起到固定肾的作用。肾筋膜分为前、后两层，包绕肾和肾上腺。在肾的外侧缘及肾的上方，两层相互融合。向内侧，前层逐渐变薄，覆盖于肾血管、腹主动脉和下腔静脉的前面，并与对侧的相连续。后层与腰大肌和腰方肌的筋膜相融合，并经肾血管和输尿管等结构的后方,附着于腰椎体和椎间盘。在肾的下方,两层相互分离,中间有输尿管通过。

肾正常位置的维持,主要依赖于肾筋膜、脂肪囊及其邻近器官。当肾的固定装置不健全时,肾可向下移位,造成肾下垂或游走肾。

肾的内部结构:在肾的冠状面上,肾实质分为肾皮质和肾髓质两部分。肾皮质位于浅层,约占肾实质厚度的1/3,富含血管,新鲜标本呈红褐色,主要由肾小体和肾小管组成。肾髓质位于皮质深层,约占肾实质厚度的2/3,由15~20个肾锥体组成。肾锥体呈圆锥形,底朝向皮质,尖朝向肾窦,2~3个肾锥体尖端合并成肾乳头,并突入肾小盏。深入到肾锥体之间的肾皮质称肾柱。

肾窦内有7~8个呈漏斗状的肾小盏,包绕肾乳头,每个肾乳头顶端有许多乳头孔,肾产生的终尿经乳头孔流入肾小盏。2~3个肾小盏汇合成一个肾大盏,2~3个肾大盏再汇合成肾盂。肾盂出肾门后逐渐变细,约在第2腰椎体上缘水平移行为输尿管。

【实验内容和实验设计】

1. 在标本上观察肾被膜的特点、位置、分层和毗邻。

2. 组织学生讨论肾的功能、维持肾的固定装置与肾的内部结构。

3. 由学生设计方案,当肾的固定装置不健全时,固定肾的手术方案。

4. 撰写实验报告。

【教师点评】 对学生提出的设计方案及实验操作的步骤、暴露出的解剖结构和实验效果等进行点评、总结。

【思考题】 造成肾下垂的原因有哪些?

实验六 冠状动脉搭桥术的设计

【概述】 心的血液供应主要来自左、右冠状动脉。冠状动脉粥样硬化性心脏病,是指粥样硬化致使冠状动脉血管腔狭窄或阻塞,导致心肌缺血而引发的心脏病,简称冠心病。其病因尚未完全清楚。冠状动脉搭桥术是一种公认的治疗冠心病的手术方式,冠状动脉搭桥术能够改善心肌缺血,解除或缓解心绞痛症状,防止心肌梗死,改善生活质量,延长寿命。手术方式主要分为体外循环停跳下冠状动脉搭桥术和非体外循环不停跳下冠状动脉搭桥术两种术式。替换冠状动脉的血管可用大隐静脉、左乳内动脉、桡动脉等。

【实验内容和实验设计】

1. 在标本上解剖观察冠状动脉常出现疾病的"三大分支"(右冠状动脉、前室间支、左旋支);解剖观察可替换冠状动脉的血管:胃网膜右动脉、胸廓内动脉、桡动脉、大隐静脉。

2. 对上述血管的长度、宽度、直径和夹角进行测量,将所得数据进行对比,判断冠状动脉的替代血管。

3. 组织学生讨论冠心病的病因、典型症状、治疗原则及术式选择。

4. 由学生设计方案,根据所选的替代血管设计冠状动脉的搭桥术式。

5. 撰写实验报告。

【点评要点】 对学生设计方案的科学性、可行性及实际效果进行点评、总结。

【思考题】 根据冠状动脉的解剖特点,设计一种治疗冠心病的方案。

(沈 雷)

第五篇　虚拟仿真实验

实验一　心搏骤停的抢救方案设计

【概述】　心搏骤停是指由于各种原因致使心跳突然停止，导致各个组织器官严重缺血、缺氧和代谢障碍的情况。常表现为突然意识丧失，大动脉搏动与心音消失，如果抢救不及时，会导致生命终止。

心搏骤停有原发性和继发性两种类型。前者可以发生在原来没有任何疾病征象，或原有的心脏病处于稳定状态而突然发生心搏骤停；而继发性心搏骤停是指已患有心脏病，以及其他原因引起的心搏骤停，其原因甚为复杂。心搏骤停的抢救除了及时给予相关药物外，保证心射血、维持机体（尤其是大脑）血液供应极其重要。

【实验内容和实验设计】

1. 在标本上观察心的位置、心腔结构。

2. 观察心的逐层水平面，判断心按压部位。

3. 组织学生讨论导致心搏骤停的原因有哪些？应如何紧急处理？处理的依据是什么？根据学过的解剖学、病理学和相关学科知识，设计一种或几种抢救方案。

4. 学生模拟抢救方案，进行心搏骤停抢救，观察实验效果。

【教师点评】　教师从抢救效果、按压部位、设计的合理性和有无损伤等角度，指出每个设计方案的优缺点。

【思考题】　简要回顾现在常用的心搏骤停的抢救方法，试设计一种新的抢救方案。

（刘文庆）

实验二　腰椎椎管穿刺的解剖学基础及其应用

【概述】　腰椎椎管穿刺，又称腰穿检查。这种操作的特点是简单、便捷，相对安全，对诊断和治疗神经系统疾病具有重要意义，是临床神经科常用的检查方法之一。术者在术中要严格按照步骤进行操作，绝对保证安静，患者不能躁动，否则易出现意外，导致患者病情加重，甚至危及生命安全。

腰椎椎管穿刺过程中腰穿针经过的主要结构（解剖学基础）有：皮肤、浅筋膜、深筋膜、棘上韧带、棘间韧带、黄韧带、硬脊膜。

适应证：分为诊断性穿刺和治疗性穿刺。诊断性穿刺包括提取脑脊液（CSF），目的为协助诊断、测量颅内压并查看蛛网膜下隙有无阻塞；注入空气、氧气、碘油等对比剂做气脑造影和脊髓造影。治疗性穿刺包括以降低颅内压为目的的刺激性脑脊液引流、椎管内麻醉、药物注射（抗生素、抗肿瘤药物等）和以升高颅内压为目的的生理盐水注射。

禁忌证：颅内占位性病变、脑疝、穿刺部位炎症、局部感染或脊柱病变、休克、严重凝血功能障碍患者。

【实验内容和实验步骤】

1. 准备工作　实验器械：腰椎穿刺包 1 个、医用手套 1 副、闭式测压或玻璃测压管 1 个、治疗盘（碘酒、乙醇、棉签、胶布、5ml 注射器 1 支、2% 普鲁卡因注射液）。

2. 操作方法

（1）选定穿刺部位：一般选取第 3、4 腰椎间，标记穿刺点。

（2）患者取侧卧位，腰部尽可能弯曲，将背部与床垂直，以利穿刺。

（3）按常规消毒铺巾（用治疗巾四边铺，因孔巾铺上以后不易明确身体的倾斜度）。

（4）在穿刺点进行局部麻醉。

（5）术者左手固定皮肤，右手用腰穿针缓缓刺入，针尖如遇骨质时，可将针尖略向头端方向倾斜，当针穿过黄韧带及硬脊膜时常有落空感，阻力消失，拔出针芯，即有脑脊液流出。若无脑脊液流出，可将针缓慢退出，直至脑脊液顺利流出。

（6）见有脑脊液流出后，立即接上测压管，测试并记录脑脊液初压。测压后移去测压管，收集脑脊液 2～5ml 送检，采取脑脊液后再接测压管，测试脑脊液终压。其他治疗在测终压后即可进行。

（7）操作结束后，插入针芯，拔出穿刺针。无菌纱布覆盖针孔并固定。

（8）术毕，嘱患者去枕平卧 4～6 小时，以免引起术后低颅压性头痛。

【思考题】　请结合解剖学知识，说明腰椎椎管穿刺常选择第 3、4 腰椎间隙的原因。

（薛茂强）

实验三　骨髓穿刺的解剖学基础及其应用

【概述】　骨髓是存在于骨松质间隙和长骨髓腔内的一种富含血液的软结缔组织，人体的骨髓分为红骨髓和黄骨髓。红骨髓的主要功能是造血，还有防御、免疫、创伤修复、促进骨质愈合和缺损修复的作用。而黄骨髓髓腔内充满脂肪组织，无造血功能，主要作用是营养骨质。正常成人红骨髓和黄骨髓的比例是各占一半，但是伴随着人的年龄增大，红骨髓会逐渐变少，而黄骨髓会逐渐增多，但是在严重贫血和大出血的时候，黄骨髓可以转化为红骨髓继续进行造血。

骨髓骨是指人体当中具有骨髓的骨骼，主要包括肱骨、股骨、椎骨、髂骨、肋骨，以及胸骨。以上骨骼是人体中一生都会含有造血功能骨髓的骨骼。

骨髓穿刺术是采取骨髓液的一种常用诊断技术，其检查内容包括细胞学、原虫和细菌学等几个方面，适用于各种血液病的诊断、鉴别诊断及治疗随访，如不明原因的红细胞、白细胞、血小板数量增多或减少或形态学异常，以及不明原因发热的诊断与鉴别诊断等。

临床上，骨髓穿刺常用部位如下：

1. 髂前上棘　常取髂前上棘后上方 1～2cm 处作为穿刺点，此处骨面较平，容易固定，操作方便。

2. 髂后上棘　位于骶椎两侧、臀部上方骨性突出部位。

3. 胸骨柄　此处骨髓含量丰富。当上述部位穿刺失败时，可作胸骨柄穿刺，但此处骨质较薄，其后有心房及大血管，为了严防穿透发生危险，较少选用。

4. 腰椎棘突　位于腰椎棘突突出处，极少选用。

5. 小儿 2 岁以下的通常选胫骨前穿刺（胫骨粗隆水平下 1cm 的前内侧）。

【实验内容和实验设计】

1. 应用多媒体课件，讲述骨髓的分布部位以及红骨髓的功能。

2. 在标本上，解剖、观察骨髓及骨髓腔的形态。

3. 组织学生讨论骨髓穿刺的术前准备及禁忌证。

4. 学生查找资料，设计方案，在标本上模拟骨髓穿刺。

【教师点评】 教师根据在具体操作中遇到的实际问题，对学生设计方案的科学性、可行性及效果进行点评。

【思考题】 进行骨髓穿刺时的注意事项有哪些？骨髓穿刺有哪些并发症？应如何处理？

（孙石柱）

实验四　胸膜腔穿刺的解剖学基础及其应用

【概述】 胸壁由浅入深依次为：皮肤、浅筋膜、深筋膜、胸廓外肌层、胸廓和肋间肌、胸内筋膜和壁胸膜。胸膜为薄而光滑的浆膜，衬于胸壁内面并包被肺的表面。被覆于肺表面的胸膜称脏胸膜，衬于胸壁内面的胸膜称壁胸膜。壁胸膜根据附着部位的不同将其分为肋胸膜、膈胸膜、纵隔胸膜和胸膜顶。脏、壁胸膜在肺根处互相移行，两者之间形成的潜在性间隙称胸膜腔。胸膜腔为一密闭的腔隙，呈负压，内含少量浆液。相应的壁胸膜各部互相返折形成的胸膜腔称胸膜隐窝，其特点是深吸气时，肺也不能深入其间。在肺前缘的前方，肋胸膜和纵隔胸膜转折形成纵隔隐窝。肋胸膜和膈胸膜转折形成肋膈隐窝，呈半环形，自剑突向后下至脊柱两侧，是胸膜腔的最低部位，胸腔积液首先积聚于此。

胸膜腔穿刺术是借助穿刺针直接从胸壁刺入胸膜腔的一项诊疗技术。其目的包括：①诊断性穿刺，穿刺抽取胸腔积液或钳取胸膜肿瘤组织，经化验和病理检查，以明确诊断；②胸腔引流：大量胸腔积液产生的压迫症状或闭合性气胸引起的呼吸困难，通过排出积液或积气，以缓解临床症状；③胸膜腔内注射药物治疗；④行人工气胸做诊断或治疗手段（如微创胸腔手术）。

穿刺的部位包括，①穿刺抽气：一般首选锁骨中线第 2 肋间隙；②穿刺抽液：一般常取肩胛线或腋后线第 7、8 肋间隙；③对于包裹性积液和局限性积气，须结合 X 线或 B 超定位穿刺点。

【实验内容和实验设计】

1. 应用多媒体课件，讲述胸壁的层次以及胸膜腔的构成。

2. 在标本上解剖观察胸壁的层次以及胸膜腔的构成。

3. 组织学生讨论胸膜腔穿刺的体位选择及禁忌证。

4. 学生查找资料，设计方案，在标本上模拟胸膜腔穿刺。

【教师点评】 教师根据在具体操作中遇到的实际问题，对学生设计方案的科学性、可行性及效果进行点评。

【思考题】 进行胸膜腔穿刺时的注意事项有哪些？胸膜腔穿刺有哪些并发症？应如何处理？

（何　军）

实验五　腹膜腔穿刺的解剖学基础及其应用

【概述】 腹前外侧壁的厚薄因人而异，由浅入深可分为6层：皮肤、浅筋膜、肌层（包括位于正中线两侧的腹直肌以及外侧的腹外斜肌，腹内斜肌和腹横肌）、腹横筋膜、腹膜外组织和壁腹膜。腹膜为薄而光滑的浆膜，衬于腹壁内面并包被腹、盆腔脏器的表面。衬于腹壁内面的腹膜称壁腹膜，贴覆于脏器表面的腹膜称脏腹膜，两部分互相移行，共同围成的不规则浆膜间隙称腹膜腔。男性腹膜腔为一密闭的腔隙，女性腹膜腔则借输卵管、子宫腔及阴道与外界相通。腹水时，由于腹水对输卵管的压迫，加上输卵管是一对弯曲的肌性管道，腹水不会沿上述途径自行排出。腹膜腔以横结肠及其系膜为界，分为结肠上区和结肠下区。前者位于膈与横结肠及其系膜之间，又称膈下间隙，此隙被肝分为肝上、下间隙。后者为位于横结肠及其系膜以下的部分。

腹膜腔穿刺术是借助穿刺针直接从腹前壁刺入腹膜腔的一项诊疗技术。其目的包括：①抽液做化验和病理检查，以协助诊断；②诊断未明的腹部损伤，明确腹腔内有无积血、积脓；③大量腹水引起呼吸困难、腹部胀痛者，进行腹腔引流，适量放腹水，以缓解症状；④腹腔内注射药物；⑤拟行腹水回输者；⑥行人工气腹做诊断或治疗等。

【实验内容和实验设计】

1. 应用多媒体课件，讲述腹前外侧壁的层次以及腹膜腔的构成。

2. 在标本上解剖观察腹前外侧壁的层次以及腹膜腔的构成。

3. 组织学生讨论腹膜腔穿刺的禁忌证。

4. 学生查找资料，设计方案，在标本上模拟腹膜腔穿刺。

【教师点评】 教师根据在具体操作中遇到的实际问题，对学生设计方案的科学性、可行性及效果进行点评。

【思考题】 进行腹膜腔穿刺时的注意事项有哪些？腹膜腔穿刺有哪些并发症？应如何处理？

（邓凤春）

附　　录

一、学生实验守则

1. 学生实验前须认真预习（实验）教材，明确实验目的和基本要求。

2. 学生须按时到指定实验室做实验，不迟到、早退、旷课，进入实验室必须穿医用白服或手术衣、戴手术帽，实验操作时须戴手套和口罩，不许把与实验课无关的东西带进实验室。

3. 学生进入实验室须严格遵守实验室的规章制度，服从授课教师和实验技术人员的指导，在指定地点进行实验；保持室内清洁、安静，禁止吸烟、随地吐痰、乱扔纸屑及其他杂物。

4. 实验前应核对自己所用的标本、模型、器械及仪器设备等，如有问题立即向指导教师报告，一切准备工作就绪后，须经指导教师同意方可进行实验。

5. 实验中要爱护实验标本、模型、器械及仪器设备等，要严格遵守操作规程、按规操作、细心观察及真实记录实验数据等。

6. 实验过程中节约用水、用电及实验材料。不许动用与本次实验无关的仪器设备及其他物品，不许私自将公共物品带出实验室。注意安全，遵守《实验室安全管理制度》，防止意外伤害。出现意外事故时要保持镇静，并迅速采取措施（如切断电源等），防止事态扩大，并注意保护现场，及时向指导教师报告。

7. 凡损坏标本、模型、器械及仪器设备者（自然损坏除外），应主动说明原因并接受检查，填写报损单，由指导教师根据情况，按有关规定赔偿；对违反操作规程或擅自动用其他设备造成损坏者，当事人须写出书面检查报告，由实验指导教师和实验中心负责人视情节轻重、损失大小，按有关规定做出处理意见，报学院和学校批准后，分别给予批评教育、经济处罚、行政处分直至追究法律责任。

8. 实验完毕，应做好模型、标本、器械、仪器设备的复位工作以及关闭相关的水源、电源、门窗等，清洁仪器设备、实验台面、水池（避免器械和刀片误伤）等，打扫室内卫生，在得到实验指导人员允许后方可离开实验室。

二、实验室安全管理制度

为了保证实验室教学任务顺利完成，合理使用实验室，保障实验室安全运行，提高安全意识，特制订此制度：

1. 实验人员实验前须进行实验室安全培训。来实验室工作的校内、外人员，须有实验室的工作人员陪同。进入实验室的人员要遵守有关规定，对违反制度或玩忽职守造成事故、损失者，视情节轻重给予批评、处分、赔偿甚至追究其法律责任。

2. 实验中如有正在运行的仪器设备，实验者或使用人员不得擅自离开现场。使用实验室器械、仪器设备等前，请自觉阅读使用说明书，严格按照说明程序操作。如有不明确的问题及时向实验技术人员请教。

3. 加强五防（防火、防盗、防爆、防水及防事故）。在通风状态下（或通风橱）进行有毒、有害、刺激性、腐蚀性或挥发性物品操作，并戴好防护手套、防护镜等相应的防护设备。易燃、剧毒、剧腐蚀物品随用随领，与实验室无关的易燃、易爆品等不得带入实验室，并指定专人管理，管理和使用人员必须掌握有关安全知识，凡有危险的实验必须两人以上进行，不得让非实验人员操作，实验人员不得擅离现场。剧毒物品领用严格按有关规定执行，需两人同行去领取，领回的剧毒品应存放在生物安全柜中，分别由两人保管钥匙，两人同时开柜才能取出使用。

4. 严格遵守环境保护工作的有关规定，实验完毕产生的废液或废物，存放在指定地点，专人回收、处理。

5. 实验室禁止吸烟。严禁使用与实验无关的明火。实验室内电器设备或电路出现故障时，必须先切断电源后方可进行检查或请电工检查/维修。实验室应配有各类消防器材，放置在显著位置，方便取用，并按保卫部门的要求定期检查，实验室人员必须熟悉常用消防器材的使用。发生事故，如遇火警，除应立即采取必要的消防措施灭火外，应马上报警，并及时向上级报告，火警解除后要注意保护现场。

6. 离开实验室前务必仔细检查标本、模型、器械及仪器设备等，关闭门、窗、水、电，保证安全。保持实验室清洁卫生，清理实验台面及其相应区域等。

7. 实验室应有专人负责门、窗、水、电安全。设立安全检查记录本并定期进行安全检查，做好记录。每逢节假日前，工作人员对安全工作进行检查后，由保卫部门及负责同志进行复查，合格后方可封门。

三、使用开放实验室须知

1. 进入实验室做实验的学生要自觉遵守实验室的各项规章制度，服从值班人员安排，对违反规定和要求者进行劝告，经劝告后不改者，视情节严重情况报上级主管部门处理。

2. 对于设计性实验或课题研究，实验目的要明确，有完整的实验计划（包括实验名称、实验目的、实验步骤及实验方法等），经指导教师批准后，提前1周以上按实验所需仪器、药品（要注明药品名称、规格及用量）列好清单交实验室技术人员，经协调由本人和实验室技术人员一起落实仪器和实验材料等，即可进入实验室做实验；对于实验操作技能的培训，可以在开放时间进入实验室进行。

3. 开放实验室的仪器一律不许带出室外，所用仪器使用后清洁完毕放回原处。实验过程中损坏仪器要登记，并根据情况酌情赔偿。

4. 实验时所用水、电及药品要节约，废液和废物放在指定位置，注意保护环境；在实验室要防火、防电、防爆及防毒，注意安全和卫生。

5. 做完实验后要填写实验室使用情况登记表，如所做实验为完整的及有所创新的实验，应向教师递交实验报告，总结所做实验结果，并作为开放实验的成果。

6. 为使开放实验室的管理能够进一步完善，同学们在实验中如有较好的建议可以填写在实验开放记录上。

实 验 报 告

断层解剖学实验报告 1

姓名_____ 班级_____ 学号_____

填图题：在横线上填出以下部位的名称。

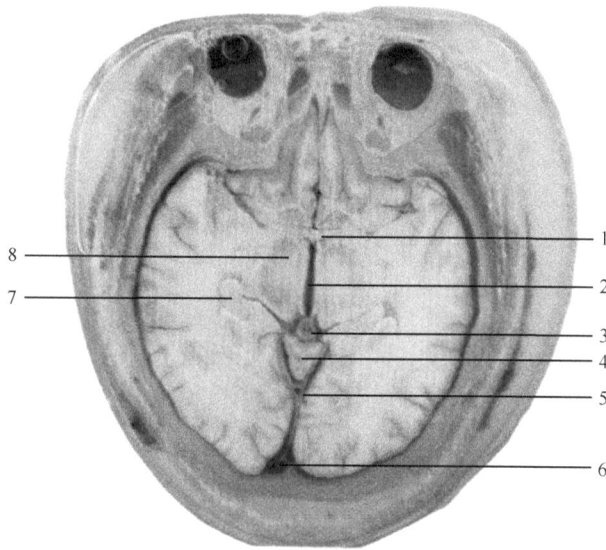

松果体层面

1 _____

2 _____

3 _____

4 _____

5 _____

6 _____

7 _____

8 _____

得分_____ 教师_____ 时间_____

断层解剖学实验报告 2

姓名_____ 班级_____ 学号_____

填图题：在横线上填出以下部位的名称。

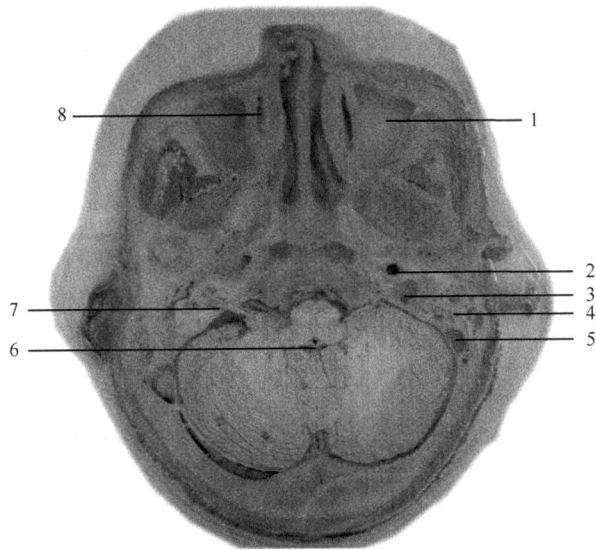

颈动脉管层面

1 _____

2 _____

3 _____

4 _____

5 _____

6 _____

7 _____

8 _____

得分_____   教师_____   时间_____

断层解剖学实验报告 3

姓名_____　　班级_____　　学号_____

填图题：在横线上填出以下部位的名称。

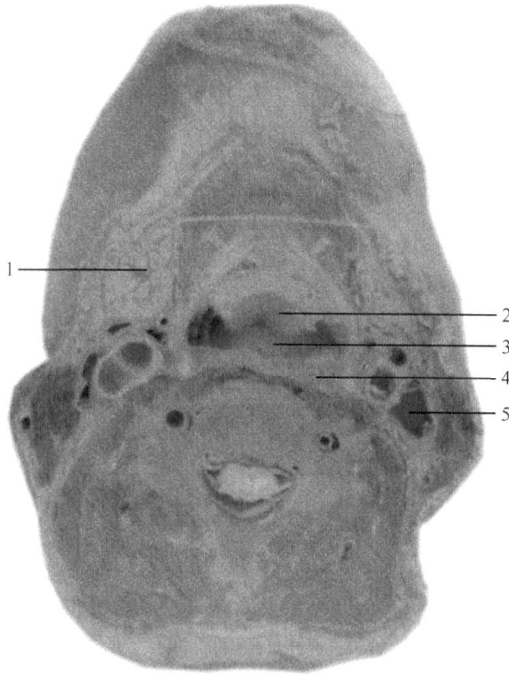

喉前庭层面

1 _____

2 _____

3 _____

4 _____

5 _____

得分_____　　教师_____　　时间_____

断层解剖学实验报告4

姓名_____ 班级_____ 学号_____

填图题：在横线上填出以下部位的名称。

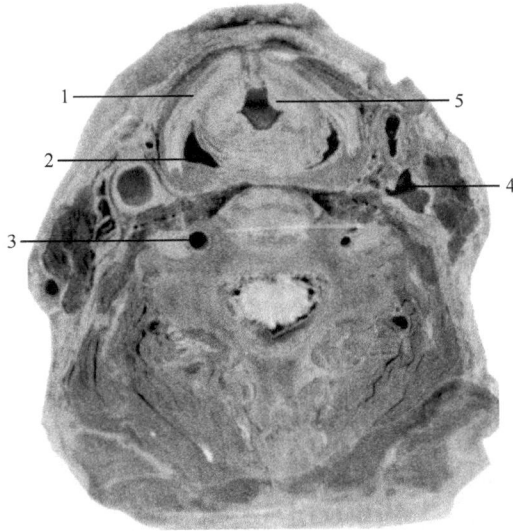

喉中间腔层面

1 _____

2 _____

3 _____

4 _____

5 _____

断层解剖学实验报告 5

姓名_____　　班级_____　　学号_____

填图题：在横线上填出以下部位的名称。

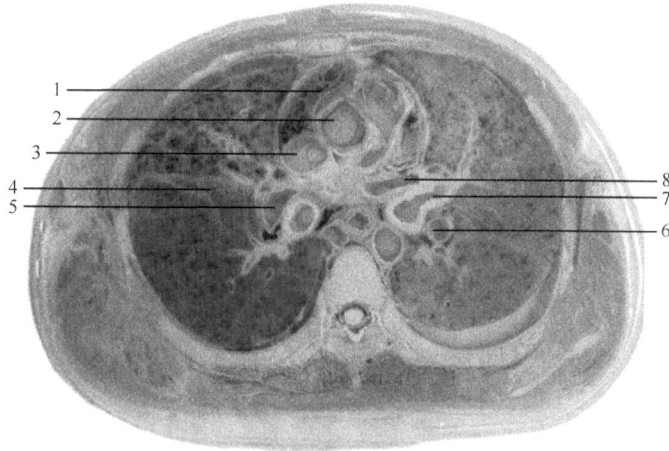

动脉根部层面

1 _____

2 _____

3 _____

4 _____

5 _____

6 _____

7 _____

8 _____

断层解剖学实验报告6

姓名＿＿＿＿＿＿　　班级＿＿＿＿＿＿　　学号＿＿＿＿＿＿

填图题：在横线上填出以下部位的名称。

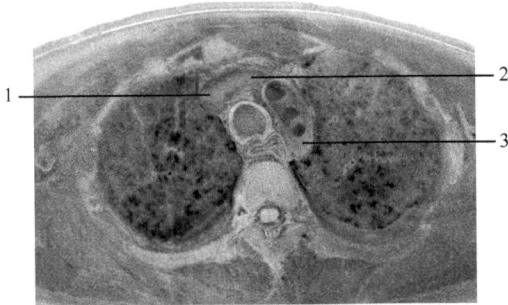

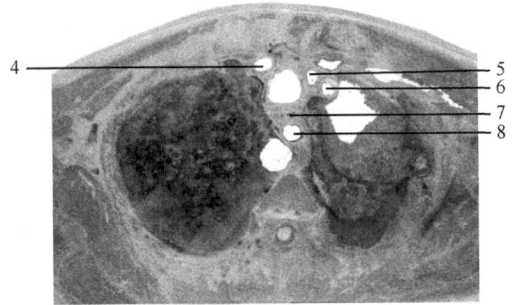

主动脉弓层面　　　　　　　　　　食管后锁骨下动脉

1＿＿＿＿＿＿＿＿＿＿＿＿＿＿＿＿＿＿＿＿＿＿＿

2＿＿＿＿＿＿＿＿＿＿＿＿＿＿＿＿＿＿＿＿＿＿＿

3＿＿＿＿＿＿＿＿＿＿＿＿＿＿＿＿＿＿＿＿＿＿＿

4＿＿＿＿＿＿＿＿＿＿＿＿＿＿＿＿＿＿＿＿＿＿＿

5＿＿＿＿＿＿＿＿＿＿＿＿＿＿＿＿＿＿＿＿＿＿＿

6＿＿＿＿＿＿＿＿＿＿＿＿＿＿＿＿＿＿＿＿＿＿＿

7＿＿＿＿＿＿＿＿＿＿＿＿＿＿＿＿＿＿＿＿＿＿＿

8＿＿＿＿＿＿＿＿＿＿＿＿＿＿＿＿＿＿＿＿＿＿＿

得分＿＿＿＿＿＿　　教师＿＿＿＿＿＿　　时间＿＿＿＿＿＿

断层解剖学实验报告7

姓名_____　　班级_____　　学号_____

填图题：在横线上填出以下部位的名称。

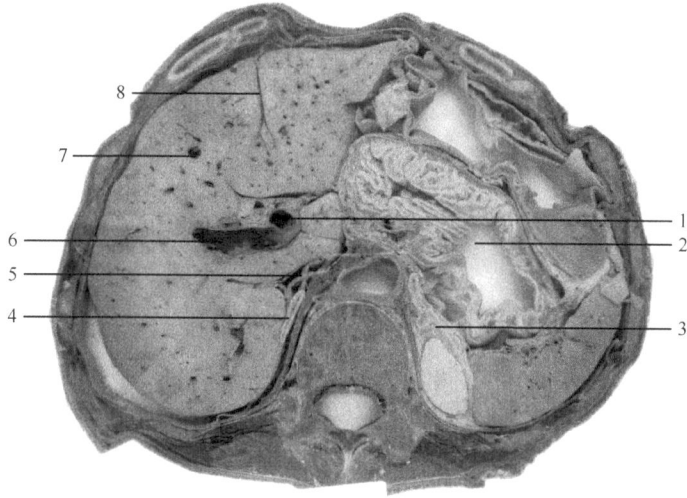

第一肝门层面

1 _____

2 _____

3 _____

4 _____

5 _____

6 _____

7 _____

8 _____

得分_____　　教师_____　　时间_____

断层解剖学实验报告 8

姓名_____ 班级_____ 学号_____

填图题：在横线上填出以下部位的名称。

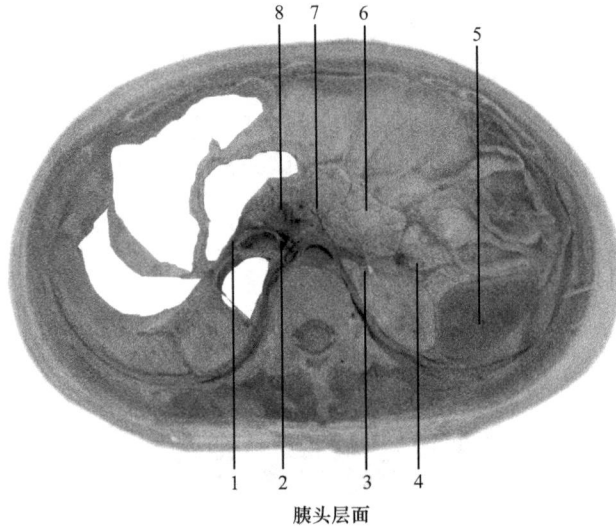

胰头层面

1 _____

2 _____

3 _____

4 _____

5 _____

6 _____

7 _____

8 _____

断层解剖学实验报告 9

姓名＿＿＿＿＿　　　班级＿＿＿＿＿　　　学号＿＿＿＿＿

填图题：在横线上填出以下部位的名称。

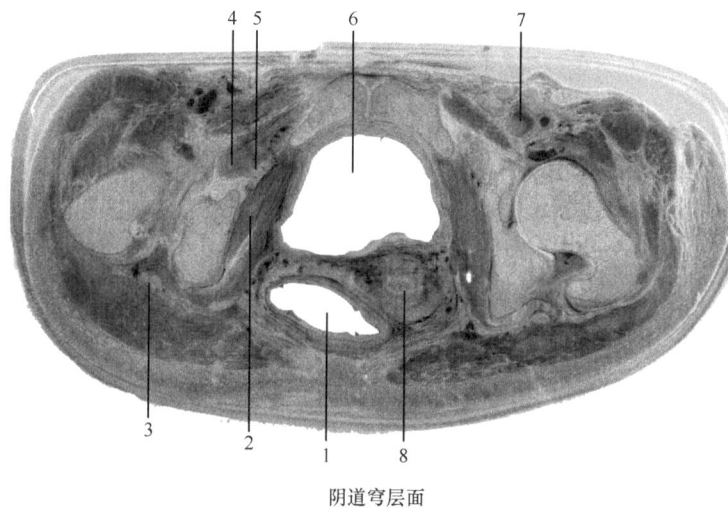

阴道穹层面

1 ＿＿＿＿＿＿＿＿＿＿＿＿＿＿＿＿＿＿＿＿＿＿＿＿＿＿＿

2 ＿＿＿＿＿＿＿＿＿＿＿＿＿＿＿＿＿＿＿＿＿＿＿＿＿＿＿

3 ＿＿＿＿＿＿＿＿＿＿＿＿＿＿＿＿＿＿＿＿＿＿＿＿＿＿＿

4 ＿＿＿＿＿＿＿＿＿＿＿＿＿＿＿＿＿＿＿＿＿＿＿＿＿＿＿

5 ＿＿＿＿＿＿＿＿＿＿＿＿＿＿＿＿＿＿＿＿＿＿＿＿＿＿＿

6 ＿＿＿＿＿＿＿＿＿＿＿＿＿＿＿＿＿＿＿＿＿＿＿＿＿＿＿

7 ＿＿＿＿＿＿＿＿＿＿＿＿＿＿＿＿＿＿＿＿＿＿＿＿＿＿＿

8 ＿＿＿＿＿＿＿＿＿＿＿＿＿＿＿＿＿＿＿＿＿＿＿＿＿＿＿

得分＿＿＿＿＿　　　教师＿＿＿＿＿　　　时间＿＿＿＿＿

断层解剖学实验报告 10

姓名＿＿＿＿＿＿＿ 班级＿＿＿＿＿＿＿ 学号＿＿＿＿＿＿＿

填图题：在横线上填出以下部位的名称。

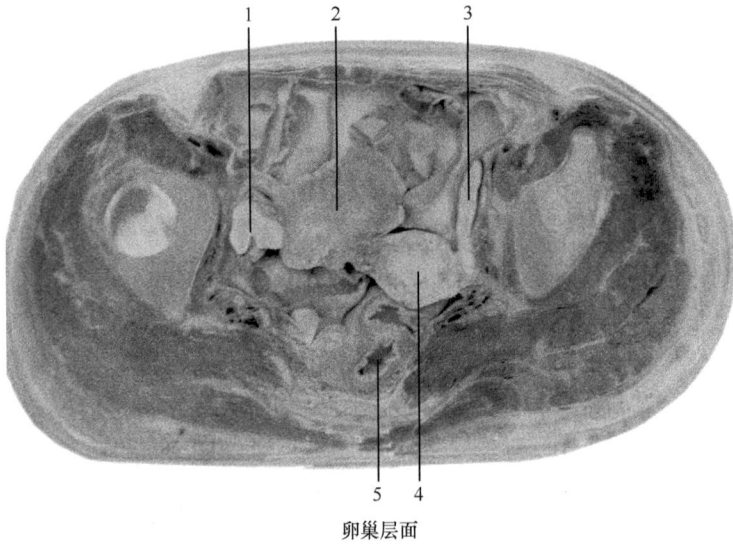

卵巢层面

1 ＿＿＿＿＿＿＿＿＿＿＿＿＿＿＿＿＿＿＿＿＿＿＿＿＿＿

2 ＿＿＿＿＿＿＿＿＿＿＿＿＿＿＿＿＿＿＿＿＿＿＿＿＿＿

3 ＿＿＿＿＿＿＿＿＿＿＿＿＿＿＿＿＿＿＿＿＿＿＿＿＿＿

4 ＿＿＿＿＿＿＿＿＿＿＿＿＿＿＿＿＿＿＿＿＿＿＿＿＿＿

5 ＿＿＿＿＿＿＿＿＿＿＿＿＿＿＿＿＿＿＿＿＿＿＿＿＿＿

影像解剖学实验报告 1

姓名_____   班级_____   学号_____

填图题：在以下横线上填出 5 个部位的名称。

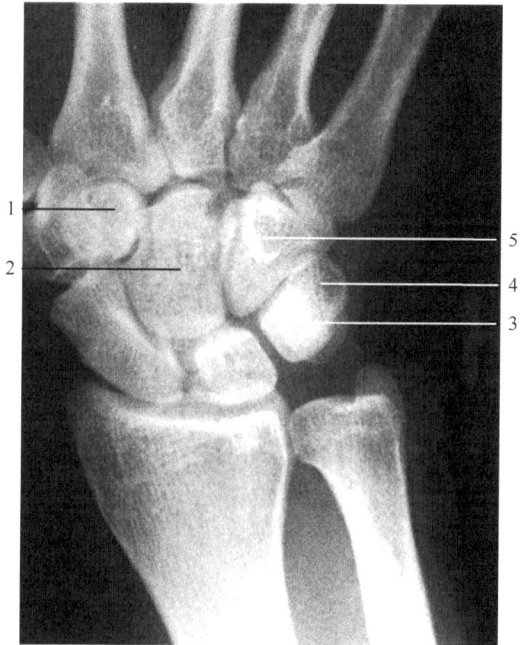

腕关节正位片

1 _____

2 _____

3 _____

4 _____

5 _____

得分_____   教师_____   时间_____

影像解剖学实验报告 2

姓名_____   班级_____   学号_____

填图题：在以下横线上填出 5 个部位的名称。

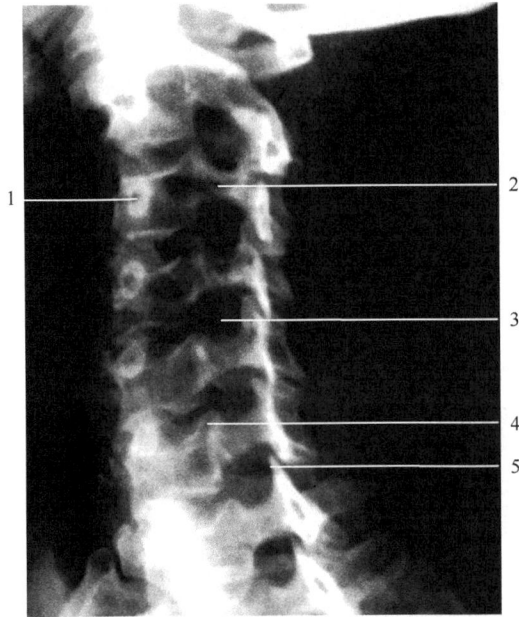

颈椎斜位片

1 _____

2 _____

3 _____

4 _____

5 _____

得分_____   教师_____   时间_____

影像解剖学实验报告 3

姓名＿＿＿＿＿＿　　　班级＿＿＿＿＿＿　　　学号＿＿＿＿＿＿

填图题：在以下横线上填出 5 个部位的名称。

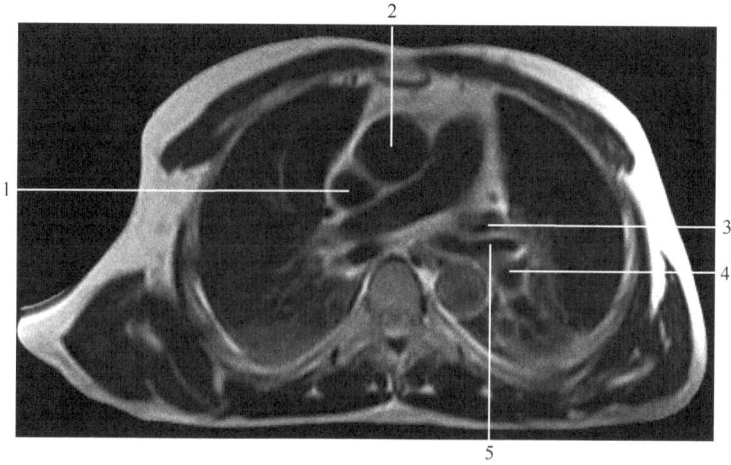

右肺动脉层面

1 ＿＿＿＿＿＿＿＿＿＿＿＿＿＿＿＿＿＿＿＿＿

2 ＿＿＿＿＿＿＿＿＿＿＿＿＿＿＿＿＿＿＿＿＿

3 ＿＿＿＿＿＿＿＿＿＿＿＿＿＿＿＿＿＿＿＿＿

4 ＿＿＿＿＿＿＿＿＿＿＿＿＿＿＿＿＿＿＿＿＿

5 ＿＿＿＿＿＿＿＿＿＿＿＿＿＿＿＿＿＿＿＿＿

得分＿＿＿＿＿＿　　　教师＿＿＿＿＿＿　　　时间＿＿＿＿＿＿

影像解剖学实验报告4

姓名_____   班级_____   学号_____

填图题：在以下横线上填出 5 个部位的名称。

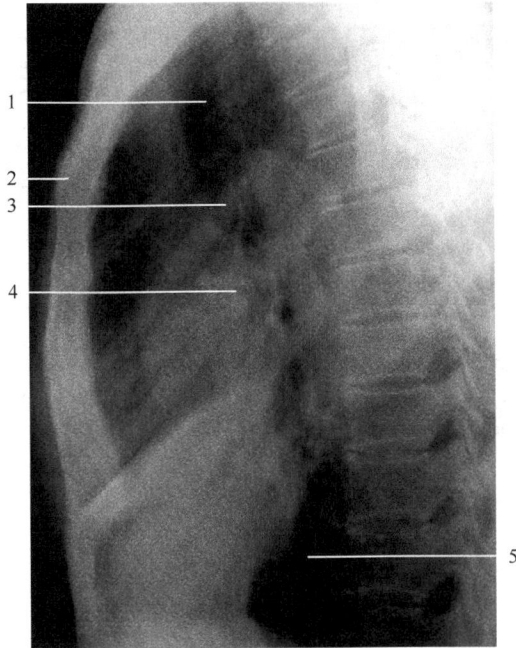

胸部侧位片

1 _____

2 _____

3 _____

4 _____

5 _____

得分_____   教师_____   时间_____

影像解剖学实验报告 5

姓名_____   班级_____   学号_____

填图题：在以下横线上填出 5 个部位的名称。

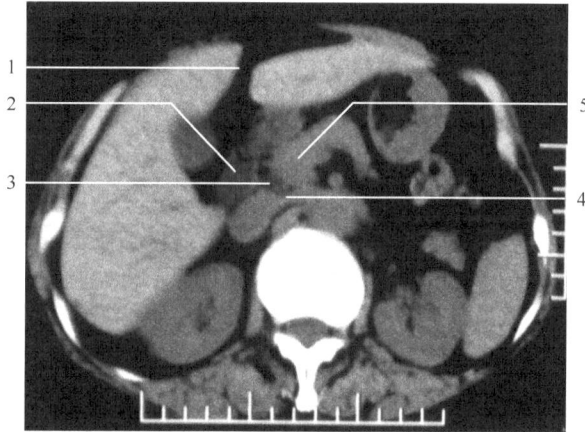

胆囊层面

1 _____

2 _____

3 _____

4 _____

5 _____

得分_____   教师_____   时间_____

影像解剖学实验报告 6

姓名＿＿＿＿＿＿＿　　　班级＿＿＿＿＿＿＿　　　学号＿＿＿＿＿＿＿

填图题：在以下横线上填出 5 个部位的名称。

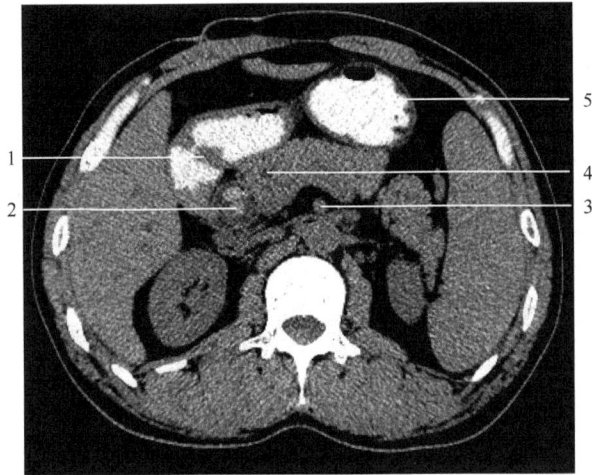

胆道结石

1 ＿＿＿＿＿＿＿＿＿＿＿＿＿＿＿＿＿＿＿＿＿＿

2 ＿＿＿＿＿＿＿＿＿＿＿＿＿＿＿＿＿＿＿＿＿＿

3 ＿＿＿＿＿＿＿＿＿＿＿＿＿＿＿＿＿＿＿＿＿＿

4 ＿＿＿＿＿＿＿＿＿＿＿＿＿＿＿＿＿＿＿＿＿＿

5 ＿＿＿＿＿＿＿＿＿＿＿＿＿＿＿＿＿＿＿＿＿＿

影像解剖学实验报告7

姓名＿＿＿＿＿＿　　　班级＿＿＿＿＿＿　　　学号＿＿＿＿＿＿

填图题：在以下横线上填出7个部位的名称。

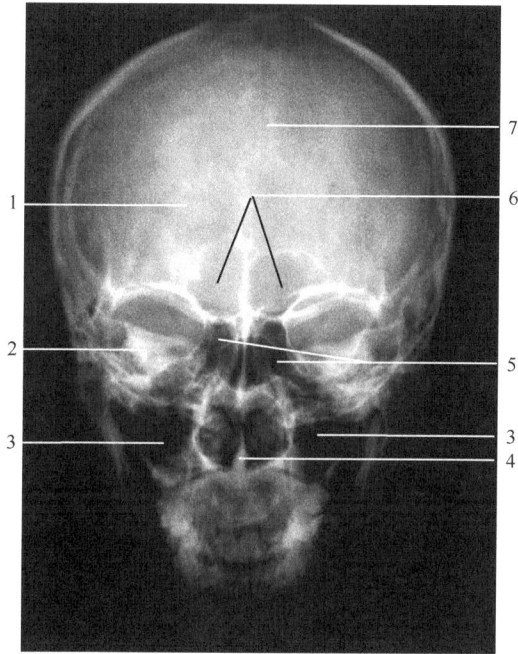

颅骨正位片

1 ＿＿＿＿＿＿＿＿＿＿＿＿＿＿＿＿＿＿＿＿＿＿＿＿

2 ＿＿＿＿＿＿＿＿＿＿＿＿＿＿＿＿＿＿＿＿＿＿＿＿

3 ＿＿＿＿＿＿＿＿＿＿＿＿＿＿＿＿＿＿＿＿＿＿＿＿

4 ＿＿＿＿＿＿＿＿＿＿＿＿＿＿＿＿＿＿＿＿＿＿＿＿

5 ＿＿＿＿＿＿＿＿＿＿＿＿＿＿＿＿＿＿＿＿＿＿＿＿

6 ＿＿＿＿＿＿＿＿＿＿＿＿＿＿＿＿＿＿＿＿＿＿＿＿

7 ＿＿＿＿＿＿＿＿＿＿＿＿＿＿＿＿＿＿＿＿＿＿＿＿

得分＿＿＿＿＿＿　　　教师＿＿＿＿＿＿　　　时间＿＿＿＿＿＿

影像解剖学实验报告 8

姓名_____ 班级_____ 学号_____

填图题：在以下横线上填出 8 个部位的名称。

鞍上池层面T₁   鞍上池层面T₂

1 _____

2 _____

3 _____

4 _____

5 _____

6 _____

7 _____

8 _____

得分_____ 教师_____ 时间_____